主编◎杨金萍

丁甘仁

医著大成

近代名医医著大成

总主编◎王振国

北京·中国中医药出版社

图书在版编目（CIP）数据

丁甘仁医著大成/杨金萍主编.—北京：中国中医药出版社，2019.4（2023.4重印）

（近代名医医著大成）

ISBN 978－7－5132－1614－2

Ⅰ.①丁… Ⅱ.①杨… Ⅲ.①中医学－临床医学－经验－中国－近代

Ⅳ.①R249.5

中国版本图书馆 CIP 数据核字（2013）第 209689 号

中国中医药出版社出版

北京经济技术开发区科创十三街 31 号院二区 8 号楼

邮政编码　100176

传真　010－64405721

山东临沂新华印刷物流集团有限责任公司印刷

各地新华书店经销

开本 787×1092　1/16　印张 38　字数 890 千字

2019 年 4 月第 1 版　2023 年 4 月第 2 次印刷

书号　ISBN 978－7－5132－1614－2

定价　198.00 元

网址　www.cptcm.com

服 务 热 线　010－64405510

购 书 热 线　010－89535836

维 权 打 假　010－64405753

微信服务号　zgzyycbs

微商城网址　https://kdt.im/LIdUGr

官 方 微 博　http://e.weibo.com/cptcm

天猫旗舰店网址　https://zgzyycbs.tmall.com

如有印装质量问题请与本社出版部联系(010－64405510)

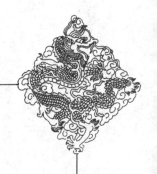

丁甘仁医著大成编委会

主　编　杨金萍

副主编　何　永　付先军　崔利锐

编　委（以姓氏笔画为序）

卢　星　付先军　刘　鹏　朱毓梅

乔元勋　李军伟　李绍林　何　永

杨金萍　金秀梅　胡春雨　崔利锐

路明静

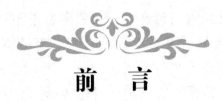

前　言

　　从 1840 年 6 月第一次鸦片战争到 1949 年 10 月中华人民共和国成立，近代百余年是中国社会政治、思想、文化、科技发生巨大变革的时代。具有悠久历史和灿烂文化的中华民族，面临数千年未遇之变局。国家的内忧外患以及思想文化领域的各种论争，诸如学校与科举之争、新学与旧学之争、西学与中学之争、立宪与革命之争、传统文化与新文化之争等，成为近代中医学生存发展的大背景。在这样浓墨重彩的大背景下，作为中国科技文化重要组成部分的中医学，发生了影响深远的重大变革，研究方法的出新与理论体系的嬗变，使近代中医学呈现出与传统中医学不同的面貌。"近代"在当代中国历史的语境下通常是指从 1840～1919 年"五四"新文化运动这一历史阶段，但为了较为完整地呈现中医学术的近代嬗变，本文的相关表述下延至 1949 年。

西学东渐与存亡续绝
——近代中医面临的社会文化科技环境

　　19 世纪中叶后，西学东渐日趋迅速。尤其是甲午战争、庚子事变等一系列事件之后，有识之士在悲愤之余，开始反思传统与西学的孰优孰劣。从一开始引进军工科技等实用技术，到后来逐步借鉴和采纳西方的政治、经济体制，西学慢慢渗入中国的传统政治、经济、文化体系核心。两种文明与文化的冲突与融合因之愈显突出，成为近代中国社会发展无可回避的问题。

　　西医学早在明末清初便由西方传教士传入中国，但影响不大，少数接触到这些早期西医学著作的传统医家也多持抗拒态度。鸦片战争后，西医学之传入除固有之目的与途径外，也常因强健国人体质以抵御外辱之需要而被政府广泛提倡。简言之，西医学在中国的传播，经历了从猜疑到肯定，从被动抗拒到主动吸收的过程。而随着国人对西医学的了解，中西医比较逐渐成为热门话题。

另一点不容忽视的是，西方近代科学哲学思想对中国人思维方式的影响。机械唯物论的严密推理，实验科学的雄辩事实，细胞、器官、血液循环等生理病理的崭新概念，伴随着西方科学的时代潮流日益深入人心，并在中国学术界逐渐占据了主导地位。中国医学领域内中西两种医学并存的格局，成为世界医学史上极为独特的一幕。

近代中医的历史命运一直与中西医碰撞紧密连接在一起，对中医学术的走向产生了难以估量的影响。受当时洋务派和"改良主义"思想的影响，中医产生了"中西汇通派"。中西汇通派的工作在于力图用西说印证中医，证明中西医学原理相通；同时深入研究比较中西医学的理论形态、诊治方式、研究方法上的异同，通其可通，存其互异；在临床治疗上主张采用中药为主加少量西药的方式。代表人物有朱沛文、恽铁樵、张锡纯等。中西汇通派的研究目的，主要在于缓和两种医学体系的冲突，站稳中医的脚跟，虽然成效不大，但启两种医学交流之端，功不可没。

进入 20 世纪后，中医的发展面临更加艰难的局面。1912 年，北洋政府以中西医"致难兼采"为由，在新颁布的学制及学校条例中，只提倡专门的西医学校，而把中医挡在门外，此即近代史上著名的"教育系统漏列中医案"。消息一经传出，顿起轩然大波，中西医第一次论争的序幕就此拉开。1913 年，北洋政府教育总长汪大燮再次提出废除中医中药。随后，教育部公布的教育规程均置中医于教育体系之外。中医界对此进行了不懈抗争，中医学校大量创办。1929 年 2 月，南京国民政府卫生部召开了第一届中央卫生委员会，提出"废止旧医案"。政府在教育制度和行政立法层面对中医施行的干预，使围绕中西医比较问题的论争逐渐脱离了学术轨道，而转化成了中医存废问题，中医面临着"张皇学术，存亡续绝"的重大抉择，并因此引发了一系列抗争。3 月 17 日，全国 281 名代表在上海召开全国医药团体代表大会，成立了"全国医药团体总联合会"，组成请愿团，要求政府立即取消此案。社会舆论也支持中医界，提出"取缔中医就是致病民于死命"等口号。奋起抗争、求存图兴成为中医界的共同目标。在政治上进行抗争的同时，医界同仁自强不息，兴学校，办杂志，精研基础理论，证诸临床实效，涌现出一批承前启后的中医大家。

借助他山与援儒入墨
——近代医家对中医学出路的探索

中国近代史堪称一部文化碰撞史，一方面是学习借鉴西方文化，另一方面是从各个角度批判中国传统文化。一百多年来，一批思想家"以冲破网罗"的精神向传统文化发起攻击，一再在价值观念领域宣判中国传统文化的死刑。这是一个"事事以翻脸不认古人为标准的时代"（闻一多），也是"科学"这一名词"几乎坐到了无上尊严的地位"的时代（胡适）。在这种情势之下，中国社会和教育的现代化不得不从移植西方文化开始。随着模仿西方的教育制度的建立，从西方传入的近代科学知识逐渐变成教育的核心内容，形成了对中国近代思想影响巨大的"唯科学主义"。中医学作为中国传统学术的一个重要组成部分，当然也不能摆脱这种命运。在"中学为体，西学为用"的改良主义思潮和"变法维新"的思想影响下，中医界的一些开明人士试图"损益乎古今"，"参酌乎中外"，"不存疆域异同之见，但求折衷归于一是"（唐容川），力求以"通其可通，而并存其互异"（朱沛文）的方式获得社会认同，由此开始了以近代科学解释中医，用近代研究手段研究中医，力求"中西汇通"以发展中医的艰难探索。

经历了"衷中参西""中西汇通""中医科学化"等近代以来种种思潮的冲击，传统的中医理论体系被重新审视。近代纵有清醒如恽铁樵者，指出："天下之真是，原只有一个，但究此真是之方法，则殊途同归……故西方科学，不是学术唯一之途，东方医术自有立脚点。"并强调只能借助西医学理补助中医，"可以借助他山，不能援儒入墨"，但终究未能脱离"居今日而言医学改革，苟非与西洋医学相周旋，更无第二途径"的学术藩篱。近人研究中医学术的基本思路大体上是"整理固有医学之精华，列为明显之系统，运用合乎现代之论，制为完善之学"。

这个过程的核心，是以"科学"的方法，以"衷中参西"或"中西汇通"为主导思想对中医传统理论体系进行整理，并通过仿西制办学校、设学会、创杂志等方式试图达到中医内部结构"科学化"、外部形式"现代化"的目标，新的学科范式按照西学模式逐步建立起来，中医学术体系发生了巨大的嬗变，我们称之为"近代模式"。这种"范式"，实际上规定了近代中医研究者共同的基本观点、基本理论和基本方法，提供了共同的理论模型和解决问题的框架，影响至今不衰。

发皇古义与融会新知
——近代中医各科的重要成就

在近代特定的历史条件下，中医学界涌现出一批著名医家和颇具特色的著作。据《中国中医古籍总目》统计，从1840—1949年，现存的中医各科著述数目为：温病类133种，伤寒类149种，金匮类56种，内科综合类368种，骨伤科177种，外科221种，妇科135种，儿科197种，针灸101种，喉科127种，中药类241种，方剂类460种。这些著作只是近代中医发展的缩影，整个社会医学的进步更有其自身的风采。众多活跃在城乡各地的医家，虽诊务繁忙，无暇著述，却积累了丰富的临床诊疗经验，在群众中享有崇高威望，形成别具一格的地域性学术流派或医学世家。如江苏孟河医派、近代北平四大名医、上海青浦陈氏十九世医学、浙江萧山竹林寺女科、岭南医学流派等，成为中医近代史上的重要代表。一些医家历经晚清、民国，阅历丰富，戮力图存，造诣深湛。虽学术主张不同，思想立场各异，但均以中医学术发展为根本追求，各张其说，独领风骚。其中既有继承清代乾嘉学派传统，重视经典研究，考证、校勘、辑复、诠释、传播中医学术的理论家，也有立足临床，以卓越的临证疗效固守中医阵地的临床家，更有致力于中西医学汇通和融合，办学校，编教材，探索中医发展新路的先驱者。

近代中医学术最尖锐的论争，是中西医之间的论争，而历史上长期遗留的一些论争，如伤寒与温病之争、经方与时方之争等，则渐趋和缓，有些已达统一融合。由于西医的传入，中医在生理病理、诊断治疗等方面，常常掺杂或借鉴一些西医理论，甚至有医家试图完全用西医的理论解释中医，也有医家主张西医辨病与中医辨证相结合。医经的诠释，除了传统的考证、注释等研究外，出现了用哲学及西理诠释经典的新视角。在伤寒与温病方面，随着伤寒学说与温病学说的融汇，许多医家在辨治方法上，将伤寒六经辨证与温病卫气营血辨证结合在一起，特别是将伤寒阳明病辨证与温病辨证相结合。时疫、烂喉痧的辨治，有了很大的突破。内科出现了一批专病著作，涌现了许多擅治专病的大家。外科及骨伤科有了较大发展，多取内外兼治，以传统手法与个人经验相结合。妇科、儿科、眼科、喉科等，亦各有千秋。随着各地诸多中医院校的成立，许多著名的中医教育家兼临床家组织编写了中医院校的课本。一些致力于中西汇通的医家，编撰中西汇通方面的著作，并翻译了一系列西医典籍。总之，在特殊的社会、政治、文化背景下，近代中医学各科的发展，呈现了与以往不同的新格局。

医经的研究，视角新颖，诸法并存。陆懋修运用考据学，进行《内经》难字的音义研究，著《内经难字音义》（1866 年），又运用运气学说解释《内经》，著《内经运气病释》（1866 年）、《内经运气表》（1866 年），其著作汇编为《世补斋医书》（1886 年）。杨则民著《内经之哲学的检讨》（1933 年），从哲学高度诠释《内经》。秦伯未对《内经》研习颇深，素有"秦内经"之美誉，著有《内经类证》（1929 年）、《内经学讲义》（1932 年）、《秦氏内经学》（1934 年）。杨百城以西理结合中医理论阐释《内经》，著《灵素生理新论》（1923 年）、《灵素气化新论》（1927 年）。蔡陆仙《内经生理学》（1936 年）、叶瀚《灵素解剖学》（1949 年），则借鉴了解剖学的知识。

本草研究，除多种对《神农本草经》进行辑佚、注释的著作外，近代医家更注重单味药的研究，于药物炮炙、产地、鉴定等专题有较多发挥。近代制药学的发展，为本草学注入了新的生机。吴其濬根据文献记载，结合实地考察，编撰《植物名实图考》《植物名实图考长编》（1848 年），图文并茂，对于植物形态的描绘十分精细，可作为药物形态鉴定的图鉴。郑奋扬《伪药条辨》（1901 年）及曹炳章《增订伪药条辨》（1927 年），对伪药的鉴别有重要意义。1930 年中央卫生部编《中华药典》，系政府编撰的药典。方书方面，除了编辑整理前代著作外，在方义、功效等方面进行发挥者亦不少，经验方、救急方、成药药方的编撰，是此期的一大特色，如胡光墉编《胡庆余堂丸散膏丹全集》（1877 年）、丁甘仁编《沐树德堂丸散集》（1907 年）、北京同济堂编《同济堂药目》（1923 年）等。以"方剂学"命名的医书开始出现，如杨则民《方剂学》（1925 年）、王润民《方剂学讲义》（1934 年）、盛心如《方剂学》（1937 年）等，"讲义"类书多为各种中医学校教材。

中医理论研究方面，除了传统的理论研究外，常借鉴西医知识诠释中医。朱沛文《中西脏腑图象合纂》（1892 年），刘廷桢《中西骨格辨证》《中西骨格图说》（1897 年），张山雷《英医合信全体新论疏证》（1927 年），皆带有中西汇通的性质。此期间出现了许多以"生理"命名的书籍，如陈汝来《生理学讲义》（1927 年）、秦伯未《生理学》（1939 年）等。陈登铠《中西生理论略》（1912 年），将中医生理与西医生理进行对比研究，带有明显的中西汇通的特点。中医基础类书的编撰亦较多，如叶劲秋、姜春华、董德懋，分别编撰过《中医基础学》。病理研究的著作，除传统的中医病因病机理论探讨外，亦出现中西病理相对比的研究。石寿棠《医原》（1861 年），强调致病因素中的燥湿之气。陆廷珍《六因条辨》（1906 年），以"六因"为纲，对外感热病及温病的病因理论条分缕析。以"病理"命名的书开始出现，如汪洋、顾鸣盛合编《中西病理学讲义》（1926 年），恽铁樵《病理概论》《病理各论》（1928 年）等，其中包含了部分西医病理的内容。

中医四诊研究，既体现了传统中医学的特色，也借助了西医的方法与手段。周学海《形色外诊简摩》，在望诊方面有重要意义。周氏在脉学方面造诣亦深，著《脉义简摩》（1886 年）、《脉简补义》（1891 年）、《诊家直诀》（1891 年）、《辨脉平脉章句》（1891 年），合称《脉学四种》。曹炳章《彩图辨舌指南》（1920 年），对舌的生理解剖、舌苔生成原理、辨舌要领及证治进行论述，附舌苔彩图 119 幅。时逸人《时氏诊断学》（1919 年），在当时影响较大。秦伯未《诊断学讲义》（1930 年），为中医院校教材。

对《伤寒论》的注释、发微，仍是传统经典研究中的重彩之笔，论著颇多。如黄竹斋《伤寒论集注》（1924 年）、吴考槃《百大名家合注伤寒论》（1926 年）。包识生概括伤寒辨证八字纲领，即"阴阳表里寒热虚实"，著《伤寒论章节》（1902 年）、《伤寒论讲义》（1912 年）。注重从临证角度阐释仲景学说，陈伯坛不落旧注窠臼，发明新意，著《读过伤寒论》《读过金匮卷十九》（1929 年）。曹颖甫《经方实验录》（1937 年），更具临床实用性。中西汇通的伤寒研究著作也成为一时风尚，恽铁樵著《伤寒论研究》（1923 年），以传统研究"兼及西国医学"。陆渊雷少习训诂，长于治经，同时主张中医科学化，借助西医有关知识，以"科学"方法研究伤寒，著《伤寒论今释》（1930 年）。伤寒方的研究，有姜国伊《伤寒方经解》（1861 年）、陆懋修《金鉴伤寒方论》（1866 年）。

　　伤寒与温病的辨治，出现了融合的趋势。陆懋修认为"阳明为成温之薮"，以伤寒阳明病阐释温病，著《伤寒论阳明病释》（1866 年）。丁甘仁主张融合二家之说，将温病卫气营血辨证与伤寒六经辨证相结合。祝味菊重视人体阳气，治病偏用温热重剂，因擅用附子，人称"祝附子"，伤寒方面独有卓见，在伤寒传变的理论上，创"五段"之说代替六经传变之说，著《伤寒新义》（1931 年）、《伤寒方解》（1931 年）、《伤寒质难》（1935 年）等。

　　温病时病的论著较多。对时病的辨治，较为突出的是雷丰，主张"时医必识时令，因时令而治时病，治时病而用时方"，对"四时六气"时病及新感与伏邪等理论进行论述，撰写《时病论》（1882 年），论病列方，并附病案。时逸人擅长治疗温疫时病，著《中国时令病学》（1931 年），指出时令病是因四时气候变化、春夏秋冬时令变迁导致的疾病，虽有一定的传染性，但与传染性疾病不同，包括感冒及伤寒、温病，融合了寒温思想。又著《中国急性传染病学》（1932 年），专门讨论急性传染性疾病的辨治。冉雪峰擅长治疗时疫温病，对伤寒亦有深研，认为"伤寒原理可用于温病，温病治疗可通于伤寒"，后人整理出版其未竟著作《冉注伤寒论》（1982 年）。叶霖《伏气解》（1937 年），对伏气致病理论进行阐述。此外，在鼠疫、霍乱、梅毒等方面，也都有相关论著问世。

　　内科诊治，出现较多专病治疗论著。王旭高长于温病的治疗，尤其重视肝病的辨证，提出治疗肝病三十法，著《西溪书屋夜话录》（1843年）、《退思集类方歌注》（1897年）等，后人汇编为《王旭高医书六种》（1897年）。唐宗海擅长治疗内科各种出血病证，阐发气血水火之间的关系，治疗上提出止血、消瘀、宁血、补血四法，著《血证论》（1884年）。施今墨力图将西医辨病与中医辨证结合，将西医病名引入中医诊疗，主张中医标准化、规范化，曾拟订《整理国医学术标准大纲》（1933年）。徐右丞擅治肿瘤及杂病，治疗肿瘤辨其虚实，施以攻补。关月波精于内科及妇科，提倡气血辨证，对肝硬化腹水的治疗有独特之处，在治疗时疫病如天花、麻疹、猩红热方面亦有专长。内科专病性的著作，有赵树屏《肝病论》（1931年）、朱振声《肾病研究》（1934年）、蔡陆仙《肠胃病问答》（1935年）等。

外科伤科的诊治，继承了传统手法，并有所发明。吴尚先擅长用外治法，用薄贴（膏药）结合其他手法治疗内外科病，撰有著名外科专著《理瀹骈文》（1864年）。马培之秉承家学，内外兼长，特别强调外科治病要整体辨证，内外兼施，同时善用传统的刀针治法，主要著作《马评外科证治全生集》（1884年）、《外科传薪集》（1892年）、《马培之外科医案》（1892年）、《医略存真》（1896年）等，后孟河名医丁甘仁尽得其长。石筱山擅长伤科，总结骨伤科整骨手法"十二字诀"，同时擅用内治法，强调气血兼顾，以气为主，晚年有《正骨疗法》（1959年）、《伤科石筱山医案》（1965年）。

妇科有较大的发展，著述较多。包岩《妇科一百十七症发明》（1903年），列述辨析经、带、胎、产117症，其理论承自竹林寺女科并有所发展，通过妇女生理病理特点，指出妇女缠足的危害。陈莲舫《女科秘诀大全》（又名《女科实验秘本》）（1909年），引述诸贤并有所发挥。张山雷《沈氏女科辑要笺正》（1917年），系清人沈尧封《女科辑要》，先经王孟英评按，再经张氏笺正，学理致深，成为浙江兰溪中医专门学校妇科读本，影响较大。顾鸣盛《中西合纂妇科大全》（1917年），用中西医对比的方法，论述妇科病的病因、治法、方药。其他如恽铁樵《妇科大略》（1924年），秦伯未《妇科学讲义》（1930年），时逸人《中国妇科病学》（1931年），各有发挥。

儿科著述亦多，其中综合性论著有顾鸣盛《中西合纂幼科大全》（1917 年）、施光致《幼科概论》（1936 年）、钱今阳《中国儿科学》（1942 年）等，总体论述了儿科生理、病理、诊断、治疗方面的内容。而专病性的论著，则对小儿常见的麻、痘、惊、疳进行论述，突出了儿科特色。如王焞甫《牛痘新书济世》（1865 年），在清人邱浩川《引痘略》基础上进行发挥，对牛痘的人工接种法进行详细记述，戴昌祚《重刊引种牛痘新书》（1865 年）翻刻王氏书。以上牛痘专著，反映了此时期人工预防接种的水平。叶霖《痧疹辑要》（1886 年），对小儿麻疹病进行辨析；恽铁樵《保赤新书》（1924 年），主要论述麻疹与惊风的辨治；秦伯未《幼科学讲义》（1930 年），论述痘疮（天花）的分期以及治疗。小儿推拿方面的专著，如张振鋆《厘正按摩要术》（1888 年），对小儿推拿按摩的理论、手法进行了详细论述。

眼科在前代的基础上有所发展，借助西医解剖知识对眼科医理进行发挥。如徐遮遥《中医眼科学》（1924 年），糅合了部分西医学知识，而陈滋《中西医眼科汇通》（1936 年）最具代表性，运用西医眼部解剖知识进行论述，每病皆冠以中西医病名。其他眼科著作，如刘耀先《眼科金镜》（1911 年）、康维恂《眼科菁华录》（1935 年），对眼科理论及治疗，都有不同程度的发挥。

喉科辨治，较为突出的是白喉与烂喉痧。许多医家从病因、治疗方面辨识二者之不同，有"喉痧应表，有汗则生，白喉忌表，误表则危"的普遍说法。白喉著作，有张绍修《时疫白喉捷要》（1864 年）。烂喉痧第一部专著，为陈耕道《疫痧草》（1801 年）。丁甘仁《喉痧症治概要》（1927 年），对烂喉痧论述较为系统，辨析白喉与烂喉痧的不同，颇具实用性，自述"诊治烂喉痧麻之症，不下万余人"。

针灸治疗方面也有一定进步，重要代表人物如承淡盦，他参考西医解剖、生理方面的内容，结合临床经验，对针灸理论及手法进行发挥，著《中国针灸治疗学》（1931 年），此书连续出版增订，成为当时影响极大的一部针灸著作。其他如姚寅生《增图编纂针灸医案》（1911 年）、焦会元《古法新解会元针灸学》（1937 年）、曾天治《科学针灸治疗学》（1942 年），从不同角度对针灸理论、手法进行发挥，其中结合了西医理论。气功方面的著作，如蒋维乔《因是子静坐法》(1914年)、《因是子静坐法续编》(1922年)，较具代表性。

中西医汇通方面的著作较多，唐宗海《中西汇通医书五种》(1884年)，张锡纯《医学衷中参西录》(1909年)，吴锡璜《中西温热串解》(1920年)、《中西脉学讲义》(1920年)，都是这方面的重要代表。丁福保曾留学日本，致力于中西汇通，翻译及编撰医书多达160种，其中翻译多部日文西医著作，如《化学实验新本草》(1909年)、《中外医通》(1910年)、《汉方实验谈》(1914年)、《汉法医典》(1916年)等。又与弟子共同编撰《四部总录·医药编》(1955年)。

本次整理的原则要求

名家名著：丛书所收，并非诸位名医的全部著作，而是从学术价值、社会影响、流传情况等各方面综合考虑，选择该医家具有代表性、影响力和独到创见的著作。

底本选择：择其善本、精本为底本，主校本亦择善而从。

校注原则：尊重历史，忠实原著，校注简洁明了，精确可靠，尽量做到"一文必求其确、一义必析其微"，但不做繁琐考证。

本丛书因为工程量较大，参与整理者较多，不足之处在所难免，望各位专家及读者多多指教。

《近代名医医著大成》编委会

校注说明

丁甘仁（1865—1926），名泽周，字甘仁，江苏省武进县通江乡孟河镇人，晚清至民国时期著名的中医临床家及中医教育家。幼聪颖善文。先受业于圩塘马仲清，同时受业于堂兄丁松溪（丁松溪师从费伯雄），继而师从于一代名医马培之。勤学善悟，尽得马氏内外两科及喉科之长。初行医于孟河及苏州，在苏州行医期间，受吴门温病学派的影响。后至沪上，于伤寒大家汪莲石处得师传心法，成为沪上一代名医，时与余听鸿、唐容川、张聿青等名医交善。1916年协同夏应堂、谢观等创办"上海中医专门学校"，朱治安、许半农、程门雪、黄文东、秦伯未等皆亲炙其学；继上海中医专门学校之后，又创办第一所"女子中医专门学校"。成立沪南、沪北广益中医院，诊病施药，广济利民。为了促进中医界互相切磋与交流，发起成立"上海中医学会"，自任会长，与医林同道编辑《中医杂志》。又组织成立"江苏全省中医联合会"，任副会长。丁甘仁医德高尚，医术精湛，堪称一代宗师，与费伯雄、马培之、巢崇山并称为"孟河四大家"。1924年，孙中山先生以大总统的名义赠以"博施济众"金字匾额，以示褒奖。

丁甘仁一生著述颇丰，有《医经辑要》《脉学辑要》《药性辑要》《喉痧症治概要》《思补山房医案》《钱存济堂丸散膏丹全集》《沐树德堂丸散集》。其中《医经辑要》《脉学辑要》《药性辑要》，原为上海中医专门学校课本；《思补山房医案》原陆续发表于《中医杂志》，1927年由其子仲英、孙济万整理为《丁氏医案》（后又称为《丁甘仁医案》）。后人整理的书亦不少，有《诊方辑要》《百病医方大全》《丁甘仁晚年出诊医案》《医学讲义》等，其中有多种抄本流传。

本次编集共选录9种书，分为医论、医案、医方三部分。选录时考虑到丁甘仁著作传世较多，不同书之间内容多有重复交叉。故本着去芜存菁、删繁减复的原则，编辑成集。医论：《脉学辑要》《药性辑要》《诊方辑要》《喉痧症治概要》；医案：《丁甘仁医案》《丁甘仁晚年出诊医案》《百病医方大全》；医方：《沐树德堂丸散集》《钱存济堂丸散膏丹全集》。各书的底本、校本选用情况如下。

《脉学辑要》：以本书初刊本，即民国六年（1917）上海中医专门学校铅印本为底本，以1985年江苏科学技术出版社《孟河四家医集》本（简称"《医集》本"）为主校本，他校则旁涉《濒湖脉学》等书的内容。

《药性辑要》：以本书初刊本，即民国六年（1917）上海中医专门学校铅印本为底本，以1985年江苏科学技术出版社《孟河四家医集》本（简称"《医集》本"）为主校本，以2000年上海中医药大学出版社《丁甘仁临证医集》本为主要参校本，他校则参考《神农本草经》《雷公炮制药性解》《本草纲目》《本草从新》等书的内容。

《诊方辑要》：以上海第五钢铁厂医务室1978年铅印本为底本，以1959年上海中医学院油印本、1985年江苏科学技术出版社《孟河四家医集》本（简称"《医集》本"）、2007年人民卫生出版社点校本等为校本。

《喉痧症治概要》：以本书初刊本，即民国十六年（1927）孟河崇礼堂铅印本为底本，以上海丁氏医室铅印本（简称"医室本"）为主校本，以《孟河丁氏医案》八卷本（简称"八卷本"）及十五卷本（简称"十五卷本"）为参校本，同时参考1960年上海科学技术出版社排印本《丁甘仁医案》书末所附《喉痧症治概要》（简称"1960年排印本"）。

《丁甘仁医案》：以民国十六年（1927）崇礼堂《孟河丁氏医案》八卷铅印本，即本书初刊本为底本，以民国十六年上海华丰印刷铸字所铅印本《丁氏医案》十五卷本（简称"十五卷本"）为主校本，以1960年上海科学技术出版社排印本《丁甘仁医案》（简称"1960年排印本"）为主要参校本，同时参考《丁甘仁医案》1988年江苏科学技术出版社点校本、2007年人民卫生出版社点校本等。他校则参考《黄帝内经》《伤寒论》及丁甘仁其他著作。

《丁甘仁晚年出诊医案》：以民国二十六年（1937）王根源氏手抄本为底本，以1985年江苏科学技术出版社出版的《孟河四家医集》本（简称"《医集》本"）为校本。

《百病医方大全》：以民国二十年（1931）上海卫生报馆铅印本为底本，以本校、理校为主，并参考《丁甘仁医案》等丁氏著作进行他校。

《沐树德堂丸散集》：以本书初刊本，即光绪三十三年（1907）石印本为底本，以2007年福建科学技术出版社《丁甘仁医书二种》为主要校本，他校则参合《黄帝内经》《伤寒论》等书的相关内容。

《钱存济堂丸散膏丹全集》：以民国三年（1914）钱存济药栈初印本为底本，民国二十五年（1936）上海仓昌书局本《丸散膏丹国药配制法》（又称《成药全书》，故从简称"《成药全书》本"）为校本。他校则旁涉《黄帝内经》等书的内容。

主要校注原则如下：

1. 采用现代标点方法，对原书进行重新句读。

2. 原繁体竖排改为简体横排。原书中代指前文的"右"字，一律改为"上"字。

3. 凡底本中因写刻致误的明显错别字，予以径改；俗写字、古今字，以简化字律齐，不出校；异体字亦以简化字律齐，不出校。通假字出注说明。

4. 对书中难解字词加以注释。

5. 目录与正文不符之处，相互校补，出校注说明。

6. 所引著作的书名，应加书名号。凡引用《素问》《灵枢》《伤寒论》篇名时，亦加书名号。若泛言经云、本草云时，"经"与"本草"不加书名号。

7. 各书中不规范的药名，以规范药名律齐，不出校。"圆"以"丸"律齐，不出校。

原书中淮山药、怀山药及淮牛膝、怀牛膝二出，今姑存其旧，不律齐。

8. 某些书中的药物剂量表示方法前后不统一，则尽量按统一方法表示。如《丁甘仁医案》"钱半"，同时又记作"一钱五分"，为统一体例，凡"钱半"者，一律以"一钱五分"律齐，不出校。他书皆仿此。

9. 底本中同一味药的炮炙方法，某处记载有缺漏，前后体例不统一，按统一体例及参照相关校本补齐，于首见处出校。如《丁甘仁医案》茅芦根的炮炙，底本中或记"去心节"，或阙如；其阙如者，则按1960年排印本及前后文例补"去心节"，于首见处出校。又如清炙枇杷叶，按前后文例及排印本补"去毛，包"。他皆仿此。

10.《脉学辑要》底本中某处记载标题有缺漏，前后体例不统一，按统一体例及参照1985年江苏科学技术出版社《孟河四家医集》本（简称"《医集》本"）补齐，首见处出校。如沉脉小标题底本中阙如，则按《医集》本补齐"沉脉体状""沉脉相类""沉脉主病"，于首见处出校。他皆仿此。

11.《药性辑要》底本中各药项下性味描述文字，以及毒性与相畏描述文字，字体大小不统一，为统一格式，均统一改为正文字体，不出校。

12.《丁甘仁医案》原书末附《喉痧症治概要》一书，今已析出；另据别本校注，并独立单行成书，入选本集。

13.《丁甘仁晚年出诊医案》原手抄本曾对医案略作编排，《孟河四家医集》本对病案作了病种的归类，今为保存原貌，医案顺序姑存其旧，仅在每例医案人名前编序号以便检索。底本中每案开首的医案人名一般以姓氏加性别，如"陈左"，或姓氏加称呼，如"陈太太"等。原书或缺姓氏者，今统一体例，并参照《孟河四家医集》本，一律加"某"，于首见处出校。如"左""太太"作"某左""某太太"等。原书无小标题，今在加序号的医案人名后，加"案"字作小标题，如"一姜小姐案"，于首见处出校。

14.《百病医方大全》原书卷首有"孟河丁泽周甘仁遗著，长孙济万编辑，丹徒赵公尚选编，仪征时逸人校阅，溧水郆家郦校阅"等字，今录存于此，正文中删去。原书正文中方案之后的病证名均以括号圈起，不便披阅，且目录中的病证名并无括号；方案前有"□"，复诊前有"△"，皆无实义，今重新排版，方诊明析，无须上述符号标识，故一并删除。

15.《钱存济堂丸散膏丹全集》中的"按""编者注"，均为原作者所加，并非本次整理的内容。

本书具体分工如下：《脉学辑要》《药性辑要》《诊方辑要》付先军，《喉痧症治概要》李绍林，《丁甘仁医案》《丁甘仁医学学术思想研究》《丁甘仁医学研究论文题录》杨金萍，《丁甘仁晚年出诊医案》李绍林、崔利锐，《百病医方大全》何永、韩文霞，《沐树德堂丸散集》卢星、路明静，《钱存济堂丸散膏丹全集》崔利锐、李绍林。

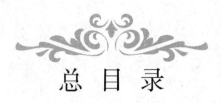

总 目 录

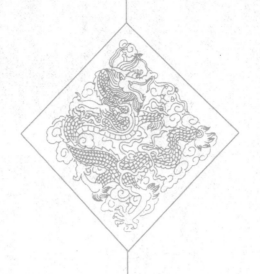

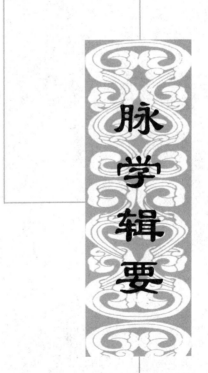

脉学辑要

内容提要

　　《脉学辑要》，为丁甘仁在蒋趾真《脉诀》抄本基础上厘订校正，并加入李时珍、陈修园两家脉法合编而成。成书并刊于民国六年（1917），原为上海中医专门学校课本。

　　全书不分卷，内容包括诊脉歌、陈修园论脉篇、脏腑之分配、脉法统论、陈修园补徐灵胎诊脉论诗、节录病机赋、七绝脉歌、李濒湖蒋趾真论脉篇、类似脉辨、相对脉、兼至脉、真脏脉 12 部分。其中李濒湖、蒋趾真论脉篇为书中主体部分，详细介绍了浮脉等 27 种脉的体状、相类及主病；类似脉辨中，对迟缓、沉伏、数紧滑、浮虚芤、濡弱、细微、弦长、短动、洪实、牢革、促结涩代 11 组易混淆的脉象进行鉴别。

　　本书总结了前贤脉象名著，以及丁甘仁个人临证中对脉学的认识，详尽描述了各种脉的体状、相类和主病，并配以诗歌以便记忆，对临床诊脉辨病具有重要指导意义，尤其书中对易混淆脉象的鉴别，非常值得临床医师研读学习。

　　本次整理，是在民国六年上海中医专门学校铅印本的基础上，参合他本，校订成书。

自 序

　　盖闻泰西医用听声筒，审察疾病之器也。中国医重诊脉法，审察疾病之诀也。道固不同，学亦有异。医有中西之分，由来久矣。溯自《灵》《素》《甲乙》《难经》，创言脉诀，至晋王叔和先生，推著《脉经》，为脉法之大成。自后诸家论脉，各有至理，然皆词语繁重，旨意深远，纵能潜心考究，未易豁然贯通，所以然者，因未得易简之方耳。因念经称望闻问切，神圣功巧，莫近于切脉之道。而切脉之道，莫要于寸口之脉。盖百脉皆会于寸口，如江河之朝宗于海，苟能探得其要，而于今之疾病，思过半矣。予更近取譬之，以为人之一身，犹电线也。电线设有阻梗，视电机能知损之所在，犹脏腑或有乖违，诊寸口能知病之所在。电机也，寸口也，名虽不同，而理则一也。故诊寸口之脉，能知三因之百病。果能三部九候，指下分明，则病之浅深吉凶，人之穷通寿夭，皆可于二十七脉之中，决断其变化焉，人谓医道通乎仙道，非虚语也。吾乡费晋卿先生，兴于前清嘉、道、咸、同间，名振大江南北。至其诊脉之神，出类拔萃，决断生死，历历不爽。盖深得蒋趾真先生之秘传《脉诀》者也。先生《脉诀》，世无刻本，先兄松溪，儒而习医，从学于晋卿先生之门，得趾真先生《脉诀》抄本，泽周咀嚼玩味，得其奥窍，不敢自私，恐滋淹没，用是厘订校正，加入李、陈两家脉法合编本，取其简而约，显而明，俾学生易于心领神会，胸中了然，若能熟读而深思之，则诊脉之理，庶得其要领矣。爰述巅末，付诸剞劂，亦不忘趾真先生之苦心云尔。

　　　　丁巳孟秋七夕孟河甘仁丁泽周氏识于上海之思补山房

脉学辑要目录

叙①

脉学为四诊之一，辨之不详，则临诊茫然。因考前贤所集，觉条理清真，有俾实用者，莫如李濒湖、蒋趾真、陈修园三家。濒湖取二十七脉体状、相类、主病，一一分注，而系以歌诗。趾真踵之，复将各脉主病，分左右寸、关、尺六部，而缕晰之。修园恐学者不易省记，更取浮、沉、迟、数、虚、实、大、缓八部为纲，而以兼见之脉分附之。由繁归约，仍包举靡遗，允推捷法。兹特首录陈说，继取李、蒋两家合订为一篇。医门志士，熟而玩之，持脉之道其庶几乎？

诊脉歌

病人双腕仰，高骨定为关（依掌后之高骨定为关脉），寸脉量虎口，尺脉准臂弯（关前距虎口一寸，故曰寸；关后距臂弯一尺，故曰尺）。左寸心包络，左关胆与肝，左尺司何职，膀胱肾系焉。右寸胸中肺，胃脾属右关；要知大肠肾，右尺自昭然。口鼻一呼吸，脉来四五跳；此是无病者，平和气血调。三至为迟候，六至作数教；迟则寒之象，数则热之标。一二寒愈盛，七八热更饶；轻举得皮面，表邪脉故浮。若是病在里，重取须沉求；洪长征实健，细弱识虚柔。水湿并痰饮，滑利又弦遒；紧促气内乱，伏涩气凝留。妊娠中止代，失血中空芤（代脉中止，芤脉中空）；只此尚易见，其他渺以幽。

陈修园论脉篇

脏腑之分配

以濒湖为准，余作参考。

《内经》：左寸心膻中，左关肝、胆，左尺肾、腹中，右寸肺、胸中，右关脾、胃，右尺肾、腹中。

王叔和：左寸心、小肠，左关肝、胆，左尺肾、膀胱，右寸肺、大肠，右关脾、胃，右尺命门、三焦。

李濒湖：左寸心、膻中，左关肝、胆，左尺肾、膀胱、小肠，右寸肺、胸中，右关脾、胃，右尺肾、大肠。

张景岳：左寸心、膻中，左关肝、胆，左尺肾、膀胱、大肠，右寸肺、胸中，右关脾、胃，右尺肾、小肠。

按：大小二肠，经无明训，其实尺里以候腹，大、小肠、膀胱俱在其中。王叔和以大、小二肠配于两寸，取心肺与二肠相表里之义也。李濒湖以小肠配于左尺，大肠配于右尺，上下分属之义也，皆有其理。当以病证相参，如大便秘结，右尺宜实，今右尺反虚，左尺反实，便知金水同病也。小便热淋，左尺宜数，今左尺如常，而右尺反数，便知相火炽盛也。或两尺如常，而脉应两寸，便知心移热于小肠，肺移热于大肠也。一家之说，俱不可泥如此。况右肾属火，即云命门亦何不可？三焦鼎峙两肾之间，以应地运之右转，即借诊于右尺，亦何不可乎。

脉法统论

何谓无病之脉？呼吸之间四五至是也。何谓五脏平脉？心宜洪，肺宜涩，肝宜弦，脾宜缓，肾宜沉，又兼一团冲和之气，谓之胃气也。何谓四时平脉？春宜弦，夏宜洪（《素问》谓钩），秋宜涩（《素问》谓毛，又谓浮），冬宜沉（《素问》谓石），四季之末宜和缓是也。何谓男女异脉？男为阳，宜寸大于尺；女为阴，宜尺大于寸是也。何以知妇人有孕之脉？尺寸而旺，或心脉大而旺是也（神

---

① 叙：此标题原无，据体例补。

门穴脉动甚为有子，一云心脉大为男，右尺大为女）。何以知妇人血崩？尺内虚大弦数是也。何以知妇人半产？诊得革脉是也。何以知妇人产期？曰脉离经常是也。何以知妇人无子？曰尺脉微弱涩小，腹冷身恶寒是也。小儿之脉曷别？曰以七至为准也。

八脉该二十八字脉象

旧诀以浮、芤、滑、实、弦、紧、洪为七表，以沉、微、迟、缓、濡、伏、弱、涩为八里，以长、短、虚、促、结、代、牢、动、细为九道，不无可议。浮、沉、迟、数，为诊脉四大纲，旧诀竟遗去数字，谬甚。当就李濒湖、李士材二十七字外，更增入大脉方足。然病无定情，脉不单见，学无头绪，指下茫然。兹以浮、沉、迟、数、虚、实、大、缓八脉为主，而以兼见之脉附之，总括以诗，为切脉之捷法。

浮脉（浮兼芤、革、散三脉），轻手乃得，重手不见，为阳为表（除沉、伏、牢三脉之外，皆可互见）。浮而中空为芤（有边无中，如以指着葱之象），主失血。浮而搏指为革（似以指按鼓皮之状，视芤脉中更空而外更坚），主阴阳不交。浮而不聚为散（按之散而不聚，形似扬花，去来指下不明），主气散。

浮为表脉病为阳，轻指扪来指下彰；
芤似着葱知血脱，革如按鼓识阴亡。
从浮辨散形缭乱，定散非浮气败伤；
除却沉中牢伏象，请君象外更参详。
浮，不沉也，沉中诸脉不能兼见。

沉脉（沉兼伏、牢二脉），轻手不得，重按之至肌肉以下乃见，为阴为里（除浮、革、芤、散四脉之外，皆可互见）。沉至筋骨为伏（着骨始得，较沉更甚），主邪闭。沉而有力为牢（沉而强直搏指），主内实。

沉为里脉病为阴，浅按如无按要深；
伏则幽潜推骨认，牢为劲直着筋寻。

须知诸伏新邪闭，可悟诸牢内实侵；
除却浮中芤革散，许多活法巧从心。
沉，不浮也，浮中诸脉不能兼见。

迟脉（迟兼结、代二脉），一息三至，或二至，为在脏，为寒（除数、紧、促、动四脉之外，皆可互见）。迟而时止为结（迟中而时有一止也，但无定数），主气郁、血郁、痰滞，亦主气血渐衰。迟而更代为代（缓中一止不能自还而更代也，止有定数），主气绝，亦主经隧①有阻，妊妇见之不妨。

迟为在脏亦为寒，一息难逢四至弹；
结以偶停无定数，代因不返即更端。
共传代主元阳绝，还识结成郁气干；
除却数中紧促动，诸形互见细心看。

数脉（数兼紧、促、动三脉），一息五六至，为在腑，为热（除迟、结、代三脉之外，俱可兼见）。数而牵急为紧（如索绳转索之状），主寒邪而痛，亦主表邪。数而时止为促（数中时有一止，亦无定数），主邪气内陷。数见关中为动（形圆如豆，厥厥摇动见于关部），主阴阳相搏，主气与惊，男亡阳，女血崩②。

数为腑脉热居多，一息脉来五六科；
紧似转绳寒甫闭，动如摇豆气违和。
数中时止名为促，促里阳偏即是魔；
除却迟中兼结代，旁形侧出细婆娑。
数，不迟也，迟中诸脉不能兼见。

虚脉（虚兼弱、濡、微、涩、细、短六脉），不实也，应指无力，浮、中、沉三候皆有之。前人谓豁然空大，见于浮脉者非。主虚（有素禀不足，因虚而生病者；有邪气不解，因病而致虚者）。虚而沉小为弱（沉细而软，按至沉部乃

---

①　隧：原作"坠"，据《医集》本改。
②　血崩：原作"血奔"，据《医集》本改。

得），主血虚（亦分阴阳胃气）。虚而浮小为濡（如絮浮水面，浮而甚软），主气虚，亦主外湿。虚而模糊为微（若有若无，指下不明，浮、中、沉三候皆是），主阴阳气绝。虚而艰滞为涩（往来干涩，如轻刀刮竹之象），主血虚，亦主死血。虚而形小为细（形如蛛丝之细，指下分明），主气冷。虚而形缩为短（寸不通鱼际，尺不通尺泽），主气损，亦主气郁。

> 虚来三候按如绵，元气难支岂偶然；
> 弱在沉中阴已竭，濡居浮分气之虚。
> 痨成脉隐微难见，病剧精干涩遂传；
> 冷气蛛丝成细象，短为形缩郁堪怜。

实脉（实兼滑、长、洪、弦四脉），不虚也，应指有力，浮、中、沉俱有之。四言脉诀云：牢甚则实，独附于沉脉者非。大抵指下清楚而和缓，为元气之实，指下逼逼而不清，为邪气之实，主实也。实而流利为滑（往来流利，圆滑如珠），主血治，亦主痰饮。实而迢长为长（上至鱼际，下至尺泽），主气治，亦主阳盛阴虚。实而涌沸为洪（应指满溢，如群波涌起之象），主热极，亦主内虚。实而端直为弦（状如弓弦，按之不移），主肝邪，亦主寒主痛。

脉来有力，指下清而不浊，滑长不洪弦之象，正气实也。如指下浊而不清，但见洪紧，不见滑长，是邪气实也。

> 实来有力象悠悠，邪正全凭指下求；
> 流利滑呈阴素足，迢遥长见病当疗。
> 洪如浪涌邪传热，弦似弓张木作仇；
> 毫发分途须默领，澄心细辨得缘由。

大脉（大与洪不同），即洪脉而形兼阔大也。邪气盛则胃气衰，故脉大而不缓。旧本统于洪脉，今分别之。

> 大脉如洪不是洪，洪兼形阔不雷同；
> 绝无舞柳随风态，却似移兵赴敌雄；
> 新病邪强知正怯，宿疴外实必中空；

《内经》病进真堪佩，总为阳明气不充。

阳明胃气不充，故大而不缓。

缓脉，脉来一息四至，从容不迫，是谓胃气。大致和缓之缓，主正复；急缓之缓，主中湿。

> 缓脉从容不迫时，诊来四至却非迟；
> 胃阳恰似祥光布，谷气原如甘露滋。
> 不问阴阳欣得此，任他久暂总相宜；
> 若还急缓须当辨，湿中脾经步履疲。

胃气复则邪气退，故脉缓而不大。缓者，主脉之气象从容不迫而言，非指往来之迟缓也。迟字对数字言，迟则不数，数则不迟也。缓之所包者广，迟中有缓，数中亦有缓，非浅人所能领会。故《内经》与大字对言，不与数字对言，其旨深哉。

陈修园补徐灵胎诊脉论诗

微茫指下最难知，条绪寻来悟治丝（旧诀以浮、芤、滑、实、弦、紧、洪为七表，沉、微、迟、缓、濡、伏、弱、涩为八里，以长、短、虚、促、结、代、牢、动、细为九道，共二十四字。李濒湖、李士材增入数、革、散，共二十七字，愈多则愈乱也。试观治丝者，必得其头绪而始有条不紊）；三部分持成定法（谓寸、关、尺三部），八纲易见是良规（浮、沉、迟、数、大、细、长、短八字显而易见，起四句总是切脉之大纲）。胃资水谷人根本（三部俱属于肺，而肺受气于胃），土具冲和脉委蛇（不坚直而和缓也，脉得冲和之生气如此，此以察胃气为第一要）；脏气全凭生克验（审脏气之生克为第二要，如脾病畏木弦，木克土也。肺病畏火洪，火克金也。反是则与脏气无害），天时且向逆从窥（推天运之顺逆为第三要，如春气属木，脉宜弦，夏气属火，脉宜洪之类，反是则与天气不应）。阳浮动滑大兼数

（仲景以浮、大、动、滑、数为阳，凡脉之有力者俱是），阴涩沉弦弱且迟（仲景以沉、涩、弱、弦、迟为阴，凡脉之无力者皆是。此又提出阴阳两字，以启下四句，辨脉病之宜忌为第四要）；外感阴来非吉兆（外感之证，脉宜洪浮。而反细弱，则正不胜邪矣），内虚阳陷实堪悲（脱血之后，脉宜静细。而反洪大，则气亦外脱矣）。须知偏胜皆成病（偏阳而洪大，偏阴而细弱，皆病脉也），忽变非常即弗医（旧诀有雀啄、屋漏、鱼翔、虾游、弹石、解索、釜沸七怪之脉，总因阴阳离失，忽现反常之象）；要语不烦君请记，脉书铺叙总支离（病之名有万，脉之象不过数十种，且一病而数十种之脉，无不可见。何能诊脉而即知为何病耶？脉书欺人之语，不可全凭）。

节录病机赋（修园重订）

赋曰：能穷浮、沉、迟、数、虚、实、大、缓八脉之奥（八者，脉①之奥也），便知表、里、寒、热、盛、衰、邪、正八要之名（表者，病不在内也。里者，病不在外也。盛者，本来气血不衰也。寒者，脏腑积冷也。热者，脏腑积热也。邪者，非脏腑正病也。正者，非外邪所中也）。八脉为诸脉纲领，八要是众病权衡（量度诸病由此八要）。虚为气血不实，举按无力，如兼弱涩之象（举者，轻手取之皮肤之上，按者，重手按之肌肉之内。无力，言指下举按应指无力。弱者，痿而不起也，主气虚；涩者，往来干涩也，主血少。虚脉兼此二象）。实为气血不虚，举按有力，且该长滑之形（长者，过于本位，主气有余。滑者，流利不滞，主血有余。实脉兼此二象，此以虚、实二脉，探血气盛衰之情也）。迟寒数热，纪至数之多少（平人脉以四至为准。

不及曰迟，一息三至也。太过曰数，一息六至也。经云：数则为热，迟则为寒。此以迟、数二脉别其寒、热也）。浮表沉里，在下指之重轻（浮者，轻手即得，重按乃无。沉者，重按乃得，轻举却无。经云：浮为在表，沉为在里。此以浮、沉二脉别其表里也）。缓则正复，和若春风柳舞。大则病进，势如秋水潮生（邪退正复，故脉有胃气，如春柳之和而缓。病进而危，故脉大如秋涛之汹涌。此以缓、大二脉验其邪正也）。六脉同等者，喜其勿药（两手六部脉息调匀同等，不治自愈。王肯堂误解为大、小、浮、沉、迟、数同等，不可从也）；六脉偏盛者，忧其采薪（偏盛六脉中，哪一部独异也。又于哪一部，推其于八脉中，见出哪一象也。王肯堂旧解亦误）。

七绝脉歌

雀啄连来三五啄（连连搏指，忽然止绝，少顷复来，如雀啄食，肝绝也），屋漏半日一滴落（如屋残漏下，半时一滴，胃绝也）；弹石硬来寻即散（沉于筋间，劈劈急硬，如指弹石，肾绝也），搭指散乱如解索（指下散乱，乍数乍疏，如索之解，脾绝也）。鱼翔似有亦似无（本不动，而末强摇似有似无，如鱼之翔，心绝也），虾游静中忽一跃（浮于指下，始则冉冉不动，少焉而去，久之忽然一跃，进退难寻，如虾之游，大肠绝也）；更有釜沸涌如羹（浮于指下，有出无入，无复止数，如釜汤之沸，肺绝也），旦占夕死不须药。

（以上皆陈修园辑）

---

① 脉：此字原脱，据《时方妙用》卷一"切脉"补。

李濒湖、蒋趾真论脉篇

此篇脉状主病及相类脉诸诗，皆出李氏。各脉分六部主病，逐条注释，皆出蒋氏。李诗便于诵读，蒋注便于详参。两家各有妙处，割爱殊难，故汇为一篇，取全璧之意焉。

浮 脉

浮脉体状

浮为阳，举之有余，按之不足，如微风吹鸟背上毛，厌厌聂聂，如循榆荚，如水漂木。

浮脉法天，有轻清上浮之象。在卦为乾，在时为秋，在人为肺，《素问》谓之毛。太过则中坚旁实，如循鸡羽，病在外也；不及则气来毛微，病在中也。

浮脉惟从肉上行，如循榆荚似毛轻；
三秋得令知无恙，久病逢之却可惊。

浮脉相类

浮而有力为洪，浮而无力为芤，浮而柔细为濡，浮而迟大为虚，虚甚为微。

浮如木在水中浮，浮大中空乃是芤；
拍拍而浮是洪脉，来时虽盛去悠悠。
芤脉轻平似捻葱，虚来迟大豁然空；
浮而柔细方为濡，散似杨花无定踪。
按：虚脉浮、中、沉三候皆见，此说专属浮分，未确当，从修园之说为是。又革脉却属于浮，此说遗之亦未合。

浮脉主病

浮为阳为表，得此脉或兼他脉，皆有表无里，邪盛正衰，内虚外实。

浮脉为阳表病居，迟风数热紧寒拘；
浮而有力多风热，浮而无力是血虚。
寸浮头痛眩生风，或有风痰聚在胸；
关上土衰兼木旺，尺中溲便不流通。
浮脉主表，有力表实，无力表虚。浮迟中风，浮数风热，浮紧风寒，浮缓风湿，浮濡伤暑，浮芤失血，浮洪虚热，浮散劳极。

左寸浮，有力则为外感头痛（邪气在上也），或为眩晕（木生火，兼火化也）；无力则为心血不足而有火（无力正气衰也，气衰血亦衰矣），为怔忡（血虚故也），为虚烦（有火也）。浮洪为躁怒（木旺），或面赤（火上升也）。浮滑为舌强，痰涎迷闷（痰随火上也）。浮紧浮弦，为心中隐痛心悬（血衰不能养心，故或痛或悬也）。浮数口舌生疮（火上升也）。浮芤失血之候（别有芤脉）。大浮为心之本脉。浮数之脉应发热，今反恶寒，若有痛处，当发痈疽也。

左关浮，肝气不和，胁下气满（邪在中焦）。浮大有力，眼珠赤痛（为实火）。浮弦为头眩头痛（肝风上升），或胁下痞痛（左为肝气），若与寸同浮弦有力，必主麻痹眩掉（火助木，木不畏金），久则致为中风、中气之症。浮数肝热吐血（肝藏血，火盛则血妄行）。

左尺浮，有力为小便赤涩（邪火涸水）；无力肾虚，为下部困乏（浮则肾气不固，况无力乎？肾主骨，故下部无力）。浮紧耳聋（肾气通于耳，紧则气塞）。浮弦腰痛。浮涩为伤精梦遗（火炎则浮，水少则涩）。

右寸浮，为肺之本脉。兼短涩，亦肺之本脉（五脏惟肺位最高，故其脉宜浮）。浮大为伤风，或头眩，或咳嗽（火烁金也），或耳鸣（木反侮金，金不能生水矣），或鼻塞浊涕（肺气不清也）。浮数为咽痛，或咽干（火伤肺也）。浮紧为伤寒头痛（表有邪也）。浮滑为吐逆（有痰），为胸中不宽（气逆）。弦亦为头痛（风邪），或风寒气促头眩，若同左关强硬有力，必主中风麻痹之症。

右关浮，浮大而濡，脾之本脉。浮实为痞胀，或胃痛（实邪），或呕逆（气滞）。浮滑口臭（胃火），或痰多，或呕逆（气衰），或吞酸（木克土）。浮弦为中焦痛（土受木克），或饮食难下，或恶心恶食，或痰饮窄痛（木气有余，则生痰火诸症）。浮滑无力，则脾虚不能化痰，亦主呕逆，当从虚治。

右尺浮，为命门病脉。浮弦为腰痛，或梦遗（相火），或耳鸣耳聋（真火不固使然）。浮滑，男子为溺有余沥（湿热下注），或小便赤涩（火邪），或小腹胀满，妇人为有子，女子为带下。浮大为小腹不宽（真气不固，相火上升），或膈噎，或二便秘结。浮涩为房劳过度，或梦泄（水衰），或虚汗自出（汗为肾之液）。浮数，男子为房劳之后（相火炽盛不宁），或远行方止，或下部无力（真气上越，则下无力）。尺脉宜沉，右尺尤宜，以命门相火贵收藏也。故浮在右尺，其病当剧，两尺俱不宜浮。

沉　脉

沉脉体状①

沉为阴，重手按至筋骨乃得，如绵裹砂，内刚外柔，如石投水，必极其底。

沉脉法地，有渊泉在下之象，在卦为坎，在时为冬，在人为肾，《素问》又谓之石。太过则如弹石，按之益坚，病在外也；不及则气来虚微，去如数者，病在内也。

水行润下脉来沉，筋骨之间软滑匀；
女子寸兮男子尺，四时如此号为平。

沉脉相类

沉行筋骨，伏着骨上。沉而长大有力为牢，沉而细软如丝为弱。

沉帮筋骨自调匀，伏则推筋着骨寻；
沉细如绵真弱脉，弦长实大是牢形。

沉脉主病

沉为阴为里，得此脉者，有里无表，热少寒多，证属于阴，清气不能上升，气郁妇人多见之。三冬得之为平脉，痼疽得之为难治，咳嗽得之为难愈，诸病见之为朝轻暮重。

沉为水蓄阴经病，数热迟寒滑有痰；
无力而沉虚与气，沉而有力积并寒。
寸沉痰郁水停胸，关主中寒痛不通；
尺部浊遗并泄痢，肾虚腰及下元痫。

沉脉主里，有力里实，无力里虚。沉则有气，又主水蓄，沉迟里寒，沉数内热，沉滑痰食，沉涩气郁，沉弱寒热，沉缓寒湿，沉紧冷痛，沉牢冷积。

左寸沉，为心气郁结，悒悒不乐，心气闭塞，精神不爽（清气不上升也）。沉濡痰饮停于胸府（气不能运）。沉细心血衰少，梦寐不安（心血不足，则邪火生）。沉弦心中结痛（气滞）。沉迟面无华色（血滞），身寒心惕（阳不足也），沉数心热烦渴（血少则内热）。沉紧心中冷痛（寒气凝结），伤寒头痛（火为寒伏也）。

左关沉，肝气不舒，中气下陷（木主升发，沉则木气不畅）。沉弦肝胀痛（木郁），眼暗涩痛（肝血少也）。沉滞腰冷足痛（阴气盛）。

左尺沉，沉缓而滑，肾之本脉。沉散，肾经气虚，腰痠尿难（肾宜敛，散则真气不足，而溺难）。沉实，膀胱热，小便不通（气郁）。沉弦，小腹作痛（气下陷），腰间沉重。沉滑，腰脚发热。

右寸沉滑，久嗽难痊，日轻夜重。沉弦为木反侮金，胸中闷痛（浊气不降），气喘痰壅饮食难进。沉细而滑，骨蒸劳热，皮毛干涩（血衰阴火用事）。沉数，肺中郁热，小便迟难（肺病不能生肾水），咽中干燥（内热刑肺则干燥）。

右关沉，中气郁滞，脾气不升，饮食停滞（清浊不分）。沉滑脾热，气粗口臭，胃热痰壅。沉实吞酸气痛（浊气不

---

① 沉脉体状：此标题原无，据体例补。

降）。沉迟寒痰冷积（有力为积，无力则为寒气凝滞）。沉紧悬饮。

右尺沉，沉滑而缓，命门之本脉也，男子好淫，女子结孕。相火生土，胃强能食。沉滑而长，寿高强健（正脉）。沉实而长，六腑秘结。沉数，肠风时时下血（湿热下注）。沉迟固冷内积，火衰食绝（真火衰弱），呕吐完谷，及吐涎沫。

迟　脉

迟脉体状

迟为阴脉，一息三至或二至，去来极慢，为阳不胜阴，故脉来不及。

迟来一息至惟三，阳不胜阴气血寒；
但把浮沉分表里，消阴须益火之源。

迟脉相类

一息三至为迟，小驶于迟为缓，迟细而难为涩，迟而有止为结，止有定数为代。

缓来四至驶于迟，迟细而难作涩持；
迟有停时知是结，停时有定代无疑。

黎氏曰：迟为阴盛阳衰，缓为卫盛营弱，宜别之。

迟脉主病

迟脉为阴，乃阳气萧索之状，为寒为虚，可温可补。

迟司脏病或多痰，沉痼癥瘕仔细看；
有力而迟为冷痛，迟而无力定虚寒。
寸迟必是上焦寒，关主中寒痛不堪；
尺是肾虚腰脚重，溲便不禁疝牵丸。

迟脉主脏，有力冷痛，无力虚寒，浮迟表寒，沉迟里寒。

左寸迟，心火气衰，精神困惫（心主火令），心腹暴痛（寒邪），或吐清涎（大抵迟脉不宜于心君）。

左关迟，肝胆气寒，如人将捕之，手足冷，胁下痛，筋脉寒急，恶食不食（凡此症皆宜补养心血）。

左尺迟，肾虚腰痛，不得俯仰（气

寒），手足厥冷，面黧腹痛，耳鸣头倾（坎中有真阳，迟则阳气衰微，孤阴不能独生矣），肾虚便浊，女人不月。

右寸迟，恶寒颤掉（阳气不升），语言无力，喘嗽声嘶，鼻出清涕。

右关迟，饮食不化（火不能生土），见食则呕，或吐泻完谷，或四肢不举（凡此证皆宜温补）。

右尺迟，相火衰微，迟而无力，小腹引阴痛（寒气郁），迟而无力，为下虚逆冷（阳火衰也）。

数　脉

数脉体状

数为阳脉，一息六至，或七八至，来去疾薄，为阴不胜阳，故脉来太过。

数脉息间常六至，阴微阳盛必狂烦；
浮沉表里分虚实，惟有儿童作吉看。

数脉相类

数而弦急为紧，数而流利为滑，数而时止为促，数而形圆如豆为动。

数且如珠滑脉名，紧来数急似弹绳；
数而时止知为促，圆似豆摇动脉形。

数脉主病

数脉为阳，有热无寒，有表有里，有虚有实。肺病见此，必殂于秋。无病见此，必发痈疽。疮疡见此，主脓已成。惟小儿见此，号为平脉。

数脉为阳热可知，只将君相火来医；
实宜凉泻虚宜补，肺病秋深却畏之。
寸数咽喉口舌疮，吐红咳嗽肺生疡；
当关胃火并肝火，尺属滋阴降火良。

数脉主腑，有力实火，无力虚火，浮数表热，沉数里热，气口数实肺痈，数虚肺痿。

左寸数，为口舌生疮，或吐血狂烦，或不眠身热，或头目大痛（皆心火有余之证也）。

左关数，两胁胀满（木挟火邪），或

善怒目赤，或心下坚满，甚则吐血（火甚伤母）。弦数则头眩骨痛（木旺血少），或寒热，筋骨或拘挛不便，或胁痛连小腹（皆肝之部分，木旺则兼金化矣，木生火而烁金也）。浮数头面生疮。

左尺数，为阴虚亏损，足心蒸热，阴虚喘嗽汗出，舌燥咽干（水不足则火上升）。浮数小便赤涩。

右寸数，肺热喘咳，咽干胸满，或为鼻赤，又为咽肿喉痹（凡肺脉见数，其病必深）。

右关数，胸膈烦闷（脾阴之火）。浮数齿龈肿烂（胃火）。沉数胃热吞酸（宜升阳散火），或为胀满。

右尺数，浮数，咽肿舌燥（虚火上炎），沉数，肠风体重骨蒸（血少），足心痛不能久立，足跟瘈痛（阴虚），或舌根肿强，色白苔厚而滑（火不归原）。

滑　脉

滑脉体状

滑为阳脉，往来前却，流利辗转，圆滑如珠，应指辘辘欲脱。

滑为阳气有余，故脉来流利如水，脉者血之腑，血盛则脉滑，故肾脉宜之。

滑脉如珠替替然，往来流利却还前；
莫将滑数为同类，数脉惟看至数间。

滑则如珠，数则六至。

滑脉主病

滑脉为阳，主痰滞有余。兼浮洪为火盛，沉细为郁结，弱而滑者为胃气，女子见之为有孕，平人见之为无病。

滑脉为阳元气衰，痰生百病食生灾；
上为停饮下蓄积，女脉调时定有胎。
寸脉膈痰生呕吐，舌强咳嗽或吞酸；
当关宿食肝脾热，渴痢癫淋尺部看。

滑主痰饮，浮滑风痰，沉滑食痰，滑数痰火，滑短宿食。

左寸滑，五心烦热，喜笑恐悸（痰火）。浮滑风痰，舌强语滞，或为肺痈，或头重眩晕（风火生痰）。沉滑心经郁热，胃燥烦心。弦滑，心前隐痛（痰气）。

左关滑，浮滑血热妄行（浮则上升，滑则为动）。沉滑吞酸舌强（痰疾），或为胸膈膜胀（积为气遏），或为寒热骨蒸（内热）。弦滑筋骨瘈疼。弦细阴虚少食。

左尺滑。沉滑肾之本脉也，女人为有子。浮滑舌燥咽肿（相火上升），小腹胀满，溺黄骨蒸（阴虚）。细滑肾虚血热。弦滑腰脚重。

右寸滑，胃膈浮热，恶心畏食（痰也）。滑数痰火，咳嗽喘急，或咽喉肿痛。洪滑热痰，喘嗽眩晕（热甚则生风生痰）。短滑酒伤水逆（火为水折故短滑）。

右关滑，胃中痰热，胸中膜胀，或宿食。沉滑气郁，浮滑呕逆。

右尺滑，沉滑圆厚而和缓，命门之本脉也。浮滑虚火上炎，上为头眩口渴，下为泄痢淋沥（火上升则下衰，故泄痢，俱宜引火归原），少年嗜色游思（相火），老人劳心思虑。

涩　脉①

涩脉体状

涩为阴脉，细而迟，缓而难，短而散，往来涩滞，如雨沾沙，如轻刀刮竹，如病蚕食叶。

涩为阴气有余，血少则气盛，故脉来塞滞，惟肺脉宜之。

细迟缓涩往来难，散止依稀应指间；
如雨沾沙容易散，病蚕食叶慢而艰。

---

① 涩脉：此标题原无，据体例补。

涩脉相类

迟细短散，时一止曰涩；极细而软，重按若绝曰微；浮而柔细曰濡；沉而柔细曰弱。

参伍不调名曰涩，轻刀刮竹短而难；
微似秒芒微软甚，浮沉不别有无间。

涩脉主病

涩脉为阴，主血少精伤之病，平人见之为不足，女人见之为不孕，有妊见之为胎痛。涩脉独见尺中，形同代者为死脉。

涩缘血少或伤精，反胃亡阳汗雨淋；
寒湿入营为血痹，女人非病定无经。
寸涩心虚痛对胸，胃虚胁胀察关中；
尺为精血俱伤候，肠结溲淋或下红。

左寸涩，为心血虚耗，或心痛，或恐畏，或情绪不宁（心主血，血少则心失所养）。沉涩，心腹隐痛。涩而大，肝火咽燥，或汗多亡阳。

左关涩，肝胆血虚，关节不利，或目暗生花（肝虚），或爪甲枯燥，或如人将捕之（胆虚）。涩大骨蒸寒热，或两胁胀满（肝藏血，血少则肝失所养），或血痹作痛。细涩筋骨疼痛（血不荣筋）。

左尺涩，足胫痿弱（阴虚亏损也），吸吸短气，或两耳虚鸣，或肌肉枯燥，或小便迟难（肾气衰弱），或面目黧黑。沉涩则体重骨蒸（血不足以养营），或腰背拘急，或喘虚汗（阴火发越），或小便赤涩，或足心热痛（肾伤）。

右寸涩，浮涩而短，肺之本脉也。涩而大，喘促咳嗽（气虚），咽中不利，少气不足以息。

右关涩，膈噎吞酸，或卒不下（胃无津液），或心胸闷塞（中气不足），或食无力，或反胃吐食（虚火上升故吐）。

右尺涩，命门气弱，阳痿（真火不足），或饮食不化，或小腹胀满，或两耳虚鸣（虚火），或呼吸少气，或大便秘结，或肠风下血，或小便淋沥，女子为月水不通（经云：脉滑者伤热，涩者中雾露金革）。

虚　脉

虚脉体状

虚为阴脉，迟大而濡，按之无力，应指豁然而空，又云形大力薄，其虚可知。

举之迟大按之松，脉象无涯类谷空；
莫把芤虚为一例，芤来浮大似捻葱。

虚脉相类

虚脉浮大而迟，按之无力；芤脉浮大，按之中空。虚脉主病，虚为血虚，芤为脱血。

虚脉主病

虚脉为阴，虚缓无力，有不足，无有余，正气衰弱之候。经云：血虚脉虚，气来虚微为不及。又曰：久病脉虚者死。夏月得之为伤暑，六部得之为虚汗自出，血虚劳热。

脉虚身热为伤暑，自汗怔忡惊悸多；
发热阴虚须早治，养营益气莫蹉跎。
血不荣心寸口虚，关中腹胀食难舒；
骨蒸痿痹伤精血，却在神门两部居。

左寸虚，或心虚自汗，或怔忡梦寐多惊（血少）。虚数失血（虚火），心慌如捕。

左关虚，阴虚发热（肝藏血，虚则血少而发热），中气虚怯，无力运动，不得太息。

左尺虚，骨蒸痿痹（真水不足），男子伤精，女子带下。

右寸虚，少气不足以息（气虚），意思不乐。虚数为喘嗽（虚火灼金），为虚烦消息。虚迟，食难化（中气弱）。虚弦为中气虚痛。

右关虚，溏泻肠鸣（脾胃气虚），或语言无力，或食少胸满，或肢体困乏。虚滑，呕逆吞酸（痰疾），虚弦，血虚胃痛（火症）。

右尺虚，丹田气少，阳气衰微。虚滑，梦遗精滑（相火动也），女子带下崩中。虚弦，精枯腰痛，虚浮为伤精，沉虚为气陷（两尺不宜见虚脉，见之为房劳过度）。

实　脉

实脉体状
实脉为阳，浮、中、沉三候皆有力，有有余，无不足，大小匀平，愊愊应指。无病得此，为元气充实之象。然其性多火，色黑之人，多见此脉。

浮沉皆得大而长，应指无虚愊愊强；
热蕴三焦成相火，通肠发汗始安康。

实脉相类
浮沉有力为实，弦急弹指为紧，沉而实大弦长为牢。

实脉浮沉有力强，紧如弹索转无常；
须知牢脉绑筋骨，实大微弦更带长。

实脉主病
实为阳脉。经云：血实脉实；又曰：实者水谷之病；又曰：气来实强，是谓太过，病自外也。

实为阳脉火郁成，发狂谵语吐频频；
或为阳毒或伤食，大便如硬或气疼。
寸实应知面热风，舌强咽痛气填胸；
当关脾热中宫满，迟实腰疼胀不通。

左寸实，火郁狂燥[1]，面热身热，或口舌生疮，或咽痛头疼，或舌强口臭，或口噤不省，或胸膈胀疼，或烦躁不眠，或发热谵语（君火[2]太甚，所以逆折）。

左关实，两胁胀痛，痛引小腹，或气逆善怒，或项直背强（肝脉不宜实，见之必损胃气）。

右尺实，肠秘不通（邪火使然），小腹胀痛，腰背拘急，或小便赤涩淋痛。

右寸实，咽痛（火灼金）面赤，饮水无度，或肩背生疮。

右关实，善饥能食（火甚），或心腹膨胀，或食入即吐（有积），或伤食便秘，或发热谵语，或畏食不眠（皆可消积行滞）。

右尺实，多欲阳强（太过），便溺阻涩（火烁金宜滋阴）。

长　脉

长脉体状
长为阳脉，不大不小，迢迢自若，如循长竿末梢[3]，为平。如引绳，如循长竿，为病。

长脉有三，在时为春，在人为肝，在症为有余之病。又曰：心脉长，神强气旺；肾脉长，蒂固根深。经云：长则气治。皆言平脉也。

过于本位脉名长，弦则非然但满张；
弦脉与长争较远，良工尺度自能量。
实、牢、弦、紧皆兼长脉。

长脉主病
长脉主阳，为气有余而多血。

经云：长则气治。若和平缓滑，人长脉长，皆为无病，兼见他脉，则为有病也。

长脉迢迢大小匀，反常为病似牵绳；
若非阳毒癫痫症，即是阳明热势深。
长主有余之病。

左寸长，神全气旺。洪数而长，热甚颠狂，或气疼闷乱（气有余即是火）。

左关长，弦缓而长，肝之本脉也。长而有力或弦。皆主胸胁急痛（肝气太过）。长而兼数，为伤寒发热（阳明胃经脉）。

左尺长，男主疝痛，女结瘕痕，经候愆期。

---

① 燥：焦急，焦躁。
② 君火：《医集》本作"心火"。
③ 末梢：原作"木梢"，据文义改。

右寸长，痰郁胸中，上气喘逆（木反侮金）。若上过鱼际，主气郁火（火主痰），眩晕噎塞。

右关长，长而浮濡，脾胃气强（胃气平和）。长而兼弦，为气痛（木克土也），为痰积，或胀满少食。兼滑为食积。沉弦而长，痞气积聚（木盛则土郁）。若过关位，中风痰壅（木挟火邪）。

右尺长，寿高强健（命门为根本，脉长则气治）。兼数为二便秘结，腹痛引阴（火也）。

浮洪而长，热极颠狂。

短 脉

短脉体状

短脉为阴，不及本位，应指而还，不能满部，只见尺寸，不可见于两关；若关中见短，上不及寸，下不及尺，为阴阳隔绝之脉，必死。故关不诊短。

黎居士云：长短未有定位，诸脉按之而过于本位者，为长。不及本位者，为短。长脉属肝，宜于春。短脉属肺，宜于秋。但诊肝肺，长短自见。

两头缩缩名为短，涩短迟迟细且难；
短涩而浮秋见喜，三春为贼有邪干。
涩微动结，皆兼动脉①。

短脉主病

短脉主阴，为气滞血凝之病。经云：短则气病。气病则血亦凝矣。气虚不充，主胀痛虚吐，或短气不足以息，或宿食塞滞，气郁不舒。

短脉惟于尺寸寻，短而滑数酒伤神；
浮为血涩沉为痞，寸主头疼尺腹疼。
短主不及之病。

左寸短，为心气不足，见事多惊（心血虚），志意不乐。弦短为头痛（清气不升）。

右寸短，浮涩而短，肺之本脉也，宜

于秋时，宜于肺病。沉短亦主痰厥头痛（肺气抑塞）。

两尺短，为小腹引阴而痛（虚寒），足冷筋急。沉滑而短，为元气收敛之脉。细涩而短，则血气俱衰之极。

洪 脉

洪脉体状

洪为阳脉，指下极大，来盛去衰，在卦为离，在时为夏，在人为心。《素问》谓之大，亦曰钩。

脉来洪盛去还衰，满指滔滔应夏时；
若在春秋冬月分，清阳散火莫狐疑。

洪脉相类

来盛去衰为洪，去来均盛为实。

洪脉来时拍拍然，去衰来盛似波澜；
欲知实脉参差处，举按弦长愊愊坚。

洪脉主病

洪脉为阳，主阳盛阴虚之病，泄痢失血久嗽者忌之。经云：脉大则病进。又曰：形瘦脉大，多气者死。

脉洪阳盛血应虚，相火炎炎热病居；
胀满胃翻须早治，阴虚泄痢可踌躇。
寸洪心火上焦炎，肺脉洪时金不堪；
肝火胃虚关内察，肾虚阴火尺中看。

左寸洪，洪缓而平，为心之本脉。洪大有力，为上焦火炎（实火），心烦狂躁，头疼口渴，疮疡发热。

左关洪，肝胆热甚（子令母实），失血骨蒸（火涸水），头目赤痛，或胁痛气胀，或伤寒壮热，阳盛狂躁。

左尺洪，肾虚阴火咳嗽（真水不足，邪火用事，水不胜火也），二便秘结（火秘）。

右寸洪，为火克肺金，咳嗽咯血，焦躁烦渴，面赤气粗，或咽喉噎塞。浮洪感

---

① 动脉：据文义应作"短脉"。

风头疼（木挟火以侮金），气急咳涕稠黏。沉洪内热，夜重日轻（金虚则失生化之源）。

右关洪，脾胃有热，非呕则泻，或为痞结。

右尺洪，相火妄炎（虚火）。沉洪二便秘结，沉滑洪缓，为命门气旺，老人得之，期颐可决（缓滑真火能生土也）。

微　脉

微脉体状

微为阴脉，极细而软，按之如欲绝，若有若无，细而稍长。《素问》谓之小。又曰：气血微则脉微。

轻诊即见，重按如欲绝者，微也。往来如丝而常有者，细也。

仲景曰：脉瞥瞥如羹上肥者，阳气微；萦萦如蚕丝细者，阴气衰。长病得之死，卒病得之生。

微脉轻微瞥瞥乎，按之欲绝有如无；
微为阳弱细阴弱，细比微兮略较粗。

微脉主病

微脉为阴，主久虚血弱之病。阳微恶寒，阴微发热，男子为劳损，女子为崩带。

气血微兮脉亦微，恶寒发热汗淋漓；
男为劳极诸虚候，女作崩中带下医。
寸微气促或心惊，关脉微时胀满形；
尺部见之心[①]血弱，恶寒消痹痛呻吟。

左寸微，惊悸盗汗。微数心烦多汗（虚热），微弦血虚隐痛。

左关微，血虚发热，或胁胀，或崩漏（中气虚）。微弦筋骨牵痛（血痛）。

左尺微，败血不止，男子遗精阴汗，女人带下崩中。

右寸微，中寒少气，冷痰不化，困惫恶寒，虚喘微咳。

右关微，困惫少食（胃火衰），面色萎黄（气血两虚），肌瘦乏力（脾虚），四肢恶寒（脾主四肢）。

右尺微，精衰阳痿，脏寒泄泻，脐下冷痛（气虚则真火不足）。

紧　脉

紧脉体状

紧为阳脉，往来有力，左右弹人手，如转索无常数，如切绳。

紧乃热为寒束之脉，故急数如此，要有神气，《素问》谓之急。

举如转索切如绳，脉象因之得紧名；
总是寒邪来作寇，内为腹痛外身疼。

紧脉主病

紧脉主阴，为寒为病，为风邪结搏，伏于荣卫之间。浮紧为伤寒身痛。沉紧为肠中寒痛，为风痫，为痛痹，为寒郁（凡冬月正伤寒，无汗身疼拘急，必见此脉）。

紧为诸痛主于寒，喘咳风痫吐冷痰；
浮紧表寒须发越，紧沉温散自然安。
寸紧人迎气口分，当关心腹痛沉沉；
尺中有紧为阴冷，定是奔豚与疝疼。
诸紧为寒为痛，人迎紧盛伤寒，气口紧盛伤食。尺紧痛在腹，中恶浮紧，咳嗽沉紧，皆主死症。

左寸紧兼浮，伤寒无汗身疼（寒主表）。紧而沉，心中气逆寒痛。

左关紧，心腹满痛，胁痛拘急。紧而盛，伤寒偏身痛。紧而实，疝癖。浮紧筋痛，沉紧寒栗。

左尺紧，阴冷疝疼，或奔豚攻痛。

右寸紧而浮，为伤风，恶风头痛，或浊涕稠黏，鼻塞声重，或喘促膈壅。紧而洪，咽肿喉痹（实火）。紧而沉滑，肺实

---

① 心：《医集》本作"精"。

咳嗽。

右关紧，胃脘切痛（有火）。沉紧，停寒积食。

右尺紧，浮紧耳聋（风火上升）。沉紧胫疼，腹痛，或小便急涩。细紧小肠气痛（寒郁则气不行）。

缓　脉

缓脉体状

缓脉为阴，去来小驶于迟，一息四至，如丝在经，不卷其轴，应指和缓，往来甚匀，如初春杨柳舞风之象，如微风轻飐柳梢。

缓脉阿阿四至通，柳梢袅袅飐轻风；
欲从脉里求神气，只在从容和缓中。

缓脉主病

缓脉在卦为坤，在时为四季，在人为脾。阳寸阴尺，上下同等，浮大而软，无有偏盛者，平脉也。缓而和匀，不浮不沉，不疾不徐，不微不弱者，即为胃气。若非和缓而为迟缓，则主风虚之病，为痹为痛为弱，在上为项强，在下为脚弱。浮缓为风。沉缓为血虚气弱，为湿。

缓脉营衰卫有余，或风或湿或脾虚；
上为项强下痿痹，分别浮沉大小区。
寸缓风邪项背拘，关为风眩胃家虚；
神门濡泄或风秘，或是蹒跚足力迂。

左寸缓，浮缓风虚眩冒（表虚），盗汗，或项背拘痛，或伤风自汗。沉缓多忘（心气不足）。

左关缓，风虚眩晕。沉缓郁结不舒，胸膈沉滞（湿痰）。

左尺缓，浮缓足痿（风痰）。沉缓小便数（气虚下陷），女人经水暴下（气下陷故血亦随之）。

右寸缓，伤风自汗（表虚），或为短气（里虚）。

右关缓，不浮不沉，从容和缓，脾胃之本脉也。缓而有力腹痛（木克土）。缓而无力湿痰。沉缓不欲食（脾虚不能运化）。

右尺缓，沉缓而滑，命门本脉也。缓而无力，下寒脚弱，风气秘滞。浮缓肠风泄泻。沉缓小腹感冷，足痿无力（真元不足）。

芤　脉

芤脉体状

芤为阳中阴，脉浮大而软，按之中央空，两边实，状如捻葱，诊在浮举重按之间。

刘三点云：芤脉何似，绝似捻葱，指下成窟，有边无中。

芤形浮大软而空，边实中虚似按葱；
火犯阳经血上溢，热侵阴络下流红。

芤脉相类

边实中空为芤，充而迟大为虚，浮兼弦急为革。

边实中空芤脉居，软而迟大却虚呼；
芤兼弦急名为革，芤是血亡革血虚。

芤脉主病

芤脉为失血之候。戴同父云：营行脉中，脉以血为形，芤脉中空，血脱之象也。大抵气有余，血不足，故虚而大为芤之状也。瘀血未去，不见芤脉者，瘀血在中，犹实也。

寸芤积血在于胸，关内逢芤肠胃痈；
尺部见之多下血，赤淋红痢漏崩中。

左寸芤，心血妄行，为吐为衄（心肺之血出之速）。

左关芤，胁间气痛血痛，或腹瘀血，亦为吐血目暗。

左尺芤，小便血，女人月事为病。

右寸芤，胸中积血，为衄为呕。

右关芤，肠痈瘀血，及吐血不食（脾胃之血出之难）。

右尺芤，大便血。经云：前大后细，脱血也，非芤而何。

芤与革相似，然芤濡而革弦。芤濡主之虚，可以峻补；革弦则邪气未尽，正气又衰，难以措手，故革似芤而难治。

弦脉

弦脉体状

弦为阳中阴脉，其来端直以长，如循长竿末梢，和柔不劲，从中直过，指下挺然。

弦脉在卦为雷，在时为春，在人为肝。轻虚以滑者平，实滑如循长竿者病，劲急如新张弓弦者死。池氏曰：弦紧而数为太过，弦紧而细为不及。戴同父曰：弦而软，其病轻；弦而硬，其病重。

弦脉迢迢端直长，肝经木旺土应伤；
怒气满胸常欲叫，翳蒙瞳子泪淋浪。

弦脉相类

直而和柔为弦，直而急硬为紧，直而沉硬为牢。

弦来端直似丝弦，紧则如绳左右弹；
紧言其力弦言象，牢脉弦长沉伏间。

弦脉主病

弦为阳中伏阴，为木盛之病。浮弦支饮外溢，沉弦悬饮内病。疟脉自弦。弦数多热，弦迟多寒。弦大主虚，弦细拘急。阳弦头痛，阴弦腹痛。双弦寒痼，单弦饮癖。若不食者，为木来克土，必难治也。

弦应东方肝胆经，饮痰寒热疟缠身；
浮沉迟数须分别，大小单双有重轻。
寸弦头痛膈多痰，寒热癥瘕察左关；
关右胃寒心腹痛，尺中阴疝脚拘挛。

左寸弦，为风邪头痛（风火），心惕（痰上攻），或劳伤盗汗，多痰，或痰饮迷闷（木因火炽）。

左关弦，为疟疾，寒热往来，胁肋痛，疸癖。弦紧为疝瘕；弦小为寒癖，或悬饮，咳嗽，或背胁恶寒，痛引缺盆（少阳经本病）。

左尺弦，疝痛或挛急（肝气太盛），或小腹引阴而痛。弦滑腰脚痛，弦细肾虚血少，弦数阴虚发热或恶寒。

右寸弦，痰厥头痛（清气不升），或咳不得眠，或膈多痰。浮弦支饮目肿（木旺金衰）。

右关弦，胃气撑痛（木克土），脾胃伤冷，宿食不化，心腹冷痛，或伏饮呕吐，或久疟痞积（弦脉不宜见于右关，见之中宫必虚）。沉弦体重（脾虚不化）。

右尺弦，腰膝挛急（血虚），脐下急痛不安，下焦停水。

革脉

革脉体状

革为阴脉，其来芤弦而软，如按鼓皮，有浮无沉，与牢相反。

革脉主病

革脉外实内虚，为气盛血虚之脉。仲景曰：弦则为寒，芤则为虚，虚寒相搏，此名为革；男子亡血失精，妇人半产漏下。《脉经》云：三部脉革，长病得之死，卒病得之生。

革脉形如按鼓皮，芤弦相合脉虚寒；
女人半产并崩漏，男子营虚或梦遗。

两寸革，衄血咯血（其脉上甚，火自妄行，此为无根之火）。

两关革，虚痞中满（脾虚则邪气愈甚，切不可作有余治）。

两尺革，为崩漏（其脉下虚，故必崩中）。

牢脉

牢脉体状

牢为阴中阳脉，似沉似伏，实大而长。微弦，有里无表，与革相左。

弦长实大脉牢坚，牢位常居沉伏间；

革脉芤弦自浮起，革虚牢实要详看。

牢脉主病

牢而长者肝也。仲景曰：寒则牢坚，有牢固之象，故着于骨肉之分。凡阴虚失血之症，见此脉者必危，因虚证见实脉，正虚邪盛故也。

寒则牢坚里有余，腹心寒痛木乘脾；
癥瘕癫疝何愁也，失血阴虚却忌之。

两寸牢，心肺气郁（清气不升），胀闷气促，或饮食难下，或上焦气疼。

两关牢，腹胀胁痛，肝胃气痛，或癥瘕积聚（浊气填于中宫）。

两尺牢，奔豚癫疝。

濡脉

濡脉体状

濡为阴脉，极软而浮，如帛在水中，轻手可得，重按无有，与弱相反。

濡形浮细按须轻，水面浮绵力不禁；
病后产中犹有药，平人若见是无根。

濡脉相类

浮细如绵曰濡，沉细如绵曰弱，浮而极细如绝曰微，沉而极细不断曰细。

浮而柔细知为濡，沉细而柔作弱持；
微则浮微如欲绝，细来沉细近于微。

濡脉主病

濡为血虚气弱之候，为疲损，为自汗盗汗，骨蒸劳热（营卫俱虚，故自汗发热），为下冷，又为伤湿。

濡为亡血阴虚病，髓海丹田暗已亏；
汗雨夜来蒸入骨，血山崩倒湿侵脾。
寸濡阳微自汗多，关中其奈气虚何；
尺伤精血虚寒甚，温补真阴可起疴。
左寸濡心惊自汗，阳微气短（气血虚也）。

左关濡，荣卫不和，精神离散，体虚少力目暗，或发热盗汗（肝血虚也）。

左尺濡，自汗伤精，阴痿，小便数，

妇人血崩。

右寸濡，气微汗多。

右关濡，脾弱不化物，胃虚不进食，或停饮，或痰湿。

右尺濡，下元冷惫，肠虚泄泻（火衰）。

弱脉

弱脉体状

弱为阴脉，极软而沉细，按之乃得，举之无有，与濡相反。

弱来无力按之柔，柔细而沉不见浮；
阳陷入阴精血弱，白头犹可少年愁。

弱脉主病

弱脉沉极无力，阳虚之至，其人怏怏不乐，由精气不足，其病为冷痛，为烦热，为泄精，为虚汗。《素问》曰：脉弱而滑，是为胃气；脉弱而涩，久病老弱见之顺，平人少壮得之逆，兼之他脉，寒热别焉。

弱脉阴虚阳气衰，恶寒发热骨筋痿；
多惊多汗精神减，益气调营急早医。
寸弱阳虚病可知，关为胃弱与脾衰；
欲求阳陷阴虚病，须把神门两部推。
左寸弱，阳虚恶寒，心悸自汗，健忘不寐（心血虚也），或情绪不乐。弱而兼迟，时吐清涎（虚寒故）。

左关弱，筋痿无力，烦闷。弱而兼数，爪枯筋挛，目暗生花（肝血寒），或寒热时作（内伤），或妇人产后客风面肿。

左尺弱，小便数，肾气不固，肾虚腰痛，耳聋，骨肉痠疼，骨痿。弱而兼数，阴汗耳鸣（相火上冲）。

右寸弱，气虚困乏，言语无力，或颤掉缓弱（金衰不能平木），或咳嗽气短，或皮毛焦枯（肺衰）。弱而兼数，咽干引饮（虚火）。弱而兼迟，鼻流清涕（肺寒）。

右关弱，四肢重着，肠鸣溏泄，或恶闻人声（土为木伤）。弱而兼数，中焦郁热（阴火）。弱而兼迟，胃寒少食。弱而兼滑，湿痰（火衰则脾胃虚，食不化而生痰）。弱而兼弦，痰饮胃痛（脾气不行）。

右尺弱，阴痿，下焦冷痛，大便滑，足痿，溺出虚努（气衰）。

散　脉

散脉体状

散为阴脉，其形大而散，有表无里，散漫不收，至数不齐，或来多去少，或来少去多，轻薄不能承指，如杨花散漫之状。

散似杨花散漫飞，去来无定至难齐；
产为生兆胎为堕，久病逢之不必医。

散脉相类

散脉无拘散漫然，濡来浮细水中绵；
浮而迟大为虚脉，芤脉中空有两边。

散脉主病

散为气血耗散、根本脱离之脉，最忌独见一脏，见则一脏将绝。故《难经》云：散脉独见则危。产妇得之生，孕妇得之堕。

左寸怔忡右寸汗，溢饮左关应涣散；
右关软散胕胕肿，散居两尺魂应断。

左寸散，浮大而散者，心之本脉，然亦主怔忡（心血虚）。

左关散，气郁不舒，胸胁虚闷（下元无火，浊气上升）。或目眩生花，溢饮身重。

右寸散，虚汗倦乏。

右关散，脾虚胫肿。

两尺散，根本脱离，必见危殆。

细　脉

细脉体状

细为阴脉，细小如丝，沉而不浮，应指直细而软，分明不断。

细来累累细如丝，应指沉沉无绝期；
春夏少年俱不利，秋冬老弱却相宜。

细脉主病

细脉主诸虚劳损，七情伤感，或湿气，或腰痛，或伤精盗汗。在左为血少，在右为气虚。若兼弦数，则为危候。

细脉萦萦血气衰，诸虚劳损七情乖；
若非湿气侵腰肾，即是伤精泄汗来。
寸细应知呕吐频，当关腹胀胃虚形；
尺逢定是丹田冷，泄痢遗精号脱阴。

左寸细，心血衰少，健忘多惊。细兼数，面热口疮（阴火上炎），或五心烦热（血少），呕吐食少（心主弱不能生土，而肝木反乘之）。

左关细，筋脉挛缩，关节不利（血少），胁下坚胀（木失其养），时发寒热，或为癥瘕。细兼数，爪枯发槁（血枯则不能荣血之余）。

左尺细，手足厥冷（气衰），腰背切痛（血少），或恶风恶寒，或脱精，或骨痿，或寒湿。细兼数，两耳虚鸣，肌肉如削，或骨节烦痛（皆虚损之证）。

右寸细，元气不足，行动无力，言语无神，呼吸短气，虚嗽无力（阴火动也）。细兼数，咽干涩痛，烦渴引饮无度（虚火上炎）。

右关细，胃腹干燥，隐隐牵痛（津枯），或呕清涎，或泄（脾虚）。细兼滑，胃火虚胀。

右尺细，命门火衰，精虚骨痿，或梦遗泄痢。

伏 脉

伏脉体状

伏为阴脉，轻手取之，绝不可见，重按着骨，指下才动。

外阴内阳，脉多伏，关隔闭塞，不通之候也。

伏脉推筋着骨寻，指间才动隐然深；
伤寒欲汗阳将解，厥逆脐疼证属阴。

伏脉主病

伤寒，一手脉伏曰单伏，两手脉伏曰双伏。不可以阳证见阴脉为诊，乃火邪内郁，不得发越，阳极似阴，故脉伏，必有大汗而解。正如久旱将雨，六合阴晦，雨后万物皆苏之义。又有夹阴伤寒，先有伏阴在内，外复感寒，阴盛阳衰，四肢厥逆，六脉沉伏，须投姜、附及灸关元，乃复出也。若太溪、冲阳皆无脉者，必死。

伏脉之病为积聚，为疝痛，为霍乱，为水气，为停寒、停饮、停食、停积，为荣卫气寒而厥逆。关前得之为阳伏，关后得之为阴伏，或三阴伤寒，或伤寒将汗，或脐腹冷痛，或痰饮积聚，或四肢逆冷。又呕吐甚者，脉亦伏。

刘元宾曰：火邪内郁，阳不得发，故脉伏，必有大汗乃解。然非可以药饵发散，必俟阴阳和，自然汗出而解，故伏脉不可发汗。《脉诀》言徐徐发汗，洁古以附子细辛麻黄汤主之，皆非也。

伏为霍乱吐频频，腹痛多缘宿食停；
蓄饮老痰成积聚，散寒温里莫因循；
食郁胸中双寸伏，欲吐不吐常兀兀；
当关腹痛困沉沉，关后疝疼破阴浊。
左寸伏，心气不足，神不守常，沉忧抑郁，食停胃脘（清气不升）。
左关伏，血冷腰脚痛及胁下有寒气。
左尺伏，肾寒精虚，疝瘕寒痛。
右寸伏，胸中气滞，寒痰冷积。
右关伏，中脘积块作痛，脾有停滞，腹痛作泄。

右尺伏，脐下冷痛，下焦虚寒，腹中痼冷疝瘕。

动 脉

动脉体状

动为阳脉，乃数脉见于关上下，无头无尾，状如大豆，厥厥动摇。

仲景曰：阴阳相搏名曰动，阳动则汗出，阴动则发热，形冷恶寒。

成无己曰：阴阳相搏，则虚者动。故阳虚则阳动，阴虚则阴动。

庞安常曰：关前三分为阳，关后三分为阴，关位半阳半阴，故动随虚见。

《内经》云：妇人手少阴动甚者，妊子也。据此则尺寸皆有动脉，不得谓但见于关矣。总之动脉形圆如豆，见于一部，不与别部相同者便是，不必定限于关也。

动脉摇摇数且团，无头无尾豆形圆；
其原本是阴阳搏，虚者摇兮胜者安。

动脉主病

动脉乃有火不能宁静之象，为痛为惊，为虚劳体痛，为崩脱，为泄痢。

动脉专司痛与惊，寒因阳动热因阴；
或为泄痢拘挛病，男子亡精女血崩。
左寸动，心神不安，惊悸恐怖，自汗盗汗，或思虑过多。
左关动，谋虑过度，脱血虚劳（血不循经），或拘挛掣痛。
左尺动，男子亡精，女人发热（阴虚火动），或为血崩。
右寸动，表热自汗。
右关动，泄痢腹痛（湿热攻注）。
右尺动，火甚发热，小便赤淋。

促 脉

促脉体状

促为阳脉，来去数而时一止复来，如蹶之趋，徐疾不常。

促脉数而时一止，此为阳极欲亡阴；

三焦郁火炎炎盛，进必无生退可生。

促脉主病

促为阳盛，而阴不能相和也，或怒气上逆，或发痈疽，或郁火，或喘咳，或气痛，或气热脉数，或瘀血发狂。又云：促为气、为痰、为血、为饮、为食。盖先以气热脉数，五者或有一留滞其间，则因之而促，非恶脉也。虽然，退则生，加即死，亦宜细审。

促脉惟将大病医，其间有五细推之；
时时喘咳皆痰积，或发狂斑与毒疽。

促主阳盛之病，促结之因，皆有气、血、痰、饮、食五者之别，一有留滞，则脉必见止也。

两寸促，狂燥闷乱（痰也），喘咳见之，随呼吸而止（心火刑金）。

两关促，痰结中焦（火也）。

两尺促极则危候。

结　脉

结脉体状

结为阴脉，来往缓而时一止复来。
结脉缓而时一止，独阴偏盛欲亡阳；
浮为气滞沉为积，汗下分明在主张。

结脉主病

结为阴盛而阳不能入也，或癥结，或积聚，或七情所郁，或老痰凝滞。又云：浮结为寒邪滞经，沉结为积聚在内，又为气、为血、为饮、为痰、为食。盖先以气寒脉缓，而五者或有留滞其间，则因之而脉结，故结与促皆为病脉。

结脉皆因气血凝，老痰结滞苦沉吟；
内生积聚外痈肿，癥瘕为殃病属阴。

结主阴盛之病。越人曰：结甚则积甚，结微则积微，浮结外有痛积，伏结内有积聚。

两寸结，气血凝塞不和。

两关结，老痰蓄血，积聚痈疽。

两尺结，为疝瘕（无此症，则为危候矣）。

代　脉

代脉体状

代为阴脉，动而中止，不能自还，脉至还入尺，良久方来，非若促结之止而即来也。

脉一息五至，肺、心、肝、脾、肾，五脏之气皆足，五十动而不止，合大衍之数，谓之平脉。反此则止乃见焉。肾气不能至，则四十动一止；肝气不能至，则三十动一止。盖一脏之气衰，而他脏之气代至也。经云：代则气衰。滑伯仁曰：若无病羸瘦脉代者，危脉也。有病而气血乍损，气不能续者，代为病脉。伤寒心动悸，脉代者，复脉汤主之；妊娠脉代者，其胎为三月，生死不可不辨。

动而中止不能还，复动因而作代看；
病者得之犹可疗，平人却与寿相关。

代脉相类

促结之止无常数，或二动一止，或三五动一止，即复来。代脉之止有常数，必依数而止，还入尺中，良久方来。

数而时止名为促，缓止须将结脉呼；
止不能回方是代，结生代死自殊途。

代脉主病

代为元气衰败之脉，诸病见之，皆为不治。

代脉原因脏气衰，腹疼泄痢下元亏；
或为吐泻中宫病，女子怀胎三月兮。

代脉可决寿限

五十不止身无病，数内有止皆知定；
四十一止一脏绝，四年之后多亡命。
三十一止即三年，二十一止二年应。
十动一止一年殂，更观气色兼形证。

此代之缓者也，又有其急者。

两动一止三四日，二四动止应六七；
五六一止七八朝，次第推之自无失。

类似脉辨

类脉有类似，细辨乃得。

迟、缓之别

一息三至，脉小而衰者为迟，主阴盛阳微。

一息四至，脉大而慢者为缓，主卫强营弱。

沉、伏之别

沉者轻举则无，重按乃得，主证在里，邪气在脏。

伏者重按亦无，推筋乃见，真气不行，邪气郁结。

数、紧、滑之别

数者，往来急迫，呼吸六至，主热。

紧者，左右弹手，状如切绳，主寒。

滑者，往来流利，圆活如珠，一息五至，主血热。

浮、虚、芤之别

浮者，举之有余，按之不足，为表，为风。

虚者，举之迟大，按之空软，为损，为惊。

芤者，沉浮可见，中候则无，状如葱管，为损血。

濡、弱之别

濡者，细软而浮，主气虚汗多。

弱者，细软而沉，主血少骨痛。

细、微之别

细者，应指细细，状如一线，而稍胜于微，为阴气虚。

微者，若有若无，状如蛛丝，而更不及细，为阳气衰。

弦、长之别

弦如弓弦，端直挺然，而不搏指，病为劳风。

长如长竿，过于本位，而来搏指，病为邪热。

短、动之别

短为阴脉，无头无尾，其来迟滞，主风虚，短脉只见于尺寸。

动者阳脉，无头无尾，其来滑数，主崩损，动脉只见于两关。

洪、实之别

洪如洪水，盛大满指，重按稍减，为溢热烦蒸。

实乃充实，应指有力，举按皆然，为邪气壅盛。

牢、革之别

牢者，沉而实大弦长，牢守其位，为积聚疼痛。

革者，浮而虚大弦急，如按鼓皮，内虚外坚，为亡血失精。

促、结、涩、代之别

促者，急促数而暂止，病为停痰。

结者，凝结迟而暂止，病为郁气。

涩者，迟短涩滞，漏下带止，三五不调，刮竹相似，病为少血。

代者，动而中止，不能自还，止数有常，非暂之比，病为危亡。

相 对 脉

脉有对举，按之昭然。

浮沉，升降也，以别阴阳表里，浮法天之轻清，沉法地之重浊。

迟数，至数之多寡也，四至为平，五至必形气壮盛，或闰太息，皆为无病之象。不及为迟，大过为数。迟为阴，数为阳。数在上为阳中之阳，数在下为阴中之阳。迟在上为阳中之阴，迟在下为阴中之阴。又性急脉急，性迟脉迟，各因人体而言也。

虚实，占内之有余不足也，以按而知。

长短，盈缩也。长脉见于尺寸，通贯三部而有余。短脉见于尺寸，寻之两头而不足。又人长脉长，人短脉短。

滑涩，通滞也。涩者，阳气有余。滑者，阴气有余。《千金》云：滑者，血多气少，涩者，血少气多。脉者，血之府。荣行脉中，血多故流利圆活。气多则血少，故虽涩不散。

促结，阳盛则促，如疾趋而蹶，疾而时止者也。阴盛则结，如行远之疲，徐而时止者也。

洪微，血热而盛，气随以溢，满指洪大，冲涌①有余，故洪为盛。气虚而寒，血随以涩，应指细微，欲绝非绝，故微为衰。

紧缓，张弛也。紧为伤寒，寒性收束，荣卫之气、与之激搏，故紧急。缓为伤风，风邪阻遏，荣卫之行，不能疾速，故缓慢。

动伏，出处也。动者出现于外，形圆如豆而动数。伏者处藏于内，深至筋骨而潜伏。

代、牢、弦、革、兀、濡、细、弱，八脉虽不可以对举，而亦可以对醒②也。弱与强对，细与粗对，濡与硬对，兀与中坚对；革与不革对，弦与不弦对，牢与不牢对，代与不代对。

又经云：前大后小，前小后大，来疾去徐，来徐去疾，来盛去不盛，来不盛去反盛，乍大乍小，乍长乍短，乍数乍疏。

此皆二脉偶见，亦对峙之说也。

兼至脉③

脉有兼至。

有合众脉之形为一脉者，如似沉似伏，实大弦长之合为牢，及软浮细之合为濡者是也。

有合众脉之形为一症者，如浮缓为不仁，浮滑为饮，浮洪大而长为风颠眩晕之类是也。有两脉合者，有三四脉合者。

有一脉独见，而为病不一者，如浮为风、又为虚、又为气，一脉而兼诸症是也。

真脏脉

真肝脉至，中外急，如循刀刃，责责然，如张琴瑟弦，色青白不泽，毛折乃死。

真心脉至，坚而搏，如循薏苡子，累累然，色赤黑不泽，毛折乃死。

真脾脏至，弱而乍数乍疏，色黄不泽，毛折乃死。

真肺脉至，大而虚，如以毛羽中人肤，色赤白不泽，毛折乃死。

真肾脉至，搏而绝，如指弹石，劈劈然，色黄黑不泽，毛折乃死。

---

① 涌：原作"勇"，据《医集》本改。
② 对醒：指本脉正反相对比较。
③ 兼至脉：此3字原脱，据体例补。

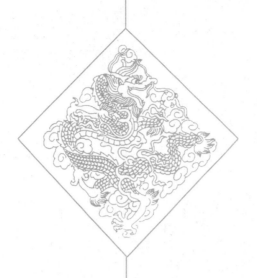

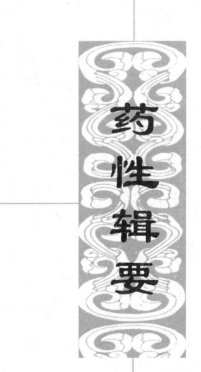

药性辑要

内容提要

《药性辑要》，为丁甘仁（泽周）所著，成书于民国六年（1917），是当年上海中医专门学校的本草课教学用课本。

据凡例所言，本书是丁甘仁先生在李士材《药性解》二卷基础上，据《神农本草经》《本草从新》《本草纲目》加以增补编辑而成。凡例称"兹沿之分为上、下两卷"，并"续补一卷"，今所见底本分前后两部分，前部分不分卷，后部分据《本草从新》补"本草续编"一卷。

全书包括草部、木部、果部、谷部、菜部、金石部、土部、人部、兽部、禽部、虫鱼部共11部，收载中药共计370余种，其中以草部最多，计160余种，每种中药项下又从性味归经、功效主治、有毒无毒、配伍宜忌、产地品质、炮制加工等多方面进行详尽描述。

本书总结了三百多种常用药材的临床应用知识要点，实用性非常强，便于诵读，对于本草学知识的启蒙教育具有重要意义，也可以作为中医药院校学生学习本草的课本。

本书是在民国六年上海中医专门学校铅印本的基础上，参合众本，校订而成。

药性辑要凡例

一、良医用药首在辨性，非经熟读，临时茫如。然药品既多，又无文义，读者苦之。《雷公药性赋》善矣，而未免太简。惟李先生士材编为骈体，便于诵读，诱掖后学，称便捷焉。故是编一以是书为主。

二、李氏原本，药品主治漏载尚多，然过事兼收，亦滋淆杂，兹以《神农本经》为主，以《本草从新》为辅，择其尤要，审慎补入，特加增补二字以示区别。

三、是编虽有补入，而与李氏原本概仍其旧。惟原注有从删节者，固以限于篇幅，亦以竟委穷源，自有他书足资考证。至药品之气味与气味之所入，编成排句。药品之忌用，则于原注外，兼采《本草从新》以为临时之审酌。

四、增补之句仿作骈语，以照一律，并鉴古人音声迭代之说。庶几诵读允谐。

五、李氏原本所录凡四百二十有余，兹沿之分为上、下两卷。惟世所常用之品，虽有因类补入者，而遗漏尚多，仍当再据《本草从新》续补一卷，以免遗珠之憾。

六、是书注释之增补，概从《本草纲目》《本草从新》引入。间有一得，未敢混珠。惟泽周智愧挈瓶，终虞鲜当。海内宏达触类指讹，俾成完书，尤所厚望者也。

民国六年一月孟河丁泽周甘仁甫志于上海之思补山房

30

药性辑要目录

药性总义

凡酸属木入肝，苦属火入心，甘属土入脾，辛属金入肺，咸属水入肾，此五味之义也。

凡青属木入肝，赤属火入心，黄属土入脾，白属金入肺，黑属水入肾，此五色之义也。

凡酸者能涩能收，苦者能泻能燥能坚，甘者能补能和能缓，辛者能散能润能横行，咸者能下能软坚，淡者能利窍能渗泄，此五味之用也。

凡寒热温凉，气也。酸苦甘辛咸淡，味也。气为阳，味为阴（气无形而升故为阳，味有质而降故为阴）。气厚者为纯阳，薄为阳中之阴。味厚者为纯阴，薄为阴中之阳。气薄则发泄，厚则发热（阳气上行，故气薄者能泄于表，厚者能发热）。味厚则泄，薄则通（阴味下行，故味厚者能泄于下，薄者能通利）。辛甘发散为阳，酸苦涌泄为阴（辛散甘缓故发肌表，酸收苦泄故为涌泄）。咸味涌泄为阴，淡味渗湿为阳。轻清升浮为阳，重浊沉降为阴。清阳出上窍（本乎天者亲上，上窍七谓耳目口鼻），浊阴出下窍（本乎地者谓下，下窍二谓前后二阴）。清阳发腠理（腠理，肌表也。阳升散于皮肤，故清阳发之），浊阴走五脏（阴受气于五脏，故浊阴走之）；清阳实四肢（四肢为诸阳之本，故清阳实之），浊阴归六腑（六腑传化水谷，故浊阴归之）。此阴阳之义也。

凡轻虚者浮而升，重实者沉而降。味薄者升而生（春象），气薄者降而收（秋象），气厚者浮而长（夏象），味厚者浮而藏（冬象），味平者化而成（土象）。气厚味薄者浮而升，味厚气薄者沉而降，气味俱厚者能浮能沉，气味俱薄者可升可降。酸咸无升，辛甘无降，寒无浮，热无降。此升降浮沉之义也（李时珍曰：升者引之以咸寒则沉而直达下焦，沉者引之以酒则浮而上至巅顶。一物之中有根升梢降、生升熟降者，是升降在物，亦在人也。凡根之在土中者，半身以上则上升，半身以下则下降。虽一药而根梢各别，用之或差，服亦无效）。

凡质之轻者上入心肺，重者下入肝肾；中空者发表，内实者攻里；为枝者达四肢，为皮者达皮肤，为心、为干者内行脏腑。枯燥者入气分，润泽者入血分。此上下内外各以其类相从也。

凡色青味酸气臊（臊为木气所化）性属木者，皆入足厥阴肝、足少阳胆经（肝与胆相表里，胆为甲木，肝为乙木）；色赤味苦气焦（焦为火气所化）性属火者，皆入手少阴心、手太阳小肠经（心与小肠相表里，小肠为丙火，心为丁火）；色黄味甘气香（香为土气所化）性属土者，皆入足太阴脾、足阳明胃经（脾与胃相表里，胃为戊土，脾为己土）；色白味辛气腥（腥为金气所化）性属金者，皆入手太阴肺、手阳明大肠经（肺与大肠相表里，大肠为庚金，肺为辛金）；色黑味咸气腐（腐为水气所化）性属水者，皆入足少阴肾、足太阳膀胱经（肾与膀胱相表里，膀胱为壬水，肾为癸水。凡一脏配一腑，腑皆属阳，故为甲丙戊庚壬；脏皆属阴，故为乙丁己辛癸也）。

十二经中惟手厥阴心包络、手少阳三焦经无所主，其经通于足厥阴、少阳。厥阴主血，诸药入厥阴血分者并入心包络。少阳主气，诸药入胆经气分者并入三焦。命门相火散行于胆、三焦、心包络，故入命门者并入三焦。此诸药入诸经之部分。

人之五脏应五行，金木水火土，子母相生。经曰：虚则补其母，实则泻其子。又曰：子能令母实。如肾为肝母，心为肝子，故入肝者并入肾与心；肝为心母，脾为心子，故入心者并入肝与脾；心为脾母，肺为脾子，故入脾者并入心与肺；脾为肺母，肾为肺子，故入肺者并入脾与肾；肺为肾母，肝为肾子，故入肾者并入肺与肝。此五行相生，子母相应之义也。

凡药各有形性气质，其入诸经，有因形相类者（如连翘似心而入心，荔枝核似睾丸而入肾之类），有因性相从者，（如润者走血分，燥者入气分，本乎天者亲上，本乎地者亲下之类），有因气相求者（如气香入脾，气焦入心之类），有因质相同者（如头入头，干入身，枝入肢，皮行皮。又如红花、苏木，汁似血而入血之类），自然之理，可以意得也。

有相须者，同类不可离也（如黄柏、知母、补骨脂、胡桃之类）。为使者，我之佐使也。恶者，夺我之能也。畏者，受彼之制也。反者，两不可合也。杀者，制彼之毒也。此异同之义也。

肝苦急，急食甘以缓之（肝为将军之官，其志怒，其气急，急则自伤，反为所苦，故宜食甘以缓之，则急者可平，柔能制刚也）。肝欲散，急食辛以散之。以辛补之，以酸泻之（木不宜郁，故欲以辛散之，顺其性者为补，逆其性者为泻。肝喜散而恶收，故辛为补，酸为泻）。心苦缓，急食酸以收之（心藏神，其志喜，喜则气缓而虚神散，故宜食酸以收之）。心欲软，急食咸以软之。用咸补之，以甘泻之（心火太过则为躁越，故急宜食咸以软之。盖咸从水化能相济也。心欲软，故以咸软为补，心苦缓，故以甘缓为泻）。脾苦湿，急食苦以燥之（脾以运化水谷、制水为事，湿胜则反伤脾土，故宜食苦以燥之）。脾欲缓，急食甘以缓之。用苦泻之，以甘补之（脾贵冲和温厚，其性欲缓，故宜食甘以缓之。脾喜甘而恶苦，故苦为泻而甘为补也）。

肺苦气上逆，急食苦以泄之（肺主气，行治节之令。气病则上逆于肺，故宜急食苦以降泄之）。肺欲收，急食酸以收之。用酸补之，以辛泻之（肺应秋气，主收敛，故宜食酸以收之。肺气宜聚不宜散，故酸收为补，辛散为泻）。肾苦燥，急食辛以润之。开腠理，致津液，通气也（肾为水脏，藏精者也。阴病者苦燥，故宜食辛以润之。盖辛从金，化水之母也。其能开腠理、致津液者，以辛能通气也。水中有真气，惟辛能达之，气至水亦至，故可以润肾之燥）。肾欲坚，急食苦以坚之。用苦补之，以咸泻之（肾主闭藏，气贵周密，故肾欲坚。宜食苦以坚之也。苦能坚，故为补；咸能软，故为泻）。此五脏补泻之义也。

酸伤筋（酸走筋，过则伤筋而拘急），辛胜酸（辛为金味，故胜木之酸）。苦伤气（苦从火化故伤肺气，火克金也。又如阳气性升，苦味性降，气为苦遏则不能舒伸，故苦伤气），咸胜苦（咸为水味，故胜火之苦。按：气为苦所伤而用咸胜之，此自五行相制之理。若以辛助金而以甘泄苦，亦是捷法。盖气味以辛甘为阳，酸苦咸为阴。阴胜者，胜①之以阳；阳胜者，制之以阴。何非胜复之妙而其中宜否，则在乎用之权变尔)。甘伤肉，酸胜甘（酸为木味，故胜土之甘)。辛伤皮毛（辛能上气故伤皮毛)，苦胜辛（苦为火味，故胜金之辛)。咸伤血（咸从水化故伤心血，水胜火也。食咸则渴，伤血可知)，甘胜咸（甘为土味，故胜水之咸)。此五行相克之义也。

辛走气，气病无多食辛（《五味论》曰：多食之令人洞心。洞心，透心若空也)。咸走血，血病无多食咸（血得咸则凝结而不流。《五味论》曰：多食之令人渴)。苦走骨，骨病勿多食苦（苦性沉降，阴也。骨属肾，亦阴也。骨得苦则沉降，阴过盛骨重难举矣。《五味论》曰：多食之令人变呕)。甘走肉，肉病勿多食甘（甘能缓中，善生胀满。《五味论》曰：多食之令人悗心。悗心，心闷也)。酸走筋，筋病勿多食酸（酸能收缩，筋得酸则缩。《五味论》曰：多食之令人癃。癃，小便不利也)。此五病之所禁也。

多食咸则脉凝泣而变色（水能克火，故病在心之脉与色也。《五味论》曰：心病禁咸)，多食苦则皮槁而毛拔（火能克金，故病在肺之皮毛也。《五味》篇曰：肺病禁苦)，多食辛则筋急而爪枯（金能克木，故病在肝之筋爪也。《五味》篇曰：肝病禁辛)，多食酸则肉胝胎而唇揭（胝，皮厚也，手足胼胝之谓。木能克土，故病在脾之肉与唇也。《五味》篇曰：脾病禁酸)，多食甘则骨痛而发落（土能克水，故病在肾之骨与发也。《五味》篇曰：肾病禁甘)。此五味之所伤也。

风淫于内，治以辛凉，佐以苦甘，以甘缓之，以辛散之（风为木气，金能胜之，故治以辛凉。过于辛，恐反伤其气，故佐以苦甘。苦胜辛，甘益气也。木性急，故以甘缓之；风邪胜，故以辛散之)。热淫于内，治以咸寒，佐以甘苦，以酸收之，以苦发之（热为火气，水能胜之，故治以咸寒，佐以甘苦。甘胜咸，所以防咸之过也。苦能泻，所以去热之实也。热盛于经而不敛者，以酸收之。热郁于内而不解者，以苦发之)。湿盛于内，治以苦热，佐以酸淡，以苦燥之，以淡泻之（湿为土气，燥能除之，故治以苦热。酸从木化，制土者也，故佐以酸淡。以苦燥之者，苦从火化也。以淡泄之者，淡能利窍也)。火淫于内，治以咸冷，佐以苦辛，以酸收之，以苦发之（火者，壮火也，故宜治以咸冷。苦能泄火，辛能散火，故用以为佐。酸收苦发，义与上文热淫同治)。燥淫于内，治以苦温，佐以甘辛，以苦下之（燥为金气，火能胜之，治以苦温。苦从火化也。佐以甘辛，木受金伤，以甘缓之。金之正味，以辛泻之也。燥结不通则邪实于内，故当以苦下之)。寒淫于内，治以甘热，佐以苦辛，以咸泻之，以辛润之，以苦坚之（寒为水气，土能制水，热能制寒，故治以甘热，甘从土化，热从火化也。佐以苦辛等，义如《藏气法时论》曰：肾苦燥，急食辛以润之。肾欲坚，急食苦以坚之，用苦补之，咸泻之也)。此六淫主治各有所宜也。

凡药须俟制焙毕，然后秤用，不得先秤。湿润药皆先增分两，燥乃秤之。

凡酒制升提，姜制温散，入盐走肾而软坚，用醋注肝而收敛。童便除劣性而降下，米泔去燥性而和中。乳润枯生血，蜜甘缓益元。陈壁土藉土气以补中州，面煨

---

① 胜：原作"联"，据文义改。

曲制抑醋性勿伤上膈。黑豆甘草汤渍并解毒，致令平和；羊酥猪脂涂烧咸渗骨，容易脆断。去穰者免胀，去心者除烦。此制治各有所宜也。《本草》所谓黑豆、乌豆，皆黑大豆也。苏颂曰：紧小者为雄，入药尤佳。宗奭曰：小者力更佳。皆谓黑大豆之较小者，非世俗所称马料豆也。世俗所谓马料豆，即绿豆也。绿豆性温热，味涩劣，乃豆中之最下之品，以其野生，价最低贱，北方甚多，故喂马用之。盖凡豆皆可作马料，而莫有如此豆之价廉也。今药肆中煮何首乌不用黑大豆而用绿豆，甚谬。并有将煮过首乌之绿豆伪充淡豆豉，尤属可笑。市医每有以绿豆皮可用也，因时珍混注绿豆即小黑豆，以致后人多误。

用药有宜陈久者（收藏高燥处又必时常开着，不令微蛀），有宜精新者。如南星、半夏、麻黄、大黄、木贼、棕榈、芫花、槐花、荆芥、枳实、枳壳、橘皮、香栾、佛手柑、山茱萸、吴茱萸、燕窝、蛤蚧、糖壁土、秋石、金汁、石灰、米、麦、酒、酱、醋、茶、姜、芥、艾、墨、蒸饼、诸曲、诸胶之类，皆以陈久者为佳。或取其烈性灭，或取其火气脱也（凡煎阿胶、鹿胶等只宜微火令小沸，不得过七日。若日数多，火气太重，虽陈之至久，火气终不能脱，服之不惟无益，反致助火伤阴也。煎膏滋亦宜微火，并不可久煎。阴虚有火之人一应药饵、食物最忌煎炒，修合丸子宜将药切绝，薄片子蒸烂，熟捣为丸。若用火制焙，不但不能治病，反致发火伤阴，旧疾必更作也）。余则俱宜精新。若陈腐而欠鲜明，则气味不全，服之必无效。唐耿沣诗云：朽药误新方。正谓是也。此药品有新陈之不同，用之贵各得其宜也。

草 部

人 参

味甘微寒，入于肺脾（寒：原本①作温，今从《神农本草》改正）。

补气安神，除邪益智。疗心腹虚痛，除胸胁逆满。止消渴，破坚积。气壮而胃自开，气和而食自化。

人参无毒，茯苓为使，恶卤碱，反藜芦，畏五灵脂。产辽东宁古塔，色黄而微白，大而肥润者佳。

多用则宣通，少用反壅滞。

生地黄

味甘寒，入心、肝与脾、肾。

凉血补阴，去瘀生新，养筋骨，益气力，理胎产，主劳伤，通二便，治烦渴。心病而掌中热痛，脾病而痿躄贪眠。（增补）骨髓能填，肌肉可长。

地黄无毒，恶贝母，忌铜、铁、葱、蒜、萝卜诸品。黑而肥实者佳。

生地黄，性寒而润，胃虚食少，脾虚泻多，均在禁例，姜酒拌炒，则不妨胃。

按：生地黄即今之干地黄。

熟地黄

味、性、畏、忌与生地同。

滋肾水，封填骨髓，利血脉，补益真阴，久病余胫股酸痛，新产后脐腹急疼。

熟地黄用砂锅柳甑，衬以荷叶，将黄酒润生地，用缩砂仁粗末拌蒸，盖覆极密，文武火蒸半日取起，晒极干，如是九次，令中心透熟，纯黑乃佳。姜酒拌炒，

_____

① 原本：此处为作者原注，据凡例丁甘仁称原本应是指《药性解》。

则不泥膈。

天门冬

味甘寒，入肺与肾。

定喘定嗽，肺痿肺痈，是润燥之力也。益精益髓，消血消痰，非补阴之力欤。善杀三虫，能通二便。（增补）治伏尸以奏效，祛风湿而有功。

天门冬无毒，地黄、贝母为使，忌鲤鱼。去心用，取肥大明亮者酒蒸。

天门冬性寒而滑，若脾虚而泄泻恶食者，大非所宜，即有其证，亦勿轻投。

麦门冬

味甘微寒，入肺与心。

退肺中伏火，止渴益精，清心气惊烦，定血疗咳。（增补）心腹结气，伤中伤饥，是之取尔。

胃络脉绝，羸瘦短气，无不宜焉。

麦门冬无毒，地黄、车前为使，恶款冬花，忌鲫鱼。肥白者佳。

麦门冬与天门冬功用相当，寒稍减，虚寒泄泻仍宜忌。

白 术

甘温而苦，入脾、胃经。

健脾进食，消谷补中，化胃经痰水，理心下急满，利腰脐血结，祛周身湿痹。君枳实以消痞，佐黄芩以安胎。

白术无毒，防风为使，忌桃、李、青鱼。产於潜者佳。米泔水浸半日，土蒸切片，蜜水拌匀，止宜炒黄，炒焦则气味全失。

白术性温，凡阴虚燥渴，便闭滞下，肝肾筑筑有动气者，勿服。

苍 术

辛温而苦，入于脾经。

燥湿消痰，发汗解郁。除山岚瘴气，弭灾沴①恶疾。

苍术无毒，畏、恶同白术。产茅山者佳，泔浸蒸晒。

苍术补中逊白术，燥性过之。无湿者与燥结多汗者忌用。

甘 草

甘平之味，入于脾经。

补脾以和中，润肺而疗痿，止泻退热，坚筋长肌，解一切毒，和一切药。梢：止茎中作痛。节：医肿毒诸疮。

甘草无毒，白术为使，反大戟、芫花、甘遂、海藻，恶远志，忌猪肉，令人阳痿。

甘草生用气平而泻火，炙用气温而补中。甘能作胀，中满者忌之，呕家酒家亦忌。大而结者良，出大同名粉草，细者名统草。

黄 芪

味甘微温，入于脾、肺。

补肺气而实皮毛，敛汗托疮，解渴定喘；益胃气而去肤热，止泻生肌，补虚治痿。（恶）风（大）癫急需，痘（虚）疡（科）莫缺。（增补）疗五痔，散鼠瘘。小儿则百病咸宜，久败之疡疮尤要。

黄芪无毒，茯苓为使，恶龟甲、白鲜皮，畏防风。蜜炙透，形如箭竿者佳。绵软而嫩，无丫枝。

黄芪实表，有表邪者勿用。助气，气实者勿用。肝气不和亦禁用，阴虚者宜少用，恐升气于表，而里愈虚尔。生用固表，炙用补中。

远 志

味苦辛温，入于心、肾。

定心气，止惊益智；补肾气，强志益精。治皮肤中热，令耳目聪明。（增补）

---

① 沴（lì 丽）：指气相伤之义。

疗咳逆而愈伤中，补不足以除邪气。

远志无毒，畏珍珠、藜芦，杀附子毒。冷甘草汤浸透，去水焙干。山西白皮者良，山东黑皮者次之。

菖蒲

味辛温，入心、脾。

宣五脏，耳聪目明；通九窍，心开智长。风寒湿痹宜求，咳逆上气莫缺，止小便利，理脓窠疮。（增补）能治疮痈，并温肠胃。

菖蒲无毒，秦艽为使。恶麻黄，忌饴糖、羊肉，勿犯铁器，令人吐逆。石生细而节密者佳。

阴血不足者禁之，精滑汗多者尤忌。

萎蕤

味甘平，入于脾、肺、肝、肾。

润肺而止嗽痰，补脾而去湿热，养肝而理眦伤泪出，益肾而去腰痛茎寒。（增补）治中风暴热，不能动摇；疗结肉趺筋，臻于和润。

萎蕤无毒，畏卤碱。蜜水拌蒸，去毛，或酒浸蒸用。

薯蓣

味甘平，入心、肾、脾。

益气长肌，安神退热；补脾除泻痢，补肾止遗精。

薯蓣无毒，一名山药，蒸透用。零余子：系山药藤上所结子，甘温，功用强于山药。

山药与面同食，不能益人。

薏苡仁

味甘微寒，入于脾、肺。

祛风湿，理脚气拘挛；保燥金，治痿痹咳嗽。泻痢不能缺也，水胀其可废乎？

薏仁无毒，洗净晒炒。

大便燥结，因寒转筋及妊娠者，并禁之。

木香

辛温之味，入肺、脾、肝。

平肝降气，郁可开而胎可安；健胃宽中，食可消而痢可止。何患乎鬼邪蛊毒，无忧于冷气心疼。（增补）地气腾则霖露降，梦寤少而魇寐除。

木香无毒，生用理气，煨熟止泻。番舶上来，形如枯骨，味苦粘舌者良。

石斛

味甘平，入胃与肾。

清胃生肌，逐皮肤虚热；强肾益精，疗脚膝痹弱。厚肠止泻，安神定惊。（增补）益阴也，而愈伤中；清肺也，则能下气。

石斛无毒，恶巴豆，畏僵蚕。酒浸酥拌蒸。光泽如金钗，股短中实、味甘者良。

虚而无火者，不得混用。

牛膝

味苦酸平，入肝与肾。

壮筋骨，利腰膝，除寒湿，解拘挛；益精强阴，通经堕胎；理膀胱气化迟难，引诸药下行甚捷。（增补）热伤以愈，火烂能完。

牛膝无毒，恶鳖甲，忌牛肉。酒蒸。出怀庆府，长大肥润者佳。

牛膝主用，多在肝肾下部，上焦药中勿入，气虚下陷，血崩不止者戒用。

芎劳

辛温之味，入于肝经。

主头痛面风，泪出多涕，寒痹筋挛，

去瘀生新，调经种子，长肉排脓。小者名抚芎，止痢且开郁。

芎劳无毒，白芷为使，畏黄连。蜀产为川芎，秦产为西芎，江南为抚芎。以川产大块、里白不油、辛甘者良。

芎劳性阳味辛，凡火上炎，呕吐咳逆者忌之。

当归

味甘辛温，入心、肝、脾。

去瘀生新，舒筋润肠。温中，止心腹之痛；养营，疗肢节之疼。外科排脓止痛，女科沥血崩中。（增补）煮汁允良，种子宜用。

当归无毒，畏菖蒲、海藻、生姜。酒洗去芦。川产力刚，善攻；秦产力柔，善补。以秦产、大圆尾多肥润，名马尾当归者良。

当归善滑肠，泄泻者禁用。入吐血剂中，须醋炒之。

白芍药

味苦酸微寒，入肝、脾、肺。

敛肺，而主胀逆喘咳，腠理不固；安脾，而主中满腹痛，泻痢不和；制肝，而主血热目疾，胁下作疼。（增补）气本苦平，功昭泄降，能治血痹坚积，何虞寒热疝瘕。

苦平二字，从《神农本草》改正。

白芍药无毒，恶石斛、芒硝，畏鳖甲、小蓟及藜芦。煨熟酒焙。

赤芍药

酸寒之味，与白芍同。

专行恶血，兼利小肠。（增补）泻肝火，治血痹。腹痛胁痛，疝瘕坚积服之瘥；经闭肠风，痈肿目赤治之愈。

赤芍药无毒，虚者忌用。酒炒制其寒，妇人血分醋炒，下痢后重①不炒。

五味子

味甘而酸，入肺与肾，其中有核，苦咸辛温。

滋肾经不足之水，强阴涩精，除热解渴；收肺气耗散之金，疗咳定喘，敛汗固肠。

五味无毒，苁蓉为使，恶萎蕤。嗽药生用，补药微焙。北产紫黑者佳，南产色红而枯。若风寒在肺，宜南者。

惟风邪在表，痧疹初发，一切停饮，肺有实热，皆禁之。

丹参

味苦而寒，入于心经。

安神散结，益气养阴，去瘀血，生新血，安生胎，落死胎，胎前产后，带下崩中。（增补）固破癥而除瘕，亦止烦而愈满。

丹参无毒，畏碱水，反藜芦。

色合丙丁，独入心家，专主血证，古称丹参一味，与四物同功，嘉其补阴之绩也。

丹参虽能补血，长于行血，妊娠无故勿服。《神农本草》谓其气平而降，信然。

沙参

味苦微寒，入太阴肺。

主寒热咳嗽，胸痹头痛，定心内惊烦，退皮间邪热。（增补）治火亢血结之恙，擅补中益肺之功。

沙参无毒，恶防己，反藜芦。白色长大者良。南沙参功同北沙参，而力稍逊，色稍黄，小而短。近有一种味带辣者，不可用。

沙参性寒，脏腑无实热及寒客肺经而

① 重：原作"肿"，据文义改。

嗽者勿用。

玄参

味苦咸微寒，入少阴肾。

补肾益精，退热明目，伤寒斑毒，痨证骨蒸，解烦渴，利咽喉。外科瘰疬痈疽，妇科产乳余疾。

玄参无毒，恶黄芪、干姜、大枣、山茱萸，反藜芦，忌铜器。取青白者蒸过晒干。黑润者佳。

玄参寒滑，脾虚泄泻者禁之。

苦参

味苦而寒，入少阴肾。

除热祛湿，利水固齿，痈肿疮疡，肠澼下血。（增补）主心腹结气，亦明目止泪。

苦参无毒，玄参为使，恶贝母、菟丝、漏芦，反藜芦。泔浸一宿，蒸过曝干。

苦参大苦大寒，不惟损胃，兼且寒精。向非大热，恶敢轻投？

知母

味苦而寒，入肺与肾。

清肺热而消痰损嗽，泻肾火而利水滑肠，肢体浮肿为上剂，伤寒烦热号神良。（增补）补寒水于不充，益五脏之阴气。

知母无毒，忌铁器。肥白者佳。去毛，盐酒炒透，上行酒浸，下行盐水拌。

知母阴寒，不宜多服，近世理痨，尊为上品，往往致泄泻而毙。故肾虚阳痿、脾虚溏泄、不思食、不化食者，皆不可用。

贝母

味辛而苦微寒，入于心、肺。

消痰润肺，涤热清心，喘咳红痰要矣，胸中郁结神哉！

（增补）乳难与风痉咸宜，疝瘕共喉痹兼要。

贝母无毒，厚朴为使，畏秦艽，反乌头。去心，糯米拌炒，米熟为度。川产最佳。象山贝母，体坚味苦，去时感风痰。土贝母，形大味苦，治外科。

贝母性润，痰在脾经则禁用。故寒痰、风痰、湿痰、食积痰、肾虚水为痰，亦非贝母所司。

紫菀

味苦辛温，入太阴肺。

主痰喘上气，尸疰劳伤，咳吐脓血，通利小肠。（增补）治胸中寒热之结气，去蛊毒痿躄以安脏。

紫菀无毒，款冬花为使，恶远志，畏茵陈。洗净蜜水炒，白者为女菀。

紫菀辛温，阴虚肺热者，不宜专用。多用须地黄、门冬共之。

百合

味甘微寒，入心与肺。

保肺止咳，扶邪定惊，止涕泪多，利大小便。（增补）腹胀心痛可治，补中益气允谐。

百合无毒，花白者入药。

百合通二便，中寒下陷者忌。

天花粉

味寒而苦，入心与脾。

止渴退烦热。消痰通月经，排脓散肿，利膈清心。实名瓜蒌，主疗结胸。其子润肺，主化燥痰。

天花粉无毒，枸杞为使，恶干姜，畏牛膝、干漆，反乌头。

天花粉禀清寒之气，脾胃虚寒及泄泻者忌用。

续　断

苦辛味温，入于肝经。

补劳伤，续筋骨，破瘀结，利关节，缩小便，止遗泄，痈毒宜收，胎产莫缺。（增补）通妇人之乳滞，散经络之伤寒。

续断无毒，地黄为使，恶雷丸。酒浸焙。

川产者良，状如鸡脚，皮黄皱，节节断者真。

秦　艽

味苦辛平，入于肝与胃。

祛风活络，养血舒筋，骨蒸黄疸，牙痛肠风。

秦艽无毒，菖蒲为使，畏牛乳。左纹者良。

下部虚寒及小便不禁、大便滑者，忌用。

木　通

辛甘平淡，入心、小肠。

治五淋，宣九窍，杀三虫，利关节，通血脉，开关格，行经下乳，催生堕胎。（增补）治恶蛊之滋生，除脾胃之寒热。

木通无毒，色白而梗细者佳。

木通性通利，精滑气弱、内无湿热、妊娠者均忌。

泽　泻

味甘咸而微寒，入肾与膀胱。

主水道不通，淋沥肿胀，能止泄精，善去痰饮。（增补）风寒湿痹可愈，消渴泻痢亦良。

泽泻无毒，畏文蛤。去皮，酒润焙。

泽泻善泻，病人无湿，肾虚精滑，目虚不明，切勿轻与。

车前子

味甘寒，入肺、肝、小肠。

利水止泻，解热催生，益精明目，开窍通淋，用其根叶，行血多灵。

车前子无毒。酒拌蒸晒。

入滋补药，酒蒸；入利水泄泻药，炒研。车前草甘寒凉血，去热、通淋、明目。阳气下陷，肾气虚脱，勿入车前。

萹　蓄

味平淡，入于膀胱。

利水治癃淋，杀虫理疮疾。（增补）蛔咬腹痛可用，妇人阴蚀尤良。

萹蓄无毒。

萹蓄直遂，不能益人，不宜恒用。

灯　心

淡平之味，入心、小肠。

清心必用，利水偏宜，烧灰吹喉痹，涂乳治夜啼。

灯心无毒。中寒、小便不禁者忌之。

萆　薢

味苦平，入于肝胃。

主风寒湿痹，腰膝作疼，既可去膀胱宿水，又能止失溺便频。（增补）疗热气与恶疮，治茎痛之遗浊。

萆薢无毒，薏苡为使，畏葵根、大黄、柴胡、前胡。有黄白两种，白者良。

萆薢本除风湿，如阴虚火炽、溺有余沥及无湿而肾虚腰痛皆禁。

白鲜皮

苦寒之味，入于脾经。

主筋挛死肌，化湿热毒疮。（增补）风痹要药，利窍称良，治黄疸咳逆淋沥，愈女子阴中肿痛。

白鲜无毒，恶桔梗、茯苓、萆薢。四川产者良。

下部虚寒之人，虽有湿证，弗敢

饵也。

金银花

甘平之味，入于脾经。

解热消痈，止痢宽膨。（增补）养血治渴，补虚疗风。除热而肠澼血痢可瘳，解毒则杨梅恶疮尤要。

金银花无毒。其藤叶，名忍冬，但气虚食少、脓消便泄者勿用。

甘菊花

味甘微寒，入于肺与肾。

主胸中热，去头面风，治死肌湿痹、目泪头疼。

甘菊花无毒，枸杞、桑白皮为使。去蒂。杭产者良。

升麻

味甘苦平，入肺、胃、脾、大肠。

解百毒，杀精鬼，辟疫瘴，止喉疼，头痛齿痛，口疮斑疹。散阳明风邪，升胃中清气。蛊毒能吐，腹痛亦除。

升麻无毒，青色者佳，忌火。

升麻属阳性升，凡吐血鼻衄、咳嗽多痰、阴虚火动、气逆呕吐、怔忡、癫狂，切勿误投。

柴胡

味苦微寒，入肝与胆。

主伤寒疟疾，寒热往来，呕吐胁痛，口苦耳聋，痰实结胸，饮食积聚，心中烦热，热入血室，目赤头痛，湿痹水胀，肝劳骨蒸，五痔羸热。

柴胡无毒，恶皂荚，畏藜芦，忌见火。产江南古城者佳。外感生用，内伤升气，酒炒用根，治中及下降用梢。有汗咳者，蜜水拌炒。

柴胡，少阳经半表半里之药，病在太阳者，服之太早，则引贼入门。病在太阴经者，复用柴胡，则重伤其表。世俗不知柴胡之用，每遇伤寒，传经未明，以柴胡汤为不汗、不吐、不下，可以藏拙，辄混用之，杀命不可胜数矣。用于痨证，贻祸极多，特表而出之。

前胡

苦微寒而入肺，兼脾、胃与大肠。

散结而消痰定喘，下气以消食安胎。（增补）辛解风寒，甘理胸腹，苦泄厥阴之热，寒散太阳之邪。

前胡无毒，半夏为使，恶皂荚，畏藜芦。冬月采者良。

柴胡性升，前胡性降，治气实风痰，凡阴虚火动之痰及外感与实热者，均宜禁。

独活

甘平，入肝肾暨小肠而膀胱。

风寒湿痹，筋骨挛疼，头旋掉眩，颈项难伸。（增补）风热齿痛称良，奔豚疝瘕并治。

独活无毒。形虚大，有白如鬼眼，节疏色黄者，为独活；色紫节密，气猛烈者，为羌活，并出蜀汉。

独活，主风疾。若血虚头痛及遍身肢节痛，误用风药，反致增剧。

细辛

辛温之味，入心、小肠。

风寒湿痹，头痛鼻塞，下气破痰，头面游风，百节拘挛。齿痛目泪。

细辛无毒，恶黄芪、山茱萸，畏滑石，反藜芦。北产者，细而香；南产者，大而不香。

细辛燥烈，凡血虚内热因成头痛咳嗽者，咸戒之。

茺蔚子

味辛微寒，入于肝经。

明目益精，行血除水。叶名益母，功用相当。

茺蔚子无毒，忌铁。

按：子与叶皆善行走，凡崩漏及瞳神散大者，禁用。

防风

甘辛温以入肺，及小肠与膀胱。

大风恶风，风邪周痹，头面游风，眼赤多泪。（增补）经络留湿，脊痛项强。

防风无毒，畏萆蒲，恶干姜、芫花，杀附子毒。色白而润者佳。

防风泻肺实，肺虚有汗者，勿犯。若血虚痉急，头痛不因风寒，泄泻不因寒湿，火升作嗽、阴虚盗汗、阳虚自汗者，并禁用。

荆芥

辛温之味，入于肝经。

主瘰疬结聚，瘀血湿瘟，散风热，清头目，利咽喉，消疮毒。（增补）能发汗而愈痉，去寒热于少阳。

荆芥无毒，反驴肉、鱼蟹、河豚。连穗用，穗在颠，故善升发，治血炒黑用。风在皮里膜外者宜荆芥，若风入骨肉者，须防风。

紫苏

气味辛温，入太阴肺。

温中达表，解散风寒，梗能下气安胎，子可消痰定喘。（增补）消饮食而辟口臭，去邪毒而解恶氛。

紫苏无毒，宜橘皮，忌鲤鱼。气香者良。

气虚表虚者禁用叶。

苏子开郁降气，力倍苏叶，润心肺，止喘咳，肠滑气虚者禁之，炒研。苏梗功力稍缓，挟虚者宜之。

薄荷

辛温之味，入太阴肺。

去风热，通关节，清头目，定霍乱，消食下气。猫咬蛇伤，伤寒舌胎，和蜜擦之。

薄荷无毒，产苏州者良。

薄荷辛香伐气，多服损肺伤心。

干葛

气味甘平，入阳明胃。

主消渴大热，呕吐头痛。生用能堕胎，蒸熟化酒毒，止血痢，散郁火。（增补）起阴气，散诸痹，鼓胃气以上行，开腠理而发汗。

干葛无毒，生葛汁大寒，解温病大热，吐衄诸血。

麻黄

辛苦而温，入心、肺、膀胱、大肠。四经兼透。

专司冬令寒邪，头疼身热脊强，去营中寒气，破癥坚积聚。（增补）太阳伤寒为要药，发表出汗有殊功。

麻黄无毒，厚朴为使，恶辛夷、石韦。去根节，水煮去沫。发汗用茎去节，止汗用根节。

麻黄为发散第一药，惟在冬月、在表，真有寒邪者宜之。或非冬月，或无寒邪，或寒邪在里，或伤风等证，虽发热恶寒，不头疼身疼而拘急，六脉不浮紧者，皆不可用。

白芷

辛温入肺、胃与大肠。

头风目泪，齿痛眉疼，肌肤瘙痒，呕吐不宁，女人赤白带下，疮家止痛排脓。（增补）阴肿消，血闭愈。

白芷无毒，当归为使，恶旋覆花。微焙。色白气香者佳，名官白芷。不香者，名水白芷，不堪用。

白芷燥能耗血，散能损气，有虚火者勿用。痈疽已溃，宜渐减去。

藁　本

辛温之味，入于膀胱。

风家颠顶作痛，女人阴肿疝疼。（增补）脊强而厥可疗，胃风泄泻亦治。

藁本无毒，恶䓂茹。

头痛挟内热者及伤寒发于春夏，阳证头痛，不宜进也。

天　麻

辛平之气，入于肝经。

风虚眩晕，麻痹不仁，语言蹇涩，腰膝软疼，杀精魅蛊毒，理惊气风痫。

天麻无毒，酒浸，煨熟焙干。明亮坚实者佳。

天麻虽不甚燥，毕竟风剂助火，若血虚无风者，不可妄投。

香　薷

味辛微温，入肺与胃。

主霍乱水肿，理暑气腹疼。（增补）性宣通而利湿，散蒸热于皮肤。

香薷无毒，忌见火，陈者良，宜冷服。

香薷为夏月解表之剂，无表邪者忌之。

黄　连

味寒而苦，入于心经。

泻心除痞满，明目理疮疡，痢疾腹痛，心痛惊烦，杀虫安蛔，利水厚肠。

黄连无毒，龙骨、连翘为使，恶菊花、玄参、芫花、白鲜皮、白僵蚕，畏款冬、牛膝，解巴豆、附子毒，忌猪肉、姜汁。黄连种类甚多，雅州连，细长弯曲，微黄无毛，有硬刺焉。湘连，色黑细毛，如绣花针头、硬刺形如鸡爪，此二种最佳。

胡黄连

味苦而寒，入于肝、胆。

主虚家骨蒸久痢，医小儿疳积惊痫。

胡黄连无毒，恶菊花、玄参，忌猪肉。折之尘出如烟者真。出波斯国，秦陇、南海亦有之。

黄　芩

性寒味苦，入肺、大肠。

中枯而大者，清肺部而止嗽化痰，并理目赤疔痈；坚实而细者，泻大肠而除湿治痢，兼可安胎利水。（增补）黄疸与血闭均宜，疳蚀暨火疡莫缺。

黄芩无毒，山茱萸、龙骨为使，畏丹砂、牡丹、藜芦，酒浸蒸熟曝之。中虚者名枯芩，即片芩；内实者名条芩，即子芩。

苦寒伤胃，虚寒者均宜戒。胎前若非实热而服之，阴损胎元。

龙胆草

苦涩大寒，入于肝、胆。

主肝胆热邪，清下焦湿火，肠中小虫痛肿，婴儿客忤惊痫。

龙胆草无毒，恶地黄。酒浸炒，甘草水浸一宿曝。赤小豆、贯众为使。

大损胃气，无实火者忌之。

何首乌

苦涩微温，入肝与肾。

补真阴而理虚痨，益精髓而能续嗣，

强筋壮骨，黑发悦颜，消诸种痈疮，疗阴伤久疟，治崩中带下，调产后胎前。

何首乌无毒，茯苓为使，忌诸血、无鳞鱼、萝卜、葱蒜、铁器。选大者赤白合用，泔浸，竹刀括①皮，黑豆拌，九蒸九晒。

何首乌与白萝卜同食，能令须发早白，犯②铁器损人，谨之。

桔　梗

味苦辛平，入太阴肺。

清肺热以除痈痿，通鼻塞而利咽喉，排脓行血，下气消痰，定痢疾腹痛，止胸胁烦疼。

桔梗无毒，畏白及、龙胆草。泔浸去芦，微焙。为诸药舟楫，载之上浮。

桔梗功著于华盖之脏，攻补下焦，不可用也。

藿　香

味辛微温，入于脾、肺。

温中开胃，行气止呕。（增补）霍乱吐泻必需，心腹绞痛宜用。

藿香无毒，出交广，方茎有节，古惟用叶，今枝梗亦用，因叶多伪也。

阴虚火旺，胃热作呕，法当戒用。

香　附

味苦微温，入于肝与肺。

开郁化气，发表消痰，腹痛胸热，胎产神良。（增补）疗痈疽疮疡，除痞满腹胀。

香附无毒，童便浸炒、盐水浸炒，则入血分；青盐炒，则入肾；酒浸炒，则行经络；醋浸炒，则消积聚，且敛其散；蜜水炒，制其燥性；姜汁炒，则化痰饮；炒黑，又能活血。忌铁。香附性燥而苦，独用久用，反能耗血。惧其燥，蜜水炒之；

惧其散，醋炒之。

白豆蔻

气味辛温，入于肺、胃。

温中除吐逆，开胃消饮食，疟证宜投，目翳莫缺。

白豆蔻无毒，去衣微焙，研细。番舶者良。

白豆蔻辛温，火升作呕，因热腹痛者忌。

草豆蔻

气味辛温，入肺、脾、胃。

散寒止心腹之痛，下气驱逆满之疴，开胃而理霍乱吐泻，攻坚而破噎膈癥瘕。

草豆蔻无毒，去膜微炒，闽产者名草蔻，形如龙眼而微长。

草豆蔻辛燥，犯血，阴不足者远之。

草　果

气味辛温，入阳明胃。

破瘴疠之疟，消痰食之愆。

草果无毒，滇广所产。面裹煨熟，取仁用，忌铁。

疟不由于岚瘴，气不实，邪不盛者，并忌。

肉豆蔻

气味辛温，入胃、大肠。

温中消食，止泻止痢，心疼腹痛，辟鬼杀蛊。（增补）能逐冷而去痰，治小儿之吐逆。

肉豆蔻无毒，面裹煨透，去油，忌铁。出岭南，似草蔻，外有皱纹，内有斑纹。

肉果性温，病人有火，泻痢初起皆不

---

① 括：通"刮"。
② 犯：原脱，据《医集》本及文义补。

宜用。

缩砂仁

味辛性温，入于六经，肺、胃、脾、肾，及大小肠。

下气而止咳嗽奔豚，化食而理心疼呕吐，霍乱与泻痢均资，鬼疰与安胎并效。

（增补）复调中而快气，尤和胃而醒脾。

缩砂仁无毒，出岭南，炒去衣研。

延胡索

气味辛温，入肝与肺。

破血下气，止腹痛心疼，调经利产，主血晕崩淋。（增补）除风痹，通小便。

辛温无毒，酒炒，生用破血，炒用调血。

延胡索走而不守，惟有瘀滞者宜之。若经事先期，虚而崩漏，产后血虚而晕，万不可服。

姜　黄

辛温而入肝与脾。

破血下气，散肿消痈。（增补）除风可也，气胀宜之。

姜黄无毒，出川广。

惟血虚者服之，病反增剧。

郁　金

味辛苦而性寒，入肝经与肺、胃及心与包络。

血积气壅，真称仙剂；生肌定痛，的是神丹。（增补）定癫狂，凉心热，疗男子尿血诸症，治妇人经脉逆行。

郁金无毒，出川广，体锐圆如蝉肚，外黄内赤，微香，苦中带甘者真。

如真阴虚极，火亢吐血，不关肝肺气逆，不宜用也，用亦无功。

蓬莪术

甘温之性，入于肝经。

积聚作痛，中恶鬼疰，妇人血气，丈夫奔豚。

蓬莪术无毒，酒炒。根如生姜，灰水煨透，乘热捣之，入气分。醋磨、酒磨或煮熟，入血分。

蓬莪术诚为磨积之药，但虚人服之，积不去而真已竭，兼以参术，或庶几耳。

京三棱

性平味苦，入于肝经。

下血积有神，化坚癖为水。（增补）消肿止痛，通乳堕胎。

京三棱无毒，醋炒，色黄体重，若鲫鱼而小者良，或面裹煨。

洁古谓三棱泻真气，虚者勿用，须转以健脾补气为要。

款冬花

味辛性温，入太阴肺。

化痰则喘嗽无忧，清肺则痈痿有赖。（增补）喉痹亦治，惊痫能除。

款冬无毒，杏仁为使，得紫菀良。恶玄参，畏贝母、辛夷、麻黄、黄芪[①]、连翘、甘草、黄芩。蜜水炒，微见花未舒者良，生河北关中，世多以枇杷蕊伪之。

茅　根

味甘性寒，入太阴肺。

凉金定喘，治吐血并血瘀，利水通淋，祛黄疸及痈肿。茅针：溃痈；茅花：止血。

茅根无毒，吐衄因于寒，因于虚者，非所宜也。

---

① 芪：原脱，据《医集》本补。

白前

气味甘平，入太阴肺。

疗喉间喘呼欲绝，宽胸中气满难舒。（增补）能止嗽而化痰，亦泻肺而降气。

白前无毒，忌羊肉。甘草汤泡，去须焙。似牛膝脆而易断者，白前也；能弯而不断者，白薇也。

肺实邪壅者宜之，否则忌也。

淡竹叶

味淡性寒，入于小肠。

专通小便，兼解心烦。

淡竹叶无毒，春生苗高数寸，细茎绿叶，俨如竹，结小长穗。

淡竹叶，有走无守，孕妇禁服。

冬葵子

甘寒之气，入于膀胱。

能催生通乳，疏便闭诸淋。（增补）脏腑之寒热可解，营卫与关格胥通。

冬葵子无毒。蜀葵花，赤者治赤带，白者治白带，赤者治血燥，白者治气燥。

无故服冬葵，必有损真之害。

萱花

气味甘平，入于心经。

长于利水快膈，令人欢乐忘忧。（增补）清小便而赤涩无虞，利湿热而酒疸亦治。

萱花无毒，根治沙淋，下水气，治酒疸。

地榆

性寒味苦，入于肝经。

止血痢肠风，除带下五漏。（增补）祛恶肉，疗金创，止吐衄而愈崩中，入下焦而清血热。

地榆无毒，得发良，恶麦冬。

地榆寒而下行，凡虚寒作泻，气虚下陷而崩带者，法并禁之。

沙苑蒺藜

味苦性温，入少阴肾。

补肾强阴，益精明目，泄精虚劳称要药，腰痛带下有奇功。

沙苑蒺藜无毒。《本经逢原》云：产沙苑者，色微黑而形似羊肾；虽产秦中，非沙苑也。酒蒸捣用。药肆中以一种野田开红花之土蒺藜伪充，咬之亦有生豆气，但缺处有尖钩稍异耳。《发明》云：沙苑蒺藜，产于潼关。《本草从新》云：出潼关，状如肾子，带绿色，炒用。武进邹氏《本经疏证》云：沙苑蒺藜之刺，在茎而不在实。实形正似肾者，其刺坚锐，谓非象金不可。而其味苦，其气温，又皆属乎火。是金火之交熔向下，并在茎中，而实遂大擅益下之功。于精尿二道，更著良猷矣。

沙苑性能固精，若阳道数举，媾精难出者，勿服；肾与膀胱偏热者，亦禁用，以其性温助火也。

刺蒺藜

辛苦而温，入肝与肺。

散肝风，泻肺气，胜湿破血，催生堕胎。能愈乳难喉痹，何虑癥瘕积聚。

刺蒺藜无毒，产同州府，去刺，酒拌蒸。

按：李氏原本，蒺藜补肾止遗，消风胜湿，产沙苑者，强阴益精云云。参考之余，似未详备，今考据群书，则此两种蒺藜之功用，分别补出焉。

半夏

味辛气温，入心、脾、胃。

消痰燥湿，开胃健脾，咳逆呕吐，头眩昏迷，痰厥头痛，心下满坚。消痞可也，堕胎有焉！（增补）伤寒寒热，痰疟不眠，下气称要，止汗宜先。

半夏有毒，柴胡为使，恶皂角，畏雄黄、生姜、秦皮、鳖甲，反乌头，忌羊血、海藻、饴糖。水浸五日，每日换水，去涎；姜、矾同煮，性畏生姜，用之以制其毒，而功益彰。圆白而大，陈久者良。

半夏主治最多，莫非脾湿之证，苟无湿者，均在禁例。古人云：半夏有三禁，谓血家、渴家、汗家也。若无脾湿，且有肺燥，误服半夏，悔不可迫，责在司命，谨请戒诸！

南　星

辛温而苦，入于肝、脾。

风痰麻痹堪医，破血行胎可虑。（增补）惊痫风眩，下气胜湿投之当；寒痰结气，伏梁积聚无不宜。

南星有毒，畏附子、干姜、生姜。冬月研末入牛胆中，悬风处。年久者弥佳。

南星治风痰，半夏治湿痰，功用虽类而实殊也。非西北人、真中风者勿服。

附　子

辛甘大热，入于肝、肾经。

补元阳，益气力，堕胎孕，坚筋骨，心腹冷疼，寒湿痿躄，足膝瘫软，坚瘕癥癖。（增补）伤寒戴阳，风寒咳逆，行十二经，痼冷尤益。

附子有毒，畏防风、黑豆、甘草、黄芪、人参、童便、犀角。重一两以上，矮而孔节细者佳。陕西出者名西附，四川出者名川附，川产为胜，以皮黑体圆底平八角顶大者良。修治法，宜煎极浓甘草水泡浸，剥去皮脐，切作四块，再浓煎甘草汤，泡浸令透，然后切片，慢火炒黄而干，放泥地上出火毒。发散生用，峻补熟用。

附子退阴益阳，祛寒湿之要药也。若内真热而外假寒，热极似寒及非阴寒、寒湿、阳虚气弱之病，或误用于阴虚内热，祸不旋踵。

乌头大燥去风，功同附子而稍缓，附子性重峻，回阳逐寒。乌头性轻疏，温脾逐风。寒疾宜附子，风疾宜乌头，即附子之母。有谓春采为乌头，冬采为附子者非也。乌附尖宣吐风痰，取其锐气直达病所。

天　雄

味辛气热，入肾经。

除寒湿痿躄，强阴壮筋骨。（增补）破积除邪气，风家之主药。

天雄有毒，远志为使，恶干姜，制同附子，权曰大热，宜干姜制之。

阴虚者禁同附子。

白附子

气味辛温，入阳明胃。

中风失音，消痰去湿。（增补）面上百病咸宜，冷气诸风尤急。

白附子有毒，根如草乌之小者，皱纹有节，泡去皮脐。

白附子性燥，似中风证，虽有痰亦禁用，小儿慢惊勿用。

蚤　休

性寒味苦，入于肝经。

专理痈毒，兼疗惊痫。（增补）治弄舌与摇头，除虫蛇之毒螫。

蚤休有毒。

蚤休中病即止，不宜多用。

大　黄

味苦寒而入胃，及肝脾与大肠。

瘀血积聚，留饮宿食，痰实结热，水肿痢疾。（增补）荡肠涤胃，推陈致新，腹痛里急，发热谵语。

大黄有毒，黄芩为使。川产锦纹者良。有酒浸、酒蒸之不同，生用更峻。

大黄峻利猛烈，长驱直捣，苟非血分热结，六脉沉实者，切勿轻与推荡。

商　陆

辛平之气，入于脾经。

水满蛊胀，通利二便。（增补）敷恶疮亦堕胎孕，消痈肿而愈疝瘕。

商陆有大毒，铜刀括去皮，水浸一宿，黑豆拌蒸。

肿胀因脾虚者多，若误用之，一时虽效，未几再作，即不能救。胃弱者更禁。

芫　花

味苦性温，入肺、脾、肾。

主痰癖饮癖，行蛊毒水胀。（增补）咳逆上气宜用，疝瘕痈肿亦良。

芫花有毒，反甘草，陈久者良，好醋煮过晒干则毒减。

毒性至重，取效最捷，稍涉虚者服之，多致夭折。

大　戟

辛寒而苦，入于脾经。

驱逐水蛊，疏通血瘀，发汗消痈，除二便闭。

大戟有毒，赤小豆为使，恶山药，畏菖蒲，反甘草。水浸软，去骨用。

大戟阴寒善走，大损真气，若非元气壮实，水湿留伏，乌敢浪施。

甘　遂

甘寒而苦，入心与脾。

逐留饮水胀，攻痞热疝瘕。（增补）治癫痫之疴，利水谷之道。

甘遂有毒，瓜蒂为使，恶远志。反甘草，面裹煨熟。

甘遂去水极神，损真极速，大实大水，可暂用之，否则禁之。

续随子

气味辛温，入少阴肾。

主血结月闭，疗血蛊癥瘕。（增补）利大小肠，下恶滞物，行水破血称要药，冷气胀满有殊能。

续随子一名千金子，有毒，去壳研细，纸包压去油。

续随子攻击猛鸷，肿胀月闭等证，各有成病之由，当求其本，不可概施。脾虚便滑者，服之必死。

蓖麻子

味甘性平，入肝与脾。

口眼不正，疮毒肿浮，头风脚气，瘰疬丹瘤，胞衣不下，子肠不收。

蓖麻子有毒，忌铁。泔浸煮之，去皮研，一说或盐水煮。

凡服过蓖麻子，一生不得食豆，犯之则胀死。

射　干

味苦气平，入太阴肺。

清咳逆热气，治喉痹咽疼。（增补）血散肿消，镇肝明目，祛积痰而散结气，通经闭而利大肠。

射干有毒，泔浸煮之。

射干能泄热，不能益阴，久服令人虚，实火者宜之。虚者大戒。

常　山

辛寒而苦，入厥阴肝。

疗痰饮有灵，截疟疾必效。

常山有毒，瓜蒌为使，忌葱茗，酒浸炒透。

常山性猛烈，施之霍食者多效。若食肉之人，稍稍挟虚，不可轻入。

马兜铃

苦寒之味，入太阴肺。

清金有平咳之能，涤痰有定喘之效。

马兜铃无毒，焙用。

脾胃虚之人，须与补药同用，恐其伤胃气与滑肠也。肺虚挟寒，畏之如螫。

巴戟天

味甘气温，入少阴肾。

安五脏以益精，强筋骨而起阴。（增补）起五劳与七伤，能补中而益气。

巴戟天无毒，覆盆子为使，畏丹参，酒浸焙，蜀产佳。

阴虚相火炽者禁用。

百　部

味甘微温，入太阴肺。

肺寒咳嗽，传尸骨蒸，杀蛔虫寸白，除蝇虱蛲虫。

百部无毒，取肥实者，竹刀劈去心皮，酒浸焙。

脾胃虚人须与补药同用，恐其伤胃气与滑肠也。

旋覆花

咸甘微温之品，入肺经与大肠。

老痰坚硬，结气留饮，风气湿痹，利肠通脉。（增补）其甘也能补中，其降也除噫气。

旋覆花无毒，一名金沸草。类金钱菊，去皮带蕊壳蒸用。入煎剂需用绢包好。

走散之药，虚者不宜多服，冷利大肠，虚寒人禁之。

红　花

辛温之品，入于心与肝。

产后血晕急需，胎死腹中必用。（增补）可消肿而止痛，亦活血而破瘀。

红花无毒，酒喷微焙，产西藏者良。子功与花同。

红花过用能使人血行不止而毙。

大蓟、小蓟

甘温之品，入心与肝。

崩中吐衄，瘀血停留。（增补）大蓟之长，兼消痈毒。

大小蓟无毒，皆用根。

二蓟破血之外无他长，不能益人。

夏枯草

辛寒之品，入厥阴肝。

瘰疬鼠瘘，目痛羞明。（增补）疗乳痈而消乳岩，清肝火而散结气。

夏枯草无毒，王瓜为使。

久用伤胃家。

葫芦巴

味苦性热，入肾、膀胱。

元脏虚寒，膀胱疝气。（增补）丹田可暖，脚气亦祛。

葫芦巴无毒，或蒸或炒，出岭南、番舶者良。

相火炽盛，阴血亏少者禁之。

牛蒡子

气味辛平，入太阴肺。

宣肺气，理痘疹，清咽喉，散痈肿。（增补）有泻热散结之能，疏腰膝凝滞之气。

牛蒡子无毒，酒炒研。

牛蒡子性冷而滑，惟血热便闭者宜之，否则忌用，痘疹、虚寒、泄泻者切勿轻投。

肉苁蓉

甘咸而温，入少阴肾。

益精壮阳事，补肾润大肠，男子血沥遗精，女人阴疼带下。（增补）益腰膝而愈冷痛，起劳伤而除癥瘕。

肉苁蓉无毒，忌铁。酒浸一宿，刷去浮甲，劈破，除内筋膜，酒蒸半日，又酥炙用。

苁蓉性滑，泄泻及阳易举，而精不固者忌之，骤用恐大便滑泄。

锁　阳

甘咸性温，入少阴肾。

强阳补精，润肠壮骨。

锁阳无毒，鳞甲栉比，状类男阳，酥炙。

锁阳功用与苁蓉相仿，禁忌亦同。

淫羊藿

味辛气温，专入于肾。

强筋骨，起阳事衰；利小便，除茎中痛。（增补）补命门之真火，愈四肢之不仁。

淫羊藿无毒，山药为使，得酒良，用羊油拌炒。

淫羊藿补火，相火易动者远之。

仙　茅

味辛气温，入少阴肾。

助阳填骨髓，心腹寒痛，开胃消宿食，强记通神。

仙茅有小毒，忌铁器，禁牛乳，竹刀去皮切，糯米泔浸一宿，去赤汁，则毒去。

仙茅专于补火，惟精寒者宜之，火炽

者，有暴绝之戒。

补骨脂

气味辛温，入少阴肾。

兴阳事，止肾泄，固精气，止腰疼。（增补）肺寒咳嗽无虞，肾虚气喘宜用。

补骨脂一名破故纸，无毒，恶甘草，忌羊肉猪血。出南番者色赤，岭南者色绿。酒浸蒸用，亦有童便乳浸盐水炒者。得胡桃、胡麻良。

凡阴虚有热，大便闭结者戒之。

菟丝子

辛甘而平，入于肾经。

续绝伤，益气力，强阴茎，坚筋骨。溺有余沥，寒精自出，口苦燥渴，寒血为积。

菟丝子无毒，山药为使，酒浸一宿，煮令吐丝，打作饼，烘干再研，即成细末。然酒浸稍久，亦失冲和馨香之气，每多无效。肾家多火，强阳不痿，大便燥结者忌之。

覆盆子

气平味甘，入于肝与肾。

补虚续绝伤，强阴美颜色。（增补）男子有固精之妙，妇人著多孕之功。

覆盆子无毒，去蒂酒蒸。

覆盆子性固涩，小便不利者，禁之。

骨碎补

味苦性温，入少阴肾。

主骨碎折伤，耳响牙疼，肾虚泄泻，去瘀生新。

骨碎补无毒，铜刀括去黄赤毛，细切蜜拌蒸晒。《经疏》云：勿与燥药同用。

钩藤

甘寒气味，入厥阴肝。

舒筋除眩，下气宽中，小儿惊痫、客忤胎风。（增补）祛肝风而不燥，清心热为最平。

钩藤无毒，藤细多钩者良，久煎则无力，宜后入。去梗纯用嫩钩，其功十倍。

钩藤性寒，故小儿科珍之，若大人有寒者，不宜多服。

蒲黄

甘平气味，入厥阴。

熟用止血，生用行血。（增补）通经脉，利小便，祛心腹膀胱之热，疗扑伤疮疖之疴。

蒲黄无毒，即蒲厘花上黄粉。

无瘀血者勿服。

海藻

苦咸性寒。入少阴肾。

消瘰疬瘿瘤，散癥瘕痈肿。

海藻无毒，反甘草。产胶州，有大叶、马尾两种。

脾家有湿者勿服。

泽兰

苦甘微温，肝、脾是入。

和血，有散瘀之能，利水，有消蛊之效。（增补）产后血凝腰痛，妇女称良，金疮痈肿疮脓，外科奏效。

泽兰无毒。性虽和缓，终是破血之品，无瘀者勿轻用。

艾叶

性微温而味苦，入于脾、肺与肝、肾。

安胎气，暖子宫，止血利，理肠风，灸除百病，吐衄崩中。（增补）回元阳于垂绝，逐风湿而有功。

艾叶无毒，酒香附为使，陈久者良，煎服宜鲜者。

艾性纯阳香燥，凡有血燥生热者禁服。

昆布

味咸性寒，入少阴肾。

顽痰结气，积聚癥瘕。

昆布无毒，出登莱与闽越，洗净咸味。

昆布之性，雄于海藻，不可多服，令人瘦削。

防己

辛苦性寒，膀胱是入。

祛下焦之湿，泻血分之热，理水肿脚气，通二便闭结。（增补）风寒湿痹宜需，膀胱火邪可泄。

防己无毒，恶细辛，畏草薢、女菀、卤碱。出汉中。根大而虚色黄，名汉防己；黑点黄腥木强者，名木防己，不佳。

东垣云：防己大苦大寒，泻血中湿热，亦瞑眩之药也，服之使人身心烦乱，惟湿热壅遏及脚气病，非此不效。若虚人用防己，其害有三：谷食有亏，复泄大便，重亡其血，一也；渴在上焦气分，而防己乃下焦血分，二也；伤寒邪传肺经气分，湿热而小便黄赤，禁用血药，三也。

威灵仙

气温味苦，入于膀胱。

宣五脏而疗痛风，去冷滞而行痰水。（增补）积聚癥瘕可治，黄疸浮肿何虞。

威灵仙无毒，忌茶茗面。威灵仙大走真气，兼耗人血，不得已而后用之可也。能去骨鲠，同砂糖陈酒煎服。

水萍

味辛气寒，入太阴肺。

发汗开鬼门，下水洁净府。（增补）治暴热身痒，亦止渴祛风。

水萍无毒，七月采紫背浮萍，拣净，以竹筛摊晒，下置水一盆映之，则易干。

水萍发汗，力比麻黄，下水功同通草，苟非大实大热者，安敢轻试。

牵牛子

气辛温而入肺，及大肠与小肠。原本苦寒，今据丹溪所考改正。

下气逐痰水，除风利小便。（增补）泻气分之湿热，通郁遏于下焦。

牵牛子有毒。有黑白二种，黑者力速，酒蒸研细，得木香、干姜良。

紫葳花

酸寒气味，入心与肝。

三焦血瘀，二便燥干。（增补）治妇人产乳余疾，疗血分崩带癥瘕。

紫葳花无毒，畏卤碱，不可近鼻，闻之伤脑。

紫葳酸寒，不能益人，走而不守，虚人避之。

使君子

气温味甘，入脾与胃。

杀诸虫，治疳积。（增补）为泻痢之所需，乃儿科之要药。

使君子无毒，出闽蜀，忌饮热茶，犯之作泻。

无虫积者，服之必致损人。

木贼草

甘平而苦，入厥阴肝。

迎风流泪，翳膜遮睛。（增补）去节有发散之功，中空有升散之效。

木贼草无毒。

多服损肝，不宜久用也。

豨莶

味苦性寒，入肝与肾。

肢节不利，肌体麻痹，脚膝软疼，缠绵风气。

豨莶有小毒，以五月五日、六月六日、七月七日采者尤佳，酒拌蒸晒九次，蜜丸。

豨莶长于理风湿，毕竟是祛血之品，恃之为补，非是。

青蒿

味苦性寒，入肝与肾。

去骨间伏热，杀鬼疰传尸。（增补）虚烦盗汗，风毒热黄，久疟久痢，疥瘙疮疡，明目称要，清暑尤良。

青蒿无毒，使子勿使叶，使根勿使茎。

凡苦寒药，多与胃家不利，惟青蒿芬芳袭脾，宜于血虚有热之人。惟寒而泄泻，仍当避之。

茵陈

性味苦寒，入于膀胱。

理黄疸而除湿热，佐五苓而利小肠。（增补）妇人瘕疝可愈，狂热与瘴疟孔藏。

茵陈无毒。

服茵陈者中病即已，若过用之元气受贼。

治黄疸须分阴黄阳黄，有热宜茵陈；有寒宜温补，若用茵陈多致不效。

益智仁

味辛气温，入心、脾、肾。

温中进食，补肾扶脾，摄涎唾，缩小便，安心神，止遗浊。

益智仁无毒，出岭南，形如枣核，去壳取仁，盐水炒。

益智功专补火，如血燥有热及因热而崩带遗浊者，不可误入也。

荜茇

味辛气热，入肺与脾。

温脾除呕逆，定泻理心疼。（增补）祛痰消宿食，下气愈鼻渊。

荜茇无毒，出南番，去挺，醋浸一宿，焙干，刮去皮粟子净，免伤人肺。

古方用此，百中之一，其以荜茇辛热耗散，能动脾肺之火，多用损目耳。

高良姜

辛温之品，入脾、胃、肝。

温胃去噎，善医心腹之疼，下气除邪，能攻岚瘴之疟。

高良姜无毒，出岭南高州，东壁土炒。

虚人须与参术同行。若单用多用，犯冲和之气也。

海金沙

气味甘寒，入小肠与膀胱。

除湿热，消肿满，清血分，利水道。（增补）通五淋，疗茎痛。

海金沙无毒。产于黔中及河南，收晒日中，干以纸衬之，以杖击之，有细沙落纸上，且晒且击，以尽为度。惟热在太阳经血分者宜之。

谷精草

味辛气温，入肝与胃。

头风翳膜遮睛，喉痹牙疼疥痒。

谷精草无毒。兔粪名望月砂，兔喜食此草，故目疾家收之；如未出草时，兔粪不可用也。

青黛

寒咸气味，入厥阴肝。

清肝火，解郁结，幼稚惊疳，咯血吐血。（增补）伤寒发斑，下焦毒热。

青黛无毒。

真者从波斯国来，今用干靛，每斤淘取一两亦佳。青黛性凉，中寒者勿使，即阴虚而热者，亦不宜用。

连翘

苦寒而入心、肾，兼胃、胆与大肠。

除心经客热，散诸经血结。（增补）通经利水，固肌热之所需。消肿排脓，为疮家之要药。

连翘苦寒无毒。

多饵即减食，痈疽溃后勿服。

马鞭草

味苦性寒，入肝与肾。

理发背痈疽，治杨梅毒气，癥瘕须用，血闭宜求。

马鞭草无毒。专以驱逐为长，疮症久而虚者，斟酌用之。一名龙牙草。

葶苈子

味辛气寒，入太阴肺。

疏肺下气，喘逆安平，消痰利水，理胀通经。

葶苈子无毒，糯米微炒，去米，或酒拌炒。榆皮为使。

性峻不可混服，有甜、苦二种，甜者力稍缓也，亦宜大枣辅之。

王不留行

气平味苦，入大肠经。

行血通乳，止衄消疔。（增补）祛风去痹，定痛利便。

王不留行无毒。水浸焙。

失血后、崩漏家及孕妇并忌之。

瞿麦

性寒味苦，入膀胱经。

利水破血，出刺堕胎。（增补）消肿决痈，明目去翳，降心火，利小肠，疏癃结而治淋，逐膀胱之邪热。

瞿麦无毒，俗呼洛阳花，用蕊壳，丹皮为使，恶螵蛸。心虽热而小肠虚者忌服。去刺者，拔肉刺也。

地肤子

性寒味苦，入太阴脾。

利膀胱，散恶疮；皮肤风热，可作浴汤。

地肤子无毒。叶如蒿赤，子类蚕沙。恶螵蛸。

决明子

咸平气味，入于厥阴肝。

青盲内障，翳膜遮睛，赤肿眶烂，泪出羞明。

决明子无毒。状如马蹄，以能明目故名。捣碎煎。与云母石相反。

紫草

苦寒所入包络与肝。

凉血和血，清解疮疡，宣发痘疹，通大小肠。（增补）治五疳以称善，利九窍而允藏。

紫草无毒，去头须酒洗。

紫草凉而不凝，为痘家血热之要药。但痘证极重脾胃，过用则有滑肠之虞，便滑者勿用。

山慈菇

甘辛性平，专入于胃。

痈疽疔毒酒煎服，瘰疬疮痍醋拌涂，治毒蛇狂犬之伤，傅粉滓斑点之面。

山慈菇有小毒，根类慈菇小蒜，去毛壳。

寒凉之品，不得过服。

贯众

性寒味苦，入于肝经。

杀虫解毒，化鲠[①]破癥，产后崩淋，金疮鼻血。

贯众有毒。去皮毛、拌焙。根似狗脊而大，汁能制三黄，解毒软坚。

狗脊

性苦气平，入于肝、肾。

强筋最奇，壮骨独异，男子腰脚软疼，女人关节不利。

狗脊无毒，萆薢为使。去毛切，酒拌蒸。

天名精

味甘性寒，入太阴肺。

下瘀血，去结热，定吐衄，逐痰涎，消痈毒，止咽疼，杀疥虫，揩肤痒，可吐痰治疟，涂虫螫蛇伤。根名土牛膝，功用相同。子名鹤虱，专掌杀虫。

天名精无毒，地黄为使。

一名蛤蟆蓝，一名活鹿草。外科要药，生捣汁服，令人大吐大下，亦治牙疼。

脾胃寒薄，不渴易泄者勿用。

---

① 鲠：原作"哽"，据文义改。

山豆根

味苦性寒，入心与肺。

主咽痛蛊毒，消诸肿疮疡。（增补）泻心火以保肺金，平喘满而清热咳，喉痈喉风治之愈，腹痛下痢服之良。

山豆根无毒，苗蔓如豆，经冬不凋。大苦大寒，脾胃所恶，食少而泻者，切勿沾唇。

白及

味苦微寒，入太阴肺。

肺伤吐血建奇功，痈肿排脓称要剂。

白及无毒，紫石英为使，恶杏仁，反乌头、乌喙。

痈疽溃后，不宜同苦寒药服。

藜芦

辛苦微寒，入于脾、胃。

司蛊毒与喉痹，能杀虫理疥疡。与酒相反，同用杀人。

藜芦有毒，取根去头用，黄连为使，反细辛、芍药、诸参，恶大黄，畏葱白。

服之令人烦闷吐逆，凡胸中有老痰，或中蛊毒，止可借其宣吐，不然，切勿沾唇。

营实

酸涩微寒，入阳明胃。

口疮骨鲠之用，睡中遗尿之方。（增补）利关节而跌筋结肉咸宜，疗阴蚀而痈疽恶疮可治。

营实无毒。

蛇床子

苦辛而温，入于脾、肾。

男子强阳事，妇人暖子宫，除风湿痹痒，擦疮癣多功。

蛇床子无毒，得地黄汁拌蒸三遍后，色黑乃佳。

肾火易动者勿食。

景天

苦酸性寒，心经是入。

诸种火丹能疗，一切游风可医，毒蛇咬伤，急用捣敷。

中寒之人，服之有大害，惟外涂无妨耳。景天无毒，一名慎火草。

兰叶

气味辛平，入太阴肺。

蛊毒不祥，胸中痰癖。止渴利水，开胃解郁。

兰叶无毒。丹溪云：建兰叶能散久积、陈郁之气。今时医用以通舒经络，宣风邪亦佳。产闽中者力胜，江浙诸种力薄。

蘹香

味辛气温，入胃与肾。

主腹痛疝气，平霍乱吐逆。（增补）暖丹田，补命门，干湿脚气愈，小肠冷气瘳。

蘹香无毒。今名大茴香，产宁夏，大如麦粒，轻而有细棱。

能昏目发疮，若阳事数举，得热则吐者均戒。

黄精

甘平气味，入于脾经。

补中益气，去湿杀虫。（增补）安五脏而润肺与心，填精髓而坚筋强骨。

黄精无毒，似玉竹而稍大，黄白多须。去须九蒸九晒用。

黄精得土之冲气，最益脾阴，久服无偏胜之弊也。

芦荟

性味苦寒，入心、肝、脾。

主去热明目，理幼稚惊风，善疗五疳，能杀三虫。

芦荟无毒，出波斯国，木脂也，味苦色绿者真。

大苦大寒，凡脾虚不思饮食者禁用。

阿魏

味辛气温，入脾与胃。

杀诸虫，破癥积，除邪气，化蛊毒。

阿魏无毒。出西番。木脂熬成极臭。用钵研细，热酒器上炉过入药。解蕈菜、自死牛马肉毒。

芦根

味甘性寒，入阳明胃。

噎膈胃反之司，消渴呕逆之疗，可清烦热，能利小肠。

芦根无毒，取逆水肥厚者，去须节。

霍乱呕吐，因于寒者勿服。

木部

桂

辛甘大热，入肾与肝。

益火消阴，救元阳之痼冷；温中降气，扶脾胃之虚寒。坚筋骨，强阳道，乃助火之勋；定惊痫，通血脉，属平肝之绩。下焦腹痛，非此不除，奔豚疝瘕，用之即效。宣通百药，善堕胞胎。

桂心

辛甘大燥，入心与脾。（大燥二字，从《本草从新》增。）

理心腹之恙，三虫九痛皆瘥；补气脉之虚，五痨七伤多验。宣气血而无壅，利关节而有灵，托痈疽痘毒，能引血成脓。

桂枝

辛甘而热，入肺、膀胱。

无汗能发，有汗能止，理心腹之痛，散皮肤之风，横行而为手臂之引经，直行而为奔豚之向导。

桂枝无毒。交趾桂最佳，其次蒙自桂，又次安南桂，东京桂。若姚桂、浔桂、紫荆桂，则不能治病。洋桂、云南桂皆有大害，万不可用。去粗皮。不见火，得人参、甘草、麦冬良。忌生葱、石脂。肉桂乃近根之最厚者，桂心即在中之次厚者，桂枝即顶上细枝。以其皮薄，又名薄桂。肉桂在下，主治下焦；桂心在中，主治中焦；桂枝在上，主治上焦。

桂性偏阳，不可误投。如阴虚之人，一切血症及无虚寒者，均当忌之。

松脂

苦甘性温，入于肺、胃。

祛肺金之风，清胃土之热，除邪下气，壮骨强筋。排脓止痛生肌，煎膏而用；牙疼恶疮崩中，研末而尝。

松脂无毒，名松香。水煮百沸，白滑方可用。

其燥可去湿，甘能除热，故外科取用极多也。血虚者忌服。

松子

甘能益血，润大便；温能和气，主风虚。

松叶

可生毛发，宜窨冻疮。
忌同松脂。

松节

舒筋止肢节之痛，去湿搜骨肉之风。

松节燥性过于松脂，血虚尤忌。杵碎酒浸良。

茯苓

甘淡平以入心、脾、胃、肾与小肠。

益脾胃而利小便，水湿都消；止呕吐而定泄泻，气机咸利。下行伐肾，水泛之痰随降；中守镇心，忧惊之气难侵。保肺定咳嗽，安胎止消渴。抱根者为茯神，主用俱同，而安神独擅。红者为赤茯苓，功力稍逊，而利水偏长。（增补）此外有茯苓皮，行水功长，而肿胀可治。

茯苓无毒，松根灵气结成。产云南，色白而坚实者佳。产浙江者力薄。马兰为使，畏地榆、秦艽、鳖甲、雄黄，恶白蔹，忌醋。

病人小便不禁，虚寒精滑者，皆不宜服。

琥珀

味甘平而入肺、心、脾与小肠。

安神而鬼魅不侵，清肺而小便自利；新血止而瘀血消，翳障除而光明复。（增补）合金疮而生肌肉，通膀胱而治五淋。

琥珀无毒，松脂入土年久积成，以手心摩热，拾芥者真，以柏子仁入砂锅同煮半日捣末。

琥珀渗利之性，不利虚人，凡阴虚内热、火炎水涸者勿服。

柏子仁

甘辛性平，入心、肝、肾。

安神定悸，壮水强阳，润血而容颜美少，补虚而耳目聪明。

柏子仁无毒，蒸晒炒研，去油，油透者勿入药。畏菊花、羊蹄。

柏子仁多油而滑，作泻与多痰者均忌。

侧柏叶

性寒味苦，入于肝经。

止吐衄痰红，定崩淋下血，历节风疼可愈，周身湿痹能安。（增补）止肠风，清血痢。捣用涂汤火之伤，炙用罨冻疮之痛。

侧柏叶无毒，或炒用，或生用。牡蛎为使，恶菊花，宜酒。

侧柏叶苦寒燥湿之品，惟血分有热者宜之。真阴虚者不宜也。之才云：柏性夹燥，血家不宜多服。

枸杞子

味甘微温，入于肝、肾。

补肾而填精，止渴除烦；益肝以养营，强筋明目。

枸杞子无毒，甘州所产，红润少核者佳。

枸杞能利大小肠，泄泻者勿服。

地骨皮

味甘性寒，入少阴肾。

治在表无定之风邪，主传尸有汗之骨蒸。（增补）降肝火，而治消渴、咳嗽；平肝热，而疗胁痛、头风。

地骨皮无毒，甘草水浸一宿。

地骨皮乃除热之剂，中寒者勿服。

槐花

味苦性寒，入肝、大肠。

止便红，除血痢，咸藉清肠之力；疗五痔，明眼目，皆资涤热之功。子名槐角，用颇相同，兼行血而降气，亦催生而堕胎。枝主阴囊湿痒，叶医疗癣疔疮。

槐花无毒，含蕊而陈久者佳，微炒。

槐性纯阴，虚寒者禁用，即虚热而非实火者，亦禁之。

酸枣仁

气味酸平，入肝与胆。

酸收而心守其液，乃固表虚有汗；肝旺而血归其经，用疗彻夜无眠。

酸枣仁无毒，恶防己，炒熟。

肝脾二经有实邪实热者勿用，以收敛故也。

黄　柏

味苦性寒，入少阴肾。

泻相火而救水，利膀胱而燥湿。佐以苍术，理足膝之痹痛；渍以蜜水，漱口舌之生疮。（增补）清五脏之积热，黄疸热痢、肠风痔血可疗；治女子之诸疴，漏下赤白、阴伤湿疮亦愈。

黄柏无毒，川产肉厚色黄者良。生用降实火，蜜炙则不伤胃，炒黑而能止崩带，酒制治上，蜜制治中，盐制治下。恶干漆，得知母良。时珍曰：知母佐黄柏，滋阴降火，有金水相生之义。古云黄柏无知母，犹水母之无虾也。

苦寒之性，利于实热，不利于虚热，凡脾虚食少，或泻或呕，或好热，或恶冷，或肾虚五更泄泻，小便不禁，少腹冷痛，阳虚发热，瘀血停止，产后血虚发热，金疮发热，痈疽溃后发热，伤食发热，阴虚小水不利，痘后脾虚小水不利，血虚烦躁不眠等症，咸宜忌之。

楮　实

甘寒之品，入于脾经。

健脾消水肿，益气充肌。（增补）疗骨鲠①软坚，主养神明目。

楮实无毒，水浸取沉者酒蒸。

楮实虽能消水健脾，然脾胃虚寒者勿服。

皮：皮甘平，善行水。叶：甘凉祛湿热。

干　漆

辛温气味，入肝经。

辛能散结，行瘀血之神方；毒可祛除，杀诸虫之上剂。（增补）和血脉以通经络，续筋骨而治绝伤。

干漆有毒，炒令烟尽为度，或烧存性。半夏为使，畏铁、川椒、紫苏、鸡子、蟹。

血见干漆，即化为水，其能损新血可知。虚人及惯生漆疮者，切勿轻用。

五加皮

气味辛温，入于肝、肾。

明目舒筋，归功于藏血之海；益精缩便，得力于闭蛰之官。风湿宜求，疝家必选。（增补）疗妇人之阴蚀，健②小儿之难行。

五加皮无毒，芬香。五叶者佳。远志为使，恶玄参。

下部无风寒湿邪，及肝肾虚而有火者，皆忌。

蔓荆子

辛平而苦，入肝、膀胱。

头风连于眼目，搜散无余；湿痹甚而拘挛，展舒有效。（增补）通利九窍，除去百虫。

蔓荆子无毒，产南皮县。恶乌头、石膏。

头痛目痛，不因风邪，而因于血虚有火者忌之。胃虚人服之，恐生痰饮。

---

① 鲠：原作"硬"，据文义改。
② 健：原作"建"，据文义改。

辛夷

味辛气温，入肺与胃。

辛温开窍，鼻塞与昏冒咸宜；清阳解肌，壮热与憎寒并选。（增补）亦愈头风脑痛，并祛面皯目眩。

辛夷无毒，毛射肺，令人咳。宜去衣及皮毛，微焙。芎藭为使，恶石脂，畏菖蒲、蒲黄、黄连、石膏。

辛香走窜，虚人禁之。虽偶感风寒，而鼻塞亦禁之。头痛属血虚火炽者，服之更甚。

桑根白皮

气味甘寒，入太阴肺。

泻肺金之有余，止喘定嗽；疏小肠之闭滞，逐水宽膨。降气散瘀血，止渴消燥痰。

桑根白皮无毒。竹刀刮去粗皮，取白，或生用。或蜜炙制其凉泻之性，有涎出勿去。续断、桂心为使。忌铁。

桑白皮泻火。肺虚无火，因风寒而嗽者勿服。

桑　叶

苦平性凉，入肝与肺。

止汗去风，明目长发。（增补）滋燥凉血，清肺有功。

《本草纲目》云：桑叶有小毒。《大明》曰：家桑叶暖、无毒，用经霜者。

桑　子

甘酸而温，入少阴肾。

补水安神，生津止渴。（增补）聪耳目，解酒乌须。

桑子即桑椹，晒干为末，蜜丸良。入烧酒经年愈佳，不可多食，多食致衄，脾胃虚滑者勿服。

桑　枝

气味苦平，入于厥阴。

祛风养筋，消食定咳。（增补）脚气能愈，痹痛尤良。

在四肢更宜。

桑　耳

气味甘平，入于厥阴。

调经治崩带，（增补）种子愈癥瘕。

桑耳有毒。

桑　黄

清肺，疗鼻赤。

桑柴灰

除斑痣，蚀恶肉。

桑　霜

能钻筋透骨，为抽疔拔毒之品。

桑寄生

甘平之品，入于肝经。

和血脉，充肌肤，而齿发坚长。舒筋络，利关节，而痹痛捐除。安胎简用，崩漏微[1]医。

桑寄生无毒，出弘农川谷桑树上，三月采[2]，阴干。言鸟衔他子，遗树而生者非。古方云：寄生无真者，可用续断代之。

杜　仲

气味甘温，入于肝、肾。

强筋壮骨，益肾添精，腰膝之疼痛皆痊，遍体之机关总利。

---

① 微：原作"征"，据文义改。

② 采：此后原衍"茶叶"二字，据文义删。

杜仲无毒，产湖南湖广者良，去粗皮，剉①，或酥炙、蜜炙、盐酒炒、姜汁炒断丝用。恶玄参。

肾虚火炽者勿用。

女贞实

味苦性平，入肝与肾。

补中黑须发，明目养精神。（增补）强腰膝以补风虚，益肝肾而安五脏。

女贞无毒。女贞、冬青，时珍作二种，实一物也。冬至采佳，酒蒸。

女贞子纯阴至静之品，惟阴虚有火者宜之。如脾胃虚者，久服腹痛作泻。

蕤仁

甘温之品，入于肝经（蕤仁治之症，俱属有风热者，《从新》谓其甘微寒，于理亦合）。

破心下结痰，除腹中痞气，退翳膜赤筋，理眦伤泪出。

蕤仁无毒，丛生有刺，实如五味，以汤浸，取仁，去皮尖，水煮过研膏。目疾不缘风热，而因于虚者勿用。

凡目疾在表，当疏风清热，在里属肾虚，血少神劳，宜补肾养血安神。

丁香

气味辛温，入肺、胃、肾。

温脾胃而呕呃可瘳，理壅滞而胀满宜疗，齿除疳䘌，痘发白灰。（增补）疝瘕奔豚，腹痛口臭。

丁香无毒，雄者颗小为丁香，雌者颗大为母丁香，即鸡舌香。畏郁金，忌火，去丁盖。

丁香辛热而燥，非属虚寒，概勿施用。

沉香

辛温之气味，入于脾、胃与肝、肾。

调和中气，破积滞而胃开；温补下焦，壮元阳而肾暖。疗脾家痰涎之逆，去肌肤水肿之邪。大肠虚闭宜投，小便气淋须用。

沉香无毒，色黑沉水者良。香甜者性平，辛辣者性热，入汤剂磨汁冲服，入丸散纸裹置怀中待燥碾之，忌火。

沉香降气之要药，然非命门火衰，不宜多用，气虚下陷者，切勿沾唇。

檀香

辛温之味，入于肺、胃。

辟鬼杀虫，开胃进食，疗噎嗝之吐，止心腹之疼。

檀香无毒。痈疽溃后及诸疮脓多者，不宜服。

降真香

气味辛温，入于肺经。

行瘀滞之血如神，止金疮之血至验。理肝伤吐血，胜似郁金；治刀伤出血，过于花蕊。

降真香无毒，烧之能降诸真故名。忌同檀香。

苏合香

气味甘温，入于脾、肺。

甘暖和脾，郁结凝留咸雾释；芬芳彻体，奸邪梦境尽冰消。

苏合香无毒，产诸番，众香之汁煎成，故又名苏合油。形如黏胶，以筋挑起，悬丝不断者真也。苏合香散走真气，唯气体壮实者宜之，否则当深戒也。

---

① 剉：原作"挫"，据文义改。

乳　香

辛温之品，入少阴①心经。

定诸筋之痛，解诸疮之毒，治血舒筋，和中治痢。（增补）生肌调气，托里护心。

乳香无毒，出诸番，圆大如乳头，明透者良。性黏难研，水飞过，用钵坐热水中，以灯心同研，则易细。

疮痘已溃勿服，脓多勿敷。

没　药

气味苦平，入于肝、脾。

宣气血之滞，医疮腐之疼，可攻目翳，堪堕胎儿。

没药无毒，出南番，色赤，类琥珀者良，制法同上。

骨节痛与胸腹筋痛，不由血瘀，而因于血虚，产后恶露去多，腹中虚痛，痈疽已溃，当咸禁之。

安息香

辛苦性平，入于心经。

服之而行血下气，烧之而去鬼来神。（增补）蛊毒以此消，鬼胎为之下。

安息香无毒。

病非关恶气侵犯者，勿用。

麒麟竭

甘咸性平，入于心、肝。

走南方兼达东方，遂作阴经之主；和新血且推陈血，真为止痛之君。

麒麟竭一名血竭。无毒。出南番。须另研，若同他药捣则化为飞尘。磨之透甲，烧灰不变者为真。

善收疮口，却能引脓，不可多用。

龙脑香

辛甘微温，入于心、肺。

开通关窍，驱逐鬼邪，善消风而化湿，使耳聪而目明。（增补）散郁火，以治惊痫痰迷；施外科，而愈三虫五痔。

龙脑香即冰片，无毒，出南番，是老杉脂，以白如冰，作梅花片者良。

龙脑入骨，风病者在骨髓者宜也。若风在血脉肌肉，辄用脑麝，反引风入骨，如油入面，莫之能出。目不明，属虚者，不宜入点。

金樱子

味酸涩平，入于脾、肾。

扁钥元精，合闭蛰封藏之本；牢拴仓廪，赞传道变化之权。

金樱子无毒，似榴而小。黄赤有刺。

性涩而不利于气。无故而服，以纵欲亦不可。

竹　叶

苦甘性寒，入心与胃。

清心涤烦热，止嗽化痰涎。（增补）定小儿之惊痫，治吐血与呕哕。

竹　茹

味甘性寒，入于肝、胃。

疏气逆，而呕呃与噎嗝皆平；清血热，而吐衄与崩中咸治。（增补）肺金之燥可涤，胃土之郁以开。

竹茹括去青皮，用第二层。

竹　沥

味淡性寒，入于心、脾。又能治中风不语，痰迷大热，风痉癫狂。

---

① 阴：原脱，据文义补。

痰在皮里膜外者，直达以宣通；痰在经络四肢者，屈曲而搜剔。失音不语偏宜，肢体挛缩决用。

竹沥，姜汁为使。竹沥滑肠，脾虚泄泻者勿用。惟痰在皮里膜外与经络肢节者相宜，苦寒痰、湿痰与食积痰亦勿用。

竹种最多，惟大而味甘者为胜。必生长甫及一年，嫩而有力。

吴茱萸

味辛性热，入脾、胃、肝。

燥肠胃而止久滑之泻，散阴寒而攻心腹之疼。祛冷胀为独得，疏肝气有偏长。疝痛脚气相宜，开郁杀虫至效。

吴茱萸有小毒，开口陈久者良。滚汤泡去苦烈汁。止呕，黄连水炒；治疝，盐水炒；治血，醋炒。恶丹参、滑石，畏紫石英。

多用损元气。寇氏曰：下气最速，肠虚人服之愈甚。凡病非寒滞者勿用，即因寒滞者，亦当酌量虚实，适病为效也。

山茱萸

味酸微温，入肝与肾。

补肾助阳事，腰膝之疴，不必虑也；闭精缩小便，遗泄之证，宁足患乎。月事多而可以止，耳鸣响而还其聪。

山茱萸无毒，酒润去核，微火烘干，陈久者良。蓼实为使，恶防己、防风、桔梗。强阳不痿，小便不利者，不宜用。

槟榔

辛温之品，入胃、大肠。

降至高之气，似石投水；疏后重之急，如骥追风。疟疾与痰癖偕收，脚气与杀虫并选。（增补）消谷可也，伏尸宜之。

槟榔无毒，鸡心尖长，破之作锦纹者良，忌火。

槟榔坠气，至于下极，气虚下陷者忌。

栀 子

气味寒苦，入于肺经。

治胸中懊憹，而眠卧不宁；疏脐下血滞，而小便不利。清太阴肺，轻飘而上达；泻三焦火，屈曲而下行。（增补）清胃脘，则吐衄与崩淋俱效；去心火，则疮疡与面赤无虞。

栀子无毒，内热用仁，表热用皮。生用泻火，炒黑止血，姜汁炒止烦呕。

栀子大苦大寒，能损胃伐气，虚者忌之，腹痛不因火者，尤为大戒。世人每用治血，不知血寒则凝，反为败症。

芜 荑

气味辛平，入太阴肺。

除疳积之要品，杀诸虫之神剂。（增补）能燥湿而化食，治癥痛与瘕瘕。

芜荑无毒，陈久气膻者良。幼科取为要药，然久服多服能伤胃。

枳 壳

性寒味苦，入肺、大肠。

破至高之气，除咳逆停痰；助传导之官，消水留胀满。

枳 实

破积有雷厉风行之势，泻痰有冲墙倒壁之威。解伤寒结胸，除心下急痞。

枳壳、枳实无毒，皮厚而小为枳实，壳薄虚大为枳壳，久陈者良，面炒用。

枳实性急，枳壳性缓。两者专主破气，大损真元。胀满因于实邪者可用。若因土虚不能治水，肺虚不能行气，而误用之，则祸不旋踵。气弱脾虚以致停食痞满，法当补中益气，则食自化，痞自消。若再用此破气，是抱薪救火矣。孕妇虚者尤忌。

厚朴

苦辛大温，入于肝、胃。

辛能散风邪，温可解寒气。下气消痰，去实满而宽膨；温胃和中，调胸腹而止痛。吐利交资，惊烦共主。（增补）疗气血之痹，去三虫之患。

厚朴无毒，榛树皮也。肉厚紫润味辛者良。括去粗皮，切片，姜汁炒。干姜为使，恶泽泻、硝石，忌豆。

厚朴但可施于元气未虚，邪气方盛。若脾胃虚者，切勿沾唇。孕妇服之，大损胎元。

茶叶

甘苦微寒，入于心、肺。

消食下痰气，止渴醒睡眠，解炙煿之毒，消痔瘘之疮，善利小便，颇疗头疼。

茶叶无毒，味甘而细者良。畏威灵仙、土茯苓，恶榧子。寒胃消脂，酒后饮茶，引入膀胱肾经，患瘕疝水肿，空心尤忌。

猪苓

味甘淡平，入肾、膀胱。

分消水肿，淡渗湿痰。（增补）何虞温疫大毒，蛊疰不祥；亦疗淋浊管痛，泻痢疟疾。

猪苓无毒，多生枫树下，块如猪屎，故名。白而实者良，去皮。

宗奭曰：多服猪苓，损肾昏目。洁古云：淡渗燥亡津液，无湿证勿服。

乌药

辛温之性，入胃、膀胱。

主膀胱冷气攻冲，疗胸腹积停为痛，天行疫瘴宜投，鬼犯蛊伤莫废。

乌药无毒，根有车毂纹，形如连珠者良。酒浸一宿炒，亦有煅研用者。气血虚，及内热者，勿用。

海桐皮

味苦气平，入脾与胃。

除风湿之害，理腰膝之疼，可涂疥癣，亦治牙虫。

海桐皮无毒，出广南，皮白坚韧。

腰膝痛，非风湿者，不宜。治癣治牙，须与他药同行。

大腹皮

味苦性温，入于脾、胃。

开心腹之气，逐皮肤之水。（增补）和脾泄肺，通大小肠，肺气痞胀膋宜，痰膈瘴疟亦宜。

大腹皮无毒，酒洗，黑豆汤再洗，病涉虚者勿用。子辛涩，与槟榔同功而力稍缓。

合欢

甘平气味，入心与脾。

安和五脏，欢乐忘忧。（增补）明目续筋，和血止痛。

合欢无毒，得酒良。

五倍子

性燥味寒，入于太阴。

敛肺化痰，故止嗽有效，散热生津，故止渴相宜。上下之血皆止，阴阳之汗咸瘳，泻痢久而能断，肿毒发而能消，糁口疮须臾可食，洗脱肛顷刻能收，染须发之白，治目烂之疴。

五倍子无毒，壳轻脆而中虚，可以染皂，或生或炒，捣末用。

五倍子性燥急而专收敛，咳嗽由于风寒者，泻痢非虚脱者，咳嗽由于肺火实者，均忌之。误服反致壅满。

天竺黄

甘寒气味，入于心经。

祛痰解风热，镇心安五脏，大人中风不语，小儿天吊惊痫。

天竺黄无毒，出南海，大竹之津气结成，片片如竹节者真。

天竺黄功同竹沥，而性和缓，无寒滑之患。惟久用亦能寒中。

密蒙花

甘平气味，入厥阴肝。

养营和血，退翳开光，大人眦泪羞明，小儿痘疮攻眼。

密蒙花无毒，产蜀中，酒润焙。

密蒙花，治目之外，无他长也。

巴豆

味辛气热，入大、小肠、肺与脾、胃五经。

荡五脏，涤六腑，几于煎肠刮胃；攻坚积，破痰癖，直可斩关夺门。气血与食，一攻而殆尽；痰虫及水，倾倒而无遗。胎儿立堕，疗毒旋抽。

巴豆有大毒，去心及膜，火焙研细，去油用。芫花为使，畏大黄、黄连、芦笋、菰笋、酱豆、冷水，恶蘘草，反牵牛。

巴豆不可轻①用。郁滞虽开，真阴随损，以少许着肌肤，须臾发泡，况肠胃柔薄之质乎。万不得已，亦须炒熟，去油，入少许即止，不得多用。

蜀椒

性热味辛，入肺、脾、肾。

温脾土而击三焦之冷滞；补元阳而荡六腑之沉寒。饮癖气瘕和水肿，累建奇功；杀虫止呕及肠虚，恒收速效。通血脉，则痿痹消除；行肢节，则机关健运。

椒目善消水肿，可塞耳聋。

蜀椒有毒，肉厚皮皱，比秦椒略小，去闭口者，以其杀人。微炒去汗，捣去里面黄壳，取仁②用。得盐良。杏仁为使，畏雄黄、凉水、麻仁、附子、防风、款冬。

命门火衰，中气寒冷者宜之。若阴虚火旺之人，大忌。

胡　椒

味辛大热，入胃、大肠。

下气温中，消风去痰。（增补）食积与快膈称良，腹痛与胃寒共治。

胡椒有毒，忌用与蜀椒相同。

胡椒，损肺走气，动火动血，损齿，昏目，发疮痔脏毒，必阴气至足者方可用。毕澄茄，即胡椒之大者，乃一类二种，主治略同。

橡斗子

味苦气温，入于脾、胃。

固精颇效，止痢称奇。

橡斗子无毒。霜后收采，去壳，蒸之，从巳至未，剉作五片，晒干用，可以济饥。新痢起，湿热甚者，忌服。

木鳖子

气味甘温，入肝与胃。

散血热，除疮痈。杀疯狗之毒，止血痹之病。

---

① 轻：原作"经"，据文义改。

② 仁：原作"红"，据《医集》本及文义改。

木鳖子有毒，核扁如鳖，绿色。

番木鳖形较小，而色白味苦，主咽喉痹痛。气血虚，肠胃滑者大戒。

水杨叶

气味苦平，入肺、大肠。

止久痢而多功，浴痘疮而起发。

水杨叶无毒。痘疮初出及痒塌者，皆不可浴。若内服助气血药，其效更速。

棕榈皮

气味苦涩。

吐血鼻红肠毒病，十全奇效；崩中带下赤白痢，一切神功。

棕榈皮无毒，年久败棕良，与发灰同用尤佳。烧黑须存性，不可烧过，窨地上出火毒。

去血过多，滑而不止者宜之。若早服，恐停瘀为害。

川槿皮

气味苦平，入脾、大肠。

止肠风与久痢，擦顽癣及虫疮。

川槿皮无毒，肉厚而色红者真，不宜多服。

皂荚

味辛咸温，入肺、肝、胃。

开窍通关。宣壅导滞，搜风逐痰，辟邪杀鬼。（增补）搐之治噤口中风，服之则除湿去垢，涂之而散肿消毒，焚之而辟疫除瘟。

皂角有小毒，多脂者良。去粗皮及子弦，或蜜炙、酥炙。柏子为使，恶麦门冬，畏人参、苦参。

皂角济急，颇有神效。若类中风，由于阴虚者禁之。孕妇亦禁。

子去皮，水浸软，煮糖渍食之。治大

肠虚秘，瘰疬恶疮。

刺功用与角同。其锐利能直达疮所。为痈疽妒乳已肿未溃之圣药。已溃者勿服。孕妇亦忌。

诃黎勒

苦温，所入肺与大肠。

固肠而泄痢咸安，敛肺而喘嗽俱止。利咽喉而通津液，下食积而除胀满。

诃黎勒无毒，从番舶来，岭南亦有，六棱黑色，肉厚者良。酒蒸一伏时，去核焙，生用清金行气，熟用温胃固肠。嗽痢初起者勿服，气虚者亦忌。

若肺有实热，泻痢因湿热，气喘因火冲者，法咸禁之。

楝实

味苦性寒，入肝与脾。

杀三虫，利小便。（增补）愈疝气，疗疥疮，肝厥腹痛以瘳，伤寒里热亦愈。

楝实有毒，川产良。酒蒸括去皮，取肉去核；凡使肉不使核，使核不使肉。如使核，须搥碎。茴香为使。苦寒，止宜于杀三虫，脾胃虚寒，大忌。根微寒，杀诸虫，通大肠。

樗白皮

味苦涩而性寒，入大肠与肺、胃。

涩血止泻痢，杀虫收产肠。（增补）去肺胃之陈痰，治湿热之为病。

樗白皮有小毒，即臭椿根皮，醋炙之。

苦寒之性，虚寒者禁用，肾家真阴虚者，亦忌之。止入丸用，不入汤煎。

叶功用相仿，差不及耳。椿白皮主用相仿，力稍逊之。

郁李仁

酸平，所入脾与大肠。

润达幽门，而关格有转输之妙；宣通水府，而肿胀无壅遏之嗟。

郁李仁无毒，汤浸去皮尖，蜜浸研如膏。

郁李仁利周身水气，然下后令人津液亏损，燥结愈甚。乃治标救急之药，津液不足者，慎勿轻投。

雷 丸

气味苦寒，入阳明胃。

杀脏腑诸虫，除婴儿百病。（增补）毒气可逐，胃热亦清。

雷丸有小毒。竹之余气，得霹雳而生，故名。大小如栗，竹刀括去黑皮，甘草水浸一宿，酒蒸。芫花为使，恶葛根。

杀虫之外无他长，久服令人阴痿。

苏 木

甘咸性平，入心、肝、脾。

宣表里之风邪，除新旧之瘀血。（增补）宜产后之胀满，治痈肿与扑伤。

苏木无毒。一名苏枋木。

苏木理血，与红花同功，少用和血，多用则破血，无瘀滞者忌之。

没石子

气味苦温，入少阴肾。一名无食子。

益血生津，染须发而还少；强阴治痿，助阳事以生男。涩精治遗淋，固肠医泄痢。

没石子无毒，出诸番，颗少纹细者佳，忌铜铁器，用浆水于砂盆中，研焙干，再研如乌犀色。性偏止涩，不宜独用多用。

木 瓜

酸温气味，入厥阴肝。

筋急者得之即舒，筋缓者遇之即利。湿痹可以兼攻，脚气惟兹最要。

木瓜无毒，陈者良，忌铁。

多食损齿及骨，病癃闭。

果 部

莲 子

气味甘平，入心、脾、肾。

心肾交，而君相之火邪俱靖；肠胃厚，而泻痢之滑脱均收，频用能涩精，多服令人喜。（增补）养神而气力长，治血而崩带疗。

莲子无毒，泡去心、皮。

大便燥者勿服。今肆中石莲子其味大苦，产广中树上，不宜入药。

莲 藕

气味甘微寒，入心与脾。

生用则涤热除烦，散瘀而还为新血，熟用则补中利胃，消食而变化精微。

莲藕用生甘寒，熟用甘平，产家忌生冷，惟藕不忌，以能去瘀故也。

莲花须

甘涩而温，入心与肾。

清心而诸窍之出血可止，固肾而丹田之精气无遗。须发变黑，泻痢能除。

莲花须，忌地黄、葱、蒜。小便不利者勿服。

荷 叶

助脾胃而升发阳气，能散瘀血留好血，治一切血证。惟性升散，虚者禁之。

莲 房

固经涩肠，煅灰治崩漏，但不宜多服。

荷蒂

治雷头风。

橘皮

味辛气温，入脾与肺。

止嗽定呕，颇有中和之妙；清痰理气，却无峻烈之嫌。留白者，补胃偏宜；去白者，疏通专掌。

橘皮无毒，广中者最佳，福建者力薄，浙产便恶劣矣。陈久者佳，故又名陈皮。

去蒂及浮膜，晒干。治痰咳，童便浸晒；治痰积，姜汁炒；入下焦，盐水炒。

气虽中和，单服久服，亦损真元。橘皮下气消痰，橘肉生痰，一物也而相反如此。

青皮

味苦气温，入肝与胆。

破滞气，愈攻愈效；削坚积，愈下愈良。引诸药至厥阴之分，下饮食入太阴之仓。（增补）郁积与发汗咸治，疝痛与乳肿宜投。其核也，主膀胱疝气；其叶也，治乳痈肺痈。

青皮无毒。即橘之小者，麸炒。气虚及有汗者忌用。

香橼

气味苦温，入脾与肺。

理上焦之气，止呕宜求；进中州之食，健脾宜简。

香橼无毒，陈久者良。

香橼性虽和，单用亦损正气，须与参术并行方可。

大枣

甘平之品，入太阴脾。

调和脾胃，俱生津止泻之功；润养肺经，操助脉强神之用。（增补）助诸经而和百药，调营卫而悦容颜。

大枣无毒，坚实肥大者佳。

枣虽补中，然味过于甘，中满者忌之，小儿疳病及齿痛痰热之人，俱不宜食，生者犹为不利。红枣功用相仿，差不及耳。

芡实

气味甘平，入于脾、肾。

补肾固精，而遗浊有赖；益脾养气，而泄泻无虞。（增补）益耳目聪明，愈腰脊酸痛。

芡实无毒。

小儿不宜多食，难消化也。

乌梅

气味酸平，入于脾、肺。

定嗽定渴，皆由敛肺之功；止血止痢，尽是固肠之力。清音去痰涎，安蛔理烦热，蚀恶肉而至速，消酒毒以清神。

乌梅无毒。青梅熏黑为乌梅，产吉安者，肉厚多脂最佳。病有当发表者，大忌酸收，误食必为害。

白梅

酸涩咸平，入肝与胃。

牙关紧闭，擦龈涎出便能开；刀箭伤肤，研烂敷之血即止。

白梅无毒，功用略同乌梅，盐渍为白梅，多食损齿伤明。

柿

气味甘寒，入脾与肺。

润肺止嗽咳，清胃理焦烦。

干柿能厚肠而止泄，主反胃与下血。

柿霜清心而退热生津，润肺而化痰

止嗽。

柿无毒。

性颇寒，肺经无火及风寒作嗽，冷痢滑泄者忌之。与蟹同食，令人腹痛作泻。

荸荠

气味甘寒，入于胃经。

益气而消食，除热以生津，腹满须用，下血宜尝。

（增补）五种之噎膈可除，黄疸与蛊毒交治。荸荠无毒。

有冷气人勿食，多食令人患脚气，孕妇忌之。

枇杷叶

气味苦平，入于肺、胃。走阳明则止呕下气，入太阴则定咳消痰。

枇杷叶无毒，拭净毛。治胃病，姜汁涂炙①；治肺病，蜜水涂汁黄。

胃寒呕吐及风寒咳嗽忌之。

枇杷甘酸平，止渴下气，利肺气，止吐逆，除上焦热，润五脏。多食发痰热伤脾，同炙肉及熟面食，令人患热黄疾。

甘蔗

气味甘平，入于肺、胃。

和中而下逆气，助脾而利大肠。（增补）能治渴而消痰，亦除热而润燥。

甘蔗无毒。

胃寒呕吐，中满滑泻勿服。

白砂糖

甘寒，入太阴脾。

生津解渴，除咳消痰。（增补）补脾缓肝，和中润肺。

红砂糖功用与白者相仿，和血乃红者独长。

白砂糖无毒多食助热，损齿生虫，作

汤下小儿丸散者，误矣。中满者禁用。

桃 仁

苦甘性平，入肝、大肠。

破诸经之血瘀，润大肠之血燥，肌有凝血，而燥痒堪除；热入血室，而谵语可止。（增补）可除厥瘕癥瘕，何虞乎邪气？

桃仁无毒，泡去皮尖炒研碎，双仁者有毒，不可用。香附为使。

若非血瘀者而误用之，大伤阴气。

桃枭：是桃实，在树经冬不落者，正月采之，主辟邪祛祟。

杏 仁

甘温而苦，入肺、大肠。

散上焦之风，除心下之热，利胸中气逆而喘嗽，润大肠气闭而难通，解锡毒有效，消狗肉如神。（增补）除风散寒，治时行之头痛，润燥消积，亦行痰而解肌。

杏仁无毒，去皮尖炒研，双仁者杀人。恶黄芩、黄芪、葛根，畏蘘草。

阴虚咳嗽者忌之。杏子有小毒损人，孕妇忌之。

梨

甘酸性寒，入心、肝、脾。

外宣风气，内涤狂烦，消痰有灵，醒酒最验。（增补）凉心润肺，利大小肠，降火清喉，解痈疽毒。

梨无毒。脾虚泄泻者禁之。

橄 榄

酸涩甘平，入阳明胃。

清咽喉而止渴，厚肠胃而止泻，消酒称奇，解毒更异。

橄榄无毒。

---

① 炙：原作"灸"，据文义改。

误中河豚毒，惟橄榄汁可解；诸鱼骨
鲠，嚼橄榄汁咽之，如无，以核研末，
急流水调服亦效。

胡 桃

气味甘平，入于肺、肾。

佐补骨，而治痿强阴；煎胡粉，而拔
白变黑。久服润肠胃，恒用悦肌肤。（增
补）通命门而理三焦，治腰脚与心腹痛。

胡桃无毒，油者有毒。故杀虫治疮。
胡桃动风助火，肺有痰热，命门火炽者
勿服。

龙 眼

气味甘平，入于心、脾、胃。

补心虚而长智，悦胃气以培脾，除健
忘与怔忡，能安神而熟寐。（增补）血不
归脾莫缺，思虑过度者宜。

龙眼无毒。道家用龙眼肉，细嚼，待
满口津生，和津汩汩而咽，此即服玉泉之
法也。

山 楂

酸平之味，入脾与胃。

消肉食之积，行乳食之停。疝气为
殃，茴香助之取效；儿枕作痛，砂糖调服
成功。发小儿痘疹，理下血肠风。

山楂无毒，有大小二种，小者入药。
去皮核。

多服令人嘈烦易饥，反伐脾胃生发之
气，胃中无积及脾虚恶食者忌服。

榧 子

甘涩性平，入太阴肺。（涩字，从
《纲目》增。）

杀百种之虫，手到而痊；疗五般之
痔，频常则愈。消谷食而治咳，助筋骨而
壮阳。

榧子无毒，反绿豆。

丹溪云：榧子肺家药也，多食则引火
入肝，大肠受伤。

石榴皮

味酸涩而性温，入肝、脾以及肾。

泻痢久而肠虚，崩带多而欲脱，水煎
服而下蛔，汁点目而止泪。

石榴皮无毒。忌铁器。

榴味酸涩，故入带下崩中之剂。若服
之太早，反为害也。

谷 部

胡 麻

气味甘平，入肝、脾、肾。

养血润肠，燥结焦烦诚易退；补中益
气，风淫瘫痪岂难除。坚筋骨，明耳目，
轻身不老；长肌肤，填髓脑，辟谷延年。

胡麻无毒，九蒸晒。服之令人肠滑，
精气勿固者，亦勿宜服，得白术并行
为胜。

麻 仁

气味甘平，入于脾、胃。

润五脏，通大肠，宣风利关节，催生
疗产难。

麻仁无毒，畏牡蛎、白薇、茯苓，绢
包置沸汤中，待冷取出，悬井中一夜，勿
着水，曝干，新瓦上挼去壳。捣用。

陈上良云：多食损血脉，滑精气，痿
阳事，妇人多食，即发带疾，以其滑利下
行，走而不守也。滑肠者尤忌。

麻 油

味甘微寒，入肠与胃。

熟者利大肠，下胞衣；生者磨疮肿，

生秃发。

麻油无毒，生榨者良，若蒸炒者，只可供食，不可入药。

饴　糖

味甘性温，入太阴脾。

止嗽化痰，千金方每嘉神效；脾虚腹痛，建中汤累奏奇功。瘀血熬焦和酒服，肠鸣须用水煎尝。

饴糖无毒。过用，能动火生痰，凡中满吐逆，酒病牙疳，咸忌之，肾病尤不可服。

黑　豆

味甘气平，入少阴肾[①]。

活血散风，除热解毒，能消水肿，可稀痘疮。（增补）生研则痈肿可涂，饮汁而鬼毒可杀。

黑豆无毒。畏五参、龙胆、猪肉，忌厚朴。得猪胆汁、石蜜、牡蛎、杏仁、前胡良。

婴儿十岁以下者，炒豆与猪肉同食，壅气致死。

赤小豆

味甘酸平，入心、小肠。

利水去虫，一味磨吞决效；散血排脓，研末醋敷神良。止渴行津液，清气涤烦蒸。通乳汁，下胞衣，喉科要矣；除痢疾，止呕吐，脾胃宜之。

赤小豆无毒，紧小而赤豆黯色者入药。

久服赤豆，令人枯燥肌瘦身重，以其行降令太过也。

绿　豆

味甘性寒，入太阴肺。

解热毒而止渴，去肌风而润肤，利小便以治胀，厚肠胃以和脾。

绿豆无毒，反榧子壳，恶鲤鱼。

胃寒者，不宜食。功在绿皮，去壳，即壅气矣。

扁　豆

味甘性温，入太阴脾。

处脾胃而止吐泻，疗霍乱而清湿热；解诸毒大良，治带下颇验。

扁豆无毒，或生用，或炒研。

扁豆专治中宫之病，然多食能壅气，伤寒邪炽者，勿服。

淡豆豉

味甘苦寒，入于脾、肺。

解肌发汗，头疼与寒热同除；下气清烦，满闷与温斑并妙。疫气瘴气，皆可用也；痢疾疟疾，无不宜之。

淡豆豉无毒。

造豉法：黑豆一斗，六月间水浸一宿，蒸熟摊芦席上微温，蒿覆五六日后，黄衣遍满为度，不可太过，取晒，簸净，水拌得中，筑实瓮中，桑叶盖厚三寸，泥固，取出晒半月，又入瓮中，如是七次，再蒸，曝干。

伤寒直中三阴与传入阴经者，勿用。热结烦闷，宜下不宜汗，亦忌之。

麦　芽

味甘咸温，入阳明胃。

熟腐五谷，消导而无停；运行三焦，宣通而不滞。疗腹鸣与痰饮，亦催生而堕胎。

麦芽无毒，去芒，留芽用。古人取矿麦为芽，今人用大麦，非也。服麦矿，有积消积，无积消肾气堕胎。

_____

① 少阴：原作“太阴”，据文义改。

神　曲

味甘辛温，入阳明胃。

健脾消谷，食停腹痛无虞；下气行痰，泄痢胃翻有藉。

神曲无毒，研细炒黄，陈久者良。

五月五日，或六月六日，以白面百斤，青蒿、苍耳，各取自然汁六大碗，赤小豆、杏仁泥各三升，以配白虎、青龙、朱雀、玄武、勾陈、螣蛇，用诸汁和面，豆、杏仁布包作饼，楮叶包窨，如造酱黄法，待生黄衣，曝干晒之。

脾阴虚、胃火盛者勿用，能损胎孕。

谷　芽

甘苦性温，入于脾、胃。

消食与麦芽同等，温中乃谷芽偏长。（增补）气和具生化之功，开胃与快脾是擅。

谷芽无毒，炒用。

酒

辛热苦甘，入于肺、胃。

通血脉而破结，厚肠胃而润肌；宣心气以忘忧，助胆经以发怒；善行药势，可彻风寒。

酒有毒，陈久者良，畏绿豆粉、枳椇子、葛花、咸卤。

过饮则伤神耗血，损胃炼金，动火生痰，致生湿热诸病。烧酒散寒破结，损人尤甚。

醋

味酸性涩。

浇红炭而闻气，产妇房中常起死；涂痈疽而外治，疮科方内屡回生。消心腹之痛，癥积尽破，杀鱼肉之毒，日用恒宜。

醋无毒，米醋良。

多食损筋骨，损胃损颜色。

罂粟壳

味酸涩温，入少阴肾。

止痢泻而收脱肛，涩精气而固遗泄；劫虚痨之嗽，摄小便之多。

罂粟壳无毒，水洗，去蒂、去顶、去穰及筋膜，取薄皮。醋炒或蜜炒。得醋、乌梅、陈皮良。

风寒作嗽，泻痢初起者，勿服。

菜　部

瓜　蒂

味苦性寒，入阳明胃。

理上脘之疴，或水停，或食积，总堪平治；去胸中之邪，或痞鞕，或懊憹，咸致安宁。水泛皮中，得吐而痊；湿家头痛，嗜鼻而愈。

瓜蒂有小毒。

最能损胃伤血，耗气夺神；上部无实邪者，切勿轻投。

白芥子

性热味辛，入太阴肺。

解肌发汗，利气疏痰；温中而冷滞冰消，辟邪而祟魔远遁，酒服而反胃宜痊，醋涂而痈毒可散。

白芥子无毒，北产者良。

痰在胁下及皮里膜外者，非白芥子不能达。

惟肺经有热，阴虚火亢者不宜。茎叶，动风动气，有疮疡痔疾便血者俱忌。

莱菔子

气味辛温，入肺与胃。

下气定喘，清食除膨；生研堪吐风

痰，醋调能消肿毒。

莱菔子无毒。治痰，有推墙倒壁之功。

惟虚弱人服之，气喘难布息。

干姜

辛热之品，入肺与脾。

破血消痰，腹痛胃翻均可服；温中下气，癥瘕积胀悉能除。开胃和脾，消食去滞，生行则发汗有灵，炮黑则止血颇验。（增补）风湿之痹可逐，肠澼下痢亦良。

干姜无毒，白净结实者良。惧其散，炒黄用，或炒微焦。

干姜大辛，能散气走血，久服损阴伤目，凡阴虚有热者勿服。

生姜

辛热之品，入肺、胃经。

生能发表，熟可温中；开胃有奇功，止呕为圣剂。气胀腹痛俱妙，痰凝血滞皆良。刮下姜皮，胀家必用。（增补）能去臭气，亦通神明。

生姜无毒，要热去皮，要冷留皮。

凡中风、中气、中毒、中恶、霍乱，一切卒暴之症，用姜汁和童便服之，姜汁能开痰，童便能降火也。

古方以姜茶止痢，热痢留皮，冷痢去皮，大妙，忌服同生姜。

姜皮和脾行水，治浮肿胀满；煨姜和中止呕，行脾胃之津液，最为平妥。

葱白

气味辛平，入于肺、胃。

通中发汗，头疼风湿总蠲除；利便开关，脚气奔豚通解散。跌打金疮出血，砂糖研敷；气停虫积为殃，铅粉丸吞。专攻喉痹，亦可安胎。（增补）伤寒寒热者宜，面目浮肿亦治。

葱白无毒，忌枣、蜜、大雉肉。

多食葱，令人神昏发落，虚气上冲。

大蒜

味辛气温，入脾与肾。

消谷化食，辟鬼驱邪；破痃癖多功，灸恶疮必效。捣贴胸前，痞格资外攻之益；研涂足底，火热有下引之奇。

大蒜有毒，独头者佳，忌蜜。

性热气臭，凡虚弱有热之人，切勿沾唇，即宜用者，亦勿过用，生痰动火，损目耗血，谨之可也。

韭

气味辛温，入脾与肾。

固精气，暖腰膝，强肾之功也；止泻痢，散逆冷，温脾之力软。消一切瘀血，疗喉间噎气。韭根捣汁，去瘀血，治反胃。韭子固精，生精，助阳止带。

韭无毒，忌蜜。

多食神昏目暗，下部有火而阴气不固者勿服。蒸晒炒研。

金石部

金箔

气味辛平，入于心经。

安镇灵台，神魂免于飘荡；辟除恶祟，脏腑搜其伏邪。

金有大毒，磨屑顿服，不过三钱而毙。催生者用之。银箔功用相仿。

自然铜

气味辛平，入于肝经。

续筋接骨，折伤者依然复旧；消瘀破滞，疼痛者倏尔消除。

自然铜无毒，产铜坑中。

自然铜虽有接骨神功，颇多燥烈之性，大宜慎用。

铜青

味辛而酸，入于肝经。

女科理血气之痛，眼科主风热之疼；内科吐风痰之聚，外科止金疮之血。杀虫有效，痔证亦宜。

铜青无毒[①]，服之损血。以醋制铜括用。

黄丹

味辛性寒，入心与脾。

止痛生肌，宜于外敷；镇心安魄，可作丸吞。下痰杀虫，截疟止痢。（增补）平吐逆而疗反胃，治癫疾以愈惊痫。

黄丹无毒。黑铅加硝黄、盐矾炼成。凡用时，以水漂去盐硝、砂石，微火炒紫色，摊地上去火毒。

黄丹性沉阴，过服损阳气。化成九光者，当谓九光丹。铅粉：主治略同。

密陀僧

味辛气平，入心、大肠。

镇心主，灭瘢黚；五痔金疮同借重，疟家痢证共寻求。

密陀僧有小毒，色如金者良。即煎银炉底，感银铅之气而成，须水飞用，食之令人寒中。

紫石英

味甘气温，入心与肝（"入心"四字按《纲目》增）。

上通君主，镇方寸之靡宁；下达将军，助胎宫而有孕。（增补）治心腹之咳逆，补不足而温中。

紫石英无毒，畏扁豆、附子，恶黄连。火煅醋淬七次，研末水飞。

朱砂

甘寒之品，入于心经。

镇心而定颠狂，辟邪而杀鬼祟；解胎热痘毒，疗目痛牙疼。（增补）养精神而通神明，治五脏兼能化汞。

朱砂有毒[②]，恶磁石，畏盐水，忌一切血。细研水飞三次，辰产明如箭镞者良。

独用多用，令人呆闷。

雄黄

苦平而寒，入于胃经。

杨梅疔毒，疥癣痔疡，遵法擦敷力不小；血瘀风淫，鬼魔尸疰，依方制服效偏奇。化痰涎之实，涂蛇虺之伤。

雄黄有毒。生山之阳，明沏不臭，重三五两者良。醋浸，入莱菔子汁煮干。山之阴者名雌黄，功用略同。

血虚者大忌。

石膏

气味辛寒，入于肺、胃。

营卫伤于风寒，青龙收佐使之功；相傅因于火热，白虎定为君之剂。头痛齿痛肌肤热，入胃而搜逐；消渴阳狂逆气起，入肺以驱除。（增补）口干舌焦，是之取尔；中暑自汗，又何患焉。

石膏无毒，有软、硬二种，莹白者良，研细，甘草水飞，火煅则不甚伤胃。鸡子为使，恶巴豆，畏铁。

少壮火热之人，功效甚速；老弱虚寒者，祸不旋踵。极能寒胃，胃弱血虚及病

---

① 无毒：《本草纲目》记载铜青"酸而有小毒"。

② 有毒：原作"无毒"，据《医集》本改。

未入阳明者，切勿轻投。

滑石

味甘淡寒，入胃、膀胱。

利小便，行积滞，宣九窍之闭，通六腑之结。（增补）身热而泄澼可治，乳难与癃闭亦宜。

滑石无毒，白而润者良，石韦为使，宜甘草。凡脾虚下陷及精滑者禁之，病有当发表者，尤忌。

赤石脂

味酸辛而大温，入大肠与心、胃。

主生肌长肉，可理痈疡；疗崩漏脱肛，能除肠澼。

赤石脂无毒，细腻粘舌者良。赤入血分，白入气分。研粉水飞，畏芫花，恶大黄、松脂。

赤石脂固涩，痢家忌用。

炉甘石

气味甘温，入阳明胃（"入阳明胃"四字按《纲目》增）。

散风热而肿消，祛痰热而翳退。

炉甘石无毒，产金银坑中，金银之苗也，状如羊脑，煅红，童便淬七次，研粉水飞，为眼科要药。

钟乳石

性热味甘，入阳明胃。

益精壮阳，下焦之虚弱堪珍；止嗽解渴，上部之虚伤宜宝。（增补）安五脏亦能明目，通百节而利九窍。

钟乳石有毒。出洞穴中，石液①凝成，光明者真。入银器煮，水减即添。煮三日夜，色变黄白，换水再煮，色清不变，毒去尽矣。水飞过，再研半日。

命门火衰者相宜，否则便有害矣。

浮海石

气味咸平，入太阴肺。

清金降火，止浊治淋；积块老痰逢便化，瘰瘤结核遇旋消。

海石无毒，水沫日久积成，海中者，味咸更良。

多服损人气血。

阳起石

味咸性温，入少阴肾。

固精而壮元阳，益气而止崩带。（增补）回子宫之虚冷，消结气与癥瘕。

阳起石无毒，出齐州阳起山，云母根也。虽大雪遍境，此山独无。以云头雨脚鹭鸶毛，色白温润者良。火煅，醋淬七次，研粉水飞。桑螵蛸为使，恶泽泻、桂、雷丸、菌桂，畏菟丝子，忌羊血，非命门火衰者勿用。

磁石

气味辛温，入少阴肾。

治肾虚之恐怯，镇心脏之怔忡。（增补）疗肢节中痛，则风湿以除；清大热烦满，而耳聋亦宜。

磁石无毒，一名吸铁石。火煅醋淬，研末水飞。柴胡为使，恶牡丹皮、莽草，畏石脂。

重镇伤气，可暂用而不可久。

青礞石

气味咸平，入于肝经。

化顽痰癖结，行食积停留。（增补）色青因以平肝，体重则能下气。

青礞石有毒，研末水飞，去硝毒。

气虚血弱者大忌。

---

① 液：原作"腋"，据文义改。

花蕊石

气味酸平，入于肝经。

止吐衄如神，消瘀血为水。（增补）愈金疮出血，下死胎胞衣。

花蕊石无毒，出陕西华代地，体坚色黄，煅研水飞。过用损血，不可不谨。

食盐

气味咸寒，入少阴肾。

擦齿而止痛，洗目而去风。二便闭结，纳导随通；心腹烦疼，服吐即愈。治疝与辟邪有益，痰停与霍乱无妨。（增补）软坚而结核积聚以除，清火则肠胃结热可治。

食盐无毒。

润下作咸，咸走肾。喘嗽、水胀、消渴大忌。食盐或引痰生，或凝血脉，或助水邪，多食损颜色、伤筋力。

青盐功用相同，入肝散风。

朴硝

辛咸酸寒，入胃、大肠。

破血攻痰，消食解热。法制玄明粉，功缓力稍轻，明目清燥，推陈致新。（增补）除寒热邪气之侵，逐六腑积聚之癖。

朴硝无毒。

朴硝在下，最粗而浊；芒硝在上，其质稍清；玄明粉再经煎炼，尤为精粹。方士滥夸玄明粉却病永年，不经之说也。若施之有虚无火之人及阴毒沉寒之证，杀人惨于刀剑矣。

硼砂

味苦性寒，入太阴肺。

退障除昏开翳肉，消痰止嗽且生津，癥瘕噎膈俱瘥，鲗家骨鲠咸宜。

硼砂无毒。出西番者，白如明矾；出南番者，黄如桃胶。能制汞哑铜，虚痨非所宜。

硫黄

大热味酸，入心与肾。

壮阳坚筋骨，阴气全消；杀虫燥寒湿，疮疥尽扫。老年风秘，君半夏而立通；泄痢虚寒，佐蜡矾而速止。艾汤投一切阴毒回春，温酒送三九沉寒再造。

硫黄有毒，畏细辛、朴硝、醋、诸血，番舶者良。取色黄如石者，以莱菔剜空，入硫，合定，糠火[①]煨熟，去其臭气，以紫背浮萍煮过，消其火毒，以皂角汤，淘其黑浆。一法：绢袋盛酒煮三日夜；一法：入猪大肠，烂煮三时。用须得当，兼须制炼得宜，一有不当，贻祸非轻。

白矾

味酸涩寒，入脾与肺。

消痰止痢，涤热祛风，收脱肛阴挺，理疥癣湿淫。（增补）疗阴蚀而愈恶疮，止目痛而坚骨齿。

白矾无毒，取洁白光莹者；生用解毒，煅用生肌。甘草为使，畏麻黄，恶牡蛎。

多服伤骨损心肺。

土　部

伏龙肝

气味辛温，入肝与胃。

女人崩中带下，丈夫尿血遗精。（增补）催生下胎，脐疮丹毒，咳逆反胃治之效，燥湿消肿投之宜。

---

① 糠：原作"糖"，据文义改。

伏龙肝无毒，即多年灶心黄土。

墨

气味辛温，入于肝经。

止血以苦酒送下，消痈用猪胆调涂。（增补）磨浓点入目之飞丝，和酒治胞胎之不下。墨无毒，烧红研细松烟墨方可入药，世有以粟草灰伪为者，不可用。

百草霜

辛温之品，入肺大肠。

清咽治痢，解热定血。（增补）疗阳毒发狂之症，愈口舌白秃诸疮。

百草霜无毒，即灶突上烟煤，黑奴丸用以疗阳毒发狂，亦从治之义也。

人 部

发

味苦气温，入心、肝、肾。

去瘀血，补真阴。父发与鸡子同煎，免婴儿惊悸；己发与川椒共煅，令本体乌头。吐血衄血取效，肠风崩带宜求。

发无毒，皂角水洗净，煅存性。

牙齿

味咸性热，入于肾经。

痘疮倒靥，麝加少许酒调吞；痈乳难穿，酥拌贴之旋发溃。内托阴疽不起，外敷恶漏多脓。

牙齿有毒，火煅研细水飞。

齿者骨之余，得阳刚之性，痘家劫剂也。若伏毒在心，昏冒不省，气虚白痒，热沸紫泡之症，宜补虚解毒，误用牙齿者不治。

乳

甘平之性，入心、肝、脾。

大补真阴，最清烦热，补虚痨，润噎膈，大方之玉液也。祛膜赤，止泪流，眼证之金浆耶！

乳无毒。

虚寒滑泄之人，禁服乳。与食同进，即成积滞发泻。

津 唾

甘咸气平。

辟邪魔而消肿毒，明眼目而悦肌肤。

津唾无毒。津乃精气所化，五更未语之唾，涂肿辄消，拭目去障，咽入丹田，则固精而制火。频唾则损精神，成肺病。仙家以千口水成活字，咽津，诚不死之方欤！

红 铅

审性热而味咸，入心肝与脾肾。

坎宫一点，无端堕落尘寰；水里真金，有法收来接命。

红铅无毒。服红铅而热者，惟童便汁可以解之。

人 溺

审气味之咸寒，入膀胱、肺、胃。

清天行狂乱，解痨弱蒸烦，行血而不伤于峻，止血而无患其凝，吐衄产家称要药，损伤跌扑是仙方。

人溺无毒。

童便性寒，若阳虚无火，食不消，肠不实者，忌之。人中白，主治与溺相同，兼治口舌疮。

金 汁

气味苦寒，入于胃经。

止阳毒发狂，清痘疮血热，解百毒有效，傅疮肿无虞。

金汁无毒，主治同人中黄。

伤寒非阳明实热，痘疮非紫黑干枯均禁。

人　胞

味甘性温，入于心、肾。

补心除惊悸，滋肾理虚痨。

人胞无毒。

崔氏云：胎衣宜藏吉方，若为虫兽所食，令儿多病。此亦铜山西崩，洛钟东应之意。蒸煮而食，不顾损人，长厚者弗忍心也。

兽　部

龙　骨

气味甘平，入心、肝、肾。

涩精而遗泄能收，固肠而崩淋可止，缩小便而止自汗，生肌肉而收脱肛。（增补）癥瘕除，坚积散；鬼疰精物与老魅而咸驱，热气惊痫治小儿而允当。

龙骨无毒。曰地锦纹，舐之粘舌者良。酒浸一宿，水飞三度。或酒煮酥炙火煅。忌鱼及铁器，畏石膏、川椒，得人参、牛黄良。

龙骨收敛大过，非久病虚脱者，切勿妄投。

麝　香

气味辛温，入于肝、肾。

开窍通经，穿筋透骨，治惊痫而理客忤，杀虫蛊而去风痰。辟邪杀鬼，催生堕胎，蚀溃疮之脓，消瓜果之积。

麝香无毒，研用。当门子尤妙，忌蒜，不可近鼻，防虫入脑。

东垣云：搜骨髓之风，风在肌肉者，误用之反引风入骨。丹溪云：五脏之风，忌用麝香，以泻卫气。故证属虚者，概勿施用；必不得已，亦宜少用。痨怯之人及孕妇，不宜佩带。

黄牛肉

甘温之品，入太阴脾。

补脾开胃，益气调中，牛乳有润肠之美，牛喉有去噎之功。

黄牛肉无毒，乳味甘微寒，润肠胃而解热毒，治噎膈而补虚痨。白水牛喉：治反胃吐食，肠结不通。髓：炼过用，补中，填骨髓。筋：补肝强筋，益气力，续绝伤。老病及自死之牛服之损人。

牛　黄

味苦甘平，入于心肺。

清心主之烦，热狂邪鬼俱消；摄肝脏之魂，惊痫健忘同疗；利痰气而无滞，入筋骨以搜风。

牛黄无毒，轻虚气香者良。杀死角中得者名角黄，心中者名心黄，肝胆中者名肝胆黄。成块成粒总不及生者，但磨指甲上，黄透指甲者为真，开泷两者最佳，广中者力薄。得菖蒲、牡丹良。人参为使，恶常山、地黄、龙胆、龙骨。

牛黄入肝，治中风入脏者，用以入骨追风。若中腑中经者，误用之反引风入骨，如油入面，莫之能出。

阿　胶

气味咸平，入肝与肺。

止血兮兼能去瘀，疏风也又且补虚。西归金府，化痰止咳除肺痿；东走肝垣，强筋养血理风淫。安胎始终并用，治痢新久皆宜。

阿胶无毒，用黑驴皮阿井水煎成，以

黑光带绿色，燉①之易化、清而不腻，并不臭者良。蛤粉炒、蒲黄炒，酒化、水化，童便和用，得火良。山药为使，畏大黄。

真者光明脆彻，历夏不柔，伪者反能滞痰，不可不辨。

胃弱作呕吐，脾虚食不消者，均忌。

熊胆

气味苦寒。

杀虫治五痔，止痢除黄疸，去目障至效，涂痔瘘如神。

熊胆无毒，通明者佳。实热则通，虚家当戒。

肉补虚羸，掌御风寒，又益气力。

象皮

气味咸温。

合金疮之要药，长肌肉之神丹。

象皮无毒，烧灰和油，敷下疳神效。

鹿茸

味甘咸湿，入少阴肾。

健骨而生齿，强志而益气，去肢体酸疼，除腰脊软痛，虚劳圣剂，崩漏神仙。

鹿茸无毒，初生长二三寸，分歧如鞍，如玛瑙者良。酥涂灼去毛微炙，不可嗅之，恐有虫入鼻颡。鹿峻：鹿相交之精也，设法取之，大补虚痨。鹿筋：主劳损续绝。

鹿肉

甘温。

补中，强五脏，通血脉，益气力。

按上焦有痰热，胃家有火，吐血属阴，虚火盛者，俱忌。

鹿角

气温味咸，入于肾督。

补肾生精髓，强骨壮腰膝，止崩中与吐衄，除腹痛而安胎。

茸生两月，而成角。

羊肉

气味甘温，入脾与肾。

补中益气，安心止惊，宣通风气，起发毒疮。角堪明目杀虫，肝能清眼去翳；肾可助阳，胲治翻胃。

羊肉无毒，反半夏、菖蒲，忌铜器及醋。

羊食毒草，凡疮家及痫疾者，食之即发，宜忌之。胲：结成在羊腹中者。羊血主产后血晕闷绝，生饮一杯即活。中砒硇、钟乳、礜石、丹砂之毒者，生饮即解。

狗肉

味咸气温，入脾与肾。

暖腰膝而壮阳道，厚肠胃而益气力。狗宝，专攻翻胃，善理疔疽。

狗肉无毒，反商陆，畏杏仁，恶蒜。

黄犬益脾，黑犬益肾，他色者不宜用也。屎中粟米，起痘治噎。

气壮多火，阳事易举者，忌之。妊妇道家及热病后均忌。

虎骨

气味辛温，入于肝、肾。

壮筋骨而痿软可起，搜毒风而挛痛堪除。

虎骨无毒，以头骨胫骨为良。

---

① 燉：原作"顿"，据《医集》本、《丁甘仁临证医集》及文义改。

虎肚：主翻胃有功。虎爪：辟邪杀鬼。睛为散，竹沥下，治小儿惊痫夜啼。肉：酸平，益气力，止多唾，疗恶心欲呕，治疟辟。

犀角

苦酸咸寒，入心、胃、肝。

解烦热而心宁，惊悸狂邪都扫；散风毒而肝清，目昏痰壅偕消。血衄崩淋，投之辄止；痈疽发背，用以消除。解毒高于甘草，祛邪过于牛黄。（增补）迷惑与魇寐不侵，蛊疰共鬼邪却退。

犀角无毒，乌而光润者良，尖角尤胜。入汤剂、磨汁用。升麻为使，恶乌头、乌喙，忌盐。

大寒之性，非大热者。不敢轻服，妊妇多服，能消胎气。

羚羊角

咸寒之品，入厥阴肝。

直达东方，理热毒而昏冒无虞；专趋血海，散阂结而真阴有赖。清心明目，辟邪定惊；肝风痫血宜加用，瘰疬痈疽不可无。

羚羊角无毒，出西地，似羊而大，角有节，最坚劲，明亮而坚，不黑者良。多两角，一角者更胜。挫研极细，或磨用。

性独寒入厥阴，能伐生生之气。无火热者勿用。

獭肝

味甘性温，入肝与胃。

鬼疰传尸惨灭门，水吞殊效；疫毒蛊灾常遍户，末服奇灵。

獭肝有毒。肉甘咸寒，治骨蒸热痨，血脉不行，营卫虚满及女子经络不通，血热，大小肠秘；疗热气温病及牛马时行病。多食消男子阳气。

膃肭脐

味咸气热，入于肾经。

阴痿精寒，瞬息起经年之恙；鬼交尸疰，纤微消沉顿之疴。

膃肭脐无毒，一名海狗肾，置睡犬头上，惊狂跳跃者真也。用酒浸一日，纸裹炙香剉捣。或于银器中，以酒煎熟合药。

阳事易举、骨蒸劳嗽之人忌用。

猪脊髓

气味甘平，入少阴肾。

补虚劳之脊痛，益骨髓以除蒸。心血共朱砂，补心而治惊痫；猪肺同薏苡，保肺而蠲咳嗽。肚①本益脾，可止泻而亦可化癥；肾仍归肾，能引导而不能补益。

猪脊髓无毒，猪肉反乌梅、桔梗、黄连。

猪性阴寒，阳事弱者勿食。

禽　部

鸭

味甘咸平，入肺与肾。

流行水府，滋阴气以除蒸；闻达金宫，化虚痰而止嗽。

鸭无毒，有数种，惟白毛而乌嘴凤头者，为虚痨圣药。故葛可久治痨，有白凤膏也。

凫，即野鸭，味甘气温，益气补中，平胃消食，治水肿与热毒，疗疮疖而杀虫。

乌骨鸡

味甘咸平，入肺与肾。

---

① 肚：原作"赌"，据文义改。

最辟妖邪安五脏，善通小便理烦蒸；产中急取，崩带多求。（增补）益肝肾而治虚痨，愈消渴而疗噤痫。

乌骨鸡无毒，骨肉俱黑者良，舌黑者，骨肉俱黑。男用雌，女用雄。

鸡冠血，发痘疮，通乳难，涂口㖞。

肝，可起阴，治小儿肝积目昏。

鸡屎白，利小便，治鼓胀。

鸡子，清烦热，止咳逆。

卵壳，主伤寒痨复，研敷下疳。

卵中白皮，主久咳气结。

肫内黄皮，去烦热，通大小肠。

淘鹅油

味咸性温。

理痹痛痈疽，可穿筋透骨。

淘鹅油一名鹈鹕油，无毒。剥取其脂熬化掠取，就以其嗉盛之，则不渗漏，他物即透走也，然但资外敷，不入汤丸。

雀卵

气味酸温，入少阴肾。

强阴茎而壮热，补精髓而多男。（增补）愈妇人之带下，兼腹内之疝瘕。

雀卵无毒。

阴虚火盛者，勿食，不可同李食，孕妇食之，生子多淫，服术人亦忌之。

五灵脂

气味甘温，入于太阴肺。

止血气之痛，无异手拈；行冷滞之瘀，真同仙授。

五灵脂一名寒号虫，无毒，恶人参，酒飞去沙晒。生用血闭能通，炒用经多能止。

性极膻恶，脾胃虚薄者，不能胜也。

虫鱼部

蜂　蜜

甘平之味，入于脾经。

和百药而解诸毒，安五脏而补诸虚，润大肠而悦颜色，调脾胃而除心烦，同姜汁行初成之痢，同薤白涂汤火之疮。

蜂蜜无毒；白如膏者良。用银当器，每蜜一斤，入水四两，桑火慢熬，掠去浮沫，至滴水成珠用。忌生葱。

大肠虚滑者，虽熟蜜亦在禁例，酸者食之，令人心烦，同葱食害人，同莴苣食，令人利下。食蜜饱后，不可食鲜，令人暴亡。

蜡性涩，止血痢，止血，生肌定痛，火热暴痢者忌之。

露蜂房

气味甘温。

拔疔疮附骨之根，止风虫牙齿之痛；起阴痿而止遗尿，洗乳痈而涂瘰疬。

露蜂房有毒。取露天树上者，恶干姜、黄芩、芍药、牡蛎。炙用。

其用以毒攻毒，若痈疽溃后忌之。

牡　蛎

味咸性寒，入少阴肾。

消胸中之烦满，化痰凝之瘰疬；固精涩二便，止汗免崩淋。（增补）治虚劳烦热，愈妇人带下。伤寒而寒热宜求，温疟与惊恚莫缺。

牡蛎无毒，海气化成，潜伏不动，盐水煮一时，煅粉，亦有生用者。贝母为使，恶茱萸、细辛、麻黄。得蛇床、远志、牛膝、甘草良。

虚而热者宜之，寒者禁用。

龟　甲

味咸性寒，入心与肾。

补肾退骨蒸，养心增智慧，固大肠而止泻痢，除崩漏而截痎疟，小儿囟门不合，臁疮朽臭难闻。（增补）治软弱之四肢，愈赤白之带下。

龟甲无毒，大者力胜，酥炙或酒炙，醋炙，煅灰用。洗净捶碎，水浸三日，用桑柴熬胶，补阴之力更胜。恶沙参。

肾虚而无热者，勿用。

鳖　甲

味咸性寒，入于肝经。

解骨间蒸热，消心腹癥瘕，妇人漏下五色，小儿胁下坚疼。（增补）痞疾息肉何虞，阴蚀痔核宜用。

鳖甲无毒。龟甲以自败者为佳，鳖甲以不经汤煮为佳。酥炙，治痨，童便炙亦可熬膏。恶矾石，忌苋菜、鸡子。

冷而难消，脾虚者大忌，鳖肉凉血补阴，亦治疟痢。

真　珠

咸寒之品，入于肝经。

安魂定悸，止渴除蒸，收口生肌，点睛退翳。（增补）能坠痰而拔毒，治惊热与痘疔。

真珠无毒。取新洁未经钻缀者，乳浸三日，研粉极细如飞面，不细则伤人脏腑。

病不由火热者，忌之。

桑螵蛸

气味咸平，入少阴肾。

起阳事而痿弱何忧，益精气而多男可冀。（增补）主伤中而五淋亦治，散癥瘕而血闭兼通。

桑螵蛸无毒，即螳螂之子，必以桑树上者为佳也。一生九十九子，用一枚即损百命。仁人君子闻之且当惨然，况忍食乎？炙黄或醋煮，汤泡，煨用或蒸透再焙，畏旋覆花。

海螵蛸

咸温之品，入厥阴肝。

止吐衄肠风，涩久虚泻痢；外科燥脓收水，眼科去翳清烦。

海螵蛸无毒，恶白及、白薇、附子。取骨鱼卤浸炙黄。出东海亦名墨鱼。

肉，酸平益气，强志益人，通月经。

瓦楞子

气味咸平。

消老痰至效，破癥癖殊灵。

瓦楞子无毒，火煅醋碎研。肉，炙食益人，过多即塞气。

石决明

气味咸平，入于肝、肾。

内服而障翳潜消，外点而赤膜尽散。（增补）五淋通而疡疽愈，骨蒸解而劳热清。

石决明无毒。如小蚌而扁，惟一片无对，七孔、九孔者良。盐水煮一伏时，或面裹煨熟，研粉极细，水飞。恶旋覆。

久服令人寒中。

肉与壳同功。

蟹

气味咸寒。

和筋脉而散恶血，清热结而续筋骨；合小儿之囟，解漆毒之疮。

蟹有小毒，独螯独目，两目相向，六足四足，腹下有毛，腹中有骨，背有星点，足斑目赤者，皆不可食。惟冬瓜汁、紫苏汁，可以解之。

风疾人不可食，孕妇食之，令儿横生。

蕲州白花蛇

气味咸温。

主手足瘫痪及肢节软疼，疗口眼歪斜及筋挛脉急厉风与破伤同宝，急惊与慢惊①共珍。

白花蛇有毒，龙头虎口，黑质白花。酒浸三日，去尽皮骨，俱有大毒，得火良。

白花蛇性走窜，惟真有风者宜之。若类中风，属虚者大忌。乌梢蛇大略相同，但无毒而力浅，色黑如漆，尾细有剑脊者良。

穿山甲

气味咸寒，入肝与肾。

搜风逐痰，破血开气，疗蚁瘘绝灵，截疟疾至妙。治肿毒，未成即消，已成即溃，理痛痹，在上则升，在下则降。

穿山甲有毒，如鼍而小，似鲤有足，尾甲力更胜，或生或烧，酥炙醋炙，童便炙，油煎土炒。

患病在某处，即用某处之甲，此要诀也。惟性猛不可过服。

白僵蚕

味咸辛温，入脾与肺。

治中风失音，去皮肤风痒，化风痰，消瘰疬，拔疔毒，灭瘢痕，男子阴痒，女人崩淋。（增补）愈小儿之惊痫夜啼，去人身之三虫黑黯。

白僵蚕无毒。即蚕之病风者，以头蚕色白条直者良。恶桑螵蛸、桔梗、茯苓、草果。米泔浸一日，待涎浮水上，焙去丝及黑口。

蚕蛹炒食，治风及劳瘦。为末饮服，治小儿疳瘦，长肌肉，除蛔虫。

蚕茧甘温，能泻膀胱相火，痈疽无头者烧灰酒服。

雄蚕蛾

气味咸温。

止血收遗泄，强阳益精气。

雄蚕蛾有小毒，去足翅炒用。雄蚕蛾健于媾精，敏于生育，祈嗣者宜之。

斑蝥

味辛气寒，入脾与肺。

破血结而堕胎儿，散瘕癖而利水道，拔疔疽之恶根，下猘犬之恶物，中蛊之毒宜求，轻粉之毒亦化。

斑蝥有毒，畏巴豆、丹参、甘草、豆花。惟黄连、黑豆、葱茶能解其毒。

直走精溺之处，蚀下败物，痛不可当，不可多用，痛时以木通导之。

蟾酥

气味辛温，入脾与肾。

发背疔疽，五疳羸弱，立止牙痛，善扶阳事。

蟾酥有毒，即蟾蜍眉间白汁，能烂人肌肉，惟疔毒或服二三厘，取其以毒攻毒。

蛤蟆

气味辛温。

发时疮之毒，理疳积之疴，消猘犬之毒，枯肠痔之根。

蛤蟆有毒，酒浸一宿，去皮肠爪炙干。

五月五日取之，可治恶疮。

----

① 慢：原作"漫"，据文义改。

水　蛭

味咸苦平，入于肝经。

恶血积聚，闭结坚牢，炒末调吞多效；赤白丹肿，痈毒初生，竹筒含呷有功。

水蛭即马蟥，有毒。畏石灰、食盐，炒枯黄。误吞生者，以田泥调水饮数杯必下，或以牛、羊热血一二杯，同猪脂饮之，亦下。

虻　虫

苦咸之味，入厥阴肝。

攻血遍行经络，堕胎只在须臾。（增补）去寒热与癥瘕，通血脉及九窍。

虻虫有毒，恶麻黄。去足翅，炒。

非气足之人，实有蓄血，勿轻与。

䗪　虫

气味咸寒。

去血积，搜剔极周；主折伤，补接至妙。煎含而木舌旋消，水服而乳浆立至。

䗪虫即地鳖虫，有毒，畏皂荚、菖蒲、屋游。虚人有瘀斟酌用之。

蝼　蛄

气味咸寒。

通便而二阴皆利，逐水而十种俱平；贴痒燥颇效，化骨鲠殊灵。（增补）去肉刺而全产难，亦解毒以愈恶疮。

蝼蛄无毒，去翅足，炒①，治水甚效。但其性猛，虚人戒之。

蝉　壳

审气味之咸寒，入肝经与脾肺。

快痘疹之毒，宣皮肤之风，小儿惊痫夜啼，目疾昏花障翳。

蝉壳无毒，大而色黑入药，洗去泥土，去足翅，晒干。

痘疹虚寒者禁服。

蚱蝉治小儿惊痫、夜号，杀疳去热，出胎下胞。

蝎

气味辛平，入于肝经。

善逐肝气，深透筋骨，中风恒收，惊痫亦疗。

蝎有毒。

全用谓全蝎，去足焙；尾名蝎梢，力尤紧。紧小者良。

似中风，小儿慢脾风属于虚者，法咸禁之。

---

① 炒：原作"抄"，据《医集》本及文义改。

本草续篇

草 部

党 参

质性甘平。调和脾胃，善补中而益气，能除渴以生津。

党参无毒。按古本草云：参须上党者佳。今真党参久已难得，肆中所卖党参，种类甚多，皆不堪用，惟防风党参，性味和平足贵。根有狮子盘头者真，硬纹者伪也。

西洋参

苦寒微甘，味厚气薄。生津液，除烦倦，补肺金而称善，治虚火为尤宜。

西洋参无毒。出大西洋法兰西，形似辽东糙人参，煎之不香，其气甚薄。

三 七

甘苦微温。散瘀定痛，愈血痢，止血崩，祛目赤，消痈肿。金疮杖疮称要药，吐血衄血著奇功。

三七无毒。从广西山洞来者，略似白及，长者如老干地黄。有节，味微甘。以末掺猪血中，血化为水者真。

能损新血，无瘀者勿用。

白头翁

苦坚肾，寒凉血，入阳明血分。治热痢、时行温疟、寒热、瘰疬、疝瘕；金疮、秃疮、腹痛齿痛，并血痔而咸治；亦目明而疣消。

白头翁无毒。药肆中多于统柴胡内拣出用之，然必头上有白毛者方真。得酒良。

血分无热者忌。

白 薇

味苦咸而性寒，入阳明与冲任。中风而身热，肢满不知人，血厥与温疟热淋，寒热酸痛，妇人则伤中淋露，产虚烦呕，治无不宜，投之悉当。

白薇无毒。似牛膝而短小柔软。去须酒洗。恶大黄、大戟、山茱、姜、枣。血热相宜，血虚则忌。

落得打

味甘性平。行血止血，能治跌打，亦愈金疮。

落得打无毒。叶如薄荷，根如玉竹。用根煎，酒炒能行，醋炒能止血，或捣敷之不作脓。

冬虫夏草

质为甘平。功已劳嗽，保肺益肾，止血化痰。

冬虫夏草无毒。四川嘉定府所产者最佳。冬在土中，身活如老蚕，有毛能动，至①夏则毛出土上，连身俱化为草，若不取，至冬则复化为虫。

---

① 至：原作"致"，据文义改。

水仙根

味苦微辛，性寒而滑。治鱼骨之为鲠，疗痈疽之外伤。

水仙无毒。

紫花地丁

辛苦而寒。泻热解毒，发背与痈疽莫缺，疔疮并瘰疬咸宜。

紫花地丁无毒。叶似柳而细，夏开紫花结角，生平地者起茎，生沟壑者起蔓。

刘寄奴

味苦性温。通经破血，能除癥瘕，亦止金疮。

刘寄奴无毒。一茎直上，叶尖长糙涩，花白蕊黄，如小菊花，茎叶花子皆可用。

多服令人吐利。

大　青

质苦咸而大寒。解心胃之热毒，是以时疾热狂，阳毒发斑莫虑。亦治黄疸热痢，喉痹丹毒无虞。

大青无毒。处处有之，高约二三尺，茎圆叶长，对节生。八月开小红花，成簇。实大如椒，色赤。用茎叶。

非心胃热毒勿用。

芭蕉根

甘而大寒。泻热解毒，发背欲死，与赤游风疹而咸宜，天行热狂，共血淋湿痛以并治。

芭蕉根无毒。

苎麻根

性甘寒。利小便疗淋血，止脱肛，痰哮宜求，安胎尤要。

苎麻根无毒。

败　酱

性平味苦。解毒排脓，凝血破，痈肿消，除暴热火疮，治产后诸病。

败酱无毒。一名苦菜，用根苗。

毒草类

草乌头

辛苦大热。开透顽痰，治恶疮，破积聚，降气平咳逆之上，搜风去寒湿之痹。

草乌头有毒。即附子之母，有谓春采为乌头，冬采为附子者，非也。

凤仙子

微苦而温。透骨通窍。治产难而积块可消，能软坚而骨鲠亦治。

凤仙子有小毒，缘其透骨，最能损齿，与玉簪根同。凡服者不可着齿，多用亦戟人咽。

蔓草类

蔷薇根

苦涩而冷，入胃大肠。除风火与湿热，亦生肌肉而杀虫。痈疽疮癣，牙痛口糜，外治固称良剂；涩痢时温，好眠遗溺，内治尤著殊功。

蔷薇根无毒。子名营实。花有黄白红紫数色，以黄心白色粉红者入药，口糜须煎汁含咽。

茜　草

气味苦寒，入心与肾。行血止血，消瘀通经。风痹与黄疸咸宜，扑损偕痔瘘悉治。

茜草无毒，忌铁，一名血见愁。根可

染绛，酒浸一两，通经甚效，但无瘀滞者
忌投。

石 韦

其味甘苦，其性微寒。清肺金以滋化
源，通膀胱而利水道。愈淋最要，劳热
亦宜。

石韦无毒。生石阴处，柔韧如皮，用
须拭去背上黄毛，微炙。杏仁、滑石、射
干为使，得菖蒲良。生古瓦上者名瓦韦。
无湿热者勿与。

马 勃

辛平清虚。清肺之药，故咳嗽喉痹、
衄血失音莫缺。抑解热散血，涂傅诸疮
称良。

马勃无毒。生湿地朽木上，状如肺
肝，紫色虚软，弹之粉出，取粉。

木 部

樟 脑

辛热香窜。利滞通关，能杀虫，亦除
湿；辟蛀虫者纳诸笥，消脚气者藏之鞋。
樟脑无毒。以樟木切片，井水煎成。

秦 皮

苦寒色青。能治风湿，泻热而疗目
疾，洗服咸宜；性涩而止崩带，下痢
亦治。

秦皮无毒。出西土。皮有白点，渍水
碧色，书纸不脱者真。大戟为使，恶吴
茱萸。

苦寒清热，是其所长。《纲目》谓其
久服轻身，益精有子，未必然也。

西河柳

甘咸而温。消痞解酒，解诸毒而发痧
疹，利小便而疗诸风。

西河柳无毒。

大风子

辛热之质。外用称良，取油治疹疠疮
癣，论功亦杀虫劫毒。

大风子有毒。出南番，子中有仁白
色，久则油黄不用。入丸药，压去油。

枸橘叶

其性辛温。其宣解郁，治下痢脓血而
后重也，愈喉瘘消肿以导毒焉。

枸橘无毒。一名臭橘。刺风虫牙痛，
以一合煎汁含之。

山茶花

味辛甘寒。凉血，肠风血下，与吐衄
而兼疗；汤火灼伤，调麻油而涂治。

山茶花无毒，用红者。

荆 沥

味性甘平，宜通经络，愈眩晕烦闷，
消渴热痢，治中风失音、惊痫痰迷。消瘀
泻热所必需，去风化痰之妙药。

荆沥无毒。牡荆俗名黄荆。截取尺
余，架瓦上，中间火炙，两头承取沥。
气虚食少者切戒。

果 部

巴旦杏仁

心甘平，能润肺。止咳下气多效，心
腹逆闷可消。

巴旦杏仁无毒。形扁皮白尖弯，如鹦

哥嘴者真。

有痰湿者勿服。

银 杏

味甘而苦，性涩以收。熟食有缩小便、止带浊、温肺益气、定哮敛嗽之功；生食则降浊痰、杀百虫、解酒消毒。浆泽手面为宜。

银杏无毒。多食则收令太过，令人壅气胪胀[1]，小儿发惊动疳。

荔枝核

甘涩而温。治胃脘痛，散滞气，辟寒邪。妇人则血气之痛以瘳，男子则卵肿癫疝亦治。

荔枝核无毒。烧存性。无寒湿滞气者勿服。

枳椇子

味甘性平。除烦止渴，能润五脏，尤解酒毒。

枳椇子无毒。多食发蛔虫。

西 瓜

味甘性寒。止渴清热，利便醒酒，解暑除烦。

西瓜无毒。多食伤脾助湿，有寒湿者忌之。

石莲子

其品苦寒。专治噤口，除湿热，治浊淋，能清心以去烦，亦开胃而进食。

石莲子无毒。莲之黑而沉水者。无湿热而虚寒者勿服。

藕 节

性涩平。消瘀血，热毒解，吐衄疗。产后则血闷无虞，淋痢之诸证咸治。

藕节无毒。

荷 叶

性平味苦。主于轻宣，升脾胃之陷阳而止利，发豆疮之倒魇而成浆；能散宿血而治吐衄，愈崩淋以及产瘀。

荷叶无毒，升散消耗，虚者禁之。

姜 汁

其质润而辛温，治噎膈与反胃，能救暴卒，尤利开痰。

马齿苋

酸寒之质，功用厥彰，祛风杀虫，散血解毒。治诸淋疳痢、血癖恶疮，能滑产利肠、小儿丹毒。

马齿苋无毒。叶如马齿，有大小两种，小者入药，晒燥去茎，茎亦忌与鳖同食。

蒲公英

苦甘寒。化热毒、食毒，解肿核消。专治疔疮乳痈，亦为通淋妙品。

蒲公英无毒。叶如菁苣，花如单瓣黄菊，四时有花，花罢，飞絮断之，茎中有白汁。

鱼腥草

辛微寒。散热毒，断痁[2]疾，愈脱肛，可疗痈肿痔疮，亦敷恶疮白秃。

鱼腥草有小毒。

竹 笋

甘而微寒。利膈下气，化热爽胃，亦可消痰。

---

① 胪胀：即腹胀。

② 痁（shān 山）：疟疾。

竹笋无毒。冬笋、鞭笋较胜。

竹笋能损气。虚人食笋，多致疾也。小儿尤不宜食，最难化。

葫 芦

性甘滑而利水称良，治腹胀而黄肿亦当。

葫芦无毒。

冬 瓜

寒泻热，甘益脾。利二便，治消渴。多食而水肿以消，用子则补肝明目。

冬瓜无毒。

丝瓜络

性甘寒。通经脉，消浮肿，发痘疮。除风化痰，凉血解毒。疝痔肠风与痈疽并治，滑肠下乳共崩漏兼疗。

丝瓜无毒。

木 耳

其性甘平。能治五痔。五脏以利，肠胃能宣。

木耳有小毒。生古槐、桑树者良，柘树者次之。地耳甘寒明目，石耳甘平，明目益精。

谷 部

浮小麦

咸寒也，而虚汗盗汗无虞；性凉也，则劳热骨蒸可愈。

浮小麦无毒。即水淘浮起者，焙用。

麦 麸

甘寒，与浮麦同性，醋拌蒸熨。腰脚折伤，风湿痹痛，寒湿脚气，胃腹滞气，

互易至汗出并良。

糯 米

性甘而温。补脾益肺，收自汗，发痘疮，大便能坚，小便可缩。

糯米性黏滞难化，病人及小儿最宜忌之。凡素有痰热风病及脾病不能转输，食之最能发病成疾。

粳 米

禀天地中和之气，为补益气血之源。性甘而平，色白入肺。能利便而止渴，亦清热而除烦。

新米作食动气。

泔，古名米潘，第二次者，清而可用。清热止烦渴，利小便凉血。

粟

咸淡微寒。补气养肾，开脾胃，益丹田，利小便而称良，治反胃与热痢。

粱之小者为粟。

秫

甘微寒。治肺疟，去寒热，利大肠，或阳盛阴虚，或夜不成寐，或食鹅鸭而成癥，或下黄汁而妊娠，无不宜焉，赖有此耳。

粱米、粟米之黏者为秫。

刀 豆

温中下气，益肾归元，甘利胃肠，温止呃逆。

大豆黄卷

味甘性平。理胃消水，祛胀满而破妇人之恶血，疗湿痹而愈筋挛与膝痛。

黑大豆为蘖，牙生五寸长，便干之，名为黄卷。一法壬癸日，以井华水浸大

豆，俟生芽，取阴干。

陈廪米

淡平而甘，厥功良著。肠胃调而小便利，湿热去而烦渴消。

时珍曰：廪米年久，其性多凉，炒食则温。

红曲

甘温而燥胃消食，入营而破血活血。赤白下痢者良，产后恶露亦治。

红曲无毒。红入米心，陈久者良。酿酒则辛温有小毒。发肠风、痔瘘、脚气、哮喘、痰嗽诸疾。

脾阴虚胃火盛者勿用。能损胎。

金石部

铅

甘寒属肾。解毒坠痰，安神明目，杀虫乌发。

铅有毒。生山穴间。惟性带阴毒，不可多服，恐伤人心胃耳。解硫黄毒，煎汤服即解。

铁

辛平之品。镇心平肝，坠痰疗狂，消痈解毒。

铁有毒。畏磁石、皂荚。煅时砧上打落者名铁落，如尘飞起者名铁精，器物生衣者名铁锈，盐醋浸出者名铁华。时珍曰：大抵借金气以平木，坠下解毒，无他义也。

云母

色白味甘，入肺下气，能坚肌而续绝，治疟痢与痈疽，何虞身痹死肌，亦治中风寒热。

云母无毒。有五色，以色白光莹者为上。泽泻为使，恶羊肉。李之才曰：畏鲍骨、东流水。

白石英

甘辛微温，润能去燥。利小便，实大肠。咳逆而胸膈久寒，肺痿而吐脓为患。

白石英无毒。白如水晶者良。只可暂用，不宜久服。

水银

辛寒阴毒，功颛[1]杀虫。故外用则疮疥虮虫与疹瘘白秃可除；亦内施则绝孕堕胎，解金银[2]锡之毒。

水银有毒。从丹砂烧煅而出，得铅则凝，得硫则结。傅枣肉、人唾研则碎。散之在地者，以花椒末、茶末收之。畏磁石、砒霜。性滑重直入肉。

轻粉

辛冷而燥，杀虫、治疮，能祛痰涎，善入经络。

轻粉有毒，不可轻用。土茯苓、黄连、黑铅、铁酱、陈酱能治其毒。

粉霜功过略同。

银朱

惟辛温之气味，能破积而祛痰，疗疥癣而治恶疮，散结胸而杀虫虱。

银朱有毒。其性燥烈，能烂龈、挛筋。其功过与轻粉、粉霜同。

禹余粮

甘寒重涩，固下最良。入手足阳明之

---

① 颛：通"专"。专擅。

② 银：此后原衍一"银"字，据文义删。

血分，治咳逆寒热与烦满。血闭癥瘕可用，催生下痢亦宜。

禹余粮无毒。石中黄粉，生于池泽无砂者佳。时珍曰：石中有细粉如面，故曰余粮。弘景曰：凡用细研水飞取汁澄之。勿令有沙土也。

阳起石

咸而微温，大补肾命。阴痿精乏，子宫虚冷，固男女而咸宜；漏下崩中，水肿癥瘕，为妇之妙品。

阳起石无毒。出齐州阳起山，云母根也。虽大雪遍境，此山独无。以云头两脚鹭鹚毛色白、湿润者良。火煅醋淬七次，研粉水飞。亦有用烧酒、血脑升炼取粉者。桑螵蛸为使，恶泽泻、菌桂，畏菟丝子，忌羊血。

磁石

味禀辛咸，功尤补肾。是以通耳明目，愈肢节酸痛之周痹；抑将清热去烦，泪惊痫怔忡之宿疾。

磁石无毒。色黑能吸铁者真。火煅醋淬，研末水飞。或醋煮三日夜。柴胡为使，恶牡丹。

砒石

辛苦而酸，大热大毒。除哮截疟，大燥劫痰。外用则枯痔而杀虫，已炼名砒霜而尤烈。

砒石大毒。一名信实，生者名砒黄，炼者名砒霜。出信州，衡州次之。锡之苗也。畏羊血、冷水、绿豆。

石蟹

其性咸寒，解诸药毒。治青盲目翳，祛天行热疾。若用醋磨，能敷痈肿。

石蟹无毒。出南海，体质石也，而与蟹相似，细研水分。

凝水石

辛咸大寒，功专泻热。时邪热甚可用，口渴烦满为宜。

凝水石无毒。一名寒水石。盐精渗入土中，年久结成，清莹有棱，入水即化。亦名寒水石。

元精石

太阴之精，咸寒而降。具救阴助阳之用，有扶危拯逆之功。

元精石无毒。出解池通泰积盐处，咸卤所结，青白莹彻。片皆六棱者良。

硇砂

咸苦辛热，消食破瘀。治噎膈与癥瘕，消目翳与胬肉。

硇砂有毒。出西戎，乃卤液结成，状如盐块，置冷湿处即化，白净者良。水飞过醋煮，干如霜，刮下用。

热毒之性能烂五金。《本草》称其能化人心为血，亦甚言不可轻用也。

地水部

地浆

味甘性寒，解诸菌毒。泄痢赤白以瘥，腹热绞痛可解。治虫蛳入腹之患，醒中暍卒死之人。

地浆无毒。掘黄土地作坎，深三尺，以新汲水沃入搅浊，少顷取清用。并解一切鱼肉菜果之毒。

土部

孩儿茶

味苦涩，性微寒。化痰生津，清上膈

热，止血收湿，定痛收肌，涂金疮口疮及阴痔痔肿。

出南番，以细茶末纳竹筒埋土中，日久取出，捣汁熬成块，小而润者上，大而枯者次之。

禽兽虫鳞部

燕　窝

味甘淡平，专益于肺。养肺阴而化痰止嗽，补肺虚而清肃下行。胃气开，劳痢止。虚烦劳损之圣药，小儿痘疹著奇功。

可入煎药，须用陈久者，色如糙米者最佳。

燕窝脚，色红紫，功用相仿。性重能达下，微咸能润下，治噎膈甚效。

夜明砂

质禀辛寒，肝经血分。活血消积，目盲障翳称良；疟魃惊疳，干血气痛亦治。

夜明砂无毒。一名天鼠矢，蝙蝠屎也。食蚊砂，皆蚊眼，故治目疾。淘净焙，恶白薇、白蔹。

豭鼠屎

甘寒之品，功效胡彰。伤寒劳复以发热，男子阴易而腹痛。

两头尖者为雄鼠屎。

猬　皮

性苦平，治胃逆，消五痔，愈肠风、阴蚀共阴肿之疴，酒煮与末敷胥当。

猬皮无毒。煅黑存性，肉甘平，理胃气，治反胃，令人能食。煮汁饮，又治瘘。

原蚕砂

辛甘而温，炒黄浸酒。疗风湿之为病，愈肢节之不遂。炒热熨患处固良，酒调敷烂弦亦治。

原蚕砂无毒，蚕屎也。淘净晒干。原蚕蛾气热性淫，主固精强阳。

粪　蛆

治小儿疳疮①积，疗时病谵妄毒。

粪蛆寒无毒。漂净晒干，或炒或煅为末。

海　蛇

质性咸平，能消痰血。妇人则劳损常下无虑，小儿则风疾丹毒以祛。

海　参

甘温之性，大补肾经。消痰涎，摄小便，壮阳疗痿，愈痢杀虫。

海参无毒。产辽海者良。红旗街出者，更胜于绿旗街。有刺者名刺参，无刺者名光参。入药用大而有刺者佳。

龙　齿

性凉味涩，镇心安魂。大人之癫痫无虑，小儿之五惊咸愈。

龙齿无毒。酒浸一宿，水飞三度。或酒煮酥炙、火煅。

蛤　蚧

性秉咸平，功长补益。润肺而定喘止嗽，纳肾而益精助阳。肺痿咯血为宜，气虚血渴允当。

蛤蚧有小毒，出广南省，如蟾蜍，斑

---

① 疳疮：此后原衍"疳疮"二字，据文义删。

点如锦纹。雄为蛤，皮粗口大，身小尾细；雌为蚧，皮细口尖，身大尾小。雄雌相呼，累日乃交；两两相抱，捕者擘之，虽死不开。不论牝牡者，只可入杂药。口含少许，奔走不喘者真。药力在尾，凡用去头足，洗去鳞目、砂土及肉毛。酥炙或蜜炙，或酒浸焙。

蛇蜕

其性灵能辟邪，故治鬼魅蛊毒；其性窜而去风，故治惊痫重舌；性能杀虫，故治疥癣恶疮、疔肿痔漏；性惟善蜕，故治产难目翳、皮肤疮疡。

蛇蜕有小毒。用白色如银者，皂荚水洗净，或酒、或醋、或蜜浸炙，或烧存性，或盐泥固煅。

乌梢蛇

性甘平，去风湿，疗风瘙瘾疹癣疥，治风痹皮肤不仁。

乌梢蛇无毒。性善不噬物，眼光至死不枯。以尾细能穿百钱者佳。重七钱至一两者上，十两至一镒者中，大者力减。去头与皮骨，酒煮或酥炙。

蛤粉

味咸性寒，化痰定喘。治心痛而愈疝气，利小便而止遗精。积块与肿核齐消，白浊与带下并治。

蛤粉无毒。用蛤蜊烧煅成粉，不入煎剂。同香附末、姜汁调服治心痛。

蛤蜊肉咸冷，止渴解酒。

人 部

秋 石

觇性质之咸平，治虚劳之咳嗽。养丹田而安五藏，滋肾水而润三焦。去漏精白浊之虞，为降火滋阴之品。

秋石无毒。秋月取童便，每缸用石膏七钱，桑条搅澄，倾去清液，如此三次，乃入秋露水搅澄，如此数次，滓秽净，咸味减。以重纸铺灰上晒干，刮去在下重浊，取轻清者为秋石。世医不取秋时，杂收人尿，以皂角水澄晒，为阴炼，尽失于道，安能应病。况经火炼，性却变温耶！

煎炼失道、多服误服，反生燥渴之患。

人中黄

甘寒以入胃经，泻热而清痰火。治阳毒发狂之证，免痘疹黑陷之虞。

人中黄无毒。用竹筒刮去青皮，纳甘草末于中，紧塞其孔。冬月浸粪缸中，至春取出洗，悬风处阴干取末。

伤寒非阳明实热，痘疮非紫黑干枯均禁。

初生脐带

解胎毒，敷脐疮。

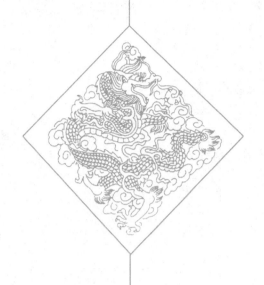

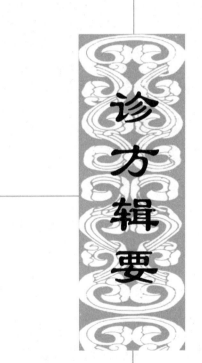

诊方辑要

内容提要

《诊方辑要》系丁甘仁当年门诊记录，由其学生整理而成。其内容经改编，又取名为《丁甘仁用药一百一十三法》。

全书包括内科、妇科、外科、杂症以及妇人外疡 5 类，共计 43 种常见病证的诊治要点以及处方用药。每一病证下详列各种常见的证型或证候，每一证型或证候项下列举相应的治法与处方，方下详具药物组成和用量用法，丁甘仁先生临证思辨过程跃然纸上，治法方药务尽其详。

本书总结了丁甘仁在内科、妇科、外科、杂症以及妇人外疡等科的临证处方用药经验，体现丁甘仁既崇尚经方之旨，又针对临床具体病证灵活用药的思辨特点，对临床医师临证诊病处方用药有重要指导意义，值得揣摩研读。

本次整理，是在 1978 年上海第五钢铁厂医务室铅印本的基础上，参合他本，校订成书。

诊方辑要目录

一、内科①

感　冒②

感冒外邪，形寒身热，头痛胸闷，咳嗽泛恶，脉来浮滑。先与疏邪化痰。

大豆卷三钱　赤苓三钱　薄橘红一钱　生姜三片　荆芥穗一钱五分　炒枳壳一钱五分　炒六曲三钱　嫩前胡二钱　粉桔梗一钱　象贝母三钱

虚体冒邪，乍有寒热，胸闷纳少。先宜疏解。

川桂枝一钱五分　赤茯苓三钱　嫩前胡二钱　葱白头二钱　大白芍三钱　生枳壳一钱五分　象贝母三钱　荷叶一角　紫苏梗三钱　粉桔梗一钱　薄橘红一钱

虚体冒邪，营卫不和，形寒身热，胸闷纳少。先与疏解宣化。

金钗斛三钱　赤茯苓三钱　光杏仁三钱　荷叶一角　紫苏梗三钱　生枳壳一钱五分　象贝母三钱　嫩前胡二钱　粉桔梗一钱　白通草五分　炒荆芥一钱五分　橘皮络各一钱五分

临晚寒热，神疲乏力，营卫两虚，外邪易受。宜调营达邪。

川桂枝一钱五分　云茯苓三钱　嫩前胡二钱　生姜三片　炒白芍三钱　光杏仁三钱　象贝母三钱　红枣五枚　酒黄芩一钱五分　清炙草一钱　薄橘红一钱

劳倦感邪，形寒纳少，两足酸楚。和营达邪治之。

川桂枝一钱五分　云茯苓三钱　焦谷芽三钱　生姜三片　大白芍三钱　陈广皮一钱五分　省头草③三钱　红枣五枚　炙草八分　西秦艽三钱　桑寄生三钱

湿热内阻，风寒外束，头胀胸闷，寒热不清，遍体骨楚。宜以疏化。

大豆卷三钱　赤苓三钱　炒六曲三钱　生姜三片　炒荆芥一钱五分　炒枳壳一钱五分　省头草三钱　荷叶一角　紫苏梗三钱　粉桔梗一钱　法半夏三钱　嫩前胡二钱

温　病

暑温十一日，而有汗身热不解，口干苔黄，脉来濡数。宜以清宣。

香青蒿三钱　赤苓三钱　炒六曲三钱　白茅根五钱　炒山栀三钱　炒竹茹三钱　川通草八分　鲜荷梗一两　嫩前胡二钱　鲜佩兰三钱　生枳壳一钱五分　鲜藿香四钱

伏暑秋邪挟滞，寒热头胀，胸闷泛恶，大便溏泄，病势非轻。急宜疏邪分利。

大豆卷三钱　赤猪苓三钱　炒六曲三钱　鲜荷叶一角　炒山栀皮三钱　藿苏梗三钱　陈香薷一钱五分　仙半夏三钱　佩兰叶三钱　嫩前胡二钱　炒车前子三钱　制川朴八分　姜竹茹三钱

外感秋邪，内停湿滞，寒热往来，口渴不欲饮水，大便溏薄，小便短赤，胸闷纳少，舌苔白腻，脉来濡数。先宜疏太阴之邪，化阳明之湿。

嫩前胡二钱　仙半夏三钱　生枳壳一钱五分　赤苓三钱　鲜荷叶一角　淡豆豉三钱　光杏仁三钱　生苡仁四钱　川通草八分　紫苏叶三钱　象贝母三钱　炒六曲三钱

秋温冬发，身热晚甚，胸闷口干，舌苔灰黄，脉来虚数。急宜清解。

淡豆豉三钱　朱茯神三钱　光杏仁三钱　白茅根五钱　炒山栀三钱　生枳壳一钱五分　象贝母三钱　嫩前胡二钱　粉桔梗一钱　炒竹茹三钱　冬桑叶三钱　连翘壳三钱　白通

---

① 内科：此级序号及标题后加。
② 感冒：此级标题后加。
③ 省头草：即佩兰。

草八分

胃阴已伤，湿热未楚，内热口燥，不便不饥，临晚气升，脉小数，苔黄边绛。宜清解肺胃，以化湿热。

原钗斛三钱　抱茯神三钱　象贝母三钱　生梨皮五钱　天花粉三钱　福橘络一钱　冬瓜子三钱　嫩白薇四钱　炒竹茹三钱　枇杷叶三钱，包

冬温伏邪，蕴袭少阳，寒热晚甚，胸闷咳嗽。宜和解化痰。

前柴胡各一钱五分　赤苓三钱　光杏仁三钱　冬瓜子三钱　法半夏三钱　炒枳壳一钱五分　象贝母三钱　酒黄芩一钱五分　苦桔梗一钱　冬桑叶三钱　紫苏梗三钱　炒竹茹三钱

春温伏邪，蕴袭肺胃两经，身热不清，胸闷咳嗽，苔腻、脉数。宜以辛凉疏解。

大豆卷三钱　赤苓三钱　光杏仁三钱　枇杷叶三钱，包　嫩前胡二钱　生枳壳一钱五分　象贝母三钱　冬桑叶三钱　粉桔梗一钱　炒竹茹三钱

温邪化火①，伤阴劫津，肝风内炽，神识不清，身灼热无汗，苔焦脉数，口渴欲饮，呓语妄言。素体阴亏，温邪乘虚内陷，由气入营，寇已深入，症势危险。急宜生津清热。

鲜石斛五钱　朱茯神三钱　竹叶卷心一钱五分　甘蔗汁一两，冲　鲜生地五钱　川贝母三钱　梨汁一两，冲　连翘壳三钱　带心麦冬三钱　天花粉三钱　京玄参三钱　金银花三钱

湿温两候，汗出身热不退，早轻暮②重，胸闷口干。防发白疹，先宜疏化。

嫩前胡二钱　赤苓三钱　川通草八分　鲜荷叶梗各适量　法半夏三钱　生枳壳一钱五分　净蝉衣一钱五分　酒黄芩一钱五分　鸡

苏散四钱，包　炒竹茹三钱　光杏仁三钱　清水豆卷三钱

温邪湿热，蕴于气分，有汗身热不解，胸闷泛恶，脉来浮滑而数，舌苔薄腻。先与疏邪化痰。

大豆卷三钱　赤苓三钱　象贝母三钱　甘露消毒丹三钱，包　嫩前胡二钱　生枳实一钱五分　晚蚕沙三钱，包　法半夏三钱　粉桔梗一钱　鲜佩兰三钱　光杏仁三钱　炒六曲三钱　姜竹茹三钱

湿温旬余，有汗身热不解，胸闷口渴，脉来濡数。湿与热合，蕴蒸气分。再宜清透淡渗。

净蝉衣一钱五分　连翘壳一钱五分　茯苓皮五钱　白茅根三钱　香青蒿三钱　法半夏三钱　川通草八分　炒竹茹三钱　炒山栀三钱　酒黄芩一钱五分　鲜佩兰三钱　青荷梗一根

湿温身热渐退，胸闷口干，纳少苔腻。湿热尚未清澈。再宜清宣，以靖余氛。

香青蒿三钱　茯苓皮五钱　象贝母三钱　鲜枇杷叶四钱，包　冬桑叶三钱　川通草八分　冬瓜子三钱　鲜荷叶一角　光杏仁三钱　六一散五钱，包　炒竹茹三钱

湿温十二天，身热晚甚，白疹隐隐，形瘦神疲，脉来濡郁而数。暑湿久郁，耗气伤阴。姑宜存阴清宣。

原钗斛三钱　茯苓皮五钱　天竺黄三钱　淡竹叶三钱　香青蒿三钱　益元散五钱，包　净蝉衣一钱五分　青荷梗一根　嫩白薇四钱　川贝母三钱　嫩钩钩三钱，后下

风湿热蕴袭肺胃两经，身热不清，痧疹满布。治宜清解。

净蝉衣一钱五分　茯苓皮五钱　光杏仁

----

① 温邪化火：《医集》本作"湿邪化火"。
② 暮：原作"薯"，据文义改。

三钱　青荷叶一角　炒牛蒡三钱　川通草八分　象贝母三钱　丝瓜络一钱五分　京赤芍三钱　薄荷叶一钱，后下　冬瓜子三钱　牡丹皮三钱

　　风温疫疠之邪，客于上焦，大头瘟肿红焮痛，内热口渴，舌绛脉细数。邪已化热伤阴，厥少之火上扰。姑宜普济消毒饮加味。

　　薄荷叶一钱，后下　甘中黄一钱五分　淡黄芩一钱五分　板蓝根三钱　炒牛蒡三钱　粉桔梗一钱　轻马勃五分　鲜竹茹三钱　鲜金斛四钱　连翘壳一钱五分　金银花三钱　羚羊片三分，研粉，吞　大贝母三钱　炙僵蚕三钱

咳　嗽

　　风燥郁肺，清肃不行，咳呛内热。姑宜祛风清金。

　　嫩前胡二钱　抱茯神三钱　炒蒌皮三钱　枇杷叶三钱，包　冬桑叶三钱　福橘络一钱　冬瓜子三钱　生梨一两，打汁冲　光杏仁三钱　炒竹茹三钱　丝瓜络一钱五分　象贝母三钱

　　形寒饮冷则伤肺，咳嗽气逆，苔白脉滑。宜以温肺化痰。

　　嫩前胡二钱　云茯苓三钱　炙紫菀一钱五分　生姜二片　老苏梗三钱　薄橘红一钱　炙款冬一钱五分　法半夏一钱五分　象贝母三钱　光杏仁三钱

　　伏风湿热酿痰，阻塞肺络，胁痛偏左，难于右卧，气逆咳嗽，脉来郁滑而数，苔薄腻。宜顺气化痰。

　　炙白苏子三钱　云茯苓三钱　川象贝各三钱　枇杷叶三钱，去毛，蜜炙，包　光杏仁三钱　薄橘红一钱　冬瓜子三钱　法半夏三钱　川郁金三钱　旋覆花三钱，包　嫩前胡二钱　炒蒌皮三钱　蜜炙冬花一钱五分

　　肺胃两虚，风邪未楚，咳嗽纳减，头眩乏力。先宜和胃清金。

　　稆豆衣三钱　抱茯神三钱　炒谷芽三钱　荷叶边一角　炒杭菊一钱五分　福橘络一钱　省头草三钱　冬桑叶三钱　象贝母三钱　冬瓜子三钱　光杏仁三钱

　　咳嗽数月，肾虚冲气上逆，肺虚痰热逗留。清上实下主治。

　　大熟地四钱　泽泻三钱　川贝母三钱　核桃肉三枚　抱茯神三钱　女贞子三钱　瓜蒌皮三钱　莲子三钱　淮山药三钱　潼沙苑三钱　甜杏仁三钱　牡丹皮三钱　薄橘红一钱

　　风寒包热于肺，咳嗽音声不扬。仿金实不鸣①议治。拟祛风轻开。

　　净蝉衣一钱五分　抱茯神三钱　冬瓜子三钱　凤凰衣一钱五分　嫩射干一钱五分　光杏仁三钱　炙兜铃一钱五分　冬桑叶三钱　象贝母三钱　金果榄三钱　嫩前胡二钱　轻马勃五分

　　咳嗽痰腥，潮热口渴，脉数苔黄。风温湿热上蒸于肺，肺失肃降，防成肺痈。拟千金苇茎汤加味。

　　冬桑叶三钱　生甘草一钱五分　冬瓜子三钱　鲜苇茎一两　光杏仁三钱　苦桔梗一钱　桃仁泥三钱　金丝荷叶一角　川象贝各三钱　生苡仁三钱　牡丹皮三钱　枇杷叶三钱，包　瓜蒌皮根各三钱　鲜竹茹三钱

吐　血

　　肝胆火升，风燥郁遏，阳络损伤，痰红内热。姑宜清肃上焦，祛瘀生新。

　　冬桑叶三钱　茜草根三钱　川贝母三钱　鲜藕一两，打汁冲　牡丹皮三钱　侧柏炭三钱　甜光杏三钱　白茅根花五钱　紫丹参三钱　山茶花一钱五分　瓜蒌皮三钱　生石决五钱，先煎　鲜竹茹三钱　仙鹤草五钱

————————

　　①　鸣：原作"呜"，据《医集》本及文义改。

思虑过度，五志化热，引动龙雷之火上亢，阳络损伤，咯红内热，动则气急，脉来濡芤而数。舌薄腻，尖边光绛。久虑成损，姑宜育阴潜阳，清肺祛瘀。

南沙参五钱　茜草根三钱　甜光杏三钱　白茅根五钱　生石决五钱，先煎　川贝母三钱　福橘络一钱　白茅花一钱五分　牡丹皮三钱　瓜蒌皮三钱　炒竹茹三钱　鲜藕一两，打汁冲

风燥郁肺，阳络损伤，始而咽痛，继则咳嗽痰红。肺为娇脏，宜轻清彻其燥邪。

冬桑叶三钱　轻马勃五分　广橘络一钱　白茅花一钱五分　牡丹皮三钱　侧柏炭三钱　瓜蒌皮三钱　鲜枇杷叶五钱，去毛包　光杏仁三钱　山茶花一钱五分　生竹茹三钱　象贝母三钱

阳伤络损，血溢痰红，咳嗽气逆。仍宜降气祛瘀。气为血帅，气降则血自归经矣。

蜜炙苏子三钱　紫丹参三钱　川贝母三钱　鲜藕汁一两，冲　真新绛三钱　牡丹皮三钱　茜草根三钱　甜杏仁三钱　淮牛膝三钱　侧柏炭三钱　旋覆花三钱，包　山茶花一钱五分　生竹茹三钱

诊脉弦芤而数，舌尖绛，唇红，此五志之火，挟龙雷之火上升，逼血妄行，乃清道吐血，三天已有数盏，潮热口干。颇虑血涌狂吐，致生变端。急拟清营降火，祛瘀生新。

鲜生地汁二两　藕汁一两　清童便一两　陈京墨汁少量　参三七三分，研细末冲入四汁内隔汤炖温，缓缓服之。

脾肾两亏，肝火有余，去冬失血后，内热纳减，形瘦神疲，脉来细小无力，还虑成损，宜以培土生金。

潞党参三钱　云茯苓三钱　熟谷芽三钱　红枣六枚　炒淮山药三钱　陈广皮一钱五分　省头草三钱　清炙草一钱　稽豆衣三钱　生

熟苡仁各三钱

失血之后，咳嗽不止，形寒，脉细，苔白。阴分本亏，清润过度，反伤肺金，水冷金寒，清肃之令不得也。势虑成损，今拟甘温扶土，虚则补母之义。

潞党参三钱　云苓三钱　炙紫菀一钱五分　红枣六枚　炙甘草一钱　橘红络各一钱　炙款冬一钱五分　核桃肉三枚　淮山药三钱　甜光杏三钱　五味子七分　干姜一钱

疟　疾

伏邪湿热，蕴于募原，少阳不和，寒热日作，胸闷纳少。宜以和解化痰。

前柴胡各一钱五分　赤苓三钱　炒六曲三钱　荷叶一角　法半夏三钱　生枳壳一钱五分　光杏仁三钱　炒竹茹三钱　酒黄芩一钱五分　粉桔梗一钱　象贝母三钱　紫苏梗三钱

邪伏少阳，湿蕴阳明，寒热日作，胸闷纳少。宜以和解化痰。

炒潞党三钱　赤苓三钱　煨草果一钱五分　生姜三片　软柴胡一钱五分　广陈皮一钱五分　象贝母三钱　红枣四枚　姜半夏三钱　制川朴八分　光杏仁三钱　酒黄芩一钱五分

邪伏少阳，痰湿蕴于募原，间日疟，寒热八九次，纳谷不香。宜以扶正达邪，以化痰湿。

东洋参一钱五分　云茯苓三钱　煨草果一钱五分　生姜三片　软柴胡一钱五分　广陈皮一钱五分　酒常山三钱　红枣四枚　法半夏三钱　象贝母三钱　全当归三钱　酒黄芩一钱五分

寒热不清，入夜更甚，正虚邪伏，营卫不和。宜扶正达邪。

炒潞党三钱　云苓三钱　橘皮络各一钱五分　生姜三片　川桂枝一钱五分　大白芍三钱　象贝母三钱　红枣四枚　法半夏三钱　炙草一钱　白蒺藜三钱　酒黄芩一钱五分

疟疾止后，脾胃不和，纳少神疲，肢节酸楚。拟六君子煎加味。

炒潞党三钱　广陈皮一钱五分　砂仁壳一钱五分　生姜三片　云茯苓三钱　法半夏三钱　炒谷芽三钱　红枣六枚　炒白术三钱　煨木香一钱　省头草三钱　炙草一钱

疟疾间日而作，寒轻热重，伏暑郁于阳明，营卫循序失司。拟桂枝白虎汤加味，以桂枝领邪外出，以白虎直清阳明也。

川桂枝一钱五分　炙甘草一钱　象贝母三钱　荷叶一角　法半夏三钱　川黄芩一钱五分　连翘壳三钱　熟石膏一两　鲜竹茹三钱　金银花三钱

脾胃

劳伤营弱，脾胃不和，纳少肢倦。宜以和营调中。

全当归三钱　云苓三钱　熟谷芽三钱　嫩桑枝五钱　西秦艽三钱　广陈皮一钱五分　省头草三钱　资生丸三钱，包　稽豆衣三钱　白蒺藜三钱　象贝母三钱　炒杭菊一钱五分

脾不健运，胃不流通，纳谷欠香，神疲乏力。治宜调养和中。

炒潞党三钱　法半夏三钱　焦谷芽三钱　生姜三片　云苓三钱　炒仁壳一钱五分　省头草三钱　红枣四枚　生白术三钱　白蒺藜三钱　炒泽泻三钱　广陈皮一钱五分

脾胃不和，大便或结或溏。宜扶土和中。

生白术三钱　广陈皮一钱五分　诃子皮三钱　生姜三片　生苡仁三钱　炒白芍三钱　御米壳一钱五分　红枣四枚　云苓三钱　炙草一钱　炒淮山药三钱　炒扁豆衣三钱

脾肾阳虚，卫外失护，畏冷形寒。拟理中汤加味。

潞党参三钱　云苓三钱　生姜三片　川桂枝一钱五分　生白术三钱　炒干姜一钱五分　红枣四枚　炒白芍三钱　清炙草一钱　广陈皮一钱五分　鹿角霜一钱五分　法半夏三钱

纳谷渐增，大便燥结，脾不能为胃行其津液，输润于大肠也。拟养正和中。

炒潞党三钱　云苓三钱　焦谷芽三钱　生姜三片　生白术三钱　广陈皮一钱五分　省头草三钱　红枣四枚　清炙草一钱　炒白芍三钱　白归身三钱

泛吐清水，屡屡举发，胃有寒饮。宜以温药和之。

川桂枝一钱五分　淡干姜一钱五分　制香附三钱　佛手柑一钱五分　云苓三钱　淡吴萸一钱　沉香曲三钱，包　广陈皮一钱五分　姜半夏三钱　大砂仁一钱　佩兰叶三钱

痰饮

新寒引动痰饮，逗留肺胃，咳嗽气逆，屡次举发。脉滑，苔腻。治宜疏解化痰。

嫩前胡二钱　云苓三钱　炙紫菀一钱五分　冬瓜子三钱　炙白苏子三钱　光杏仁三钱　炙款冬一钱五分　枇杷叶三钱，包　仙半夏三钱　象贝母三钱　薄橘红一钱　旋覆花三钱，包

风邪引动痰饮，阻塞肺络，咳嗽气逆，动则更甚。先宜顺气化痰，肃降肺气。

炙白苏子三钱　云茯苓三钱　炙款冬花一钱五分　鹅管石五钱　光杏仁三钱　象贝母三钱　旋覆花三钱，包　核桃肉三枚　法半夏三钱　嫩白前二钱　五味子七分　干姜一钱　薄橘红一钱五分

咳嗽已久，屡次举发，肺胃两亏，痰饮逗留。治宜培土生金，顺气化痰。

淮山药三钱　法半夏三钱　川象贝各三钱　核桃肉三枚　抱茯神三钱　橘红一钱五分　炙款冬一钱五分　炙苏子三钱　清炙草一钱　旋覆花三钱，包　甜光杏三钱

肺脾肾三阴亏损，痰饮逗留，以致咳嗽气急，屡次举发，神疲乏力。恙延已久，杜根不易。先宜培土生金，顺气化痰。

炒潞党三钱　抱茯神三钱　法半夏三钱　五味子七分　炙白苏子三钱　淮山药三钱　薄橘红一钱五分　补骨脂三钱　甜光杏三钱　清炙草一钱　炙冬花一钱五分　旋覆花三钱,包　干姜一钱五分　核桃三枚

肺气不降，肾气不纳，脾多湿痰，随气上泛，咳嗽痰多，甚则气逆难以平卧，脉来弦滑。宜以扶土化痰，降气纳气。

代赭石四钱　苏半夏三钱　甜杏仁三钱　旋覆花三钱,包　薄橘红一钱五分　象贝母三钱　蒸白术三钱　炙款冬一钱五分　炙白苏子三钱　云茯苓三钱　五味子七分　干姜一钱　补骨脂三钱　核桃三枚

又方　云苓三钱　橘红一钱　旋覆花三钱,包　附子都气丸三钱,包　桂枝一钱五分　法夏三钱　补骨脂三钱　白术三钱　款冬花一钱五分　鹅管石五钱　炙草一钱　核桃三枚

痰饮哮喘，华盖汤。

蜜炙麻黄一钱五分　云苓三钱　炙桑皮五钱　光杏仁三钱　制半夏三钱　炙白苏子三钱　清炙草一钱　广橘红一钱　款冬花一钱五分

痰饮咳嗽有年，近加面浮肢肿，纳少溲短。此脾肾阳虚，不能通调水道，水谷之湿，泛滥横溢，肺不降气，肾不纳气。喘肿重症，治之非易，姑宜培土温肾以化湿。

高丽参三钱　云苓三钱　川桂枝一钱五分　生姜三片　生白术三钱　制半夏三钱　生熟苡仁各三钱　东垣正①水天真丹三钱,包　炙草一钱　薄橘红一钱　冬瓜皮子各三钱

按：此方亦可加肿胀门内。

肿　胀

风水泛滥，肺脾肃运无权，浑身浮肿，腹胀纳减，咳嗽气逆，脉来细小，舌光绛。拟五皮饮加味。

连皮苓三钱　猪苓三钱　枯碧竹冬瓜皮子各三钱　广陈皮一钱五分　泽泻三钱　光杏仁三钱　大腹皮三钱　地枯萝三钱　象贝母三钱　桑白皮四钱

脾虚木旺，水湿泛滥，腹胀肢肿，纳少呕恶，脉弦小而数，苔黄。宜健运分消。

连皮苓三钱　广陈皮一钱五分　枯碧竹三钱　小温中丸三钱,包　生白术三钱　大腹皮三钱　丝瓜络一钱五分　泽泻三钱　地枯萝三钱　冬瓜子皮各三钱　白蒺藜三钱

咳嗽气逆，腹胀足肿，脉细小。此乃土衰木乘，水湿泛滥。仍宜肃运分消。

炙白苏子三钱　大腹皮三钱　连皮苓三钱　淡姜皮五分　甜光杏三钱　炙桑皮三钱　生白术三钱　金匮肾气丸三钱,包　法半夏三钱　旋覆花三钱,包　炒泽泻三钱　薄橘红一钱　猪苓三钱　地枯萝三钱

咳嗽气急，面浮肢肿，脉来沉细，舌苔淡白。痰饮恋肺，肺不能通调水道，下输膀胱也。宜肃运分消。

炙白苏子三钱　法半夏三钱　炙草一钱　旋覆花三钱,包　光杏仁三钱　薄橘红②一钱　猪苓三钱　冬瓜子皮各三钱　川桂枝一钱五分　生白术三钱　泽泻三钱　连皮苓三钱　大腹皮三钱　象贝母三钱

木旺土衰，运化失常，气聚湿阻，腹胀如鼓，足肿气急，形瘦脉细。已成单腹，恐难挽回。

熟附片三钱　连皮苓三钱　生白术三钱

---

① 正：原作"不"，据《医集》本改。

② 红：原作"仁"，据文义改。

陈葫芦瓢四钱　炒干姜一钱五分　白蒺藜三钱　炒枳壳一钱五分　广陈皮一钱五分　地枯萝三钱　炙鸡内金三钱　大腹皮三钱　五谷虫三钱　泽泻三钱

脾阳不运，湿阴凝滞，腹肿胸闷，食入不舒，脉濡迟，苔腻。防成臌胀，急宜温运分消。

淡附片三钱　云茯苓三钱　范志曲三钱　陈葫芦瓢四钱　炒干姜一钱五分　广皮一钱五分　炙内金三钱　制川朴八分　泽泻三钱　地枯萝三钱　大腹皮三钱　冬瓜子皮各三钱　炒枳壳一钱五分

风　湿

风湿袭络，营卫不和，两足痹痛，不便步履。宜和营祛风，化湿通络。

川桂枝一钱五分　晚蚕沙三钱，包　丝瓜络一钱五分　生熟苡仁各三钱　京赤芍三钱　海风藤三钱　桑寄生三钱　西秦艽三钱　川独活各一钱五分　五加皮三钱　淮牛膝三钱

又方：全当归三钱　赤苓三钱　羌独活一钱五分　桑枝五钱　西秦艽三钱　海风藤三钱　五加皮三钱　大川芎一钱五分　晚蚕沙三钱，包　天仙藤三钱　淮牛膝三钱　宣木瓜一钱五分

如姜黄、桐皮等味俱可加入。

鹤膝肿痛，宜以和营消解。

全当归三钱　炙鳖甲三钱　川草薢三钱　桑枝五钱　西秦艽三钱　肥知母三钱　白茄根三钱　松节五钱　淮牛膝三钱　川独活一钱五分　木防己三钱　晚蚕沙三钱，包　陈木瓜一钱五分　络石藤三钱

历节风痛，此亦屡效之方。

熟石膏一两　木防己三钱　赤茯苓三钱　嫩桑枝五钱　川桂枝一钱五分　生苡仁五钱　京赤芍三钱　丝瓜络一钱五分　生甘草一钱五分　紫丹参三钱　晚蚕沙三钱，包

头痛甚者加羚羊角。

久年风痛，百药不效，服此方即愈。

生黄芪三钱　细生地三钱　西秦艽三钱　青防风一钱五分　玄参三钱　广陈皮一钱五分　生白术三钱　甘菊花三钱　云苓三钱　炙草一钱　嫩桑枝五钱　大地龙三钱

脚　气

湿从下受，脚气浮肿，不便步履。宜以化湿通络。

连皮苓三钱　广陈皮一钱五分　飞滑石四钱　嫩桑枝五钱　生熟苡仁各三钱　大腹皮三钱　川独活一钱五分　猪苓三钱　汉防己一钱五分　冬瓜子皮各三钱　泽泻三钱

始而足肿，继则胸闷呕恶，气粗喘逆，不能饮食。湿热由外入内，脚气冲心之重症。

仙半夏三钱　云苓三钱　川独活一钱五分　旋覆花三钱，包　广陈皮一钱五分　生枳壳一钱五分　光杏仁三钱　冬瓜子皮各三钱　左金丸一钱五分，分吞　大腹皮三钱　代赭石五钱　汉防己三钱　灶心土一两，包

泄　泻

寒暑湿滞，互阻肠胃，清不升而浊不降，以致腹痛泄泻，胸闷纳少，舌苔薄腻，脉来濡迟。先宜芳香化浊。

藿香梗三钱　猪茯苓各三钱　炒六曲三钱　生姜三片　广陈皮一钱五分　炒苡仁三钱　炒车前子三钱，包　灶心土一两，包　仙半夏三钱　炒扁豆衣三钱　煨木香一钱　制川朴八分　大腹皮三钱　春砂壳一钱五分

受寒停滞，脾胃升降失司，腹痛泄泻，胸闷泛恶。急宜温中化浊。

藿苏梗各三钱　云苓三钱　炒六曲三钱　生姜三片　广陈皮一钱五分　炒枳壳一钱五分　炒车前子三钱，包　仙半夏三钱　煨木香一钱　佩兰叶三钱　制川朴一钱　大砂仁一钱　炒防风一钱五分

久泻伤脾，形瘦纳减，脉来细小。势虑成损。姑宜扶土养正。

炒潞党三钱　广陈皮一钱五分　御米壳一钱五分　红枣四枚　云苓三钱　炒淮山药三钱　炒扁豆衣三钱　炒白术三钱　诃子皮一钱五分　焦谷芽三钱　炙草一钱

命火不足，健运失常，大便溏泄已久。宜益火扶土。

补骨脂三钱　云苓三钱　煨木香一钱　煨姜三片　煨益智仁三钱　广陈皮一钱五分　诃子皮一钱五分　红枣四枚　米炒白术三钱　清炙草一钱　御米壳一钱五分　炒潞党三钱

下　痢

暑湿滞郁于肠胃，腹痛泄痢，纳少溲赤。再宜和中化浊。

煨葛根三钱　炒黑防风一钱五分　佩兰叶三钱　荷叶一角　云苓三钱　炒六曲三钱　六一散五钱，包　广陈皮一钱五分　焦楂肉三钱　香连丸一钱，分吞　藿香梗三钱　炒车前子三钱，包

湿滞郁于肠胃，腹痛下痢，里急后重。宜和中涤肠。

煨葛根三钱　炒枳壳一钱五分　泽泻三钱　煨姜一钱五分　云苓三钱　炒六曲三钱　大砂仁一钱　陈红茶一钱　广陈皮一钱五分　焦楂炭三钱　香连丸一钱，分吞　制川朴六分　佩兰叶一钱五分

下痢赤白，依然不止，呕恶胸闷，脉数苔黄。暑湿郁于肠胃，清不升而浊不降也，已成噤口，恐难挽回。

炒条芩一钱五分　赤白苓各三钱　藿香梗三钱　柿蒂三钱　炒赤芍三钱　扁豆衣三钱　佩兰叶三钱　荷蒂三枚　香连丸一钱五分，分吞　银花炭一钱五分　石菖蒲一钱五分　广陈皮一钱五分　炒竹茹三钱　益元散五钱，包

下痢腹痛，赤白相杂，里急后重。此暑湿滞郁于肠胃，气机窒塞不宣。仿经旨通因通用法，拟洁古芍药汤出入①。

酒炒黄芩一钱五分　炙甘草五分　焦楂炭三钱　枳实导滞丸三钱，吞服　炒赤白芍各一钱五分　银花炭三钱　焦谷芽三钱　全当归二钱②　青陈皮各一钱　扁豆花二钱

按：此方为近年所发明，用之极效，幸勿忽视。加减法列下：热重者加黄连；痢色紫，属脾脏有寒者，加肉桂或炮姜；呕恶者，去炙草，加半夏、生姜；大便滞已净者，去导滞丸；如后重不爽甚者，加全瓜蒌、苁蓉；阴虚者，去导滞丸，用麻仁丸。

久痢次数略减，惟肛门坠胀。拟千金温脾汤加味，温化湿浊。

炒潞党参一钱五分　全当归二钱　制川军炭二钱　炙草八分　煨姜一片　熟附片一钱　大白芍二钱　云苓三钱　广皮一钱　陈红茶一钱　炒干姜一钱

脱　肛

气虚阴亏，脱肛有年。拟补中益气汤加味。

潞党参二钱　抱茯神三钱　炙升麻一钱五分　红枣三枚　炙黄芪二钱　广陈皮一钱　软柴胡一钱五分　生白术三钱　白归身二钱　大白芍二钱　清炙草八分　净槐米三钱

便　血

粪后便血已久，气阴两亏，脾脏受寒，不能统血也。拟归脾合黄土汤加味。

炒潞党参一钱五分　炒归身二钱　炙草八分　红枣三枚　云苓三钱　炒白芍二钱　阿胶珠二钱　灶心黄土一两，包　米炒於术三钱　炮姜炭一钱　广陈皮一钱

① 出入：原脱，上海中医学院油印本同，据《医集》本补。

② 二钱：《医集》本作"一钱"。

虚　损

阳虚则外寒，脾虚则便溏，脉来细小。宜以益卫气扶中土。

炙芪皮三钱　云苓三钱　川桂枝一钱　生姜一片　熟附片一钱　生白术三钱　炒白芍二钱　红枣三枚　炒潞党一钱五分　广陈皮一钱　炙甘草八分

虚寒虚热，咳嗽气急，脉来细数无力，且有歇止，苔白。气虚阴亏，痰饮逗留不化，已成损怯。

炙黄芪二钱　抱茯神三钱　甜杏仁三钱　核桃肉三钱　清炙草八分　法半夏一钱五分　川贝母一钱五分　潞党参一钱五分　冬虫夏草一钱五分　薄橘红一钱　炙冬花一钱五分　稻根须三钱

培养气血，柔肝通络。

潞党参一钱五分　白归身二钱　大熟地二钱　生姜一片　云苓三钱　大白芍二钱　广陈皮一钱　红枣三枚　生白术一钱五分　大川芎八分　厚杜仲一钱五分　炙草八分

中　风

外风引动内风，挟痰热上扰入络，口眼㖞斜，舌强言塞。势成类中，急宜熄风化痰。

生石决三钱，先煎　象贝母三钱　稽豆衣三钱　蝎尾一钱五分　煨天麻一钱五分　炙僵蚕三钱　甘菊花一钱五分　淡竹油一两，冲　牡丹皮二钱　炒竹茹一钱五分　嫩钩钩二钱，后下

口角㖞斜，颈项牵痛，左腿酸疼。外风引动内风，挟痰湿入络所致，类中之萌芽也。宜疏风化痰，宣通经络。

煨天麻一钱五分　大贝母三钱　橘皮络各一钱　蝎尾一钱五分　大川芎一钱　炙僵蚕三钱　炒竹茹一钱五分　嫩桑枝三钱　晚蚕沙三钱，包　白蒺藜三钱　嫩钩钩三钱，后下

西秦艽二钱

营阴素亏，肝风挟湿痰入络，右手足麻木不仁，不便步履，舌强，言语欠灵。类中之症，势属缠绵。郁①急宜和营祛风。

全当归二钱　法半夏一钱五分　象贝母三钱　桑枝三钱　紫丹参三钱　橘皮络各一钱　炙僵蚕三钱　指迷茯苓丸三钱，包　煨天麻一钱五分　炒竹茹一钱五分　陈胆星一钱五分　西秦艽二钱　丝瓜络一钱五分　淮牛膝三钱

舌强，言语模糊，半身不遂，阴虚风阳挟痰所致。仍宜养阴熄风，化痰通络。

南沙参三钱　抱茯神三钱　川贝母三钱　淡竹油一两，分冲　川石斛二钱　炒竹茹一钱五分　瓜蒌皮三钱　嫩桑枝三钱　生石决三钱，先煎　天竺黄一钱五分　炙僵蚕三钱　大麦冬三钱　远志肉一钱五分　嫩钩钩三钱，后下

不　寐

阴虚不受阳纳，阳亢不入于阴，心肾不交，彻夜不寐，内热口燥，脉象弦滑而数，舌苔薄黄。宜育阴潜阳，交通心肾。拟黄连阿胶汤加味。

川雅连五分　青龙齿三钱，先煎　玄参心一钱　川石斛二钱　鸡子黄二枚　清阿胶二钱，烊冲　炒枣仁二钱　天竺黄一钱　川贝母二钱　朱灯心二扎　朱茯神三钱　远志肉一钱五分　天花粉三钱　海蛤壳三钱　珠粉一分，吞

又方

南沙参三钱　珍珠母一两　柏子霜二钱　鲜莲子五钱　川石斛三钱　青龙齿三钱，先煎　夜交藤三钱　朱茯神三钱　酸枣仁二钱，炒　远志肉一钱五分　淮牛膝三钱

头眩眼花，纳减少寐，肝阳上扰，胃

---

① 郁：《医集》本无。疑为衍文。

失降和。宜以柔肝和胃。

太子参一钱五分　朱茯神三钱　川石斛二钱　荷叶边一角　大白芍二钱　炒枣仁三钱　柏子霜二钱　莲子三钱　稽豆衣三钱　法半夏一钱五分　夜交藤三钱　炒杭菊一钱　炒於术三钱　嫩钩钩三钱，后下

癫狂痰迷

肾阴不足，肝阳挟痰浊上蒙清窍，神志不宁，癫症屡发，精神疲倦。宜滋肾阴以柔肝木，安心神以涤痰热。

南沙参三钱　朱茯神三钱　天竺黄一钱五分　竹沥半夏一钱五分　川贝母二钱　珍珠母五钱　远志肉一钱五分　金器一具　青龙齿三钱，先煎　稽豆衣三钱　炒竹茹一钱五分　炒杭菊一钱

肝阳挟痰热上蒙，心神不安，谵语妄言，时时畏怯，癫狂之症也。宜清肝涤痰，以安心神。

南沙参三钱　朱茯神三钱　花粉三钱　淡竹油一两，分冲　紫丹参二钱　青龙齿三钱，先煎　天竺黄一钱五分　鲜石菖蒲一两　竹沥半夏一钱五分　生石决三钱，先煎　陈胆星一钱五分　小川连五分　川石斛二钱　炒竹茹一钱五分

头眩眼花，不时痰迷。肝阳挟痰，上扰清窍。宜以清肝涤痰。

生石决三钱，先煎　朱茯神三钱　天竺黄一钱五分　淡竹油一两，分冲　煨天麻一钱五分　法半夏一钱五分　远志肉一钱五分　青龙齿三钱，先煎　炒竹茹一钱五分　薄荷尖八分　南沙参三钱　炙僵蚕三钱　嫩钩钩三钱，后下

肾阴不足，肝阳上扰，头眩耳鸣，曾经痰厥。宜养阴柔肝，清泄化痰。

太子参一钱五分　抱茯神三钱　潼蒺藜三钱　莲子三钱　稽豆衣三钱　生石决三钱，先煎　川贝母二钱　炒杭菊一钱　女贞子三钱　炒竹茹一钱五分

心惊胆怯，神志不宁。肝火挟痰滞所致，姑宜平肝安神。

珍珠母一两，先煎　朱茯神三钱　远志肉一钱五分　朱灯心二扎　青龙齿三钱，先煎　炒枣仁三钱　天竺黄一钱五分　紫石英三钱，先煎　柏子霜二钱　川贝母一钱五分　川石斛三钱

肝　气

肝气上升，脾胃不和，胸脘不舒，食入饱胀。先宜抑木畅中。

炒白芍二钱　云茯苓三钱　焦谷芽一钱五分　佛手一钱五分　广陈皮一钱　制香附一钱五分　省头草三钱　越鞠丸三钱，包　白蒺藜三钱　春砂壳一钱　沉香曲一钱，包

肝气独旺，犯胃克脾，纳少腹胀，胸闷脘痛。宜以理气畅中。

白蒺藜三钱　云茯苓三钱　砂仁壳一钱　鲜佛手三钱　炒白芍二钱　广陈皮一钱　煅瓦楞三钱　川楝肉一钱五分　制香附一钱五分　毕澄茄一钱五分　延胡索一钱五分　沉香曲一钱

胸闷不舒，食入梗痛，脉弦涩，苔薄腻。此乃有形之食阻塞无形之气也。宜以理气畅中。

炒白芍二钱　云苓三钱　春砂花八分　上沉香三分，人乳磨冲　川楝肉一钱五分　全瓜蒌三钱　制香附一钱五分　煅瓦楞三钱　延胡索一钱五分　薤白头一钱　新会皮一钱　绿萼梅一钱　八月扎一钱五分

肝气横逆，犯胃克脾，脘腹作痛，痛引腿膝，子丑尤甚。宜以酸苦泄肝。甘以缓肝，肝和则气自和，不治痛而痛自止矣。

炙乌梅一钱　赤苓三钱　陈木瓜一钱　青橘叶一钱五分　炙甘草八分　制香附一钱五分　煅瓦楞三钱　大白芍二钱　砂仁壳一钱

毕澄茄一钱五分　川楝肉一钱五分　延胡索一钱五分

新寒引动厥气，脾胃不和，胸闷脘痛，纳谷不香。宜理气温通。

炒白芍二钱　云苓三钱　广木香八分　檀降香各三分　肉桂心四分　广陈皮一钱　法半夏一钱五分　生姜一片　川楝肉一钱五分　制香附一钱五分　煅瓦楞三钱　延胡索一钱五分　大砂仁八分，后下　毕澄茄一钱五分

肝气挟湿痰交阻，脾胃不和，脘痛吞酸。宜抑木畅中，佐入辛开苦降。

炒白芍二钱　茯苓三钱　制香附一钱五分　玫瑰花六分　姜半夏一钱五分　广陈皮一钱　砂仁壳一钱五分　左金丸一钱，分吞　姜竹茹一钱五分　白蒺藜三钱

梅核气渐舒，食入作梗。宜以柔肝理气。

法半夏一钱五分　云苓三钱　全瓜蒌三钱，打　鲜佛手三钱　紫苏梗二钱　广陈皮一钱五分　薤白头一钱　合欢花一钱五分　厚朴花八分　白蒺藜三钱　川贝母二钱　生姜一片

梅核气咽喉梗阻，咽饮不利，肝气上升，痰浊交阻。今拟代赭旋覆汤加味。

代赭石三钱，先煎　云苓三钱　全瓜蒌三钱，打　鲜佛手三钱　旋覆花一钱五分，包　新会皮一钱　薤白头一钱　玫瑰花六分　法半夏一钱五分　白蒺藜三钱　川贝母二钱　枇杷叶三钱，包

脘痛呕吐，不能纳谷，胸闷不舒，脉象弦滑，舌苔薄腻。此乃脾土薄弱，肝气横逆，痰饮内阻，气机失于宣通。拟平肝扶土，以化痰湿。

大白芍一钱五分　云苓三钱　上沉香三分　乌梅安胃丸三钱，包　广陈皮一钱　姜川连二分　白蒺藜三钱　制半夏一钱五分　淡吴萸二分　旋覆花一钱五分，包

肝　阳

风邪引动肝阳，上扰清空。形寒头痛，纳少泛恶。先宜祛风清泄。

炒黑荆芥一钱五分　抱茯神三钱　薄荷炭五分　荷叶边一角　稆豆衣三钱　福橘络八分　象贝母一钱五分　炒杭菊一钱　炒竹茹一钱五分　嫩钩钩三钱，后下　白蒺藜三钱

肝阳化风，上扰清空，形寒头痛，偏左鼻窒不通。宜以清泄。

稆豆衣三钱　抱茯神三钱　薄荷炭五分　生石决三钱，先煎　炒杭菊一钱　牡丹皮三钱　炒竹茹一钱五分　鲜荷叶一角　南沙参三钱　冬桑叶一钱五分　嫩钩钩三钱，后下　枇杷叶三钱，包

头眩眼花，宗气跳跃，血亏不能养肝，肝阳升腾无制。宜育阴潜阳，柔肝安神。

南沙参三钱　朱茯神三钱　大白芍二钱　黑芝麻一钱五分　川石斛三钱　大熟地三钱　潼沙苑三钱　青龙齿三钱，先煎　左牡蛎一两，先煎　剪芡实三钱　牡丹皮一钱半　女贞子三钱　桑椹子三钱

肝阳挟痰上扰，头眩神疲，不时呕恶。宜清泄化痰。

稆豆衣三钱　抱茯神三钱　潼白蒺藜各三钱　荷叶边一角　炒杭菊一钱　竹沥半夏一钱五分　橘白络各一钱　大白芍三钱　煨天麻一钱五分　炒竹茹一钱五分　左牡蛎一两，先煎　嫩钩钩三钱，后下

虫　积

新寒引动虫积，腹痛纳少。先宜温化杀虫。

紫苏梗三钱　赤苓三钱　使君肉二钱　炒六曲三钱　广皮一钱　炒枳壳一钱五分　陈鹤虱一钱五分　开口花椒一钱　川楝肉一钱五分　大腹皮三钱　白雷丸三钱　延胡索

一钱五分

腹痛陡然而来，截然而止，此虫积也。痛甚则脉细肢冷，勿轻视之。急宜酸苦杀虫。

炙乌梅一钱　云苓三钱　使君肉一钱五分　开口花椒一钱　炒白芍三钱　广陈皮一钱　白雷丸三钱　川楝子一钱五分　陈鹤虱一钱五分　春砂壳一钱　延胡索一钱五分

疝 气

新寒引动厥气，挟湿交阻，始由偏疝起见。继则寒热不清，苔腻，脉紧滑数。先宜疏邪理气。

川桂枝一钱　赤苓三钱　台乌药一钱五分　枸橘一钱五分　炒白芍二钱　陈橘核一钱　泽泻三钱　川楝肉一钱五分　小茴香一钱　细青皮一钱五分　延胡索一钱五分

新寒引动厥气，挟湿热下注，疝气坠胀疼痛，胸闷气逆，防上冲之险。

柴胡梢一钱五分　赤苓三钱　路路通三钱　枸橘一钱五分　炒赤芍二钱　陈橘核一钱　两头尖二钱，包　荔枝核三钱，打　川楝子一钱五分　泽泻三钱　细青皮一钱五分　延胡索一钱五分

遗 精

肾阴不足，肝火入客下焦，遗泄频频。治宜滋肾固摄。

大生地三钱　山萸肉三钱　潼蒺藜三钱　白莲须三钱　牡丹皮二钱　左牡蛎五钱，先煎　花龙骨三钱，先煎　抱茯神三钱　金樱子三钱　福泽泻三钱　淮山药三钱　剪芡实三钱

遗泄频频，头眩心悸，皆由水亏不能涵木，肝火肝阳易动所致。宜育阴潜阳，交通心肾。

大生地三钱　左牡蛎五钱，先煎　炒知母三钱　白莲须三钱　牡丹皮二钱　青龙齿三钱，先煎　紫石英五钱，先煎　抱茯神三钱

明天冬三钱　潼蒺藜三钱　淮山药三钱　金樱子三钱　剪芡实三钱

癃 闭

湿火郁于下焦，小溲癃闭，少腹胀痛。急宜升清利湿。

川升麻一钱五分　赤苓三钱　川草薢三钱　鲜车前草一两　飞滑石三钱，包　炒山栀一钱五分　瞿麦穗三钱　通关滋肾丸四钱，包　生草梢八分　梗通草一钱　萹蓄草三钱

淋 浊

肝火挟湿热下注，小溲淋浊，溺时管痛。先与清利。

龙胆草一钱　赤茯苓三钱　生草梢八分　荸荠梗五钱　黑山栀一钱五分　细木通一钱　川雅连六分　条子芩一钱五分　飞滑石三钱，包　肥知母三钱　粉草薢三钱

又方

粉草薢三钱　赤苓三钱　炒山栀一钱五分　荸荠梗五钱　梗通草一钱　瞿麦穗三钱　牡丹皮三钱　石韦五钱　飞滑石三钱，包　萹蓄草三钱　车前子三钱，包　生草梢八分

血 淋

心移热小肠，逼血下注，小溲淋血，溺时管痛。先宜清利祛瘀。

鲜生地一两　赤苓三钱　当归尾二钱　鲜车前草五钱　细木通一钱　牡丹皮三钱　蒲黄炭一钱　藕汁一两，冲　小川连六分　炒山栀二钱　小蓟根三钱　生草梢八分　桃仁泥三钱　粉草薢三钱

热甚者，羚羊片、黄柏、知母均可加入。

又方

细生地三钱　嫩白薇三钱　生草梢八分　藕汁一两，冲　牡丹皮二钱　阿胶珠二钱　炒山栀一钱五分　茅根三钱　生白芍二钱

蒲黄炭—钱　杜红花—钱五分　玄武版三钱

续增虚损

阴虚则内热，阳虚则外寒，肺虚则咳嗽，脾虚则形瘦。脉象细弦而数，弦则为劳，数则病进，势已入损，恐难完璧。拟黄芪建中汤建立中气，宗经旨劳者温之，损者益之之意。

炙黄芪三钱　朱茯神三钱　甜杏仁三钱　生姜二片　川桂枝—钱　炙甘草—钱　广橘白—钱　红枣六枚　炒白芍二钱　淮山药三钱　生谷芽三钱　饴糖—两，分冲

二、妇科

调　经

新寒引动厥气，挟宿瘀交阻，经行腹痛，纳少泛恶。先与理气畅中。

紫苏梗三钱　赤苓三钱　绛通草八分　鲜佛手—钱五分　川楝肉—钱五分　杜红花—钱五分　两头尖二钱，包　延胡索—钱五分　砂仁壳—钱五分　佩兰叶—钱五分　制香附—钱五分

受寒挟宿瘀①停滞，少腹胀痛，经行忽止。宜以温营通经。

川桂枝—钱　赤苓三钱　春砂壳—钱五分　煨姜—片　炒白芍二钱　小茴香—钱　两头尖二钱，包　川楝肉—钱五分　台乌药—钱五分　杜红花—钱五分　延胡索—钱五分

经前腹痛，形寒纳少，苔腻，脉沉迟。风寒袭于冲任，营卫失于流通。再宜温经通络。

川桂枝—钱　云苓三钱　广艾绒—钱五分　青橘叶—钱五分　炒白芍二钱　制香附—钱五分　延胡索—钱五分　煨姜—片　淡吴萸八分　春砂壳—钱五分　制半夏二钱

血虚气滞，经事愆期，腰酸腹痛。宜和营理气。

全当归二钱　云茯苓三钱　淮牛膝三钱

姜—片　紫丹参三钱　生香附—钱五分　杜红花—钱五分　红枣三枚　小胡麻—钱五分　春砂壳—钱五分　广艾绒—钱五分　广陈皮—钱五分

经事愆期，腹内隐痛，冲任不足，肝脾气滞。拟《金匮》温经汤加味。

当归二钱　茯苓三钱　麦冬三钱　姜—片　白芍二钱　炙草—钱　半夏—钱五分　枣三枚　川芎—钱　丹参三钱　丹皮二钱　阿胶二钱，烊冲　桂枝—钱五分　吴萸八分

经后腹痛且胀，饮食减少。肝脾气滞，宿瘀未楚。宜以和营祛瘀，理气畅中。

全当归二钱　川楝肉—钱五分　云苓三钱　佛手—钱五分　紫丹参三钱　延胡索—钱五分　制香附—钱五分　紫苏梗三钱　台乌药—钱五分　春砂壳—钱五分

血虚有热，肝脾气滞，经行淋漓。拟荆芩四物汤加味。

炒条芩—钱五分　生地炭三钱　侧柏炭三钱　鲜藕—两　炒荆芥—钱五分　小胡麻—钱五分　牡丹皮二钱　白归身二钱　嫩白薇三钱　陈棕炭三钱　大白芍二钱

经事淋漓，腰酸带下，腹痛隐隐。冲任亏损，带脉亦虚，肝脾气滞。宜以调养固摄。

白归身二钱　云苓三钱　淮山药三钱　藕节二枚　大白芍二钱　炒黑荆芥八分　生苡仁三钱　威喜丸三钱，包　生地炭三钱　炒条芩—钱　制香附—钱　阿胶珠二钱

肝脾两亏，藏统失司，经事淋漓，腰腹疼痛，脉来细涩，苔薄腻。症势非轻，姑宜养营理气。

炒白芍二钱　云苓三钱　炒黑荆芥—钱五分　藕节炭三钱　清炙草—钱　广陈皮—钱五分　炒条芩—钱五分　稽豆衣三钱　制香附—钱五分　陈棕炭三钱　炒杭菊—钱

---

① 瘀：原作"於"，据文义改。

五分

崩漏不止，少腹坠胀作痛。肝虚不能藏血，脾虚不能统血。拟归脾汤加味。

潞党参三钱　抱茯神三钱　炒枣仁三钱　藕节炭一钱五分　炙黄芪三钱　广陈皮一钱五分　厚杜仲三钱　陈棕炭三钱　甜冬术三钱　白归身二钱　阿胶珠二钱　清炙草八分

停经两月，崩血两次，胸闷气升，纳少头眩。血亏不能养肝，肝气肝阳上升，脾胃升降失司也。

大白芍二钱　抱茯神三钱　青龙齿三钱，先煎　荷叶边一角　川石斛三钱　炒枣仁三钱　橘白络各一钱　藕节三枚　稽豆衣三钱　左牡蛎一两，先煎　嫩白薇三钱　炒杭菊一钱五分

妊　娠

经居五旬，纳少泛恶，头眩神倦，脉来弦滑。恶阻之象。

炒荆芥一钱五分　云苓三钱　熟谷芽三钱　姜竹茹一钱五分　广陈皮一钱　炒枳壳一钱五分　省头草三钱　鲜佛手三钱　法半夏一钱五分　砂仁壳一钱　炒杭菊一钱五分

经居四旬，胸闷泛恶，形寒内热，脉来弦滑，妊娠恶阻之象。拟保生汤加味。

制香附一钱五分　茯苓三钱　炒谷芽三钱　荷叶一角　春砂壳一钱　广皮一钱　佩兰叶二钱　佛手一钱五分　炒黑荆芥一钱五分　半夏一钱五分　炒竹茹一钱五分　紫苏梗一钱五分

怀孕五月，忽然流红，腰酸腹痛，防其半产。急宜养血保胎。

白归身二钱　抱茯神三钱　厚杜仲三钱　桑寄生三钱　大白芍二钱　生白术三钱　川断肉三钱　红枣三枚　生地炭三钱　炒条芩一钱五分　广陈皮一钱　阿胶珠二钱

三、外科

痈　疽

风火痰热，蕴结太阳之络，脑后发漫肿疼痛，寒热不清。拟荆防败毒散加味。

荆芥穗一钱五分　生草节一钱　大贝母三钱　万灵丹一粒，研吞　青防风一钱五分　粉桔梗一钱　炙僵蚕三钱　薄荷叶一钱，后下　大川芎一钱　京赤芍二钱　炒牛蒡二钱　连翘壳一钱五分

盘[1]颈痰破溃，脓水甚多，四围肿痛。姑拟和营托毒。

全当归二钱　云苓三钱　广陈皮一钱五分　青橘叶一钱五分　京赤芍二钱　生草节一钱　大贝母三钱　紫丹参三钱　粉桔梗一钱　炙僵蚕三钱　牡丹皮三钱　生香附一钱五分　丝瓜络一钱五分

流痰已久，势将破溃。治宜温托。

生黄芪三钱　全当归二钱　云茯苓三钱　嫩桑枝三钱　青防风一钱五分　紫丹参三钱　大贝母三钱　生草节一钱　川桂枝一钱　生白术三钱　炙僵蚕三钱　炒赤芍二钱　广陈皮一钱五分　鹿角霜一钱

搭背腐溃，脓水不多，再予补托。

生潞党三钱　全当归二钱　云苓三钱　红枣三枚　生白术三钱　大白芍二钱　大贝母三钱　生甘草一钱　紫丹参三钱　广陈皮一钱五分

附骨流注，漫肿疼痛，不便步履。拟阳和汤加味。

净麻黄二分五厘　炮姜炭八分　广陈皮

---

① 盘：原作"盎"，据文义改。

一钱　鹿角胶二钱,酒化　大熟地五钱,二味同捣　白芥子二钱,炒　生甘草一钱　嫩桑枝三钱　肉桂心五分　云茯苓二钱　全当归二钱　炙乳没各八分

外疡成漏,已经有年,近来寒热晚甚,已有两月,形瘦神疲,脉来濡软。阳虚不能外护,阴虚失于内守,脾胃生气不振,势虑成损。

炙黄芪三钱　川桂枝一钱　云茯苓三钱　姜一片　青蒿梗一钱五分　大白芍二钱　广陈皮一钱　红枣三枚　炙鳖甲三钱　清炙草一钱　全当归二钱

暑令疡疖甚多,寒热晚甚。治宜清化。

净蝉衣一钱五分　生草节一钱　飞滑石三钱,包　夏枯花一钱五分　京赤芍三钱　大贝母三钱　炒牛蒡一钱五分　淡竹叶一钱五分　金银花三钱　炙僵蚕三钱　淡黄芩一钱五分　连翘壳一钱五分

四、杂症

流　火

湿火下注,右足流火肿痛,不便步履。急宜清解。

晚蚕沙三钱,包　生草节一钱　茯苓皮五钱　炒竹茹三钱　京赤芍三钱　忍冬藤三钱　大贝母三钱　嫩桑枝三钱　炒条芩一钱五分　连翘壳一钱五分　冬瓜子皮各三钱　飞滑石三钱,包

血　燥

血虚生热生风,左手掌枯燥作痒。治风先治血,血行风自灭也。

细生地三钱　小胡麻一钱　地肤子三钱　桑枝三钱　牡丹皮二钱　肥玉竹三钱　豨莶草三钱　丝瓜络一钱五分　京赤芍二钱　茯苓皮三钱　大川芎一钱　制首乌三钱

湿　疮

风湿热蕴,袭脾肺两经,肌肤湿疮,浸淫痒痛。治宜清化。

净蝉衣一钱五分　茯苓皮三钱　大贝母三钱　绿豆衣三钱　牡丹皮二钱　川通草一钱　忍冬藤三钱　冬瓜皮三钱　京赤芍二钱　六一散三钱,包　连翘壳一钱五分

横　痃

痰湿瘀凝,营卫不从,横痃肿硬疼痛,寒热不清。宜以疏散消解。

荆芥穗一钱　生草节五分　大贝母一钱五分　嫩桑枝三钱　青防风一钱　桃仁泥二钱　炙僵蚕一钱　炙乳没各一钱　当归尾一钱五分　杜红花一钱　炙甲片一钱五分　京赤芍二钱　泽泻三钱　皂角针一钱五分

下　疳

袖口疳已久,四围肿痛,小溲挟浊。仍拟二子消毒饮加味。

荆芥穗一钱　生草节五分　大贝母一钱五分　仙遗粮三钱　青防风一钱　金银花二钱　炙僵蚕一钱　青麟丸三钱,包　净蝉衣五分　连翘壳一钱五分　飞滑石三钱　光杏仁三钱　皂荚子一钱五分

湿火下注,遗毒逗留下部,腐烂作痒。宜以清化。

龙胆草八分　小川连三分　六一散三钱,包　淡竹叶一钱五分　黑山栀一钱　金银花三钱　肥知母一钱五分　牡丹皮三钱　连翘壳一钱五分　川黄柏二钱　京赤芍二钱　粉萆薢三钱　细木通一钱

广痘①满布,肩胛酸痛,咽痛蒂坠。

----

① 广痘:即梅毒,又名广疮、杨梅疮。因其最早是由在印度的葡萄牙商人经广东传入中国而得名。

再与解毒通络。

净蝉衣一钱　生草节一钱　忍冬藤三钱
桑枝三钱　炒牛蒡二钱　粉桔梗一钱　连翘
壳一钱五分　丝瓜络一钱五分　光杏仁三钱
轻马勃五分　京赤芍三钱　大贝母三钱　炙
僵蚕三钱　西秦艽一钱五分

广痘满布，肩胛痠痛，余毒湿热，逗
留经络。再予疏透。

全当归二钱　片姜黄一钱五分　京赤芍
二钱　嫩桑枝三钱　西秦艽三钱　海桐皮三
钱　净蝉衣一钱五分　丝瓜络一钱五分　大川
芎一钱　威灵仙三钱　炒牛蒡一钱五分　指
迷茯苓丸三钱，分吞　晚蚕沙一钱五分，包

咽　喉

厥少之火上升，风热之邪外乘，喉风
肿痛，妨于咽饮，脉来郁滑而数。宗经旨
火郁发之，结者散之之意。

薄荷叶六分　生甘草一钱　连翘壳一钱
五分　淡竹叶一钱五分　炒牛蒡一钱五分　粉
桔梗一钱　大贝母三钱　金锁匙八分　净蝉
衣一钱五分　嫩射干八分　炙僵蚕三钱　白
茅根三钱　淡豆豉三钱　轻马勃五分　挂金
灯三钱

风温时气之邪，蕴袭肺胃两经，形寒
身热，咽痛白点，妨于咽饮。急宜辛凉
清解。

淡豆豉三钱　生甘草一钱　连翘壳一钱
五分　淡竹叶一钱五分　炒山栀皮一钱五分
粉桔梗一钱　大贝母三钱　薄荷叶八分，后下
嫩射干八分　炙僵蚕三钱　炒牛蒡三钱　轻
马勃五分　挂金灯三钱

痧布身热未退，咽喉肿痛白腐。温邪
化火，蕴蒸肺胃，还虑增变，姑与清解。

淡豆豉三钱　甘中黄一钱　连翘壳一钱
五分　淡竹叶一钱五分　炒山栀一钱五分　粉
桔梗一钱　大贝母三钱　白茅根三钱　薄荷
叶八分，后下　山豆根一钱五分　炙僵蚕三钱

炒牛蒡二钱　轻马勃五分　金银花二钱

身热渐退，痧疹渐化，咽痛白点，口
干舌绛。痰火蕴蒸肺胃两经，再宜育阴
清降。

鲜石斛三钱　甘中黄一钱　连翘壳一钱
五分　淡竹叶一钱五分　京玄参三钱　粉桔
梗一钱　象贝母三钱　鲜茅芦根各五钱　薄
荷叶八分，后下　轻马勃五分　川通草五分
冬桑叶一钱五分

喉痹碎痛，咽饮不利，形瘦脉细。水
亏火旺，土不生金，已成损怯，恐难
挽回。

大麦冬三钱　抱茯神三钱　川贝母三钱
凤凰衣一钱五分　京玄参三钱　淮山药三钱
瓜蒌皮二钱　猪肤一两　生甘草一钱　白扁
豆衣三钱　甜光杏三钱

舌

心火挟热毒，热蒸舌根，腐烂掀痛。
拟泻心导赤汤加味，引火下趋。

鲜生地五钱　小川连六分　金银花三钱
淡竹叶一钱五分　细木通一钱　京玄参三钱
连翘壳一钱五分　活芦根三钱　生甘草一钱
薄荷叶八分，后下　象贝母三钱

舌岩已久，项颈结核不消。心开窍于
舌，脾脉络舌旁，心经郁火上升，脾经痰
热凝结也。症属缠绵，再拟导赤汤加化痰
之品。

细生地三钱　潼①木通一钱　川贝母三
钱　淡竹沥一两，分冲　京玄参三钱　甘中
白二钱　瓜蒌皮二钱　灯心二扎　小川连八
分　合欢花三钱　川郁金二钱　生甘草一钱

口

阴虚，心脾积火上升，舌边碎痛。姑
宜导赤散加味，引火下趋。

---

① 潼：原作"童"，据文义改。

鲜生地五钱　小川连八分　连翘壳一钱
五分　淡竹叶一钱五分　细木通一钱　薄荷
叶八分，后下　飞滑石三钱，包　灯心二扎
生甘草一钱　京玄参三钱　大贝母三钱

头眩眼花，舌边碎痛。阴虚浮游之火
上升，中土已虚。再宜育阴潜阳，佐以
养胃。

大熟地三钱　炒白芍二钱　潞党参三钱
稻根须三钱　云苓三钱　清炙草一钱　生白
术三钱　炒淮山药三钱　稽豆衣三钱　广陈
皮一钱　煅牡蛎一两　炒杭菊一钱五分　川
石斛三钱

阳明湿火上蒸，牙疳腐烂，治宜
清降。

京玄参三钱　胡黄连八分　甘中黄八分
淡竹叶一钱五分　薄荷叶一钱，后下　金银花
三钱　连翘壳一钱五分　真芦荟一钱　粉桔
梗一钱　活贯众三钱　银柴胡一钱五分

阳明积火上升，走马牙疳，腐烂不
堪，渗血甚多，呃逆频频，脉郁数。危险
之症也，勉方冀幸。

犀角尖五分，磨冲　甘中黄一钱五分　京
玄参三钱　淡竹叶一钱五分　鲜生地五钱
薄荷叶八分，后下　真芦荟一钱　活芦根三钱
熟石膏一两　银柴胡一钱五分　粉桔梗一钱
胡黄连一钱　连翘壳一钱五分　活贯众三钱

鼻

肝火上升，骤犯肺火，鼻红屡发。治
宜育阴清降。

南沙参三钱　薄荷炭一钱　象贝母三钱
白茅根一两　大麦冬三钱　羚羊片五分　侧
柏炭三钱　白茅花三钱　冬桑叶二钱　山茶
花二钱　牡丹皮二钱　炒山栀二钱

肺有伏热，鼻疮碎痛。治宜清解。

京玄参三钱　生甘草一钱　大贝母三钱
枇杷叶三钱，包　薄荷叶八分，后下　粉桔梗
一钱　黑山栀二钱　活芦根三钱　淡黄芩一

钱五分　金银花三钱　肥知母三钱　川黄连
八分　连翘壳一钱五分　苍耳子三钱

目

目赤已久，甚则流血。肝火妄升，逼
血上行也。治宜清降。

鲜生地五钱　薄荷叶一钱，后下　冬桑
叶二钱　淡竹叶一钱五分　牡丹皮二钱　象
贝母三钱　甘菊花二钱　小川连六分　京赤
芍二钱　车前子三钱，包　夏枯花三钱　生
甘草一钱　谷精珠三钱　炒山栀一钱五分

目为肝窍，肝火上升，风热外乘，右
目红肿，胬肉突出。宜以清解。

荆芥穗一钱五分　京赤芍三钱　连翘壳
一钱五分　淡竹叶一钱五分　净蝉衣一钱五分
京玄参三钱　炒山栀一钱五分　夏枯头三钱
冬桑叶二钱　生石决五钱，先煎　淡黄芩一钱
五分　甘菊花二钱　象贝母三钱　青葙子
三钱

水亏不能涵木，木火上扰，始而目
赤，继则生翳，口角生疮。宜育阴清降。

鲜生地五钱　象贝母三钱　净蝉衣一钱
五分　淡竹叶一钱五分　京玄参三钱　谷精
珠三钱　冬桑叶二钱　生石决五钱，先煎　京
赤芍二钱　甘菊花三钱　牡丹皮三钱　青葙
子三钱　夏枯花三钱

耳

耳为肾窍，肾虚肝阳上扰，耳鸣屡
发。宜清上实下主治。

大生熟地各三钱　抱茯神三钱　女贞子
三钱　灵磁石五钱，先煎　牡丹皮二钱　左牡
蛎一两　桑椹子三钱　明天冬三钱　生白芍
二钱　潼蒺藜三钱　稽豆衣三钱　炒杭菊一
钱五分

肝火挟湿热上蒸，耳疳流水，耳鸣失
聪。宜清泄化湿。

稽豆衣三钱　茯苓皮三钱　鲜生地五钱

夏枯花三钱　甘菊花一钱五分　通草五分　冬桑叶二钱　鲜石菖蒲三钱　牡丹皮二钱　飞滑石三钱，包　连翘壳一钱五分　京赤芍二钱

　　肝火盛者可加黄芩、柴胡、山栀等。

五、妇人外疡

乳痈

　　肝不调达，胃热瘀凝，外吹乳痈，肿硬疼痛，寒热不清。宜疏邪消解。

　　荆芥穗一钱五分　青陈皮各一钱　忍冬藤三钱　青橘叶一钱五分　炒牛蒡三钱　全

瓜蒌四钱，打　连翘壳一钱五分　梅花点舌丹一粒，分吞　生甘草一钱　炙甲片三钱　大贝母三钱　京赤芍三钱　蒲公英一两　丝瓜络一钱五分

乳疬

　　肝郁不达，营卫不和，寒热屡发，纳谷不香，乳中结核，脉来弦滑。拟逍遥散加味。

　　全当归二钱　抱茯神三钱　生香附一钱五分　青橘叶一钱五分　大白芍二钱　生白术三钱　青陈皮各一钱五分　醋炒柴胡一钱五分　川贝母三钱　紫丹参三钱

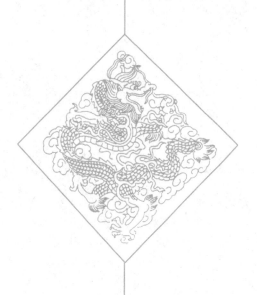

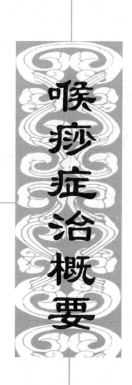

喉痧症治概要

内容提要

　　《喉痧症治概要》系孟河丁甘仁原著，其子丁仲英校正，书成于民国十六年（1927）。

　　书仅 1 卷，分作 11 篇。第一篇为总论篇，阐发时疫烂喉、痧麻、正痧、风痧、红痧、白喉的病因病机，辨析丹与痧之异同，强调时疫喉痧当与白喉区别，不容混淆。第二、第三篇载喉痧自订方 8 首、效方 8 首，各详其主治、配伍、药物炮制等。第四篇录验案 11 则。第五至七篇分别辑录邵琴夫、金保三等他人之论，于原文之后陈述己见。第八至十篇剖析喉痧症象，阐述喉痧辨治、护理宜忌及不治之症。第十一篇列要方 8 首，详其组成、用量，并附救治喉闭之刺法和急治法各一。

　　全书辨证以分气营为要务，分初、中、末三期，治法以汗、清、下为先后，内外兼治。集中反映了丁氏对喉痧病证的独到见解，对于喉痧的辨治颇有临床指导意义。

　　本次整理，以民国十六年孟河崇礼堂初刊本为底本，并参考多种版本，校订成书。

李　序

　　考喉痧一症，古无是病，亦无是书也。张石顽《医通》始列麻疹门，称手太阴足阳明蕴热所致，其症之危，有甚于痘者。虽未明言疫喉烂喉等症，要为喉痧书之滥觞。叶香岩《医案》称雍正癸丑以来有烂喉痧，投以犀、羚、芩、连、栀、膏之类，辄至不治，进解肌散表多有生者，此于烂喉痧症治，洵为精确，然又未闻有白喉之说也。至郑梅涧《重楼玉钥》辨明白喉，立养阴清肺方，而喉科治法始备。是症多发于北省，旋蔓延南方，尤以沪上为甚。机厂林立，烟煤熏蒸，实足酝酿喉症，症发难治，怒焉堪悯。孟河丁甘仁先生精岐黄，治喉症效更如神，悬壶海上三十余载。余与交最久，知最深。去夏先生归道山，冬沪滨各医团善堂，开会追悼。余略有演述，悼故人，亦叹医道之中衰也。先生著有《喉痧概要》一书，细别痧喉种类，察其在气在营，分初、中、末三期，施表、清、下诸法，集诸家之大成，作度人之金针，诚医林盛事也。今其令嗣仲英，将刊以行世，乞余序文。因略溯喉症之发源，并感近年喉症之盛行。先生逝矣，幸留是编，利济海内，是先生虽逝犹存也。

民国十六年丁卯孟冬月平书李钟珏谨序

夏 序

　　时疫喉痧，危险之症也，蔓延传染，贻害无穷。其原因于时疠温邪，吸自口鼻，内应肺胃，故治法与白喉不同。白喉忌表，误汗则殆；疫喉宜表，有汗则生，固不可不审慎也。孟河丁甘仁先生，予金兰友也，学术湛深，经验宏富，于疫喉一门研究有素，将其生平之学识，历年之经验，编成一书。是书大旨，辨症以分气营为要务，治法以汗、清、下为先后，议论正确，用药审慎，考古证今，堪称全璧。拜读之下，深获我心。讵料先生于去年遽归道山，我道顿失一柱石，甚可痛也。今其哲嗣仲英谱侄，箕裘克绍，亦有声于时，不忍以先人之手泽秘之枕中，拟付剞劂，以公诸世，固不第为后学之金针，亦病家之宝筏也。爰志数言，以弁其首。

　　　　　民国十六年岁在丁卯重九应堂弟夏绍庭序于椿萱草堂

张 序

名者，实之宾也。自来享盛名者，断无幸致，故曰实至则名归。孟河丁公甘仁，邃于医，行道沪上，垂四十年。虽妇人孺子，咸知先生名。余于壬戌，执教鞭于中医专校，始识先生。与之谈论，和蔼可亲，一望而知为有道之士。无何，余以事离沪。凡六载，而先生遽归道山。今春，承哲嗣仲英君招，命诸少君承授医学。是年秋，仲英君将以令先翁所著《喉痧证治概要》付剞劂，问序于余。余曰：中国医学之所以日见其衰颓者，非学识之不足也，患在无统系，无统系则不能提纲而挈领，探本而寻源。周秦以降，医皆分科，泰西医学，分门尤细。后世将内外二字，一人概括之。夫人之精神有限，学识有限，而病之千变万化，顾可以数十年之学习，遽能统为之治哉。壬寅春，喉疫盛行。时医狃于白喉忌表，一味滋降寒凉，死者无数。而不知喉痧由于风火不郁于肺胃，痰热不积于阳明，宜辛凉疏解，透毒化痰也。先生亟为校正，一面凭其心得，用方药以活人；一面厘订专书，训后学以正谬。其功岂浅鲜哉？忆余于乙卯岁，会辑杨龙九《囊秘喉书》，刊于《绍兴医报》，为社会所许。近阅斯篇，则专详喉痧，辨别详细，言言金玉，字字珠玑。先刊于《中医杂志》，已为社会重视，今订单本，我又知其必纸贵洛阳也。从兹先生之名，永不朽矣，要皆实至而名归耳。后之学者，勉乎哉！

时在民国十六年丁卯岁冬月海虞张谔汝伟谨撰

126

王　序

　　咽喉方寸之间，饮食由是而进，呼吸由是而转。一日不进食则饥，呼吸有窒碍则病起。古谓事之重要者曰扼其咽喉，喉之为义大矣哉。经云：咽主地气，喉主天气；咽通于胃，喉通于肺。咽喉为肺胃之门户，而肺胃又各有其气化。每逢气候乖常，风寒燥火之邪袭于肺胃，酿成重险之喉痧，其势最紧急，其病易传染。因斯毙命者，不可胜计。推厥原由，皆因医者不明病源治法，以至于此。呜呼，人生实难，误死堪悲。医之存心，宜宏其恻隐之量，摅其济世之怀，好行其德，庶乎不愧为医。丁师甘仁，精擅内外喉科，经其治愈疑难之症，奚啻万千，而于喉痧症治，有独到之秘。今哲嗣仲英君，刊印师著《喉痧症治概要》一书，理法且详，功效神妙。已刊登《中医杂志》第一期，风行远近，今以单本发行，有裨于喉痧之治疗者，功德靡涯。我师济世之心，固可垂诸不朽，而仲英君扩充其济世之量，所谓克绍箕裘，得传家学云云，故不足以彰其美也。然吾尤有言者，著书难，读书亦不易。丁师之论喉痧，活法也。倘读者不善体会，以阴虚白喉为疫喉，以阳明实热为喉痧，施以清解之剂，若此者，似是而非，必致贻误苍生。丁师固不任其咎，且负仲英君刊是书之初旨矣。是为序。

　　　　　　民国十六年岁次丁卯秋月门人皖歙王一仁拜撰

喉痧症治概要目录

时疫烂喉、痧麻、正痧、风痧、红痧、白喉总论

时疫喉痧，由来久矣。壬寅春起，寒暖无常，天时不正，屡见盛行。予临诊二十余年，于此症略有心得，爰述其大概，与同志一商榷之。凡痧麻种类甚多，有正痧，有风痧，红痧。惟时疫喉痧为最重，传染迅速，沿门阖境，竟有朝发而夕毙，夕发而朝亡者，暴厉夭札，殊深浩叹。业是科者，当谨慎而细察，悉心而辨治焉。如幼时初次出痧，谓之正痧。因胎中有伏热，感时气而发，寒热咳嗽，烦闷泛恶，咽喉或痛或不痛，即有咽痛，亦不腐烂，此正痧之病形也。夏秋时之红痧、风痧，初起时寒热骨痛，胸闷呕恶，舌苔白腻，外热极重，而里热不盛，咽喉不痛，或咳嗽，或不咳嗽，此红痧、风痧之病情也。其病源良由夏受暑湿，秋感凉邪，郁于太阴阳明。太阴者肺也，阳明者胃也，肺主皮毛，胃主肌肉，邪留皮毛肌肤之间，则发为红痧、风痧。凡痧子初发时，必有寒热咳嗽，胸闷泛恶骨痛等证。揆度病因，盖外邪郁于腠理，遏于阳明，肺气不得宣通，胃气不得泄越也。必用疏散之剂，疏表解郁，得汗则痧麻透，而诸症俱解，此治正痧、风痧、红痧之大略也。独称时疫烂喉丹痧者，何也？因此症发于夏秋者少，冬春者多，乃冬不藏精[①]，冬应寒而反温，春犹寒禁，春应温而反冷。经所谓非其时而有其气，酿成疫疠之邪也。邪从口鼻入于肺胃，咽喉为肺胃之门户，暴寒束于外，疫毒郁于内，蒸腾肺胃两经，厥少之火，乘势上亢，于是发为烂喉丹痧。丹与痧略有分别，丹则成片，痧则成颗。其治法与白喉迥然不同，白喉忌表一书，立滋阴清肺汤，原宗仲圣猪肤汤之遗意，

由少阴伏热升腾，吸受疫疠之气，与内蕴伏热，相应为患，若至音哑气喘，肺炎叶腐，危在旦夕间矣。滋阴清肺，尚恐不及，宜加珠黄、金汁，或救十中一二。苟与表散，引动伏火，增其炎焰之势，多致夭枉。此时疫喉痧当与白喉分别清楚，不容稍混也。白喉固宜忌表，而时疫喉痧初起，则不可不速表，故先用汗法，次用清法，或用下法，须分初、中、末三层。在气在营，或气分多，或营分多，脉象无定，辨之宜确，一有不慎，毫厘千里。初则寒热烦躁呕恶，咽喉肿痛腐烂，舌苔或白如积粉，或薄腻而黄，脉或浮数，或郁数，甚则脉沉似伏。此时邪郁于气分，速当表散，轻则荆防败毒，清咽利膈汤去硝黄，重则麻杏石甘汤。如壮热口渴烦躁，咽喉肿痛腐烂，舌边尖红绛，中有黄苔，丹痧密布，甚则神昏谵语，此时疫邪化火，渐由气入营，即当生津清营解毒，佐使疏透，仍望邪从气分而解。轻则用黑膏汤，鲜石斛、豆豉之类；重则犀豉汤，犀角地黄汤。必待舌色光红或焦糙，痧子布齐，气分之邪已透，当用大剂清营凉解，不可再行表散，此治时疫喉痧用药之次第也。假使早用寒凉，则邪遏在内，必至内陷神昏，或泄泻等症，致成不救。如表散太过，则火炎愈炽，伤津劫液，引动肝风，发为痉厥等险象，仍当大剂清营凉解，或可挽回。先哲云：丹痧有汗则生，无汗则死。金针度人，二语尽之矣。故此症当表则表之，当清则清之，或用釜底抽薪法，亦急下存阴之意。谚云：救病如救火，走马看咽喉。用药贵乎迅速，万不可误时失机。此症有不治、难治数条，开列于下。

脉伏者不治；泄泻不止者不治；会厌

---

① 精：医室本作"阳"。

腐去，声哑气急者不治；始终无汗者难治；丹痧遍体虽见，而头面不显者难治。

此皆时疫喉痧危险之症，其余用药得宜，虽重亦可挽回，此不过言其大略耳。其中变化条目甚多，非数言可尽，敢请海内明达，匡我不逮，则幸甚矣。

喉痧自订方

（一）解肌透痧汤

专治痧麻初起，恶寒发热，咽喉肿痛，妨于咽饮，遍体酸痛，烦闷泛恶等症。

（痧麻见咳嗽为轻，无咳嗽为重。）

荆芥穗一钱五分　净蝉衣八分　嫩射干一钱　生甘草五分　粉葛根二钱　熟牛蒡二钱　轻马勃八分　苦桔梗一钱　前胡一钱五分　连翘壳二钱　炙僵蚕三钱　淡豆豉三钱　鲜竹茹二钱　紫背浮萍三钱

如呕恶甚，舌白腻，加玉枢丹四分，冲服。

（二）加减麻杏石甘汤

专治痧麻不透，憎寒发热，咽喉肿痛，或内关白腐，或咳嗽气逆之重症。

净麻黄四分　熟石膏四钱，打[1]　象贝母三钱　鲜竹叶三十张　光杏仁三钱　射干八分　炙僵蚕三钱　白萝卜汁一两　生甘草六分　连翘壳二钱　薄荷叶一钱　京玄参一钱五分

（三）加减升麻葛根汤

专治痧麻虽布，而头面鼻独无，身热泄泻，咽痛不腐之症。

川升麻五分　生甘草五分　连翘壳二钱　炙僵蚕三钱　粉葛根一钱五分　苦桔梗一钱　金银花三钱　干荷叶一角　薄荷叶八分　京赤芍二钱　净蝉衣八分　陈莱菔三钱

（四）加减黑膏汤

专治疫邪不达，消烁阴液，痧麻布而不透，发热无汗，咽喉肿红燥痛白腐，口渴烦躁，舌红绛起刺，或舌黑糙无津之重症。

淡豆豉三钱　薄荷叶八分　连翘壳三钱　炙僵蚕三钱　鲜生地四钱　熟石膏四钱，打　京赤芍二钱　净蝉衣八分　鲜石斛四钱　生甘草六分　象贝母三钱　浮萍草三钱　鲜竹叶三十张　茅芦根各一两，去心节[2]

（五）凉营清气汤

专治痧麻虽布，壮热烦躁，渴欲冷饮，甚则谵语妄言，咽喉肿痛腐烂，脉洪数，舌红绛，或黑糙无津之重症。

犀角尖五分，磨冲　鲜石斛八钱　黑山栀二钱　牡丹皮二钱　鲜生地八钱　薄荷叶八分　川雅连五分　京赤芍二钱　京玄参三钱　生石膏八钱，打　生甘草八分　连翘壳三钱　鲜竹叶三十张　茅芦根各一两，去心节　金汁一两，冲服

如痰多，加竹沥一两，冲服，珠黄散每日服二分。

（六）加减滋阴清肺汤

专治疫喉白喉，内外腐烂，身热苔黄，或舌质红绛，不可发表之症。

鲜生地六钱　细木通八分　薄荷叶八分　金银花三钱　京玄参三钱　川雅连五分　冬桑叶三十张　连翘壳三钱　鲜石斛四钱　甘中黄八分　大贝母三钱　鲜竹叶三十张　活芦根一两，去节

如便闭，加生川军三钱，开水泡，绞汁冲服。

---

[1]　打：原无，据十五卷本补。下同。
[2]　去心节：原无，据十五卷本补。下同。

（七）败毒汤

专治痧麻未曾透，项颈结成痧毒，肿硬疼痛，身热无汗之证。

荆芥穗一钱五分　薄荷叶一钱　连翘壳三钱　生蒲黄三钱，包[1]　熟石膏四钱，打　炒牛蒡二钱　象贝母三钱　益母草三钱　生甘草六分　京赤芍三钱　炙僵蚕三钱　板蓝根一钱五分

如大便泄泻，去牛蒡、石膏，加葛根、黄芩、黄连，此肺胃疫毒，邪热移于大肠也。如初病泄泻，可仿喻氏逆流挽舟之法，荆防败毒加减；如挟食滞，可加楂曲之类，亦不可执一而论。

（八）加减竹叶石膏汤

专治痧麻之后，有汗身热不退，口干欲饮，或咽痛蒂坠，咳嗽痰多等症。

青竹叶三十张　桑叶皮各一钱五分　金银花三钱　鲜苇茎一两，去节　熟石膏三钱，打　光杏仁三钱　连翘壳三钱　白萝卜汁一两　生甘草六分　象贝母三钱　冬瓜子四钱

喉痧选用效药

（一）吹　药

玉钥匙

治一切喉症肿痛白腐，将此药吹之，能退炎消肿。惟阴虚白喉忌用。

西瓜霜五钱　西月石五钱　飞朱砂六分　僵蚕五分　冰片五分

研极细末。

金不换

功效较玉钥匙尤胜，治疫喉，生肌长肉。方如下。

玉钥匙加料

人中白三钱　青黛三钱　西黄三钱　珠粉三钱

加味珠黄散

治喉症立能消肿止疼，化毒生肌。

珠粉七分　西黄五分　琥珀七分　西瓜霜一钱

锡类散

治一切喉痧喉疳，腐烂作痛，痰涎甚多，渴饮难下，此散吹入，能豁痰开肺，去腐生新。

象牙屑四分　壁钱三十个　西黄七厘　冰片五厘　青黛七分　人指甲七厘　珠粉四分

以上吹药，研极细末，贮瓶，勿令出气。

（二）外贴药

贴喉异功散

治喉症肿痛，用太乙膏上药少许，贴人迎穴，半日起泡，即揭去。

斑蝥四钱　血竭六分　乳香六分　没药六分　全蝎六分　玄参六分　麝香三分　冰片三分

斑蝥去头翅足，用糯米拌炒，以米色微黄为度。除血竭外，合诸药共研细末，另研血竭拌匀，磁瓶收贮，勿令出气。

（三）敷　药

三黄二香散

清火解毒，用菜油调敷。

大黄二两　蒲黄一两　雄黄二钱　麝香三分　冰片三分

冲和膏

消肿止痛，用陈醋、白蜜调，炖温敷。

紫荆皮五两　独活三两　白芷三两　赤芍二两　石菖蒲两半

---

[1]　包：原脱，据十五卷本补。

紫金锭（即玉枢丹）

消肿解毒，用陈酒磨敷。

山慈菇二两　川文蛤即五倍子，二两，捶破，洗刮内桴　红大戟一两　当门子三钱　千金子二两

喉痧诊治验案

（一）温邪喉痧

陈右　年三十余岁，住紫金桥。患喉痧六天，痧布隐隐，壮热，汗泄不多，口渴，咽喉腐烂，汤饮难进。数医不效，举室傍徨，邀余诊治。诊其脉洪数，视舌色前半红绛，中后薄腻而黄。余曰：此温疫之邪化热，半以入营伤津，半以蕴蒸气分。拟清营解毒、清气达邪之剂。犀角地黄汤合竹叶石膏汤，加荆芥、薄荷复方治之，数剂而愈。

（二）烂喉丹痧

王左　年二十岁，本丹阳人，客居沪上。患烂喉丹痧甚重，丹痧虽布，壮热不退，烦躁不寐，汤饮难咽，且是新婚之后，阴液早伤，疫火充斥。合家老幼，焦灼万分，延余诊治，病已七天。诊脉弦洪而数，舌红绛起刺。余曰：此温疫之邪，化火入营，伤阴劫津，内风欲动，势将痰涌气喘，危在旦夕间矣！随用犀角地黄汤合竹叶石膏汤，加陈金汁、竹沥、珠黄散等药，数日而痊。

（三）时疫喉痧热入心包

夏童　扬州人，居美租界陈大弄。患时疫喉痧五天，丹痧虽已密布，而头面鼻部俱无，俗云白鼻痧，最为凶险。曾经服过疏解药数帖，壮热如焚，烦躁谵语，起坐狂妄，如见鬼状，彼家以为有祟为患。

余诊其脉，实大而数，舌红唇焦，咽喉外内关均已腐烂，滴水难咽。余曰：此疫疠之邪化火，阳明腑热，熏蒸心包，逼乱神明，非鬼祟也。虽头面鼻部不见痧显，非升麻、葛根可治，随用犀角地黄汤合白虎汤加硝黄之品，一面生津清营，一面釜底抽薪。服后过数时，得大便，即能安睡，次日去硝黄，照原方加金汁、竹油、珠黄散，服数剂，即热退神清，咽喉腐烂亦去，不数日而告痊矣。

（四）喉痧寒热无汗痧麻隐约

顾左　年三十余岁，在沪南开设水果行。患喉痧七天，寒热无汗，痧麻布而隐约，咽喉肿痛，牙关拘紧，甚则梦语如谵，诊其脉郁数不扬，视舌色薄腻而黄。余曰：此疫邪将欲内陷，失表之症也。急进麻杏石甘汤，得畅汗，痧麻满布，热解神清，咽喉肿红亦退，数日而安。

（五）寒束温邪痧麻不透

李右　年四十余岁，南京人，住沪城老北门内。因侍他人之喉痧，而随传染，发热五六天，痧麻布而不匀，咽喉肿痛，牙关拘紧。前数医意谓此妇素体阴亏，仅用玄参、薄荷、桑、丹、茅芦根等，方药平淡，而咽关肿闭益甚，喉中痰声辘辘，滴水难下，殊属危急。余诊其脉，郁数不扬，舌不出关，苔薄腻黄，问其便，数日不行。余曰：此温疫之邪，为外寒所束，痰热交阻膈中，壅塞肺胃之间，危在旦夕。随投透痧解毒汤加六神丸、凉膈散、竹沥、白萝卜汁等，解其表邪，通其腑气。一日两剂，服后得汗与便，外以香菜煎水，揩其肌肤，以去外束之寒，次日痧布，喉关渐开，数日而愈。

（六）咽喉肿痛白腐痧布身热

王右 喉痧一候，痧麻渐布，咽喉肿痛白腐，身热，口舌前半淡红，中后腻黄，脉濡数而滑，胸闷泛恶，烦躁懊侬。阅前方，辛凉清解，尚属平稳，不过方中有玄参、茅芦根等。据述服后胸闷泛恶，烦躁懊侬，更甚于前，颇觉难以名状。余曰：此痧麻未曾透足，疫疠之邪郁遏肺胃，不得泄越于外，痰滞交阻中焦，浊垢不得下达之故。仍用透痧解邪，加涤痰导滞之品，如枳实、竹茹、玉枢丹。服二剂，始得痧点透至足心，呕恶烦躁随定，热退，喉腐亦渐渐脱去而愈。但玄参、茅芦根小小寒凉，不可早用，若大寒大凉之剂，可不慎之又慎乎！

（七）白喉两关腐烂

叶女 住白克路。白喉四天，咽喉左右两关腐烂，蒂丁且去其半，身热不壮，舌质淡红，中后薄黄，脉象濡数。四日之中，粒米未入。余曰：此疫疠之邪，熏蒸肺胃，心肝之火内炽，用滋阴清肺汤加川连、通草。一剂，咽喉腐烂渐脱，反觉焮痛。余曰：此腐烂虽去，新肉未生，故焮痛也。仍用原方加花粉、鲜石斛。因未大便，加生川军三钱，开水泡，绞汁冲服，得大便甚畅，胃热下行，白喉随愈。肺与大肠为表里，腑热下达，肺火亦从下降矣。

（八）白喉腐烂身壮热烦闷口渴

叶右 住澄衷学校。白喉六天，身热甚壮，咽喉腐烂，汤饮难进，烦闷口渴，连进辛凉清解，毫无应效。意谓此妇因侍其夫喉痧而得此疾，深恐其亦出痧麻，未敢骤用滋阴清降，渠发热更甚，烦躁不安，起坐如狂，甚则谵语妄言，咽喉满腐，蒂丁去其大半，舌灰黄，唇焦，脉洪数有方。一派炎炎之势，有痉厥之象。遂投大剂犀角地黄汤合竹叶石膏汤，一日夜进四剂，即热退神清，咽喉腐烂亦脱，三四日即愈。此疫疠之邪由口鼻而直入肺胃，疫邪化火，由气入营，伤津劫液，内风欲动，危险之至，得庆更生，亦可谓幸矣。可见有痧麻而喉不腐者有之，有喉腐而不出痧麻者亦有之矣。

（九）喉痧壮热畏寒滴水难咽

傅左 住塘山路。年二十余岁，患喉痧八天，壮热无汗，微有畏寒，痧麻隐约，布而不显，面色紫暗，咽喉肿腐，滴水难咽，烦躁泛恶，日夜不安。傅氏数房，仅此一子，老母少妻，哭泣求救。余曰：症虽凶险，正气未败，尚可挽回。诊其脉郁数不扬，舌苔腻黄。阅前服之方，竟是滋阴清肺汤等类，随投透痧解毒汤加枳实、竹茹，一日夜服两剂，兼刺少商出血，开闭泄火。服药后，即得畅汗，麻痧渐布，面色转红，咽喉肿腐亦减，连进数剂，三四日即愈。喉痧之症，有汗则生，验之信然。

（十）烂喉痧麻色紫暗邪陷三阴

刘右 年二十余[①]，住美租界靶子路。患喉痧四天，痧麻虽布，麻色紫暗，发热烦躁，梦语如谵，咽喉肿腐，不能咽饮，适值经临之际。前医以其热壮神糊，早投清凉，鲜生地、鲜石斛、茅芦根等，据述即腹中绞痛，少腹结块，大便溏泄，壮热即衰，痧点即隐，谵语撮空，牙闭拘紧，痰多气粗。邀余往诊，其脉空数无神，亦不能视其舌色。余曰：此温疫之

---

① 余：医室本作"岁"。

邪，已陷入三阴，血凝毒滞，残阳欲绝，无药可救，果于是晚而殁。早投寒凉，百无一生，过用疏散，尚可挽回，益信然也。

（十一）喉痧腹泻颈项肿痛成毒

周童　住中法学堂后面。患喉痧八天，痧虽布而未透足，热势不退，喉关肿腐，颈项左右肿硬疼痛，欲成痧毒，加之泄泻，苔黄，脉滑数，颇有内陷之象。拟葛根黄芩黄连汤，服后即得汗热减，泄泻即止，而痧毒肿硬益甚，喉关肿腐不脱，汤饮难进。用败毒汤去牛蒡加玄参，并外敷药，痧毒即消，咽喉肿腐亦去，数日而安。

余行道数十年，诊治烂喉痧麻之症，不下万余人，仅录十数案于上，汗、清、下三法皆在其中。读者宜细心揣摩，庶能获益。《内经》云：知其要者，一言而终，不知其要者，流散无穷。信不诬也。

录慈溪邵琴夫先生喉痧有烂喉白喉之异论

喉痧一证，皆因温疫之气，由口鼻吸入，直犯肺胃，流行经络，蕴而为患。上窜肺系（喉名肺系）则肿痛（外治异功散，外治蒜泥拔毒散，烂喉、白喉，皆可按法施治），外达皮肤为痧疹。而医者治法，或从透解，或从清化①，往往有效有不效，虚实之间，不可不早辨也。试先就烂喉论之，其证多发于冬春之间，良由冬不藏阳，无冰少雪，温邪为寒所束。初起形寒头疼，胸闷鼻塞，喷嚏咳嗽，发热泛恶，脉来濡细，或现浮洪，浑身酸痛（火为寒郁，邪热由气分而达血分），咽喉赤肿（或旁见白点亦见之）。宜乘势表散，取火郁发之之义。其有颈之两旁，肿

出如瓮者，即俗所谓喉痧袋是也。宜加解毒退肿之品（僵蚕、赤芍、嫩射干、轻马勃、生甘草、贝母、樱桃核、青线纱线。外用冲和赶毒散，方见外科。用桂枝一钱，附子七分，煎水，入陈酒调涂其上，以手巾围裹，如嫌干燥作痛，可入蜂蜜同调即润）。其有颜若渥丹，痧不出肌者，乃风寒外束，皮毛密闭也。亦有余处皆见，面部独否者，即俗呼为白面痧、白鼻痧也（阳气从上，头面愈多者吉）。总宜发散开达，再加发表透邪之剂（西河柳、鲜芫荽、紫背萍，或煎汤熨之，闷痧可用），俟其汗畅（是症有汗则生，无汗则死）痧透（粒细而红，密布无间），邪从外泄，胸闷渐舒，喉痛即轻。倘执《内经》诸痛属火，红肿为热，而用苦寒抑遏（清火适以动火）或佐辛凉疏散，以为双解之法，必致痧不透达，喉即腐烂，悬痈白腐，壮热呓语，肌肤无汗，齿鼻流血，舌缩唇焦，气促痰升，音哑口噤，惊痫泄泻，发痉发厥，邪从内窜，命归泉路。至于白喉，乃阴虚之体，适值燥气流行（阴被热灼），或多食辛辣，过食煎炒，热伏于胃（阳明有余，少阴不足），胃失降令，上逼于肺（肺之灼由于胃之蒸）。初起脉象浮紧（肺气虚损未形），发热（郁勃之火，全集肺胃）恶寒（火极似水），头疼背胀，神疲骨楚，喉中或极痛，或微痛，或不痛，而觉介介如梗状（此时热毒内盛，气化不宣），有随发而白随现者，有至二三日而始现者（此症喉中一白，寒热自除），或白点、白条、白块，渐至满喉皆白，如粉皮样者（乃

---

① 或从透解或从清化：原作"或从宣解或从降化"，此句后丁甘仁自注："宣字宜易透字，降字宜易清字"。今据丁氏自注及十五卷本改。并删去原文中丁甘仁自注。

肺虚见本象也）。此症多见于小儿，想雏年纯阳，阴气未足，肺更娇嫩也。且格外强躁，不令细视者，以心肺相通，肺热炽甚，心气不宁也。治法宜以滋清为主。若见胸脘胀闷者，佐以扫除其中；溲便闭塞者，佐以开导其下（客岁杨士章夫人患喉症，误表增剧，投以养阴清肺汤而痊，于此可见一斑。邵彭寿母甲午秋患喉症，投大承气汤而愈，此釜底抽薪法也）。则或发痧疹（邪从外泄），或便黏痰（邪从下泄），可冀霍然。昧者妄投辛散，犹天气旱亢，非雨不润，煽之以风，则燥更甚。迨肺阴告竭，肾水亦涸，遂令鼻塞音哑，痰壅气喘，咽干无涎，白块自落，鼻孔流血，面唇皆青，恶候叠见，难为力矣！是故犹是风热（烂喉、白喉，总名喉痧），有因风而热者，风散则火自熄（烂喉所以宜外解也）；有因热而生风者，热退则风自灭（白喉[1]所以宜内清也）。古人治法，一则曰升阳散火，一则曰滋阴降火，岂两端其说，以生后人疑窦哉。外因内因，不容混也。

琴夫先生论喉痧应表，有汗则生，白喉忌表，误表则危之说，确切病情，洵医家不易良箴。余读其论，如见其人，诚儿科中之妙手也，谨录之，为后学之津梁。

沪滨聋道人张骧云评

琴夫茂才，邵大年先生之孙，痧痘圣手也。悉心医学，无微不至，在沪时常与余讨论，良深佩服。今读白喉烂喉论，分析[2]应表忌表各治法，实为当世良医，洵为后起之秀。沪地人烟稠密，蕴郁之气必甚，非比北地亢燥之气，故患烂喉多而白喉少。若将白喉之方，以治烂喉，贻害非浅。至于果患白喉，理应清润，临诊亦不可不察耳。倘邵君在沪，定能挽回陋习，沪地人命，决不遭此大劫也。

孟河思补山房丁甘仁识

录元和金保三先生烂喉丹痧辑要说

烂喉丹痧，至危之症也。寒暖非时，染成厉毒，一乡传染相同，即是天行之瘟疫也。与寻常咽喉[3]，通行痧疹，俱迥然不同。道光丙戌、己酉两年，吴下大盛，余亲友患者甚众，医者不能深察，杂用寒凉，目击死亡者夥矣。良由冬不藏阳，无冰少雪，温邪为寒所束。若乘势表散，邪从畅汗者得生，否则无有不殒命者。予亦患此症，赖陈君莘田，重为表汗，始得痧透而痊。

由是潜究喉科痧症诸书，颇自致疑，后得经验阐解一编，不著撰人姓氏，寥寥数页，要言不烦，丹痧治法，另辟一途，足补喉科之未备。余于此症，固已深知灼见矣，因考古证今，删增阐解原文，备采要法，著为此编。非逞臆说也，实以阅历有年，方知此症，重在发表，不在治喉。其喉科自有全书，毋庸夹杂。若乃此症，四时皆有，随时活变，总之畅汗为第一义也。

叶天士先生烂喉痧医案

雍正癸丑年间以来，有烂喉痧一症，发于冬春之际，不分老幼，遍相传染，发则壮热烦渴，丹密肌红，宛如锦纹，咽喉疼痛肿烂，一团火热内炽。医家见其热火甚也，投以犀、羚、芩、连、栀、膏之类，辄至隐伏昏闭，或喉烂废食，延挨不治，或便泻内陷，转候凶危，医者束手，

---

① 喉：原作“烂”，据1960年排印本改。
② 析：原作“淅”，据1960年排印本改。
③ 咽喉：义为喉症。

病家委之于命。孰知初起之时，频进解肌散表，温毒外达，多有生者。《内经》所谓微者逆之，甚者从之。火热之甚，寒凉强遏，多致不救，良可慨也。

喉痧应表，如不透表，必致变端，读此①案可知。凡遇烂喉丹痧，以得畅汗为第一要义。

甘仁识

录烂喉寒喉经验阐解

近年喉痧一症，日甚一日，且多殒命者，其故何也？只缘舍本求末，重于咽喉，忽于痧子，早进寒凉，遏伏厉邪之故耳。盖天有六气，俱能生杀万物，凡疾风暴雨，酷暑严寒，四时不正之气，即为疠气。人若感之，便能为害。迩年天道南行，冬不藏阳，每多温暖，及至春令，反有暴寒折伏，皆为非时不正之疠气。感触者，蕴酿成病，所以其症发必一方，长幼男女相似，互为传染，与疠疫同。禀气旺者，虽感重邪，其发亦轻；禀气弱者，即感微邪，其发亦重。夫人肺主一身之气，肺主皮毛，脾主肌肉，肺开窍于喉鼻，鼻气通于天气。受邪之时，从口鼻而入于肺脾，而出于肌表。当疠毒发作之时，热淫之气，浮越于肺之经隧，所以必现咽喉肿痛，鼻塞喷嚏，咳嗽胸闷呕恶，浑身酸痛等形。此非疠邪痧子为本，咽喉咳嗽等形为末乎。今医不究其受病之因，乃执《内经》诸痛属火，红肿为热，急进寒凉，甚至用犀、羚、石膏、金汁、黄连等味，稍兼辛凉表散，以为双解之法，体质强旺者，幸藉元气充足，或以敌邪致愈；禀单弱者，即变音哑喉腐，气促腹泻，齿鼻流血，舌缩唇焦，肤干无汗，发厥口噤，种种险候。医家见之，犹曰病重药

轻，更以寒凉倍进，必致痧毒内陷，燔灼愈腾，喉闭痰升，命归泉路。要知头面红肿焮赤，正痧毒外达之势，当此之时，需进表散开达之剂，寒凉清腻等药，一味不可兼杂，使其痧从汗透，则其毒自然不留，其毒既泄，咽喉岂有不愈。所以先贤诸败毒散中，皆用表散，亦同此意命名也。余非业医者，因从前子女惨遭其害，爰是潜心医学，研究岁运司天，数年以来，稍悟一斑。凡有亲友患此症者，商治于余，皆以表散开达为主，直待痧回肿退，鼻有清涕，遍身作瘰②脱皮，方进凉血清解之味，靡不应手速效。近见苏杭此症盛行，殒命者不少。予仰体上苍好生之德，敢将一得管见，布告四方，并非立异忌能，炫玉求售，惟冀医林高士，药业仁人，鉴余微忱，勿加讪訾，则患者幸甚，余亦幸甚。

此论透达，佚其姓字，诚高尚士也。所论丹痧发表清解等法，头头是道，于此症经验宏富，已见一斑。沪上有某医，以喉科著名，遇喉症无论喉痧、白喉，概以银翘、金锁匙、挂金灯等品混统治之，更加石斛、沙参，吾不知其依据何法，若见此论，问心能无愧乎。

甘仁识

论　症

一凡形寒壮热，咽喉肿痛，头痛咳嗽胸闷，鼻塞呕恶，两目汪汪，手足指冷，脉来濡数，或见浮数，此即疠邪痧症，需进后方荆防葛根汤两三剂，俟其畅汗，痧

---

① 此：原作"比"，据十五卷本及1960年排印本改。

② 瘰：原作"寒"，据医室本及文义改。

点透至足心，舌有杨梅刺，方进辛凉清解之味。总之，痧慎于始，若有一毫胸闷未清，便是痧症未透，不可早进寒凉遏伏，以致不治。

一凡痧症欲出未出之时，宜早为发散，以解其毒，则无余患。若不预解，使之尽出，或早投寒凉遏伏，多致毒蓄于中；或为壮热，日久枯瘁；或成惊痫；或为泻痢；或为泻痢腐烂，咳血喘促；或作浮肿疳蚀而死。此虽一时戾气之染，然未有不由于人事之未尽也。

一凡痧疹逡巡不出者，乃风寒外束，皮肤闭密也，宜荆防葛根汤主之。外用芫荽酒，苎麻蘸酒揩之，恐露体冒风，亦可不必用。

咽喉如有肿痛腐烂者，宜合玉钥匙散频频吹之。

一凡形寒发热，面若妆朱，痧不出肌，即现上吐下泻，腹痛如绞，甚至发厥口噤，目闭神昏，此乃内挟湿滞痧秽，外感戾毒，暴寒折伏，表里为病，阴阳不通，最属危候，每至朝发夕死，不能过二三日；若投寒凉清解，有如操刀急进。藿香正气散加①煨葛根、牛蒡子、蝉衣、焦曲等味。一两剂得畅汗，吐泻厥止痛停，痧得焮赤，扶②过三日，庶无妨碍。但此症吐泻之后，津液大伤，必然发渴思冷，切勿与吞冷水、甘蔗、水梨，一切寒凉之物，切忌切忌。

一凡热邪壅于肺，逆传于胞络，痧疹不得出，或已出而复没者，乃风寒所遏而然，若不早治，毒必内攻，以致喘急音哑而死。急用升麻葛根汤加荆芥、牛蒡子、桔梗、蝉蜕、樱桃核、浮萍草、枇杷叶等煎服，外用芫荽酒，苎麻蘸酒揩之。痧症复出喘定，乃可无虞。倘体质单弱者，不能透达，需用透邪煎，或柴归饮发之。如进二汤，仍不焮赤者，急进托里举斑汤。

一凡痧疹只怕不能出，若出得畅尽，其毒便解，故治痧症者，贵慎于始。发热之时，当察时令寒热，酌而治之，倘时令严寒，即桂枝葛根汤或麻黄汤俱可用，勿拘辛温迟疑。二汤内俱加入牛蒡子、蝉衣、桔梗发之；如果热火充炽，稍加生石膏三四钱亦可。倘时令平和，以荆防葛根汤加浮萍草发之，务使发得透畅，莫使其丝毫逗留，以致生变幻缠绵。痧后切忌大量海鲜、酸碱涩辣之物，以杜后患，切嘱。

论症续要

一凡服表散之剂，必得汗至足心，丹痧透，咽痛止，胸闷舒，方无余邪。若有痧汗少，或痧现即隐，症势最险；或痧后重感风邪；或食新鲜发物，必有余毒为患，俗称痧尾是也。痧膨、痧癫、痧痨，内外诸症百出，慎之。

一凡服事之人，最为要紧，必须老成可靠者，终日终夜，不得倦怠，人不可脱离，以被紧盖，出汗后不可使露，致汗不畅。若任性贪凉，虽方药中病，亦难奏效。盖痧邪当发出之时，病人每闷不可耐，稍一反侧于被内，使稍露以为适意，痧点即隐，毒从内陷，适意乃速死之道也。

一凡痧多属于肺，阳气从上，头面愈多者为吉。若余处见而面部不见者，名白面痧、白鼻痧，症最重，必多用升发之剂。至于丹多属于脾，隐在皮肤之间，或成块如云头而突，多起于手足身背之上，发则多痒；或麻木，是兼湿痰之故，药宜佐以渗湿祛痰。有先见丹后见痧，亦有丹

---

① 加：原作"如"，据1960年排印本改。

② 扶：十五卷本作"挨"。

而不痧，痧而不丹，亦有喉腐不见丹痧者，表汗则一也。

一凡喉痧由来已久，《纲目》云：天行喉痧，一乡相似，属运气之邪火，或寒药下之，酸药点之，郁其邪于内，不得出也。《正传》云：火性急速，发必暴悍，必以从治之法，甘、桔、荆、防，加以温药为导，徐徐频与，不可顿服，切不可骤用寒凉之药。缪仲淳曰：痧症不宜依症施治，惟当治肺，使痧症发出，则了无余蕴矣。

一凡神昏谵语，惟当透肺邪，不宜用寒凉，即使痧回脱皮，舌红唇燥，余火炽盛，只须轻清泄肺为主，是集后方药中所不载者，明眼人当深注意。

一凡咽喉闭，毒气归心，胸前肿满，气烦促，下部洞泄不止者死。若初起咽喉①，呕吐清水，神昏谵语，目光上窜，脉涩伏，痰声如锯者不治。又三四日内津涸舌光，唇齿焦黑，鼻煽口张，目无神者，亦不治。

以上所论，专为治丹痧烂喉之症，凡遇白喉，一味不可用也。临证之际，须细辨之。

要方备查

荆防葛根汤

葛根一钱或一钱五分　牛蒡子三钱　桔梗一钱五分　荆芥一钱五分　枳壳一钱　杏仁三钱，去皮尖，便溏者勿研　生甘草四分　土贝三钱，去心研　炒防风一钱五分（加浮萍草三钱。防风、荆芥不炒亦可。）

升麻葛根汤（痧点隐隐不透者用之）

升麻五分　葛根一钱五分　赤芍一钱五分　荆芥一钱五分　牛蒡三钱　桔梗一钱五分　蝉衣一钱　樱桃核三钱　浮萍草二钱　生甘草四分

托里举斑汤

升麻一钱，见点后不可用　柴胡五分　归身五分，泻者勿用　赤芍一钱　酒炒浮萍三钱　水炙甘草五分（原方白芷一钱，制山甲一钱，当酌用之。）

蝉衣、牛蒡、荆芥、象贝，随症可加。惟便溏泄者，去牛蒡为是。

透邪煎（柴归饮与此相同，加柴胡）

防风　荆芥　升麻　炙草　蝉衣　牛蒡　归身　赤芍

藿香正气散
（茅术、川朴，湿重舌白腻者用）

苏叶　藿梗　桔梗　陈皮　制茅术　厚朴　生甘草　牛蒡　茯苓　焦神曲　半夏曲　煨葛根

申字漱喉散

玄明粉七两　雄黄三钱

上研细末，用二三钱，调入萝卜汁炖温一大碗，以毛笔蘸汁洗扫之，或漱喉，吐去老痰。如有杜牛膝打汁调和，更妙，但不可多咽，防作泻。

辰字探吐方

治牙关紧闭，吐药之最灵者。

真胆矾三钱，即石胆也，冬月用青鱼胆拌，阴干，研极细末，水调送下

此药入口，无有不呕者，一切喉肿、乳蛾，吐出顽痰立松。如无青鱼胆制者，亦可用。

---

① 咽喉：医室本作"咽腐"。

一字散

猪牙皂角七钱　雄黄二钱　生矾　藜芦各一钱　蝎尾七枚

上为末，吹少许入鼻，即吐痰。皂角捣烂，一味，醋调入喉，四五匙，亦吐。

刺　法

少商穴，在大指内侧之端，离甲壳如韭菜许，左右同，以针刺出血，治喉闭。

委中穴，在膝盖对后交界缝中，治同之。

急治法

凡喉症初起一日内，头顶有红点一粒，急将银针挑破，挤出毒血，用姜水蘸桐油擦之。若过一周时，此点即隐。

跋

　　吾乡多医家，利济之功，亘大江南北，世称孟河医派。犹古文之有桐城、阳湖，绘事之传南宗、北宗，猗与盛矣。先伯松溪公，学医于费晋卿前辈，得其传，惜享年不永，未展所抱。先严学医于圩塘马绍成先生，又从马培之先生游。内得先伯切磋，复私淑费、巢诸大家，博学广深，术益精深，视诊沪上垂四十年，活人无算。其生平事迹，妇孺亦乐道之，姑毋赘述。惟先严著作，如《药性辑要》《脉学辑要》，已刊行有年。兹刻先严《喉痧症治概要》，校雠既竟，聊记梗概于篇末。盖喉以纳气，咽以纳食，喉气通于天，咽气通于地，咽喉俱闭，天地之气并塞，此咽喉症之所宜重视，而斯篇之出，为不容缓也。

民国十六年丁卯孟冬月次男元彦仲英谨跋

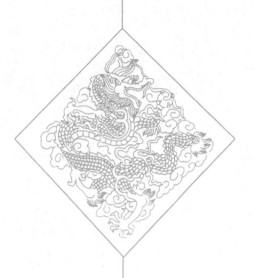

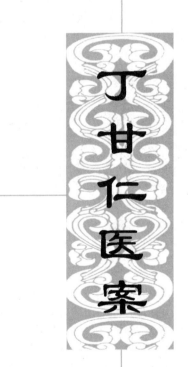

丁甘仁医案

内容提要

　　《丁甘仁医案》，原名《思补山房医案》，又名《孟河丁氏医案》。丁甘仁（泽周）原著，由其子仲英、长孙济万等辑刊，书成于民国十六年（1927）。

　　本书共 8 卷，为丁甘仁临证医案经验汇编。书中共载大小病证 71 种，验案 400 余则，包括内科、外科及妇产科等。卷一为伤寒、风温、暑温等外感病；卷二为霍乱、泄泻、痢疾等病；卷三为中风、类中、神志等病；卷四为咳嗽、肺痈、吐血病；卷五为痿痹、诸痛及脚气等病；卷六为疝气、癃闭、遗精等病；卷七为妇科经带及胎前、产后病；卷八为外科诸痈疽瘰疬病；卷八末附膏方案及临症笔记。原书末又附《喉痧症治概要》一书。今已析出。

　　本书总结了丁甘仁于内、外、妇等科的临证经验。医案记述简洁明了，对每一病证的临床表现、病因病机以及治法方药，都有详细叙述。丁氏内外兼善，尤擅喉科；长于伤寒，且受温病学派的影响，能融会二说，将温病的辨治方法融贯于六经辨治；用药轻灵，治疗颇工，其独特的辨证思路及方法在医案中均充分体现。故此书极具临床价值，适合临床医师揣摩研读。

　　本次整理，以民国十六年崇礼堂《孟河丁氏医案》八卷本为底本，并参合他本，校订成书，以期给读者提供最好的读本。

马　序

　　丁甘仁先生，孟河名医也。孟河故医学渊薮，而先生独超。其再传至济万君，箕裘弗替①，衣钵克承，以祖庭心法之所得，分门别类，列为医案，公诸当世，悬壶申江者有年矣。丁卯夏，仆漫游沪上，一见如故。名下无虚，察色观豪②，应手回春。斯固颖悟华淋，似饮上池之水；薪传橘井，厌窥中古之书者矣。嗣出所辑《思补山房医案》见视，属③为之序文。夫医之为术，济世活人，而世往往视为神秘，深隐莫测，如佛家之心印，道家之口诀，致使数千年之医学，竟尔失传。至如扁鹊、华佗之流，史存其文，术亡其旧。于是西医以解剖之精，研几之审，起而代之，而中华医术，势将为时代之落伍者。良可慨也！济万君有鉴于此，感喟而兴，振乃祖之心得，付梨枣而遍观；成一家之言，为万世之方。析疑辨难，矫末俗之肤受；苦心勤求，挽既失之国粹。此盖为耶之慈善，墨之博爱，而吾儒之所谓仁者爱人者也。

　　甘仁先生，后起有人，精灵万古，于兹益信已。

丁卯嘉平月上浣日陇右马福祥序

---

① 箕裘弗替：指继承先人的事业。
② 豪：通"毫"。极微小。
③ 属：通"嘱"。请托。

王　序

　　古方书之见于著录者，有长桑君之禁方，葛洪《肘后救卒方》，陶弘景《补肘后救卒备急方》，孙思邈之《千金方》，以及华佗漆叶青黏之散，素女玉机金匮之藏，片羽吉光，珍为秘笈。盖医之有方，犹吏之有课，史之有评，诗之有品，书之有断。于以考镜得失，钩稽利病，非徒垂空文以自见者比也。《周礼》医师岁终则稽其医事，以制其食，十全为上，十失一次之，十失二又次之，十失三更次之，十失四为下。所谓稽其医事者，度亦去①其方案，以验其成绩之良否耳。宋代编辑名方，颁行天下郡国，述时疫之状，至为纤悉。庆历中，范文正达言，自京师以逮四方，学医之人，皆聚而讲习，以精其术。黜庸谬，拯生灵，倬然为治道之助。其重视医术，犹不失《周礼》之遗意。夫医之为道，至精且专，病者托其生命于医师之手，呼吸之间，生死以之，故有不为良相之喻。叔季以还，学术衰落，不独于医道然也。而脉不审枢阖，味不辨咬咀；昧帷中之十指，忘涪上之六微，形上也而形下视之。陈陈相因，恬不为怪。试过夫一哄之市，彼家和、缓而户岐、区者，上者浮光掠影，幸而有瘳，自矜首功，不幸而否，亦不任咎。若是者，其用心至巧，而其弋大名也亦至速。下焉者，则直冥途摘埴，如大匠之操刀而割耳。苟有能著书立说，本其平日学识经验所得，明诏当世，以共事切磋者，则且心折而目笑存之。然而卒亦不数数觏，盖医道之难能而可贵也如此。余频季客海上，习习闻丁甘仁先生之名。客夏旧患便血症大剧，镇海金君雪塍语余，非求治于丁先生不可，因为予言其处方治病事甚悉。乃驱车往访，至则遇先生于门，盖已日旰②罢诊矣。越数日而讣至，匆匆一面，竟成千古，自怅求益之晚。嗣乞其文孙济万诊断，不一月而所患若失。济万之学，一出先生，过从既数，辄因济万而思及先生，以未得亲炙为憾。一日，济万出所集先生方案示余，以墨首之文相属。余受而读之，恍若亲承先生之绪论，证以金君所言，又往往而合，夙昔怀想，为之大慰。夫医非三世不专，非九折不精，先生之矫然自异，济万之恪守祖德，皆晚近所罕见，丁氏之以医世其家也有以哉！昔扁鹊之治病也，饮药三十日，视见垣一方，与科学家之所谓爱格司光者，照人脏

---

① 去：疑应作"取"。

② 日旰（gàn 干）：日晚。旰，晚。

腑，洞见症结，将毋同？济万虚中劬学，锲而不舍，行且媲美昔贤，宁止发扬家学，聊于此书，一发其凡。若夫先生之勤味道腴，术擅活人，则精于医者，类能道之，毋俟余之赘言云。

丁卯十有一月元吉西神王蕴章谨序于秋平云室

夏　序

　　医何尚乎有案，案何尚乎有方。方者，效也；案者，断也。案有理有法，穷其因，详其证，而断以治；方有君有臣，有正有反，有奇有偶，因其过，去其偏，而持乎平，平即治，治即愈矣。慨自长沙以降，名贤如鲫，著述之多，更仆难尽。至于今日，读者不暇举其名目，遑论其所说哉！即其说也，亦复各持一端。善于此者毁于彼，主于此者奴于彼。而更句繁语叠，篇重简复，片言可尽，累卷难穷。虽妙语如环，动人耳目，而清谈徒尚，无补实用。论不能必其有用，用不能必其有效，徒使学者目眩耳迷，徘徊歧路，尽信书则不如无书。以有涯之生，致无穷之学，其不殆者寡矣。博以求约，信而有征，则医案是尚。盖医案之作，因证求因，以因求治，因治制方，以方观效。其效也，如鼓应桴；其不效也，如日月之食。非可以空言搪塞，敷语维持也。后之学者，按图以索，亦步以趋，损益成法，错纵新意。因规矩以成方圆，举一隅而得三反，其用宏，其效著矣。案之佳者，首推清代，徐、尤、叶、薛，各有专精，宅诵家传，奉为鸿秘。惟精于此者拙于彼，癖于补者难于攻，殆所谓专精易得，众善难求者欤。甘仁丁先生，系出孟河。孟河固多名医，先生耳目所及，取精撷①华。益复上追古人，穷研至理，熔古铸今，内外兼善。盖无病而不治，无治而不痊者也。悬壶海上，户限为穿，社会推为良工，医界让为巨擘。绍庭几席追陪，谬承知己，谊同昆季，进于友师，磨琢切磋，获益无既。惜乎仁者不寿，先生遽归道山，马首难瞻，他山莫助，此绍庭所为嘻吁流涕者也。乃者先生文孙济万，克承先志，收辑遗案，编订成书，以资后学之观摩，以作同道之借镜，意至善也。辱承不弃，索序于余。惭余无学，不足以序先生，惟以为医案之关系医道也如此其巨，而先生之学问，为绍庭所深知，则此编之有益于同道、于后学，盖无待乎烛照数计而龟卜矣。是为序。

　　　　　　　　　　　　　　丁卯年冬月应堂夏绍庭谨撰

---

　　①　撷：原作"拮"，据文义改。

王　序

阴阳五行，参伍错综，迭相为用。气有偏胜，故理有扶抑，其间轻重疾徐，酌其盈，剂其虚，补其偏，救其弊，审察乎毫厘之际，批导乎郤窾①之中，盖戛乎其难哉。

先生以孟河宿学，为歙浦良师，其根柢之深，经验之富，固不待赘言。文孙济万来汇先生遗案成帙，将寿诸枣梨，征序于余。余笑曰：是殆以管蠡之见，窥天而测海也。虽然，余尝与先生相会诊，见其虚衷抑己，恒心折焉。今读其所遗医案，信乎先生之学，真能明阴洞阳，酌其盈，剂其虚，补其偏，救其弊，而有功于后学也。非根柢之深，经验之富，其孰能与于斯。

丁卯十月古歙王仲奇谨撰

148　　① 郤窾（xìkuǎn 隙款）：空隙、中空。郤，通"隙"。窾，中空。

曹　序

　　予之得交甘仁先生也有年矣。先生尝曰：道无术不行。昔固闻而疑之，窃谓江湖术士，有时自秘其长，以要人重币，医虽小道，为病家生命所托，缓急死生，间不容发，何处可用术者？先生曰：是有说焉。昔者卞和得良璞，献之荆台，楚王以为燕石也，三献不受，卒刖卞和之足。齐王好竽，雍门子抱琴立于王门，三年不得见。夫雍门子之琴诚善矣，其如王之不好何？夫交浅言深，取信良难。况在死生存亡之顷，欲求速效，授以猛剂，则病家畏；素不相习，漫推心腹，则病家疑；疑与畏交相阻，虽有上工良剂，终以弃置不用。呜呼！此亦荆台之璞，王门之琴，卞和、雍门子所为痛心者也。闻古之善医者，曰和曰缓，和则无猛峻之剂，缓则无急切之功。凡所以免人疑畏而坚人信心者，于是乎在，此和缓之所以名，即和缓之所以为术乎！先生之言如此，可以知所尚矣。嗟夫！自金元四家而后，各执仲景一偏，以相牴牾，异说蜂起，统系亡失。叶、薛以来，几于奄忽不振。先生愀然忧之，每当诊治，规定六经纲要，辄思求合于古。故其医案，胸痹，用瓜蒌薤白；水气，用麻黄附子甘草；血证见黑色，则用附子理中；寒湿下利，则用桃花汤；湿热，则用白头翁汤；阳明腑气不实，则用白虎汤，胃家实，则用调胃承气；于黄瘅，则用栀子柏皮，阴黄，则用附子。虽剂量过轻，于重症间有不应，甚或连进五六剂才得小效。然此即先生之道与术，所以免人疑畏者也。先生自去岁归道山，文孙济万将举而付之剞劂，问序于予。予率性婞直，宁终抱卞和之璞、雍门之琴，以待真赏，于先生遗说，背负良多，爰略举大凡，俾读先生医案者，得以考焉。

丁卯冬十一月颖甫曹家达谨序

许　序

　　半龙自毕业于中医专校，即束装还芦墟。乙丑春，丁师驰书相招，俾于广益善堂施诊。半龙自顾学识谫陋，惴惴如不胜。无何，千顷堂书肆索予《外科学大纲》，将以付之剞劂。予固不敢自信，因即就正丁师。师慨然曰：予自寓沪以来，从游者不下数百人，而于外科一道，研求者盖寡，今是编行世，不独为吾门光，抑亦造福于病家者，殊匪浅鲜也。越日，丁师为序文，辞意深挚，多所奖借。明年六月，半龙以避暑，暂归乡井，丁师即于月杪①谢世。呜呼，可悲也已！今岁冬，文孙济万，将丁师外科医案，属为参校。予性疏懒，请谒之日常少，丁师乃不以为慢而优容之，又从而褒许之，今几日耳，深情厚貌，犹在目前，而丁师之墓草宿矣。然则予之不能已于言者，盖不惟泰山梁木之悲，亦聊以存知己之感也。

　　　　　　　　　　丁卯十一月弟子许半龙敬书于中医专校

---

　　① 月杪：月末。

陶　序

　　昔者淳于意尝自录治验，上之史氏，以示治病之要，乃后世医案之嚆矢①也。元明以降，此风大炽，而可传之作，寥若晨星。迫于近今，更渺不可得。盖驳杂而不醇，验与不验，不复计焉。而箴于海上，乃得丁师甘仁。师上追轩岐之奥旨，中发仲景之原理，晚得叶、王之治法，实昏夜之烛，空谷之音也。惜以诊务纷繁，席无暇暖，著作甚鲜，所存者惟医案数卷而已。文孙济万世兄，绳武祖德，不忍见手泽之湮没，校雠付刊，嘉惠后学。其功诚不浅，而吾师之作，自此传矣。箴椎鲁无文②，不敢赞一辞，敬缀数言，聊志景仰云尔。

丁卯季秋门人陶可箴谨序

---

① 嚆矢：响箭，因射箭时声比箭先到，故名。比喻事物的发端、先声。

② 椎鲁无文：即愚钝粗俗。椎鲁，原指钝椎。

秦　序

　　丁卯冬仲，秉臣世兄辑录甘仁师医案，问序于余。余再拜受之。今世之所谓名医者，有三术焉，见病势较重，即多防变推诿之辞，为日后愈则居功，变则诿过之地，此其一也；专选平淡和平之药，动曰为某方所增损，以博稳当之名，可告无罪于天下，此其二也；和颜悦色，温语婉词，动效奴仆之称，求媚于妇女庸愚之辈，使其至死不悟，此其三也。三者之外，求见理明决，处方活泼，进而预定病势之吉凶，先言愈期之早暮者，百不得一焉。乃举世悠悠，孰分泾渭之日，于海上得丁师甘仁。师于黄帝、岐伯、越人、元化之书，既多心得，而尤致力于仲景古训。尝谓医有二大法门，一为《伤寒》之六经病，一为《金匮》之杂病，皆学理之精要，治疗之准则。更旁及刘、李、朱、张、天士、孟英辈，历代专集，比拟考求，发明其奥。盖不以术豪，而独以积学自高。宜其别病处方，展指上阳春，而沉寒忽散，泼壶中甘露，而元气顿光。有若洞垣之照、大还之丹，孟渎海滨，咸化为春台寿域矣。不幸去岁以微疾易箦，大吕黄钟，正音遽寂，茫茫宇宙，大觉焉求。平居又以诊务纷繁，著述鲜少，所存者，仅《喉科概要》一卷而已。门生故旧嗟叹之余，因倩文孙秉臣世兄，逻辑历年医案，以资流传。秉臣世兄，宿承家学，临诊多时，其收集者，自当较同侪富且稽也。虽然，先大父又词公以文学之暇，攻研医籍，名被浦江东西，召楼奚丈铸翁曾作读《内经》图赠之。迄今弃养垂十载，乡人士遇疾苦，犹有称道之者。家藏医案盈尺，余仅辑数十纸，刊诸医学杂志，久欲付刊专集，未能偿愿，以视秉臣世兄之孝思，不禁又兴手泽之悲矣。

门弟子上海秦之济伯未甫敬撰

丁甘仁先生别传

丁君甘仁殁后，予既据生平实录，为之撰述家传。然先生良医也，以先生之绪论，为予所得闻者，及今不为论次，后将无有知者矣，为作别传云。

甘仁先生既卒业于其乡，初行道于苏州，无所合，复东行之海上，乃大行。既而问业于汪莲石。汪令治伤寒学，于舒氏《集注》，最有心得。由是凡遇杂证，辄先规定六经，然后施治。尝谓脑疽属少阴，发背属太阳，皆不当误投寒凉，此其大较也。又善《易》理。尝语予曰：夏至一阴生，易象为姤，嗣是阴气渐长，中阳渐虚，阳散于外，阴守于内，设持循而不乱，足以抵御天阳，当无暑热之病；设或过于饮冷，中阳不支，乃有洞泄寒中及寒霍乱诸证，予因是悟附子理中及通脉四逆方治。冬至一阳生，易象为复，嗣是阳气渐长，里阴渐薄，阴寒在外，伏阳在内，设固闷而不耗，足以抵御寒气，则必无伤寒重证；惟妄为作劳，阴液散亡，阴不胜阳，乃有冬温之病，予是以悟少阴有大承气及黄连阿胶方治。予曰：善。先生于治病方药，知无不言，言无不尽。其论疗毒曰：热毒暴发，头面为重，甚有朝发而夕死者，乡村求药，去城市辽远，一时不及措手，惟有速取野菊叶捣汁饮之，渣涂患处，消肿最速。予向者于吴姓验之。又曰：凡湿毒在里之证，正当祛之出表，但既出于表，宜重用大小蓟、丹皮、赤芍，以清血分余毒，不独外疡为然，即历节风亦无不然。是说也，予近于戴姓妇人验之。又曰：凡心痛不可忍者，急用乳香、没药酒水合煎，可以立止。是说也，予于江姓缝工验之。又尝言吴又可《温疫论》，最得仲景微旨。予问其故，先生曰：《太阳篇》云：本发汗而复下之，此为逆也；若先发汗，治不为逆。本先下之，而复汗之，为逆；若先下之，治不为逆。由前之说，则伤寒之治法也；由后之说，则温热之治法也。予治夏秋之交热病，亦屡验之。今先生往矣，惜乎相见日浅，绪论无多，故即夙昔所闻者，著之于篇。俾后生小子，知吉光片羽之大可珍惜焉。

丁卯冬十二月世愚弟曹家达拜撰

丁甘仁医案目录

卷 一

伤寒案

姜左 外寒束于表分，湿痰内蕴中焦，太阳阳明为病。寒热无汗，头疼，胸闷泛恶，纳谷减少，脉浮滑，苔薄腻。拟汗解化滞，重用表药。《经》云：体若燔炭，汗出而散。

淡豆豉三钱 赤茯苓三钱 炒枳壳一钱五分 净麻黄四分 生姜二片 姜半夏二钱 六神曲三钱 青防风一钱 广陈皮一钱 炒麦芽三钱 炒赤芍一钱五分

孔左 外邪袭于太阳，湿滞内阻中焦，有汗恶风不解，遍体痠疼，胸闷泛恶，腹内作胀。宜疏邪解肌，化滞畅中。

川桂枝八分 仙半夏二钱 炒枳壳一钱 白蔻仁八分 炒赤芍一钱五分 陈广皮一钱 大腹皮二钱 六神曲三钱 紫苏梗一钱五分 苦桔梗一钱 赤苓三钱 制川朴一钱 生姜二片

张左 寒邪外束，痰饮内搏，支塞肺络，清肃之令不行，气机窒塞不宣，寒热无汗，咳嗽气喘，难于平卧，胃有蕴热，热郁而烦躁，脉浮紧而滑，舌苔薄腻而黄。宜疏外邪以宣肺气，化痰饮而清胃热，大青龙加减。

蜜炙麻黄四分 云苓三钱 橘红八分 炙款冬一钱五分 川桂枝六分 象贝母三钱 半夏二钱 石膏三钱 旋覆花一钱五分，包 杏仁三钱 生甘草六分

王左 脉郁数，苔薄腻尖红，身热不扬，烦躁不寐，时欲呕。此无形之邪，与有形之痰滞，互阻阳明，阳明经邪不能外达也。宜疏达伏邪，而化痰滞。

淡豆豉三钱 薄荷叶一钱 鲜竹茹三钱，枳实同炒 炒谷麦芽各三钱 黑山栀一钱五分 朱茯神三钱 荆芥穗一钱五分 象贝母三钱 净蝉衣一钱 苦桔梗一钱 地枯萝三钱 清炙枇杷叶三张，去毛，包

吴左 发热不退，胸闷呕吐，舌中有一条白苔，脉弦滑而数。太阳阳明未解，痰滞逗留，中焦气滞，宣化失司。当拟栀豉汤疏解表邪，温胆汤蠲除痰饮。俾得邪从外解，饮从内化，则热可退，而呕吐自止。

淡豆豉三钱 黄芩一钱五分 半夏二钱 炒谷麦芽各三钱 赤芍二钱 生姜一片 川桂枝四分 竹茹一钱五分 陈皮一钱 鸡金炭一钱五分 泽泻一钱五分

袁右 伤寒两候，太阳之邪未罢，阳明之热已炽，热熏心包，神明无以自主，发热谵语，口渴欲饮，脊背微寒，脉浮滑而数，苔黄。宜桂枝白虎，一解太阳之邪，一清阳明之热。

川桂枝五分 仙半夏二钱 生甘草四分 连翘三钱 熟石膏三钱，打 炙远志一钱 朱茯神三钱 知母一钱五分 生姜一片 红枣二枚

李左 伤寒挟滞，太阳阳明为病，身热十余日不解，脊背微寒，脉浮滑而数，口干不多饮，唇焦，苔薄腻而黄，五六日不更衣。太阳之邪未罢，阳明之热熏蒸，肠中浊垢，不得下达。拟桂枝白虎汤加减，疏太阳之邪，清阳明之热，助以通

腑，盖阳明有胃实当下之条也。

川桂枝五分　生甘草五分　玄明粉一钱五分　竹茹一钱五分　石膏三钱　瓜蒌三钱　川军三钱　半夏一钱五分　生姜二片　大枣三枚

狄右　伤寒两候，壮热无汗，谵语烦躁，舌焦无津，脉象沉数，肢反逆冷，五六日不更衣。此邪已化热，由阳明而传厥阴，阴液已伤，燥矢不下，有热深厥深之见象，风动痉厥，恐在目前。急拟生津清热，下则存阴，以望转机。

生石膏四钱　生甘草五分　肥知母一钱五分　鲜生地六钱　玄参三钱　鲜石斛三钱　郁李仁三钱，研　大麻仁四钱，研　天花粉三钱　茅芦根各一两，去心节①　清宁丸三钱，包煎

二诊　昨进生津清热、下则存阴之剂，得便甚畅，壮热渐减，微汗蒸蒸，四肢转温，书所谓里气通而表自和之意。惟口干欲饮，尚有谵语，舌上干糙未润，少阴津液已伤，阳明伏热尚炽，脉数未静。仍宜滋少阴之阴，清阳明之热，冀其津生邪却，始得入于坦途。

生石膏四钱　肥知母一钱五分　生甘草五分　天花粉三钱　鲜生地六钱　鲜石斛三钱　玄参三钱　川贝二钱　冬桑叶二钱　粉丹皮二钱　北秫米三钱，包　茅芦根各一两，去心节

三诊　两进生津清热之剂，壮热大减，谵语亦止，舌糙黑未润，口干欲饮，脉数溲赤。阴液被热销铄，津无上承。再拟甘凉生津，以清邪热。

羚羊片五分　鲜生地八钱　鲜石斛五钱　生石膏四钱，打　冬桑叶二钱　玄参三钱　生甘草五分　肥知母一钱五分　粉丹皮二钱　大麦冬三钱　茅芦根各一两，去心节

四诊　表里之邪，均已大减，舌焦黑转为红绛，津液有来复之渐，邪热有退化

之机，脉数较和。仍守甘凉生津，以清余焰。

西洋参一钱　鲜生地八钱　鲜石斛五钱　肥知母一钱五分　玄参三钱　大麦冬三钱　天花粉三钱　生甘草五分　桑叶二钱　粉丹皮三钱　川贝母二钱　北秫米三钱，包　茅芦根各一两，去心节

诸右　伤寒一候，经水适来，邪热陷入血室，瘀热交结，其邪外无向表之机，内无下行之势，发热恶寒，早轻暮重，神糊谵语，如见鬼状，胁痛胸闷，口苦苔黄，少腹痛拒按，腑气不行，脉象弦数。症势重险，恐再进一步则入厥阴矣。姑拟小柴胡汤，加清热通瘀之品，一以和解枢机之邪，一以引瘀热而下行，冀其应手为幸。

柴胡一钱　炒黄芩一钱　羚羊片八分　藏红花八分　桃仁泥一钱，包　青皮一钱　绛通草八分　赤芍三钱　清宁丸三钱，包　生蒲黄二钱，包

王左　肾阴本亏，寒邪外受，太阳少阴同病，发热微寒，遍体痠楚，腰痛如折，苔薄腻微黄，脉象尺弱，寸关浮紧而数。太阳主一身之表，腰为少阴之府，风寒乘隙而入，营卫不能流通，两感重症。姑拟阳旦疏达表邪，以冀速解为幸。

川桂枝五分　苏梗叶各一钱五分　北细辛三分　厚杜仲一钱五分　丝瓜络一钱五分　葱头三枚　酒炒黄芩一钱　淡豆豉三钱　炙甘草五分　晚蚕砂三钱　生姜两片

封左　诊脉浮紧而弦，舌苔干白而腻，身热不扬，微有恶寒，咳嗽气逆，十四昼夜不能平卧，咽痛，淡红不肿，两颧赤色。据述病起于夺精之后，寒邪由皮毛

_____

①　去心节：原无，据1960年排印本及本案"四诊"用法补。后同此者，皆按统一体例补齐。

而入于肺，乘虚直入少阴之经，逼其水中之火飞越于上，书曰：戴阳重症也。阅前方，始而疏解，前胡、薄荷、牛蒡、杏、贝之品，继则滋养，沙参、石斛、毛燕、川贝，不啻隔靴搔痒，扬汤止沸。夫用药如用兵，匪势凶猛，非勇悍之将，安能应敌也。拙拟小青龙合二加龙骨汤，一以温解寒邪，一以收摄浮阳。未识能挽回否？尚希明哲指教。

蜜炙麻黄五分　川桂枝八分　大白芍三钱　生甘草八分　熟附片一钱五分　牡蛎四钱，煅　花龙骨四钱　五味子一钱，干姜三分拌捣　光杏仁三钱　仙半夏三钱　水炙桑皮二钱　远志八分

服二剂后，气喘渐平。去麻黄，又服两剂。颧红退，即更方，改用平淡之剂调理，如杏、贝、甘、桔、茯神、桑皮、苡仁、冬瓜子、北秫米等，接服五六剂而痊。

姚左　伤寒两感，太阳少阴为病。太阳为寒水之经，本阴标阳，标阳郁遏，阳不通行，故发热恶寒而无汗；少阴为水火之脏，本热标寒，寒入少阴，阴盛火衰，完谷不化，故腹痛而洞泄。胸闷呕吐，舌苔白腻，食滞中宫，浊气上逆，脉象沉迟而细。仲圣云：脉沉细，反发热，为少阴病。与此吻合，挟阴挟食，显然无疑，症势非轻。姑宜温经达邪，和中消滞。

净麻黄四分　熟附子一钱　藿苏梗各一钱五分　制川朴一钱　枳实炭一钱　仙半夏二钱　赤苓三钱　白蔻仁八分，开　六神曲三钱　生姜一片　干荷叶一角

二诊　服温经达邪，和中消滞之剂，得微汗，恶寒发热较轻，而胸闷呕吐，腹痛泄泻，依然不止，苔腻不化，脉沉略起。太阳之经邪，虽有外解之势，少阴之伏邪未达，中焦之食滞互阻，太阴清气不升，阳明浊气不降也。恙势尚在重途，还

虑增剧。仍守原法出入，击鼓而进取之。

荆芥一钱　防风一钱　淡豆豉三钱　熟附子一钱　藿苏梗各一钱五分　仙半夏二钱　生姜二片　枳实炭一钱　制川朴一钱　六神曲三钱　大腹皮二钱　酒炒黄芩一钱　干荷叶一角

三诊　脉沉已起，恶寒已而身热未退，泄泻止而呕恶胸闷，渴喜热饮，心烦少寐，舌转灰腻。少阴之邪，已转阳明之经，中焦之食滞，与素蕴之湿浊，互阻不化也。脉证参合，渐有转机。今拟透解阳明之经邪，宣化中焦之湿滞。

粉葛根二钱　淡豆豉三钱　嫩前胡一钱五分　藿香梗一钱五分　炒黄芩一钱五分　仙半夏二钱　枳实炭一钱　炒竹茹一钱五分　六神曲三钱　大腹皮二钱　赤茯苓三钱，朱砂拌　干荷叶一角

四诊　得汗表热大减，而里热尚炽，呕恶止而胸脘不舒，渴喜冷饮，心烦少寐，小溲短赤，舌边尖红绛碎痛，苔转薄黄，脉象濡数。良由寒已化热，热又伤阴，津少上承，心肝之火内炽，还虑劫液之变。今拟生津清解而降浮火，邪却津生，始得坦然。

天花粉三钱　生甘草五分　炒黄芩一钱五分　川雅连四分　连翘壳三钱　朱茯神三钱　江枳壳一钱　炒竹茹一钱五分　川贝母二钱　活芦根一尺，去节①

五诊　表里之热均减，渴喜冷饮，心烦少寐，小溲短赤，舌红绛碎痛，糜点已起，脉左弦数、右濡数。此阴液已伤，津乏上承，心肝之火内炽，伏热蕴湿交蒸，病情变化，正难预料。仍以滋液生津，引火下行。

西洋参一钱五分　生甘草五分　鲜生地

---

① 去节：原无，据1960年排印本及前后文例补。后同此者，皆按体例统一补齐。

四钱　川连五分　川通草八分　天花粉三钱　川贝二钱　连翘三钱　白薇一钱五分　北秫米三钱，包　鲜竹叶三十张　活芦根一尺，去节

六诊　热势渐退，舌糜亦化，佳兆也。而心烦少寐，渴喜冷饮，脉数不靖。阴液伤而难复，虚火旺而易升，邪热已解，余焰未清。仍守增液生津，引火下行，药既获效，毋庸更张。

原方加琥珀安寐丸一钱五分，野蔷薇花露半斤，入煎。

贺右　伤寒两感，挟滞交阻，太阳少阴同病。恶寒发热，头痛无汗，胸闷，腹痛拒按，泛恶不能饮食，腰痠骨楚，苔白腻，脉象沉细而迟。病因经后房劳而得，下焦有蓄瘀也。虑其传经增剧。拟麻黄附子细辛汤加味，温经达邪，去瘀导滞。

净麻黄四分　熟附片一钱五分　细辛三分　赤苓三钱　仙半夏三钱　枳实炭一钱　制川朴一钱　大砂仁八分　楂炭三钱　延胡索一钱　两头尖一钱五分，酒浸，包　生姜三片

二诊　昨投麻黄附子细辛汤去瘀导滞之剂，得畅汗，寒邪已得外达，发热渐退，腹痛亦减。惟头胀且痛，胸闷，不思纳食，脉象沉迟，舌苔薄腻。余邪瘀滞未楚，阳气不通，脾胃健运失司。今制小其剂而转化之。

川桂枝五分　炒赤芍三钱　紫苏梗一钱五分　云苓三钱　仙半夏三钱　枳实炭一钱　金铃子二钱　延胡索一钱　大砂仁八分　炒谷麦芽各三钱　生姜三片

杨右　脉象浮弦，汗多如雨，恶风，发热不解，遍体骨楚，少腹痛拒按，舌苔薄而腻。病从房劳经后而得。风入太阳，皮毛开而经腧闭，蓄瘀积而气滞阻，即两感之重症也。亟宜温经达邪，去瘀消滞，以冀应手乃吉。

川桂枝八分　白芍二钱　清炙草八分

熟附子二钱　云茯苓三钱　砂仁八分　焦楂炭三钱　五灵脂一钱　两头尖一钱五分，酒浸，包　生姜三片

此症一剂而愈，故录之。明日以桂枝汤加和胃之品调之。

陈左　气阴已伤，伏邪留恋，渐欲传入少阴，虚阳易于外越，痰湿弥漫中宫，清阳不能宣布，颇虑正虚邪实。姑宜扶正达邪，宣化痰湿。俾太阴之邪，从阳枢外泄乃顺。

潞党参三钱　生甘草八分　广陈皮一钱五分　熟附块二钱　仙半夏三钱　熟谷芽三钱　软柴胡八分　云茯苓三钱　生姜三片　红枣五枚

卫左　始由发热恶寒起见，继则表不热而里热，口干不欲饮，四肢逆冷，脉沉苔腻，加之呕恶呃逆，大便不实。外邪由太阳而陷于太阴，不得泄越，阳气被遏，胃阳不宣也。脉沉非表，为邪陷于里之证。四肢逆冷，《经》所谓"阳气衰于下，则为寒厥"是也，伤寒内陷之重症。姑拟四逆汤加减，通达阳气，和胃降浊。

淡干姜五分　丁香四分　川桂枝八分　六神曲三钱　炙甘草五分　柿蒂三枚　熟附子一钱五分　川朴八分　陈皮一钱五分　仙半夏三钱　熟谷芽三钱　生姜三片

风温案

吴右　风温秋燥之邪，蕴袭肺胃两经。肺主一身之气，胃为十二经之长，肺病则气机窒塞，清肃之令不行，胃病则输纳无权，通降之职失司，以故肌热不退，业经旬余，咳嗽痰多，胁肋牵痛，口渴唇燥，谷食无味，十余日未更衣，至夜半咳尤甚，不能安卧，象似迷睡。子丑乃肝胆旺候，木火乘势升腾，扰犯肺金，肺炎叶

举，故咳嗽、胁痛、膺①痛，若斯之甚也。脉象左尺细数，左寸关浮弦而滑，右尺软数，右寸关滑数不扬，阴分素亏，邪火充斥，显然可见。据述起病至今，未曾得汗，一因邪郁气闭，一因阴液亏耗，无蒸汗之资料。脉症参合，症非轻浅。若进用汗法，则阴液素伤。若不用汗法，则邪无出路。顾此失彼，棘手之至，辗转思维，用药如用兵，无粮之师，利在速战。急宜生津达邪，清肺化痰。去邪所以养正，除暴所以安良。然乎否乎？质之高明。

天花粉三钱　光杏仁三钱　金银花三钱　冬桑叶三钱　生甘草八分　川象贝各二钱　连翘壳二钱　淡豆豉三钱　嫩前胡二钱　薄荷叶一钱　冬瓜子三钱　黑山栀一钱五分　广郁金一钱　活芦根一两，去节　枇杷叶露二两，冲②

二诊　风燥外受，温从内发，蕴蒸肺胃两经，以致肌热旬余不退，咳嗽痰多，胁肋牵痛，不便转侧，口渴溲赤，夜半咳甚气逆，直至天明稍安。夜半乃肝胆旺时，木火乘势升腾，扰犯于肺，加之燥痰恋肺，肺炎叶举，清肃之令不能下行，谷食衰少，十天不更衣，胃内空虚，肠中干燥可知。唇焦，舌不红绛，但干而微腻，脉象两尺濡数，两寸关滑数无力。经云：尺肤热甚为病温。脉数者曰温。皆是伏温熏蒸之见象。平素阴液亏耗，温病最易化热伤阴，是阴液愈伤，而风温燥痰，为患愈烈也。欲清其热，必解其温，欲化其痰，必清其火。昨进生津解温、清肺化痰之剂，胁痛潮热虽则略平，余恙依然，尚不足恃，颇虑喘逆变迁。今仍原意去表加清，清其温即所以保其阴，清其燥即所以救其肺，未识能出险入夷否？鄙见若斯，拟方于后。

天花粉三钱　甘菊花三钱　冬桑叶三钱　川象贝各二钱　山栀一钱五分　生甘草八分　银花三钱　连翘一钱五分　光杏仁三钱　竹茹一钱五分　丝瓜络一钱五分　芦根一两，去节　竹油一两，冲　枇杷叶露二两，冲

三诊　两进清解伏温、清化燥痰之剂，昨日申刻得汗不畅，伏温有外达之势，肌热较轻而未尽退，咳嗽、胁痛、气逆，亦觉轻减二三，固属佳兆。无如阴液亏耗之体，木火易炽，津少上承，肺失输化之权，燥痰胶结难解，口干欲饮，唇燥溲赤，脉象寸关滑数不静，尺部无力，舌苔化而复薄腻。王孟英先生称第二层之伏邪，有类乎斯。真阴如此之亏，温邪若斯之重，安有不肌肉消瘦，皮毛憔悴者乎！所虑正不胜邪，虚则多变，尚未敢轻许无妨也。昨方既获效机，仍守原意出入。

天花粉三钱　薄荷叶八分　光杏仁三钱　鲜竹茹一钱五分　芦根一两，去节　生甘草八分　金银花三钱　通草一钱　川象贝各一钱五分　淡竹油一两，冲　冬桑叶三钱　连翘壳一钱五分　冬瓜子三钱　黑山栀一钱五分　枇杷叶三张，去毛，包

四诊　连进清解伏温、清燥化痰之剂。午后申刻得汗两次，伏温有外解之象。仲景云：阳明病欲解时，从申至戌上是也。温热已去其七，咳嗽气逆，亦去其半，惟形神衰弱，唇燥口干，睡则惊悸，小溲未清，右脉滑数较和，左脉弦数不静，舌苔化而未净。此气液素亏，肝热内炽，肺胃两经，受其摧残，安能输化津液，灌溉于五脏，洒陈于六腑哉？脉证参合，险关已逾，循序渐进，势将入于坦途。仍议清余焰以化痰热，生津液而滋化源。虽不更衣，多日不食，胃中空虚，肠中干燥，虽有燥屎，勿亟亟于下也，即请

---

① 膺：诸本作"肋"。

② 冲：原脱，据1960年排印本补。

方正。

天花粉三钱　光杏仁三钱　鲜竹茹一钱
五分　黑山栀一钱五分　淡竹油一两，冲　生
甘草五分　川象贝各一钱五分　金银花三钱
知母一钱五分　活芦根一尺，去节　冬桑叶三
钱　朱茯神三钱　连翘壳一钱五分　通草一钱
枇杷叶三张，去毛，包

五诊　身热已去七八，咳嗽亦减五
六，咳时喉有燥痒，鼻孔烘热，口干唇
燥，舌苔化而未净。肺金之风燥尚未清
澈，余热留恋，燥字从火，火灼津液为
痰，书所谓火为痰之本，痰为火之标也。
右脉滑数较和，左脉弦数不静。阴液亏
耗，肝火易炽，胃气未醒，纳谷减少。脉
证参合，渐有转机之象，倘能不生枝节，
可望渐入坦途。前方既见效机，仍守轻可
去实、去疾务尽之义。若早进滋润，恐有
留邪之弊。拙见如此，即请明正。

净蝉衣八分　光杏仁三钱　金银花三钱
花粉三钱　炙兜铃一钱五分　轻马勃八分
川象贝各一钱五分　连翘一钱五分　生草五分
枇杷叶三张，去毛，包　冬桑叶三钱　瓜蒌皮
三钱　黑山栀一钱五分　竹茹一钱五分　芦根
一尺，去节

六诊　病有标本之分，治有先后之
别。病生于本者治其本，病生于标者治其
标。今治标以来，伏邪已解，肺炎亦消，
咳嗽痰鸣，亦减六七。惟阴分本亏，津少
上承，余焰留恋气分，肺金输布无权，厥
阳易于升腾，口干唇燥，头眩且痛，形神
衰弱，小溲带黄，舌苔化而未净，皆系余
燥为患。燥字从火，火灼津液为痰。有一
分之燥，则一分之痰不能清澈也。左脉弦
数已缓，右脉滑数亦和，恙已转机，循序
渐进，自能恢复原状。再清余燥以化痰
热，生津液以滋化源，俾得津液来复，则
燥去阴生矣。

净蝉衣八分　生甘草五分　生石决五钱

桑叶三钱　活芦根一尺，去节　轻马勃八分
光杏仁三钱　鲜竹茹一钱五分　冬瓜子三钱
枇杷叶三张，去毛，包　天花粉三钱　川象贝
各一钱五分　炙兜铃一钱五分　钩藤三钱

张童　风自外来，温从内发，风性属
阳，温易化热，热盛生痰，风善上升，风
温痰热，互蕴肺胃，发热旬余，口干欲
饮，咳嗽气粗，胁肋牵痛；热痰蒙蔽清
窍，灵机堵塞，心主神明之所，变为云雾
之乡，神识模糊，谵语妄言，起坐如狂。
前医叠投犀羚不应，其邪在气，不在营
也。况按胸腹之间，似觉闷胀，内夹宿
食，又可知也。舌尖红，苔薄腻黄，唇
焦，脉滑数。《伤寒大白》云：唇焦属食
积，腑行溏薄，不得径用下达明矣。脉证
参合，痉厥之险，不可不虑。姑拟辛凉清
疏，以解伏气，温胆涤痰，而通神明。苟
能神清热减，自有转机。

薄荷一钱　朱茯神三钱　广郁金一钱五
分　天竺黄二钱　荸荠汁一酒杯，冲　银花四
钱　枳实一钱五分　象贝母三钱　鲜石菖蒲
五分　保和丸三钱，包①　连翘二钱　竹茹一
钱五分　活芦根一尺，去节　冬瓜子三钱

一剂神清，二剂热减，三剂热退
而愈。

王幼　发热八日，汗泄不畅，咳嗽痰
多，烦躁懊憹，泛泛呕恶，且抽搐有如惊
风之状，腑行溏薄，四末微冷，舌苔薄腻
而黄，脉滑数不扬。前师作慢惊治，用
参、术、苓、半、贝齿、竺黄、钩钩等，
烦躁泛恶益甚。此乃风温伏邪，蕴袭肺
胃，蓄于经络，不能泄越于外，势有内陷
之象。肺邪不解，反移大肠则便溏，阳明
之邪不达，阳不通行则肢冷。不得与慢惊
同日而语也。况慢惊属虚，岂有烦躁懊憹

① 包：原脱，据1960年排印本及《丁甘
仁晚年出诊医案》保和丸用法补。

之理？即曰有之，当见少阴之脉证。今种种病机，恐有痧疹内伏也。亟拟疏透，以冀弋获。

荆芥穗一钱五分　粉葛根二钱　蝉衣八分　薄荷八分　苦桔梗八分　淡豆豉三钱　银花炭三钱　连翘一钱五分　赤苓三钱　枳实炭一钱五分　炒竹茹一钱五分　藿香梗一钱五分

二诊　服疏透之剂，得汗甚多，烦躁泛恶悉减。面额项颈之间，有红点隐隐，即痧疹之见象。咳嗽痰多，身热不退，舌质红，苔薄腻而黄，脉滑数。伏温之邪，有外达之机，肺胃之气，窒塞不宣。仍从辛凉清解，宣肺化痰，冀痧透热退则吉。

原方去豆豉，加紫背浮萍。

赵左　温邪四天，身热有汗不解，口渴欲饮，烦躁不安，脉濡数，舌黄。伏邪郁于阳明，不得外达，虑其化火入营。急宜清解伏温，而化痰热。

淡豆豉三钱　金银花三钱　霜桑叶三钱　活芦根一两，去节　黑山栀一钱五分　连翘壳一钱五分　甘菊花三钱　鲜竹叶三十张　粉葛根二钱　天花粉三钱　象贝母三钱

孙女　初起身热形寒，即鼻衄如涌，吐血盈碗，口干不多饮，入夜烦躁不安，脉濡数，舌边红，苔薄腻。伏温之邪在营，逼血妄行，大忌骤用滋阴，恐温邪不得从阳明而解也。

黑荆芥一钱五分　轻马勃八分　连翘一钱五分　白茅花根三钱，两札①　冬桑叶三钱　淡豆豉三钱　象贝母三钱　侧柏炭一钱五分　粉丹皮一钱五分　竹茹一钱五分　黑山栀一钱五分　薄荷叶八分

复诊　投药两剂，吐衄均止，身热转盛，苔腻稍化，脉仍濡数。伏温之邪，由营及气，由里达表，佳象也。仍与辛凉清解，以泄其温。

薄荷八分　淡豆豉三钱　象贝三钱　连

翘一钱五分　朱茯神三钱　赤芍一钱五分　桑叶三钱　黑山栀一钱五分　竹叶三十张　竹茹一钱五分　茅根一两，去节

陈左　身热及旬，咳嗽痰有腥味，大便不实，舌质红，苔黄，脉滑数。白疹布而未透，风温袭入肺胃，湿热蕴蒸气分，症势非轻。拟轻清宣解，轻可去实，千金苇茎加味。

净蝉衣八分　生草五分　金银花三钱　象贝母三钱　连翘一钱五分　嫩前胡一钱五分　桔梗五分　冬瓜子三钱　生薏仁三钱　赤芍一钱五分　桑叶三钱　芦根五钱，去节　鲜荷叶一角　金丝荷叶五张

徐孩　发热六天，汗泄不畅，咳嗽气急，喉中痰声辘辘，咬牙嚼齿，时时抽搐，舌苔薄腻而黄，脉滑数不扬，筋纹色紫，已达气关。前医叠进羚羊、石斛、钩藤等，病情加剧。良由无形之风温，与有形之痰热，互阻肺胃，肃降之令不行，阳明之热内炽，太阴之温不解，有似痉厥，实非痉厥，即马脾风之重症，徒治厥阴无益也。当此危急之秋，非大将不能去大敌，拟麻杏石甘汤加减，冀挽回于什一。

麻黄一钱　杏仁三钱　甘草一钱　石膏三钱　象贝三钱　天竺黄二钱　郁金一钱　鲜竹叶三十张　竹沥五钱，冲　活芦根一两，去节

二诊　昨投麻杏石甘汤加减，发热较轻，咬牙嚼齿、抽搐均定，佳兆也。惟咳嗽气逆，喉中尚有痰声，脉滑数，筋纹缩退，口干欲饮，小溲短赤。风温痰热，交阻肺胃，一时未易清澈。仍击鼓再进。

麻黄一钱　杏仁三钱　甘草一钱　石膏三钱　象贝三钱　广郁金一钱　天竺黄二钱　兜铃一钱五分　冬瓜子三钱　淡竹油五钱，冲　活芦根二两，去节

———————————

① 札：同"扎"，即捆、束之意。

三诊　两进麻杏石甘汤以来，身热减，气急平，嚼齿抽搐亦平。惟咳嗽痰多，口干欲饮，小溲短赤，大便微溏色黄。风温已得外解，痰热亦有下行之势，脉仍滑数，余焰留恋。然质小体稚，毋使过之。今宜制小其剂。

净蝉衣八分　川象贝各一钱五分　金银花三钱　冬桑叶三钱　通草八分　杏仁三钱　炙远志五分　连翘一钱五分　花粉三钱　兜铃一钱五分　冬瓜子三钱　活芦根一两，去节　荸荠汁一酒杯，冲

李左　壮热一候，有汗不解，口渴烦躁，夜则谵语，脉洪数，舌边红中黄。伏温化热，蕴蒸阳明气分，阳明热盛，则口干烦躁；上熏心包，则谵语妄言。热势炎炎，虑其入营劫津。急拟白虎汤加味，甘寒生津，专清阳明。

生石膏五钱　连翘壳三钱　粉丹皮一钱五分　鲜竹叶三十张　肥知母一钱五分　黑山栀一钱五分　霜桑叶三钱　朱茯神三钱　生甘草八分　天花粉三钱　淡黄芩三钱　活芦根一两，去节

汪左　诊脉沉细而数，苔薄黄，表热不扬，而里热甚炽，神识昏糊，谵语妄言，甚则逾垣上屋，角弓反张，唇焦，渴不知饮。此温邪伏营，逆传膻中，温郁化火，火灼津液为痰，痰随火升，蒙蔽心包，神明无主，肝风骤起，风乘火势，火借风威，所以见证如是之猖狂也。脉不洪数，非阳明里热可比，厥闭之险，势恐难免。亟拟清温熄风，清神涤痰，以救涸辙而滋化源。是否有当，质之高明。

鲜石斛三钱　犀角片五钱　薄荷八分　朱茯神三钱　川贝三钱　花粉三钱　羚羊片三分　连翘一钱五分　江枳实一钱　竹茹一钱五分　天竺黄一钱五分　石菖蒲八分　竹沥二两，冲　紫雪丹四分，冲

两剂，风平神清，表热转盛。去紫雪、犀、羚，加芩、豉，重用银、翘，数剂而安，伏温由营达气而解。

张左　发热汗多，气短而喘，脉数而乱，舌红。暑热伤津耗气，肺金化源欲绝，肺为水之上源，肺虚不能下荫于肾，肾不纳气，肺主皮毛，肺伤则卫气失守，是以汗出甚多。《经》云"因于暑，汗，烦则喘喝①"是也。症势危笃，勉拟生脉散，益气生津，而清暑热。

西洋参三钱　大麦冬三钱　鲜石斛三钱　清炙枇杷叶三钱，去毛，包②　天花粉三钱　肥知母一钱五分　煅牡蛎一两　浮小麦一两

谢右　温邪发热八天，汗泄不畅，渴而引饮，神昏谵语，叠见呃逆，舌红，脉沉数无力。阴液已伤，邪郁不达，暑热痰浊互阻，木火挟冲气上逆，胃气不得下降，清窍被蒙，神明无以自主，症势沉重。急宜生津清温，和胃降逆。

鲜石斛五钱　金银花三钱　陈广皮一钱　旋覆花一钱五分，包　淡豆豉三钱　连翘壳一钱五分　鲜竹茹一钱五分　天花粉三钱　黑山栀一钱五分　柿蒂五枚　炙远志肉八分

雷右　身热一候，有汗不解，咳嗽气逆，但欲寐，谵语郑声，口渴不知饮，舌光红干涸无津，脉细小而数，右寸微浮而滑。此风温伏邪，始在肺胃，继则传入少阴，阴液已伤，津乏上承，热灼津液为痰，痰热弥漫心包，灵机堵塞，肺炎叶枯，有化源告竭之虞，势已入危险一途。勉拟黄连阿胶汤合清燥救肺汤加减，滋化源以清温，清神明而涤痰。未识能挽回否？

蛤粉炒阿胶三钱　天花粉三钱　鲜生地三钱　天竺黄二钱　川雅连五分　冬桑叶

① 喝：原作"渴"，据《素问·生气通天论》改。下"暑温案计左"例同。
② 去毛包：原脱，据前后文例补。

三钱　鲜石斛三钱　光杏仁三钱　川贝三钱
淡竹沥五钱，冲　冬瓜子三钱　芦根一两，去
节　银花露一两　枇杷叶露二两，煎药

另饮去油清鸭汤，佐生阴液。

二诊　昨进黄连阿胶汤合清燥救肺饮
之剂，津液有来复之渐。舌干涸转有润
色，神识较清，迷睡亦减，而里热依然，
咳嗽气逆，咯痰艰出，口干欲饮，脉息如
昨，数象较和。伏温燥痰，互阻肺胃，如
胶似漆，肺金无以施化，小溲不通，职是
故也。昨法既见效机，仍守原意出入。

蛤粉炒阿胶三钱　桑叶三钱　鲜生地三
钱　鲜石斛三钱　川贝三钱　光杏仁三钱
天花粉三钱　天竺黄二钱　生甘草五分　活
芦根一两，去节　冬瓜子三钱　知母一钱五分
竹沥五钱，冲　银花露一两　枇杷叶露二两，
煎药

三诊　投药两剂，神识已清，舌转光
红，身热较退，咳痰艰出，口干欲饮，脉
细滑带数。阴液伤而难复，肝火旺而易
升，木叩金鸣，火烁津液为痰，所以痰稠
如胶，而咳逆难平也。仍拟生津清温，润
肺化痰。俾能精胜邪却，自可渐入坦途。

原方去知母、天竺黄，加青蒿梗三
钱，嫩白薇三钱。

张左　发热十二天，有汗不解，头痛
如劈，神识时明时昧，心烦不寐，即或假
寐，梦语如谵，咽痛微咳，口干欲饮，
舌质红苔黄，脉弦滑而数。风温伏邪，蕴
袭肺胃，引动厥阳升腾，扰犯清空，阳升
则痰热随之，蒙蔽灵窍，颇虑痉厥之变。
亟拟清疏风温以熄厥阳，清化痰热而通神
明。如能应手，庶可转危为安。

羚羊片五分　银花三钱　朱茯神三钱
川象贝各一钱五分　菊花三钱　竹茹一钱五分
桑叶三钱　带心连翘一钱五分　枳实一钱五分
天竺黄二钱　山栀一钱五分　茅根五钱，去心
鲜石菖蒲五分　珠黄散二分，冲服　淡竹沥

一两，冲服

二诊　神识已清，头痛亦减，惟身热
未退，咽痛焮红，咽饮不利，口干溲赤，
咳痰不爽，脉滑数，舌质红苔黄。风为阳
邪，温为热气，火为痰之本，痰为火之
标。仍从辛凉解温，清火涤痰。

桑叶三钱　薄荷八分　连翘一钱五分
川象贝各一钱五分　天竺黄二钱　桔梗八分
菊花三钱　银花三钱　山栀一钱五分　轻马
勃八分　生甘草八分　竹茹二钱，枳实拌炒
活芦根一两，去节　淡竹沥五钱，冲

陆左　风温伏邪，夹痰交阻，肺胃不
宣，少阳不和，寒热往来，咳嗽胸闷，甚
则泛恶，脉象弦滑，舌前半无苔，中后薄
腻。和解枢机，宣肺化痰治之。

前柴胡各五分　云苓三钱　光杏仁三钱
炒谷麦芽各二钱　象贝三钱　苦桔梗一钱
橘红一钱　冬桑叶三钱　枳实炭三钱　半夏
一钱五分　炒竹茹一钱五分　冬瓜子三钱

复诊①　寒热轻减，咳嗽痰多，口干
欲饮，五六日未更衣，舌前半光绛，中后
腻黄，脉数不静。阴液已伤，阳明腑垢不
得下达。今拟存阴通腑，清肺化痰。

天花粉三钱　生草六分　象贝三钱　生
枳实一钱五分　杏仁三钱　玄明粉一钱五分
川军三钱　冬瓜子三钱　炒竹茹三钱　干芦
根一两，去节

许　咳嗽膺痛，身热轻而复重，大便
溏泄，舌苔灰腻而黄，脉滑数。风温伏
邪，挟滞交阻，邪不外达，移入大肠。拟
葛根芩连汤加减。

粉葛根二钱　淡豆豉三钱　枳实炭三钱
酒黄芩一钱五分　炒银花四钱　赤苓三钱
香连丸一钱，包　炒赤芍一钱五分　桔梗八分
荷叶一角　象贝母三钱

袁左　温邪挟滞，阳明为病，发热十

---

① 诊：原脱，据文义加。

天，口渴烦躁，谵语妄言，舌糙黄，六七日未更衣，脉象滑数有力。此浊垢不得下达之征也。法宜生津清温，加瓜蒌、大黄，以符仲景急下存阴之意。

粉葛根二钱　金银花三钱　肥知母一钱五分　生甘草八分　生石膏三钱　天花粉三钱　全瓜蒌四钱　玄明粉一钱，同捣　生川军三钱　鲜竹叶三十张　茅芦根各五钱，去心、节

陈左　身热四天，有汗不解，烦躁胸闷，入夜神糊谵语，苔黄脉数。此无形之伏温，与有形之痰浊互阻，清阳被灼，君主乃昏。宜清温涤痰，而安神明。

粉葛根一钱五分　天花粉三钱　黑山栀一钱五分　竹叶心三钱　金银花三钱　鲜竹茹一钱五分　九节菖蒲一钱　荸荠汁一酒杯，冲　带心连翘三钱　枳实炭二钱　炙远志肉五分　活芦根一两，去节

祁左　冬温伏邪，身热十七天，有汗不解，咳嗽胁痛，甚则痰内带红，渴喜热饮，大便溏泄。前投疏表消滞，荆防败毒、小柴胡及葛根芩连等汤，均无一效。今忽汗多神糊，谵语郑声，汗愈多则神识愈糊，甚则如见鬼状，苔干腻，脉濡细。是伏邪不得从阳分而解，而反陷入少阴，真阳外越，神不守舍，阴阳脱离，不能相抱。脉证参合，危在旦夕间矣。急拟回阳敛阳，安定神志，冀望一幸。

吉林参须一钱　熟附片一钱　煅牡蛎四钱　花龙骨三钱　朱茯神三钱　炙远志二钱　仙半夏二钱　生白术一钱五分　浮小麦四钱　焦楂炭二钱　干荷叶一角　炒苡仁　谷芽各三钱

两剂后即汗敛神清，去参、附、龙、牡，加炒淮药三钱，川贝二钱，又服二剂。泻亦止，去楂炭，加炒扁豆衣三钱，藕节三枚，即渐渐而痊。

董左　初起风温为病，身热有汗不

解，咳嗽痰多，夹有红点，气急胸闷，渴喜热饮，大便溏泄。前师叠投辛凉清解、润肺化痰之剂，似亦近理。然汗多不忌豆豉，泄泻不忌山栀，汗多伤阳，泻多伤脾，其邪不得从阳明而解，而反陷入少阴，神不守舍，痰浊用事，蒙蔽清阳，气机堵塞。今见神识模糊，谵语郑声，汗多肢冷，脉已沉细，太溪、跌阳两脉亦觉模糊，喉有痰声，嗜寐神迷，与邪热逆传厥阴者，迥然不同。当此危急存亡之秋，阴阳脱离即在目前矣，急拟回阳敛阳，肃肺涤痰，冀望真阳内返，痰浊下降，始有出险入夷之幸。然乎否乎，质之高明。

吉林参八分　熟附片八分　左牡蛎三钱　花龙骨三钱　朱茯神三钱　炙远志一钱　仙半夏一钱五分　川象贝各二钱　水炙桑叶皮各一钱五分　炒扁豆衣三钱　生薏仁四钱　冬瓜子三钱　淡竹沥一两。生姜汁二滴，同冲服　另真猴枣粉二分，冲服①

复诊　前方服后，肢渐温，汗渐收，脉略起。原方加光杏仁三钱。

三诊　肢温汗收，脉亦渐起，阳气已得内返，神识渐清，谵语郑声亦止。惟咳嗽痰多，夹有血点，气逆喉有痰鸣，舌苔薄腻转黄。伏温客邪，已有外达之机，痰浊逗留肺胃，肃降之令失司。今拟清彻余温，宣肺化痰。

桑叶一钱五分　桑皮一钱五分　光杏仁三钱　川象贝各一钱五分　朱茯神三钱　炙远志一钱　炙兜铃一钱　生薏仁三钱　冬瓜子三钱　淡竹油一两，冲　猴枣粉二分，冲服　鲜枇杷叶三钱，去毛，包

四诊　服两剂后，咳嗽气逆痰鸣均已大减，咽喉干燥，痰内带红，舌边绛，苔薄黄，神疲肢倦，脉濡小而数。是肺阴暗伤，痰热未楚。今拟清燥救肺，化痰

---

① 冲服：原脱，据1960年排印本补。

通络。

蛤粉炒阿胶—钱五分　南沙参三钱　侧柏炭—钱　竹茹二钱　藕节二枚　桑叶皮各一钱五分　粉丹皮—钱五分　甜光杏三钱　川象贝各二钱　瓜蒌皮二钱　蜜炙兜铃—钱　冬瓜子三钱　干芦根—两,去节　猴枣粉二分　竹沥—两,冲　枇杷叶露煎药

二三剂渐次告愈。

按:风温冬温,用参、附、龙、牡等,是治其变症,非常法也。盖人之禀赋各异,病之虚实寒热不一,伤寒可以化热,温病亦能化寒,皆随六经之气化而定。是证初在肺胃,继传少阴,真阳素亏,阳热变为阴寒,迨阳既回,而真阴又伤,故先后方法两殊,如此之重症,得以挽回。若犹拘执温邪化热,不投温剂,仍用辛凉清解,如连翘、芩、连、竺黄、菖蒲、至宝、紫雪等类,必当不起矣。故录之以备一格。

暑温案

计左　暑温一候,发热有汗不解,口渴欲饮,胸闷气粗,入夜烦躁,梦语如评,小溲短赤,舌苔薄黄,脉象濡数。暑邪湿热,蕴蒸阳明,漫布三焦,《经》所谓"因于暑,烦则喘喝,静则多言"是也。颇虑暑热逆传厥阴,至有昏厥之变。

清水豆卷四钱　青蒿梗—钱五分　天花粉三钱　朱茯神三钱　通草八分　黑山栀—钱五分　带心连翘三钱　益元散三钱,包　青荷梗—支　竹叶心三钱　郁金—钱五分　万氏牛黄清心丸—粒,包煎①

二诊　暑温九天,汗多发热不解,烦闷评语,口渴欲饮,舌边红苔黄,脉象濡数,右部洪滑。良由暑湿化热,蕴蒸阳明之里。阳明者胃也,胃之支脉,贯络心

包,胃热上熏心包,扰乱神明,故神烦而评语也。恙势正在鸱张,还虑增剧,今拟竹叶石膏汤加味。

生石膏五钱　茯苓三钱　郁金—钱五分　仙半夏—钱五分　通草八分　竺黄二钱　鲜竹叶心三钱　益元散三钱,包　鲜石菖蒲五分　白茅根三钱,去心②　荷梗—支　万氏牛黄清心丸—粒,包煎

三诊　神识渐清,壮热亦减,原方去石膏、牛黄清心丸,加连翘心、花粉、芦根。

方左　长夏酷热,炎威逼人,经商劳碌,赤日中暑。暑热吸受,痰浊内阻,心包被蒙,清阳失旷,以致忽然跌仆,不省人事,牙关紧闭,肢冷脉伏。暑遏热郁,气机闭塞,脉道为之不利,中暑重症,即热深厥深是也。急拟清暑开窍,宣气涤痰,以冀挽回。

薄荷叶八分　净银花三钱　连翘壳三钱　碧玉散四钱,包　广郁金—钱五分　川贝母三钱　天竺黄二钱　枳实炭三钱　炒竹茹—钱五分　鲜石菖蒲—钱　西瓜翠衣三钱　另苏合香丸—粒,研冲③　淡竹沥五钱,冲

二诊　服清暑开窍、宣气涤痰之剂,神识已清,牙关亦开,伏脉渐起,而转为身热头胀,口干不多饮,胸闷不能食,舌苔薄黄。暑热有外达之机,暑必夹湿,湿热蕴蒸,有转属阳明之象。今拟清解宣化,以善其后。

炒香豉三钱　薄荷八分　银花三钱　桑叶三钱　菊花三钱　郁金—钱　黑山栀—钱五分　连翘—钱五分　枳实—钱五分　竹茹叶各—钱五分　六一散三钱,包　川贝三钱　西瓜

---

①　包煎:原脱,据1960年排印本补。
②　去心:原脱,据1960年排印本及《丁甘仁晚年出诊医案》本药用法补。
③　研冲:原脱,据1960年排印本补。

翠衣四钱

谢右　秋凉引动伏暑，夹湿滞内阻，太阳阳明为病，寒热无汗，头胀且痛，胸痞泛恶，苔薄腻，脉濡数。邪滞互郁，胃气不得下降也。亟宜疏透伏邪，而化湿滞，以冀邪从外达，湿滞内化，不致增剧乃佳。

豆豉三钱　前胡一钱五分　半夏三钱　六曲三钱　薄荷八分　竹茹一钱五分　香薷五分　山栀一钱　桔梗八分　鲜藿香一钱五分　鲜佩兰一钱五分　荷叶一角　炒枳实一钱

钱右　外受风凉，内蕴伏暑，暑必夹湿，湿与滞阻，阳明为病，发热恶寒，胸痞泛恶，头胀且痛，遍体痠楚，舌苔腻布，脉象濡数。邪势鸱张，非易速解。拟黄连香薷饮加减。

陈香薷五分　淡豆豉三钱　六神曲三钱　姜川连四分　炒枳实一钱五分　姜竹茹一钱五分　制川朴八分　仙半夏一钱五分　鲜藿香一钱五分　鲜佩兰一钱五分　玉枢丹三分，冲服

李童　暑温十天，身热汗出不彻，渴不多饮，胸脘烦闷，口有甜味，苔薄腻黄，脉濡数。暑必挟湿，伏于募原，既不能从阳明而解，亦不能从下焦而去，势有欲发白痦之象。暑湿为黏腻之邪，最为缠绵。

香薷八分　青蒿梗一钱五分　净蝉衣八分　江枳壳一钱五分　通草八分　川连三分　清水豆卷三钱　炒牛蒡二钱　郁金一钱五分　赤苓三钱　鲜藿香一钱五分　鲜佩兰一钱五分　甘露消毒丹三钱，包

荣左　伏暑秋温，发热两候，早轻暮重，烦躁不寐，梦语如谵，鼻衄痰红，口干欲饮，大便溏薄色黄，汗泄不多，舌质红，苔黄。此伏暑化热，蕴蒸阳明之里。阳明者胃也，胃络上通心包，胃热上蒙清窍，心神不得安宁，故烦躁少寐，梦语如谵也。鼻衄虽曰红汗，究属热迫营分，逼血而妄行也。脉象左弦数，右滑数。参脉合证，阴液暗伤，邪热猖獗，颇虑传入厥阴，致神昏痉厥之险。急宜甘寒生津，清解伏暑，冀营分之热，能得从气分而解为幸。

天花粉三钱　朱茯神三钱　粉葛根一钱五分　鲜竹茹二钱　益元散三钱，包　金银花五钱　酒炒黄芩一钱　冬桑叶二钱　连翘壳三钱　川雅连五分　白茅根三札，去心

二诊　昨投生津清温之剂，身热略减，夜寐稍安，鼻衄亦止，而口干欲饮，胸闷懊侬，难以名状，汗泄不多，舌质红，苔黄，脉数依然。良由暑温之热，仍在阳明之里，未能达到气分，势欲蒸发白痦之象，阴液暗伤，无作汗之资料，还虑增剧。温邪有汗而再汗之例，仍宜甘寒生津，解肌清温，冀望正胜邪却，始能入于坦途。

天花粉三钱　粉葛根五分　粉丹皮二钱　鲜石斛三钱　清水豆卷四钱　鸡苏散三钱，包　熟石膏三钱，打　冬桑叶二钱　连翘壳三钱　鲜竹叶三十张　活芦根一尺，去节　北秫米三钱，包

三诊　连进生津清温，服后热势反增，渴欲引饮，饮后得汗甚畅。白痦布于胸腹之间，至天明时热势始减，胸闷渐舒，脉数稍和，即是正胜邪却之机。既已获效，仍守原法扩充。

天花粉三钱　生甘草六分　连翘壳三钱　鲜石斛三钱　嫩白薇一钱五分　生石膏三钱，打　仙半夏一钱五分　川贝母二钱　通草八分　鲜竹叶三十片　白茅根两札，去心　北秫米三钱，包

四诊　身热大减，汗泄溱溱，白痦密布腹脐之间，伏暑湿热，已得外达。惟咳痰带红，睡醒后口舌干燥，神疲肢倦，小溲频数不爽，溺时管痛，脉象濡数不静，舌质淡红。此阴液已伤，木火易升，肺金

化源受伤，不能下及州都，阳明之蕴热，尚留连为患也。仍拟竹叶石膏汤加减，生津液以滋化源，清阳明而息余焰。

西洋参一钱五分　朱茯神三钱　川通草八分　活芦根一尺，去节　生石膏三钱，打　川贝母二钱　粉丹皮二钱　北秫米三钱，包　鲜竹叶三十张　生甘草六分　天花粉三钱　冬桑叶二钱　滋肾通关丸一钱五分，包煎

五诊　身热已退，白㾦密布甚多，口舌干燥亦减，伏暑之热有肃清之渐，而小溲尚未爽利，咳痰色黄，脉象濡数无力，舌淡红。肺胃余热留恋，气化不及州都也。仍拟甘寒生津，养胃清肺，以善其后。

西洋参一钱五分　朱茯神三钱　冬桑叶二钱　冬瓜子三钱　活芦根一尺，去节　生甘草八分　川贝母三钱　粉丹皮一钱五分　北秫米三钱，包　金石斛二钱　瓜蒌皮三钱　嫩白薇一钱五分　通天草八分　滋肾通关丸一钱五分，包煎

何女　秋温伏暑，延今三候，初起吐血衄血，继则身灼热无汗，热盛于夜，谵语妄言，口渴欲饮，七八日未更衣，舌焦糙无津，唇色紫暗，脉象弦滑而数，红白疹虽现即隐，咳呛痰内带红。良由伏温由营及气，由里及表，表未得汗，仍传于里，里热炽盛，少阴之阴液被劫，津无上承，阳明经热未得外解，腑中燥矢不得下行，腑热熏蒸心包，神明无以自主，手指震动，肝风欲起，痉厥之变，即在目前矣。急宜生津解肌，下则存阴，表里两治，以望转机。

鲜生地六钱　天花粉三钱　熟石膏三钱，打　川贝母三钱　茅芦根各一两，去心节　京玄参三钱　薄荷叶八分　生甘草五分　枳实炭一钱　鲜石斛四钱①　粉葛根一钱　全瓜蒌四钱，切　玄明粉一钱五分，同捣　鲜竹茹二钱　清宁丸三钱，包

二诊　投生津解肌、下则存阴之剂，已服两帖，微微得汗，腑垢已得下行，所下之垢，色紫黑甚畅，灼热略衰，谵语亦减，而咳呛咯痰不出，痰内带红，耳聋失聪，口干欲饮，舌糙黑已减，脉尚弦数，唇焦而裂。此少阴阴液已伤，阳明伏暑化热，灼津液而为痰，痰阻肺络，清肃之令不行，木火升腾，扰犯清窍，虽有转机之兆，尚未敢轻许无妨。今拟人参白虎汤合清营增液汤加减，清营凉气，肃肺化痰，能得精胜邪却，即可望出险入夷。

西洋参一钱五分　鲜生地五钱　肥知母二钱　连翘壳三钱　鲜竹叶三十张　生石膏四钱，打　京玄参三钱　川贝母三钱　粉丹皮二钱　生甘草八分　鲜石斛三钱　朱茯神三钱　枳实炭八分　活芦根一尺，去节

三诊　人参白虎汤、清营增液汤，又服二剂，灼热已减其半，神识亦清，舌焦黑已退，转为红绛，脉左弦数，右濡滑而数，睡则惊悸，耳聋口渴，咳呛咯痰不爽，痰中夹血。津液有来复之渐，暑热有退避之势。余焰烁液为痰，胶阻肺络，木火升腾，扰犯清空，合脉论证，已有出险入夷之佳象。再议生津泄热，清肺化痰。

西洋参一钱五分　肥知母一钱五分　冬桑叶二钱　朱茯神三钱　活芦根一尺，去节　生石膏三钱，打　天花粉三钱　粉丹皮二钱　川贝母三钱　生石决八钱　生甘草六分　青蒿梗一钱五分　嫩白薇一钱五分　鲜藕四两，切片入煎

四诊　身灼热已去七八，惟咳呛咯痰不爽，口渴不多饮，痰中之血，两日不见，耳鸣失聪，脉左弦小而数，右濡滑而数，舌绛红。肾阴胃液难复，木火易于上升，余液未尽，肺金清肃之令不行，况值

———

①　钱：1960年排印本此后有"先煎"二字。

燥令，燥从火化，火未有不克金也。再宜甘凉濡润，生津泄热，清肺化痰。

西洋参一钱五分　生甘草八分　水炙桑皮叶各一钱五分　生石决八钱　朱茯神三钱　天花粉三钱　肥知母一钱五分　粉丹皮一钱五分　嫩白薇一钱五分　北秫米三钱，包　冬瓜子三钱　活芦根一尺，去节　枇杷叶露四两，后入

茅童　温邪夹湿，发热十三天，汗泄不畅，口干欲饮，舌质红，罩薄腻，左脉弦数，右脉濡数。前医早进白虎汤，致邪陷太阴，清气不升，大便溏薄，日夜十余次，小溲短赤，心烦少寐，热势加剧，病情非轻。拟解肌疏邪，而理中土，仲圣谓里重于表者，先治其里。仿此意化裁。

粉葛根二钱　炮姜炭四分　炒潞党三钱　生白术二钱　生甘草五分　赤苓三钱　金银花三钱　山楂炭三钱　炒车前子三钱，包　戊己丸二钱，包　鲜荷叶一角

二诊　昨进理中汤加减，大便溏泄渐止，而发热依然，口干欲饮，舌转红绛，脉象弦数，汗泄不通。此气分之温未罢，营分之热内炽，湿化为燥，燥亦伤阴，津乏上承。今拟清营透气，兼顾中土。

天花粉三钱　炒银花三钱　赤苓三钱　冬桑叶三钱　煨葛根一钱五分　生白术二钱　粉丹皮一钱五分　扁豆衣三钱　生甘草五分　白薇一钱五分　鲜荷叶一角　白茅根五钱，去心

三诊　昨进清营透气、兼顾中土之剂，身热渐减，又见鼻红，虽曰红汗，究属热遏营分，逼血上行，舌红绛，脉弦数不静。阴分已伤，肝火内炽，湿从燥化，阳明之温，尚未清彻也。既有效机，再进一筹出入。

鲜生地三钱　炒银花三钱　赤苓三钱　桑叶三钱　天花粉二钱　生白术二钱　粉丹皮一钱五分　川贝二钱　生甘草五分　白薇一

钱五分　炒扁豆衣三钱　北秫米三钱，包　鲜荷叶一角　茅根五钱，去心

陈左　湿温已延月余，潮热时轻时剧，渴喜热饮。白痦亦布，谵语郑声，小溲浑赤[1]，脉象虚滑而数，舌质红润，唇燥。此乃气阴已伤，伏邪湿热，留恋阳明，上蒙清窍，神明无以自主也。脉证参合，已入危险一途。亟宜扶正宣邪，苦化湿热，以望转机。

党参三钱　朱茯神三钱　川雅连三分　川贝母三钱　银柴胡一钱　炙远志肉五分　细木通五分　天竺黄二钱　白薇一钱五分　紫贝齿三钱　仙半夏一钱五分　北秫米三钱，包　益元散三钱，包

湿 温 案

李左　湿温四天，身热有汗不解，胸痞泛恶，口干不多饮，舌苔薄腻而黄，脉濡滑而数。伏邪湿热，漫布三焦，气机不宣，痰浊交阻，胃失降和。治宜宣气淡渗。

光杏仁三钱　清水豆卷四钱　鲜竹茹一钱五分　江枳实一钱五分，同炒　茯苓皮三钱　通草八分　白蔻仁一钱　块滑石三钱　佛手露一两，冲[2]　生熟苡仁各三钱　仙半夏一钱五分　酒炒黄芩一钱五分　鲜藿香　佩兰各一钱五分

俞左　湿温五天，身热不解，有汗恶风，遍体骨楚，胸闷泛恶，不能饮食，舌苔腻布而垢，脉象濡迟。伏温夹湿夹滞，互阻中焦，太阳表邪郁遏，太阴里湿弥漫，清不升而浊不降，胃乏展和之权，邪势正在鸱张。拟五苓合平胃散加减。

---

① 小溲浑赤：原作"小浑溲赤"，据十五卷本及文义乙转。

② 冲：原脱，据1960年排印本补。

川桂枝八钱 赤猪苓各三钱 泽泻一钱五分 清水豆卷四钱 制川朴一钱 陈皮一钱 半夏一钱 制苍术一钱 枳实炭一钱 六神曲三钱 鲜藿梗一钱五分 鲜佩兰一钱五分

王左 温邪暑湿，夹滞互阻，太阴阳明为病。发热五天，有汗不解，胸痞泛恶，腹痛痢下，日夜四五十次，舌尖绛，中厚灰腻而黄，脉象滑数有力。暑为天之气，湿为地之气，暑湿蕴蒸阳明，湿滞郁于肠间，气机窒塞，胃失降和，湿温兼痢之重症。姑宜泄气分之伏邪，化阳明之垢浊，表里双解，通因通用之意。

炒香豉三钱 银花炭四钱 六神曲三钱 炒竹茹一钱五分 黑山栀皮一钱五分 扁豆衣三钱 焦楂炭三钱 青陈皮各一钱五分 酒炒黄芩一钱五分 仙半夏一钱五分 鲜藿香一钱五分 炒赤芍一钱五分 鲜佩兰一钱五分 枳实导滞丸三钱，包

李左 伏邪湿热，蕴蒸气分，漫布三焦。身热早轻暮重，已有旬余，白疹布而不多，湿热原有暗泄之机。无如入夜梦呓，如谵语之状，亦是湿热熏蒸清窍所致。口干溲赤，大便溏薄，热在阳明，湿在太阴，《经》所谓"热搏注泄"是也。吴鞠通先生云：湿温之症，氤氲黏腻，非易速解，虑其缠绵增剧。拟葛根黄芩黄连汤加味，解肌清温，苦化湿热。

粉葛根二钱 朱茯神三钱 炒麦芽三钱 朱灯心三扎 酒炒黄芩一钱五分 炒银花三钱 通草八分 水炒川连三分 连翘壳一钱五分 净蝉衣八分 鸡苏散三钱，包[①] 青荷梗一支 鲜竹叶三十张

王右 湿温身热两候，有汗不解，早轻暮重，口干不多饮，红疹白痦，布于胸膺之间，脉数，苔灰黄。伏邪湿热，蕴蒸气分，漫布三焦。叶香岩先生云：湿热为黏腻之邪，最难骤化。所以身热久而不退

也。宜以宣化。

净蝉衣八分 茯苓皮三钱 香青蒿一钱五分 荷梗一支 熟牛蒡二钱 通草八分 嫩白薇一钱五分 黑山栀一钱五分 清水豆卷三钱 六一散三钱，包 酒炒黄芩一钱五分

杨左 湿温七天，身热有汗不解，午后入夜尤甚，口苦而干，渴不多饮，脉濡滑带数，舌苔薄腻。伏邪蕴湿，逗留膜原，少阳阳明为病。前进达原宣化不应，今拟柴葛解肌加味。

软柴胡八分 清水豆卷四钱 仙半夏一钱五分 六一散三钱，包 粉葛根一钱五分 赤苓三钱 六神曲三钱 泽泻一钱五分 甘露消毒丹四钱，包

二诊 服药两剂，身热较前大减，胸脘不舒，纳减少寐。余邪湿热未楚，胃不和则卧不安也。脉濡滑，苔薄腻微黄。今拟芳香淡渗，以靖余氛，更当避风节食，不致反复为要。

清水豆卷四钱 佩兰叶一钱五分 仙半夏一钱五分 炒枳壳一钱 广藿香一钱五分 赤茯苓三钱 炒秫米三钱，包 炒麦芽四钱 通草八分 益元散三钱，包 佛手八分 甘露消毒丹四钱，包

冯左 湿温三候，身热有汗不解，胸痞泛恶，脐腹作胀，两足痿软不能步履，苔腻脉濡。湿邪自下及上，自外入内，盖脚气之重症也。若加气喘，则危殆矣。急拟逐湿下行。

清水豆卷四钱 陈广皮一钱 制苍术一钱 制川朴一钱 仙半夏二钱 枳实炭一钱 赤茯苓三钱 淡吴萸五分 大腹皮二钱 木防己二钱 陈木瓜三钱 生苡仁四钱 生姜三片

---

① 包：原脱，据1960年排印本及"暑温案荣左"例补。

范童　初患间日①疟，寒短热长，继因饮食不节，转成湿温。身热早轻暮重，热盛之时，神识昏糊，谵语妄言，胸痞闷泛恶，腑行不实，舌苔灰腻满布，脉象滑数。良由伏温夹湿夹滞，蕴蒸生痰，痰浊蒙蔽清窍，清阳之气失旷，与阳明内热者，不可同日而语也，颇虑传经增变。拟清温化湿，涤痰消滞，去其有形，则无形之邪自易解散。

豆豉三钱　前胡一钱五分　干葛一钱　银花三钱　连翘三钱　赤苓三钱　半夏二钱　藿香　佩兰各一钱五分　炒枳实一钱五分　荷叶一角　竹茹一钱五分，姜炒　神曲三钱　菖蒲八分

二诊　服前方以来，诸恙渐轻，不过夜有梦语如评之象。某医以为暑令之恙，暑热熏蒸心包，投芩、连、益元散、竹叶、茅根等，变为泄泻无度，稀粥食升，犹不知饱，渴喜热饮，身热依然，舌灰淡黄，脉象濡数。此藜藿之体，中气本虚，寒凉太过，一变而邪陷三阴，太阴清气不升，浊阴凝聚，虚气散逆，中虚求食，有似除中，而尚未至除中也。阴盛格阳，真寒假热，势已入于险境。姑仿附子理中合小柴胡意，冀其应手则吉。

熟附块一钱五分　炒潞党二钱　炮姜炭六分　炒冬术二钱　炙草四分　云茯苓三钱　煨葛根一钱五分　软柴胡七分　仙半夏二钱　陈皮一钱　炒谷芽　苡仁各三钱　红枣二枚　荷叶一角

三诊　温运太阴，和解枢机，连服三剂，身热泄泻渐减，胀满亦松，脘中虽饥，已不多食，均属佳境。而神疲倦怠，渴喜热饮，舌淡黄，脉濡数无力，中虚脾弱，饮水自救。效方出入，毋庸更张。

炒潞党二钱　熟附片一钱　炮姜炭五分　云苓三钱　炙草五分　大砂仁八分　陈皮一钱　炒谷芽　苡仁各三钱　炒白术二钱　荷叶一角

又服三剂，加炒淮药三钱。

按：此症骤见，似难著手，然既泻而腹仍膨，则非实胀，已可概见。苔灰淡黄，脉象濡数，俱是假热，所谓不从脉而从症也。

费左　湿温三候，初病足背湿热结毒起见，腐溃不得脓，疮旁四围肿红掀痛，寒热晚甚，梦语如评。前医叠投寒凉解毒，外疡虽见轻减，而加呃逆频频，胸痞泛恶，口有酸甜之味，不能饮食，渴不欲饮，口舌糜腐，小溲短赤，脉象濡滑而数。良由寒凉太过，湿遏热伏，热处湿中，胃阳被遏，气机窒塞，已成坏症。议进辛以开之，苦以降之，芳香以宣之，淡渗以利之，复方图治，应手乃幸。

仙半夏二钱　淡吴萸一分　郁金五钱　通草八分　清水豆卷四钱　枳实炭一钱　川雅连四分　姜竹茹五钱　柿蒂五枚　鲜藿香五钱　鲜佩兰五钱　鲜枇杷叶三张，去毛，包

二诊　连服辛开苦降、芳香淡渗之剂，呃逆止，泛恶亦减，胸痞噫气，口舌糜腐依然，口有酸甜之味，身热起伏无常，小溲短赤，脉象濡数。湿热为黏腻之邪，最难骤化，胶阻于中，则胸痞噫气，熏蒸于上，则口有酸甜，三焦决渎无权，则小溲短赤，白疹不现，邪无出路。前方既见合度，循序前进，以图后效。

仙半夏五钱　左金丸五分，包　清水豆卷四钱　通草八分　枳实炭一钱　炒竹茹二钱　茯苓皮三钱　鲜藿佩各五钱　柿蒂五枚　枇杷叶五张，去毛，包　滋肾通关丸五钱，包煎

三诊　呕恶止，胸痞未舒，口舌糜腐亦减，白疹渐现，伏邪湿热，已有暗泄之

①　日：原脱，十五卷本同。据1960年排印本及文义补。

机。十余日未更衣，小溲短赤，身热临晚似剧，脉濡数。申酉为阳明旺时，阳明腑垢，不得下达，三焦之余湿，一时未易清澈。再守原法，加入通幽润肠之品，腑垢得去，则经中之余热，自无形默化也。

仙半夏四钱　川连四分　青蒿梗五钱　白薇五钱　清水豆卷四钱　全瓜蒌四钱，切　郁李仁三钱，研　大麻仁三钱，研　枳实炭一钱　炒竹茹五钱　鲜佩兰四钱　滋肾通关丸五钱，包煎

四诊　腑气已通，诸恙均平。今且调其胃气，宣化余湿，更当节饮食，以杜反复。

南沙参三钱　青蒿梗五钱　白薇五钱　清水豆卷三钱　鲜佩兰五钱　仙半夏五钱　江枳壳一钱　竹茹五钱　通草八分　鲜枇杷叶四张，去毛，包　生熟谷芽各三钱　滋肾通关丸五钱，包

徐右　伏温挟湿，陷入厥阴，神识昏糊，牙关紧闭，四肢逆冷，唇燥而焦，胸闷呕吐，饮食不进。湿热酿成浊痰，互阻中焦，胃失降和。脉沉细而数，苔灰黄。况素体阴亏，肝火内炽，更兼怀孕，颇虑殒胎，危笃之症也。仿《经》旨"有故无殒亦无殒也"之意，拟四逆散加减，冀陷入之邪，从阳明而解为幸。

银柴胡一钱　炙远志肉一钱　炙僵蚕三钱　仙半夏五钱　净蝉衣七分　九节石菖蒲八分　枳实炭八分　炒竹茹五钱　嫩钩钩三钱，后下　清水豆卷二钱　广郁金五钱　薄荷叶八分　淡竹沥一两，冲　姜汁三四滴，冲服

二诊　昨进四逆散加减，神识渐清，呕吐亦止。虽属佳兆，无如牙关拘紧，齿垢无津，里热口干，胸闷气粗，按脉沉细而数。良由阴液已伤，津无上承，陷入之温邪未能透达，痰热胶阻肺络，肺失输布之权。况怀麟七月，胎气亦伤，虽见小

效，尚不足恃也。今拟生津达邪，清神涤痰，未识能得转危就安否。

霍石斛三钱　炙远志肉一钱　川贝母二钱　淡竹油一两，冲　清水豆卷三钱　鲜石菖蒲八分　瓜蒌皮二钱　嫩钩钩三钱，后下　黑山栀二钱　鲜枇杷叶三张，去毛，包　鲜竹茹二钱　枳实七分，同炒

三诊　神识渐清，呕吐渐止，牙关拘紧亦舒，齿垢无津，咳嗽咯痰不爽，里热头眩，按脉濡滑而数。是阴液已伤，津少上承，陷入之邪有暗泄之机，厥阳升腾，痰热胶阻肺络，肺失输布，怀麟七月，今太阴肺经司胎，胎热乘肺，肺气愈形窒塞，虽逾险岭，未涉坦途。再宜生津达邪，清神涤痰，冀望正胜邪却为吉。

霍山石斛三钱　炙远志肉一钱　霜桑叶三钱　清水豆卷三钱　鲜石菖蒲八分　滁菊花三钱　黑山栀二钱　鲜竹茹二钱　光杏仁三钱　川贝母二钱　瓜蒌皮二钱　嫩钩钩三钱，后下　鲜枇杷叶三张，去毛，包　淡竹油一两，冲

四诊　神识已清，津液渐回，里热亦减，而呕吐又起，不能饮食，口舌碎痛，腑气不行，脉象左弦数，右濡滑。此湿火上升，痰浊未楚，肺胃之气，不得下降，能得不生枝节，可望渐入佳境。仍宜生津和胃，苦降痰浊，怀麟七月，助顺胎气。

川石斛三钱　川贝母二钱　炙白苏子五钱　水炒川连三分　全瓜蒌四钱，切　旋覆花五钱，包　仙半夏五钱　鲜竹茹二钱　生熟谷芽各三钱　干芦根一两，去节　清炙枇杷叶三钱，去毛，包　柿蒂十四枚　广橘白一钱

五诊　呕吐已止，口舌碎痛亦减，胸脘不舒，饮食少进，神疲，右颧赤色，脉象软滑无神。怀麟七月，阳明少阴，阴液已伤，痰浊未楚，厥气乘势横逆。再宜益阴柔肝，助顺胎气，而化痰浊。

川石斛三钱　抱茯神三钱　广橘白一钱
生白芍二钱　川贝母二钱　炒竹茹二钱　仙
半夏五钱　瓜蒌皮二钱　生熟谷芽各三钱
干芦根二两，去节　清炙枇杷叶三钱，去毛，
包　春砂壳四分

六诊　呕吐止，口舌碎痛亦减。惟纳
谷不香，颈项胸膺发出白㾦，伏邪湿热，
已有外泄之佳象。口干不多饮，舌质红，
苔薄腻，脉象濡滑而数。阴伤难复，浊痰
未化，津少上承。怀麟七月，胎前以清热
养阴为主。再宜养阴宣肺，和胃化痰。

川石斛三钱　抱茯神三钱　熟谷芽四钱
净蝉衣八分　清水豆卷三钱　佩兰梗五钱
光杏仁三钱　陈广皮一钱　清炙枇杷叶三钱，
去毛，包　象贝母三钱　炒竹茹五钱　干芦
根一两，去节　吉林参须八分

谨按：此症为阴虚温邪内陷，若遇时
医，见神识昏糊而大进犀羚，则邪遏不达
而毙。或见四肢逆冷，而任投姜附，则阴
液涸竭而亡。况怀麟七月，恐其胎气受
伤，用药最为棘手。而夫子初诊，即认定
为热厥，投四逆散以解之。继又速进养阴
清热之剂，使内陷之邪，由脏转腑，由里
达表，竟使病者得庆更生，夫子之识见深
矣。治安幸列门墙，弥殷钻仰，谨录之。

受业朱治安志

邹女　湿温九天，身热午后尤甚，口
干多饮，头痛且胀，胸闷不能食，腑行
溏薄，舌苔薄腻带黄，脉象濡数，左关带
弦。温与湿合，热处湿中，蕴蒸膜原，漫
布三焦，温不解则热不退，湿不去则温不
清，能得白㾦，而邪始有出路。然湿为黏
腻之邪，最难骤化，恐有缠绵之虑。姑拟
柴葛解肌以去其温，芳香淡渗而利其湿。

软柴胡八分　葛根一钱五分　清水豆卷
三钱　赤苓三钱　泽泻五钱　银花炭三钱
连翘二钱　鲜藿香一钱五分　鲜佩兰一钱五分
神曲二钱　大腹皮二钱　通草八分　荷叶一
角　甘露消毒丹四钱，包

二诊　湿温十二天，汗多，身热虽
减，而溏泻更甚于前，日夜有十余次之
多。细视所泻之粪水，黑多黄少，并不臭
秽，唇焦齿垢，口干欲饮，饮入肠鸣，小
溲短少而赤，舌边红，苔干黄，脉象左濡
数、右濡迟，跌阳之脉亦弱。此太阴为湿
所困，清气下陷。粪水黑多黄少，黑属肾
色，是少阴胜跌阳负明矣。况泻多既伤
脾，亦伤阴，脾阳不能为胃行其津液，输
运于上，阴伤，津液亦不上承，唇焦齿
垢，职是故也。书云：自利不渴者属太
阴，自利而渴者属少阴。少阴为水火之
脏，为三阴之枢，少阴阴阳两伤，上有浮
热，下有虚寒，显然可见。脉证参观，颇
虑正不敌邪，白㾦不能外达，有内陷之
险。欲滋养则碍脾，欲温化则伤阴，顾此
失彼，殊属棘手。辗转思维，惟有扶正祛
邪，培补中土，冀正旺则伏邪自达，土厚
则虚火自敛，未识能弋获否。

人参须一钱　米炒於术二钱　清水豆
卷四钱　云苓三钱　生甘草三分　炒怀药三
钱　炮姜炭三分　炒扁豆衣三钱　炒谷芽
苡仁各三钱　干荷叶一角①　陈仓米一两，煎
汤代水

三诊　湿温两候，前方连服三剂，泄
泻次数已减。所下粪水，仍黑黄夹杂，小
溲短赤，口干欲饮，齿缝渗血，舌边红，
苔干黄，脉象濡数，尺部细弱。白㾦布于
胸膺脐腹之间，籽粒细小不密，伏温蕴
湿，有暗泄之机。然少阴之阴，太阴之
阳，因泻而伤，清津无以上供。泻不止则
正气不复，正不复则邪不能透达，虽逾险
岭，未涉坦途也。仍宜益气崇土为主，固
胃涩肠佐之。

①　角：原作"两"，据十五卷本、1960年
排印本及前后文例改。

吉林参一钱　米炒於术二钱　生甘草三分　云苓三钱　炒淮药三钱　炒川贝二钱　禹余粮三钱　炒谷芽三钱　橘白一钱　炒薏仁三钱　干荷叶一角

四诊　湿温十七天，泄泻已减七八，粪色转黄，亦觉臭秽。太阴已有健运之渐，白痦布而甚多，色亦显明，正胜邪达之佳象。口干而腻，不思谷食，睡醒后面红，稍有谵语，逾时而清，脉濡数而缓，舌质红苔黄。良由气阴两伤，神不安舍，余湿酿成痰浊，留恋中焦，胃气呆顿。今拟七分扶正，三分祛邪，虚实兼顾，以善其后也。

人参须八分　炒於术一钱五分　炒川贝二钱　云苓神各三钱，辰砂拌　远志一钱　炒淮药三钱　橘白一钱　炒谷芽　苡仁各三钱　清水豆卷三钱　佩兰一钱五分　清炙枇杷叶二钱，去毛，包

张左　秋温伏暑，蕴蒸阳明，身热甚壮，有汗不解，口干欲饮，苔黄脉数，两足逆冷。是热在阳明，湿在太阴，与中寒者不同，症势沉重。姑拟加味苍术白虎汤，清温燥湿，以望转机。

生石膏五钱　天花粉三钱　黑山栀一钱五分　肥知母一钱五分　金银花三钱　活芦根一两，去节　生甘草五分　连翘壳一钱五分　制苍术一钱

王幼　湿温伏邪，已十六天，汗多潮热，口干欲饮，白痦布于胸腹之间，八九日未更衣，脐下按之疼痛，舌红绛，中后腻黄，脉象沉数。叠投清温化湿之剂，诸症不减。良由伏邪蕴湿化热，由气及营，由经入腑，腑中宿垢不得下达也。吴又可云：温病下不嫌早。导滞通腑为主，清温凉营佐之，使有形之滞得下，则无形之邪，自易解散。

生川军二钱　玄明粉一钱五分，后入　枳实一钱　生甘草五分　冬桑叶二钱　粉丹皮二钱　青蒿一钱五分　嫩白薇一钱五分　京赤芍一钱五分　青荷梗一尺　活水芦根一尺，去节

复诊　昨进导滞通腑、清营泄热之剂，腑气已通，潮热渐减，白痦布而不多，口干欲饮，舌中腻黄渐化，脉濡数无力。阴液暗伤，余热留恋气营之间，清津无以上供。今拟生津清化，佐入和胃之品。尚须节食，恐多食则复，少食则遗之弊。

天花粉三钱　霜桑叶二钱　粉丹皮一钱五分　京赤芍一钱五分　朱茯神三钱　青蒿梗一钱五分　嫩白薇一钱五分　通草八分　六一散三钱，包　青荷梗一尺　生熟谷芽各三钱

裘左　湿温八天，壮热有汗不解，口干欲饮，烦躁不寐，热盛之时，谵语妄言，胸痞泛恶，不能纳谷，小溲浑赤，舌苔黄多白少，脉象弦滑而数。阳明之温甚炽，太阴之湿不化，蕴蒸气分，漫布三焦，有温化热、湿化燥之势，症非轻浅。姑拟苍术白虎汤加减，以观动静。

生石膏三钱　肥知母一钱五分　枳实炭一钱　通草八分　制苍术八分　茯苓皮三钱　炒竹茹一钱五分　飞滑石三钱　仙半夏一钱五分　活芦根一尺，去节　荷梗一尺

二诊　今诊脉洪数较缓，壮热之势大减，稍能安寐，口干欲饮，胸闷泛恶，不能纳谷，舌苔腻黄渐化，伏温渐解，而蕴湿犹留中焦也。既见效机，毋庸更张，参入芳香淡渗之品，使湿热有出路也。

熟石膏三钱　仙半夏一钱五分　枳实炭一钱　泽泻一钱　制苍术八分　赤茯苓三钱　炒竹茹一钱五分　通草八分　飞滑石三钱　鲜藿佩各一钱五分　荷梗一尺

三诊　热退数日，复转寒热似疟之象，胸闷，不思纳谷，且有泛恶，小溲短赤，苔黄口苦，脉象左弦数、右濡滑。此伏匿之邪，移于少阳，蕴湿留恋中焦，胃

失降和。今宜和解枢机，芳香淡渗，使伏匿之邪，从枢机而解，湿热从小便而出也。

软柴胡八分　仙半夏二钱　酒黄芩一钱　赤苓三钱　枳实一钱　炒竹茹一钱五分　通草八分　鲜藿佩各一钱五分　泽泻一钱五分　荷梗一尺

赵童　湿温已延月余，身热早轻暮剧，有时畏冷背寒，热盛之时，谵语郑声，渴喜热饮，小溲短赤，形瘦骨立，纳谷衰微，舌质红，苔薄黄，脉象虚弦而数，白疹布而不多，色不显明。良由病久正气已虚，太少之邪未罢，蕴湿留恋膜原，枢机不和，颇虑正不敌邪，致生变迁。书云：过经不解，邪在三阳。今拟小柴胡合桂枝白虎汤加减，本虚标实，固本去标为法。

潞党参一钱五分　软柴胡一钱　生甘草五分　仙半夏二钱　熟石膏三钱　赤茯苓三钱，朱砂拌　炙远志一钱　川桂枝八分　通草八分　泽泻一钱五分　焦谷芽三钱　佩兰叶一钱五分

二诊　进小柴胡合桂枝白虎汤加减，寒热渐退，谵语亦止，白疹布而渐多，脉象濡数，苔薄黄。太少之邪已有外达之势，口干不多饮，精神疲倦，谷食衰微，正气已夺，脾胃鼓舞无权。今拟制小其剂，扶正祛邪，理脾和胃，冀胃气来复，自能入于坦途。

潞党参一钱五分　银柴胡一钱　生甘草五分　云苓三钱，辰砂拌　仙半夏二钱　粉葛根一钱五分　广橘白一钱　佩兰叶一钱五分　白薇一钱五分　川通草八分　生熟谷芽各三钱　生姜一片　红枣三枚

李左　脉来濡数，濡为湿，数为热，湿与热合，蕴蒸气分，漫布三焦。是以身热三候，朝轻暮剧，白疹满布胸膺之间，形瘦神疲。乃湿热郁久不化，耗气伤阴所

致，症势非轻。急宜存阴清宣。

金石斛三钱　嫩白薇一钱五分　六一散三钱，包　象贝母三钱　南北沙参各一钱五分　茯苓皮三钱　净蝉衣八分　鲜竹叶三十张　香青蒿一钱五分　通草八分　连翘壳一钱五分　荷梗一支

沈左　湿温四候，身热早轻暮重，有汗不解，白痦已布，色不显明，口干欲饮，唇燥齿垢，形瘦神疲，舌质红，苔微黄，脉濡数无力。此乃气阴已伤，余邪湿热留恋气营之间，入夜梦语如谵，有神不守舍之象，且有咳嗽，肺胃亦虚，虚多邪少，还虑生波。今拟清养肺胃之阴，宣化三焦之湿。

南沙参三钱　朱茯神三钱　川贝二钱　通草八分　川石斛三钱　冬桑叶三钱　瓜蒌皮二钱　冬瓜子三钱　嫩白薇一钱五分　粉丹皮一钱五分　广橘白一钱　生苡仁三钱　清炙枇杷叶二钱，去毛，包

复诊　诸恙见轻，原方加北秫米三钱，包。

郑左　湿温十六天，身灼热，有汗不退，口渴欲饮，烦躁少寐，梦语如谵，目红溲赤，舌红糙无津，脉象弦数，红疹布于胸膺之间。此温已化热，湿已化燥，燥火入营，伤阴劫津，有吸尽西江之势，化源告竭，风动痉厥之变，恐在目前。亟拟大剂生津凉营，以清炎炎之威，冀其津生邪却，出险入夷为幸。

鲜生地六钱　天花粉三钱　川贝母二钱　生甘草八分　粉丹皮二钱　冬桑叶三钱　银花八钱　白薇一钱五分　羚羊片八分　朱茯神三钱　带心连翘三钱　茅芦根各一两，去心节　鲜石斛四钱　鲜竹叶三十片

二诊　湿温十八天，甘寒清解，已服二剂，舌红糙略润，津液有来复之渐。身灼热、口渴引饮均减，夜寐略安，佳境也。红疹布而渐多，目白红丝，小溲短

赤，脉数不静，少阴之阴已伤，水不济火，营分之热尚炽，木火升腾。前方既见效机，毋庸改弦易辙也。

原方加西洋参一钱五分，鲜藕四两，切片入煎。

三诊　湿温三候，温化热，湿化燥，叠进生津凉解，身灼热大减，寐安，梦语亦止。红疹满布，营分之热已得外达，脉数不静，舌转光红，小便黄，七八日未更衣，阴液难以骤复，木火尚炽，余焰未净。仍拟生津泄热，佐通腑气，虽缓下，亦寓存阴之意。

西洋参一钱五分　冬桑叶二钱　天花粉三钱　白薇一钱五分　鲜生地四钱　粉丹皮二钱　川贝母三钱　生甘草六分　鲜石斛四钱　朱茯神三钱　郁李仁三钱，研　麻仁四钱，研　活芦根一尺，去节

四诊　湿温二十二天，身灼热已退，寐安神清，红疹布而渐化，腑气亦通，舌质红，苔微白，脉象濡软而数，精神疲倦，小溲淡黄，谷食无味。邪退正虚，脾胃鼓舞无权。今拟养正和胃，寒凉慎用，虑过犹不及也。

西洋参五钱，米炒　朱茯神三钱　川石斛三钱　生甘草五分　通草八分　瓜蒌皮二钱　广橘白一钱　川贝母二钱　北秫米三钱，包

巫左　湿温症已延月，寒热时轻时剧，口干不喜饮，腑行溏薄。初由伏邪湿热，蕴于募原，少阳枢机不和，太阴为湿所困，清气不升。阅前方参、附、龙、牡、姜、桂、二陈等剂，温涩太过，致伏邪无路可出，愈郁愈深，如胶似漆。邪遏化热，湿遏化燥，伤阴劫津，化源告竭，气逆而促，神糊谵语，所由来也。舌苔黑糙而垢，有似少阴热结旁流、急下存阴之条，无如脉象左弦细促数，右部虚散，复无燥实坚满之形，安有可下之理？阴液

枯槁①，正气亦匮，厥脱之变，即在目前矣。勉拟增液生津，以救其焚，亦不过尽人力以冀天眷。

西洋参三钱　朱茯神三钱　天竺黄一钱五分　嫩钩钩三钱，后入　大麦冬二钱　紫贝齿三钱　银柴胡八分　枳实炭八分　霍石斛三钱　川贝母二钱　清炙草四分　炒竹茹一钱五分

费右　湿温三候，灼热不退，舌绛起刺，脉洪数。温邪化火，由气入营，热邪内炽，扰犯包宫，伤津劫液，化源欲竭。以致唇焦齿垢，谵语妄言，内陷重症，危笃之至。拟养阴救液，清火开窍，未识能有挽回否。

犀角尖三钱　粉丹皮一钱五分　带心麦冬三钱　鲜石菖蒲五分　鲜生地三钱　京赤芍一钱五分　上川连三分　鲜竹叶心三钱　带心连翘三钱　京玄参三钱　天竺黄二钱　活芦根一两，去节　牛黄清心丸一粒，另研细末，化服

叶左　初病喉痧，治愈之后，因复感停滞，酿成湿温。身热有汗不解，临晚畏寒，入夜热势较盛，天明即觉轻减，已有三候。口干不多饮，小溲短赤，逾时有粉汁之形，苔薄黄，脉濡数。素有失红，阴虚体质，叠进清温化湿之剂，其热非特不减，反加肤肿足肿，脐腹饱满，面浮咳嗽。细推病情，太阳经邪未解，膀胱腑湿不化，久则湿困太阴，健运无权，湿为阴邪，易于化水，水湿泛滥，则为肤肿足肿；中阳不行，浊阴凝聚，则为脐腹饱满；水湿逆肺，则为咳嗽面浮；格阳于外，则身热不退也。羌势已入险境，岂可泛视。今拟五苓加味，温开太阳而化水湿，勿可拘执阴虚体质，而畏投温剂，致一误而再误也。然乎否乎？质之高明！

---

① 槁：原作"稿"，据文义改。

川桂枝八分　连皮苓四钱　炒白术三钱　猪苓三钱　仙半夏三钱　大腹皮二钱　砂仁八分　光杏仁三钱　泽泻一钱　姜皮八分　陈皮一钱　冬瓜子皮各三钱

二诊　两进五苓，症势未见动静。夫太阳为寒水之经，本阴标阳；太阳与少阴为表里，少阴为水火之脏，本热标寒。太阳之阳不行，少阴之阴亦伤，少火不能生土，中央乾健无权，水湿日积，泛滥横溢，浊阴凝聚，阴盛格阳，肺失治节，水道不行，险象环生，殊可虑也。脉象寸部濡数，关尺迟弱，真阳埋没，阴霾满布，若加气喘，则难为力矣。再拟五苓合真武汤，震动肾阳，温化水湿，千钧一发，惟此一举，狂见如斯，明者何如！

熟附块一钱　川桂枝八分　陈皮一钱　大砂仁八分　连皮苓四钱　猪苓二钱　大腹皮二钱　川椒目十四粒　炒白术三钱　泽泻一钱五分　水炙桑皮一钱五分　淡姜皮八分

三诊　连服五苓、真武以来，肤肿跗肿腹满已见轻减，小溲稍多，真阳有震动之渐，水湿有下行之势，临晚形寒身热，至天明得汗而退，枢机有斡旋之意，均属佳象。口干渴喜热饮，痰多咳嗽，谷食衰微，白苔化而转淡。夫太阴为湿久困，乾健无权，肺失肃化。脉象关尺迟弱略起，虽逾险岭，未涉坦途。仍守前法，努力前进。

桂枝六分　白术三钱　熟附块一钱　软柴胡七分　大腹皮二钱　茯苓四钱　泽泻一钱五分　大砂仁八分　仙半夏二钱　水炙桑皮一钱五分　清炙草五分　生姜二片　红枣四枚　炒谷芽　苡仁各三钱

四诊　温少阴，开太阳，运中阳，逐水湿。又服二剂，肿退，腹满渐消，临晚寒热亦轻。惟痰多咳嗽，纳谷衰少，小溲不清，苔薄腻微黄，脉象缓滑。此脾不健运，胃不流通，湿痰积之于肺，肺失肃化

之权。再仿前意，制小其剂。

吉林参须八分　连皮苓四钱　炒白术一钱五分　光杏仁三钱　冬瓜子皮各三钱　软柴胡八分　福泽泻一钱五分　清炙草五分　大砂仁八分　仙半夏二钱　陈皮一钱　熟附块八分　炒谷麦芽各三钱

五诊　肿满已消，寒热亦退。惟纳谷衰少，口有甜味，痰多咳嗽，小溲不清，脉象濡滑。余湿留恋中焦，脾胃运化失司，津液不布为痰，此痰多而咳嗽也。今当调理脾胃以化余湿，节其饮食而慎起居。

炒白术五钱　陈广皮一钱　清水豆卷四钱　炒谷芽　苡仁各三钱　冬瓜子皮各三钱　连皮苓四钱　仙半夏二钱　省头草一钱五分　大砂仁七分　光杏仁三钱　川贝二钱　通草八分　清炙枇杷叶二钱，去毛，包煎

哈右　湿温匝月，身壮热，汗多畏寒，胸闷呕吐，纳食不进，烦躁懊憹，少腹胀痛拒按，溺时管痛，小便不利，口干唇燥，渴喜热饮，舌苔白腻，脉象左弦迟而紧，右沉细无力。据述病起于经行之后，阅前所服之方，栀豉、二陈、泻心、八珍、金铃子散等剂，推其病情，其邪始在太阴阳明，苦寒叠进，邪遂陷入少阴厥阴，清阳窒塞，蓄瘀积于下焦，膀胱宣化失司，烦躁似阳，实阴躁也。阴盛于下，格阳于上，若再投苦降，则邪愈陷愈深矣。今拟吴茱萸汤加味，温经逐湿，理气祛瘀，冀其转机为幸。

淡吴萸六分　熟附片八分　赤苓三钱　连壳蔻仁八分　焦楂炭三钱　姜半夏二钱　砂仁八分　陈皮八分　延胡索一钱　五灵脂一钱五分　两头尖一钱五分，酒浸，包　泽泻一钱　生姜二片

二诊　两进吴茱萸汤，呕吐烦躁均已轻减，少腹胀痛亦松，反加大便溏泄，有七八次之多。寒滞有卜行之机，中阳有来

复之渐，佳象也。身热依然，口干唇燥，渴喜热饮，苔腻稍化，脉仍弦迟。勿可因口干唇燥，即改弦易辙，虽有身热，可毋庸虑，但使卫阳能入于阴，则身热自除矣。仍守原法，更进一筹。

原方去生姜、连壳蔻仁，加炮姜炭六分，炒白术一钱。

三诊　呕吐溏泄已止，少腹胀痛亦减大半。惟小溲不利，溺时管痛，唇燥口干不多饮，脉象寸关濡滑，尺部涩迟。是蓄瘀蕴湿留恋下焦，膀胱气化无权，脾不能为胃行其津液，浸润于上，症虽转机，还当谨慎。今制小其剂，加入通关滋肾之品，使蓄瘀蕴湿，从下窍而出。

吴萸四分　仙半夏二钱　熟附片八分　赤苓三钱　陈皮一钱　炒白术二钱　炮姜炭四分　清炙草四分　砂仁八分　琥珀屑六分，冲①　通天草五钱　滋肾通关丸三钱，包煎

四诊　诸恙十减七八，小溲亦利。惟纳谷衰少，神疲肢倦，唇干口干不多饮，苔转淡黄，脉现濡缓。是脾胃两伤，运化失常。今拟醒脾和胃，而宣余湿，隔一日服一剂，仿《经》旨"大毒治病，十去其六②"，"小毒治病，十去其八③"，"毋使过之，伤其正也"之意。

炒白术二钱　云苓三钱　清炙草五分　陈皮一钱　仙半夏二钱　大砂仁八分　焦谷芽五钱　省头草五钱　绛通草八分　通天草五钱　生姜二片　红枣四枚

郑左　湿温十八天，初起身热，继则不热，两颧红赤，小溲自遗，时时欲寐，舌灰薄腻，口干不欲饮，脉沉细无神。此邪陷少阴，肾阳埋没，龙雷之火，飞越于上，戴阳症也。殊为可虑。急拟温经扶正而潜浮阳，未识能得挽救否。

潞党参五钱　龙骨三钱　煨益智一钱五分　炙远志一钱　熟附块三钱　牡蛎三钱　清炙草五分　炒於术一钱五分　鹿角霜五钱

复诊　加炙黄芪、大砂仁。

周左　湿温月余，身热汗多，神识昏糊，谵语郑声，唇燥口干不欲饮，谷食不进，舌苔干腻，脉象沉细。此湿邪久困太阴，陷入少阴，湿为阴邪，最易伤阳。卫阳失于外护则汗多，浮阳越于躯壳则身热，神不守舍则神糊，与热入心包者，有霄壤之别。动则微喘，肾气不纳也。十余日未更衣，此阴结也。脉证参合，正气涣散，阴阳脱离即在目前矣。急拟参附回阳，龙牡潜阳。苟能阳回神定，庶可望转危为安之幸。

别直参二钱　熟附块二钱　左牡蛎三钱　大砂仁八分　仙半夏二钱　炙远志一钱　花龙骨三钱　朱茯神三钱　炒枣仁三钱　北秫米三钱，包　浮小麦四钱

二诊　两进参附回阳，龙牡潜阳，汗收神清，阳气有内返之佳境。口干，渴喜热饮，纳谷衰少，精神困顿，十余日未更衣，腹内微胀，并不拒按，苔干腻，脉沉细。阳不运行，阴气凝结，肠垢不得下达，犹严寒之时，水冰而地坼也。险岭虽逾，未入坦途。再拟扶正助阳，温通腑气。

别直参一钱五分　熟附块一钱五分　朱茯神三钱　炙远志一钱　炒枣仁三钱　仙半夏三钱　陈广皮一钱　大麻仁四钱，研　郁李仁三钱，研　焦谷芽四钱　半硫丸二钱，包　外用蜜煎导法。

三诊　服两剂后，腑气已通，余恙如故。原方去半硫丸、郁李仁、大麻仁，加

---

① 冲：原脱，据1960年排印本及《百病医方大全》琥珀屑用法补。

② 十去其六：原作"十去其八"，据《素问·五常政大论》改。

③ 十去其八：原作"十去其六"，据《素问·五常政大论》改。

米炒於术。

朱孩　湿温已延月余，身热不退，腹痛便泄，大腹膨胀，面浮体肿，舌苔灰黄，脉象濡数，纹色青紫，已逾气关。某专科投以银、翘、芩、连、滑石、通草、楂、曲、鸡金、苓、术等，意谓疳积成矣。惟按脉论证，此三阳之邪，已传入三阴。在太阴则大腹胀痛，在少阴则泄泻体肿，在厥阴则腹痛肢冷。卫阳不入于阴，则发热，水湿泛滥横溢，则遍体浮肿。小孩稚阳，病情若此，犹小舟之重载，覆沉可虑！今拟真武、理中、小柴胡复方图治，冀挽回于什一。

熟附片八分　炒干姜五分　炒白术一钱五分　连皮苓三钱　陈皮一钱　炒潞党一钱　软柴胡五分　清炙草五分　川椒目十粒　砂仁八分　大腹皮二钱　六神曲三钱

二诊　服理中、真武、小柴胡复方以来，腹胀满、肢体肿均见轻减，泄泻亦止，佳兆也。惟身热晚作，乳食少进，口干欲饮，指纹色青紫已回气关之内，脉仍濡数无力。是阴盛格阳，真寒假热。切勿因身热而即改弦易辙也。仍守原法，努力前进。

原方加嫩白薇一钱。

三诊　肿胀十减七八，身热亦觉渐退。惟神疲形瘦，谷食少进，水湿已化，正虚困顿，脾胃阳衰，鼓舞无权也。仍守原方出入。

原方去柴胡，加焦谷芽三钱，佩兰梗一钱五分。

按：此症疑似之处，最难辨别。认定三阴见象，投以温药，故能无虑也。否则再进寒凉，必致邪陷阳越，而不起矣。

痉症案

陈幼　两目上窜，时剧时轻，今晚角弓反张，脐腹疼胀，舌强不利，呛乳，舌尖边淡红，中后薄腻，脉濡弱，哭声不扬。气阴暗伤，虚风内动，痰热逗留，肺胃气机窒塞，窍道不通。与熄风安神，化痰宣肺法。

煅石决三钱　朱茯神三钱　川象贝各二钱　嫩钩钩三钱，后下　青龙齿三钱　炙远志一钱　陈木瓜二钱　山慈菇片五分　净蝉衣八分　炙僵蚕三钱　珍珠粉一分，冲服　金器一具，入煎

二诊　角弓反张之势已和，舌强不利，呛乳，手足心热，哭泣声哑，脉象弦细。风阳挟痰热，上阻廉泉，横窜络道，肺胃气机，窒塞不宣。再拟熄风涤痰，清热宣肺。

霜桑叶二钱　朱茯神三钱　川象贝各二钱　嫩白薇一钱五分　甘菊花三钱　远志肉一钱　炙僵蚕三钱　青龙齿三钱　净蝉衣八分　煅石决三钱　山慈菇片四分　嫩钩钩三钱，后入　淡竹沥一两，冲服　真猴枣　珍珠粉各一分，冲服　金器一具，入煎

朱幼　初病伏邪化热，销烁阴液，发热口渴，唇皮焦燥。过服清凉，以致脾阳受伤，清气下陷，小溲清长，而大便溏泄也，势成慢惊重症。急拟温肾运脾。

煨葛根二钱　炒於术一钱五分　陈广皮一钱　扁豆衣三钱　熟附片八分　炙甘草五分　焦谷芽三钱　炮姜炭四分　炒淮药三钱　干荷叶一角

冯幼　先天不足，后天又弱，吐泻已久，神疲内热，口干不多饮，舌质红，脉纹①红紫带青，已过气关。呕吐伤胃，泄泻伤脾，脾阳胃阴两伤，肝木来乘，所谓阴虚生内热，阳陷则飧泄也，渐入慢惊一途，恐鞭长莫及矣。勉拟连理汤加味，温养脾胃，抑木和中，以望转机。

_____

① 脉纹：即指纹。

炒潞党参一钱五分　炙甘草五分　炮姜炭三分　焦谷芽三钱　陈木瓜二钱　陈广皮一钱　云茯苓三钱　川雅连三分　炒於术一钱五分　灶心黄土一两

马左　形寒畏冷，遍身骨楚，头项强痛，泛泛作恶，小溲短少，脉紧急，苔薄腻。太阳阳明两经同病，急与葛根汤散其寒邪，不致缠绵是幸。

粉葛根一钱五分　云苓三钱　炒谷芽三钱　川桂枝五分　姜半夏三钱　陈佩兰一钱五分　净麻黄五分　陈广皮一钱五分　炒香豉三钱　煨姜两片

二诊　昨进葛根汤，得汗甚多，头项痛、骨楚均舒，泛泛作恶已止。身热头眩，口干欲饮，脉象弦数，苔薄腻黄，舌质红。太阳之邪已解，阳明之热内炽，幸喜素体强盛，不致迁延。今与桂枝、白虎，一以清阳明之热，一以肃太阳之邪。

川桂枝三分　赤苓三钱　炒谷芽三钱　生石膏三钱　江枳壳一钱五分　省头草一钱五分　天花粉三钱　苦桔梗八分　炒竹茹一钱五分　干芦根五钱，去节

费左　身热不退，头项强痛，角弓反张，神昏谵语，渴喜冷饮，脉象弦数，苔薄腻，舌红。前医叠投表散之剂，汗出太多，高年气阴本亏，重汗乏阴，以致阴虚不能敛阳，二元不入于阳，若见风动呃逆，则无望矣。急与桂枝羚羊，未识能转危为安否。

粉葛根一钱五分　朱茯神三钱　生石决四钱　川桂枝三分　羚羊片五分　鲜石菖蒲一钱　嫩钩尖三钱，后入①　天花粉三钱　天竺黄一钱五分　鲜竹叶三十张　活芦根一尺，去节

二诊　头项强痛轻减，身热亦略退，神志平静，渴喜多饮，脉细数，苔腻舌红。阴亏于下，阳浮于上。前方既见效机，仍守原意出入。

粉葛根一钱五分　朱茯神三钱　生石决五钱　羚羊角五分　石菖蒲八分　嫩钩尖三钱，后入　天花粉三钱　天竺黄一钱五分　川贝母三钱　鲜竹叶三十张　朱灯心二扎

三诊　神志已清，头项强痛亦止，神疲欲卧，纳谷不香，脉濡细，苔薄腻。险岭已逾，可告无虞。再与清养之品，善后可矣。

冬桑叶三钱　朱茯神三钱　生谷芽三钱　甘菊花三钱　川贝母三钱　香佩兰一钱五分　生石决三钱　天花粉三钱　生竹茹一钱五分　嫩钩尖三钱，后入　鲜竹叶三十张

---

① 后入：原脱，据1960年排印本及《百病医方大全》嫩钩钩用法和前后文例补。

卷　二

霍乱案

陈左　夏月阳外阴内，偏嗜生冷，腠理开发，外邪易袭。骤触疫疠不正之气，由口鼻而直入中道，以致寒暑湿滞，互阻中焦，清浊混淆，乱于肠胃，胃失降和，脾乏升运，而大吐大泻，挥霍撩乱。阴邪锢闭于内，中阳不伸，不能鼓击于脉道，故脉伏；不能通达于四肢，故肢冷。两足转筋，一因寒则收引，一因土虚木贼也。汗多烦躁，欲坐井中之状，口渴不欲饮，是阴盛于下，格阳于上，此阴躁也。形肉陡然削瘦，脾土大伤，谷气不入，生化欲绝，阴邪无退散之期，阳气有脱离之险，脉证参合，危在旦夕间矣。拟白通四逆加人尿猪胆汁意，急回欲散之阳，驱内胜之阴。背城借一，以冀获效。

生熟附子各三钱　淡干姜五钱　炙草一钱　姜半夏三钱　吴萸七分　川连三分　赤苓四钱　陈皮一钱　陈木瓜五钱　童便一杯,冲服　猪胆汁三四滴,冲服

复诊　吐泻烦躁均减，脉伏肢冷依然，加炒潞党参四钱。

罗左　触受寒疫不正之气，夹湿滞交阻，太阴阳明为病，清浊相干，升降失常，猝然吐泻交作，脉伏肢冷，目陷肉削，汗出如雨。脾主四肢，浊阴盘踞中州，阴气不能通达，脉伏肢冷，职是故也。阳气外越则自汗，正气大虚，则目陷肉削，舌苔白腻，虚中挟实，阴霍乱之重症。亟拟白通四逆汤合附子理中汤加减，以期转机为幸。

熟附子块二钱　淡干姜一钱　清炙草八分　姜半夏三钱　吴萸七分　童便一酒杯,冲服　炒潞党三钱　生白术二钱　赤苓四钱　制川朴一钱　川连三分　猪胆汁三四滴,冲服　灶心黄土一两

阴阳水煎。

朱右　疫疠之邪，由口鼻而直入中道，与伏暑湿滞互阻，脾胃两病，猝然腹中绞痛，烦躁懊憹，上为呕吐，下为泄泻，四肢厥逆，口干欲饮，脉伏，舌苔薄腻而黄。清气在下，浊气在上，阴阳乖戾，气乱于中，而为上吐下泻；湿遏热伏，气机闭塞，而为肢冷脉伏，热深厥深，霍乱重症。亟宜黄连解毒汤加减，辛开苦降，芳香化浊，冀挽回于什一。

上川连八分　淡吴萸二分　仙半夏二钱　枳实炭一钱　黄芩一钱五分　藿香梗一钱五分　六神曲三钱　赤猪苓各三钱　炒白芍一钱五分　玉枢丹四分,磨冲

阴阳水煎。

二诊　昨投黄连解毒汤，吐泻渐减，脉息渐起，四肢微温，佳兆也。惟烦躁干恶，口渴喜冷饮，舌前半红绛，中后薄黄，小溲短赤。是吐伤胃，泻伤脾。脾阳胃阴既伤，木火上冲，伏暑湿热留恋不化也。今守原意，加入清暑渗湿之品。能得不增他变，可冀出险履夷。

上川连八分　淡吴萸一分　仙半夏一钱五分　枳实炭八分　黄芩一钱五分　炒白芍一钱五分　炒竹茹一钱五分　枇杷叶四片,去毛,包　柿蒂五枚　赤苓三钱　活芦根一尺,去节

通草八分　神仁丹四分，冲服

三诊　吐泻已止，脉起肢温，烦躁干恶亦减。惟身热口渴，欲喜冷饮，小溲短少而赤，舌红苔黄。阴液已伤，伏暑湿热，蕴蒸膜原，三焦宣化失司。再拟生津清暑，苦寒泄热，淡以渗湿。

天花粉三钱　仙半夏一钱五分　银花三钱　六一散三钱，包　赤苓三钱　鲜石斛三钱　川雅连五分　连翘三钱　通草八分　竹茹一钱五分　活芦根一尺，去节　枇杷叶四张，去毛，包

尤左　寒暑湿滞互阻，太阴阳明为病，阴阳逆乱，清浊混淆。猝然吐泻交作，腹中绞痛，烦闷懊侬，脉沉似伏。霍乱之症，弗轻视之。亟拟芳香化浊，分利阴阳。

藿苏梗各一钱五分　枳实炭一钱　陈广皮一钱　姜川连五分　大腹皮二钱　姜半夏二钱　制川朴一钱　白蔻仁八分　淡吴萸二分　六神曲三钱　炒车前三钱　生姜三片　赤猪苓各三钱　玉枢丹四分，冲

二诊　昨进正气合左金法，吐泻渐止，腹痛亦减，脉转濡数，反见身热，口干不多饮，舌苔灰腻而黄。伏邪有外达之机，里病有转表之象，均属佳境。仍守原意，加入解表，俾伏邪从汗而散。

淡豆豉三钱　嫩前胡一钱五分　苏藿梗各一钱五分　仙半夏二钱　大腹皮二钱　薄荷叶八分　制川朴一钱　陈广皮一钱　炒枳壳一钱　六神曲三钱　白蔻壳一钱　姜竹茹一钱　荷叶一角

三诊　恙由吐泻而起，太阴阳明为病。今吐泻虽止，而里热口渴，烦躁不寐，舌糙黑，脉细数。脾胃之阴已伤，心肝之火内炽。当宜养阴救液，而清伏热。

鲜石斛三钱　连翘壳三钱　冬桑叶三钱　朱茯神三钱　细生地三钱　黑山栀一钱五分　粉丹皮二钱　天花粉三钱　生甘草六分　活

芦根一尺，去节

李左　暑湿夹滞，互阻中焦，太阴阳明为病，吐泻交作，腹中绞痛，脉沉，四肢厥冷，舌灰腻微黄。此系感受疫疠之气，由口鼻而直入中道，遂致清浊混淆，升降失司。邪入于胃，则为呕吐，邪入于脾，则为泄泻。湿遏热伏，气道闭塞，气闭则不能通达经隧，所以四肢逆冷也。《伤寒论》曰：呕吐而利，名曰霍乱。此重症也，急宜芳香化浊，分利阴阳。

藿苏梗各一钱五分　川雅连五分　淡黄芩一钱五分　炒竹叶一钱五分　广陈皮一钱　淡吴萸二分　炒赤芍二钱　大腹皮二钱　仙半夏二钱　制川朴八分　枳实炭一钱　六神曲三钱　炒车前三钱　玉枢丹四分，冲

居左　疫疠之邪，挟暑湿滞互阻，太阴阳明为病，腹中绞痛，烦躁不安，上为呕吐，下为泄泻，四肢逆冷，口干欲饮，脉细欲伏，舌苔薄腻而黄。清气在阴，浊气在阳，阴阳反戾，气乱于中，遂有此变。湿遏热伏，气机否塞，所以四肢逆冷，脉道为之不利。霍乱重症，急宜萸连解毒汤加味，辛开苦降，芳香化浊。

川雅连八分　淡吴萸三分　淡黄芩一钱五分　鲜竹叶三钱　枳实炭一钱　大白芍一钱五分　灶心土五钱　藿香梗一钱五分　仙半夏一钱五分　六神曲三钱　玉枢丹三分，磨冲

阴阳水煎。

赵右　寒疫不正之气，挟湿滞互阻，太阴阳明为病，清浊相干，升降失常，忽然吐泻交作，脉伏肢冷，目陷肉削，汗出如冰。脾主四肢，浊阴盘踞中州，阳气不能通达，肢冷脉伏，职是故也。阴无退散之期，阳有散亡之象，阴霍乱之重症，危在旦夕！勉拟通脉四逆汤加味，驱内胜之阴，复外散之阳，未识能有挽回否？

熟附片三钱　姜川连八分　仙半夏一钱五分　猪胆汁三四滴，冲服　淡干姜五分　炙

甘草五分　赤猪苓各三钱　淡吴萸三分　制小朴八分　葱白头三个

泄泻案

章左　感受时气之邪，袭于表分，湿滞互阻肠胃，清浊混淆，以致寒热无汗，遍体痠疼，胸闷泛恶，腹鸣泄泻，日十余次，小溲不利，舌腻脉浮。表里两病，勿轻视之。仿喻氏逆流挽舟之意，拟仓廪汤加减，疏解表邪，而化湿滞。

荆芥一钱五分　防风一钱　羌独活各一钱　桔梗一钱　炒枳壳一钱　赤苓三钱　仙半夏二钱　六神曲三钱　焦楂炭三钱　干荷叶一角　陈仓米四钱　薄荷八分

邬左　受寒挟湿停滞，脾胃两病，清不升而浊不降，胸闷泛恶，腹痛泄泻，苔腻脉迟。拟正气饮加减，芳香化浊，分利阴阳。

藿苏梗各一钱五分　陈皮一钱　仙半夏二钱　制川朴一钱　赤苓四钱　大腹皮二钱　白蔻壳八分　大砂仁八分　六神曲三钱　焦楂炭二钱　生姜二片　干荷叶一角

另纯阳正气丸五分，吞服。

宋右　暑湿挟滞交阻，肠胃为病，腹痛泄泻黄水，日十余次，胸闷，不能纳谷，小溲短赤，口干欲饮，舌质红，苔黄，脉濡数。治宜和中分利，利小便正所以实大便也。

煨葛根二钱　赤猪苓各三钱　生白术一钱五分　炒扁豆衣三钱　陈皮一钱　大腹皮三钱　六神曲三钱　炒车前子三钱　春砂壳八分　六一散三钱，包　香连丸一钱，吞服　干荷叶一角　银花炭三钱

王孩　泄泻旬日，腹鸣且胀，舌薄黄根白腻，指纹青，已至气关，面色萎黄。此太阴为病，健运无权，清气不升，浊气凝聚，恐有慢惊之变。姑仿理中汤加味。

生白术二钱　炮姜炭四分　熟附片六分　清炙草五分　云茯苓二钱　陈皮一钱　煨木香五分　焦楂炭一钱五分　炒荷蒂三枚　炒淮药三钱　灶心黄土四钱，煎汤代水

朱右　形瘦色苍，木火体质，血亏不能养肝，肝气横逆，犯胃则呕，克脾则泻，泻久阴伤，津无上潮，口干舌光，经闭四月，脉象弦细，延即成损。拟敛肝柔肝，扶土和中。

炙乌梅四分　陈木瓜五钱　大白芍一钱五分　云茯苓三钱　生白术三钱　炒淮药三钱　陈皮一钱　紫丹参二钱　炒诃子皮五钱　炒御米壳五钱　灶心黄土四钱　焦谷芽四钱

陈米汤煎。

十剂后，呕泻均止，加炒潞党二钱。

裴左　五更泄泻，延经数月，泻后粪门坠胀，纳谷衰少，形瘦色萎，舌无苔，脉濡细。命火式微，不能生土，脾乏健运，清气下陷。拟补中益气合四神加减，益气扶土，而助少火。

炒潞党三钱　清炙黄芪三钱　土炒於术二钱　清炙甘草五分　陈皮一钱　炒补骨脂一钱五分　煨益智一钱五分　淡吴萸五分　煨肉果一钱　炮姜炭八分　桂附地黄丸三钱，吞服

匡孩　泄泻黄水，已延旬余，口舌糜腐，妨于吮乳，指纹色紫，已到气关。此脾土已虚，湿热内蕴，热蒸于上，湿注于下，湿多成五泄也。生甫数月，小舟重载，勿轻视之。

生白术一钱五分　炒淮药二钱　赤茯苓三钱　炒扁豆衣三钱　薄荷叶六分　川雅连四分　生甘草四分　焦楂炭二钱　车前子一钱五分　干荷叶一角　陈仓米一合，煎水煎药

邝孩　泄泻色青如蓝，日七八次，腹鸣作痛，纳少溲赤，苔腻，黄白相兼。此风邪从脐而入肠胃，挟滞交阻，中土不运，清浊不分也。

炒黑防风一钱　炒黑荆芥一钱　生白术二钱　赤茯苓三钱　炒扁豆衣三钱　煨木香八分　广陈皮一钱　焦楂炭三钱　鸡金炭二钱　陈莱菔英三钱　戊己丸一钱，包

谈右　泄泻黄水，为日已久，肾主二便，始因湿胜而濡泻，继因濡泻而伤阴。浊阴上干则面浮，清阳下陷则足肿。脾湿入于带脉，带无约束之权，以致带下频频。脾津不能上蒸，则内热口干。浮阳易于上升，则头眩眼花。腰为肾之府，肾虚则腰痠。脉象弦细，脾失健运之功，胃乏坤顺之德。营血虚则肝燥，脾湿陷则肾寒。拟参苓白术散加味，养胃扶土而助命火，譬之釜底添薪，则釜中之水，自能化气上行，四旁受其滋溉，则少火充足，胃纳渐加，即真阴自生，而湿自化，虚热乃不治自平矣。

炒潞党三钱　淮山药三钱　焦白芍三钱　煅牡蛎五钱　连皮苓三钱　生甘草八分　厚杜仲三钱　红枣三枚　炒於术二钱　熟附子二钱　煅龙骨三钱

王右　脾土薄弱，湿滞易停，泄泻青水。乃风邪淫肝，肝木乘脾，脾胃运化失常，纳少神疲，脉濡软。宜以扶土和中，祛风胜湿。

炒白术二钱　云茯苓三钱　范志曲三钱　炙甘草五分　焦白芍二钱　扁豆衣三钱　炒谷芽三钱　黑防风一钱五分　陈广皮一钱　干荷叶一角

吴左　泄泻伤脾，脾阳式微，清气下陷。脾主四肢，阳不运行于四肢，卫气乃不能卫外为固，虚阳逼津液而外泄，大有亡阳之虑。拟附子理中合二加龙骨牡蛎主治。

熟附块三钱　炮姜炭八分　川桂枝一钱　浮小麦三钱　吉林参一钱　云茯苓三钱　大白芍二钱　炒於术一钱五分　炙黄芪三钱　煅龙骨三钱　炙甘草八分　炙升麻五分　煅

牡蛎四钱

朱左　呕吐伤胃，泄泻伤脾，脾胃两败，健运失常，木乘土位，清不升而浊不降。宜抑木扶土，佐入益火之品。

熟附块一钱　云茯苓三钱　黑防风一钱五分　生姜二片　焦於术二钱　姜半夏三钱　大砂仁八分　范志曲三钱　炒白芍三钱　广陈皮一钱　煨木香五分

痢疾案

王姬　寒热呕恶，饮食不进，腹痛痢下，日夜五六十次，赤白相杂，里急后重，舌苔腻布，脉象浮紧而数。感受时气之邪，袭于表分，湿热挟滞，互阻肠胃，噤口痢之重症。先宜解表导滞。

荆芥穗一钱五分　青防风一钱　淡豆豉三钱　薄荷叶八分　藿苏梗各一钱五分　仙半夏二钱　枳实炭一钱五分　苦桔梗一钱　炒赤芍一钱五分　六神曲三钱　焦楂炭三钱　生姜二片　陈红茶一钱

另玉枢丹四分，开水先冲服。

二诊　得汗寒热较轻，而痢下如故，腹痛加剧，胸闷泛恶，饮食不进，苔腻不化，脉象紧数。表邪虽则渐解，而湿热挟滞，胶阻曲肠，浊气上干，阳明通降失司，恙势尚在重途。书云：无积不成痢。再宜疏邪导滞，辛开苦降。

炒豆豉三钱　薄荷叶八分　吴萸三分　川雅连五分，拌炒　枳实炭一钱　仙半夏二钱　炒赤芍一钱五分　酒炒黄芩一钱　肉桂心三分　生姜二片　青陈皮各一钱　六神曲三钱　焦楂炭三钱　大砂仁八分　木香槟榔丸三钱，包煎

三诊　寒热已退，呕恶亦减，佳兆也。而腹痛痢下，依然如故，脘闷不思纳谷，苔腻稍化，脉转弦滑。湿热滞尚留曲肠，气机窒塞不通。仍宜寒热并用，通行

积滞，勿得因年老而姑息也。

仙半夏二钱 川连四分 酒炒黄芩一钱五分 炒赤芍二钱 肉桂心三分 枳实炭一钱 金铃子二钱 延胡索一钱 六神曲三钱 焦楂炭三钱 大砂仁八分，研 全瓜蒌三钱，切 生姜一片 木香槟榔丸四钱，包煎

四诊 痢下甚畅，次数已减，腹痛亦稀。惟脘闷不思纳谷，苔厚腻渐化，脉象濡数。正气虽虚，湿热滞尚未清澈，脾胃运化无权。今制小其剂，和中化浊，亦去疾务尽之意。

酒炒黄芩一钱五分 炒赤芍一钱五分 全当归一钱五分 金铃子二钱 延胡索一钱 陈皮一钱 春砂壳八分 六神曲三钱 炒谷麦芽各三钱 全瓜蒌四钱，切 银花炭三钱 荠菜花炭三钱 香连丸一钱，吞服

宣童 发热六天，临晚尤甚，热度至百零四之盛，下痢日夜七八十次之多，速至圊而不能便，腹痛堕胀难忍，谷食不进，幸无呕吐，而口干欲饮，苔腻黄，脉滑数。时疫伏温，蕴蒸阳明，欲达而不能达；湿滞败浊，互阻曲肠，欲下而不能下。手足阳明为病，病情猛烈，急议表里双解，通因通用，冀望热清痢减，始有转机之幸。

粉葛根二钱 薄荷叶八分 金银花八钱 连翘壳四钱 酒炒黄芩一钱五分 炒赤芍一钱五分 青陈皮各一钱 全瓜蒌四钱，切 春砂壳八分 苦桔梗一钱 六神曲三钱 焦楂炭三钱 枳实导滞丸三钱，包煎

二诊 连投解肌通腑之剂，得汗甚多，发热较轻，白疹隐隐，布于胸膺之间，伏温之邪有外达之机，痢下次数虽则不少，而腹痛已减，后重亦松，纳谷无味，口干欲饮，苔黄，脉滑数不静。湿热败浊，尚在曲肠之间，未得下行也。原法增减，努力前进。

原方去薄荷叶，加清水豆卷四钱。

三诊 发热渐退，痢下亦稀，腹痛后重已减其半。谷食无味，口干不多饮，神疲色萎，苔薄黄，脉濡滑而数。阴液暗伤，湿热滞尚未清澈，肠胃气机不和。今拟理脾和胃，清化湿浊。更宜薄滋味，节饮食。恐有食复之弊，虽有虚象，不可骤补。

炒银花五钱 炒赤芍一钱五分 酒炒黄芩一钱 全当归一钱五分 陈皮一钱 春砂壳八分 苦桔梗一钱 焦楂炭三钱 焦谷麦芽各三钱 全瓜蒌三钱，切 荠菜花炭三钱 香连丸一钱二分，包

洪左 血痢及旬，日夜十余次，腹疼里急，身热晚甚，口干欲饮，舌前半糙绛，中后腻黄，脉象弦数。此乃阴液素亏，津乏上承，伏温在营，血渗大肠，肠中湿浊稽留，气机痞塞不通，症非轻浅。姑拟生津达邪，清营化浊。

鲜石斛三钱 淡豆豉三钱 金银花五钱 连翘壳三钱 白头翁三钱 北秦皮二钱 酒炒黄芩一钱五分 炒赤芍一钱五分 焦楂炭三钱 全瓜蒌四钱，切 枳实炭一钱 苦桔梗一钱 活芦根一尺，去节

二诊 昨投药后，诸恙不减，而反烦躁不寐，舌红绛，苔糙黑无津，脉弦数。伏温化热，由阳明而传于厥少二阴，厥阴为藏血之经，内寄相火，厥阴有热，则血溢沸腾，而下迫大肠，则为血痢；少阴为水火之脏，水亏火无所济，津液愈伤，神被热扰，则烦躁而不寐也。身热晚甚者，阳明旺于申酉，阳明之温热炽盛也，温已化热伤阴，少火悉成壮火，大有吸尽西江之势。急拟黄连阿胶汤，滋少阴之阴，白头翁汤，清厥阴之热，银翘、花粉，解阳明之温。复方图治，犹兵家之总攻击也。勇往前进，以冀弋获。

阿胶珠二钱 川雅连四分 生甘草五分 白头翁三钱 鲜石斛四钱 生赤白芍各一钱

五分　连翘壳三钱　酒炒黄芩一钱　北秦皮二钱　金银花四钱　粉葛根一钱五分　天花粉三钱　活芦根一尺，去节　生山楂三钱

三诊　服药后，已得安静，水火有既济之象，且有微汗，伏温有外解之势，血痢次数亦减，药已中肯，有转危为安之兆。惟阴液大伤，清津无以上供，齿垢唇燥，舌仍焦糙，口渴不欲饮，热在营分，蒸腾营气上升，故口渴而不欲饮也。脉弦数不静，守原法而出入一二，冀望津液来复，邪热退却，由里及表，由营返气，始能入于坦途耳。

原方去葛根，加粉丹皮一钱五分，鲜生地四钱。

四诊　血痢大减，临晚身热亦去其半，舌黑糙已退，转为光红，唇燥口干，不思纳谷，脉濡数。阴液伤而难复，邪热退而未净也。仍拟生津清营，以和胃气。

鲜石斛三钱　天花粉三钱　生甘草五分　阿胶珠二钱　川雅连三分　白头翁三钱　酒炒黄芩一钱　赤白芍各一钱五分　嫩白薇一钱五分　炒银花四钱　广橘白一钱　生熟谷芽各三钱　活芦根一尺，去节

五诊　血痢止，潮热亦退，唇燥齿干，睡醒后口舌无津，谷食衰少，神疲萎顿，脉濡数不静。阴液未复，津无上承，脾胃输化无权，生气受戕。人以胃气为本，今拟甘寒生津，养胃清热，以善其后。

西洋参一钱五分　鲜石斛三钱　生甘草五分　大麦冬二钱　炒银花三钱　嫩白薇一钱五分　广橘白一钱　生谷芽四钱　抱茯神三钱　生扁豆衣三钱　淮山药三钱　活芦根一尺，去节

陶左　夏秋痢下，至冬不止，赤白夹杂，日夜二十余次，腹痛后重，纳谷衰少，面色萎黄，舌苔白腻，脉象沉细而迟。此脾脏受寒，不能统血，血渗大肠，肠中湿浊胶阻不化，延久有胀满之虑。急拟温运太阴，而化湿浊。勿因久痢，骤进兜涩也。更宜节饮食，薄滋味，亦是助药力之一端。

炒潞党参一钱　熟附块一钱五分　炮姜炭八分　清炙草六分　生白术二钱　全当归二钱　炒赤白芍各一钱五分　软柴胡七分　川桂枝八分　焦楂炭三钱　大砂仁一钱，研　炒焦赤砂糖三钱

二诊　投温运太阴而化湿浊之剂，已服三帖。下痢赤白已减其半，纳谷衰少，神疲萎顿，脉象沉细。寒浊虽则渐化，脾胃输运无权。既已获效，更进一筹。

原方去柴胡、桂枝，加炒麦谷芽各四钱，灶心黄土四钱。

吕右　经闭一载，营血早亏，今下痢赤白，已延三月，腹痛后重，纳谷衰少，形瘦骨立，舌光无苔，脉象濡细。据述未病喜食水果，既病又不节食，脾土大伤，中焦变化之血渗入大肠，肠中湿浊互阻，积而为痢也。今拟温运脾胃，以和胃气，寒热并调，去其错杂。

炒潞党参一钱五分　熟附块一钱　炮姜炭六分　生白术三钱　清炙草六分　全当归二钱　炒赤白芍各一钱五分　肉桂心三分，饭丸吞服　焦楂炭三钱　大砂仁八分，研　阿胶珠一钱　戊己丸二钱，包煎　炒焦赤砂糖三钱

二诊　经治以来，血痢虽则轻减，而余恙如旧。舌边碎痛，恐起口糜之先端。谷食衰少，胃气索然。欲温中则阴分愈伤，欲滋养则脾胃益困，顾此失彼，棘手之症，难许完璧。专扶中土，以冀土厚火敛之意。

炒潞党三钱　生於术二钱　清炙草五分　炒淮药三钱　炮姜炭六分　全当归一钱五分　赤白芍各一钱五分，炒　御米壳三钱，炒　炒谷芽四钱　驻车丸三钱，包煎

滕左　暑湿挟滞，郁于曲肠，煅炼成

积，气机流行窒塞，腹痛痢下，日夜数十次，赤白相杂，里急后重，纳少，舌苔腻布，脉象沉紧。先宜通因通用。

炒黑荆芥一钱　银花炭三钱　炒赤芍五钱　全当归二钱　苦桔梗一钱　青陈皮各一钱　全瓜蒌三钱，切　六神曲三钱　焦楂炭三钱　炒条芩八分　大砂仁八分，研　煨姜二片　陈红茶一钱　枳实导滞丸三钱，吞服

罗左　寒暑湿滞，互阻肠胃，腹痛下痢，次数甚多，胸闷泛恶，不能饮食，苔腻脉迟，宜温下法。

熟附块一钱五分　制川军三钱　枳实炭一钱五分　姜半夏三钱　藿香梗一钱五分　玉枢丹四分，先开水冲　青陈皮各一钱　白蔻仁八分，研　大砂仁八分，研　制川朴一钱　焦楂炭三钱　生姜三片

靳左　痢下纯红，里急后重，腹痛纳少，苔黄，脉濡数。此湿热入营，血渗大肠，肠中滞浊互阻，煅炼而为红积也。宜清热导滞，调气行血，气调则后重自除，血行则便红自愈。

白头翁三钱　北秦皮二钱　炒黄芩一钱五分　全当归一钱五分　酒川连五分　炒赤白芍各一钱五分　桃仁泥一钱五分，包　杜红花八分　焦楂炭三钱　全瓜蒌四钱，切　春砂壳八分　细青皮一钱

祁右　痢下匝月，次数虽少，谷食不进，里热口干，加之呃逆口糜，脉小数，舌质红，苔糜腐。痢久伤阴，木火冲胃，湿热败浊稽留曲肠，肠膜已腐矣。危状叠见，恐难挽回。勉拟参连开噤意，聊尽人工。

西洋参一钱五分　川雅连五分　炒黄芩一钱　生白芍一钱五分　甘草五分　陈皮一钱　炒竹茹一钱五分　清炙枇杷叶三钱　柿蒂十枚　石莲三钱　焦麦芽一钱五分　荠菜花炭三钱　滋肾通关丸一钱五分，包煎

吴左　年五十，阴气自半。肠中干燥，喜用西法灌肠，而转为下痢，色青如蓝，肛门时时堕胀，历五六日，片刻不能安适，谷食减少，舌中剥、边薄腻，脉虚弦。良由灌肠之时，风邪从肛门而入。风气通于肝，青为肝之色，风淫于肝，肝木乘脾，脾失健运之常，谷食入胃，不能生化精微，而变为败浊。风气从中鼓荡，驱败浊下注大肠，而为之下痢，色青如蓝也。肛门坠胀者，中虚清气不升，《经》所谓"中气不足，溲便为之变"也。宜补中益气，去风化浊之治。

清炙黄芪三钱　炒防风一钱　清炙草六分　银柴胡一钱　蜜炙升麻五分　炒潞党一钱五分　全当归二钱　炒白芍一钱五分　苦桔梗一钱　陈皮一钱　炒焦赤砂糖三钱　山楂肉三钱　炒谷麦芽各三钱

此方一剂知，三剂已。接服归芍六君汤。

哈左　脾有寒，肠有湿热，痢下赤白，腹痛绵绵，舌薄黄，脉沉细。土虚木来侮之，气机窒塞不通，不通则痛。徒用攻剂，恐有流弊。今宜温运脾阳，苦化湿热。

银柴胡八分　清炙草五分　广陈皮一钱　酒炒黄芩一钱五分　金铃子二钱　炒白芍二钱　春砂壳八分　六神曲三钱　肉桂心三分　全当归二钱　苦桔梗一钱　焦楂炭三钱　荠菜花炭三钱　香连丸七分，包

王右　脾寒肠湿，血痢色紫，腹无痛苦，久而不止，纳少神疲，脉象沉细，苔薄黄。拟黄土汤加味，温运中阳，而清湿热，以冀火土相生，阳气得以上升，阴血不致下泄矣。

炮姜炭三分　生地炭三钱　酒炒黄芩一钱五分[1]　白归身二钱　生於术二钱　阿胶

---

[1]　一钱五分：原脱，十五卷本亦同。据1960年排印本及《百病医方大全》补。

珠三钱　炒赤芍二钱　肉桂心三分　清炙草五分　地榆炭三钱　灶心黄土一两，煎汤代水

黄左　湿热滞郁于肠胃，气机流行窒塞，腹痛痢下鲜血，里急后重，纳谷减少，苔黄脉数。症势沉重，拟白头翁汤加味，苦寒清热，和中涤肠。

白头翁一钱五分　北秦皮一钱五分　全当归三钱　银花炭四钱　酒炒黄芩三钱　川黄柏一钱五分　炒青陈皮各一钱五分　炒黑荆芥一钱五分　炒赤芍二钱　地榆炭一钱　春砂壳五分　荠菜花炭三钱　枳实导滞丸四钱，包

疟 疾 案

马左　夏伤于暑，以营为舍；秋冒风凉，与卫并居。凉者，阴邪也，阴欲入而阳拒之，阴并于阳，则阳虚而阴盛，阴盛则寒；暑者，阳邪也，阳欲出而阴格之，阳并于阴，则阴虚而阳盛，阳盛则热。是以先寒栗鼓颔，而后壮热头痛，依时而作，汗出而解，日日如是，已有两旬之久。胸闷，不思饮食，舌苔腻布，脉象弦滑，弦为少阳之脉，滑为痰湿之征。邪伏少阳，痰湿阻于募原，无疑义矣。今拟清脾饮加减，和解枢机，蠲化痰湿。

软柴胡一钱　仙半夏二钱　酒黄芩一钱　制小朴八分　煨草果八分　细青皮一钱　生甘草四分　六神曲三钱　鲜佩兰二钱　生姜一片

钱左　寒热日作，已有匝月，胸脘不舒，纳少神疲，脉象弦滑无力，舌苔薄白。此正虚邪伏募原，少阳枢机为病。今拟小柴胡汤加味，扶正达邪，和胃化痰。

潞党参一钱五分　软柴胡一钱　姜半夏二钱　生甘草四分　广皮一钱　炒枳壳一钱　煨草果八分　川象贝各二钱　炒谷麦芽各三钱　佩兰一钱五分　生姜二片　红枣四枚

陆左　间日疟，先战寒而后壮热，热盛之时，烦躁胸闷谵语，自午后至夜半，得汗而解，已发七八次，纳少神疲，脉弦滑而数，苔薄腻而黄。伏邪痰湿，互阻阳明为病，营卫循序失司。拟桂枝白虎汤加味，疏解肌邪，而清阳明。

川桂枝八分　陈皮一钱　熟石膏四钱，打　生甘草一钱　炒谷芽四钱　仙半夏三钱　川象贝各二钱　煨草果八分　肥知母一钱五分　佩兰一钱五分　生姜二片　红枣四枚　甘露消毒丹四钱，荷叶包煎

二诊　服桂枝白虎汤三剂，间日寒热已减大半，发时谵语亦止。惟胸闷纳少，神疲乏力，脉弦滑不静，苔薄腻，夜不安寐。伏邪痰湿未楚，胃不和则卧不安也。前法既效，率由旧章。

川桂枝六分　仙半夏三钱　熟石膏二钱，打　生甘草四分　陈皮一钱　茯神三钱，朱砂拌　川象贝各二钱　北秫米三钱，包　炙远志一钱　佩兰一钱五分　生姜二片　红枣四枚

姜童　间日疟已延月余，加之大腹时满，纳少便溏，舌苔薄腻，脉象沉弦。乃久疟伤脾，脾阳不运，浊湿凝聚募原，三焦输化无权。书所谓诸湿肿满，皆属于脾，又曰浊气在上，则生䐜胀是也。表病传里，势非轻浅。亟与温运太阴，以化湿浊，和解枢机，而达经邪。

熟附片一钱　淡干姜五分　生白术一钱五分　连皮苓四钱　泽泻一钱五分　软柴胡八分　仙半夏二钱　生甘草四分　制川朴一钱　腹皮二钱　六神曲三钱　炒麦芽　苡仁各三钱

复诊　温运太阴，和解枢机，连服三剂。腹胀满渐见轻减，寒热又作。是陷入太阴之邪，仍欲还出阳经之佳象。胸闷纳少，腑行不实，小溲短少，脉转弦滑。痰湿留恋中焦，脾胃运化失职。前法颇合，再进一筹。

熟附片一钱　炮干姜六分　生白术二钱赤猪苓各三钱　泽泻一钱五分　软柴胡一钱仙半夏二钱　粉葛根一钱　生甘草五分　小朴八分　大腹皮二钱　六神曲三钱　干荷叶一角

杨右　三日疟已延半载，发时战寒壮热，历十小时始衰，纳谷渐少，面色萎黄，脉象沉弦无力，苔薄腻。此正气已虚，邪伏三阴，营卫循序失司，缠绵之症。姑拟扶正达邪，用阳和阴。

炒潞党一钱五分　柴胡八分　生甘草六分　仙半夏二钱　川桂枝六分　熟附片一钱炙鳖甲四钱　青蒿梗一钱五分　鹿角霜三钱茯苓三钱　陈皮一钱　焦谷芽四钱　生姜二片　红枣四枚

二诊　前方服六剂，寒热即止。接服六君子汤，加草果、姜、枣。

俞左　伏邪久蕴，消耗阴液，临晚身热，至夜半而减，已延数月，咳呛咯痰不爽，纳少，形肉消瘦，苔薄黄，脉弦滑而数。少阴之阴已伤，阳明之邪不解。书云：但热不寒，名曰瘅疟。久不愈，即为痨疟也。

潞党参一钱五分　生甘草六分　青蒿梗一钱五分　炙鳖甲三钱　川贝母三钱　熟石膏三钱，打　仙半夏一钱五分　银柴胡一钱冬瓜子三钱　朱茯神三钱　嫩白薇一钱五分大荸荠五枚，洗打①　焦谷芽四钱

屠右　但寒不热，名曰牡疟。间日而作，已有月余，汗多淋漓，纳谷减少，脉沉细而弦，舌中剥、边薄白而腻。是阳虚失于外护，不能托邪外出，痰湿困于中宫，脾胃运化失职。高年患此，勿轻视之。亟拟助阳达邪，和中化湿。

潞党参三钱　熟附块二钱　川桂枝一钱软柴胡一钱　陈广皮一钱　姜半夏三钱　云茯苓三钱　鹿角霜三钱　煨草果八分　清炙草五分　生姜二片　红枣四枚

二诊　寒减，胸闷气逆，去参，加旋覆花一钱五分，包，炙白苏子二钱。

三诊　牡疟寒热已减，汗多淋漓，纳少胸闷，脉沉细而弦，舌中剥、边薄腻。阳虚气弱，不能托邪外出，痰湿逗留募原，皮毛开而经隧闭也。仍宜助阳达邪，和中化湿。

潞党参三钱　熟附片二钱　川桂枝一钱白芍一钱五分　清炙草五分　软柴胡八分仙半夏三钱　煨草果一钱　常山一钱　鹿角霜三钱　生姜二片　红枣四枚

杨左　伏邪痰湿，逗留募原，营卫失其常度，邪与营争则热，与卫争则寒，寒热日作，胸闷泛恶，舌苔薄腻，脉象弦滑。此邪在少阳，湿在阳明，少阳为半表半里之经，寒热往来，职是故也。今宜和解宣化，淡渗湿热。俾得邪从外达，湿从下趋，则营卫调和，寒热自解矣。

前柴胡②各一钱五分　茯苓皮四钱　块滑石三钱　仙半夏二钱　象贝母三钱　通草八分　酒炒黄芩一钱五分　白蔻壳八分　鲜藿香一钱五分　生姜二片

喉痧案③

杨左　风温疫疠之邪，引动肝胆之火，蕴袭肺胃两经，发为喉痧。痧布隐隐，身热，咽喉肿红焮痛，内关白腐，舌苔薄黄，脉象郁滑而数。天气通于鼻，地气通于口，口鼻吸受天地不正之气，与肺胃蕴伏之热，熏蒸上中二焦。咽喉为肺胃

---

① 洗打：原脱，据 1960 年排印本、《百病医方大全》及前后文例补。

② 胡：原作"明"，十五卷本同，据文义改。

③ 喉痧案：此标题后原有小字"附白喉案痧后案"，因与后"白喉案""痧后案"小标题重复，故删。

之门户，肺胃有热，所以咽喉肿痛，而内关白腐也。邪势正在鸱张之际，虑其增剧。《经》云：风淫于内，治以辛凉。此其候也。

净蝉衣八分　苦桔梗一钱　金银花三钱　京赤芍二钱　荆芥穗八分　甜苦甘草各六分　连翘壳三钱　鲜竹叶三十张　淡豆豉三钱　轻马勃一钱　象贝母三钱　白茅根二扎，去心　薄荷叶八分　黑山栀一钱五分　炙僵蚕三钱

二诊　痧瘄虽布，身灼热不退，咽喉肿痛白腐，脉洪数，舌绛。伏温化热，蕴蒸阳明，由气入营，销烁阴液，厥少之火，乘势上亢。症势沉重，急宜气血双清，而解疫毒。

犀角尖五分　甘中黄八分　象贝母三钱　鲜竹叶三十张　鲜生地四钱　苦桔梗一钱　连翘壳三钱　茅芦根各一两，去心节　生石膏四钱，打　轻马勃一钱　黑山栀一钱五分　鲜石斛三钱　粉丹皮一钱五分　陈金汁一两　枇杷叶露四两，冲

三诊　痧瘄已回，身热不退，项颈漫肿疼痛，咽喉焮肿，内关白腐，舌薄黄，脉沉数。温邪伏热，稽留肺胃两经，血凝毒滞，肝胆火炽，一波未平，一波又起，殊属棘手。宜清肺胃之伏热，解疫疠之蕴毒。

薄荷叶八分　甘中黄八分　京赤芍二钱　鲜竹叶茹各一钱五分　京玄参二钱　苦桔梗一钱　生蒲黄三钱，包　黑山栀一钱五分　连翘壳三钱　炙僵蚕三钱　淡豆豉三钱　象贝母三钱　益母草三钱　活芦根一尺，去节

李左　疫疠之邪，不外达而内传，心肝之火内炽，化火入营，伤阴劫津。拟犀角地黄合麻杏石甘汤，气血双清，而解疫毒。

犀角尖五分　熟石膏五钱，打　金银花三钱　活芦根一尺，去节　鲜生地四钱　甘中黄八分　连翘壳三钱　鲜竹叶三十张　净麻

黄四分　苦桔梗一钱　川贝母三钱　陈金汁一两，冲　光杏仁三钱　京赤芍二钱　京玄参二钱

陈左　温邪疫疠，郁而化火，肺胃被其熏蒸，心肝之火内炽，白喉腐烂焮痛，妨于咽饮，壮热烦躁，脉洪数，舌质红，苔黄。《经》云：热淫于内，治以咸寒。当进咸寒解毒，清温泄热。

犀角尖四分　甘中黄八分　连翘壳三钱　京玄参一钱五分　鲜生地三钱　淡豆豉三钱　京赤芍一钱五分　大贝母三钱　天花粉三钱　薄荷炭七分　金银花三钱　生石膏三钱，打　鲜竹叶三十张　白茅根两扎，去心

王右　吸受时气，引动伏邪，蕴袭肺胃两经。肺主皮毛，胃主肌肉，邪留皮毛肌肉之间，则发为红痧。痧点隐隐，布而不透，形寒发热，胸闷泛恶。邪郁阳明，不得外达也。舌苔薄黄，脉象浮滑而数。邪势正在鸱张，虑其增剧。宜以辛凉清解。

荆芥穗一钱　赤茯苓三钱　净蝉衣八分　炒竹茹一钱五分　淡豆豉三钱　江枳壳一钱　连翘壳三钱　熟牛蒡二钱　薄荷叶八分　苦桔梗一钱　京赤芍二钱

项童　痧后肺有伏邪，痰气壅塞，脾有湿热，不能健运，积湿生水，泛滥横溢，无处不到，以致面目虚浮，腹膨肢肿，咳嗽气逆，苔薄腻，脉濡滑，势成肿胀重症。姑宜肃运分消，顺气化痰。

嫩前胡一钱五分　猪苓三钱　生熟苡仁各三钱　炙桑皮三钱　光杏仁三钱　大腹皮二钱　地枯萝三钱　旋覆花一钱五分，包　清炙枇杷叶三钱，去毛，包　象贝母三钱　广陈皮一钱　枯碧竹一钱五分　鲜冬瓜皮一两，煎汤代水　连皮苓四钱　福泽泻三钱

李左　痧后余邪痰热未楚，肺胃两病，身热无汗，咳嗽气逆，口干欲饮，脉数苔黄。此乃无形之伏温蕴蒸阳明，有形之痰热逗留肺络，症势沉重。姑拟清解伏

温，而化痰热。

粉葛根一钱五分　金银花三钱　桑叶皮各二钱　活芦根一尺,去节　淡豆豉三钱　连翘壳三钱　光杏仁三钱　京赤芍二钱　黑山栀一钱五分　生甘草八分　象贝母三钱　鲜竹茹二钱　天花粉三钱　薄荷叶八分

白喉案①

陆童　痧后失音，咽喉内关白腐，气喘鼻煽，喉有痰声，苔黄脉数。痧火蕴蒸肺胃，肺津不布，凝滞成痰，痰热留恋肺胃，肺叶已损，气机不能接续。咽喉为肺胃之门户，肺胃有热，所以内关白腐，音声不扬，会厌肉脱，症势危笃。勉拟清温解毒，而化痰热，勒临崖之马，挽既倒之澜，不过聊尽人工而已。

金银花三钱　京玄参三钱　象贝母三钱　活芦根一尺,去节　连翘壳三钱　薄荷叶八分　天花粉三钱　淡竹油一两,冲　甘中黄八分　京赤芍二钱　冬桑叶三钱　大麦冬二钱

痧后案

孙童　痧后肺胃阴伤，伏邪留恋，身热不退，咳嗽咽痛，口渴欲饮，舌质绛，苔黄，脉象滑数。伏热蕴蒸肺胃，津液灼而为痰，肺失清肃，胃失降和，咽喉为肺胃之门户，肺胃有热，所以咽痛。今拟竹叶石膏汤加味，清阳明，解蕴热，助以生津化痰之品。

鲜竹叶三十张　京玄参三钱　桑叶皮各三钱　粉丹皮二钱　熟石膏四钱,打　生甘草八分　甜杏仁三钱　金银花三钱　鲜石斛三钱　天花粉二钱　川象贝各三钱　通草八分　活芦根一尺,去节　枇杷叶露四两,后入

钱左　痧后复感外邪，痰滞内阻，水湿不化，太阴阳明为病，遍体浮肿，气逆难于平卧，寒热甚壮，大便溏泄，泛恶不能饮食，苔腻，脉数。此氤氲之外邪，与黏腻之痰滞，交阻肺胃，肺气不能下降，脾弱不能运化，水湿易聚，灌浸腠理，泛滥横溢，无所不到，三焦决渎无权，症势危险。姑宜疏邪分消，而化痰滞，未识有效否。

淡豆豉三钱　川桂枝五分　鲜竹茹二钱　枳实一钱,同炒　大腹皮二钱　连皮苓四钱　象贝母三钱　淡姜皮八分　焦楂炭三钱　猪苓三钱　泽泻三钱　仙半夏二钱　酒炒黄芩一钱五分

---

① 白喉案：此标题原无，据体例补。下"痧后案"标题亦同。

卷 三

中风案

罗左 年甫半百，阳气早亏，贼风入中经腧，营卫痹塞不行，陡然跌仆成中，舌强不语，神识似明似昧，嗜卧不醒，右手足不用。风性上升，痰湿随之，阻于廉泉，堵塞神明也。脉象尺部沉细，寸关弦紧而滑，苔白腻。阴霾弥漫，阳不用事，幸小溲未遗，肾气尚固，未至骤见脱象，亦云幸矣。急拟仲圣小续命汤加减，助阳祛风，开其痹塞，运中涤痰而通络道，冀望应手，始有转机。

净麻黄四分　熟附片一钱　川桂枝八分　生甘草六分　全当归三钱　川芎八分　姜半夏三钱　光杏仁三钱　生姜汁一钱，冲服　淡竹沥一两，冲服

另再造丸一粒，去壳，研细末化服。

二诊 两进小续命汤，神识稍清，嗜寐渐减，佳兆也。而舌强不能言语，右手足不用，脉息尺部沉细，寸关弦紧稍和，苔薄腻。阳气本虚，藩篱不固，贼风中经，经腧痹塞，痰湿稽留，宗气不得分布，故右手足不用也。肾脉络舌本，脾脉络舌旁，痰阻心脾之络，故舌强不能言，灵机堵塞也。虽见小效，尚不敢有恃无恐，再拟维阳气以祛邪风，涤痰浊而通络道，努力前进，以观后效。

熟附片一钱　云茯苓三钱　川桂枝八分　姜半夏二钱　生甘草六分　枳实炭一钱　全当归二钱　光杏仁三钱　大川芎八分　炙僵蚕二钱　生姜汁一钱，冲　淡竹沥一两，冲

三诊 又服三剂，神识较清，嗜寐大减，略能言语。阳气有流行之机，浊痰有克化之渐，是应手也。惟右手足依然不用，腑气六七日不行，苔腻，脉弦紧渐和，尺部沉细。肾阳早亏，宗气不得分布，腑中之浊垢，须阳气通，而后能下达；经腧之邪风，必正气旺，始托之外出。仍拟助阳益气，以驱邪风，通胃涤痰，而下浊垢，腑气以下行为顺，通腑亦不可缓也。

生黄芪三钱　桂枝八分　附子一钱　生甘草五分　当归三钱　川芎八分　云茯苓三钱　风化硝五分　全瓜蒌三钱　枳实炭一钱　淡苁蓉三钱　半硫丸一钱五分，吞服

四诊 腑气已通，浊垢得以下行，神识已清，舌强，言语未能自如，右手足依然不用，脉弦紧转和，尺部沉细。阳气衰弱之体，风为百病之长，阴①虚之邪风，即寒中之动气，阳气旺一分，邪风去一分。湿痰盘踞，亦藉阳气充足，始能克化。《经》所谓"阳气者，若天与日，失其所则折寿而不彰"，理有信然。仍助阳气以祛邪风，化湿痰而通络道，循序渐进，自获效果。

生黄芪五钱　生白术二钱　生甘草五分　熟附子一钱　桂枝八分　全当归三钱　川芎八分　姜半夏三钱　西秦艽二钱　淮牛膝二钱　嫩桑枝三钱　指迷茯苓丸五钱，包

服前方，诸恙见轻。仍守原法扩充，

---

① 阴：十五卷本及《百病医方大全》作"阳"。

生黄芪用至八钱，间日用鹿茸二分，研细末，饭为丸，陈酒吞服。大活络丹，每五日服一粒，去壳研末，陈酒化服。共服六十余帖，舌能言，手能握，足能履。接服膏滋方，药味与煎药仿佛，以善其后。

沈左　年逾古稀，气阴早衰于未病之先。旧有头痛目疾，今日陡然跌仆成中，舌强不语，人事不省，左手足不用，舌质灰红，脉象尺部沉弱，寸关弦滑而数，按之而劲。良由水亏不能涵木，内风上旋，挟素蕴之痰热蒙蔽清窍，堵塞神明出入之路，致不省人事；痰热阻于廉泉，为舌强不语；风邪横窜经腧，则左手足不用。《金匮》云：风中于经，举重不胜，风中于腑，即不识人。此中经兼中腑之重症也。急拟育阴熄风，开窍涤痰，冀望转机为幸。

大麦冬三钱　玄参二钱　羚羊片八分，先煎汁冲　仙半夏二钱　川贝二钱　天竺黄一钱五分　明天麻八分　陈胆星八分　竹茹一钱五分　枳实一钱　全瓜蒌四钱，切　嫩钩钩三钱，后入　淡竹沥一两，冲　生姜汁二滴，冲　至宝丹一粒，去壳，研末化服

二诊　两投育阴熄风、开窍涤痰之剂，人事渐知，舌强不能言语，左手足不用，脉尺部细弱，寸关弦滑而数，舌灰红。高年营阴亏耗，风自内起，风扰于胃。胃为水谷之海，津液变为痰涎，上阻清窍，横窜经腧，论[①]恙所由来也，本症阴虚，风烛堪虑。今仿河间地黄饮子加味，滋阴血以熄内风，化痰热而清神明，风静浪平，始可转危为安。

大生地四钱　大麦冬二钱　川石斛三钱　羚羊片四分，先煎汁冲　仙半夏二钱　明天麻一钱　左牡蛎四钱　川贝母三钱　陈胆星八分　炙远志一钱　九节菖蒲八分　全瓜蒌四钱，切　嫩钩钩三钱，后入　淡竹沥一两，冲服

三诊　叠进育阴熄风、清热化痰之剂，人事已清，舌强，言语蹇涩，左手足依然不用，苔色灰红，脉象弦数较静，尺部细弱。内风渐平，阴血难复，津液被火炼而为痰，痰为火之标，火为痰之本，火不靖则痰不化，阴不充则火不靖，经腧枯涩，犹沟渠无水以贯通也。前地黄饮子，既获效机，仍守原意进步。然草木功能，非易骤生有情之精血也。

西洋参一钱五分　大麦冬三钱　大生地三钱　川石斛三钱　生左牡蛎四钱　煨天麻八分　竹沥半夏二钱　川贝三钱　炙远志一钱　全瓜蒌四钱，切　鲜竹茹二钱　嫩钩钩三钱，后入　黑芝麻三钱

四诊　神识清，舌强和，言语未能自如，腑气行而甚畅，痰热已有下行之势。左手足依然不用，脉弦小而数。津液亏耗，筋无血养，犹树木之偏枯，无滋液以灌溉也。仍议滋下焦之阴，清上焦之热，化中焦之痰，活经腧之血，复方图治，尚可延年。

西洋参一钱五分　大麦冬二钱　大生地二钱　川石斛三钱　生左牡蛎四钱　仙半夏二钱　川贝三钱　全瓜蒌四钱，切　厚杜仲二钱　怀牛膝二钱　西秦艽二钱　嫩桑枝三钱　黑芝麻三钱

祁妪　中风延今一载，左手不能招举，左足不能步履，舌根似强，言语蹇涩，脉象尺部沉细，寸关濡滑，舌边光，苔薄腻。年逾七旬，气血两亏，邪风入中经腧，营卫痹塞不行，痰阻舌根，故言语蹇涩也。书云：气主煦之，血主濡之。今宜益气养血，助阳化痰，兼通络道。冀望阳生阴长，气旺血行，则邪风可去，而湿痰自化也。

潞党参三钱　生黄芪五钱　生於术二钱

---

① 论：十五卷本及《百病医方大全》作"诸"。

生甘草六分　熟附片八分　川桂枝五分　全当归三钱　大白芍二钱　大川芎八分　怀牛膝二钱　厚杜仲三钱　嫩桑枝四钱　红枣十枚　指迷茯苓丸四钱，包

此方服三十剂，诸恙均减，后服膏滋，得以收效。

李妪　旧有头痛眩晕之恙，今忽舌强不能言语，神识似明似昧，手足弛纵，小溲不固，脉象尺部细小，左寸关弦小而数，右寸关虚滑，舌光红。此阴血大亏，内风上扰，痰热阻络，灵窍堵塞，中风重症。急拟滋液熄风，清神涤痰，甘凉濡润，以冀挽救。

大麦冬三钱　大生地三钱　川石斛三钱　左牡蛎四钱　生石决四钱　煨天麻八分　川贝三钱　炙远志一钱　天竺黄一钱五分　竹沥半夏一钱五分　鲜竹茹一钱五分　嫩钩钩三钱，后入　淡竹沥一两，冲服　珍珠粉二分，冲服

此方服十剂，诸恙已轻。原方去竹沥、珠粉、天竺黄，加西洋参一钱五分，阿胶珠一钱五分。

黎左　二年前右拇指麻木，今忽舌强，语言蹇涩，右手足麻木无力，脉象虚弦而滑，舌苔薄腻。此体丰气虚，邪风入络，痰阻舌根，神气不灵，中风初步之重症也。急拟益气去风，涤痰通络。

生黄芪五钱　青防风一钱　防己二钱　生白术二钱　全当归二钱　大川芎八分　西秦艽一钱五分　竹沥半夏二钱　枳实炭一钱　炒竹茹一钱五分　炙僵蚕三钱　陈胆星八分　嫩桑枝三钱　再造丸一粒，去壳，研细末化服

五剂后恙已见轻，去再造丸、枳实，加指迷茯苓丸三钱，吞服。

廖左　体丰气虚，湿胜痰多，陡然跌仆成中，不省人事，小溲自遗，喉中痰声辘辘，汗多脉伏，身热肢冷。此本实先拨，真阳飞越，气血涣散，枢纽不交，虽

曰中脏，实暴脱也。勉拟一方，聊尽人工。

别直参三钱　熟附块三钱　淡竹沥二两　生姜汁一钱，同冲

类中案

严左　右手足素患麻木，昨日陡然舌强，不能言语，诊脉左细弱、右弦滑，苔前光后腻。此乃气阴本亏，虚风内动，风者善行而数变，故其发病也速。挟痰浊上阻廉泉，横窜络道，营卫痹塞不通，类中根苗显著。《经》云：邪之所凑，其气必虚。又云：虚处受邪，其病则实。拟益气熄风，化痰通络。

吉林参须一钱，另煎汁冲服　云茯苓三钱　炙僵蚕三钱　陈广皮一钱　生白术一钱五分　竹节白附子一钱　炙远志肉一钱　黑穞豆衣三钱　竹沥半夏二钱　陈胆星八分　九节菖蒲八分　姜水炒竹茹一钱五分　嫩钩钩三钱，后入

二诊　舌强蹇于语言，肢麻艰于举动，口干不多饮，舌光绛，中后干腻，脉象右细弱、左弦滑，如昨诊状。心开窍于舌，肾脉络舌本，脾脉络舌旁，心肾阴亏，虚风内动，挟痰浊上阻廉泉。先哲云：舌废不能言，足痿不良行，即是喑痱重症。再仿地黄饮子意出入。

大生地三钱　云茯苓三钱　陈胆星八分　九节菖蒲一钱　川石斛三钱　竹沥半夏二钱　川象贝各二钱　炙远志一钱　南沙参三钱　煨天麻八分　炙僵蚕三钱　嫩钩钩三钱，后入

三诊　昨投地黄饮子加减，脉症依然，并无进退。昔人云：麻属气虚，木属湿痰。舌强言艰，亦是痰阻舌根之故。肾阴不足是其本，虚风痰热乃其标。标急于本，先治其标；标由本生，缓图其本。以养阴之剂，多能助湿生痰，而化痰之方，

又每伤阴劫液。顾此失彼，煞费踌躇。再拟涤痰通络为主，而以养正育阴佐之，为急标缓本之图，作寓守于攻之策。能否有效，再商别途。

南沙参三钱　云茯苓三钱　川象贝各二钱　西秦艽一钱五分　竹沥半夏二钱　炙远志一钱　炙僵蚕三钱　枳实炭一钱　煨天麻八分　广陈皮一钱　陈胆星八分　嫩钩钩三钱，后入　九节菖蒲一钱　淡竹沥一两　生姜汁二滴，同冲服

四诊　脉左细滑、右濡数，舌中剥，苔薄腻，诸恙均觉平和。养正涤痰，通利节络，尚属获效。仍宗原法，再进一筹。

前方去秦艽、枳实，加焦谷芽四钱，指迷茯苓丸四钱，包。

五诊　舌强、言语塞涩已见轻减，左手足麻木依然，脉象细滑，舌苔薄腻。投剂合度，仍拟涤痰通络为法。

照前方去煨天麻、焦谷芽、指迷茯苓丸，加生白术二钱，云茯苓三钱，竹节白附子八分。

钟左　类中舌强，不能言语，神识时明时昧，苔薄腻，脉弦小而滑，尺部无神。体丰者，气本虚；湿胜者，痰必盛。气阴两耗，虚风鼓其湿痰，上阻廉泉之窍，症势颇殆，舍熄风潜阳、清神涤痰不为功。

生白芍三钱　云茯苓三钱　陈胆星八分　九节石菖蒲一钱　滁菊花三钱　煨天麻八分　川象贝各二钱　蛇胆陈皮三分　生石决一两　竹沥半夏三钱　炙远志一钱　嫩钩钩三钱，后入　淡竹沥一两五钱　生姜汁二滴，同冲服

钱左　类中偏左，半体不用，神识虽清，舌强言塞，咬牙嚼齿，牙缝渗血，呃逆频仍，舌绛，脉弦小而数。诸风掉眩，皆属于肝，阴分大伤，肝阳化风上扰，肝风鼓火内煽，痰热阻于廉泉之窍，肺胃肃降之令不行，恙势正在险关。勉拟地黄饮子合竹沥饮化裁，挽堕拯危，在此一举。

鲜生地四钱　川石斛三钱　瓜蒌皮二钱　柿蒂十枚　大麦冬二钱　抱茯神三钱　生蛤壳六钱　老枇杷叶四张　西洋参一钱五分　川贝母二钱　鲜竹茹三钱　嫩钩钩三钱，后入　活芦根一尺，去节　淡竹沥一两，冲　真珍珠粉一分　真猴枣粉一分，二味另服

顾左　疥疮不愈，湿毒延入经络，四肢痿软，不能步履，痰湿阻于廉泉，舌强不能言语，口角流涎，脾虚不能摄涎也。《内经》云：湿热不攘，大筋软短，小筋弛长，软短为拘，弛长为痿。此证是也。恙久根深，蔓难图治，姑拟温化痰湿，通利节络，以渐除之。

潞党参二钱　仙半夏二钱　陈胆星八分　木防己三钱　生白术一钱　陈广皮一钱　西秦艽二钱　全当归二钱　竹节白附子一钱五分　炙甘草五分　陈木瓜二钱　紫丹参二钱　酒炒嫩桑枝四钱　指迷茯苓丸五钱，包

董左　心开窍于舌，肾脉络舌本，脾脉络舌旁，外风引动内风，挟湿痰阻于廉泉，横窜络道，右半身不遂已久，迩来舌强不能言语，苔薄腻，脉弦小而滑，类中风之重症。姑拟熄风涤痰，和营通络。

左牡蛎四钱　朱茯神三钱　炙僵蚕二钱　淡竹沥一两五钱　生姜汁二滴，冲服　花龙骨三钱　炙远志肉一钱　陈胆星八分　川象贝各二钱　仙半夏二钱　枳实炭一钱　西秦艽二钱　煨天麻八分　嫩钩钩三钱，后入

金左　气阴本亏，外风引动内风，挟湿痰上阻廉泉，横窜络道，陡然右手足不用，舌强不能言语，神识时明时昧，口干欲饮，舌质红，苔薄腻，脉虚弦而滑。类中重症，急宜熄风潜阳，清神涤痰。

西洋参一钱五分　朱茯神三钱　煨天麻八分　生石决八钱　大麦冬二钱　竹沥半夏二钱　炙僵蚕三钱　炙远志肉一钱　川石斛三钱　川贝母二钱　嫩钩钩三钱，后入　鲜石

菖蒲一钱　淡竹沥一两, 冲　真猴枣粉二分,
冲服

神 志 案

倪左　诊脉左尺沉濡, 寸关弦滑而数, 右寸郁涩, 右关软滑, 舌质红, 苔淡白。此乃少阴水亏, 水不涵木, 厥阳独亢, 引动中焦素蕴之痰浊上蒙清窍, 堵塞神明出入之路, 上焦清旷之所, 遂成云雾之乡。是以神机不灵, 或不语而类癫, 或多言而类狂,《经》所谓"重阴则癫, 重阳则狂"是也。重阳者, 乃风乘火势, 火藉风威, 则痰悉变为火, 故云重阳。重阴者, 乃火渐衰而痰浊弥漫, 类乎阴象, 究非真阴可比。据述大便通则神识稍清, 胃络通于心包, 胃浊下降, 痰亦随之而下也。小溲短少而黄, 气化不及州都也。恙久根深, 非易速功, 拙拟滋肺肾以柔肝木, 涤痰浊而清神智。冀水升火降, 阴平阳秘, 则肺金有输布之权, 痰浊有下降之路, 伏匿虽深, 可望其肃清耳。

北沙参三钱　全瓜蒌四钱　朱茯神三钱
鲜竹茹一钱五分　枳壳一钱, 同炒　川贝母八钱　珍珠母八钱　酒炒川连三分　生甘草四分　仙半夏三钱　青龙齿三钱　酒炒木通七分　远志一钱　鲜石菖蒲七分　保心丹三分,
开水吞服

二诊　心为君主之官, 神明出焉; 肝为将军之官, 谋虑出焉; 脾为谏议之官, 思想出焉。曲运神机, 劳伤乎心; 谋虑过度, 劳伤乎肝; 持筹握算, 劳伤乎脾。心肝之阴已伤, 暗吸肾阴, 水不涵木, 厥阳独亢, 脾弱不能为胃行其津液, 水谷之湿生痰。阳升于上, 痰浊随之, 蒙蔽清窍, 堵塞神机。神呆不语, 类乎癫也; 时或多言, 类乎狂也。前哲云: 阴并于阳则狂, 阳并于阴则癫。癫则如醉如痴。皆由顽痰

积热, 阻于上中二焦, 神明无出入之路。夫痰为火之标, 火为痰之本, 痰得热而色因黄, 今反白而黏腻者, 何也? 盖肺津不能输布, 聚液为痰。津液之痰, 与湿浊之痰, 互结为援, 肺色属白, 故痰色白而黏也。腑气五日不行, 痰浊不得下达也。小溲短少而黄, 肺为水之上源, 源不清则流不洁也。脉尺部沉濡, 左寸关弦滑而数, 依然如昨, 右部寸涩关滑, 舌质红, 苔薄黄。本虚标实, 显然可见。况素有肢麻、腿足无力等症, 非本虚之明证乎! 今脉数便秘, 非标实之明证乎! 治本宜补, 治标①宜攻, 颇有顾此失彼之虑。进药后, 尚属平平。兹拟七分攻三分补, 祛其顽痰, 存其津液。俾腑气通, 则顽痰可以下降; 阴液存, 则浮火不致上扰。窃恐根株已深, 难图近功耳。

北沙参四钱　生甘草五分　陈胆星八分
生石决八钱　玄参一钱五分　小生地四钱
仙半夏三钱　天竺黄一钱五分　川贝母八钱
炙远志一钱　鲜竹茹一钱五分　枳壳一钱, 同捣　保心丹三分　礞石滚痰丸三钱, 包煎
九节石菖蒲八分　淡竹油一两　生姜汁二滴, 二味同冲②

三诊　昨进祛痰浊, 养津液, 系养正攻邪、增水行舟之意。脉寸略小, 右关脉流利, 余部平平。腑气得通, 痰浊虽有下行之势, 惟顽痰郁闭心包, 依然不化。痰而曰顽, 是梗而不化也。譬如盗贼焉, 伏匿深藏, 扰乱莫测, 搜逐甚艰, 苟欲直捣巢穴, 绝其种类。当初病时, 正气尚充, 不妨出偏师以制胜, 荡然肃清。尊恙之来, 由乎谋虑过度, 深思气结, 心神过用, 暗吸肾阴, 坎水亏于下, 坤土困于

---

① 标: 原作"表", 据文义改。
② 二味同冲: 原脱, 据 1960 年排印本及前后文例补。

中，脾不能为胃行其津液，致所入水谷，不能化生精液，悉变为痰。淀渍于肺则咳嗽，沃于心包则神呆，蔽障神明，灵机堵塞，始而语无次序，继则默默不言。其来也渐，其去也亦不易。夫寇不除，则党类日众；病不去，则枝节横生。张石顽先生曰：癫症既久，面色萎黄，时多疑惑，或吐白沫，默默不言，虫积为患。审色辨证，有类乎是。为今之计，拟十味温胆汤，扶正涤痰为君；以妙功丸，杀其虫积为佐；以秘方甘遂丸，搜内窜之痰涎，驱痰下降为使。犹兵家深沟高垒，先立于不败之地，而后出奇兵以制敌也。然乎否乎？请质高明。

北沙参四钱　姜半夏三钱　川贝母八钱　炙远志五分　小生地四钱　枳实炭五分　陈胆星八分　竹油一两，冲　生甘草六分　炒竹茹五钱　天竺黄三钱　生姜汁一二滴，冲

妙功丸方

丁香　木香　沉香各五分　乳香研　麝香另研①　熊胆各二分五厘　白丁香三十粒，即雄雀屎，但直者为雌屎　鹤虱即天名精子，勿误胡菔子　陈皮各一钱，去白　轻粉四分五厘　大黄一钱五分，酒浸　赤小豆三十粒，即杜赤豆，择其细者，勿误认半赤半黑者，名相思子也　巴豆一粒，去皮，研压去油净　朱砂一钱，水飞，一半为衣

鄙意加制黄精三钱，明天冬三钱，烘燥研入，以监制其香燥，而助杀虫之用。

上药为末，荞麦粉三钱作糊为丸，每丸约重一钱，朱砂为衣，阴干，间日服一粒，温水浸一宿，去水，再用温水化开，空心服之。

治癫症秘方甘遂丸

甘遂二钱为末，以猪心管血和药，入心内缚定，湿纸裹煨熟取药，用辰砂末一钱，分四丸，每服一丸，以猪心煎汤下，大便利下恶物为效。未下，再服一丸。如

下后，缓一二日再服。

此方治验多人。惟心虚怔忡、脾虚便溏者，不可服。

李左　肾阴不足，心肝之火有余，此离坎不交之象也。痰热蒙蔽清窍，神不守舍，舍空而痰热踞之，痰火上炎，如彻夜不寐，痰蒙心则多疑，时闻申申之詈。脉弦滑带数。治宜益肾阴，清心火，助入安神涤痰之品。

大麦冬二钱　朱茯神三钱　煅石决一两　淡竹油一两，冲　川雅连四分　炙远志肉一钱　生甘草五分　金器一具，入煎　细木通八分　紫贝齿三钱　川贝母三钱　鲜竹茹叶各二钱

钱左　肝藏魂，心藏神，肾藏精。肝虚则魂不安宁，心虚则神无所依，肾虚则封藏失职，以致惊悸惕息，恍若有亡，遗泄频频，心肾之阴不足，君相之火有余也。盗汗甚多，汗为心液，虚阳迫津液而外泄也。脉象软弱，右尺虚数，肝与胆为表里，肾与肝为乙癸，三阴既虚，君相内动，欲潜其阳，必滋其阴。王太仆云：壮水之主，以制阳光。当拟三才合六味珍珠母丸加减，滋肾阴以柔肝木，清君相而安神志。俾得阴平阳秘，水升火降，则诸恙可愈。

北沙参三钱　粉丹皮二钱　珍珠母八分　生白芍二钱　天麦冬各一钱五分　抱茯神三钱　青龙齿三钱　炒枣仁三钱　大生熟地各三钱　淮山药三钱　左牡蛎四钱　炙远志肉一钱　封髓丹三钱，包　金器一具，入煎

朱左　心者，君主之官，神明出焉。肾者，作强之官，伎巧出焉。心营与肾水交亏，神机不灵，作强无权，不能动作，不能思想，心悸跳跃，右耳响鸣，两目羞

---

① 另研：原作"另炒"，据1960年排印本改。

明，腰痛痠胀，健忘胆怯，舌质光，苔尖白、中后黄腻，脉象弦小而滑。痰热乘势内生，弦乃肝旺，小属肾虚，滑则有痰之明证。《经》云：主不明则十二官危。心病则一身皆病矣。脉症参合，或则成损，或则为癫。欲求速愈，静养调摄，当居其半，草木扶助，尚在其次。姑宜复方图治，养心阴，益肾水，柔肝木，化痰热，参以调和脾胃之品。水足则木得涵养，脾健则痰热自化。

柏子仁四钱　朱茯神三钱　广橘白一钱　枸杞子三钱　酸枣仁三钱　水炙远志一钱　青龙齿四钱　陈胆星八分　滁菊花二钱　潼沙苑三钱　九节石菖蒲八分　生熟谷芽各三钱　冬青子三钱　合欢皮三钱

内伤杂病案

朱右　产后未满百日，虚寒虚热，早轻暮重，已有匝月，纳少便溏，形瘦色萎，且有咳嗽，自汗盗汗，脉濡滑无力，舌苔淡白。此卫虚失于外护，营虚失于内守，脾弱土不生金，虚阳逼津液而外泄也。蓐劳渐著，恐难完璧。姑拟黄芪建中汤合二加龙骨汤加味。

清炙黄芪三钱　炒白芍二钱　清炙草六分　川桂枝五分　牡蛎四钱　花龙骨三钱　米炒於术三钱　云茯苓三钱　炒淮药三钱　炒川贝二钱　浮小麦四钱　熟附片八分

二诊　前投黄芪建中、二加龙骨，寒热较轻，自汗盗汗亦减。虽属佳境，无如昔日所服之剂滋阴太过，中土受戕，清气不升，大便溏薄，纳少色萎，腹痛隐隐，左脉细弱，右脉濡迟，阳陷入阴，命火式微。《脉诀》云：阳陷入阴精血弱，白头犹可少年愁。殊可虑也。再守原意，加入益火生土之品，冀望中土强健，大便结实为要着。

清炙黄芪三钱　炒白芍一钱五分　清炙草六分　熟附片八分　牡蛎三钱　花龙骨三钱　炒怀药三钱　米炒於术三钱　云苓三钱　大砂仁六分，研　炒补骨脂一钱五分　煨益智一钱五分　浮小麦四钱

三诊　寒热轻，虚汗减，便溏亦有结意，而咳嗽痰多，纳谷衰少，形瘦色萎，舌光无苔，脉来濡细，幸无数象。脾弱土不生金，肺虚灌溉无权。仍拟建立中气，培补脾土，能得谷食加增，不生枝节，庶可转危为安。

炒潞党参三钱　清炙黄芪二钱　炒白芍一钱五分　清炙草六分　熟附片八分　左牡蛎四钱　花龙骨三钱　米炒於术三钱　炒淮药三钱　炒川贝二钱　大砂仁五分，研　陈广皮一钱　浮小麦四钱　红枣五枚

蒋左　劳役太过，脾胃两伤，营卫循序失常，寒热似疟，已有数月。形瘦色萎，食减神疲，脉象虚迟，舌光有津，势将入于虚损一途。损者益之，虚者补之。甘温能除大热，补中益气汤加减。

潞党参三钱　炙黄芪三钱　炒冬术二钱　清炙草五分　银柴胡一钱五分　陈广皮一钱　全当归二钱　淮牛膝二钱　西秦艽一钱五分　大砂仁八分，研　焦谷芽四钱　生姜二片　红枣四枚

匡左　诵读劳伤乎心，房帏劳伤乎肾。阴虚于下，阳升于上，头眩耳鸣，心悸少寐，遗泄频频，神疲肢倦，脉象尺部细弱，寸关虚弦，舌质淡红。姑拟育阴潜阳，交通心肾。

大生熟地各三钱　粉丹皮一钱五分　生石决四钱　左牡蛎四钱　抱茯神三钱　淮山药三钱　炙远志一钱　炒枣仁三钱　潼蒺藜三钱　北秫米三钱，包　生白芍二钱　白莲须一钱五分　三才封髓丹三钱，清晨淡盐汤送下

宦左　入夜潮热，延今两月，纳少形瘦，神疲乏力，舌质光绛，脉象濡小而

数。此三阴亏耗，脾胃生气受戕，虑成损怯。

西洋参一钱五分　川石斛三钱　茯神三钱　淮山药三钱　青蒿梗一钱五分　炙鳖甲四钱　嫩白薇一钱五分　陈皮一钱　生熟谷芽各三钱　红枣五枚

姜左　虚寒虚热，寒多热少，口唾白沫，纳减便溏，苔薄腻，脉濡细。脾弱胃虚，卫阳不入于阴也，虚劳堪虑。拟黄芪建中合二加龙骨汤加减。

清炙黄芪一钱五分　炒白芍一钱五分　清炙草六分　熟附片一钱　煅牡蛎三钱　花龙骨三钱　米炒於术三钱　云茯苓三钱　炒淮药三钱　砂仁八分，研　陈皮一钱　焦谷芽四钱　煨姜二片　红枣四枚

宋右　恙由抑郁起见，情志不适，气阻血瘀，土受木克，胃乏生化，无血以下注冲任，经闭一载，纳少形瘦，临晚寒热，咳嗽痰沫甚多，脉象左虚弦、右濡涩。《经》所谓"二阳之病发心脾，有不得隐曲，女子不月，其传为风消，再①传为息贲"，若加气促，则不治矣。姑拟逍遥合归脾、大黄䗪虫丸，复方图治。

全当归三钱　大白芍二钱　银柴胡一钱　炒潞党二钱　米炒於术一钱五分　清炙草五分　炙远志一钱　紫丹参二钱　茺蔚子三钱　川贝母二钱　甜光杏三钱　北秫米三钱，包　大黄䗪虫丸一钱，每日吞服，以经通为度

复诊　临晚寒热，虽则轻减，而咳嗽依然。经闭纳少，舌光无苔，脉左弦右涩。此血室干枯，木火刑金，脾胃生化无权。还须怡情适怀，以助药力。今拟培土生金，养血通经。然亦非旦夕所能图功者也。

蛤粉炒阿胶二钱　茯神三钱　淮山药三钱　川贝二钱　甜光杏三钱　紫丹参二钱　茺蔚子三钱　全当归三钱　怀牛膝二钱　广艾绒六分　西藏红花八分　北秫米三钱，包

大黄䗪虫丸一钱，吞服

蔡左　仲秋燥邪咳嗽起见，至冬不愈，加之咽痛干燥，蒂丁下坠，妨于咽饮，内热纳少，脉象濡数，幸不洪大，舌质红，苔黄。平素阴虚，燥邪化火，上刑肺金，下耗肾水，水不上潮，浮火炎炎。颇虑吐血而入虚损一途，急拟清燥润肺，而降浮火。

蛤粉炒阿胶一钱五分　天花粉三钱　川象贝各一钱　京玄参一钱　肥知母一钱五分　甜光杏三钱　柿霜八分　生甘草八分　冬桑叶三钱　冬瓜子三钱　枇杷叶露四两，后入　活芦根一尺，去节

方左　吐血屡发，咳嗽有年，动则气逆，咽痛失音，形瘦骨立，潮热口燥，脉象弦大而数。弦则为劳，数则病进，阴液枯涸，木火犯肺，肺叶已损，即是金破②不鸣，肺痨显然。勉拟壮水之主，以柔肝木，清养肺气，而滋化源。然亦不过尽人工而已。

南北沙参各三钱　天麦冬各二钱　蛤粉炒阿胶二钱　生甘草五分　茯神三钱　淮山药三钱　川贝二钱　瓜蒌皮二钱　甜光杏三钱　熟女贞二钱　冬虫草二钱　北秫米三钱，包　凤凰衣一钱五分　猪肤三钱，括去油毛

侯左　肺虚则咳嗽寒热，脾虚则纳少便溏，心虚则脉细神疲，肾虚则遗泄，肝虚则头眩，五虚俱见，非易图功。惟宜培土生金，益肾养肝。苟能泄泻止，谷食增，寒热除，咳嗽减，则虚者可治。

炒潞党三钱　云茯苓三钱　炒於术二钱　清炙草六分　陈皮一钱　炒淮药三钱　炒川贝二钱　炒御米壳二钱　煅牡蛎三钱　花龙骨三钱　水炙远志一钱　北秫米四钱，包

---

① 再：《素问·阴阳别论》作"其"。
② 金破：原作"破金"，据1960年排印本及文义乙转。

傅左　小溲清长，已经匝月，脉象尺部软弱，寸关虚小。气分不足，肾阳亦亏，中无砥柱之权，下失封藏之固。补益中气，而滋肾水。

潞党参三钱　白归身二钱　熟女贞三钱　炙黄芪三钱　大白芍二钱　广橘白一钱　甜冬术二钱　淮山药三钱　炙升麻四分　炙甘草五分　潼蒺藜三钱　红枣二钱　七味都气丸三钱，包煎

陆左　阴虚则内热，阳虚则外寒，肺虚则咳嗽，脾虚则形瘦，脉象细弦而数，弦则为劳，数则病进，劳已入损，恐难完璧。拟黄芪建中汤建立中气，宗《经》旨"劳者温之，损者益之"之意。

炙黄芪三钱　朱茯神三钱　甜杏仁三钱　淮山药三钱　川桂枝四分　炙甘草五分　广橘白一钱　炒白芍三钱　红枣二枚　生姜二片　生谷芽三钱　饴糖四钱，烊冲[1]

不寐案[2]

李左　不寐已久，时轻时剧，苔薄腻，脉弦小。心体亏，心阳亢，不能下交于肾，湿痰中阻，胃因不和，胃不和故卧不安也。拟和胃化痰，交通心肾。

生白芍二钱　朱茯神三钱　上川连一分　炒枣仁三钱　法半夏二钱　远志肉一钱　上肉桂一分　柏子霜二钱　北秫米三钱，包　炙甘草八分

程右　郁怒伤肝，肝胆之火内炽，痰湿中阻，胃失和降，懊憹少寐，胸痹不舒。拟温胆汤加减。

法半夏二钱　朱茯神三钱　珍珠母三钱　黑山栀一钱五分　北秫米三钱，包　远志肉一钱　青龙齿三钱　川贝母二钱　炒枣仁三钱　生白芍二钱　鲜竹茹一钱五分　枳实一钱，同捣　广郁金一钱五分　合欢花一钱五分　夜交藤三钱

陈左　高年气阴两亏，肝阳挟痰浊上蒙清空，健忘少寐，神疲肢倦，脉象虚弦而滑，苔薄腻。虚中夹实，最难着手。姑拟益气阴以柔肝木，化痰浊而通神明。

太子参一钱　仙半夏二钱　白归身二钱　稽豆衣三钱　抱茯神三钱　薄橘红八分　生白芍二钱　炒杭菊一钱五分　炒竹茹一钱五分　远志肉一钱　天竺黄一钱五分　石菖蒲八分　淡竹油一两　生姜汁二滴，同冲服

陈左　阴虚难复，肝火易升，宗气跳跃，夜梦纷纭，脉象软小而数。拟育阴潜阳，交通心肾。

蛤粉炒阿胶二钱　朱茯神三钱　珍珠母三钱　生白芍二钱　小生地三钱　炙远志一钱　青龙齿三钱　粉丹皮一钱五分　川贝母二钱　潼蒺藜三钱　熟女贞二钱　炒竹茹二钱　鲜藕一两，切片，入煎

倪左　不寐之恙，乍轻乍剧，胁痛略减，头眩心悸。皆由阴虚不能敛阳，阳亢不入于阴也。拟柔肝潜阳，和胃安神。

蛤粉炒阿胶二钱　朱茯神三钱　青龙齿三钱　左牡蛎四钱　生白芍二钱　酸枣仁三钱　仙半夏二钱　炙远志一钱　川雅连二分　柏子仁三钱　北秫米三钱，包　琥珀多寐丸一钱，吞服

肝气肝阳案

虞左　肝为将军之官，其性阴，其用阳，其发病也速。操劳过度，肝阳内动，化风上扰，痰热随之，清窍被蒙，神明不能自主，陡然神糊不语，牙关紧闭，四肢抽搐，脉沉似伏。良由血亏不能养肝，肝热生风，肝主筋，肝风入筋，所以四肢抽搐，痰气闭塞，脉道亦为之不利也。此为痉厥重症，肝属刚脏，非柔不克。当拟柔

---

① 烊冲：原脱，据 1960 年排印本补。下同。

② 案：原脱，据前后体例补。

肝熄风，清神涤痰。

生白芍二钱　朱茯神三钱　鲜竹茹二钱　嫩钩钩三钱，后下　羚羊片八分，煎冲　水炙远志一钱　天竺黄一钱五分　川贝母三钱　煨天麻八分　石菖蒲八分　淡竹油一两　生姜汁二滴，同冲

赵左　风阳上扰，巅顶为病，痰湿内阻，胃失降和。所以耳鸣失聪，两目红赤，视物模糊者，风阳之为患也；所以头眩泛恶者，胃气不降，而浊阴上僭也。舌质红，苔黄，脉弦数。阴亏于下，阳浮于上，为象显然。治宜熄风清肝，而化痰浊。

薄荷叶八分　煅石决四钱　净蒺仁二钱　仙半夏一钱五分　冬桑叶三钱　炒竹茹一钱五分　甘菊花三钱　夏枯花一钱五分　嫩钩钩三钱，后下

丁左　劳心过度，心肾不足，肝阳易升，肝气易动，气郁于中，则胸膺牵痛；阳升于上，则头眩眼花；心肾不交，则夜不安寐。肾主骨，肝主筋，肝肾血虚，失于营养，则遍体痠楚。宜调益心肾，柔肝潜阳法。

生白芍二钱　朱茯神三钱　煅石决四钱　熟女贞二钱　金铃子二钱　玫瑰水炒竹茹一钱　马料豆三钱　紫贝齿三钱　桑椹子二钱　甘杞子二钱　夜交藤四钱　滁菊花一钱五分　潼白蒺藜各一钱　左金丸七分，包

孙右　盛怒后忽然心胸大痛，喜笑不休，脉沉伏，肢冷。久郁伤肝，肝病善怒，怒则气上，所以心胸大痛；气郁化火，扰于膻中，所以喜笑不休；气机窒塞，所以肢冷脉伏。种种见证，皆由肝病为患。木郁则达之，宜疏肝解郁，而理气机。若误为寒厥则殆矣。

银花炭三钱　金铃子二钱　制香附一钱五分　川贝母三钱　薄荷叶八分　青陈皮各一钱　上沉香四分　大白芍二钱　广郁金一

钱五分　白蒺藜一钱五分　金器一具，入煎　苏合香丸一粒，去壳，研细末化服

沈左　胁乃肝之分野，肝气挟痰瘀入络[1]，气机不得流通，胁痛偏左，呼吸尤甚。肺司百脉之气，宜宣肺气以疏肝，化痰瘀而通络。

广郁金一钱五分　当归须二钱　延胡索一钱　广木香八分　旋覆花一钱五分，包　真新绛八分　橘红络各一钱　丝瓜络二钱　炒竹茹一钱五分　青葱管一钱五分　鲜枇杷叶四张，去毛，包

头痛眩晕案[2]

葛左　头为诸阳之会，惟风可到，风邪客于阳位，袭入太阳之经。头脉胀痛，痛引后脑，连及项背，恶风，鼻流清涕，胸闷纳少，脉浮苔白。治以辛温解散。

荆芥穗一钱　青防风一钱　川桂枝五分　生甘草五分　江枳壳一钱　苦桔梗一钱　炒赤芍一钱五分　炒薄荷八分　广陈皮一钱　荷叶一角

何右　头痛且胀，痛引头额，畏风鼻塞，苔黄脉浮，风邪客于阳明之经也。风为阳邪，辛以散之，凉以清之。

荆芥穗一钱五分　薄荷炭八分　净蝉衣八分　蔓荆子一钱五分　冬桑叶三钱　甘菊花三钱　江枳壳一钱　苦桔梗一钱　粉葛根一钱五分　连翘壳三钱　苦丁茶一钱五分　荷叶边一圈

任左　头额掣痛，痛引左耳，夜半则痛尤甚，脉浮数，苔黄。阴分本亏，风邪化热，引动肝胆之火上犯空窍。姑拟辛凉解散，清泄厥少。

冬桑叶三钱　甘菊花三钱　薄荷炭八分

---

① 肝气挟痰瘀入络：原作"肝痰气挟瘀入络"，据十五卷本、《百病医方大全》及文义改。

② 案：原作"门"，据前后体例改。

羚羊片三分，先煎汁冲服　连翘壳三钱　黑山栀二钱　京赤芍一钱五分　生甘草五分　苍耳子一钱五分　夏枯花一钱五分　荷叶边一圈

居右　头痛如劈，筋脉掣起，痛连目珠，舌红绛，脉弦数。此肝阳化火，上扰清空，当壮水柔肝，以熄风火。勿可过用风药，风能助火，风药多，则火势有更烈之弊。

小生地四钱　生白芍二钱　粉丹皮二钱　生石决八钱　薄荷叶八分　甘菊花三钱　羚羊片四分，另煎汁冲服　夏枯花一钱五分　黑山栀二钱　黑芝麻三钱　嫩钩钩三钱，后入

詹右　产后血虚，厥阳上扰，头脑空痛，目花眩晕，脉弦细，舌光无苔。当养血柔肝，而潜厥阳。

大生地四钱　生白芍二钱　阿胶珠二钱　稆豆衣三钱　炒杭菊一钱五分　潼蒺藜三钱　熟女贞二钱　酸枣仁三钱　生石决八钱　生牡蛎六钱　黑芝麻三钱　嫩钩钩三钱，后入

黄左　肝为风木之脏，赖肾水以滋养，水亏不能涵木，肝阳上扰清空，头痛眩晕，心悸少寐，筋惕肉瞤。恙久根深，非易速瘥。当宜滋肾水以柔肝木，潜浮阳而安心神。

阿胶珠三钱　生白芍三钱　左牡蛎六钱　青龙齿三钱　朱茯神三钱　酸枣仁三钱　稆豆衣三钱　炒杭菊一钱五分　潼蒺藜三钱　仙半夏二钱　北秫米三钱，包　嫩钩钩三钱，后入　黑芝麻三钱　琥珀多寐丸一钱，吞服

郑右　诸风掉眩，皆属于肝，肝阴不足，肝阳上僭，头眩眼花，泛泛呕吐，纳谷减少，苔薄腻，脉弦滑。湿痰内阻，胃失降和。丹溪云：无痰不作眩。当柔肝潜阳，和胃化痰。

生白芍三钱　稆豆衣三钱　仙半夏二钱　明天麻一钱　朱茯神三钱　枳实炭一钱　炒竹茹一钱　陈皮一钱　潼白蒺藜各二钱　炒杭菊一钱五分　生石决八钱　嫩钩钩三钱，后入

卷　四

咳嗽案

邓左　形寒饮冷则伤肺，畏寒咳嗽，头胀骨楚，纳少泛恶，脉浮滑，苔白腻。辛温散邪治之。

净麻黄五分　光杏仁三钱　象贝母三钱　前胡一钱五分　仙半夏二钱　橘红八分　茯苓三钱　炒枳壳一钱　苦桔梗一钱①　紫菀一钱五分

石右　邪风犯肺，痰湿侵脾，恶寒咳嗽，头痛且胀，胸闷泛恶，苔腻，脉浮滑。宜辛散肺邪，而化痰湿。

紫苏叶一钱　光杏仁三钱　象贝母三钱　嫩前胡一钱五分　仙半夏二钱　枳实炭一钱　水炙远志一钱　薄橘红八分　苦桔梗一钱　荆芥穗一钱　莱菔子三钱　姜竹茹一钱

林左　劳力伤阳，卫失外护，风邪乘隙入于肺俞，恶风多汗，咳嗽痰多，遍体瘐楚，纳少神疲，脉浮缓而滑，舌苔薄白，《经》所谓劳风发于肺下②者是也。羌延匝月，病根已深。姑拟玉屏风合桂枝汤加减。

蜜炙黄芪三钱　蜜炙防风一钱　生白术一钱五分　清炙草五分　川桂枝五分　大白芍一钱五分　光杏仁三钱　象贝母三钱　薄橘红八分　炙紫菀一钱　蜜姜二片　红枣四枚

凤右　年届花甲，营阴早亏，风温燥邪上袭于肺，咳呛咯痰不利，咽痛干燥，畏风头胀，舌质红，苔粉白而腻，脉浮滑而数。辛以散之，凉以清之，甘以润之，

清彻上焦，勿令邪结增剧乃吉。

炒荆芥一钱　薄荷八分　蝉衣八分　熟大力子二钱　生甘草八分　桔梗一钱　马勃八分　光杏仁三钱　象贝母三钱　炙③兜铃一钱　冬瓜子三钱　芦根一尺，去节

复诊　前进辛散凉润之剂，恶风头胀渐去，而咳呛不止，咽痛口渴，苔粉腻已化，转为红绛，脉浮滑而数。此风燥化热生痰，交阻肺络，阴液暗伤，津少上承。今拟甘凉生津，清燥润肺。

天花粉三钱　生甘草五分　净蝉衣八分　冬桑叶三钱　光杏仁三钱　象贝母三钱　轻马勃八分　瓜蒌皮二钱　炙兜铃一钱　冬瓜子三钱　芦根一尺，去节　生梨五片

冯右　咳呛两月，音声不扬，咽喉燥痒，内热头眩，脉濡滑而数，舌质红，苔薄黄。初起风燥袭肺，继则燥热伤阴，肺金不能输化，津液被火炼而为稠痰也。谚云：伤风不已则成痨。不可不虑。姑拟补肺阿胶汤加减，养阴祛风，清燥化痰。

蛤粉炒阿胶二钱　蜜炙兜铃一钱　熟大力子二钱　甜光杏三钱　川象贝各二钱　瓜蒌皮三钱　霜桑叶三钱　冬瓜子三钱　生甘草五分　胖大海三枚　活芦根一尺，去节　北秫米三钱，包　枇杷叶露半斤，代水煎药

二诊　咳呛减，音渐扬，去大力子。

---

① 钱：原作"滴"，据十五卷本、《百病医方大全》及文义改。

② 劳风发于肺下：《素问·评热病论》作"劳风法在肺下"。

③ 炙：原脱，十五卷本亦无，据1960年排印本及下文"炙兜铃"补。

三诊　前方去胖大海，加抱茯神三钱，改用干芦根，计十二帖而愈。

程右　肺素有热，风寒外束，腠理闭塞，恶寒发热无汗，咳呛气急，喉痛音哑，妨于咽饮，痰声辘辘，烦躁不安，脉象滑数，舌边红，苔薄腻黄。邪郁化热，热蒸于肺，肺炎叶举，清肃之令不得下行。阅前服之方，降气通腑，病势有增无减，其邪不得外达，而反内逼，痰火愈亢，肺气愈逆，症已入危。急拟麻杏石甘汤加味，开痹达邪，清肺化痰，以冀弋获为幸。

净麻黄五分　生石膏三钱，打　光杏仁三钱　生甘草五分　薄荷叶八分　轻马勃八分　象贝母三钱　连翘壳三钱　淡豆豉三钱　黑山栀二钱　马兜铃一钱　冬瓜子三钱　活芦根一尺，去节　淡竹沥一两，冲服

二诊　服药后得畅汗，寒热已退，气逆、痰声亦减，佳兆也。惟咳呛咯痰不出，音哑咽痛，妨于咽饮，舌质红，苔黄，脉滑数不静。外束之邪，已从外达，痰火尚炽，肺炎叶举，清肃之令，仍未下行。肺为娇脏，位居上焦，上焦如羽，非轻不举。仍拟轻开上焦，清肺化痰，能无意外之虞，可望出险入夷。

净蝉衣八分　薄荷叶八分　前胡五钱　桑叶皮各二钱　光杏仁三钱　象贝母三钱　生甘草八分　轻马勃八分　炙兜铃一钱　冬瓜子三钱　胖大海三个　连翘壳三钱　活芦根一尺，去节　淡竹沥一两，冲服

三诊　音渐开，咽痛减，咳痰难出，入夜口干，加天花粉三钱，接服四剂而痊。

关右　怀麟七月，手太阴司胎，胎火迫肺，燥邪乘之，咳呛气逆，口渴，苔黄，脉象滑数。虑其咳甚殒胎。

炒黄芩一钱　桑叶皮各二钱　光杏仁三钱　生甘草六分　川象贝各二钱　瓜蒌皮根各二钱　炙兜铃一钱　冬瓜子三钱　前胡一钱

五分　活芦根一尺，去节　生梨五片　枇杷叶露半斤，代水煎药

高左　嗜酒生湿，湿郁生热，熏蒸于肺，肺络损伤，咳呛两月，甚则痰内带红，膺肋牵痛，舌边红，苔薄黄，脉濡滑而数。清肺淡渗治之。

南沙参三钱　茯苓三钱　生苡仁四钱　冬瓜子四钱　甜光杏二钱　川象贝各二钱　瓜蒌皮二钱　枳椇子三钱　茜草根二钱　鲜竹茹三钱　干芦根一两，去节　枇杷叶二片，去毛，包

朱左　平素嗜茶，茶能生湿，湿郁生痰，逗留肺经，咳呛痰多，甚则气逆，难于平卧，纳谷减少，舌苔薄腻，脉左弦右滑。清肺无益，理脾和胃，而化痰湿。

仙半夏二钱　薄橘红八分　炙远志一钱　光杏仁三钱　象贝母三钱　炙白苏子一钱五分　炙款冬一钱五分　旋覆花一钱五分，包　生苡仁四钱　冬瓜子三钱　鹅管石一钱，煅　陈海蜇皮一两，漂淡，煎汤代水

卫孩　食积之火犯肺，趸咳匝月，嗽甚泛吐，苔薄腻，脉滑。此乳滞生痰，逗留肺胃也。拟涤痰肃肺治之。

仙半夏一钱五分　薄橘红八分　炒竹茹一钱　光杏仁二钱　象贝母三钱　莱菔子三钱　冬瓜子三钱　霜桑叶二钱　十枣丸五厘，化服　山慈菇片四分

陶童　咳嗽匝月，五更尤甚，苔腻黄，脉滑数。此食滞积热，上迫于肺也。宜清肺化痰，使积滞积热下达，则肺气自清。

桑皮叶各一钱五分　光杏仁三钱　象贝母三钱　瓜蒌皮二钱　炙兜铃一钱　莱菔子二钱　冬瓜子三钱　炒黄芩一钱　枳实导滞丸三钱，包　大荸荠五枚，洗打

梁左　五脏六腑皆令人咳，不独肺也。六淫外感，七情内伤，皆能致咳。今操烦过度，五志化火，火刑于肺，肺失安

宁，咳呛咯痰不爽，喉中介介如梗状，咳已两月之久，《内经》谓之心咳，苔黄，两寸脉数，心火烁金，无疑义矣。拟滋少阴之阴，以制炎上之火，火降水升，则肺气自清。

京玄参一钱五分　大麦冬一钱五分　生甘草五分　茯神三钱　炙远志一钱　甜光杏三钱　川象贝各二钱　瓜蒌皮二钱　柏子仁三钱，研　肥玉竹三钱　干芦根一两，去节　冬瓜子三钱　梨膏三钱，冲

文左　肺若悬钟，撞之则鸣，水亏不能涵木，木扣金鸣，咳呛已延数月，甚则痰内带红，形色不充，脉象尺弱，寸关濡数，势虑入于肺痨一门。姑拟壮水柔肝，清养肺气。

天麦冬各二钱　南北沙参各三钱　茯神二钱　怀山药二钱　川贝母二钱　瓜蒌皮二钱　甜光杏三钱　潼蒺藜三钱　熟女贞二钱　旱莲草二钱　茜草根二钱　冬瓜子三钱　枇杷叶膏三钱，冲

复诊　服三十剂，咳呛减，痰红止。去天麦冬、枇杷叶膏，加蛤粉炒阿胶二钱、北秫米三钱。又服三十剂，即痊。

连左　正在壮年，劳心耗精，肾虚冲气上升，肺虚痰热留恋，气升咳嗽，已延数月之久，脉象细弱，幸不洪数，亦未吐血。亟宜清上实下主治，更宜节劳节欲，以善其身，药饵调治，可望渐痊。

大熟地四钱　蛤粉三钱，包　抱茯神三钱　怀山药三钱　山萸肉二钱　粉丹皮二钱　左牡蛎四钱　潼蒺藜三钱　熟女贞二钱　川贝二钱　瓜蒌皮二钱　甜光杏三钱　冬瓜子三钱　冬虫夏草一钱五分

程右　劳伤卫阳不固，风邪易触，肺先受之，咳嗽已延数月，汗多怯冷，形瘦神疲，脉象濡滑，舌淡白无苔，势成肺痨。《经》谓"劳者温之，虚者补之"，宜黄芪建中汤加减。

炙黄芪三钱　川桂枝五分　大白芍一钱五分　清炙草五分　云苓三钱　淮山药三钱　炙远志一钱　法半夏一钱五分　甜光杏三钱　广橘白一钱　浮小麦四钱　饴糖三钱，烊冲

程左　阳虚则外寒，阴虚则内热，肺虚则咳嗽，脾虚则便溏，心虚则脉细，五虚俱见，已入损门。损者益之，虚者补之，尤当调养中土为至要。惟冀便结能食，土旺生金，始有转机之幸。

炙黄芪三钱　潞党参三钱　云苓三钱　炒於术一钱五分　怀山药三钱　清炙草五分　陈广皮一钱　炒川贝二钱　诃子皮二钱，炒　御米壳二钱，炒　北秫米三钱，包

朱右　产后两月，百脉俱虚，虚寒虚热，咳嗽痰多，自汗盗汗，脉象虚细，舌淡苔白。前医叠进养阴润肺，诸恙不减，反致纳少便泄，阴损及阳，肺伤及脾。经谓下损过胃，上损过脾。皆在难治之例。姑拟黄芪建中汤合二加龙骨汤出入。未识能得挽回否。

炙黄芪三钱　清炙草八分　米炒於术三钱　炒怀药三钱　熟附片一钱　煅牡蛎四钱　煅龙骨三钱　御米壳二钱，炒　广橘白一钱五分　浮小麦四钱　红枣五枚

蔡右　旧有肝气脘痛，痛止后，即咳嗽不已，胁肋牵疼，难于左卧，已延数月矣，舌质红，苔黄，脉弦小而数。良由气郁化火，上迫于肺，肺失清肃，肝升太过，颇虑失血。姑拟柔肝清肺，而化痰热。

北沙参三钱　云茯苓二钱　怀山药三钱　生石决六钱　川贝二钱　瓜蒌皮二钱　甜光杏三钱　海蛤壳三钱　丝瓜络二钱　冬瓜子三钱　北秫米三钱，包　干芦根一两，去节

复诊　服二十剂后，咳呛胁痛大减，去干芦根，加上毛燕三钱，包煎。

董左　失血之后，咳呛不已，手足心热，咽干舌燥，脉细数不静。此血去阴

伤，木火刑金，津液被火炼而为痰，痰多咯不爽利，颇虑延入肺痨一门。姑拟益肾柔肝，清养肺气。

蛤粉炒阿胶三钱　茯神三钱　怀山药三钱　北沙参三钱　川石斛三钱　生石决六钱　川贝三钱　瓜蒌皮二钱　甜光杏三钱　潼蒺藜三钱　熟女贞三钱　北秫米三钱，包

复诊　十剂后，咳呛、内热均减，加冬虫夏草二钱。

屈左　去秋失血，盈盏成盆，继则咳呛不已，至春益甚，动则气短，内热口干，咽痛失音，形瘦骨立，脉象细数，脏阴营液俱耗，木火犯肺，肺叶已损，金破不鸣，即此症也。损怯已著，难许完璧。勉拟滋养金水而制浮火，佐培中土。苟土能生金，亦不过绵延时日耳。

天麦冬各二钱　南北沙参各三钱　茯神三钱　怀山药二钱　川贝二钱　甜光杏三钱　熟女贞二钱　潼蒺藜三钱　冬虫夏草二钱　北秫米三钱，包　凤凰衣一钱　玉蝴蝶二对

程右　孀居多年，情怀抑郁，五志化火，上刑肺金，血液暗耗，致咳嗽气逆，子丑更甚，难于平卧。子丑乃肝胆旺时，木火炎威无制，脉象左弦细、右濡数。幸胃纳有味，大便不溏，中土尚有生化之机。经事愆期，理固宜然。亟宜养阴血以清肝火，培中土而生肺金。更宜怡情悦性，不致延成损怯乃吉。

蛤粉炒阿胶二钱　南沙参三钱　茯神三钱　怀山药三钱　霜桑叶二钱　川贝三钱　甜光杏三钱　瓜蒌皮二钱　生石决六钱　冬瓜子三钱　合欢花一钱五分　北秫米二钱，包

袁右　女子以肝为先天，先天本虚，情怀悒郁，则五志之阳化火，上熏于肺，以致咳呛无痰，固非实火可比。但久郁必气结血涸，经候涩少愆期，颇虑延成干血劳怯。亟当培肝肾之阴以治本，清肺胃气热以理标。腻补之剂，碍其胃气，非

法也。

南沙参三钱　抱茯神三钱　怀山药三钱　炙远志一钱　川贝母二钱　瓜蒌皮二钱　海蛤壳三钱　紫丹参二钱　茺蔚子三钱　生石决四钱　合欢花一钱五分　冬瓜子三钱　甜光杏三钱

竺左　咳嗽延今半载，纳少便溏，形肉渐削，有肺病及脾、上损及中之象，肺痨根萌已著。清肺无益，专培中土。

炒潞党参三钱　云茯苓三钱　米炒於术二钱　清炙草五分　炮姜炭四分　橘白一钱　水炙远志一钱　炒怀药三钱　诃子皮二钱　御米壳二钱　北秫米三钱，包　干荷叶一角

汤左　脉左弦细、右虚数，舌光，夜卧着枕，气冲咳嗽，行走则喘促更甚。此下元根本已拨，肾少摄纳，肝火挟冲气上逆于肺，肺失肃降之令矣。势恐由喘而肿，棘手重病。亟当摄纳下元为主，清上佐之。

大熟地四钱　蛤粉三钱，包　茯神三钱　怀山药三钱　五味子四分　甘杞子三钱　厚杜仲二钱　左牡蛎四钱　川贝母三钱　甜光杏三钱　补骨脂一钱五分　核桃肉两个

倪左　眩晕有年，夜则盗汗，咳嗽气短，行走喘促更甚，脉左弦细、右虚数。此虚阳上冒，肝肾根蒂不固，冲脉震动，则诸脉俱逆。盖由下焦阴不上承，故致咳嗽，究非肝经自病也。阅前方，叠进三子养亲等剂，皆泄气伤阴之药，施于阴阳两损之质，非徒无益，而又害之。

大熟地四钱　炙白苏子三钱　茯神三钱　山药三钱　五味子四分　川贝二钱　甜光杏三钱　左牡蛎四钱　冬虫夏草二钱　青铅一两

痰饮、哮喘案

朱左　新寒引动痰饮，渍之于肺，咳嗽气急又发，形寒怯冷，苔薄腻，脉弦

滑。仿《金匮》痰饮之病，宜以温药和之。

川桂枝八分　云苓三钱　生白术五钱　清炙草五钱　姜半夏二钱　橘红一钱　光杏仁三钱　炙远志一钱　炙白苏子五钱　旋覆花五钱, 包　莱菔子二钱, 炒, 研　鹅管石一钱, 煅

俞右　暴寒外束，痰饮内聚，支塞于肺，肃降失司，气喘咳嗽大发，故日夜不能平卧，形寒怯冷，纳少泛恶，苔白腻，脉浮弦而滑。拟小青龙汤加减，疏解外邪，温化痰饮。

蜜炙麻黄四分　川桂枝八分　云苓三钱　姜半夏二钱　五味子四分　淡干姜四分①　炙苏子二钱　光杏仁三钱　熟附片一钱　鹅管石一钱, 煅　哮吼紫金丹两粒, 另吞, 连服二天

二诊　服小青龙汤两剂，气喘咳嗽，日中大减，夜则依然，纳少泛恶，苔薄腻，脉弦滑。夜为阴盛之时，饮邪窃踞阳位，阻塞气机，肺胃下降之令失司。再以温化饮邪，肃降肺气。

川桂枝八分　云苓三钱　姜半夏二钱　橘红一钱　五味子四分　淡干姜四分　水炙远志五分　光杏仁三钱　炙苏子五钱　旋覆花五钱, 包　熟附片一钱　鹅管石一钱, 煅

三诊　气喘咳嗽，夜亦轻减，泛恶亦止。惟痰饮根株已久，一时难以骤化。脾为生痰之源，肺为贮痰之器。今拟理脾肃肺，温化痰饮。

原方去旋覆花、远志二味，加生白术五钱，炒补骨脂五钱。

屈左　痰饮咳嗽，已有多年，加之遍体浮肿，大腹胀满，气喘不能平卧，腑行溏薄，谷食衰少，舌苔淡白，脉象沉细。此脾肾之阳式微，水饮泛滥横溢，上激于肺则喘，灌溉肌腠则肿，凝聚膜原则胀。阳气不到之处，即是水湿盘踞之所，阴霾弥漫，真阳埋没，恙势至此地步，已入危险一途。勉拟振动肾阳，以驱水湿；健运太阴，而化浊气，真武、肾气、五苓、五皮，合黑锡丹，复方图治。冀望离照当空，浊阴消散，始有转机之幸。

熟附子块二钱　生於术三钱　连皮苓四钱　川桂枝八分　猪苓二钱　泽泻二钱　陈皮一钱　大腹皮二钱　水炙桑皮二钱　淡姜皮五分　炒补骨脂五钱　陈葫芦瓢四钱　黑锡丹一钱, 吞服　济生肾气丸三钱, 清晨另吞

二诊　前方已服五剂，气喘较平，小溲渐多，肿亦见消，而大腹胀满，纳谷不香，咳嗽夜盛，脉象沉弦。阳气有来复之渐，水湿有下行之势。既见效机，率由旧章。

原方去黑锡丹，加冬瓜皮二两，煎汤代水。

三诊　又服五剂，喘已平，遍体浮肿减其大半，腹胀满亦松，已有转机。惟纳谷不香，神疲肢倦，脉左弦右濡，舌虽干，不欲饮。肾少生生之气，脾胃运输无权，津液不能上潮，犹釜底无薪，锅盖无汽水也。勿可因舌干而改弦易辙，致反弃前功。仍守温肾阳以驱水湿，暖脾土而化浊阴。

熟附块五钱　连皮苓四钱　生於术三钱　川桂枝六分　猪苓二钱　福泽泻五钱　陈皮一钱　大腹皮二钱　水炙桑皮五钱　淡姜皮五分　炒补骨脂五钱　冬瓜子皮各三钱　陈葫芦瓢四钱　济生肾气丸三钱, 清晨吞服

四诊　喘平肿消，腹胀满亦去六七，而咳嗽时轻时剧，纳少形瘦，神疲倦怠，口干欲饮，舌转淡红，脉象左虚弦、右濡滑。脾肾亏而难复，水湿化而未尽也。今拟平补脾肾，顺气化痰。

炒潞党参五钱　连皮苓四钱　生於术三

---

① 钱：各本作"分"。

钱 陈广皮一钱 仙半夏二钱 炙远志一钱 炙白苏子五钱 旋覆花五钱，包 水炙桑皮五钱 大腹皮二钱 炒补骨脂五钱 冬瓜子皮各三钱 陈葫芦瓢四钱 济生肾气丸三钱，清晨吞服

五诊 喘平肿退，腹满亦消。惟咳嗽清晨较甚，形瘦神疲，纳谷不香，脉濡滑无力。脾肾亏虚，难以骤复，痰饮根株亦不易除也。今以丸药缓图，而善其后。

六君子丸每早服三钱，济生肾气丸午后服三钱。

文右 旧有痰饮咳嗽，触受风温之邪，由皮毛而上干肺系，蕴郁阳明。饮邪得温气之熏蒸，变为胶浊之痰，互阻上焦，太阴清肃无权，以致气喘大发，喉有钩声，咳痰不出，发热畏风，舌苔腻黄，脉象浮弦而滑。阅前方降气化痰，似亦近理，然邪不外达，痰浊胶固益甚，颇虑壅闭之险。书云：喘之为病，在肺为实，在肾为虚。此肺实之喘也。急拟麻杏石甘汤加味，清开温邪，肃肺涤痰，冀望热退气平为幸。

蜜炙麻黄四分 光杏仁三钱 生石膏三钱，打 生甘草五分 炙白苏子二钱 旋覆花五钱，包 竹沥半夏三钱 水炙远志一钱 炙兜铃一钱 海浮石三钱 象贝母三钱 冬瓜子三钱 活芦根一尺，去节 淡竹沥一两，冲服

二诊 前投麻杏石甘汤加味，已服两剂，气喘已平，身热亦退，佳象也。惟咳嗽痰多，胸闷，不思饮食，苔薄黄，脉滑数不靖，温邪已得外达，痰浊留恋上焦，肺胃肃降失司，适值经临，少腹隐痛，挟宿瘀也。今制小其剂，佐入和营祛瘀之品。

炙白苏子二钱 光杏仁三钱 象贝母三钱 水炙桑叶皮各二钱 竹沥半夏二钱 水炙远志一钱 旋覆花五钱，包 海浮石三钱

炙兜铃一钱 紫丹参二钱 芫蔚子三钱 冬瓜子三钱 干芦根一两，去节

胡左 暴感寒凉，内停食滞，引动痰饮，互阻上中二焦，肺胃之气不得下降，哮喘，喉有痰声，胸闷呕吐，不能纳谷，身热恶风，有汗不解，苔腻，脉弦滑。此留饮也。拟五苓、平胃，解肌达邪，和胃涤饮。

川桂枝五分 云猪苓各三钱 福泽泻五钱 陈皮一钱 苍术一钱 厚朴二钱 半夏五钱 枳实炭一钱 白蔻仁五分 炒麦芽四钱 莱菔子三钱，炒，研 藿香梗五钱 玉枢丹四分，开水磨，冲服

复诊 寒热解，哮喘平，呕吐亦减，而胸闷嗳气，不能纳谷，小溲短赤，腑气不行，苔薄腻，脉弦滑。宿食留饮，难以骤化，夜不能寐，胃不和则卧不安。胃以通为补，今拟通胃消滞，和中涤饮。

陈广皮一钱 仙半夏二钱 枳实炭一钱 厚朴一钱 赤茯苓三钱 泽泻五钱 姜竹茹五钱 莱菔子三钱，炒，研 生苡仁四钱 炒谷麦芽各三钱

阮左 酒湿伤脾，脾失健运，水谷入胃，不生津液，化为痰饮。饮射于肺，则咳嗽泛吐；饮流胁下，则胁肋引痛。胁乃肝胆之位，饮气在胁，则肝气怫郁，此悬饮也。仿仲圣治饮不治咳之例。

炙苏子五钱 葶苈子一钱，炒，研 水炙桑皮二钱 全瓜蒌四钱，切 姜半夏二钱 橘红一钱 茯苓一钱 白蒺藜三钱 川郁金一钱五分 枳椇子三钱 椒目二十粒 生姜二片

费左 咳嗽气逆，宿疾有年，交冬益甚。迩来四肢浮肿，身重无力①。此脾肾阳衰，阴寒之水饮，上射于肺，旁流四末，是溢饮也。今拟助阳逐饮。

---

① 四肢浮肿身重无力：原作"四肢浮重身肿无力"，据十五卷本及上下文义改。

川桂枝八分　连皮苓四钱　生白术二钱　猪苓二钱　福泽泻五钱　陈皮一钱　制半夏二钱　熟附子二钱　椒目四十粒　姜皮五分　水炙桑皮二钱　大腹皮二钱

朱左　咳喘十余年，遇感则剧，胸闷，纳谷减少，舌苔灰黄，脉象寸浮关弦。素性嗜酒，酒湿生痰聚饮，渍之于肺则咳，肺病及肾，肾少摄纳则喘，上实下虚，显然可见。酒性本热，温药难投。姑宜开其上焦，以肃肺气；斡旋中枢，而纳肾元。是否有当，尚希明正。

蜜炙麻黄三分　光杏仁三钱　仙半夏二钱　薄橘红八分　炙白苏子五钱　象贝三钱　炙桑皮五钱　海浮石三钱　甘杞子三钱　厚杜仲三钱　炒补骨脂五钱　核桃肉二枚，拌炒

二诊　咳喘均减，肺金之风邪已去，而多年之痰饮根深蒂固，脾肾之亏虚由渐而致。脾为生痰之源，肺为贮痰之器，今拟扶土化痰，顺气纳肾，更宜薄滋味，节饮食，以助药力之不逮。

炙白苏子二钱　光杏仁三钱　仙半夏二钱　薄橘红八分　云苓三钱　炙远志一钱　象贝母三钱　水炙桑皮二钱　海浮石三钱　旋覆花五钱，包　甘杞子三钱　厚杜仲三钱　补骨脂五钱　核桃肉二钱①

三诊　咳嗽已减，纳谷渐香，肺得下降之令，胃有醒豁之机。然嗜酒之体，酒性本热，易于生湿生痰。痰积于内，饮附于外，新饮虽去，宿饮难杜。况年逾花甲，肾少摄纳，故气易升。再拟崇土化痰，肃肺纳肾。亦只能带病延年耳。

南沙参三钱　云苓三钱　怀山药三钱　炙远志一钱　炙白苏子二钱　甜光杏三钱　仙半夏二钱　薄橘红八分　海浮石三钱　旋覆花五钱，包　甘杞子三钱　厚杜仲三钱　补骨脂五钱　核桃肉二枚，拌炒

孟左　秋冬咳嗽，春夏稍安，遇感则剧，甚则卧难着枕。是脾胃之阳早衰，致水液变化痰沫，随气射肺则咳，冲气逆上则喘，畏寒足冷，跗肿溺少，阳不潜藏，阴浊用事故也。古法外饮治脾，内饮治肾。今仿内饮论治，摄纳肾气，温化痰饮。若以降气泄气取快一时，恐有暴喘厥脱之虞。

肉桂心三分　大熟地四钱，同捣　云茯苓三钱　怀山药三钱　熟附片一钱　福泽泻五钱　仙半夏二钱　怀牛膝二钱　甘杞子三钱　厚杜仲三钱　五味子四分　补骨脂五钱　核桃肉二枚

童左　脉沉弦，弦为饮，饮泛咳呛，动则气喘，乃下虚无以制上，中虚易于化饮。拟早服肾气丸三钱，摄纳下焦，以治水泛之饮；午服外台茯苓饮，斡旋中焦，使食不致酿痰，无求速功，只图缓效。

一丸方　金匮肾气丸三两，每服三钱。

二煎方　云茯苓三钱　仙半夏三钱　薄橘红八分　生白术二钱　枳实炭一钱　炙远志一钱　旋覆花五钱，包　炙款冬五钱　鹅管石一钱，煅

章左　咳呛有年，动则气喘，痰味咸而有黑花，脉尺部细弱，寸关濡滑而数。咸为肾味，肾虚水泛为痰，冲气逆肺，则咳呛而气喘也。恙根已深，非易图功。姑宜滋补肾阴，摄纳冲气，勿拘拘见咳而治肺也。

蛤蚧尾一对，酒洗，烘研为丸，吞服　大生地三钱　蛤粉三钱，同炒　甘杞子三钱　怀山药三钱　茯苓三钱　北沙参三钱　川贝母三钱　清炙草五分　甜杏仁三钱，去皮尖　核桃肉二枚，去紫衣

申左　咳嗽气喘，卧难着枕，上气不下，必下冲上逆，脉象沉弦。谅由年逾花

---

① 钱：十五卷本同。按前文义当作"枚"。

甲，两天阴阳并亏，则痰饮上泛，饮与气涌，斯咳喘矣。阅前方叠以清肺化痰，滋阴降气，不啻助纣为虐。况背寒足冷，阳气式微，藩篱疏撤，又可知也。仲圣治饮，必以温药和之，拟桂苓甘味合附子都气，温化痰饮，摄纳肾气。

桂枝八分　云苓三钱　炙甘草五分　五味子五分　生白术五钱　制半夏二钱　炙远志一钱　炒补骨脂五钱　熟附块五钱　怀山药三钱　大熟地三钱，炒松　核桃肉二枚

陆左　咳嗽两月，音暗不扬，舌糙黄，脉滑数。燥邪痰热，上恋于肺，销烁阴液，肺体属金，譬如钟然，钟损则声短。今拟补肺阿胶汤加减，润肺生津，而化痰热。

北沙参三钱　甜光杏三钱　冬桑叶三钱　北秫米三钱，包　冬瓜子三钱　蛤粉炒阿胶二钱　川贝母二钱　炙兜铃一钱　炙甘草五分　瓜蒌皮二钱

王左　咳嗽数月不愈，舌苔薄腻，脉象濡滑。肺虚痰湿留恋，清肃之令不行。薛立斋先生云：久咳不已，必须培土以生肺金，取虚则补母之意。此证近之。

淮山药三钱　仙半夏二钱　象贝母三钱　炒竹茹一钱五分　抱茯神三钱　橘红一钱　生苡仁三钱　清炙草五分　甜光杏三钱　冬瓜子三钱

谢左　肺为五脏之华盖，肾为元气之根本，肺气不降，肾气不纳，痰饮随气上泛，咳嗽多年，迩来尤甚，气喘难于平卧，面浮肢肿，脉沉细，苔淡白。痰饮盘踞，水湿泛滥。《经》云：诸气膹郁，皆属于肺；诸湿肿满，皆属于脾。肺脾两虚，喘肿重症。勉拟扶土化痰，降气纳气。

炒潞党参三钱　制半夏二钱　五味子三分　炙甘草五分　川桂枝三分　橘红八分

补骨脂一钱五分　炙苏子一钱五分　连皮苓三钱　旋覆花一钱五分，包　厚杜仲二钱　冬瓜子皮各三钱　鹅管石四钱，煅　济生肾气丸二钱，包煎

孙左　脾为生痰之源，肺为贮痰之器，肺虚不能降气，肾虚不能纳气，咳嗽气急，难于平卧，舌白腻，脉弦紧而滑。脾不能为胃行其津液，津液无以上承，所以口干不欲饮也。《金匮》云：痰饮之病，宜以温药和之。拟苓桂术甘合真武意，温肾运脾，降气纳气。俾阳光一振，则阴霾自除矣。

云茯苓三钱　生甘草八分　橘红八分　光杏仁三钱　川桂枝三分　熟附块一钱　旋覆花一钱五分，包　补骨脂一钱五分　生白术二钱　制半夏二钱　炙白苏子一钱五分　核桃肉二枚　五味子三分　淡干姜二分，同捣

肺痈案

沈左　外感风温，内蕴湿热，熏蒸于肺，肺脏生痈，咳嗽，胸膺牵痛，痰臭脓血，身热口干，脉滑数，苔黄，重症也。急拟辛凉清温，而化痰瘀。

薄荷叶八分　冬桑叶二钱　粉丹皮二钱　桃仁一钱　生甘草八分　桔梗一钱　银花五钱　连翘壳三钱　光杏仁三钱　象贝母三钱　生苡仁五钱　冬瓜子四钱　活芦根二尺，去节　鲜金丝荷叶十张，去背上白毛

另单方　金丝荷叶一两，去毛打汁，陈酒一两，杏仁粉五钱，川贝粉五钱，炖温服之。

前方连服三剂，咳嗽脓血均减，身热亦退大半。原方去桃仁及薄荷叶，加轻马勃八分，通草八分。

崔左　咳呛已延月余，胸膺牵痛，痰味腥臭，临晚潮热，脉数苔黄。烦劳过

度，五志化火，平素嗜酒，酒湿生热，肝火湿热互蒸于肺，肺脏生痈也。急拟千金苇茎汤加味。

鲜苇茎一两五钱，去节　冬瓜子四钱　生苡仁四钱　冬桑叶三钱　光杏仁三钱　川象母各二钱　枳椇子三钱　瓜蒌皮三钱　丝瓜络二钱　通草八分　鲜金丝荷叶十张，去背上白毛①　枇杷叶露半斤，后入

另单方　陈芥菜卤一钱，豆腐二两，和入炖温，每日服之。

龚右　咳嗽自去岁初冬起见，至今春益甚，胁肋牵痛偏右，痰多腥臭，形肉渐削，脉象濡数，舌质红，苔黄。阴分素亏，木火刑金，湿热互蒸，肺痈早成，肺叶已伤，输转无权。惟虑由痈而痿，致入不治之条。

南北沙参各三钱　生甘草五分　生石决四钱　抱茯神三钱　甜光杏三钱　川象贝各三钱　瓜蒌皮二钱　生苡仁四钱　冬瓜子四钱　干芦根一两，去节　金丝荷叶十张，去背上白毛

二诊　前方服二十剂，咳嗽痰臭均已大减。原方加蛤粉炒阿胶二钱，蜜炙兜铃一钱。

鞠左　肺痈已延两月，咳嗽脓多血少，稠浊腥臭，纳谷减少，形瘦神疲，脉数无力。肺叶已腐，蕴毒留恋，症势入险。姑拟托里排脓，清肺化痰，未识能得转机否。

生黄芪三钱　紫丹参二钱　生甘草五分　苦桔梗一钱　甜光杏三钱　川象贝各二钱　瓜蒌皮二钱　桑叶皮各五钱　生苡仁四钱　冬瓜子四钱　干芦根一两，去节　金丝荷叶十张，去背上白毛　川白蜜三钱　鲜荷叶一张，煎汤代茶

闻左　外感风寒，袭于肺胃，膏粱厚味，酿成痰浊，血瘀凝滞，壅结肺叶之间，致成肺痈。是以咳嗽气粗，痰秽如脓，胁痛难于转侧，振寒发热，舌苔白厚而腻，脉象浮紧而滑。病来涌急，非猛剂不为功，急仿金匮②射干麻黄汤合金匮皂荚丸，一以散发表邪，一以荡涤痰浊。

净麻黄四分　嫩射干八分　甜葶苈八分，炒，研　光杏仁三钱　象贝母三钱　生甘草五分　苦桔梗一钱　嫩紫菀一钱　生苡仁四钱　冬瓜子四钱　川郁金五钱　皂荚末五分，蜜为丸，吞服

二诊　前投发散肺邪、荡涤痰浊之剂，得汗，寒热已解，咳嗽气急亦见轻减，而痰稠腥秽依然，胸闷胁痛，不思饮食，小溲短赤，苔腻，脉滑数。胶黏之痰浊，蕴蓄之瘀湿，结于肺叶之间，一时难以肃清。今宜制小其剂，蠲化痰浊，清肃肺气，毋使过之，伤其正也。

净蝉衣八分　嫩前胡八分　嫩射干五钱③　生甘草六分　桔梗一钱　光杏仁三钱　象贝母三钱　炙紫菀一钱　生苡仁四钱　冬瓜子四钱　橘红络各一钱　桃仁泥一钱，包

吐血案

包左　仲秋，上失血，下便血，治愈之后，季冬又发。吐血盈盆，便血如注，发热形寒，头痛骨楚，咳嗽胁肋牵疼，艰于转侧，舌苔罩白，脉象浮滑扎数。良由阴分大伤，肝火内炽，蓄瘀留恋，复感新邪，蕴袭肺胃，引动木火上炎④，损伤血

---

①　去背上白毛：原脱，据本节"龚右""鞠左"案本药用法补。

②　匮：原作"鉴"，各本同，据《金匮要略·肺痿肺痈咳嗽上气病脉证治》改。

③　钱：各本作"分"。

④　上炎：原作"下炎"，据十五卷本、1960年排印本及文义改。

络，血不归经，邪不外达。书云：夺血者不可汗。然不汗则邪无出路，病已入险，用药最难着手。暂拟轻剂解表，以透其邪，清营祛瘀，引血归经，冀其应手为幸。

炒黑荆芥一钱五分　桑叶二钱　丹皮二钱　清豆卷四钱　薄荷叶八分　茜草根二钱　侧柏炭一钱五分　川象贝各二钱　马勃八分　鲜竹茹三钱　白茅根二扎，去心　白茅花一钱，包　参三七三分，另研末冲　藕汁二两，冲服

二诊　服药后，烦躁得汗，表热、头痛，均已减轻。温邪虽有外解之势，而吐血不止，咳呛胁肋牵痛，寐不安，便血依然，舌苔转黄，脉弦芤而数。此阴分素亏，君相之火内炽，逼冲任之血妄行，假肺胃为出路。肺受火刑，肺炎叶举，清肃之令不得下行，颇虑血涌暴脱之险。亟拟养阴凉荣，清肺降气。冀水来制火，火降气平，气为血帅，气平则血自易下行。然乎否乎？质诸高明。

西洋参一钱五分　粉丹皮二钱　炙白苏子二钱　玄参二钱　桑叶二钱　茜草根二钱　羚羊片四分，煎，冲　川贝母三钱　侧柏叶二钱　甜杏三钱　犀角尖四分，煎，冲　鲜竹茹三钱　茅芦根各一两，去心节

三诊　投养阴凉营、清肺降气之剂，吐血大减，咳呛依然，里热口干，内痔便血，舌边红，苔黄，脉芤数不静。此坎水早亏，离火上亢，肺金受制，清肃之令不得下行，肺与大肠为表里，肺移热于大肠，逼血下注，内痔便血所由来也。虽逾险岭，未涉坦途。既见效机，仍守原意扩充。

西洋参一钱五分　羚羊片四分，煎，冲　生石决八分　冬桑叶二钱　丹皮二钱　茜草根二钱　侧柏炭一钱五分　槐花炭三钱　川

贝二①钱　甜杏三钱　鲜竹茹三钱　冬瓜子三钱　枇杷叶露　蚕豆花露各四两，后入　活芦根一尺，去节

四诊　吐血渐止，便血亦减，而咳呛内热，胁肋牵痛，动则气逆，舌质红，苔黄，脉芤数不静。血去阴伤，木扣金鸣，肺炎络损，清肃无权。再以凉肝清肺，养阴生津。冀阴平阳秘，水升火降，始能出险入夷。

西洋参一钱五分　川石斛三钱　桑叶二钱　丹皮二钱　生石决八钱　茜草根二钱　侧柏炭一钱五分　川贝二钱　甜杏三钱　槐花炭三钱　鲜竹茹三钱　冬瓜子三钱　活芦根一尺，去节　枇杷叶露四两，后入

五诊　吐血、便血均止，里热亦减。惟咳呛依然，痰多而稠，动则气逆，脉数较缓，舌质红，苔黄。阴液难复，木火易升，肺受其冲，不能输布津液，而反化为稠痰也。今拟补肺阿胶汤合清燥救肺汤意，滋养化源，而清木火。

蛤粉炒阿胶二钱　川贝二钱　甜光杏三钱　生石决八钱　川石斛三钱　粉丹皮一钱五分　桑叶二钱　茜草根二钱　生甘草五分　大麦冬二钱　鲜竹茹三钱　冬瓜子三钱　活芦根一尺，去节　北秫米三钱，包　枇杷叶露四两，后入

六诊　投补肺阿胶、清燥救肺以来，咳呛已见轻减，肺获滋润之力也。脉濡软而数，胁肋痛亦止，木火有下降之势。再守原法，加入培土生金之品，取虚则补母之意。

蛤粉炒阿胶二钱　川贝二钱　甜光杏三钱　左牡蛎四钱　大麦冬二钱　茜草根二钱　桑叶二钱　抱茯神三钱　怀山药三钱　鲜竹茹三钱　冬瓜子三钱　北秫米三钱，包　干

---

① 二：各本作"三"。

芦根一两，去节　枇杷叶露四两，后入

另琼玉膏三两，每日用三钱，分早晚二次，开水冲服。

戚左　吐血四天，盈盏成盆，色不鲜红，脉象芤数无力，舌苔淡白。阅前服之方，均是凉血清营，未能应效。今脉舌参看，阴分本亏，阳气亦虚，不能导血归经，而反上溢妄行也，势非轻浅。姑仿金匮侧柏叶汤加味。

蛤粉炒阿胶三钱　侧柏叶三钱　炮姜炭六分　丹参二钱　茜草根二钱　怀牛膝二钱　茯神三钱　川贝二钱　竹茹二钱　藕节炭三枚　清童便一酒杯，冲服

二诊　前方服二剂，吐血已止，原方加芫蔚子三钱。

崔右　《经》云：中焦受气取汁，变化而赤，是为血。血属阴，主静，赖阳气以运行，内则洒陈五脏，外则循行经络。今阳虚气滞，不能导血归经，血因停蓄，蓄久则络损血溢，上为吐血，盈盏成盆，下为便血，色黑如墨，舌淡白，脉芤无力。所谓阳络损伤则血上溢，阴络损伤则血下溢是也。上下交损，宜治其中，理中汤加味。

炒潞党参一钱五分　生白术一钱五分　云苓三钱　清炙草四分　炮姜炭八分　陈广皮一钱　全当归二钱　丹参二钱　怀牛膝二钱　藕节炭二枚

二诊　投两剂，上下之血均止。惟胃呆纳少，加砂仁八分，焦谷芽四钱。

支左　吐血七昼夜，狂溢不止，有数斗许，神志恍惚，气短，四肢逆冷过于肘膝，舌质红，苔灰黄，脉象微细，似有若无。此乃阴不敛阳，阳不抱阴，气难摄血，血不归经，虚脱之变，即在目前。先哲治血，有血脱益气之例。有形之血，势将暴脱；无形之气，所当急固。益气纳气，大剂频进，冀挽回于万一。

吉林人参三钱，另煎冲服　蛤粉炒阿胶三钱　炙白苏子二钱　左牡蛎五钱　花龙骨五钱　川贝母三钱　白归身二钱　怀牛膝二钱　养心丹三十粒，分三次吞服

水、童便各半煎服。

二诊　连服益气纳气，气平血止，肢温，脉渐起，汗亦收，阴平阳秘，大有生机。仍守原法，毋庸更张。

原方去养正丹，加抱茯神三钱，怀山药三钱。

三诊　原方加旱莲草二钱。

此吐血中之最剧者，家祖连诊十余次，守方不更，至半月后停药。每日吞服人参粉一钱五分，琼玉膏三钱，开水冲服。服至一月后，诸恙已愈，精神渐复，亦可谓幸矣。**孙济万志**

翁左　吐血已延数月之久，时发时止，形神萎顿，面无华泽，所吐之血，色淡红不鲜，脉象虚细。良由烦劳太过，心脾并亏，络损血溢，气不摄纳。拟归脾汤加减。徒恃养阴凉营，无益也。

潞党参三钱　炙黄芪三钱　怀山药三钱　茯神三钱　炙远志一钱　酸枣仁二钱　白归身二钱　大白芍二钱　清炙草五分　橘络一钱　红枣五枚　藕节三枚

周左　始由胁肋作痛，烦躁少寐，继则吐血不止，内热口干，舌质红，苔黄，脉弦芤而数。良由郁怒伤肝，操烦劳心，气郁化火，火炽气焰，扰动阳络，则血上溢也。亟拟清气凉肝，祛瘀生新。

生白芍三钱　茜草根二钱　川贝母三钱　粉丹皮二钱　侧柏炭一钱五分　黛蛤散四钱，包　黑山栀二钱　山茶花一钱五分　羚羊角四分，煎冲　竹茹三钱　鲜藕汁二两，冲服　白茅根二扎，去心

二诊　服清气凉肝、祛瘀生新之剂，

吐血渐减，而未能尽止，烦躁不寐，胁痛依然，脉弦数而芤，按之不静。气火入络，络热则痛，水不制火，心肾不交，还虑血涌。今拟壮水清肝，泄热和络。

大麦冬三钱　生白芍二钱　生甘草五分　粉丹皮二钱　川贝二钱　茜草根二钱　侧柏叶一钱五分　黛蛤散四钱，包　生石决八钱　茯神三钱　制军炭一钱五分　真新绛八分　鲜竹茹三钱　白茅花一钱，包　白茅根二札，去心

三诊　胁痛减，夜寐稍安，吐血不止，而反狂涌，幸脉转小数，神疲萎顿。缘已出络之血尽去，阴分大伤，虚火炎炎，大有吸尽西江之势，颇为可虑。今仿血脱益气之例治之。

西洋参三钱　大麦冬三钱　左牡蛎四钱　阿胶珠三钱　石斛三钱　茜草根二钱　侧柏炭一钱五分　生白芍二钱　丹皮二钱　怀牛膝二钱　抱茯神三钱　鲜竹茹三钱　鲜藕汁二两，冲服

四诊　吐血已止，原方去藕汁，加琼玉膏三钱冲服。

楮左　伤寒两感证已半月，叠投温经达邪，诸恙向安。昨忽吐血、鼻衄、牙龈、舌衄俱见，昼夜不止，盈盏成盆，幸脉象濡中不洪，神识尚清。盖由气分大伤，邪热入营，逼血妄行，虽曰衄解，然尚在危险中也。今拟大剂育阴清营以制炎上之火，未识能得挽回否？

西洋参三钱　京玄参三钱　大麦冬三钱　大生地一两　生白芍三钱　犀角片四分，煎冲　粉丹皮二钱　侧柏叶二钱　鲜藕四两，切片入煎　鲜竹茹三钱

二诊　服育阴清营之剂，诸衄已见轻减。原方去犀角，加川石斛三钱。

三诊　加清阿胶三钱。

凌左　水不涵木，肝火升腾，阳络损伤，则血上溢，血去阴伤，阴不抱阳，阳不摄阴。宜益气养阴，清肺凉肝。

西洋参一钱五分　生白芍二钱　粉丹皮二钱　瓜蒌皮三钱　细生地三钱　生石决八钱　淮牛膝二钱　生牡蛎四钱　大麦冬一钱五分　茜草根二钱　川贝母三钱　藕节炭二枚　童便一酒杯，冲服

赵左　春令木旺，肝胆之火升腾，风燥之邪外袭，肺金受制，阴络损伤，咳呛吐血，胁肋牵痛，燥化火，火刑金，肺炎叶举，脉数苔黄。虑其血涌狂吐，亟拟凉肝清燥，润肺去瘀。

冬桑叶二钱　粉丹皮二钱　生石决八钱　马勃八分　茜草根二钱　侧柏叶一钱五分　川象贝各二钱　甜光杏三钱　竹茹三钱　白茅花一钱，包　冬瓜子三钱　活芦根一尺，去节　蚕豆花露冲服　枇杷叶露各四两，冲服

喻左　负重努力，血络损伤，血由上溢，吐血盈碗，胁肋牵痛，艰于转侧，脉象芤数。去瘀生新主治。

全当归二钱　紫丹参二钱　怀牛膝二钱　茜草根二钱　川贝二钱　刘寄奴一钱五分　仙鹤草三钱　真新绛八分　川郁金一钱五分　竹茹三钱　白茅花一钱，包　茺蔚子三钱　参三七三分，另研细末冲　藕汁二两，冲服

匡左　水亏不能涵木，木火升腾，阳络损伤，则血上溢，咯血内热，舌质红，脉芤数。还虑血涌，宜壮水柔肝，祛瘀生新。

天麦冬各二钱　左牡蛎四钱　粉丹皮二钱　生石决八钱　白芍二钱　茜草根二钱　侧柏炭一钱五分　川贝母三钱　紫丹参二钱　牛膝二钱　鲜竹茹二钱　白茅花一钱，包　白茅根两札，去心　鲜藕二两，切片入煎

莫左　肾阴不足，肝火有余，吐血屡发，脉微寡神，血不华色，舌苔淡白。血去阴伤，阴不抱阳，则阳益亢；阴不胜

阳，故阴愈亏。脉症相参，损症已著。姑仿王太仆壮水之主，以制阳光，以冀万一之幸。

大生地三钱　淮山药二钱　生石决五钱　熟女贞三钱　粉丹皮一钱五分　生白芍三钱　旱莲草三钱　茜草根一钱五分　抱茯神三钱　清炙草五分　潼蒺藜三钱　鲜竹茹一钱五分　鲜藕二两

祈左　肾阴早亏，龙雷之火肆逆于上，逼血妄行，以致涌吐六七日，盈盏盈盆，汗多气喘，脉细如丝，有欲脱之象。阴不抱阳，阳不摄阴，气血有涣散之虞，阴阳有脱离之险，病势至此，危在顷刻。宗经旨血脱益气之法，峻补其气，以生其血，未识能得挽回否。

吉林人参二钱　黑锡丹五分

二诊　涌吐大减，气喘略平，脉细无力。是血去阴伤，龙雷之火上升，肺气不能下降。古人云：天下无逆流之水，人身无倒行之血。水之逆流者因乎风，血之倒行者因乎气，气逆则血溢矣。症情尚在险关，还虑意外之变。再宜益气益阴，顺气降逆，以望转机。

吉林参一钱五分　当归身三钱　陈广皮八分

黄左　吐血后，咳嗽，吐涎沫，形瘦色萎，阴损及阳，土不生金。脾为生痰之源，肺为贮痰之器，脾虚不能为胃行其津液，水谷之湿生痰聚饮，渍之于肺，肺失清肃之权，涎出于脾，脾无摄涎之能，谷气既不化精微，何以能生长肌肉，形瘦色萎，职是故也。经云：一损损于皮毛，皮聚而毛落；三损损于肌肉，肌肉消瘦。病情参合，肺劳之势渐著。书云：损之自上而下者，过于胃则不可治；自下而上者，过于脾则不可治。盖深知人身之气血，全赖水谷之所化。当宜理胃健脾，顺气化痰，取虚则补母之意，金匮薯蓣丸加减。

淮山药三钱　炙甘草五分　仙半夏一钱五分　旋覆花一钱五分，包　潞党参二钱　云茯苓三钱　炙苏子一钱五分　川贝母三钱　野於术一钱　薄橘红五分　甜光杏三钱　炙远志五分　核桃肉二个

卷　五

痿痹案

封右　温病后，阴液已伤，虚火烁金，肺热叶焦，则生痿躄。两足不能任地，咳呛咯痰不爽，谷食减少，咽喉干燥，脉濡滑而数，舌质红，苔黄。延经数月，恙根已深。姑宜养肺阴，清阳明，下病治上，乃古之成法。

南沙参三钱　川石斛三钱　天花粉三钱　生甘草五分　川贝母三钱　肥知母一钱五分　瓜蒌皮三钱　甜光杏三钱　络石藤三钱　怀牛膝二钱　嫩桑枝三钱　冬瓜子三钱　活芦根一尺，去节

二诊　前进养肺阴、清阳明之剂，已服十帖，咳呛、内热均见轻减。两足痿软不能任地，痿者萎也，如草木之萎，无雨露以灌溉。欲草木之荣茂，必得雨露之濡润，欲两足之不痿，必赖肺液以输布，能下荫于肝肾，肝得血则筋舒，肾得养则骨强，阴血充足，络热自清。治痿独取阳明，清阳明之热，滋肺金之阴，以阳明能主润宗筋而流利机关也。

大麦冬二钱　北沙参三钱　抱茯神三钱　淮山药三钱　细生地四钱　肥知母一钱五分　川贝母二钱　天花粉三钱　络石藤二钱　怀牛膝二钱　嫩桑枝三钱

三诊　五脏之热，皆能成痿，书有五痿之称，不独肺热叶焦也。然而虽有五，实则有二，热痿也，湿痿也。如草木久无雨露则萎，草木久被湿遏亦萎，两足痿躄，亦犹是也。今脉濡数，舌质红绛，此热痿也。叠进清阳明、滋肺阴以来，两足虽不能步履，已能自行举起之象，药病尚觉合宜。仍守原法，加入益精养血之品，徐图功效。

北沙参三钱　大麦冬二钱　茯神三钱　怀山药三钱　川石斛三钱　小生地三钱　肥知母一钱五分　怀牛膝二钱　络石藤三钱　茺蔚子三钱　嫩桑枝三钱　猪脊髓两条，酒洗入煎　虎潜丸三钱，清晨淡盐汤送服

程左　初病脚气浮肿，继则肿虽消，而痿软不能步履，舌淡白，脉濡缓，谷食衰少。此湿热由外入内，由肌肉而入筋络，络脉壅塞，气血凝滞，此湿痿也。《经》云：湿热不攘，大筋软短，小筋弛长，软短为拘，弛张为痿是也。湿性黏腻，最为缠绵。治宜崇土逐湿，去瘀通络。

连皮苓四钱　福泽泻一钱五分　木防己三钱　全当归二钱　白术一钱五分　苍术一钱　陈皮一钱　川牛膝二钱　杜红花八分　生苡仁四钱　陈木瓜三钱　西秦艽一钱五分　紫丹参二钱　嫩桑枝三钱

另茅山苍术一斤，米泔水浸七日，饭锅上蒸九次，晒干研细末。加苡仁米半斤，酒炒桑枝半斤，煎汤泛丸。每服三钱，空心开水吞下。

此方服五十余剂，丸药两料，渐渐而愈。

李左　两足痿软，不便步履，按脉尺弱，寸关弦数。此乃肺肾阴亏，络有蕴

热，《经》所谓肺热叶焦，则生痿躄是也。阳明为十二经之长，治痿独取阳明者，以阳明主润宗筋，宗筋主束骨而利机关也。症势缠绵，非易速痊。

南北沙参各一钱五分　鲜生地三钱　川黄柏一钱五分　丝瓜络二钱　川石斛三钱　生苡仁三钱　肥知母一钱五分　大麦冬三钱　陈木瓜二钱　络石藤三钱　虎潜丸三钱，包煎

杨右　手足痹痛微肿，按之则痛更剧，手不能招举，足不能步履，已延两月余。脉弦小而数，舌边红，苔腻黄，小溲短少，大便燥结。体丰之质，多湿多痰，性情躁急，多郁多火，外风引动内风，挟素蕴之湿痰入络，络热血瘀不通，不通则痛。书云：阳气多，阴气少，则为热痹。此症是也。专清络热为主，热清则风自熄，风静则痛可止。

羚羊片一钱，先煎　鲜石斛三钱　嫩白薇一钱五分　生赤芍二钱　生甘草五分　茺蔚子三钱　鲜竹茹二钱　丝瓜络二钱　忍冬藤四钱　夜交藤四钱　嫩桑枝四钱　大地龙二钱，酒洗

复诊　前清络热已服十剂，手足痹痛十去六七，肿势亦退，风静火平也。惟手足未能举动，舌质光红，脉数渐缓，口干欲饮，小溲短少，腑行燥结。血不养筋，津液既不能上承，又无以下润也。前方获效，毋庸更张。

原方去大地龙，加天花粉三钱。

又服十剂，痹痛已止，惟手足乏力。去羚羊片、白薇、鲜石斛，加紫丹参二钱、全当归三钱、西秦艽一钱五分、怀牛膝二钱。

严右　腰髀痹痛，连及胯腹，痛甚则泛恶清涎，纳谷减少，难于转侧。腰为少阴之府，髀为太阳之经，胯腹为厥阴之界。产后血虚，风寒湿乘隙入太阳、少

阴、厥阴之络，营卫痹塞不通，厥气上逆，挟痰湿阻于中焦，胃失下顺之旨。脉象尺部沉细，寸关弦涩，苔薄腻。书云：风胜为行痹，寒胜为痛痹，湿胜为着痹。痛为寒痛，寒郁湿着，显然可见。恙延两月之久，前师谓肝气入络者，又谓血不养筋者，理亦近是，究未能审其致病之源。鄙拟独活寄生汤合吴茱萸汤加味，温经达邪，泄肝化饮。

紫丹参二钱　云茯苓三钱　全当归二钱　大白芍一钱五分　川桂枝六分　青防风一钱　厚杜仲二钱　怀牛膝二钱　熟附片一钱　北细辛三分　仙半夏三钱　淡吴萸五分　川独活一钱　桑寄生二钱

服药五剂，腰髀胯腹痹痛大减，泛恶亦止。惟六日未更衣，饮食无味。去细辛、半夏，加砂仁七分，半硫丸一钱五分，吞服。又服两剂，腑气已通，谷食亦香。去半硫丸、吴萸，加生白术一钱五分，生黄芪三钱，服十剂，诸恙均愈，得以全功。足见对症用药，其效必速。

汪翁　腰痛偏左如折，起坐不得，痛甚则四肢震动，形瘦骨立，食少神疲，延一月余。诊脉虚弦而浮，浮为风象，弦为肝旺。七秩之年，气血必虚，竹叙之时，电风入肾，气虚不能托邪外出，血虚无以流通脉络，故腰痛若此之甚也。拙拟大剂玉屏风，改散为饮。

生黄芪五钱　青防风五钱　生白术三钱　生甘草六分　全当归二钱　大白芍二钱　厚杜仲三钱　广木香五分　陈广皮一钱

此方服后，一剂知，二剂已。方中木香、陈皮二味，止痛须理气之意也。**孙济万志**

黄左　髀部痹痛，连及腿足，不能步履，有似痿躄之状，已延两月之久。痿躄不痛，痛则为痹。脉左弦滑、右濡滑。风

寒湿三气杂至，合而为痹，痹者闭也，气血不能流通所致。拟蠲痹汤加减，温营去风，化湿通络。

全当归二钱　大白芍一钱五分　桂枝六分　清炙草六分　紫丹参二钱　云茯苓三钱　秦艽二钱　牛膝二钱　独活一钱　海风藤三钱　防己二钱　延胡索一钱　嫩桑枝三钱　陈木瓜一钱五分

陈左　风为阴之阳，中人最速，其性善走，窜入经络，故肢节作痛。今见上下左右无定，名曰行痹，脉弦细而涩。阴分素亏，邪风乘虚入络，营卫不能流通。当宜和营去风，化湿通络。

全当归二钱　大川芎八分　威灵仙一钱五分　嫩桑枝四钱　大白芍二钱　晚蚕砂三钱，包　海风藤三钱　西秦艽二钱　青防风二钱　甘草八分

汪左　风寒湿三气杂至，合而为痹，风胜为行痹，寒胜为痛痹，湿胜为着痹。髀骨痠痛，入夜尤甚，亦痹之类，脉象沉细而涩。肝脾肾三阴不足，风寒湿三气入络，与宿瘀留恋，所以痠痛，入夜尤甚也。拟独活寄生汤加味。

全当归二钱　西秦艽二钱　厚杜仲三钱　云茯苓三钱　大白芍二钱　青防风一钱　川独活一钱　五加皮三钱　紫丹参二钱　川桂枝四分　桑寄生三钱　嫩桑枝四钱　炙甘草五分　小活络丹一粒，入煎　怀牛膝二钱

沈左　脉滑而有力，舌苔薄腻，胸[1]痛彻背，夜寐不安。此乃痰浊积于胸中，致成胸痹。胸为清阳之府，如离照当空，不受纤翳，浊阴上僭，清阳被蒙，膻中之气窒塞不宣，症属缠绵。当宜金匮瓜蒌薤白半夏汤加味，辛开苦降，滑利气机。

瓜蒌皮四钱　仙半夏二钱　云茯苓三钱　薤白头一钱五分，酒炒　江枳壳一钱　广陈皮一钱　潼蒺藜三钱　广郁金一钱五分

谢左　左肩髀痹痛已久，连投去风之剂，依然如故。《经》云：邪之所凑，其气必虚。气阴两亏，痰湿留恋经络，营卫不能流通。拟玉屏风散加味，益气养阴，化痰通络。

生黄芪三钱　细生地三钱　西秦艽二钱　竹沥半夏二钱　青防风二钱　甘菊花三钱　广陈皮一钱　炒竹茹二钱　生白术二钱　京玄参二钱　煨木香八分　嫩桑枝四钱　大地龙二钱，酒洗　指迷茯苓丸三钱，包煎

钱左　初起寒热，继则脐腹膨胀，右髀部痠痛，连及腿足，不能举动，小溲短赤，腑行燥结，舌苔腻黄，脉象濡滑而数。伏邪湿热挟滞，互阻募原，枢机不和，则生寒热。厥阴横逆，脾失健运，阳明通降失司，则生膜胀。痹痛由于风湿，经络之病，连及脏腑，弥生枝节。姑宜健运分消，化湿通络，冀其应手为幸。

清水豆卷四钱　茯苓皮四钱　枳实炭一钱　嫩白薇一钱五分　冬瓜子三钱　通草八分　全瓜蒌四钱，切　郁李仁三钱，研　西秦艽一钱五分　大麻仁四钱，研　木防己二钱　肥知母二钱　地枯萝三钱

二诊　腑气通，脐腹胀势亦减。纳少，渴不多饮，小溲短赤，右髀[2]部痹痛，连及腿足，不便步履，苔薄腻黄，脉象濡数。阴液本亏，湿热气滞互阻膜原之间，肝失疏泄，脾失健运，络中风湿留恋，营卫不得流通，还虑缠绵增剧。再宜健运分消，化湿通络。

清水豆卷三钱　连皮苓四钱　枳实炭一

---

① 胸：原作"骨"，十五卷本同。据《金匮要略·胸痹心痛短气病脉证治》及《百病医方大全》改。

② 髀：原作"背"，十五卷本同。据文义改。

钱　益元散三钱,包　天花粉二钱　猪苓二钱　陈广皮一钱　西秦艽二钱　生熟苡仁各三钱　通草八分　大腹皮三钱　地枯萝三钱　小温中丸一钱五分,吞服　冬瓜皮三钱

三诊　腑气通而溏薄,脐腹胀势已能渐消,小溲亦利,右髀部漫肿,痹痛大轻,但不便步履耳,脉象虚弦而数,舌边红,苔薄腻。阴分本亏,肝脾气滞,蕴湿浊气,凝聚膜原,络中痰瘀未楚,营卫不能流通。效不更方,仍宗原意出入。

川石斛三钱　西秦艽三钱　地枯萝三钱　冬瓜子三钱　连皮苓四钱　陈广皮一钱　木防己二钱　川牛膝二钱　生白术一钱五分　大腹皮二钱　藏红花八分　炒苡仁三钱　嫩桑枝三钱

朱左　诊脉三部,弦小而数,右寸涩,关濡,尺细数,舌苔腻黄,见症胸痹痞闷,不进饮食,时泛恶,里热口干不多饮,十日未更衣,小溲短赤浑浊,目珠微黄,面色晦而无华。良由肾阴早亏,湿遏热伏,犯胃贯膈,胃气不得下降。脉症参合,证属缠绵,阴伤既不可滋,湿甚又不可燥。姑拟宣气泄肝,以通阳明;芳香化浊,而和枢机。

瓜蒌皮三钱　赤茯苓三钱　江枳实一钱　荸荠梗一钱五分　薤白头一钱,酒炒　福泽泻一钱五分　炒竹茹一钱五分　鲜枇杷叶三片　绵茵陈一钱五分　仙半夏二钱　通草八钱①　银柴胡一钱　水炒川连四分　鲜藿佩各二钱　块滑石三钱

二诊　脉左三部细小带弦,右寸涩稍和,关濡尺细,舌苔薄腻而黄。今日呕恶渐减,胸痹依然,不思纳谷,口干不多饮,旬日未更衣,小溲短赤浑浊,目珠微黄,面部晦色稍开。少阴之分本亏,湿热挟痰滞,互阻中焦,肝气横逆于中,太阴健运失常,阳明通降失司。昨投宣气泄肝,

以通阳明,芳香化浊而和枢机之剂,尚觉合度,仍守原意扩充。

仙半夏二钱　赤茯苓三钱　银柴胡一钱　绵茵陈一钱五分　上川雅连五分　鲜藿香佩兰各二钱　广郁金一钱五分　建泽泻一钱五分　瓜蒌皮三钱　炒枳实一钱　生熟谷芽各三钱　薤白头一钱,酒炒　块滑石三钱　炒竹茹一钱五分　通草八分　鲜枇杷叶三片,去毛,包　鲜荷梗一尺

三诊　呕恶已止,湿浊有下行之势,胸痞略舒,气机有流行之渐。惟纳谷衰少,小溲浑赤,苔薄黄,右脉濡滑,左脉弦细带数。阴分本亏,湿热留恋膜原,三焦宣化失司,脾不健运,胃不通降,十余日未更衣,肠中干燥,非宿垢可比,勿亟亟下达也。今拟理脾和胃,苦寒泄热,淡味渗湿。

瓜蒌皮三钱　赤茯苓三钱　黑山栀一钱五分　鲜荸荠梗三钱　薤白头一钱,酒炒　炒枳实七分　通草八分　鲜枇杷叶三片　仙半夏二钱　川贝母二钱　块滑石三钱　鲜荷梗一尺　水炒川连四分　鲜藿香佩兰各二钱　生熟谷芽各三钱

四诊　胸痞十去七八,腑气已通,浊气已得下降。惟纳谷衰少,小溲短赤浑浊,临晚微有潮热,脉象右濡滑而数,左弦细带数,苔薄腻微黄。肾阴亏于未病之先,湿热逗留膜原,三焦宣化失司,脾胃运行无权。叶香岩先生云:湿热为黏腻熏蒸之邪,最难骤化,所以缠绵若此也。再宜宣气通胃,苦降渗湿。

清水豆卷六钱　赤茯苓三钱　银柴胡一钱　鲜枇杷叶四片　鲜荷梗一尺　黑山栀一

① 钱:十五卷本及《百病医方大全》同,1960年排印本作"分"。据本书及他本通草常用剂量,似当作"分"。

钱五分　炒枳实八分　块滑石三钱　仙半夏二钱　川贝母二钱　通草八分　谷麦芽各三钱　川黄连三分　鲜藿香　佩兰各二钱　瓜蒌皮三钱　荸荠梗一钱五分

五诊　门人余继鸿接续代诊。小溲浑赤渐淡，胃气来复，渐渐知饥。头眩神疲，因昨晚饥而未食，以致虚阳上扰也。脘痞已除，午后仍见欠舒。良由湿热之邪旺于午后，乘势而上蒸也。脾胃虽则渐运，而三焦之间湿热逗留，一时未能清彻。口涎甚多，此脾虚不能摄涎也。今拟仍宗原法中加和胃运脾之品。

清水豆卷六钱　赤茯苓三钱　块滑石三钱　鲜枇杷叶四片，去毛　鲜荷梗一尺　黑山栀一钱五分　生於术八分　通草八分　仙半夏一钱五分　谷麦芽各三钱　炒枳实八分　鲜藿香　佩兰各二钱　杭菊花一钱五分　瓜蒌皮三钱　川贝母二钱　橘白络各一钱　荸荠梗一钱五分

六诊　饮食渐增，口亦知味，脾胃运化之权有恢复之机，小溲赤色已淡，较昨略长，湿热有下行之势，俱属佳征。神疲乏力，目视作胀，且畏灯亮，此正虚浮阳上扰也。口涎渐少，脾气已能摄涎。舌苔薄腻，而黄色已化，脉象右寸关颇和，左关无力，两尺细软，邪少正虚。再拟温胆汤，加扶脾宣气而化湿热之品，标本同治。

清水豆卷六钱　赤茯苓三钱　川贝母二钱　鲜枇杷叶四片　鲜荷梗一尺　生於术一钱五分　橘白络各八分　谷麦芽各三钱　杭菊花一钱五分　广郁金一钱　生苡仁三钱　炒竹茹一钱五分　仙半夏一钱五分　鲜藿香　佩兰各二钱　通草八分　建兰叶三片

此方本用枳实、瓜蒌皮二味，因大便又行兼溏，故去之。

七诊　腹胀已舒，饮食亦香，小溲渐清，仅带淡黄色，昨解大便一次颇畅，作老黄色，久留之湿热滞浊，从二便下走也。今早欲大便未得，略见有血，良由湿热蕴于大肠血分，乘势外达，可无妨碍。脾胃运化有权，正气日渐恢复，当慎起居，谨饮食，不可稍有疏忽，恐其横生枝节也。再与扶脾宣化，而畅胃气。

生於术一钱　朱茯苓三钱　通草八分　鲜荷梗一尺　鲜藕节三枚　清水豆卷四钱　橘白络各一钱　川贝母二钱　仙半夏一钱五分　生苡仁三钱　谷麦芽各三钱　京赤芍一钱五分　炒竹茹一钱五分　杭菊花一钱五分　建兰叶三片　荸荠梗一钱五分

八诊　脾胃为资生之本，饮食乃气血之源，正因病而虚，病去则正自复。今病邪已去，饮食日见增加，小溲渐清，略带淡黄，三焦蕴留之湿热，从二便下达，脾胃资生有权，正气日振矣。舌根腻，未能尽化，脉象颇和，惟尺部细小。再与扶脾和胃，而化余湿。

生於术一钱　朱茯苓三钱　谷麦芽各三钱　鲜荷梗一尺　鲜建兰叶二片　清水豆卷四钱　橘白络各一钱　稽豆衣一钱五分　仙半夏一钱五分　生苡仁三钱　炒杭菊一钱五分　炒竹茹一钱五分　鲜藿香　佩兰各二钱　通草八分

九诊　脉象渐渐和缓，脏腑气血日见充旺。病后调养，饮食为先，药物次之。书云：胃以纳谷为宝。又云：无毒治病，十去其九[1]，毋使过之，伤其正也。补养身体，最冲和者，莫如饮食，今病邪尽去，正宜饮食缓缓调理，虽有余下微邪，正足则自去，不必虑也。再与调养脾胃，而化余邪。

_____

[1] 十去其九：原作"十去其八"，据《素问·五常政大论》改。

生於术一钱五分　橘白络各一钱　谷麦芽各三钱　鲜荷梗一尺　清水豆卷四钱　生苡仁三钱　佩兰梗一钱五分　建兰叶二片　朱茯神二钱　生淮药二钱　穞豆衣一钱五分　炒杭菊一钱五分　鲜佛手一钱　通草八分

十诊　病邪尽去，饮食颇旺，脉象和缓有神，正气日见充旺。小便虽长，色带黄，苔薄腻，余湿未尽。四日未更衣，因饮食多流质之故，非燥结可比，不足虑也。当此夏令，还宜慎起居，节饮食，精心调养月余，可以复元。再宜健运脾胃，而化余湿。

生於术一钱五分　瓜蒌皮三钱　川贝母三钱　鲜佩兰三钱　清水豆卷四钱　朱茯神三钱　生苡仁三钱　通草一钱　鲜荷梗一尺　橘白络各一钱　生熟谷芽各三钱

诸痛案

脘胁痛案

傅右　旧有胸脘痛之宿疾，今新产半月，胸脘痛大发，痛甚呕吐拒按，饮食不纳，形寒怯冷，舌苔薄腻而灰，脉象左弦紧、右迟涩。新寒外受，引动厥气上逆，食滞交阻中宫，胃气不得下降，颇虑痛剧增变。急拟散寒理气，和胃消滞，先冀痛止为要着。至于体质亏虚，一时无暇顾及也。

桂枝心各三分　仙半夏三钱　左金丸六分，包　瓜蒌皮三钱，炒　陈皮一钱　薤白头一钱五分，酒炒　云茯苓三钱　大砂仁一钱，研　金铃子二钱　延胡索一钱　枳实炭一钱　炒谷麦芽各三钱　陈佛手八分　神仁丹四分，自制，另开水冲服

二诊　服药两剂，胸脘痛渐减，呕吐渐止，谷食无味，头眩心惊，苔薄腻，脉左弦、右迟缓。此营血本虚，肝气肝阳上升，湿滞未楚，脾胃运化无权。今拟柔肝泄肝，和胃畅中。

炒白芍一钱五分　金铃子二钱　延胡索一钱　云茯苓三钱，朱砂拌　仙半夏二钱　陈广皮一钱　瓜蒌皮二钱　薤白头一钱五分，酒炒　紫丹参二钱　大砂仁一钱，研　紫石英三钱　陈佛手八分　炒谷麦芽各三钱

三诊　痛呕均止，谷食减少，头眩心悸。原方去延胡索、金铃子，加制香附三钱、青龙齿三钱。

张右　胸脘痛有年，屡次举发。今痛引胁肋，气升泛恶，夜不安寐，苔薄黄，脉左弦右涩。良由血虚不能养肝，肝气横逆，犯胃克脾，通降失司，胃不和则卧不安。肝为刚脏，非柔不克，胃以通为补，今拟柔肝通胃，而理气机。

生白芍三钱　金铃子二钱　左金丸八分，包　朱茯神三钱　仙半夏一钱五分　北秫米三钱，包　旋覆花一钱五分，包　真新绛八分　炙乌梅五分　煅瓦楞四钱　川贝母二钱　姜水炒竹茹一钱五分

二诊　胸胁痛略减，而心悸不寐，头眩泛恶，内热口燥，不思纳谷，腑行燥结，脉弦细而数，舌边红苔黄。气有余便是火，火内炽则阴伤，厥阳升腾无制，胃气逆而不降也。肝为刚脏，济之以柔，胃为燥土，得阴始和。今宜养阴柔肝，清燥通胃。

川石斛三钱　生白芍二钱　金铃子二钱　左金丸七分，包　川贝母二钱　朱茯神三钱　黑山栀二钱　乌梅肉五分　珍珠母六钱　青龙齿三钱　煅瓦楞四钱　全瓜蒌三钱，切　荸荠二两，洗打

章右　胸脘痛已延匝月，痛引胁肋，纳少泛恶，舌质红，苔黄，脉弦而数。良由气郁化火，销烁胃阴，胃气不降，肝升

太过，书所谓暴痛属寒，久痛属热，暴痛在经，久痛在络是也。当宜泄肝理气，和胃通络。

生白芍三钱　金铃子二钱　左金丸七分，包　黑山栀二钱　川石斛三钱　川贝母二钱　瓜蒌皮三钱　黛蛤散四钱，包　旋覆花一钱五分，包　真新绛八分　煅瓦楞四钱　带子丝瓜络二钱

复诊　两剂后，痛减呕止。原方去左金丸，加南沙参三钱，合欢皮一钱五分。

朱童　脘痛喜按，得食则减。脉象弦迟，舌苔薄白。中虚受寒，肝脾气滞。拟小建中汤加味。

大白芍三钱　炙甘草一钱　肉桂心四分　云茯苓三钱　陈广皮一钱　春砂壳八分　乌梅肉四分　全当归二钱　煨姜二片　红枣四枚　饴糖四钱，烊冲

韦左　脘腹作痛，延今两载。饱食则痛缓腹胀，微饥则痛剧心悸，舌淡白，脉左弦细、右虚迟。体丰之质，中气必虚，虚寒气滞为痛，虚气散逆为胀，肝木来侮，中虚求食。前投大小建中，均未应效，非药不对症，实病深药浅。原拟小建中加小柴胡汤，合荆公妙香散，复方图治，奇之不去则偶之之意。先使肝木条畅，则中气始有权衡也。

大白芍三钱　炙甘草一钱　肉桂心四分　潞党参三钱　银州柴胡一钱五分　仙半夏二钱　云茯苓三钱　陈广皮一钱　乌梅肉四分　全当归二钱　煨姜三片　红枣五枚　饴糖六钱，烊冲

妙香散方

人参一钱五分　炙黄芪一两　淮山药一两　茯苓神各五钱　龙骨五钱　远志三钱　桔梗一钱五分　木香一钱五分　甘草一钱五分

上药为末，每日服二钱，陈酒送下。如不能饮酒者，米汤亦可。

按：韦君乃安庆人也，病延二载，所服之方，约数百剂，均不应效。特来申就医，经家祖连诊五次，守方不更，共服十五剂而痊愈矣。**长孙济万志**

关右　旧有脘痛，今痛极而厥，厥则牙关拘紧，四肢逆冷，不省人事，逾时而苏，舌薄腻，脉沉涩似伏。良由郁怒伤肝，肝气横逆，痰滞互阻，胃失降和，肝胀则痛，气闭为厥。木喜条达，胃喜通降，今拟疏通气机，以泄厥阴，宣化痰滞，而畅中都。

银州柴胡一钱五分　大白芍一钱五分　清炙草五分　枳实炭一钱　金铃子三钱　延胡索一钱　川郁金一钱五分　沉香片四分　春砂壳八分　云茯苓三钱　陈广皮一钱　炒谷麦芽各三钱　苏合香丸一粒，去壳，研末化服

二诊　服药两剂，厥定痛止。惟胸脘饱闷嗳气，不思纳谷，腑行燥结，脉左弦右涩。厥气渐平，脾胃不和，运化失其常度。今柔肝泄肝，和胃畅中。更当怡情适怀，以助药力之不逮也。

全当归二钱　大白芍二钱　银州柴胡一钱　云茯苓三钱　陈广皮一钱　炒枳壳一钱　川郁金一钱五分　金铃子二钱　沉香片四分　春砂壳八分　全瓜蒌四钱，切　佛手八分　炒谷麦芽各三钱

黄姬　大怒之后，即胸脘作痛，痛极则喜笑不能自禁止，笑极则厥，厥则人事不知，牙关拘紧，四肢逆冷，逾时而苏，日发十余次，脉沉涩似伏，苔薄腻。此郁怒伤肝，足厥阴之逆气，自下而上，累及手厥阴经，气闭则厥，不通则痛，气复返而苏。《经》所谓"大怒则形气绝，而血菀于上，使人薄厥"是也。急拟疏通气机，以泄厥阴。止痛在是，止厥亦在是，未敢云当，明哲裁正。

川郁金二钱　合欢皮一钱五分　金铃子

二钱　延胡索一钱　朱茯神三钱　炙远志一钱　青龙齿三钱　沉香片五分　春砂仁八分，研　陈广皮一钱　煅瓦楞四钱　金器一具，入煎　苏合香丸二粒，去壳，研末，开水先化服

二诊　投剂以来，痛厥喜笑均止。惟胸脘痞闷，嗳气不能饮食，脉象左弦右涩。厥气虽平，脾胃未和，中宫运化无权。今拟泄肝通胃，开扩气机。更当适情怡怀，淡薄滋味，不致反复为要。

大白芍一钱五分　金铃子二钱　代赭石二钱，煅　旋覆花一钱五分，包　朱茯神三钱　炙远志一钱　仙半夏二钱　陈广皮一钱　春砂仁八分，研　制香附一钱五分　川郁金一钱五分　佛手八分　炒谷麦芽各三钱

沈右　操烦谋虑，劳伤乎肝，肝无血养，虚气不归，脘痛喜按，惊悸少寐。前方泄肝理气，已服多剂，均无效。今仿《金匮》肝虚之病，补用酸，助用焦①苦，益以甘药调之。

大白芍三钱　炙甘草一钱　金铃子二钱　炒枣仁三钱　五味子四分　阿胶珠二钱　左牡蛎三钱　青龙齿三钱　炙远志一钱　朱茯神三钱　潞党参一钱五分　陈皮一钱　饴糖四钱，烊冲

黎右　胁乃肝之分野，肝气入络，胁痛偏左，转侧不利，胸闷纳少，甚则泛恶，自冬至春，痛势有增无减。先哲云：暴痛在经，久痛在络，仿肝着病例治之。

旋覆花一钱五分，包　真新绛八分　大白芍二钱　金铃子二钱　左金丸七分，包　橘白络各一钱　炒竹茹一钱　春砂壳八分　当归须一钱五分　丝瓜络二钱　川郁金一钱五分　紫降香四分

少腹痛案

董左　少腹为厥阴之界，新寒外束，厥气失于疏泄，宿滞互阻，阳明通降失司，少腹作痛拒按，胸闷泛恶，临晚形寒身热，小溲短赤不利，舌苔腻黄，脉象弦紧而数。厥阴内寄相火，与少阳为表里，是内有热而外反寒之征。寒热夹杂，表里并病，延经两候，病势有进无退。急拟和解少阳，以泄厥阴，流畅气机，而通阳明。

软柴胡八分　黑山栀一钱五分　清水豆卷八分　京赤芍一钱五分　金铃子二钱　延胡索一钱　枳实炭一钱五分　炒竹茹一钱五分　陈橘核四钱　福泽泻一钱五分　路路通一钱五分　甘露消毒丹五钱，包煎

复诊　前投疏泄厥少，通畅阳明，已服两剂。临晚寒热较轻，少腹作痛亦减。惟胸闷，不思纳谷，腑气不行，小溲短赤，溺时管痛，苔薄腻黄，脉弦紧较和。肝失疏泄，胃失降和，气化不及州都，膀胱之湿热，壅塞溺窍也。前法颇合病机，仍从原意扩充。

柴胡梢八分　清水豆卷八分　黑山栀二钱　陈橘核四钱　金铃子二钱　延胡索一钱　路路通一钱五分　方通草八分　福泽泻一钱五分　枳实炭一钱五分　炒竹茹一钱五分　荸荠梗一钱五分　滋肾通关丸三钱，包煎

钮右　经行忽阻，少腹痛拒按，痛引腰胯，腰腹屈而难伸，小溲不利，苔薄腻，脉弦涩。良由蓄瘀积于下焦，肝脾气滞，不通则痛。急拟疏气通瘀，可望通则不痛。

全当归二钱　紫丹参二钱　茺蔚子三钱　抚芎八分　川楝子二钱　延胡索一钱　制香附一钱五分　大砂仁八分，研　生蒲黄三钱，包　五灵脂一钱五分　两头尖一钱五分，酒浸，

---

①　焦：原脱，据《金匮要略·脏腑经络先后病脉证》"夫肝之病，补用酸，助用焦苦"句补。

包 琥珀屑八分,冲服

温右 病本湿温,适值经行,寒凉郁遏,湿浊阻于中宫,旧瘀积于下焦,以致少腹作痛,小溲淋沥不利,胸痞泛恶,不能纳谷,舌苔灰腻,脉左弦涩、右濡缓。病情夹杂,最难着手。急宜通气去瘀,苦降淡渗。

霍香梗一钱五分 仙半夏二钱 姜川连五分 两头尖一钱五分 淡吴萸三钱 赤茯苓三钱 枳实炭一钱 延胡索一钱 生蒲黄三钱,包 藏红花八分 五灵脂一钱五分 福泽泻一钱五分 荸荠梗一钱五分 滋肾通关丸三钱,包煎

吉左 风冷由脐而入,引动寒疝,脐腹攻痛,有形积块如拳,形寒怯冷,肠鸣,不能饮食,舌苔白腻,脉象弦紧。阳不运行,浊阴凝聚。急宜温通阳气,而散寒邪。

桂枝心各三分 炒白芍一钱五分 金铃子二钱 延胡索一钱 熟附块一钱五分 小茴香八分 大砂仁一钱,研 台乌药一钱五分 云茯苓三钱 细青皮一钱 陈橘核四钱 淡吴萸四分 枸橘一枚,打

虫痛案

龚童 腹痛有年,陡然而来,截然而止,面黄肌瘦,舌光无苔,脉象虚弦。此脾虚生湿,湿郁生虫,虫日积而脾愈伤,脾愈伤而虫愈横也。当崇土化湿,酸苦杀虫,以虫得酸则伏,得苦则安之故。

生白术一钱五分 云茯苓三钱 大白芍二钱 乌梅肉五分 金铃子二钱 陈广皮一钱 使君肉三钱 陈鹤虱二钱 白雷丸一钱五分 开口花椒十粒

按:虫痛一症,孩童最多,其别即在面黄与阵作之间,此方屡试屡效。惟随症之新久,病之虚实,而加减施用。使初起者,可去白术、白芍,加芜荑一钱五分,延胡索一钱,重在杀虫,以其脾胃尚未伤也。**孙济万志**

消 渴 案

尹左 诊脉左三部弦数,右三部滑数,太溪细弱,趺阳濡数。见症饮食不充肌肤,神疲乏力,虚里穴动,自汗盗汗,头眩眼花。皆由阴液亏耗,不能涵木,肝阳上僭,心神不得安宁,虚阳逼津液而外泄则多汗,消灼胃阴则消谷。头面烘热,汗后畏冷,营虚失于内守,卫虚失于外护故也。脉数不减,颇虑延成消症。姑拟养肺阴以柔肝木,清胃阴而宁心神。俾得阴平阳秘,水升火降,方能渐入佳境。

大生地四钱 抱茯神三钱 潼蒺藜三钱 川贝母二钱 浮小麦四钱 生白芍一钱五分 左牡蛎四钱 熟女贞三钱 天花粉三钱 肥玉竹三钱 花龙骨三钱 冬虫夏草二钱 五味子三分

二诊 心为君主之官,肝为将军之官,曲运劳乎心,谋虑劳乎肝,心肝之阴既伤,心肝之阳上亢,消灼胃阴,胃热炽盛,饮食入胃,不生津液,既不能灌溉于五脏,又不能输运于筋骨,是以饮食如常,足膝软弱。汗为心之液,心阳逼津液而外泄,则多汗;阴不敛阳,阳升于上,则头部眩晕,面部烘热,且又心悸。胃之大络名虚里,虚里穴动,胃虚故也。脉象左三部弦数,右三部滑数,太溪细弱,趺阳濡数,唇红舌光,微有苔意,一派阴液亏耗、虚火上炎之象。此所谓独阳不生,独阴不长也。必须地气上升,天气始得下降。今拟滋养肺阴,以柔肝木,蒸腾肾气,而安心神。务使阴阳和协,庶成既济之象。

北沙参三钱　抱茯神三钱　五味子三分
肥玉竹三钱　天麦冬各二钱　左牡蛎四钱
生白芍二钱　川贝母二钱　大生地四钱　花
龙骨三钱　潼蒺藜三钱　制黄精三钱　浮小
麦四钱　金匮肾气丸四钱，包

三诊　饮食入胃，不生津液，始不为
肌肤，继不为筋骨，书谓食㑊见证。已
著前章矣。阴液亏耗，肝阳上僭，水不制
火，火不归宅。两进养肺阴以柔肝木，益
肾阴而安心神之剂，尚觉合度。诊脉弦数
较和，细数依然。仍守原意出入，俾得阴
阳和协，水火既济，则入胃之饮食，自能
生化精微，灌溉于五脏，洒陈于六腑。第
是恙延已久，断非能克日奏功也。

照前方去金匮肾气丸、五味子、制黄
精，加淮山药三钱，盐水炒杜仲三钱，上
桂心四分。

何左　多饮为上消，多食为中消，多
溲为下消。《经》云：二阳结之谓消。
《金匮》云：厥阴之为病为消。皆由阴分
不足，厥阴之火，消灼胃阴，津少上承。
拟育阴生津法。

大麦冬三钱　川石斛三钱　瓜蒌皮二钱
北秫米三钱，包　大生地四钱　天花粉三钱
淮山药三钱　川贝母二钱　金匮肾气丸三钱，
包　南北沙参各三钱　生甘草六分

邱左　上消多渴，下消多溲；上消属
肺，下消属肾。肺肾阴伤，胃火内炽，治
火无益。宜壮水之主，以制阳光。

大生地四钱　生甘草八分　川贝母二钱
粉丹皮一钱五分　川石斛三钱　天花粉三钱
肥知母一钱五分　生白芍二钱　大麦冬三钱
炙乌梅四分　活芦根一尺，去节　青皮甘蔗
三两，劈开入煎

肿胀概论

《灵枢·胀论》谓：五脏六腑，皆各
有胀。诸胀者，皆因厥气在下，营卫留
止，寒气逆上，真邪相攻，两气相搏，乃
合而为胀也。故凡治胀病，必会通圣经诸
条之旨，然后能识脏腑之部分，邪气之盛
衰。盖名曰厥气者，逆气也；寒气，浊阴
也。逆气下塞，浊阴上干，卫气滞留，营
血凝止，营卫不调，寒邪得以乘虚而入，
真邪相持，互结不解，脏虚邪即入脏，腑
虚邪即入腑，故有五脏六腑诸胀之见症。
治法分别列后。

心胀者，烦心短气，卧不安。心为君
主之官，神明出焉。寒邪来犯，心阳郁
遏，阴阳交战则短气，火被水克为心烦，
心肾不交，则卧不安也。当宜发扬神明，
以安心脏。俾离火空照，则阴翳自散。

川桂枝四分　光杏仁三钱　生甘草五分
朱茯神三钱　酸枣仁三钱　紫丹参二钱　炙
远志一钱　川郁金一钱五分　琥珀屑六分，冲
服　姜皮五分　沉香片四分　朱灯心二扎

肺胀者，虚满喘咳。肺为至高之脏，
位主上焦，职司清肃。寒客于肺，肺气壅
塞，清肃之令，不得下行。先哲云：喘咳
之为病，在肺为实，在肾为虚，此肺金之
实喘也。拟温肺散寒，射干麻黄汤加减。
如寒包热者，麻杏石甘汤治之。

净麻黄四分　嫩射干八分　光杏仁三钱
生甘草六分　象贝母三钱　仙半夏二钱　薄
橘红八分　桑白皮二钱　炙款冬一钱五分
瓜蒌皮二钱　清水炒枇杷叶二钱，去毛，包

脾胀者，善哕，四肢烦悗，体重不能
胜衣，卧不安。脾为太阴而主四肢，脾弱
生湿，湿阻中宫，真阳不运，土德日衰，
寒邪乘之，浊阴凝聚，而为哕，为体重，
为烦悗也。脾与胃为表里，脾病胃亦病，
胃不和则卧不安。拟温运太阴，而化
湿浊。

熟附片一钱五分　生白术一钱五分　炮

姜炭八分　云茯苓三钱　仙半夏二钱　青陈皮各一钱　大砂仁八分　炒薏仁八钱　炒谷麦芽各三钱　制川朴一钱

肝胀者，胁下满而痛引少腹。胁乃肝之分野，少腹乃厥阴之界，寒客厥阴，木失条达，厥气横逆鸱张，故胁满而少腹痛也。宜疏泄厥气，而散寒邪。

软柴胡一钱　炒赤白芍各一钱五分　金铃子二钱　延胡索一钱　细青皮一钱　春砂壳八分　川郁金一钱五分　广木香六分　青橘叶一钱五分　小茴香八分　台乌药一钱江枳壳一钱

肾胀者，腹满引背，央央然腰髀痛。肾为水脏，腰为肾府，寒着于肾，下元虚寒，真阳埋没，阴邪充斥，故腹满而腰髀痛也。拟温肾助阳，而驱浊阴。俾得阳光普照，则阴霾自消。

熟附块一钱五分　生白术二钱　西秦艽二钱　川牛膝三钱　厚杜仲三钱　补骨脂一钱五分　青陈皮各一钱　台乌药一钱　小茴香一钱　广木香六分　嫩桑枝四钱　生姜三片

胃胀者，腹满[①]，胃脘痛，鼻闻焦臭，妨于食，大便难。胃为阳土，主司出纳，寒邪乘之，胃气不通，不通则痛。胃既受病，水谷停滞中宫，欲化不化，反变败浊，故鼻闻焦臭，而妨碍饮食也。谷气不行，阳不通达，受盛传导，皆失所司，故大便难，与腑实便闭者不同。拟平胃散合脾约麻仁丸加减。

制苍术一钱　制川朴一钱　陈广皮一钱　细青皮一钱　江枳壳一钱　大砂仁八分，研　广郁金一钱五分　全瓜蒌三钱，切　脾约麻仁丸五钱，包　广木香四分

大肠胀者，肠鸣而痛濯濯，冬日重感于寒，则飧泄不化。大肠为传导之官，变化糟粕而出焉。寒客大肠，变化无权，清浊混淆，则生飧泄；虚寒气滞，则肠鸣而痛濯濯也。宜温中化浊，分利阴阳。

熟附块八分　炮姜炭六分　生白术二钱　广木香八分　陈广皮一钱　猪茯苓各三钱　大砂仁一钱，研　制小朴八分　大腹皮二钱　六神曲三钱

小肠胀者，少腹䐜胀，引腰而痛。小肠为受盛之官，化物出焉。位居胃之下口，大肠之上口，寒客小肠，物无由化，水液不得渗于前，糟粕不得归于后，故为少腹䐜胀，引腰而痛，小溲必不利也。宜通幽化浊，滑利二便。

细青皮一钱五分　赤茯苓三钱　台乌药一钱　细木通一钱五分，酒炒　瓜蒌仁三钱，研　车前子二钱　广木香六分　江枳壳二钱　青橘叶一钱五分　光杏仁三钱　生姜三片

膀胱胀者，少腹满而气癃。膀胱为州都之官，津液藏焉，气化则能出矣。寒客膀胱，湿郁下焦，气化不及州都，水道窒塞不通，故少腹满而气癃，即今之癃闭也。宜开启上闸，以通下源，如壶挈盖之意。

苦桔梗二钱　光杏仁三钱　云茯苓三钱　细木通八分　车前子三钱　瞿麦穗二钱　冬葵子四钱　怀牛膝二钱　滋肾通关丸三钱，包　荸荠梗三钱

三焦胀者，气满于皮肤中，轻轻然而不坚。三焦即膜原，为决渎之官，水道出焉。寒气逆于三焦，决渎失职，气与水逆走腠理，其水不得从膀胱而泄。气本无形，水质不坚，故气满于皮肤中，轻轻然而不坚，与肤胀等耳。当行气利水，五苓、五皮加减。

---

① 腹满：原脱，据《灵枢·胀论》"胃胀者，腹满，胃脘痛，鼻闻焦臭，妨于食，大便难"句补。

川桂枝五分　生白术一钱五分　桑白皮二钱　鲜姜皮一钱　陈广皮一钱　赤猪苓各三钱　江枳壳一钱　福泽泻一钱五分　大腹皮二钱　广木香六分　冬瓜皮一两，煎汤代水

胆胀者，胁下痛胀，口中苦，善太息。胆为中正之官，决断出焉。惟其气血皆少，为清净之府，而内寄相火。寒客于胆，胆与肝为表里，胆病而肝亦病，胆汁上溢，故口苦；肝气怫郁，故胁痛胀，善太息也。拟和解枢机，而泄厥气。

柴胡一钱　当归二钱　白芍一钱五分　栀子皮一钱五分　白蒺藜三钱　云苓三钱　陈皮一钱　枳壳一钱　合欢皮二钱　川郁金一钱五分　佛手八分

由是观之，五脏六腑之胀，属寒者多而属热者少，属实者多而属虚者少。中满分消，治寒胀也；丹溪小温中丸，治热胀也；《金匮》工在疾下，治实胀也；济生肾气，治虚胀也。为司命之职，苟不辨明清切，而笼统处方，岂不自欺欺人乎？

肿 胀 案

朱女　痧子后，因谷食不谨，积滞生湿，湿郁化热，阻于募原，太阴失健运之常，阳明乏通降之职，遂致脘腹膨胀，小溲不利，咳嗽气喘，面目虚浮，身热肢肿，苔干腻而黄，脉弦滑，右甚于左，肿胀之势渐著。急拟疏上焦之气机，通中宫之湿滞，去其有形，则无形之热，自易解散。

淡豆豉三钱　黑山栀一钱五分　枳实炭一钱五分　光杏仁①三钱　川贝母三钱　桑白皮二钱　陈广皮一钱　大腹皮二钱　莱菔子二钱，炒，研　福泽泻一钱五分　鸡金炭二钱　茯苓皮三钱　冬瓜子皮各三钱

程女　肺有伏风，痰气壅塞，脾有湿热，不能健运，以致咳嗽气逆，面浮四肢肿，食入腹胀有形，小溲不利，苔薄腻，脉浮滑，势成肿胀。急拟疏风宣肺，运脾逐湿，庶免加剧耳。

紫苏叶一钱　青防风一钱　光杏仁三钱　象贝母三钱　连皮苓四钱　陈广皮一钱　桑白皮二钱　大腹皮二钱　莱菔子三钱，炒，研　枳实炭一钱　汉防己三②钱　冬瓜子皮各三钱

徐右　产后二月余，遍体浮肿颈脉动时咳，难于平卧，口干欲饮，大腹胀满，小溲短赤，舌光红无苔，脉虚弦而数。良由营阴大亏，肝失涵养，木克中土，脾不健运，阳水湿热，日积月聚，上射于肺，肺不能通调水道，下输膀胱，水湿无路可出，泛滥横溢，无所不到也。脉症参合，刚剂尤忌。急拟养肺阴以柔肝木，运中土而利水湿，冀望应手，庶免凶危。

南北沙参各三钱　连皮苓四钱　生白术二钱　清炙草五分　怀山药三钱　川石斛三钱　陈广皮一钱　桑白皮二钱　川贝母三钱　甜光杏三钱　大腹皮二钱　汉防己三钱　冬瓜子皮各三钱　生苡仁五钱

另用冬瓜汁温饮代茶。

二诊　服药三剂，小溲渐多，水湿有下行之势，遍体浮肿稍见轻减，而咳嗽气逆，不能平卧，内热口干，食入之后脘腹饱胀益甚，舌光红，脉虚弦带数。皆由血虚阴亏，木火上升，水气随之逆肺，肺失肃降之令，中土受木所侮，脾失健运之常也。仍宜养金制木，崇土利水，使肺金有治节之权，脾土得砥柱之力，自能通调水

---

① 光杏仁：原作"光杏皮"，据十五卷本、1960年排印本、《百病医方大全》及文义改。

② 三：原脱，据十五卷本、《百病医方大全》及1960年排印本补。

道，下输膀胱，而水气不致上逆矣。

南北沙参各三钱　连皮苓四钱　生白术二钱　清炙草五分　川石斛三钱　肥知母一钱五分　川贝母二钱　桑白皮二钱　大腹皮二钱　汉防己二钱　炙白苏子一钱五分　甜光杏三钱　冬瓜子皮各三钱　鸡金炭二钱

卫左　曝于烈日，暑气内逼，居处潮湿，湿郁滞阻，三焦决渎无权，遂致脘腹胀满，泛泛呕恶，面浮肢肿，里热口干，二便不通，皮色晦黄，苔灰腻，脉弦滑而数，此属热胀。先拟苦辛通降，泄上中之痞满。

川雅连五分　仙半夏二钱　淡黄芩一钱　枳实炭一钱五分　制小朴一钱　大腹皮二钱　连皮苓四钱　福泽泻一钱五分　莱菔子三钱，炒，研　鲜藿香一钱五分　西茵陈一钱五分　六神曲三钱

金童　初病春温寒热经治已愈，继因停滞，引动积湿，湿郁化水，复招外风，风激水而横溢泛滥，以致遍体浮肿，两目合缝，气逆不能平卧，大腹胀满，囊肿如升，腿肿如斗，小溲涩少，脉象浮紧，苔白腻，此为风水重症。急拟开鬼门，洁净府。

紫苏叶一钱　青防风一钱　川桂枝五分　连皮苓四钱　福泽泻一钱五分　陈广皮一钱　大腹皮二钱　水炙桑叶二钱　淡姜皮五分　鸡金炭一钱五分　莱菔子二钱，炒，研

二诊　遍体浮肿，咳嗽气急，难于平卧，大腹胀满，小溲不利，囊肿腿肿如故，苔白腻，脉浮紧而弦。良由脾阳不运，积滞内阻，水湿泛滥横溢，灌浸表里，无所不到也。恙势尚在重途，还虑易进难退。再拟汗解散风，化气利水，俾气化能及州都，则水湿斯有出路。

净麻黄四分　川桂枝六分　连皮苓四钱　生白术一钱五分　猪苓二钱　泽泻一钱五分　陈皮一钱　大腹皮二钱　水炙桑叶二钱　汉防己二钱　莱菔子三钱，炒，研　淡姜皮五分

三诊　连投开鬼门、洁净府之剂，虽有汗不多，小溲渐利，遍体浮肿不减，咳嗽气逆如故，大腹胀满，舌白腻，脉浮紧。良由中阳受伤，脾胃困顿。阳气所不到之处，即水湿灌浸之所，大有水浪滔天之势，尚在重险一途。今拟麻黄附子甘草汤，合真武、五苓、五皮，复方图治，大病如大敌，犹兵家之总攻击也。然乎否乎？质之高明。

净麻黄四分　熟附块一钱　生甘草五分　猪云苓各三钱　川椒目二十粒　川桂枝六分　生白术一钱五分　福泽泻一钱五分　陈广皮一钱　大腹皮二钱　水炙桑皮二钱　淡姜皮五分　汉防己二钱

外以热水袋熨体，助阳气以蒸汗，使水气从外内分消也。

四诊　服复方后，汗多，小溲亦畅，遍[1]体浮肿渐退，气逆咳嗽渐平，大有转机之兆。自觉腹内热气蒸蒸，稍有口干，是阳气内返、水湿下趋之佳象。不可因其口干，遽谓寒已化热，而改弦易辙，致半途尽废前功也。仍守原法，毋庸更章。

原方加生熟苡仁各三钱。

五诊　遍体浮肿十去五六，气逆亦平，脉紧转和，水湿已得分消。惟脾不健运，食入难化，易于便溏，口干欲饮，脾不能为胃行其津液，输润于上，不得据为热象也。今制小其剂，温肾助阳，运脾利水，去疾务尽之意。

熟附块一钱　生白术二钱　生甘草五分　茯猪苓各三钱　炒补骨脂一钱五分　川桂枝五分　福泽泻一钱五分　陈广皮一钱　大腹

---

① 遍：原作"浮"，据十五卷本、1960年排印本及文义改。

皮二钱　水炙桑皮二钱　淡姜皮五分　生熟苡仁各三钱　冬瓜子皮各三钱

六诊　遍体浮肿已退八九，气逆咳嗽亦平，饮食亦觉渐香。诸病已去，正气暗伤，脾土未健，神疲肢倦，自汗蒸蒸，有似虚寒之象。今拟扶其正气，调其脾胃，佐化余湿，以善其后。

炒潞党参二钱　熟附片八分　生白术二钱　云茯苓三钱　清炙草五分　陈广皮一钱　大砂仁八分，研　炒补骨脂一钱五分　炒谷麦芽各三钱　生熟苡仁各三钱　冬瓜子皮各三钱　福泽泻一钱五分　生姜二片　红枣四枚

关左　暴肿气急，小溲短赤，口渴欲饮，脉浮滑而数。此外邪壅肺，气道不通，风水为患。风为阳邪，水为阳水，风能消谷，故胃纳不减也。拟越婢汤加味。

净麻黄四分　熟石膏三钱　生白术一钱五分　光杏仁三钱　肥知母一钱五分　茯苓皮三钱　大腹皮二钱　桑白皮二钱　冬瓜子皮各三钱　淡姜皮五分

林左　年近花甲，思虑伤脾，脾阳不运，湿浊凝聚，以致大腹胀满，鼓之如鼓，小溲清白，脉象沉细。脾为太阴，湿为阴邪，当以温运分消。

熟附子块一钱　淡干姜八分　生白术三钱　广陈皮一钱　制川朴一钱　大腹皮二钱　鸡金炭一钱五分　炒谷芽四钱　陈葫芦瓢四钱　清炙草五分

二诊　前进温运分消之剂，脐腹胀满略松，纳谷减少，形瘦神疲，小溲清长，腑行不实，脉沉细。良由火衰不能生土，中阳不运，浊阴凝聚，鼓之如鼓，中空无物，即无形之虚气散逆，而为满为胀也。仍拟益火消阴，补虚运脾，亦《经》旨"塞因塞用"之意。

炒潞党参三钱　熟附子一钱五分　淡干姜八分　清炙草五分　陈广皮一钱　大砂仁八分，研　陈葫芦瓢四钱　胡芦巴一钱五分　炒补骨脂一钱五分　煨益智一钱五分

三诊　脐腹胀满较前大减，小溲微黄，自觉腹内热气烘蒸，阳气内返之佳象，脉沉未起，形肉削瘦。仍拟益火之源，以消阴翳，俾得离照当空，则浊阴自散。

炒潞党参三钱　熟附子一钱五分　淡干姜八分　清炙草八分　陈广皮一钱　大砂仁八分，研　炒淮药三钱　炒补骨脂一钱五分　胡芦巴一钱五分　煨益智一钱五分　小茴香八分　焦谷芽四钱　陈葫芦瓢四钱

陈左　大腹膨胀，鼓之如鼓，脐突青筋显露，形瘦色萎，脉沉细，舌无苔。良由脾肾之阳大伤，虚气散逆，阳气不到之处，即浊阴凝聚之所。阅前方，均用理气消胀之剂，胀势有增无减，病延一载，虚胀无疑。姑仿《经》旨"塞因塞用"之法，冀望应手为幸。

炒潞党参三钱　熟附块一钱　淡干姜六分　清炙草六分　连皮苓四钱　陈广皮一钱　炒补骨脂一钱五分　胡芦巴一钱五分　金液丹一钱，每早空心吞服　陈葫芦瓢三钱

傅左　宦途失意，忧思伤脾，运行无权，肝木来侮，浊气在上，则生䐜胀，大腹胀满，自秋至冬，日益加剧，动则气逆，小溲涓滴难通，青筋显露，足肿不能步履，口燥欲饮，舌红绛，脉细数。叠进六君、五皮、肾气等剂，病势不减，已入危笃一途。勉拟养金制木，运脾化气，亦不过尽心力而已。

南北沙参各三钱　连皮苓四钱　生白术三钱　怀山药三钱　左牡蛎四钱　花龙骨三钱　川贝母三钱　甜光杏三钱　汉防己二钱　鲜冬瓜汁二两，冲服　滋肾通关丸一钱五分，包煎

另单方

每日虾士蟆二钱，泛水如银耳状，煎

服，连蟆肉食之。如法食两天后，即小溲畅行，且时时频转矢气，肿胀渐消。按虾士蟆为益肾利水之品，故能应效，泗治虚胀之妙品也。

文右　旧有脘痛，继则腹满作胀，食入难化，面黄溺少。此肝气怫郁，木乘土位，湿热浊气，凝聚于膜原之间，三焦气机流行窒塞，书所谓"浊气在上，则生䐜胀"是也。两关脉弦，寸部郁涩。急拟疏肝解郁，运脾逐湿。

银州柴胡一钱　生白术二钱　枳实炭一钱　连皮苓四钱　陈广皮一钱　大腹皮二钱　黑山栀一钱五分　带壳砂仁八分　冬瓜皮三钱　鸡金炭一钱五分　炒谷麦芽各三钱　小温中丸三钱，每早吞服

杨左　形瘦色苍，木火体质，抑郁不遂，气阻血痹，与湿热凝聚膜原。始则里热口干，继而大腹胀硬，自夏至秋，日益胀大。今已脐突，红筋显露，纳谷衰少，大便色黑，小溲短赤，舌灰黄，脉弦数。此血臌之重症也。气为血之先导，血为气之依附，气滞则血凝，气通则血行。先拟行气去瘀，清热化湿。然痼根已深，非旦夕所能图功者也。

银州柴胡一钱　生香附二钱　连皮苓四钱　紫丹参二钱　粉丹皮一钱五分　京赤芍二钱　藏红花八分　当归尾三钱　绛通草八分　黑山栀一钱五分　泽兰叶一钱五分　青宁丸三钱，包

脚气案

何左　湿浊之气，从下而受，由下及上，由经络而入脏腑，太阴健运失常，阳明通降失司，腿足浮肿，大腹胀满，胸闷气逆，不能平卧，面色灰黄，脉左弦、右濡滑，脚气冲心重症。脚气谓之壅疾，急

拟逐湿下行。

紫苏梗一钱五分　连皮苓五钱　陈木瓜五钱　苦桔梗一钱　海南子三钱　陈广皮三钱　汉防己三钱　淡吴萸一钱五分　生熟苡仁各五钱　福泽泻二钱　连皮生姜三片

二诊　昨进逐湿下行之剂，大便先结后溏，气逆略平。而大腹胀满，腿足浮肿，依然如旧。面无华色，舌苔白腻，脉左弦细、右濡滑。蕴湿由下而上，由经络而入脏腑，脾胃运化无权，脚气重症，还虑冲心之变。前法既获效机，仍守原意出入。

照前方加川牛膝三钱，冬瓜皮五钱。

三诊　腿足肿略减，两手背亦肿，大腹胀满虽松，胸闷气升，难以平卧，身热不壮，口干且苦，面色无华，舌苔薄腻微黄，脉象濡小而滑。脾主四肢，脾弱水湿泛滥，浊气上干，肺胃之气，失于下降。恙势尚在重途，未敢轻许不妨。再仿五苓合鸡鸣散加减，逐湿下行。

川桂枝五钱　福泽泻二钱　陈木瓜三钱　大腹皮三钱　酒炒黄芩八分　猪苓三钱　川牛膝二钱　淡吴萸八分　连皮苓五钱　陈皮三钱　冬瓜皮五钱　汉防己三钱　生熟苡仁各五钱　连皮生姜三片

四诊　脚气肿势减，大腹胀满亦松，小溲渐多，水湿有下行之势。身热时轻时剧，口苦且干，面无华色，舌苔腻黄，脉象濡小而滑。浊气留恋膜原，脾胃运化无权，能得不增他变，可望转危为安。脚气壅疾，虽虚不补，仍宜五苓合鸡鸣散加减，逐湿下行，运脾分消。

前方去吴萸，加地枯萝三钱。

五诊　肿势大减，大腹胀满渐松，小溲渐多，水湿有下行之渐，纳少嗳气，且见咳嗽，舌苔薄白而腻，脉象弦小而滑。浊气聚于膜原，水湿未能尽化，太阴健运

失常，阳明通降失司也。前法颇合，毋庸更张。

川桂枝六分　泽泻一钱五分　大腹皮二钱　光杏仁三钱　连皮苓四钱　生熟苡仁各三钱　陈皮一钱　淡吴萸八分　陈木瓜三钱　连皮生姜三片　粉猪苓二钱　牛膝二钱　汉防己三钱　地枯萝三钱

六诊　肿势十去七八，胀满大减，小溲渐多，水湿浊气已得下行，沟浍通则横流自减，理固然也。苔腻未化，纳谷不旺，余湿未楚，脾胃运化未能如常。去疾务尽，仍守前法。

前方去地枯萝，加生白术一钱五分，冬瓜皮四钱。

赵左　脚气上冲入腹，危险之极，变生顷刻。勉方作万一之幸，破釜沉舟，迟则无济矣。

熟附子五钱　云茯苓八钱　陈木瓜五钱　花槟榔三钱　淡干姜三钱　生白术三钱　淡吴萸二钱　黑锡丹三钱

黄疸案

朱右　温病初愈，因饮食不谨，湿热滞互阻中焦，太阴健运无权，阳明通降失司，以致脘腹胀闷，不思纳谷，一身尽黄，小溲短赤，如酱油色，苔薄腻黄，脉濡滑而数。黄疸已成，非易速痊。拟茵陈四苓合平胃加减。

西茵陈一钱五分　连皮苓四钱　猪苓二钱　陈广皮一钱　黑山栀二钱　福泽泻一钱五分　炒麦芽三钱　制苍术一钱　制川朴一钱　六神曲三钱　炒苡仁三钱

陈左　喉痧之后，滋阴太早，致伏温未发，蕴湿逗留募原，着于内而现于外，遂致遍体发黄，目珠黄，溺短赤，身热晚甚，渴喜热饮，肢节瘦疼，举动不利，苔薄腻黄，脉濡数。温少湿多，互阻不解，缠绵之症也。姑宜清宣气分之温，驱逐募原之湿。俾温从外达，湿从下趋，始是病之去路。

清水豆卷八钱　忍冬藤三钱　连翘壳三钱　泽泻一钱五分　西茵陈一钱五分　黑山栀二钱　猪苓二钱　制苍术七分　粉葛根一钱五分　通草八分　鸡苏散三钱，包　甘露消毒丹八钱，包煎

孔左　素体阴虚，湿从热化，熏蒸郁遏，与胃中之浊气相并，遂致遍体发黄，目黄溲赤，肢倦乏力，纳谷减少，舌质淡红。从阳疸例治之。

西茵陈二钱五分　赤猪苓各三钱　通草八分　冬瓜皮四钱　黑山栀二钱　泽泻一钱五分　飞滑石三钱　白茅根两札，去心　生白术一钱五分　杜赤豆一两

韩女　室女经闭四月，肝失疏泄，宿瘀内阻，水谷之湿逗留，太阴、阳明、厥阴三经为病。始而少腹作痛，继则脘胀纳少，目黄溲赤，肌肤亦黄，大便色黑，现为黄疸，久则恐成血臌。急拟运脾逐湿，祛瘀通经。

陈广皮一钱　赤猪苓各三钱　杜红花八分　制苍术一钱　大腹皮二钱　桃仁泥一钱五分，包　制川朴一钱　福泽泻一钱五分　延胡索一钱　西茵陈二钱五分　苏木一钱五分　青宁丸二钱五分，吞服

高左　身热旬余，早轻暮重，夜则梦语如谵，神机不灵，遍体色黄，目黄溺赤，口干欲饮，舌干灰腻，脉象左弦数、右濡数。伏邪湿热，逗留募原，如盦酱然。湿热挟痰，易于蒙蔽清窍，清阳之气失旷，加之呃逆频频，手足蠕动，阴液暗耗，冲气上升，内风煽动，湿温黄疸，互相为患，颇虑痉厥之变。急拟生津而不滋，化湿而不燥，清宣淡渗，通利三焦，

勿使邪陷厥阴，是为要策。

天花粉三钱　朱茯神三钱　鲜石菖蒲一钱　黑山栀二钱　益元散三钱，包　柿蒂十枚　嫩钩钩三钱，后入　西茵陈二钱五分　嫩白薇一钱五分　炒竹茹一钱五分　白茅根两札，去心

褚左　躬耕南亩，曝于烈日，复受淋雨，又夹食滞，湿着于外，热郁于内，遂致遍体发黄，目黄溲赤，寒热骨楚，胸闷脘胀，苔腻布，脉浮紧而数。急仿麻黄连翘赤豆汤意。

净麻黄四分　赤茯苓三钱　六神曲三钱　连翘壳三钱　枳实炭一钱　福泽泻一钱五分　淡豆豉三钱　苦桔梗一钱　炒谷麦芽各三钱　西茵陈一钱五分　杜赤豆一两

卫左　饥饱劳役，脾胃两伤，湿自内生，蕴于募原，遂致肌肤色黄，目黄溲赤，肢倦乏力，纳谷衰少，脉濡，舌苔黄，谚谓脱力黄病，即此类也。已延两载，难许速效，仿补力丸意，缓缓图之。

炒全当归一两　烘云茯苓一两四钱　炒西秦艽一两　大砂仁五钱　紫丹参一两　盐水炒淮牛膝一两　炒六神曲一两四钱　炒赤芍一两　米泔水浸炒制苍术八钱　盐水炒厚杜仲一两　炒苡仁二两　生晒西茵陈二两　土炒白术一两　煅皂矾五钱　炒陈广皮七钱　炒福泽泻八钱

上药各研为细末，用大黑枣六两，煮熟去皮核，同药末捣烂为丸，晒干。每早服三钱，开水送下。

麦左　嗜酒生湿，湿郁生热，热在阳明，湿在太阴，熏蒸郁遏，如盦酱然。面目发黄，黄甚则黑，心中嘈杂，虽食甘香，如啖酸辣，小溲短赤，口干而渴，此酒疸也。姑拟清解阳明之郁热，宣化太阴之蕴湿，使热邪从肌表而解，湿邪从小便而出也。

粉葛根二钱　肥知母一钱五分　赤茯苓

三钱　西茵陈三钱　黑山栀二钱　陈皮一钱　车前子三钱　天花粉三钱　枳椇子三钱　生苡仁一两，煎汤代水

刁左　抑郁起见，肝病传脾，脾不健运，湿自内生，与胃中之浊气相并，下流膀胱。膀胱为太阳之府，太阳主一身之表，膀胱湿浊不化，一身尽黄，小溲赤涩，食谷不消，易于头眩，此谷疸也。治病必求于本，疏肝解郁为主，和中利湿佐之。

银州柴胡一钱　云茯苓三钱　大砂仁八分，研　制苍白术各一钱　全当归二钱　生熟谷芽各三钱　陈广皮一钱　炒赤芍一钱五分　生熟苡仁各三钱　制川朴一钱　西茵陈一钱五分　炒车前子三钱　黑山栀二钱

任右　经闭三月，膀胱急，少腹满，身尽黄，额上黑，足下热，大便色黑，时结时溏，纳少神疲，脉象细涩。良由寒客血室，宿瘀不行，积于膀胱少腹之间也。女劳疸之重症，非易速瘥。古方用硝石矾石散，今仿其意，而不用其药。

当归尾二钱　云茯苓三钱　藏红花八分　带壳砂仁八分，研　京赤芍二钱　桃仁泥一钱五分，包　肉桂心三分　西茵陈一钱五分　紫丹参二钱　青宁丸二钱五分，包煎　延胡索一钱　血余炭一钱，包　泽泻一钱五分

周左　思虑过度，劳伤乎脾，房劳不节，劳伤乎肾，脾肾两亏，肝木来侮，水谷之湿内生，湿从寒化，阳不运行，胆液为湿所阻，渍之于脾，浸淫肌肉，溢于皮肤，遂致一身尽黄，面目黧黑，小溲淡黄，大便灰黑，纳少泛恶，神疲乏力，苔薄腻，脉沉细。阳虚则阴盛，气滞则血瘀，瘀湿下流大肠，故腑行灰黑而艰也。阴疸重症，缠绵之至。拟茵陈术附汤加味，助阳运脾为主，化湿祛瘀佐之。俾得离照当空，则阴霾始得解散。然乎否乎？

质之高明。

熟附子块一钱五分　连皮苓四钱　紫丹参二钱　大砂仁一钱,研　生白术三钱　陈广皮一钱　藏红花八分　炒麦芽三钱　西茵陈二钱五分　制半夏二钱　福泽泻一钱五分　炒苡仁四钱　淡姜皮八分

金君　操烦郁虑,心脾两伤,火用不宣,脾阳困顿,胃中所入水谷,不生精微,而化为湿浊,着于募原,溢于肌肤,以致一身尽黄,色灰而暗,纳少神疲,便溏如白浆之状。起自仲夏,至中秋后,脐腹膨胀,腿足木肿,步履艰难。乃土德日衰,肝木来侮,浊阴凝聚,水湿下注,阳气不到之处,即水湿凝聚之所。症情滋蔓,蔓①难图也。鄙见浅陋,恐不胜任。拙拟助阳驱阴,运脾逐湿。是否有当,尚希教正。

熟附块一钱五分　连皮苓四钱　西茵陈一钱五分　淡干姜八分　陈广皮一钱　胡芦巴一钱五分　米炒於术二钱　大腹皮二钱　大砂仁八分,研　清炙草五分　炒补骨脂一钱五分　陈葫芦瓢四钱　金液丹二钱,吞服

按:黄疸一门,方案甚多。只录十二案,重复者去之,复症者不录。如金君至家严处就诊四五次,方药出入不多,亦只录一案。盖金君号子久,系大麻名医,家严直告之曰:症属不治。谓先生早日回府静养。逾旬日竟不起,惜哉!中医界又少一明星矣。**男涵人志**

呃噫案

倪右　脉象左弦涩、右濡滑,舌边红,中薄腻。见证胸闷气升,噫气泛恶,食入作哽,痰多咳嗽,十余日未更衣,月事八旬未止。良由营血亏虚,肝气上逆,犯胃克脾,湿痰逗留中焦,肺胃肃降失司。恙经匝月,岂能再使蔓延。急宜平肝通胃,顺气化痰,以观动静。

代赭石三钱,煅　左金丸七分,包　瓜蒌皮二钱　薤白头一钱,酒炒　云茯苓三钱　水炙远志一钱　川象贝各二钱　旋覆花一钱五分,包　银柴胡八分　炒黑荆芥八分　姜竹茹一钱五分　仙半夏二钱　佛手露一钱,冲服　炒谷麦芽各三钱

王左　湿温伏邪,内陷少阴,引动冲气上击,犯胃冲肺,肃降之令无权,气喘呃逆,身热不扬,舌苔薄腻,脉象左关弦小而促,右濡细,趺阳虚弦而数,太溪似有似无,郑声神糊,时明时昧,正虚邪陷,神不守舍,显然可见矣。厥脱之变,指顾间事。勉拟摄纳冲气,和胃安神,以为无法之法,或有效验,亦未可知。

灵磁石四钱,煅　朱茯神三钱　仙半夏二钱　柿蒂五枚　左牡蛎四钱　炙远志一钱　炒竹茹一钱五分　刀豆壳三钱　花龙骨三钱　陈广皮一钱　吉林参一钱五分,另煎汁冲服　黑锡丹八分,吞服

余左　高年营液本亏,肝气易于上逆,胃失降和。昨日食后,呃逆频频,逾时而止,脉弦小而滑,舌光无苔。治肝宜柔,治胃宜通。姑以养阴柔肝为主,和胃顺气佐之。

吉林参须一钱　云茯苓三钱　刀豆壳三钱　生白芍一钱五分　代赭石二钱,煅　合欢花一钱五分　仙半夏一钱五分　陈广皮一钱　旋覆花一钱五分,包　柿蒂五枚　潼白蒺藜各一钱五分　清炙枇杷叶二钱,去毛,包

---

① 蔓:十五卷本、1960年排印本及《百病医方大全》同。疑应作"万",或为衍文。

卷 六

疝 气 案

陈左 厥阴之脉，循阴器而络睾丸。厥阴者，肝也。肝失疏泄，湿热下注，膀胱宣化失司，小溲夹浊，偏疝坠胀疼痛，苔腻，脉濡数。《经》云：诸液浑浊，皆属于热①。又云：肝病善痛。是无形之厥气，与有形之湿热，互相为患也。当宜疏泄厥气，淡渗湿热。

柴胡梢七分　延胡索一钱　路路通二钱　炒赤芍一钱五分　块滑石三钱　赤茯苓三钱　车前子三钱　荸荠梗一钱五分　金铃子二钱　陈橘核一钱五分　粉萆薢三钱　黑山栀一钱五分　细木通八分　枸橘一枚，打

李左 湿火挟厥气下注，劳动过度，偏疝坠胀疼痛，口干内热，小溲浑浊，纳谷不香，胸脘闷胀，脉弦数，苔腻而黄。脾胃清气不能上升，小肠膀胱浊气不得下降，肝气失于疏泄，脾虚生湿，湿郁生痰，痰火瘀凝，清不升而浊不降，然皆素体气虚之所致也。姑宜健脾胃，清湿火。俾清气自升，浊气得降。

炒白术二钱　赤茯苓三钱　陈广皮一钱　陈橘核一钱五分　炒知母二钱　炒黄芪三钱　粉萆薢三钱　荔枝核三钱　软柴胡五分　酒炒黄柏一钱　小茴香五分　清炙草五分

又诊 前进健脾胃，清湿火，偏疝略收，疼痛渐止，胸闷不舒，清气有上升之象，浊气有下降之势。宜原方更进一筹。

原方去柴胡，加金铃子一钱五分、延胡索五分。

莫左 疝气坠胀，腹痛筋急，泛泛作恶，甚则脘痛呕吐，脉弦细，苔薄腻。中阳衰弱，厥气失于疏泄。姑拟大建中汤治之。

炒潞党参二钱　淡吴萸八分　金铃子一钱五分　熟附片二钱　川花椒五分　延胡索八分　炮姜炭八分　姜半夏三钱　路路通一钱五分　丝瓜络一钱五分　酒炒桑枝三钱

江左 高年气虚，疝气屡发，坠胀作痛，小溲短赤，睡则略安。治宜补中气，疏厥气，以丸代煎，缓图功效。

补中益②气丸一两　橘核丸二两　每早晚各服二钱，开水送下。

黄左 劳倦奔走，元气下陷，睾丸坠胀，不能行动，胸脘不舒。肝主筋，睾丸为筋之所聚。先建其中气，俾得元气上升，睾丸自能不坠。

炙黄芪三钱　炙升麻一钱　小茴香五分　炒潞党三钱　柴胡梢五分　陈广皮一钱五分　炒白术三钱　清炙草五分　广木香五分　橘核丸三钱，吞服③

又诊 坠痛已止，举动亦便。前进补中益气汤，甚为合度，仍守原法治之。

炙黄芪三钱　云苓三钱　炙升麻六分

---

① 热：原作“肝”，据《素问·至真要大论》“诸转反戾，水液浑浊，皆属于热”句改。

② 益：原作“黄”，十五卷本亦同。据1960年排印本及文义改。

③ 吞服：原脱，据1960年排印本补。下同。

炒潞党三钱　细青皮一钱五分　金铃子一钱五分　清炙草五分　荔枝核三钱　延胡索五分　佛手柑八分

费左　偏疝坠胀作痛，头内眩晕，泛泛作恶。厥气失于疏泄，肝气肝阳，易于上升。治宜清肝理气。

金铃子一钱五分　云苓三钱　荔枝核三钱　延胡索五分　姜半夏三钱　橘核丸三钱，吞服　煅石决二钱　细青皮一钱五分　小茴香一钱一分①　白蒺藜三钱　酒炒桑枝三钱

癃 闭 案

王左　三焦者，决渎之官，水道出焉。上焦不宣，则下焦不通，以肺为水之上源，不能通调水道，下输膀胱也。疏其源则流自洁，开其上而下自通。譬之沉竹管于水中，一指遏其上窍，则滴水不坠，去其指则管无余水矣。治癃闭不当如是乎？

苦桔梗一钱　带皮杏仁三钱　赤茯苓三钱　六一散三钱，包　炙升麻八分　黑山栀一钱五分　黄柏一钱，盐水炒　知母一钱，盐水炒　鲜车前草汁二两　肉桂心二分，饭丸吞服　土牛膝根三钱　鲜藕汁二两，二味炖温冲服

沈左　小溲频数，少腹胀痛。《经》云：下焦络肾属膀胱，别于回肠而渗入焉。此证少阴真火不充，太阳之寒水，转为湿热所阻。少阴无火，故小溲数而不畅；太阳为湿热阻滞，故气不通而胀痛。法当暖脏泄热，冀火归其源，水得其道，宜滋肾通关饮。

肥知母三钱　川黄柏三钱　肉桂心三分

朱左　中气不足，溲便为之变。小溲频数，入夜更甚，延今一载余，症属缠绵。姑拟补中益气，滋肾通关。

炒潞党参一钱五分　清炙草五分　云茯苓三钱　陈广皮一钱　川升麻三分　清炙黄芪二钱　苦桔梗一钱　全当归二钱　生白术一钱五分　生蒲黄三钱，包　小蓟根二钱　滋肾通关丸三钱，包

遗 精 案

陈左　精藏于肾，而主于心；精生于气，而役于神；神动于中，精驰于下。遗泄已久，心悸头晕。补精必安其神，安神必益其气，宜益气养阴，安神固泄。

炒潞党参二钱　朱茯神三钱　大砂仁八分，研　剪芡实三钱　清炙黄芪三钱　生枣仁三钱　川黄柏八分　熟女贞二钱　大熟地四钱　青龙齿四钱　桑螵蛸三钱　明天冬二钱　紫石英三钱　白莲须一钱五分

王左　癸水不足，相火有余，精关因而不固。始患遗泄，延及上源，更兼咳嗽。恙久根深，非易速痊。宜壮水之主，以制阳光。

明天冬一钱五分　抱茯神三钱　左牡蛎四钱　竹沥半夏二钱　大生地三钱　黄柏炭八分　花龙骨三钱　炙远志肉一钱　潞党参三钱　带壳砂仁八分　剪芡实三钱　川象贝各二钱　甜光杏三钱　白莲须一钱五分

戴左　真阴不足，肝火客之，鼓其精房，乃病遗泄。内热口燥，头痛眩晕。拟育阴清肝，固涩精房。

明天冬一钱五分　黄柏炭八分　左牡蛎四钱　稽豆衣三钱　大生地三钱　春砂壳八分　青龙齿三钱　嫩钩钩三钱，后入　南北沙参各二钱　白莲须一钱五分

---

① 一钱一分：各本作"五分"。

癥瘕案

杜右　腹部结块，按之略疼，或左或右，内热神疲，脉沉弦，苔薄腻。癥病属脏，着而不移；瘕病属腑，移而不着。中阳不足，脾胃素伤，血不养肝，肝气瘀凝，脉症参合，病非轻浅。若仅用攻破，恐中阳不足，脾胃素伤，而致有膨满之患，辗转思维，殊属棘手。姑宜香砂六君加味，扶养脾胃，冀其消散。

炒潞党参三钱　制香附一钱五分　大枣五枚　云茯苓三钱　春砂壳五分　炙甘草八分　炒白术二钱　陈广皮一钱

复诊　前方服二十剂后，神疲内热均减，瘕块不疼略消，纳谷渐香。中阳有来复之象，脾胃得生化之机。再宜前方进步。

炒潞党参三钱　炙甘草八分　陈广皮一钱　云茯苓三钱　制香附一钱五分　大腹皮三钱　炒白术二钱　春砂壳五分　炒谷芽三钱　大红枣五枚　桂圆肉五粒

孙右　肝之积，名为肥气。肝气横逆，有升无降，胁部作痛，按之有块，泛泛作恶，头内眩晕，纳食衰少，多愁善郁。症属七情，非易图治。若能怡情悦性，更以药石扶助，或可消散于无形。

软柴胡五分　金铃子一钱五分　制香附一钱五分　全当归二钱　延胡索五分　春砂壳八分　炒白芍三钱　细青皮八分　广木香五分　失笑散一钱五分，包

二诊　泛泛作恶略止，胁部气块亦觉略消。头内眩晕，纳食衰少，肝气横逆，上升则呕恶，下郁则痞块作痛。再与平肝理气，和胃畅中。

金铃子一钱五分　制香附一钱五分　仙半夏一钱五分　延胡索五分　春砂壳五分

陈广皮一钱五分　炒白芍一钱五分　大腹皮三钱　制小朴八分　失笑散一钱五分，包

姜右　经停四月，忽然崩漏，状如小产，腹内作痛，泛泛呕吐，形瘦骨立，纳谷衰少，脉象弦细而数，苔薄腻而灰。前医疑是妊孕，叠投安胎之剂。参合脉症，肝脾两虚，寒瘀停凝。夫肝藏血，脾统血，藏统失司，气血不能循经而行。偶受寒气，停于腹内，状如怀孕，经所谓瘕病是也。症势沉重，非易图治。急与培补气阴，温通寒瘀。

炒潞党参二钱　熟附块二钱　单桃仁一钱五分　炙黄芪三钱　炮姜炭一钱　杜红花八分　炒白术二钱　淡吴萸一钱　泽兰一钱五分　大红枣五枚　广木香五分

此药服三剂，崩漏、腹痛均止，仍以前方去淡吴萸、桃仁、红花①、泽兰，加杞子、杜仲、川断，共服十剂而愈。

王右　心下结块，痛则呕吐，嗳气不舒，纳谷不多。素体气阴两亏，肝木用事，肝气挟痰瘀阻于心下，经书所谓伏梁，即此候也。治宜开清阳而化浊阴，平肝气而化痰瘀。

金铃子一钱五分　云苓三钱　全当归三钱　延胡索五分　姜川连三分　炒白芍二钱　淡吴萸五分　白蔻壳四分　煅瓦楞三钱　佛手柑八分

淋浊案

史左　溲浊淋沥赤白，溺时管痛，湿胜于热则为白，热胜于湿则为赤。《经》云：诸转反戾，水液浑浊，皆属于热。一则热迫血分，一则湿郁下焦，瘀精留滞中

---

① 红花：原作"红茶"，据上文"杜红花"改。

途，膀胱宣化失司，赤浊白浊所由来也。拟清肝火，渗湿热，佐去瘀精。

龙胆草一钱五分　粉萆薢三钱　细木通八分　黑山栀一钱五分　远志肉一钱　滑石三钱　生草梢八分　粉丹皮一钱五分　琥珀屑三分，冲　淡黄芩一钱五分　川雅连三分　通草八分

谢左　淋浊积年不愈，阴分已亏，而湿热未楚。肾与膀胱为表里，肾阴不足，不能潜伏元阳，致浮阳溢入膀胱，蕴成湿热。拟育阴清化，缓图功效。

大生地四钱　云茯苓三钱　潼蒺藜三钱　山萸肉一钱五分　熟女贞二钱　粉丹皮一钱五分　黄柏炭八分　威灵仙二钱　福泽泻一钱五分　淮山药三钱　剪芡实二钱　猪脊髓二条，酒洗

毒 症 案

朱左　阴虚毒火上攻，喉疳腐烂，头痛鼻塞，肢节瘦楚，此为余毒湿热留恋经络所致。症势缠绵，非易速痊。拟结毒紫金丹加减，育阴解毒，化湿通络。

玄武版四钱　甘中黄八分　连翘壳三钱　丝瓜络二钱　生石决明八钱　胡黄连六分　寒水石三钱　仙遗粮四钱　朱茯神三钱　忍冬藤三钱　飞滑石三钱　五宝丹五分，分五次开水送下

王左　脊背腰髀疼痛，牵及两胁。屡进益气去风、化湿通络之剂，未见效机。今拟土茯苓散合金蟾脱壳煎加味。

土茯苓五钱　忍冬藤四钱　晚蚕砂三钱　西秦艽二钱　紫丹参二钱　五宝丹二分，开水送下　独活一钱　土贝母五钱　连翘壳三钱　钻地风一钱五分

另干蟾皮半张，陈酒半斤，浸酒内一周时，将酒炖温服，服后睡一二小时。

便 血 案

施左　身热六七日不退，大便脓血，脉郁数，苔黄。伏邪蕴蒸气分，湿郁化热入营，血渗大肠，肠有瘀浊，大便脓血，职是故也。今拟白头翁汤加味，清解伏邪，苦化湿热。

白头翁三钱　炒黄芩一钱五分　地榆炭一钱五分　杜赤豆五钱　北秦皮一钱五分　炒赤芍一钱五分　焦楂炭三钱　淡豆豉三钱　川雅连四分　炒当归二钱　炙甘草五分

沈左　身热不扬，大便脓血色紫，脉沉，苔腻。脾为阴土之脏，统血之经，赖阳气以运行。脾阳不健，瘀浊留恋，血不循经而下溢，《经》所谓"阴络伤则血下溢"是也。身热不扬，阴盛而格阳于外也。当宜温运脾阳，而化瘀浊。以冀火土相生，阳气得以上升，阴血不致下走矣。

肉桂心三分　炒於术一钱五分　焦楂炭三钱　熟附子八分　炮姜炭六分　陈广皮一钱　炒当归二钱　炙甘草五分　大砂仁八分　炒赤芍一钱五分

丁左　便血色紫，腑行不实，纳谷衰少，此远血也。近血病在腑，远血病在脏，脏者肝与脾也。血生于心，而藏统之职，司于肝脾，肝为刚脏，脾为阴土，肝虚则生热，热逼血以妄行；脾虚则生寒，寒泣血而失道，藏统失职，血不归经，下渗大肠，则为便血。便血之治，寒者温之，热者清之；肝虚者柔润之，脾虚者温运之，一方而擅刚柔温清之长，惟金匮黄土汤最为合拍。今宗其法图治。

土炒於术一钱五分　阿胶珠二钱　炒条芩一钱五分　灶心黄土四钱，荷叶包煎　陈广皮一钱　炙甘草五分　炒白芍一钱五分　抱茯神三钱　炮姜炭五分　炙远志一钱

葛左 肾阴不足，肝火有余，小溲频数，肛门坠胀，内痔便血。宜清养肺肾，取金水相生之义。

细生地三钱　西洋参一钱五分　炒槐花三钱，包　朱灯心二扎　粉丹皮二钱　大麦冬二钱　京赤芍二钱　脏连丸八分，包　黑山栀一钱五分　生草梢六分　淡竹茹一钱五分

王左 内痔便血又发，气虚不能摄血，血渗大肠，兼湿热内蕴所致。宜益气养阴，而化湿热。

潞党参一钱五分　全当归二钱　荆芥炭八分　杜赤豆一两　炙黄芪二钱　大白芍一钱五分　侧柏炭一钱五分　清炙草六分　生地炭三钱　槐花炭三钱，包

孙右 脾脏受寒，不能摄血，肝虚有热，不能藏血，血渗大肠，肠内有热，经事不调。拟黄土汤，两和肝脾，而化湿浊。

炮姜炭八分　炒白芍一钱五分　炒於术一钱五分　陈皮一钱　阿胶珠二钱　炙甘草六分　灶心黄土四钱，包煎

复诊 肠红大减，未能尽止，经事愆期，胸闷纳少，脾胃薄弱，运化失常。再拟和肝脾，化湿热，佐以调经。

原方加大砂仁八分，研，生熟谷芽各三钱。

溲血案

赵左 溺血之症，痛者为血淋，不痛者为尿血。肾阴不足，君相之火，下移小肠，逼血下行，小溲带血，溺管不痛，脉象细小而数。王太仆曰：壮水之主，以制阳光。当宜育坎脏之真阴，清离明之相火。

大生地三钱　抱茯神三钱　小川连四分　蒲黄炭三钱　粉丹皮一钱五分　玄武版四钱

生甘草六分　生白芍二钱　淮山药三钱　阿胶珠三钱　黄柏炭一钱　藕节炭二枚

黄左 肝为藏血之经，脾为统血之脏。肝脾两亏，藏统失司，溲血甚多，小便频数，大便溏薄，舌中剥、边黄腻，脉濡弦而数。阴无阳化，阳不生阴，膀胱宣泄无权，足肿面浮，脾虚之象见矣。拟归脾汤法引血归经，合滋肾通关丸生阴化阳。

西洋参三钱　抱茯神三钱　紫丹参二钱　焦谷芽三钱　清炙黄芪三钱　炒枣仁三钱　茜草根炭一钱　焦白芍一钱五分　活贯众炭三钱　炒於术一钱五分　滋肾通关丸二钱，包煎

二诊 溲血有年，血色紫黑，少腹胀满，小溲频数，大便溏薄，内热心悸，耳鸣头眩，面色萎黄，腿足浮肿，脉左弦小而数，右濡弦。肝虚不能藏血，脾虚不能统血，血随溲下，色紫黑，少腹满，宿瘀尚未清也。前进归脾法合滋肾丸尚觉合度，再从原方复入通瘀之品。

前方去活贯众，加生草梢、蒲黄炭、琥珀屑、鲜藕。

三诊 溲血色紫，小溲频数，少腹疫胀，大便溏薄，兼有脱肛，头眩，心悸，耳鸣，腿足浮肿。两进归脾，病无进退。脾虚固属显然，小溲频数，少腹疫胀，肝热有瘀，亦为的当不移之理。惟病本虽在肝脾，病标却在膀胱。《经》云胞移热于膀胱，则病溺血。膀胱者，州都之官，藏津液而司气化。气化不行，则病肿满。肺者，膀胱水道之上源也。治肝脾不应，治膀胱不应，今拟清宣肺气，去瘀生新，下病上取，另辟途径，以观后效。

西洋参三钱　抱茯神三钱　茜草根二钱　通天草一钱五分　川贝母二钱　炙远志一钱　紫丹参二钱　活贯众炭三钱　清炙枇杷叶三

钱，去毛，包　生草梢八分

另鲜车前汁、鲜藕汁各一两，炖温冲服。

四诊　昨投清宣肺气、去瘀生新之剂，溲血已减，小便亦爽，下病治上，已获效征。惟面浮足肿，脘腹作胀，纳谷减少，头眩心悸，大便不实。明系肝体不足，肝用有余，脾弱不磨，运化失其常度。急其所急，缓其所缓，又当从肝脾着手。肝为乙木，脾为戊土，脾虚木横，顺乘脾土，固在意中。则治肝实脾，下病治上，亦一定不移之法矣。

生於术三钱　扁豆衣三钱　紫丹参二钱　荸荠梗一钱五分　远志肉一钱　云茯苓三钱　陈广皮一钱　生草梢八分　生熟苡仁各三钱　生熟谷芽各三钱　清炙枇杷叶三钱，去毛，包

五诊　溲血已止，小便不爽，足肿面浮，纳谷减少，脉尺部细小，寸关濡弦。此血虚肝气肝阳易升，脾弱水谷之湿不化也。血虚宜滋养，脾弱宜温燥，顾此失彼，动形掣肘。今拟健运中土，而化水湿。

炒白术三钱　陈广皮一钱　炒神曲三钱　滋肾通关丸三钱，包煎　连皮苓四钱　煨木香五分　谷麦芽各三钱　冬瓜皮一两，煎汤代水　清炙草八分　春砂壳八分　炒苡仁三钱

六诊　健运分消，肿仍不退，便溏，口干不欲饮，面无华色，头眩耳鸣，纳谷减少，脉象尺部细小，寸关虚弦。血虚之体，肝阳易升，脾弱，水谷之湿泛滥。欲扶脾土，须益命火，《经》所谓"少火生气"，气能生血，血不能自生，全赖水谷之精液所化。拟崇土渗湿法，再进一层。

炒於术三钱　连皮苓四钱　煨木香五分　滋肾通关丸一钱，包煎　红枣三枚　熟附片

五分　陈广皮一钱　炒神曲三钱　焦苡仁三钱　清炙草四分　春砂壳八分　焦谷芽三钱　冬瓜皮五钱

七诊　身半以下肿依然，胸闷纳少，大便溏泄，小便短少，口干不多饮，舌薄腻，脉象尺部细小，寸关濡弦无力。皆由肝肾阳虚，水谷之湿，生痰聚饮，横溢于募原之间，中气已虚，肝木来乘，气化不及州都，膀胱宣化无权也。再拟崇土渗湿，滋肾通关。

前方去木香、神曲，加炒淮药、炒车前子。

衄血案

李左　始由腹痛误服姜醋，辛热过度，引动心肝之火上亢，阳络损伤则血上溢，舌衄如涌，气粗喘促，口干不欲饮，欲小溲则大便随之，脉弦数而促，舌干涸无液。肺金化源告竭，龙雷之火飞越升腾，颇虑喘脱之险。急拟生脉汤救化源，犀角地黄汤清血热。

西洋参二钱　鲜生地三钱　生白芍二钱　鲜竹茹一钱五分　大麦冬二钱　犀角尖四分　粉丹皮一钱五分　鲜藕汁一杯，冲服　鲜铁石斛三钱　川贝母二钱　怀牛膝二钱

郭右　发乃血之余，血虚则发落。血虚生热，热搏营分，上为鼻衄，下为便血。宜养血清营主治。

细生地四钱　天麦冬各二钱　槐花炭二钱　夏枯花一钱五分　生甘草六分　粉丹皮一钱五分　侧柏炭一钱五分　肥知母一钱五分　冬桑叶三钱　川石斛三钱　鲜藕二两，切片入煎

卷　七

调 经 案

沈右　气升呕吐，止发不常，口干内热，经事愆期，行而不多，夜不安寐，舌质红，苔薄黄，脉象左弦右涩，弦为肝旺，涩为血少。良由中怀抑塞，木郁不达，郁极化火，火性炎上，上冲则为呕吐，《经》所谓"诸逆冲上，皆属于火"是也。肝胆同宫，肝郁则清净之府岂能无动，挟胆火以上升，则气升呕逆，尤为必有之象。口干内热，可以类推矣。治肝之病，知肝传脾，肝气横逆，不得舒泄，顺乘中土，脾胃受制。胃者，二阳也。《经》云：二阳之病发心脾，有不得隐曲，女子不月。以心生血，脾统血，肝藏血，而细推营血之化源，实由二阳所出。《经》云：饮食入胃，游溢精气，上输于脾。又云：中焦受气取汁，变化而赤，是谓血。又云：营出中焦。木克土虚，中焦失其变化之功能，所生之血日少，上既不能奉生于心脾，下又无以泽灌乎冲任，经来愆期而少，已有不月之渐，一传再传，便有风消、息贲之变。蚁穴溃堤，积羽折轴，岂能无虚。先哲云：肝为刚脏，非柔养不克；胃为阳土，非清通不和。拟进养血柔肝、和胃通经之法，不治心脾，而治肝胃，穷源返本之谋也。第是症属七情，人非太上，尤当怡养和悦，庶使药达病所，即奏肤功，不致缠绵为要耳。

生白芍二钱　朱茯神三钱　仙半夏一钱五分　川石斛二钱　炒枣仁三钱　代赭石二钱,煅　旋覆花一钱五分,包　银柴胡一钱　青龙齿三钱　广橘白一钱　茺蔚子三钱　丹参二钱　鲜竹茹一钱五分　生熟谷芽各三钱　左金丸七分,包

二诊　气升呕吐未发，夜寐不安，经事行而不多，苔灰黄，按脉弦细而涩。皆由营血亏耗，肝失条达，脾失健运，胃失降和为病。昨投养血柔肝，和胃降逆，助以调经之剂，尚觉获效。仍拟逍遥合覆赭二陈加减，但得木土不争，则诸恙可愈。

白归身二钱　朱茯神三钱　炒枣仁三钱　炒竹茹一钱五分　生白芍二钱　仙半夏一钱五分　青龙齿三钱　广橘白一钱五分　银柴胡八分　北秫米三钱,包　代赭石三钱,煅　茺蔚子三钱　川石斛三钱　旋覆花一钱五分,包　青橘叶一钱五分

李右　天癸初至，行而不多，腹痛隐隐，鼻红甚剧。气滞血瘀，肝火载血，不能顺注冲任，而反冲激妄行，上溢清窍，有倒经之象。逆者顺之，激者平之，则顺气祛瘀，清肝降火，为一定不易之法。

紫丹参二钱　淮牛膝二钱　全当归二钱　粉丹皮一钱五分　鲜竹茹三钱　茺蔚子三钱　制香附一钱五分　白茅花一钱①,包　炒荆芥八分　福橘络一钱　春砂壳八分

吴右　经事愆期，临行腹痛，血室有寒，肝脾气滞。血为气之依附，气为血之

---

① 钱：原作"粒"，据十五卷本、1960年排印本、《百病医方大全》及文义改。

先导，气行血行，气止血止。欲调其经，先理其气，经旨固如此也。拟严氏抑气散，复入温通之品。

制香附一钱五分　云茯苓三钱　广艾绒八分　延胡索一钱　月季花八分　全当归二钱　茺蔚子三钱　金铃子二钱　大砂仁八分，研　紫丹参二钱　台乌药八分　怀牛膝二钱　陈广皮一钱

郑右　正虚邪伏，营卫循序失常，形寒已久，纳少神疲，经事三月不行，渐成损怯。姑与扶正达邪，和营通经。

炒潞党二钱　抱茯神三钱　茺蔚子三钱　银柴胡八分　清炙草五分　紫丹参二钱　月季花五分　酒炒黄芩一钱五分　陈广皮一钱　仙半夏二钱　逍遥散三钱，包

二诊　寒热已止，纳减神疲，经事三月不行，脉象弦数。客邪虽退，而正气不复；冲任亏损，而经事不通。仍宗前法。

前方加淮牛膝二钱，西藏红花八分。

翁右　经停九月，胃纳不旺。经旨月事不以时者，责之冲任。冲为血海，隶于阳明，阳明者，胃也。饮食入胃，化生精血，营出中焦，阳明虚则不能化生精血，下注冲任，太冲不盛，经从何来。当从二阳发病主治，拟金匮温经汤加味。

全当归二钱　阿胶珠二钱　紫丹参二钱　赤白芍各一钱五分　川桂枝四分　吴茱萸四分　仙半夏二钱　炙甘草五分　茺蔚子三钱　大川芎八分　粉丹皮一钱五分　生姜二片　红枣二枚

徐右　《经》云：暴痛属寒，久痛属热；暴痛在经，久痛在络。少腹痛阵作，痛甚有汗，已延匝月，形寒纳少，咳嗽泛恶，胸闷不舒，口干引饮，肝热瘀阻，气滞不流，阴伤津少上承，肺虚痰热留恋，舌质红绛，脉细如丝。虚羸太极，恐难完璧。

金铃子二钱　旋覆花一钱五分，包　朱茯神三钱　赤白芍各一钱五分　全瓜蒌四钱，切　光杏仁三钱　真新绛八分　川象贝各二钱　焦楂炭三钱　银柴胡八分　失笑散三钱，包　青橘叶一钱五分　炒山栀一钱五分

二诊　少腹痛已舒，泛恶渐止，有汗甚多，四肢逆冷，形瘦骨立，口渴欲饮，肝郁化热，热深厥深，阴伤津少上承，肺虚痰热留恋，舌质光，脉细依然。颇虑阴不敛阳，阳不藏阴，致有厥脱之变。皆由虚羸太极，不任攻补使然。

川石斛三钱　朱茯神三钱　川象贝各二钱　花龙骨四钱　乌梅炭八分　炒山栀一钱五分　大白芍二钱　浮小麦四钱　生白术一钱五分　银柴胡八分　紫丹参二钱　生熟谷芽各三钱　清炙枇杷叶三钱，去毛，包　柿霜八分

三诊　厥复汗收，胃纳渐进，佳兆也。形瘦骨立，脉细如丝，舌红而绛，咳嗽泛恶。木郁化火，肝病传脾，阴伤津少上承，肺虚痰热留恋。《难经》云：从所不胜来者为贼邪。虽见转机，未足恃也。

前方去朱茯神、紫丹参、柿霜，加生甘草五分，陈木瓜二钱。

王右　适值经临，色紫黑，少腹胀痛拒按，痛甚有晕厥之状。形寒怯冷，口干不多饮，苔黄腻，脉濡涩。新寒外束，宿瘀内阻。少腹乃厥阴之界，厥阴为寒热之脏，肝失疏泄，气滞不通，不通则痛矣。气为血之帅，气行则血行，行血以理气为先，旨哉言乎！

肉桂心五分　金铃子二钱　春砂壳八分　青橘叶一钱五分　小茴香八分　延胡索一钱　失笑散三钱，包　细青皮一钱　茺蔚子三钱　焦楂炭三钱　制香附一钱五分　酒炒白芍二钱　两头尖一钱五分，酒浸，包

另食盐末二两，香附末四两，酒、醋

炒，熨腹痛处。

吴右　女子二七而天癸至。年十六矣，经犹未行，面色㿠白，心悸跳跃，神疲乏力。营血亏耗，无以下注冲任使然。舌苔薄腻，脉象濡小无力。姑与和营通经。

全当归二钱　抱茯神三钱　青龙齿三钱　青橘叶一钱五分　京赤芍二钱　广橘白一钱　鸡血藤二钱　月季花八分　紫丹参二钱　茺蔚子三钱　嫩钩钩三钱，后入

崩漏案

丁右　血生于心，藏于肝，统于脾。肝脾两亏，藏统失司，崩漏已久。迩来面浮足肿，纳少便溏，脉细，舌绛。此阴液已伤，冲任之脉失固，脾胃薄弱，水谷之湿不化。人以胃气为本，阴损及阳，中土败坏，虚象迭见，已入险途！姑拟益气生阴，扶土运中。以冀阳生阴长，得谷则昌为幸。

炒潞党参二钱　炙甘草五分　连皮苓四钱　生熟谷芽各三钱　米炒於术一钱五分　扁豆衣三钱　陈广皮一钱　炒淮药三钱　干荷叶一角　炒苡仁四钱　炒补骨脂一钱五分

罗右　崩漏不止，形瘦头眩，投归脾汤不效。按脉细数，细为血少，数为有热，营血大亏，冲任不固，阴虚于下，阳浮于上，欲潜其阳，必滋其阴，欲清其热，必养其血。拟胶艾四物合三甲饮，滋养阴血而潜浮阳，调摄冲任而固奇经。

阿胶珠二钱　生地炭四钱　大白芍一钱五分　左牡蛎四钱　广艾炭八分　白归身二钱　丹皮炭一钱五分　炙龟版三钱　炙鳖甲三钱　贯众炭三钱　血余炭二钱　鲜藕一两，切片，入煎

李右　肝脾两亏，藏血统血两脏失司，经漏如崩，面色萎黄，按脉细小，腰骨痠楚。腰为肾府，肾主骨，肾虚故腰痛而骨痠。兹从心脾二经调治，拟归脾汤加味。俾得中气充足，力能引血归经。

潞党参三钱　清炙草五分　远志肉一钱　厚杜仲二钱，盐水炒　红枣两枚　炙黄芪三钱　抱茯神三钱　白归身二钱　川断肉二钱　桂圆肉二钱　甜冬术一钱五分　炒枣仁三钱　大白芍一钱五分　阿胶珠二钱　藕节炭两枚

钱右　冲任亏损，不能藏血，经漏三月，甚则有似崩之状，腰痠骨楚，舌淡黄，脉细涩，心悸头眩，血去阴伤，厥阳易于升腾。昔人云：暴崩宜补宜摄，久崩①宜清宜通。因未尽之宿瘀留恋冲任，新血不得归经也。今拟胶艾四物汤，调摄冲任，祛瘀生新。

阿胶珠二钱　朱茯神三钱　大白芍二钱　紫丹参二钱　广艾叶八分　生地炭四钱　大砂仁八分，研　百草霜一钱，包　白归身二钱　炮姜炭四分　炒谷麦芽各三钱

钱右　漏红带下，时轻时剧，便后脱肛，肛门坠胀，腑行燥结，腰腿痠楚，脉象虚弦。气虚不能摄血，血亏肝阳上升。拟补中益气，调摄奇经。冀望气能摄血，血自归经。

生黄芪三钱　白归身三钱　大白芍二钱　全瓜蒌四钱，切　吉林参须八分　朱茯神三钱　稽豆衣三钱　苦桔梗一钱　清炙草六分　炒枣仁三钱　柏子仁三钱　嫩钩钩三钱，后入　黑芝麻三钱　松子肉三钱

带下案

费右　营虚肝旺，肝郁化火，脾虚生湿，湿郁生热，湿热郁火流入带脉，带无

---

① 崩：十五卷本作"漏"。

约束之权，以致内热溲赤，腰疼带下；湿热下迫大肠，肛门坠胀。郁火宜清，清火必佐养营；蕴湿宜渗，渗湿必兼扶土。

白归身二钱　赤茯苓三钱　厚杜仲二钱　六一散三钱，包　大白芍二钱　淮山药三钱　乌贼骨三钱　炒条芩一钱五分　黑山栀一钱五分　黄柏炭八分　生白术一钱五分　荸荠梗一钱五分

吴右　三阴不足，湿热下注，带下频频，阴挺坠胀，腑行不实，里急后重。拟益气升清，滋阴化湿。

生黄芪三钱　黄柏炭八分　小生地三钱　川升麻三分　蜜炙枳壳一钱　乌贼骨三钱　粉丹皮一钱五分　净槐米三钱，包　生甘草八分　苦桔梗一钱　福泽泻一钱五分　威喜丸三钱，包

黄右　营血亏，肝火旺，挟湿热入扰带脉，带下赤白，头眩腰疼。与养血清肝，化湿束带。

白归身二钱　云茯苓三钱　厚杜仲二钱　鲜藕二两，切片　生苡仁四钱　乌贼骨三钱　生白芍二钱　嫩白薇一钱五分　川断肉二钱　黄柏炭八分　粉丹皮一钱五分　福泽泻一钱五分　生白术三钱　震灵丹三钱，包

复诊　赤白带下，已见轻减。经事超前，营阴不足，肝火有余，冲任不调。再拟养血柔肝，而调奇经。

前方去白薇，加炙鳖甲三钱。

胎 前 案

唐右　腰为肾府，胎脉亦系于肾，肾阴不足，冲任亦亏。妊娠四月，忽然腹痛坠胀，腰疼漏红，脉细小而弦。胎气不固，营失维护，虑其胎堕。急拟胶艾四物汤，养血保胎。

阿胶珠二钱　生白术一钱五分　厚杜仲二钱　大白芍一钱五分　广艾炭八分　炒条芩一钱五分　川断肉二钱　苎麻根二钱　白归身二钱　生地炭四钱　桑寄生二钱

朱右　怀孕足月，漏红迭见，是血虚有热，冲任不固。胎之生发由于血，今血溢妄行，胎萎不长，不能依时而产也。拟养血清热，而固胎元。

阿胶珠二钱　生地炭四钱　白归身二钱　炙黄芪三钱　苎麻根二钱　炒条芩一钱五分　嫩白薇一钱五分　大白芍一钱五分　西洋参一钱五分　藕节炭二枚

严右　咳嗽较减之后，忽然漏红甚多，舌质淡红，脉弦小而数。怀麟七月，正属手太阴司胎，太阴原有燥邪，引动肝火，由气入营，血得热以妄行，颇虑热伤胎元，致成小产。急宜养营泄热以保胎，佐入滋水清肝而润肺。

蛤粉炒阿胶三钱　生地炭三钱　侧柏炭一钱五分　厚杜仲三钱　生白术一钱五分　光杏仁三钱　冬桑叶三钱　炒条芩一钱　川象贝各二钱　冬瓜子三钱　鲜藕四两，去皮，切片，入煎　枇杷叶露四两，后入

蔡右　怀麟八月，腰疼漏红。疫喉痧四天，寒热不退，痧子隐隐，布而不透，咳嗽泛恶，咽喉掀红作痛，舌质红，苔粉白，脉象濡滑而数。风温疫疠之邪，蕴袭肺胃二经，两两相衡，自以清温解疫为要。疫邪一日不解，则胎元一日不安。急拟辛凉汗解，宣肺化痰，不必安胎。而安胎止漏之功，即在是矣。

薄荷叶八分　苦桔梗一钱　连翘壳三钱　荆芥穗一钱五分　江枳壳一钱　光杏仁三钱　净蝉衣八分　轻马勃八分　象贝母三钱　淡豆豉三钱　熟牛蒡二钱　鲜竹茹二钱　芫荽子一钱五分

唐右　受寒停滞，脾胃为病，清浊混淆，腹痛泄泻，似痢不爽，有坠胀之状，

胸闷不纳，舌光无苔，按脉濡迟。怀娠四月，颇虑因泻动胎。急宜和中化浊，佐保胎元。

藿香梗—钱五分　云茯苓三钱　六神曲三钱　陈广皮—钱　炒扁豆衣三钱　焦楂炭三钱　生白术—钱五分　大腹皮二钱　带壳砂仁八分　焦谷芽四钱　陈莱菔英三钱　干荷叶—角

吴右　牙齿属胃，胃火循经上升，风热之邪未楚，左颧面肿红已退，右颧面漫肿又起，内热口干，心中嘈杂，舌质淡红，脉象滑数。怀麟足月，胎火内炽，宜辛凉清解，而清胎热。

薄荷叶八分　天花粉三钱　生赤芍二钱　熟牛蒡二钱　生甘草八分　大贝母三钱　冬桑叶三钱　苦桔梗—钱　炙僵蚕三钱　甘菊花三钱　金银花三钱　连翘壳三钱　鲜竹叶三十张　活芦根—尺，去节

戴右　怀麟二十月，漏红五六次，腹已大，乳不胀，脉弦小而滑。冲任亏损，肝火入营，血热妄行，不得养胎，故胎萎不长，不能依期而产也。当宜益气养血，清营保胎。俾气能摄血，血足荫胎，胎元充足，瓜熟自然蒂落。

吉林参须—钱　生黄芪三钱　生地炭三钱　厚杜仲三钱　生白术二钱　白归身二钱　阿胶珠二钱　炒条芩—钱　侧柏炭—钱五分　生白芍二钱　桑寄生三钱　鲜藕—两，切片，入煎

张右　妊娠九月，便溏旬余，漏红色紫，腰不疫，腹不坠，殊非正产之象。良由肝虚不能藏血，脾虚不能统血，中焦变化之汁，尽随湿浊以下注也。舌苔薄腻，脉象弦滑。当宜培养中土，而化湿浊。俾得健运复常，则生气有权，而胎元易充易熟矣。

生白术三钱　云茯苓三钱　春砂壳八分

桑寄生二钱　炒淮药三钱　陈广皮—钱　焦楂炭三钱　藕节炭二枚　炒扁豆衣三钱　煨木香五分　焦麦芽三钱　干荷叶—角

二诊　孕已足月，腹痛腰疫，谷道坠胀，中指跳动，正产之时已届。气足则易送胎，血足则易滑胎。惟宜大补气血，以充胎元，水足则舟行无碍之意。

炙黄芪五钱　抱茯神三钱　陈广皮—钱　大白芍—钱五分　大熟地五钱　菟丝子二钱　炒黑荆芥八分　生白术二钱　白归身三钱　大川芎五分　红枣五枚

产 后 案

赵右　新产五日，陡然痉厥不语，神识时明时昧，脉郁滑，舌薄腻。良由气血亏耗，腠理不固，外风引动内风，入于经络。风性上升，宿瘀随之，蒙蔽清窍，神明不能自主，所以痉厥迭发，神糊不语，症势重险！勉拟清魂散加减，和营祛风，清神化痰。

吉林参须五分　炙甘草五分　琥珀屑六分，冲　嫩钩钩三钱，后入　紫丹参二钱　朱茯神三钱　鲜石菖蒲八分　泽兰叶—钱五分　炒黑荆芥炭八分　炙远志—钱　童便—酒盅，炖冲服

严右　血藏于肝，赖脾元以统之，冲任之气以摄之。肝肾两亏，气不固摄，脉细小。当宜培养肝脾，调摄冲任。八珍汤加减。

潞党参二钱　炙甘草四分　白归身二钱　大白芍—钱五分　抱茯神三钱　阿胶珠二钱　血余炭二钱　川断肉二钱　炒於术—钱五分　生地炭四钱　葛氏十灰丸二钱，包煎

沈右　新产后去血过多，头眩眼花，神昏气喘，自汗肢冷，脉细如丝。此乃血去阴伤，阴不抱阳，阳不摄阴，正气难以

接续，浮阳易于上越，气血有涣散之虑，阴阳有脱离之险，血脱重症，危在顷刻。勉仿经旨血脱益气之义，以冀万一之幸。

吉林参须一钱　全当归三钱　养正丹二钱，包煎

邹右　产后腹痛，小溲淋漓，脉弦紧、右濡细。此营血已亏，宿瘀未楚，挟湿下注膀胱，宣化失司。宜和营祛瘀，通利州都。

全当归二钱　朱茯神三钱　泽兰叶一钱五分　荸荠梗一钱五分　紫丹参二钱　生草梢八分　益母草三钱　大川芎八分　绛通草八分　琥珀屑六分，冲

金右　产后寒热，汗多不解，大便溏泄。卫气不能外护，营虚失于内守，营卫不和，邪不易达，健运无权。当宜调和营卫，扶土和中。

川桂枝三分　云茯苓三钱　炙甘草五分　炒白芍一钱五分　扁豆衣三钱　炒苡仁三钱　生白术一钱五分　广陈皮一钱　谷麦芽各三钱　红枣二枚　生姜二片　干荷叶一角

虞右　产后肺脾两亏，肃运无权，遍体浮肿，咳嗽气逆，难以平卧，脉象濡软而滑。《经》云：诸湿肿满，皆属于脾。脾虚生湿，湿郁生水，水湿泛滥，无所不到。肺为水之上源，不能通调水道，下输膀胱，聚水而为肿也。肺病及肾，肾气不纳，肺虚不降，喘不得卧，职是故也，喘肿重症。拟五苓、五皮合苏子降气汤，肃运分消，顺气化痰，以望转机。

生白芍一钱五分　肉桂心三分　炙白苏子二钱　淡姜皮六分　连皮苓四钱　化橘红八分　炙桑皮三钱　川椒目十粒　粉猪苓二钱　光杏仁三钱　象贝母三钱　济生肾气丸三钱，包煎

张右　新产后气血已亏，恶露未楚，感受时气氤氲之邪，引动先天蕴毒，由内达外，天痘已布，尚未灌浆，身热骨楚，苔薄腻，脉濡数。《经》云：邪之所凑，其气必虚。拟益气托浆，和营祛瘀。

生黄芪三钱　全当归二钱　杜红花八分　生甘草四分　京赤芍一钱五分　益母草三钱　桃仁泥一钱五分，包　紫丹参二钱　净蝉衣八分　鲜笋尖二钱　生姜一片　红枣二枚

庄右　未产之前，发热咳嗽，风温伏邪，蕴蒸气分，肺胃两经受病。今产后发热不退，更甚于前，恶露未楚，苔黄脉数。良由气血已亏，宿瘀留恋，伏邪不达，邪与虚热相搏，所以身热更甚也。投解肌药不效者，因正虚不能托邪外出也。今宗傅青主先生，加入人参生化汤，养正达邪，去瘀生新，助入宣肺化痰之品。

吉林参须八分　大川芎八分　荆芥炭八分　炙桑叶三钱　炙甘草五分　炮姜炭四分　光杏仁三钱　全当归二钱　桃仁泥一钱五分，包　象贝母三钱　童便一酒盅，炖温冲服

于右　人身之经络，全赖血液以滋养。产后阴血已亏，不能营养经脉，邪风入络，络有宿瘀，不通则痛，以致手不能举，足不能履，肢节痹痛，脉细涩。当宜养血祛风，去瘀通络。

全当归二钱　大川芎八分　青防风八分　大白芍一钱五分　木防己二钱　西秦艽二钱　陈木瓜二钱　茺蔚子三钱　紫丹参二钱　淮牛膝二钱　嫩桑枝四钱，酒炒

陈右　产后五朝，腹痛阵作，拒按，甚则泛恶，脉弦细而紧。新产营血已伤，宿瘀交阻，上冲于胃，胃失降和，凝滞于中，气机窒塞，所谓不通则痛也。产后以去瘀为第一要义，当宜和营去瘀。盖瘀血去则新血可生，不治痛而痛自止。

全当归二钱　五灵脂三钱　延胡索一钱　杜红花八分　大川芎八分　陈广皮一钱　台乌药八分　桃仁泥一钱五分　益母草三钱

紫丹参二钱　炙没药一钱　制香附一钱五分　炮姜炭四分

俞右　鼻鸣鼻干，干呕，咳嗽不爽，肺有燥邪也。胸闷不舒，口甜时苦，胃有湿热也。胸前板痛，按之更甚，痰滞阻于贲门也。自汗甚多，内热不清，遍体骨楚，正虚阴不足也。病起胎前，延及产后，诸药备尝，时轻时剧。良以体虚邪实，肺燥痰湿，攻既不得，补又不可，清则助湿，燥则伤阴，每有顾此失彼之忧，尤多投鼠忌器之虑。同拟两法并进，先投苦温合化，开其中隔之痰湿，继进甘凉生津，润其上焦之烦躁。是否有当，尚希高明裁政。

（先服）水炒川雅连四分　竹沥半夏二钱　枳实炭一钱　淡干姜三分　橘白络各八分　生蛤壳六钱　薤白头一钱五分，酒炒　川贝母三钱　白残花五分

（后服）鳖血炒银柴胡一钱　天花粉三钱　鲜竹叶茹各一钱五分　地骨皮一钱五分，炒　冬桑叶三钱　活芦根一尺，去节　鲜枇杷叶五张，去毛，包

张右①　新产后营阴亏耗，恶露未楚，旧患便溏，脾土薄弱，胃呆纳少，舌苔薄腻，脉象濡缓。新邪旧恙，治宜兼顾。姑宜和营生新，扶土和中。

全当归二钱　云茯苓三钱　生白术一钱五分　益母草三钱　紫丹参三钱　杜红花五分　焦楂炭二钱　大川芎五分　炮姜炭四分　炒谷芽三钱　炒赤砂糖三钱　干荷叶一角

二诊　新产三朝，昨起寒热至今未退，头痛骨楚，胸闷，不思饮食，舌苔薄腻，脉象弦滑带数。此营血已亏，恶露未楚，氤氲之邪乘隙而入，营卫循序失常。姑拟清魂散合生化汤加味，一以疏邪外达，一以祛瘀生新。

紫丹参二钱　大川芎四分　炮姜炭三分　炒黑荆芥炭一钱五分　益母草二钱　杜红花六分　清水豆卷三钱　炒赤砂糖三钱　全当归二钱　焦楂炭三钱　炒谷芽四钱　炒白薇一钱　干荷叶一角

三诊　新产五朝，寒热轻而复重，头痛骨楚，胸闷，不思饮食，舌苔腻布，恶露未止，脉象弦滑带数。宿瘀留恋，氤氲之邪，挟痰滞交阻阳明为病。再宜清魂散合生化汤，复入疏散消滞之品。

紫丹参二钱　杜红花八分　枳实炭一钱　炒白薇一钱五分　炒黑荆芥一钱五分　全当归一钱五分　焦楂炭三钱　益母草二钱　淡豆豉三钱　大川芎五分　炒谷芽四钱　保和丸三钱，包煎

四诊　新产八朝，形寒身热，有汗不解，胸闷，饥不思纳，渴不多饮，舌苔薄腻而黄，脉象弦滑带数。客邪移于少阳，宿瘀未楚，营卫失常，有转疟之机括，还虑缠绵增剧。再拟小柴胡汤合清魂散、生化汤复方图治。

吉林参须五分　杜红花八分　清水豆卷四钱　嫩白薇一钱五分　软柴胡五分　全当归二钱　紫丹参二钱　大川芎四分　炒黑荆芥一钱　全瓜蒌三钱，切　炒谷芽三钱　益母草二钱　通草八分

五诊　新产十二朝，寒热得退，胸闷不纳如故，小溲短赤，舌苔薄腻。阴血已亏，蕴湿未楚，脾胃运化无权。再宜养正祛瘀，和胃化湿。

吉林参须五分　赤茯苓三钱，朱砂拌　全当归二钱　清水豆卷三钱　炒黑荆芥五分　福泽泻一钱五分　谷麦芽各三钱，炒　益母草二钱　陈广皮一钱　紫丹参二钱　通草八分　佩兰梗一钱五分　大砂仁五分，研　干荷叶

---

①　张右：原作"张左"，诸本同，据体例改。

一角

张右　产后两月，营阴未复，重感新邪，内停宿滞，肺胃为病。形寒身热，有汗不解，脘痞作痛，纳少泛恶，且又咳嗽，经行色紫，舌苔白腻，脉象左弦右濡。标邪正在鸱张，不能见虚投补。姑宜疏邪消滞，和中祛瘀，病去则虚自复。

炒黑荆芥一钱五分　清水豆卷四钱　赤茯苓三钱　金铃子二钱　光杏仁三钱　仙半夏一钱五分　延胡索一钱　嫩前胡一钱五分　象贝母三钱　枳实炭一钱　茺蔚子二钱　带壳砂仁八分　炒谷麦芽各三钱　佛手八分

二诊　形寒身热渐解，脘痞作痛，咳嗽则痛辄剧，纳少泛恶，小溲短赤，经行色紫，舌质红，苔薄腻，脉左弦右濡。产后营阴未复，外邪宿滞挟肝气横逆，肺胃肃降失司。投剂合度，仍宜宣肺化痰，理气畅中。

嫩前胡一钱五分　赤茯苓三钱　川楝子二钱　象贝母三钱　仙半夏二钱　炒枳壳一钱　延胡索一钱　茺蔚子三钱　川郁金一钱五分　光杏仁三钱　春砂壳八分　绛通草八分　台乌药八分　炒谷麦芽各三钱

马右　未产之前，已有痛风。产后二十一天，肢节痹痛，痛处浮肿，痛甚于夜，不能举动，形寒内热，咳嗽痰多。风湿痰瘀，羁留络道，营卫痹塞不通，肺失清肃，胃失降和，病情夹杂，非易图治。姑拟和营祛风，化痰通络。

紫丹参二钱　朱茯神三钱　光杏仁三钱　木防己二钱　炒黑荆芥一钱　远志肉一钱　象贝母三钱　夜交藤四钱　炒白薇二钱　西秦艽二钱　藏红花八分　甜瓜子三钱　嫩桑枝四钱　泽兰叶二钱

李右　产后二十四天，营血已虚，恶露未楚，腹痛隐隐，纳谷减少，畏风怯冷，有汗不解，旬日未更衣，舌无苔，脉象濡细。卫虚失于外护，营虚失于内守，肠中津液枯槁，腑垢不得下达也。仿傅青主加参生化汤意，养营祛瘀，和胃润肠。

吉林参须一钱　紫丹参三钱　春砂壳八分　生熟谷芽各三钱　全当归三钱　藏红花四分　全瓜蒌四钱，切　益母草一钱五分　大川芎四分　炮姜炭三分　大麻仁四钱，研

朱右　产后八旬，寒热匝月，痰多纳减，脉象虚弦而数。气虚则寒，营虚则热，胃虚纳减，脾弱痰多，势成蓐痨。姑宜八珍汤加减，以望转机。

炒潞党参三钱　全当归二钱　银州柴胡八分　云茯苓三钱　大白芍二钱　嫩白薇一钱五分　米炒於术一钱五分　广橘白一钱　大熟地三钱　炮姜炭三分　生熟谷芽各三钱

张右　新产十一天，恶露不止，少腹作痛，咳嗽音声不扬，风寒包热于肺，宿瘀留恋下焦，脉象浮濡带滑。姑拟祛瘀生新，开胃化痰。

全当归二钱　抱茯神三钱　光杏仁三钱　嫩射干五分　紫丹参二钱　金铃子二钱　象贝母三钱　春砂壳八分　净蝉衣八分　延胡索一钱　藏红花八分　冬瓜子三钱

卷 八

外 科 案

脑 疽

张左 正脑疽两候，疮口虽大，而深陷不起，疮根散漫不收，色红疼痛，舌质光红，脉象濡缓。气虚血亏，不能托毒外出，痰湿蕴结，营卫不从，症势重险。再宜益气托毒，和营化湿。冀其疮顶高起，根脚收缩，始有出险之幸。

生黄芪八钱 全当归三钱 抱茯神三钱 生首乌四钱 生潞党参三钱 京赤芍二钱 炙远志肉一钱 白茄蒂一钱 生草节八分 紫丹参三钱 鹿角霜三钱 陈广皮一钱 大贝母三钱

（外用阳和膏、黑虎丹、九黄丹、补天丹。）

钱左 脑疽三日，红肿寒热，外邪客于风府，蕴热上乘，邪热相搏，血瘀停凝。法当疏散。

荆芥穗一钱五分 青防风一钱 全当归二钱 京赤芍二钱 大贝母三钱 炙僵蚕三钱 羌活一钱 大川芎八分 香白芷八分

（外用金箍散①、冲和膏②，陈醋、白蜜调，炖温敷。）

二诊 投剂后，得大汗，热退肿减，再用和解。

全当归二钱 京赤芍二钱 大川芎八分 生草节八分 苦桔梗一钱 大贝母三钱 炙僵蚕三钱 晚蚕砂三钱，包 丝瓜络二钱

香白芷六分 万灵丹一粒，入煎

（仍用金箍散、冲和膏。）

柯左 脑旁属太阳，为寒水之府，其体冷，其质沉，其脉上贯巅顶，两旁顺流而下。花甲之年，气血已亏，加之体丰多湿，湿郁生痰，风寒侵于外，七情动于中，与痰湿互阻于太阳之络，营卫不从，疽遂成矣。所喜红肿高活，尚属佳象，起居调摄，尤当自慎。

生黄芪三钱 青防风一钱 生草节八分 苦桔梗一钱 陈广皮一钱 仙半夏二钱 大川芎八分 大贝母三钱 炙僵蚕三钱 羌活一钱 小金丹一粒，陈酒化服

（外用金箍散、金黄散③、冲和膏，陈醋、白蜜调，炖温敷。）

二诊 脑疽偏者较正者难治。前方连服三剂，根盘略收，疮顶高突，有溃脓之势。今症位虽偏，形势尚佳，所喜疮头起发，胃纳健旺，人以胃气为本，有胃则生，书有明文。再拟消托兼施法。

生黄芪三钱 全当归二钱 京赤芍二钱 陈广皮一钱 仙半夏三钱 生草节八分 苦桔梗一钱 炙甲片一钱五分 皂角针一钱五分 笋尖三钱 大贝母三钱 炙僵蚕三钱 香白

---

① 金箍散：原作"金箍"，今据1960年排印本及《钱存济堂丸散膏丹全集》以"金箍散"律齐。

② 冲和膏：原作"冲和"，今据1960年排印本以"冲和膏"律齐。

③ 金黄散：原作"金黄"，今据1960年排印本以"金黄散"律齐。

芷八分

（外用金箍散、金黄散、冲和膏。）

三诊　叠进提托之剂，得脓甚畅，四围根盘渐收，调养得宜，生机有庆。

生黄芪三钱　全当归二钱　京赤芍二钱　紫丹参二钱　陈广皮一钱　仙半夏三钱　云茯苓三钱　制首乌三钱　生草节八分　红枣二枚

（外用阳和膏、九黄丹、海浮散。）

天　疽

唐左　夭疽肿硬，位在左耳之后。症由情志抑郁，郁而生火，郁火挟血瘀凝结，营卫不从，颇虑毒不外泄，致有内陷之变。急与提托，冀其速溃速腐，得脓为佳。

银柴胡一钱　全当归二钱　京赤芍二钱　川象贝各二钱　生草节八分　陈广皮一钱　炙远志一钱　炙僵蚕三钱　炙甲片一钱五分　皂角针一钱五分　琥珀蜡矾丸一粒，开水化服

二诊　前投提托透脓之剂，疮顶红肿高活，有溃脓之象，是属佳兆。惟恙从七情中来，务须恬憺虚无，心旷神怡，胜乞灵于药石也。

生黄芪三钱　全当归二钱　京赤芍二钱　紫丹参二钱　生草节八分　银柴胡八分　生香附一钱　皂角针一钱五分　川象贝各三钱　炙僵蚕三钱　笋尖三钱　琥珀蜡矾丸一粒，开水化服

三诊　疽顶隆起，内脓渐化，旋理调护，可保无虑矣。

全当归二钱　京赤芍二钱　银柴胡八分　生草节八分　川象贝各三钱　炙僵蚕三钱　陈广皮一钱　半夏曲二钱　制首乌三钱　香白芷六分

何右　夭疽匝月，色黑平塌，神糊脉细，汗多气急，阴阳两损，肝肾俱败，疡

症中之七恶已见，虽华佗再世，亦当谢不敏也。勉方冀幸。

吉林参二钱　生黄芪六钱　血鹿片八分　生於术二钱　清炙草八分　云茯苓三钱　炮姜炭五分　川贝母三钱　大熟地四钱　五味子六分　左牡蛎四钱　半夏曲三钱

二诊　服药后，神清思食，脉象弦硬。此系孤阳反照，不足恃也。勉宗前法，以冀万一。

原方加熟附片一钱。

骨槽风

周左　骨槽风肿硬不痛，牙关拘紧，缠绵二月余，此阴症也。位在少阳，少阳少血多气之脏，脉络空虚，风寒乘隙而入，痰瘀凝结，徒恃清凉无益也。法当温化，阳和汤主之。

净麻黄五分　肉桂心四分　大熟地四钱，二味同捣　炮姜炭五分　生草节八分　白芥子一钱，炒，研　鹿角霜三钱　小金丹一粒，陈酒化服

按：周姓系余之乡戚，初延当地疡医治之，皆用清凉散火之剂，愈服而肿愈坚。后离乡来沪，邀余设法，余转求于师。师曰：此骨槽风也，初用荆防败毒、万灵丹之类，可以取效。医者不察，妄用清凉，以致风寒痰瘀胶结不化。幸年方少壮，体质尚强，脾胃未见败象，否则殆矣。即内服阳和汤，外用生姜切片，上按艾绒灸①之，再覆以阳和膏。如此五日，牙关渐利。旋因客旅起居不便，归家依法调治。照原方连服二十四剂，病竟全愈。

受业刘佐彤谨志

朱右　骨槽风破溃经年，脓积成骨，流水清稀，气血两亏，不能载毒外出，缠

---

① 灸：原作"炙"，据文义改。

绵之症也。法与补托。

潞党参三钱　生黄芪四钱　全当归二钱京赤芍二钱　云茯苓三钱　炮姜炭五分　陈广皮一钱　川贝母三钱　炙僵蚕三钱　香白芷六分

金右　骨槽风穿腮落齿，脓水臭秽，症属棘手。

西洋参二钱　北沙参三钱　川石斛四钱赤白芍各一钱五分　金银花三钱　粉丹皮二钱川贝母三钱　天花粉三钱　旱莲草二钱　黛蛤散六钱，包

施左　颐肿坚硬，寒热交作，牙关开合不利，骨槽风之渐也。宜与疏散。

荆芥穗一钱五分　青防风一钱　薄荷叶八分　炒牛蒡二钱　生草节八分　苦桔梗一钱　大贝母三钱　炙僵蚕三钱　晚蚕砂三钱，包　山慈菇片八分　万灵丹一粒，入煎

（外用消核锭，陈醋磨敷。）

二诊　寒热已退，肿硬渐消，此系风痰交阻络道所致。再与疏散。

荆芥穗一钱五分　青防风一钱　薄荷叶八分　炒牛蒡二钱　生草节八分　苦桔梗一钱　大贝母三钱　炙僵蚕三钱　小青皮一钱光杏仁三钱　万灵丹一粒，入煎

洪左　颊车漫肿焮红，且有寒热。肝胃之火升腾，风热之邪外乘。宜以清疏。

荆芥穗一钱五分　青防风一钱　薄荷叶八分　炒牛蒡二钱　生石膏四钱，打　生草节八分　苦桔梗一钱　京赤芍二钱　大贝母三钱　炙僵蚕三钱　金银花三钱　茅芦根各一两，去心节

邹左　骨槽痈内外穿溃，腐烂已久，气阴两伤，少阴伏热上升，喉痹燥痛，蒂丁下坠，妨于咽饮，咳嗽痰浓夹红，舌质红绛，脉象濡小而数，加之手足浮肿，动则气喘，胸膺骨胀，肺络损伤，子盗母气，脾土薄弱。肺喜清润，脾喜香燥，治

肺碍脾，治脾碍肺，棘手重症。勉拟培土生金，养肺化痰，未识能得应手否？

南沙参三钱　生甘草六分　瓜蒌皮二钱猪肤三钱，刮去油、毛　淮山药三钱　苦桔梗一钱　生苡仁四钱　冬瓜子皮各三钱　连皮苓四钱　川象贝各二钱　藏青果一钱

（外用金不换，吹喉搽腐。）

牙疳

谢左　肾主骨，齿为骨余，牙龈属胃。痘疹后，热毒内蕴肾胃两经，以致牙疳腐烂，苔黄，脉数。听其漫延，恐有穿腮落齿之险，重症也。姑拟芦荟消疳饮加味，清阳明而解热毒。

真芦荟八分　甘中黄八分　金银花四钱活贯众三钱　川升麻三分　胡黄连四分　黑山栀一钱五分　京玄参一钱五分　生石膏三钱，打　银柴胡八分　活芦根一尺，去节

（外用走马牙疳散，桐油调敷。并用托药方。）

牙岩

何右　营血久亏，肝郁不达，郁从火化，火性上炎，致发牙岩，已延半载，虑其翻花出血。下部痠软乏力。拟养营清上。

小生地四钱　肥知母一钱五分　生甘草六分　粉丹皮二钱　京赤芍二钱　连翘壳三钱　川黄柏一钱五分　京玄参二钱　大贝母三钱　生蒲黄三钱，包　藕节四枚

大头瘟

沈右　重感氤氲之邪，引动伏温，外发温毒，满面红肿，透及后脑，耳根结块，久而不消，形寒身热，逾时得汗而解，胸闷，不思饮食，舌苔薄腻微黄，脉象左弦数、右濡数。虑其缠绵增剧，姑宜

清解伏温，而化痰瘀。

薄荷叶八分　朱茯神三钱　荆芥穗八分　鲜竹茹一钱五分　清水豆卷四钱　熟牛蒡二钱　江枳壳一钱　连翘壳三钱　大贝母三钱　净蝉衣八分　苦桔梗一钱　生赤芍二钱　板蓝根二钱

二诊　大头瘟复发，满面肿红焮痛，寒热日发两次，得汗而解，胸闷，不思饮食，口干不多饮，耳根结块，久而不消，舌苔薄腻，脉象左弦数、右濡数。伏温时气，客于少阳、阳明之络，温从内发，故吴又可云：治温有汗而再汗之例，体质虽虚，未可滋养，恐有留邪之弊。昨投普济消毒饮加减，尚觉获效，仍守原法为宜。

薄荷叶八分　朱茯神三钱　金银花三钱　生草节四分　板蓝根二钱　熟牛蒡二钱　苦桔梗一钱　连翘壳三钱　生赤芍二钱　净蝉衣八分　轻马勃八分　鲜竹茹二钱　通草八分

三诊　大头瘟之后，头面红色未退，睡醒后时觉烘热，逾时而平，舌苔干白而腻，脉象左弦数、右濡滑。余温留恋少阳、阳明之络，引动厥阳升腾，所有之痰湿阻于中焦，阳明通降失司，纳谷减少，小溲短赤，职是故也。滋阴则留邪，燥湿则伤阴，有顾此失彼之弊。再宜清泄伏温为主，宣化痰湿佐之。

霜桑叶三钱　生赤芍二钱　赤茯苓三钱　夏枯花一钱五分　滁菊花三钱　连翘壳三钱　福泽泻一钱五分　枯碧竹三钱　薄荷炭八分　轻马勃八分　象贝母三钱　鲜竹茹一钱五分　金银花露六两，后入

四诊　昨投清泄伏温、宣化痰湿之剂，头面红色略减，烘热稍平，纳谷减少，舌干白而腻。余湿留恋阳明之络，厥阳易于升腾，痰湿互阻中焦，脾胃运输无权。已见效机，仍守原意出入。阴分虽亏，不可滋养，俾得伏温速清，则阴分自复。

冬桑叶三钱　象贝母三钱　轻马勃八分　碧玉散三钱，包　滁菊花三钱　生赤芍二钱　赤茯苓二钱　广橘白一钱　薄荷叶八分　连翘壳三钱　福泽泻一钱五分　鲜竹茹一钱五分　夏枯花一钱五分　金银花露六两，后入

五诊　面部红色渐退，烘热形寒，时作时止，胸闷不舒，纳谷减少，舌中微剥、后薄腻，脉象左濡小、右濡滑。阴分本亏，肝经气火易升，湿痰中阻，胃失降和，络中蕴湿未楚，营卫失其常度。今宜清泄厥阳，和胃化痰，待伏温肃清后，再为滋阴潜阳可也。

冬桑叶三钱　朱茯神三钱　珍珠母五钱　仙半夏一钱五分　滁菊花三钱　生赤芍一钱五分　嫩白薇一钱五分　北秫米三钱，包　碧玉散三钱，包　川象贝各二钱　通草八分　嫩钩钩三钱，后入　鲜竹茹一钱五分　橘白络各八分

朱左　头面肿大如斗，寒热口干，咽痛腑结，大头瘟之重症也。头为诸阳之首，惟风可到，风为天之阳气，首犯上焦，肝胃之火，乘势升腾，三阳俱病。拟普济消毒饮加减。

荆芥穗一钱五分　青防风一钱　软柴胡八分　酒炒黄芩一钱五分　酒炒川连八分　苦桔梗一钱　连翘壳三钱　炒牛蒡二钱　轻马勃八分　生甘草八分　炙僵蚕三钱　酒制川军三钱　板蓝根三钱

二诊　肿势较昨大松，寒热咽痛亦减。既见效机，未便更张。

荆芥穗一钱五分　青防风一钱　薄荷叶八分　炒牛蒡二钱　酒炒黄芩一钱　酒炒川连八分　生甘草六分　苦桔梗一钱　轻马勃八分　大贝母三钱　炙僵蚕三钱　连翘壳三钱　板蓝根三钱

三诊 肿消热退，咽痛未愈。外感之风邪已解，炎炎之肝火未靖也。再与清解。

冬桑叶三钱 生甘草六分 金银花三钱 甘菊花二钱 苦桔梗一钱 连翘壳三钱 粉丹皮一钱五分 轻马勃八分 黛蛤散五钱，包 鲜竹叶三十张

陶右 头面漫肿焮红，寒热日夜交作。前医投以承气，进凡三剂，病象依然不减。夫身半以上，天之气也，为诸阳荟萃之枢，外感风温之邪，引动少阳胆火上升，充斥清窍，清阳之地遂如云雾之乡。承气是泻胃中之实热，病在上焦，戕伐无故，所以病势有进无退。东垣普济消毒饮，专为此病而设，加减与之，以观进退。

软柴胡八分 薄荷叶八分 炒牛蒡二钱 青防风一钱 生甘草八分 苦桔梗一钱 轻马勃八分 大贝母三钱 炙僵蚕三钱 炙升麻三分 酒炒黄芩一钱 酒炒川连五分 板蓝根三钱

杜左 巅顶之上，惟风可到，风温疫疠之邪，客于上焦，大头瘟头面焮红肿痛，壮热口干，溲赤便结，苔薄腻，脉郁滑而数。风属阳，温化热，如烟如雾，弥漫清空，蕴蒸阳明，症非轻浅。亟拟普济消毒饮加味，清彻风邪，而通腑气。仿经旨火郁发之，结者散之，温病有下不嫌早之例。

薄荷八分 山栀一钱五分 马勃八分 银花三钱 豆豉三钱 大贝三钱 牛蒡二钱 生草八分 赤芍一钱五分 连翘三钱 桔梗八分 淡芩一钱五分 生军八分 板蓝根三钱

一剂腑通，去川军，服三剂愈。

陈左 大头瘟头面肿红焮痛，发热甚壮，口渴欲饮，头痛如劈，入夜谵语，舌灰糙，脉洪数。此时气疫疠客于上焦，疫邪化火，传入阳明之里，津液已伤，厥阳独亢，颇虑昏厥。亟拟生津清温，以制其焰。

鲜石斛三钱 薄荷八分 银花三钱 生甘草八分 鲜竹叶三十张 天花粉三钱 牛蒡三钱 连翘三钱 羚羊片五分，另冲服 生石膏三钱 大青叶三钱 马勃八分

时 毒

史左 时毒五天，寒热头痛，风邪挟痰瘀凝结，营卫不从。急拟疏散消解。

荆芥穗一钱 青防风一钱 薄荷叶八分 炒牛蒡二钱 生草节八分 苦桔梗一钱 轻马勃八分 大贝母三钱 炙僵蚕三钱 生蒲黄三钱，包 山慈菇片八分 万灵丹一大粒，入煎

瘰 疬

高右 瘰疬发于耳后，头痛，脉弦。少阳胆火上升，挟痰凝结。宜清解化痰法。

羚羊尖八分 京玄参二钱 薄荷叶八分 川贝母三钱 生牡蛎六钱 连翘壳三钱 淡海藻一钱五分 海蛤粉四钱 夏枯草二钱

（外用消核锭，陈醋磨敷。）

翟左 瘰疬之生也，多由于胆汁之不足。丹溪云：瘰疬皆起于少阳胆经。少阳，风火之府也，内寄相火，风气通肝，与少阳相合，少阳属木，木最易郁，郁未有不化火者也。郁火与相火交煽，胆汁被其消烁，炼液成痰。痰即有形之火，火即无形之痰，痰火相聚为患，成为瘰疬，发于耳后颈项之间，延今已有半载，屡屡失寐，时时头痛，一派炎炎之象。非大剂清化，不足以平其势；非情怀宽畅，不足以清其源。二者并施，或可消患于无形。此正本清源之治也。

羚羊尖八分　大生地四钱　银柴胡一钱
京玄参四钱　象贝母四钱　生牡蛎四钱　竹
沥半夏二钱　海蛤粉四钱　淡海藻二钱　夏
枯草二钱　紫菜二钱　陈海蜇皮二两，漂淡
大荸荠二两，洗打，二味煎汤代水

（外用海浮散①、九宝丹②、九仙
丹③、太乙膏。）

郑右　病疡自颈窜至胸膺，胂窝破溃
深大，内热脉数，经闭，谷食不香，势入
损门。急拟养阴清热。

南沙参三钱　川石斛四钱　炙鳖甲三钱
青蒿梗一钱五分　地骨皮三钱　粉丹皮二钱
云茯苓三钱　川贝母四钱　功劳子三钱　甘
蔗一两

（外用桃花散④、海浮散、太乙膏。）

朱右　痰疬窜发，未溃者肿硬疼痛，
已溃者脓水不多。经停半载，寒热食减，
肝脾肾三者并亏，难治之症也。肝藏血，
脾统血，肾藏精，三经精血大亏，血脉干
涩，经水不通，经不通则气不行，气不行
则瘰疬成矣。当补益三阴，怡养性情。

吉林参须一钱五分　银柴胡一钱　大生
地四钱　炙鳖甲三钱　地骨皮三钱　生牡蛎
六钱　广橘红一钱　云茯苓三钱　生於术一
钱五分　京玄参二钱　夏枯草二钱　川象贝
各四钱　红枣四枚

二诊　寒热已退，纳谷略增，项间累
累成串，彼没此起，此敛彼溃。三阴精血
不足，损症之根萌也。还宜填补三阴，怡
养性情，庶溃易敛而肿易消矣。

吉林参须一钱五分　云茯苓三钱　生於
术一钱五分　清炙草八分　广橘白一钱　仙
半夏二钱　厚杜仲三钱　川断肉三钱　大生
地四钱　玄武版四钱　川象贝各四钱　生牡
蛎四钱　红枣四枚

黄左　阴虚肝火上升，肺经痰热入
络，颈间痰疬肿大，内热咳呛，涕中夹

红。宜滋阴清肝，养肺化痰。

南沙参三钱　川石斛四钱　石决明四钱
粉丹皮二钱　光杏仁三钱　象贝母三钱　京
玄参二钱　瓜蒌皮三钱　鲜竹茹二钱　夏枯
草二钱　海蛤粉四钱　枇杷叶三钱，去毛，包

（外用消核锭，酒磨敷。）

痰　核

陈右　阴虚痰热结于脉路⑤，项左痰
核破溃，近及结喉，胻骨肿痛，四肢痠
楚，阴血亏耗，营卫不能流通。宜养阴清
络法。

羚羊尖八分　小生地四钱　炙鳖甲三钱
全当归二钱　粉丹皮二钱　京玄参二钱　京
赤芍二钱　天花粉三钱　川黄柏一钱　丝瓜
络二钱　大贝母三钱　竹二青二钱

（外用海浮散、太乙膏。）

黄右　少阳相火，挟痰上升，颈左痰
核，肿突坚硬，劳则作痛，并起水泡。防
其破溃，拟养阴清肝。

羚羊尖八分　粉丹皮二钱　京赤芍二钱
全当归二钱　京玄参二钱　大贝母三钱　炙
僵蚕三钱　夏枯草二钱　广橘红八分　海蛤
粉四钱　淡海藻二钱　连翘壳三钱　海蜇皮
二两，漂淡　大荸荠二两，洗打，两味煎汤代水

---

① 海浮散：原作"海浮"，今据前脑疽
"柯左"案及《钱存济堂丸散膏丹全集》卷三以
"海浮散"律齐。

② 九宝丹：原作"九宝"，今据1960年排
印本以"九宝丹"律齐。

③ 九仙丹：原作"九仙"，今据1960年排
印本以"九仙丹"律齐。

④ 桃花散：原作"桃花"，今据1960年排
印本及《钱存济堂丸散膏丹全集》卷三以"桃
花散"律齐。

⑤ 路：各本作"络"。

痰毒

费右 盘颈痰毒半月，势将成脓。

熟牛蒡二钱 大贝母三钱 炙僵蚕三钱 粉丹皮二钱 京赤芍二钱 酒炒黄芩二钱 陈广皮一钱 粉甘草六分 夏枯草二钱 竹二青二钱 小金丹一粒，陈酒化服

（外用金箍散、金黄散，葱汁、白蜜调，炖温敷。）

鲍左 锁喉痰毒，漫肿疼痛，根盘焮红。风温痰热，蕴结上焦。宜辛凉清解。

荆芥穗一钱 青防风一钱 薄荷叶八分 炒牛蒡二钱 生草节八分 苦桔梗一钱 轻马勃八分 大贝母三钱 炙僵蚕三钱 金银花三钱 连翘壳三钱 海蛤粉四钱 六神丸十粒，吞服

二诊 清解后，证象较松。药既合病，仍宗原法进步。

薄荷叶八分 生草节八分 大贝母三钱 熟牛蒡二钱 苦桔梗一钱 炙僵蚕二钱 青防风一钱 轻马勃八分 京赤芍二钱 金银花三钱 海蛤粉三钱 山慈菇片八分 六神丸十粒，吞服

周左 痰毒漫肿作痛，酿脓之兆。宜与和托，以冀一溃，症自安矣。

薄菏叶八分 熟牛蒡二钱 京赤芍二钱 生草节六分 苦桔梗一钱 轻马勃八分 大贝母三钱 炙僵蚕三钱 山慈菇片八分 炙甲片一钱五分 皂角针一钱五分 丝瓜络二钱

痰瘤

钱左 阳明痰气，循经上升，结于上腭，发为痰瘤，肿大且坚，鼻旁高突，迄今年余，势须破溃。宜化痰清热。

法半夏二钱 广橘红八分 大贝母三钱 炙僵蚕三钱 京玄参二钱 京赤芍二钱 苦桔梗一钱 连翘壳三钱 海蛤粉四钱 淡昆布一钱五分 淡海藻一钱五分 竹二青二钱 海蜇皮一两，漂淡 荸荠二十枚，洗打，二味煎汤代水

（外用中白散搽。）

血瘤

汪左 肝火逼血上行，凝结少阳之分，右耳根血瘤有年，骤然胀大，坚肿色红，日夜掣痛，有外溃之势，症属不治。勉拟凉血清肝。

羚羊尖一钱 小生地三钱 粉丹皮二钱 京赤芍二钱 上川连四分 黑山栀一钱五分 京玄参二钱 侧柏叶一钱五分 生蒲黄三钱，包 大贝母三钱 连翘壳三钱 藕节四枚

气瘿

王左 肩膊肿大如盆，名曰气瘿，难治之症也。治宜调营顺气。

潞党参二钱 云茯苓三钱 生白术一钱 全当归二钱 大白芍二钱 大川芎八分 陈广皮一钱 仙半夏一钱 制香附一钱五分 淡昆布二钱 淡海藻二钱 红枣四枚 生姜二片

（外用冲和膏。）

孙左 痰气凝于肉里，右臂膊发为气瘿，肿大如盆，不易调治。拟养营流气，而化痰瘀。

全当归二钱 大白芍二钱 大川芎八分 大生地三钱 杭菊花一钱五分 紫丹参二钱 制香附一钱五分 川续断三钱 柏子仁三钱 小金丹一粒，陈酒化服①

发背

宋左 中发背腐溃，得脓不多，大似

---

① 陈酒化服：原脱，据1960年排印本及前后文例补。

覆碗，肉坚肿，疮顶深陷，临晚寒热不壮，纳谷减少，舌苔薄腻，脉象虚弦。背脊属督脉所主，脊旁为太阳之经，督阳已衰，太阳主寒水之化，痰湿蕴结，营血凝塞，此阴疽也，势勿轻视。急宜助督阳以托毒，和营卫而化湿。冀其疮顶高起，脓毒外泄，始能入于坦途。

生黄芪五钱　朱茯神三钱　陈广皮一钱　鹿角胶一钱五分　紫丹参三钱　仙半夏二钱　大贝母三钱　生草节五分　全当归三钱　红枣四枚　生熟谷芽各三钱

洗方　全当归二钱　生草节六分　独活二钱　大川芎二钱　石菖蒲二钱　鲜猪脚爪一枚，劈碎

煎汤洗之。

（外用九黄丹、海浮散、阳和膏。）

二诊　中发背腐溃，得脓不多，大如覆碗，疮顶不起，四围肿硬色紫，纳谷减少，舌苔薄腻，脉象濡滑。少阴阴阳本亏，痰湿蕴结太阳之络，营卫凝塞，肉腐为脓。前投助阳托毒、和营化湿之剂，尚觉合度，仍守原意出入。

生黄芪六钱　朱茯神三钱　陈广皮一钱　春砂壳八分　生草节四分　紫丹参三钱　炙远志肉一钱　全当归三钱　生熟谷芽各三钱　鹿角胶三钱　仙半夏三钱　大贝母三钱　红枣四枚

三诊　中发背腐溃，腐肉渐脱，脓渐多，四围肿硬略减，舌苔白腻，脉象虚弦而滑。少阴阴阳本亏，痰湿凝结太阳之络，营卫循序失常。仍宜助阳益气，化湿托毒。冀其正气充足，则脓自易外泄。

生黄芪六钱　朱茯神三钱　全当归三钱　生草节四分　紫丹参二钱　陈广皮一钱　春砂壳八分　炙远志肉一钱　炒赤芍一钱五分　仙半夏二钱　红枣四枚　鹿角霜二钱　大贝母三钱　生熟谷芽各三钱

（外用九黄丹、呼脓丹、海浮散、阳和膏。）

四诊　中发背腐肉渐脱，脓亦多，根脚肿硬亦收，苔薄腻，脉虚滑。少阴阴阳两亏，痰湿稽留太阳之络，营卫循序失常。饮食喜甜，中虚故也。再宜助阳益气，化湿托毒，佐入和胃之品。

生黄芪六钱　云茯苓三钱　全当归三钱　光杏仁三钱　紫丹参二钱　炙远志肉一钱　陈广皮一钱　红枣五枚　生草节四分　仙半夏三钱　春砂壳八分　鹿角霜二钱　川象贝各二钱　生熟谷芽各三钱

五诊　中发背腐肉渐脱，得脓亦多，根脚肿硬亦松。惟胃纳不旺，脉象左虚弦、右濡滑。少阴阴阳两亏，蕴毒痰湿，稽留太阳之络，脾胃运化失其常度。再宜益气托毒，和胃化湿。

生黄芪四钱　全当归二钱　仙半夏三钱　鹿角霜四钱　红枣五枚　紫丹参二钱　云茯苓三钱　陈广皮一钱　炙款冬一钱五分　生姜一片　生草节四分　炙远志肉一钱　春砂仁一钱　生熟谷芽各三钱

六诊　中发背腐肉已去其半，得脓亦多，根脚肿硬亦松，胃纳不旺，脉象左虚弦、右濡滑。少阴阴阳两亏，蕴毒痰湿留恋，一时未易清沏。再宜益气托毒，和胃化痰。

生黄芪四钱　生草节四分　仙半夏一钱五分　紫丹参二钱　抱茯神三钱　陈广皮一钱　全当归二钱　鹿角霜三钱　生熟谷芽各三钱　杜赤豆五钱　红枣五枚

洗药方　全当归三钱　生草节三钱　石菖蒲一钱五分　猪脚爪一枚，劈碎　紫丹参三钱　生赤芍三钱　蜂房窠二钱

煎汤洗之。

（外用①，红肉：上补天丹、海浮散。腐肉：上桃花散、九黄丹。外贴阳和膏。）

七诊　中发背腐肉已去其半，得脓亦多，四围根脚渐平，纳谷不旺，临晚足跗浮肿，牙龈虚浮，脉象左濡弦、右濡滑。气血两亏，脾胃不健，余毒蕴湿未楚。再宜益气托毒，崇土化湿。

生黄芪四钱　抱茯神三钱　全当归二钱　紫丹参二钱　陈广皮一钱　冬瓜皮三钱　生白术一钱五分　生草节四分　焦谷芽三钱　红枣五枚

（外用阳和膏、九黄丹、海浮散、补天丹、九仙丹。）

八诊　中发背腐肉十去七八，四围根脚亦觉渐收，牙龈虚浮，临晚足跗微肿，脉象左虚弦不柔、右濡滑。气血两亏，浮火易升，脾弱清气下陷，余毒留恋。再宜益气托毒，崇土化湿。

生黄芪四钱　抱茯神三钱　淮山药三钱　冬瓜皮三钱　紫丹参三钱　全当归三钱　生白芍一钱　红枣五枚　生草节四分　陈皮一钱　生熟谷芽各三钱

（外用阳和膏、补天丹、海浮散、九黄丹、桃花散。）

九诊　中发背腐肉已去七八，根脚亦平，脓水亦少。惟纳谷不香，牙龈虚肿，面部虚浮，脉左虚弦、右濡滑。气血两亏，津少上承，脾胃不健，运化失常。再宜益气托毒，理脾和胃。

生黄芪四钱　云茯苓三钱　大贝母三钱　冬瓜子三钱　紫丹参二钱　陈广皮一钱　佩兰梗一钱五分　红枣四枚　全当归二钱　生草节四分　生熟谷芽各三钱

（外用阳和膏、桃花散、九黄丹、补天丹。）

十诊　中发背腐肉已除，新肉已生，纳谷衰少，口舌糜点，牙龈肿痛，妨于咽纳，便溏似痢，苔腻布，脉象左虚弦、右濡滑。此乃气阴两亏，无根之火易于上升，脾胃不运，湿浊留恋。人以胃气为本，再宜和胃运脾，宣化湿浊。

炒淮药三钱　炒扁豆衣三钱　佩兰梗一钱五分　藏青果一钱　云茯苓三钱　新会皮一钱五分　谷麦芽各三钱　干荷叶一角　野蔷薇花露二两　香稻叶露二两，二味后入

龙脑薄荷一支，剪碎泡汤，洗口舌糜腐处，用珠黄散搽之。

十一诊　中发背腐肉已去七八，新肉已生，便溏似痢亦止。惟口舌糜点碎痛，牙龈虚浮，妨于咽饮，纳谷减少，苔薄腻，左脉弦象略缓、右部濡滑。此气阴两亏，虚火挟湿浊上浮，脾胃运化无权。人以胃气为本，再宜和胃清宣。

炒淮药三钱　川象贝各二钱　通草八分　佩兰梗一钱五分　云茯苓三钱　陈广皮一钱　炒谷麦芽各三钱　香稻叶露三两　蔷薇花露三两，二味后入

十二诊　中发背腐肉虽去七八，新肉生长迟迟。皆由正气亏虚，不能生长肌肉。惟口舌糜腐碎痛，牙龈腐烂，妨于咽饮，谷食衰少，苔粉腻。虚火挟湿浊上浮，脾胃生气无权，还虑正虚不支，致生变迁。再宜和胃清化。

真芦荟八分　甘中黄五分　赤茯苓三钱　京玄参一钱五分　胡黄连五分　活贯众三钱　川象贝各二钱　通草八分　生熟谷芽各三钱　蔷薇花露三两　香稻叶露三两，二味后入

乳　岩

庄右　脉左寸关弦数不静，右寸关濡滑而数，舌苔剥绛。乳岩肿硬已久，阴液

---

① 外用：原脱，据文义补。

亏而难复，肝阳旺而易升，血不养筋，营卫不得流通，所以睡醒则遍体痠疼，腰腿尤甚。连投滋阴柔肝、清热安神之剂，尚觉合度。仍守原意出入。

西洋参二钱，另煎汁冲服　朱茯神三钱　蛤粉炒阿胶一钱五分　丝瓜络二钱　霍山石斛三钱　生左牡蛎八钱　嫩白薇一钱五分　鲜竹茹二钱　大麦冬二钱　青龙齿三钱　全瓜蒌四钱，切　鲜枇杷叶三张，去毛，包　鲜生地四钱　川贝母二钱　生白芍一钱五分　香谷芽露半斤，后入

（外用金箍散、冲和膏，陈醋、白蜜调。）

二诊　脉象尺部细弱，寸关弦细而数，舌质红绛，遍体痠痛，腰膝尤甚，纳谷减少，口干不多饮，腑行燥结，小溲淡黄，乳岩依然肿硬不消。皆由阴液亏耗，血不养筋，血虚生热，筋热则痠，络热则痛。况肝主一身之筋，筋无血养，虚阳易浮，腹内作胀，亦是肝横热郁，阳明通降失司。欲清络热，必滋其阴；欲柔其肝，必养其血。俾得血液充足，则络热自清，而肢节之痛，亦当轻减矣。

西洋参二钱，另煎汁冲服　生左牡蛎八钱　蛤粉炒阿胶一钱五分　霍山石斛三钱　青龙齿二钱　羚羊片四分，另煎汁冲服　大麦冬三钱　生白芍二钱　嫩白薇一钱五分　鲜生地四钱　甜瓜子三钱　鲜竹茹二钱　嫩桑枝一两　丝瓜络五钱，二味煎汤代水

另珍珠粉二分，用嫩钩钩三钱，金器一具，煎汤送下。

三诊　遍体痠疼，腰膝尤甚，溲黄便结，纳谷减少，口干①不多饮，乳岩依然肿硬不消。皆由阴液亏耗，血不养筋，筋热则痠，络热则痛。病情夹杂，难许速效。再宜养血清络。

西洋参二钱　羚羊片八分，另煎汁冲服

黑芝麻三钱　霍山石斛三钱　左牡蛎八钱　青龙齿三钱　蛤粉炒阿胶二钱　大地龙三钱，酒洗　大麦冬二钱　生白芍一钱五分　首乌藤三钱　鲜生地四钱　川贝母五钱　甜瓜子三钱　嫩桑枝一两　丝瓜络五钱，二味煎汤代水

另珍珠粉二分，用朱灯心两札，金器一具，煎汤送下。

四诊　乳岩起病，阴血亏虚，肝阳化风入络，肢节痠疼，心悸气逆，时轻时剧，音声欠扬，舌质光红，苔薄腻黄，脉象左弦数、右濡数。病情夹杂，还虑增剧。姑宜养肝体以柔肝木，安心神而化痰热。

西洋参一钱五分　朱茯神三钱　川象贝各二钱　柏子仁三钱　黑芝麻三钱　霍山石斛三钱　青龙齿三钱　瓜蒌皮二钱　凤凰衣一钱五分　夜交藤四钱　珍珠母六钱　生地三钱，蛤粉拌　嫩钩钩三钱，后入　蔷薇花露一两　香稻叶露四钱，二味后入

另珍珠粉二分，朱灯心二札，煎汤送下。

王右　肝郁木不条达，挟痰瘀凝结。乳房属胃，乳头属肝，肝胃两经之络，被阻遏而不得宣通，乳部结块，已延三四月之久，按之疼痛，恐成乳岩。姑宜清肝郁而化痰瘀，复原通气饮合逍遥散出入。

全当归二钱　京赤芍二钱　银柴胡八分　薄荷叶八分　青陈皮各一钱　苦桔梗一钱　全瓜蒌四钱，切　紫丹参二钱　生香附二钱　大贝母三钱　炙僵蚕三钱　丝瓜络二钱　青橘叶一钱五分

肝疽

郑左　肝疽生于左胁肋，漫肿而硬，

---

① 干：原作"热"，十五卷本同。据上文"口干不多饮"及1960年排印本改。

按之疼痛，大如手掌。此气阴两亏，肝郁挟痰湿凝结，营卫不从，有酿脓之象。宜消托兼施，消未成之毒，托已成之脓也。如脓从外泄则吉，破膜则危。

生黄芪六钱　生草节八分　川象贝各二钱　皂角针一钱　全当归三钱　苦桔梗一钱　炙僵蚕三钱　陈广皮一钱　生赤芍三钱　银州柴胡一钱　炙甲片一钱

（外用阳和膏、十将丹、平安散。）

二诊　前投益气消托之剂，肝疽肿硬疼痛较前大减，可望消散。惟神疲肢倦，形肉削瘦，脉象濡软。气血两亏，痰湿未能尽化。既见效机，仍守原意出入。

生黄芪六钱　云茯苓三钱　川象贝各二钱　杜赤豆一两　全当归三钱　生草节六分　紫丹参二钱　生苡仁四钱　生赤芍三钱　陈广皮一钱　鲜荷叶一角

肺疽

王右　肺疽已成，漫肿如盆，疼痛不已，胸闷气结，汗多肢冷，脉象濡细。初由风邪痰瘀，蕴结肺俞，继则酿脓，肺炎叶举，清肃之令不得下行，颇虑正不支持，致虚脱之变。勉拟和正托毒，清肺化痰，尽人力以冀天眷耳。

生黄芪四钱　抱茯神三钱　京赤芍二钱　丝瓜络二钱　生草节八分　炙远志肉一钱　象贝母三钱　冬瓜子二钱　苦桔梗一钱　全当归二钱　炙僵蚕三钱　瓜蒌皮二钱　水炙桑皮二钱

鼻痔

傅右　阳明湿浊上升，鼻痔壅塞，头目不清，畏风怯冷，肢体作痠。肺胃气虚，拟营卫并调，兼肃肺胃。

潞党参一钱五分　全当归二钱　大白芍一钱五分　陈辛夷八分　苍耳子一钱五分　大

川芎八分　藿香梗一钱五分　云茯苓三钱　生白术一钱　陈广皮一钱　煨姜二片

（外用柳花散，麻油调搽。）

鼻疳

贾左　肺胃积热，酿成鼻疳，迎香腐缺，鼻准已塌，内外之肿不消，防其崩陷。拟再造散加减。

羚羊尖一钱[①]　大麦冬三钱　天花粉三钱　京玄参二钱　京赤芍二钱　酒炒黄芩一钱　寒水石三钱　连翘壳三钱　大贝母三钱　夏枯花二钱　鲜竹叶三十片　干芦根一两，去节

（外用治疳结毒灵药。）

疔疮

李右　掌心疔顶虽溃，未曾得脓，四围肿硬疼痛，湿火蕴结，血凝毒滞，症势非轻。急宜清解托毒。

甘菊花五钱　地丁草三钱　京赤芍二钱　薄荷叶八分　生草节六分　大贝母三钱　炙僵蚕三钱　金银花三钱　连翘壳三钱　草河车一钱五分　丝瓜络二钱　外科蟾酥丸二粒，开水化服

（外用太乙膏、九黄丹，四周用玉露散、菊花露调敷。）

湿疮

徐左　湿瘰发于遍体，浸淫作痒，延今已久。血虚生热生风，脾弱生湿，风湿热蕴蒸于脾肺两经也。姑宜清营祛风，而化湿热。

净蝉衣八分　小生地四钱　粉丹皮一钱五分　肥玉竹三钱　茯苓皮三钱　通草八分　六一散三钱，包　苦参片一钱五分　绿豆衣

---

① 钱：此后各本有"另煎汁冲服"五字。

三钱

（外用皮脂散，麻油调敷。）

痔 疮

吴左　外痔焮痛已止，脱肛未收。气虚不能收摄，阴虚湿热下注，大肠不清，传导变化乏力，苔薄腻，脉濡滑。姑宜补中益气，育阴清化。

米炒南沙参二钱　蜜炙升麻五分　清炙黄芪二钱　炒扁豆衣三钱　朱茯神三钱　水炙桑叶三钱　净槐米三钱，包　生白术二钱　土炒当归三钱　杜赤豆一两　灶心黄土一两，荷叶包，煎汤代水

潘左　外痔焮痛，脱肛便血，气阴两虚，大肠湿热留恋。今宜调益气阴，清化湿热。

细生地四钱　粉丹皮一钱五分　京赤芍二钱　净槐米三钱，包　抱茯神三钱　地榆炭三钱　肠连丸一钱，包　橘白络一钱　生苡仁三钱　全当归二钱　杜赤豆一两　干柿饼三钱

（外用黄连膏。）

缩脚阴痰

高右　伤筋起见，变为缩脚阴痰，顶虽溃，未尝得脓，根脚肿硬疼痛，痛引少腹，小溲不利，腑行燥结，身热晚甚，口有甜味，舌苔薄腻，脉象濡滑。蕴湿宿瘀，凝结厥阴之络，营卫不从，症属缠绵。姑拟益气托毒，化湿通络。

生黄芪三钱　茯苓皮三钱　炙甲片一钱　清水豆卷四钱　当归尾三钱　福泽泻一钱五分　泽兰叶一钱五分　光杏仁三钱　桃仁泥一钱五分，包　赤芍药二钱　通草八分　象贝母三钱　苏木一钱五分　陈广皮一钱

（外用阳和膏、九黄丹，并用金箍散、冲和膏，敷其四周。）

二诊　伤筋起见，变为缩脚阴痰，肿硬疼痛，连及少腹，咳嗽则痛更甚，小溲不利，身热晚甚，舌苔薄腻。蕴湿凝结厥阴之络，营卫不从，缠绵之症。再宜和营去瘀，化湿通络。

清水豆卷四钱　藏红花八分　福泽泻一钱五分　通草八分　当归尾三钱　桃仁泥一钱五分，包　黑白丑各八分　泽兰叶一钱五分　生赤芍三钱　连皮苓四钱　炙甲片八分　大贝母三钱　苏木一钱五分　醒消丸一钱，吞服

三诊　缩脚阴痰，肿硬疼痛，上及少腹，下及腿侧，皮色不变，右足曲而不伸，寒热晚甚，舌苔薄腻，脉弦小而迟。寒湿痰瘀，凝结厥阴之络，营卫不从，缠绵之症也。今拟阳和汤加减，温化消解，冀望转阴为阳，始能出险入夷。

净麻黄三分　大熟地四钱，二味同捣　肉桂心五分　生草节一钱　炮姜炭五分　银柴胡一钱　白芥子三钱，炒，研　鹿角胶二钱，陈酒化冲服　醒消丸一钱，吞服

附膏方案

徐先生　精气神者，人身之三宝也。论先天之生化，则精生气，气生神；论后天之运用，则神役气，气役精。人身五脏，各有所藏，心藏神，肾藏精，精藏于肾，而主于心，心君泰然，肾精不动，是为平人。尊体气阴两亏，坎离失济，心虚易动，肾虚不藏，神动于中，精驰于下，此梦遗旧恙所由起也。递进膏滋，遗泄渐减，药能应手，未始无功。惟是补牢已晚，亡羊难复，久遗之后，肾阴大伤。肾者主骨，骨中有髓，肾之精也。腰为肾之外候，脊乃肾之道路，肾精走失，骨髓空虚，脊痛腰痠，在所必见。肝为乙木，中寄阳魂，胆为甲木，内含相火。肾水既

亏，岂能涵木，木失所养，水走火飞，相火不能潜藏，肝阳易于上亢。清空不空，则为头眩；清窍阻塞，则为耳鸣。阴虚于下，火浮于上，上实下虚，亦势所必然矣。症势各类，治本一途，挈要提纲，补精为重。补精必安其神，安神必益其气，治病必求其本也。壮水以涵其木，滋阴以潜其阳，子虚补母，乃古法也。仍宗前意，再订新方，补气安神，育阴固泄，仿乙癸同源之治，为坎离固济之谋，复入血肉有情，填益精髓，复元精之走失，补奇脉之空虚，为日就月将之功，作一劳永逸之计。是否有当，即正高明。

台参须一两五钱　潞党参三两　大熟地六两，砂仁拌　炙绵芪四两　炒淮药二两　朱茯神三两　酸枣仁三两　炙远志肉一两　清炙草六钱　明天冬二两　大麦冬二两　厚杜仲三两，盐水炒　甘杞子二两　川断肉二两，盐水炒　桑椹子三两　制首乌四两　陈广皮一两　仙半夏二两　北秫米三两，炒，包　宁子淡四两　煅牡蛎四两　紫贝齿四两　紫石英三两　胡桃肉二十枚，盐水炒，去紫衣　五味子六钱　金樱子一两，包　剪芡实三两　川黄柏一两　熟女贞二两　猪脊髓二十条，酒洗　红枣四两　鳔胶二两，溶化收膏

上药煎四次，取浓汁，加龟版胶四两，清阿胶四两，均用陈酒炖烊，再将鳔胶和入，白文冰半斤，溶化收成膏。每早晚各服二匙，均用开水化服。如遇伤风停滞等症，暂缓再服可也。

罗先生　始患痔漏，继则不寐，痔漏伤阴，阴伤及气，气阴不足，气不能配阳，阴虚及阳，故为不寐。不寐之因甚多，而大要不外乎心肾。离中一阴，是为阴根，阴根下降，是生水精；坎中一阳，是为阳根，阳根上升，则为火母。坎离交济，水火协和，阳入于阴则为寐，阳出于

阴则为寤也。肾阴不足，水不济火，心火不能下通于肾，肾阴不能上济于心，阳精不升，水精不降，阴阳不交，则为不寐，此不寐之本也。肝为乙木，内寄阳魂；胆为甲木，内含相火。平人夜卧，魂归于肝，阳藏于阴也。肾阴亏耗，水不涵木，肝不能藏其阳魂，胆不能秘其相火，神惊火浮，亦为不寐，此不寐之兼见也。离处中宫，坎居下极，位乎中而职司升降者，脾胃也。胃以通为补，脾以健为运，脾失健运，胃失流通，中宫阻塞，不能职司升降，上下之路隔绝，欲求心肾之交，不亦难乎。故《经》云：胃不和则卧不安。胃不和者，不寐之标也。道书云：离为长女，坎为少男，而为之媒介者，坤土也，是为黄婆，其斯之谓乎。错综各说，奇偶制方，益气以吸阳根，育阴以滋水母，升戊降己，取坎填离，益气即所以安神，育阴亦兼能涵木，标本同治，以希弋获。是否有当，即正高明。

清炙绵芪四两　上潞党参四两　大生地四两　抱茯神三两，朱砂拌　大熟地四两　炙远志肉一两　清炙草六钱　酸枣仁三两　仙半夏二两　北秫米三两，包　明天冬一两五钱　大麦冬一两五钱　炒淮药二两　甘杞子二两　生牡蛎四两　广橘白一两　白归身三两　大白芍三两　花龙骨二两　青龙齿二两　紫石英三两　炙鳖甲三两　川石斛三两　马料豆三两　潼蒺藜三两　紫丹参二两　川贝母二两，另去心研末收膏　制首乌六两　合欢花一两五钱　莲子二两　红枣六两　鸡子黄十枚，另打搅收膏

上药煎四次，取浓汁，加龟版胶四两，清阿胶四两，均用陈酒炖化，白冰糖半斤熔化。再将川贝、鸡子黄依次加入，搅和收膏。每早晚各服二匙，均用白开水冲服。如遇伤风停滞等症，暂缓再服

可也。

张先生　每冬必咳，气急不平，天暖则轻，遇①寒则甚，此阳虚留饮为患也。阳为天道，阴为地道，人生贱阴而贵阳。《经》云：阳气者，若天与②日，失其所则折寿而不彰者也。素体阳虚，脾肾两病，肾虚水泛，脾虚湿聚，水湿停留，积生痰饮，年深不化，盘踞成窠，阻塞气机，据为山险。上碍肺金右降之路，下启冲气上逆之机，不降不纳，遂为气急。饮为阴邪，遇寒则阴从阳属；虎借风威，遇暖则阴弱阳强，邪势渐杀矣。痰饮生源于土湿，土湿本源于水寒，欲化其痰，先燥土湿，欲燥土湿，先温水寒，书所谓外饮治脾，内饮治肾也。肺主气，胃为化气之源，肾为纳气之窟。肺之不降，责之胃纳；肾之不纳，责之火衰。欲降其肺，先和其胃；欲纳其肾，先温其阳。书所谓上喘治肺，下喘治肾是也。症属阳虚，药宜温补。今拟温肾纳气，温肾则所以强脾，和胃降逆，和胃功兼肃肺。但得土温水暖，饮无由生，胃降金清，气当不逆，气平饮化，咳自愈矣。症涉根本，药非一蹴能治，仿前贤方，乃三思而定，略述病由，以便裁夺。

别直参三两　云茯苓四两　潜於术三两　清炙黄芪三两　清炙草八钱　炙远志肉一两　大熟地四两　川桂枝六钱　五味子八钱。淡干姜四钱，同捣　熟附块一两　川贝母三两　甜光杏三两　蛤蚧尾五对，酒洗　砂仁末八钱　范志曲三两　陈广皮一两　仙半夏三两　旋覆花一两五钱，包　代赭石四两，煅　补骨脂二两　核桃肉二十枚，二味拌炒　炙白苏子二两　淮山药三两　山萸肉三两　福泽泻一两五钱　厚杜仲三两　川断肉三两　甘杞子三两

上药煎四次，取极浓汁，加鹿角胶四两，龟版胶四两，均用陈酒炖烊，白冰糖半斤，熔化收膏。每早服三钱，临卧时服三钱，均用开水冲服。如遇伤风停滞等，暂缓再服可也。

附临症笔记

先祖立方，必详书脉案、舌苔、病状、病理，辨其阴阳表里，究其经络脏腑。尝谓济万云：若此五者，缺一不可。而于伤寒温病等类，尤当以六经为最要，明证之所在而治之，方能切中也。济万侍诊九载，自愧识浅。惟遇门诊出诊之奇险重杂者，记而录之。因医案之刊，而附于后，俾知先祖用意之所在，触类旁通云尔。

同孚路余先生之子，年方九岁。初则出痘，继而疡疖遍生。经前医投以清凉解毒之剂数十余剂，疡疖渐愈，而形肉日削，胃呆不纳，求治于先祖。见其来寓也，不能行走，环跳膝盖处浮肿，皮色不红，按之亦不痛。自云入夜痠胀异常，若筋粗强硬之状。诊其脉细，舌色淡白，质绛。余先生谓两房只此一子，承祧宗祀，倘有不测，奈何奈何。先祖云：此证乃痘浆未化之毒，混处血脉络间。寒凉太过，流入阴分。且脾胃生生之气已受损，健运受纳，均失其职。脾虚则生湿，胃弱而生痰，湿痰凝聚，荣卫不得流通。症属流注、流痰之类。所虑者破溃不敛，则成疮痨。此时尚可设法，冀其消散也。内服阳和汤，麻黄、熟地、肉桂、炮姜、芥子、

---

① 遇：原作"进"，据十五卷本、1960年排印本及文义改。

② 与：原作"为"，据《素问·生气通天论》"阳气者，若天与日"句改。

生草节、鹿角胶、鹿角霜，加入党参、白术、陈皮、红花、牛膝、半夏；外用自制双料阳和膏，盖贴肿处。嘱服十剂。迨二次复诊，已不用背曳扶持，即能行走矣。并云：米粥一日可服四碗。视其面色，亦见光华。后改汤为丸，服半月余便愈。因思此证，虽不谓险谓奇，前后共诊两次，即收全功，妙在神速也。

岁在癸亥仲秋，后马路益记号主方娃①，延先祖诊治。由其夫人详述病因。先患吐血，症由初夏起见，方血之来也，盈盏成盆。初服芩、连、生地、知母、石膏、白芍、黄柏寒凉收涩之剂，两帖而血止。未逾五日，忽加咳嗽。改延他医，谓吐血之后而见咳嗽者，每易入于损门，当拟滋阴清降之剂。如是者，连服一月余，罔无效验，反增喘促、泄泻，入夜潮热，形瘦骨立，精神痿软。医告技穷，并云势将不起矣。先祖诊脉毕，处方用桑皮、桑叶、茯苓、甘草、桂枝、桃仁、地榆炭、紫菀、款冬、半夏、苡仁、枇杷叶，嘱服三剂。泄泻渐止，潮热亦减，但咳而音哑。再以桂枝、地榆，易杏仁、桔梗。服后音声亦扬。后用培土生金法，山药、茯苓、白术、甘草、陈皮、半夏、杏、贝等，调理全愈，功成。济万心有所疑，乃问于先祖。盖病起于吐红，更加潮热、喘促，明是阴亏火旺之象，滋阴降火之法，何以不验而转剧。先祖云：是证脉来左濡涩，右寸关大，病原固属于火，而寒凉太过，致离经之血瘀凝于络，阳气被遏，不得流通，气滞生痰，痰瘀交并，肺气不利，而咳嗽声哑。是当温化去瘀，导血归经也。《脉经》云：涩为气滞。气乃血之帅，气滞则血凝。惟久病中土已伤，脾不健运。故一面去瘀化痰，一面温脾通阳。至于阴虚火动之潮热，脉当细数，今右脉滑大，非阴虚之潮热明矣。且两足欠温，两尺脉弱，寒凉激火而上行，中气既寒，在上之火，不能下降矣。因知医不难于用药，而难于识症。幸也病痊，否则人必目余为偏见，又将何辨乎！

徐氏妇，年近三旬，寡居八载，住城内小木桥。于壬戌之春，患四肢肿痛，手掌足跗更甚，若触动之，则痛彻于心，且不能转侧稍移。如是者十余日，昼夜呼号，无有定时。延先祖治。出前方，尽是去风化湿，独活寄生汤之类，间有用玉屏风散者，服之口并不燥，胸亦不闷，惟肿痛反剧。诊其脉，两手均弦细而数，舌质淡红。自述痛处觉热。先祖云：此历节风也，俗名痛风。立方投桂枝白虎汤加减而倍石膏（桂枝六分，石膏一两，知母一钱五分，大地龙三钱，酒洗，桑枝四钱）。嘱服两剂，病势略减。乃更方，去桂枝，加用羚羊、白薇两味。又服两剂，肿消其半，而痛亦十减六七。调理半月，得以全愈。盖以寡居多郁，郁则木失条达之机，肝阴虚而肝火易炽，火盛化风，特趋入络，耗伤营血所致。按历节风一症，有属寒者，有寒化热者，有完全属热者。考之《金匮》，寒者，乌头汤为主方，寒初化热者，桂枝芍药知母汤；化热已盛者，后贤借用桂枝白虎汤。若本体阴虚，肝火入络，病因乃完全属热者，则以千金羚羊角散为最妙。此症即仿《千金》法，故而得效。

长浜路侯姓，年五十一，孤居已十年矣。病呃逆。医投丁香、柿蒂、旋覆、代赭，数剂不愈。改延西医亦无效，乃延先祖诊治。时先祖适以出症蚌埠，为倪督军治病，乃由济万代症。按脉洪数有力，右

---

① 娃：十五卷本作"姓"。

关尤甚，舌根黄腻，面赤如醉，呃声频频不断，问其大便，燥结不行者，三四日矣。此乃胃热移肺，肺不受邪，邪正相拒，呃声乃作。右关属胃，胃为阳土，宜通宜降，土燥便结，出门不通，热气不得下行，反从上逆。旋覆、代赭，虽能重镇，不能除热，热不去则呃不止，丁香、柿蒂，乃治呃之属于寒热夹杂者，尤不对症，故无效验。因用生石膏五钱、酒制大黄三钱、玄明粉二钱，冲、肥知母一钱五分、黄芩一钱五分、竹叶三十张、枳实一钱五分。处方既竟，病家以方太峻，有难色。余曰病者体质阳素有余，加以孤居，亢阳尤甚，面赤虽似戴阳，然脉来洪数有力，实属胃家实热。仲圣云：面热如醉，乃胃热上冲，加大黄以利之，非虚症可比。虽属高年，当从实治。此方决无妨碍，病家方敢照方服药。一剂而腑气通，再剂而呃逆止。后以调养胃阴，渐渐而愈。

李益平，通州人，贩布至申，寓于新旅社二十七号。患少腹痛，痛处有一筋扛起，上冲则呕，下坠则利。绵延半月余，求治于先祖。出前方，有以谓疝气者，有以谓奔豚者，所服之方，尽属苦辛通降之剂，病势仍然不进不退。惟得腹内响鸣，有矢气则略觉松畅。视其面色黑暗，按其脉象濡涩，舌苔灰腻，痛处手不能近。先祖云：此寒瘀为患，已成积聚矣，久则必为痃癖，非大剂温通不可。乃投以附、桂、炮姜、红花、制军、枳实、金铃子、小茴香，并用香附末二两，食盐末二两，酒醋炒热，以熨其腹痛处。明日又来邀诊，谓昨夜服药之后，腹内响鸣异常，连

得矢气数十，忽而便大泻。视所出之物，色灰黑而黏腻，其臭难当。共泻六次，今日病势已减十之六七，虽作亦微矣。因更方去制军炭、枳实，加砂壳八分、延胡索一钱，再服二剂，痛果全止。后调理旬余而痊。盖以其人未病之前，宿娼者数次，且喜服水果，所以有寒瘀之积聚也。

刘左，肾精下损，乏阴液以上承，浮阳上灼，咽痛不肿不红，妨于咽食，加以咳嗽喘促。是下焦丹田不司收纳，冲脉之气上逆所致。前医叠投凉润，不下五十余剂，反而胃弱便溏。脉濡小，则知中土已缓，生气不振矣，又岂治嗽之可疗哉。故虽属治咳之良法，实为酿病之祸端也。今仿劳怯不复，当以固真扶胃，亦培土生金之意，冀望加谷则吉。

潞党参三钱　淮山药三钱　云茯苓三钱　广橘白一钱　生甘草六分　甘杞子二钱　五味子三分　生白术三钱　川象贝各二钱　熟谷芽四钱

香稻叶露一斤，煎汤代水，并每日另服四两，代茶

二诊　服药十五剂，便溏结，纳谷亦增。喘虽平而咳未止，脉仍濡软，咽痛稍瘥。中宫得运，胃气得醒矣。肺津尚未能输布，甘能生津，仍宗前法。倘逐步转机，或可许效。

此证乃镇江刘姓慕先祖名，而来申诊治者。共诊三次，服药四十余剂，便告全功。因知久病劳损，扶养中土为第一要法。所谓人以胃气为本，得谷自昌。**孙济万志**

跋　一

　　《内经》详针灸，至伊尹始创汤液治病，南阳张仲景，精阐而明辨之，医道大彰。所著一百一十三方，有非此方不能治此病，非此药不能成此方之妙。后世医家，莫不奉为圭臬。而后贤著作之外，复刊行医案，殆参仲师之成法，奏利济之肤功，所以征古而信后也。先严悬壶海上，垂四十年，活人隆誉，溢于妇孺之口，毋容元彦缕述。惟平日视诊纷烦，无暇著作，所有历年医案，为门弟子抄存者，弥堪珍[1]宝。窃缅先严逝世，瞬已年余，海内明德之士，往往垂询先严身后有无著作刊行。元彦惟惶惟恐，不知所对。爰将先严手订《喉痧症治概要》，首付剞劂。至先严历年临诊医案，由长侄济万汇编刊刻。全书为卷八，为目四十二，附以外科方案，别为一册，留先泽于世间，示后人以阶梯。元彦等不肖之愆，或可稍减已乎。

时在民国十六年丁卯仲冬月次男元彦谨识

---

①　珍：原作"诊"，据文义改。

跋 二

　　先祖没之二年，济万始将《思补山房医案》四卷付梓。并泣志于卷尾曰：自先祖离乡井，侨寓沪渎，数十年来，医名被浦江南北，病者既争延颂，医家又以得获方案抄传为幸。辛酉冬，中医学会成立。济万爰请命先祖，谨辑方案付刊杂志，以期有慕先祖名而不得列于门墙者，得之亦足以观摩忻赏焉。乃所辑未成完璧，而先祖遽于昨岁弃养，门生故旧，嗟叹之余，因嘱济万续事逻辑，俾成全豹。既从事告竟，即付削青，盖不特感门生故旧之谊，亦以告慰先祖天上之灵也。夫济万少侍先祖读医籍，先后临证十二年，虽日亲夕炙，而以赋性鲁钝，所获不能得先祖十之半。今者书斋依旧，遗砚犹存，回忆趋庭，永不可再。披对斯集，不知涕泪之横流矣。呜呼！

丁卯十一月长孙男济万谨志

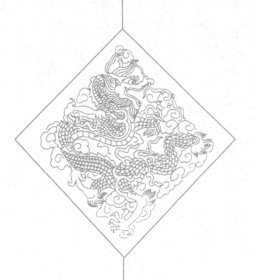

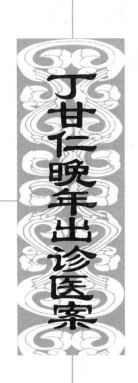

丁甘仁晚年出诊医案

内容提要

《丁甘仁晚年出诊医案》系孟河丁甘仁晚年出诊医案，由其门人散记，王根源氏整理手抄。成书于民国二十六年（1937）。

书仅1卷，收录医案95则，包括再诊者共计100余案。记录病证10余种，其中以外感风温、湿温、喉痧病居多，亦有肝阳、咳嗽、腹痛等内科及痈疽等外科病证。

本书总结了丁甘仁对外感温病及内外科病证的临证经验。丁氏用药灵活，疗效良验，晚年更臻炉火纯青。本书反映了其晚年学术经验，故具有较高的临床应用价值。对于临床医生来说，具有较强的指导意义。

此次整理，是在民国二十六年王根源氏手抄本的基础上，参合他本，编校而成。

　　坊间所售孟河丁甘仁君医案，分门别类，非不详尽赅博，然系后裔及门人辈修改润饰，实非庐山真面也。惟此一卷，案虽不多，而系诸弟子末年随侍出诊时陆续录存，未经修改，并未列入市售本内，确可称为真本。并为丁君末年出诊案，故学识经验当更臻炉火纯青之候。本案散叶由张耀卿君借之于同学处，余则转向张君借钞。惟原案未分类，且一人数案，有前后互置者，余略为排列，俾便检阅耳。

廿六年四月二十日根源识

---

① 王序：此标题原无，注者自加。

丁甘仁晚年出诊医案目录

一　姜小姐案①

伤寒十六天，邪陷三阴，厥阴不能藏血，太阴不能统血，便血成升成斗，色紫黑，汗多，四肢逆冷，脉象细微。气随血脱，真阳外亡，脉症参合，危在旦夕间矣。勉拟回阳驱阴，敛阳崇土，冀望正阳内返，脉起肢温，始有转机之幸，尚希明正。

别直参一钱　熟附块一钱　炮姜炭八分焦楂炭三钱　清炙草六分　抱茯神三钱　煅牡蛎三钱　花龙骨三钱　米炒於术一钱五分陈广皮一钱　陈仓米一合，干荷叶包，煎汤代水

二诊　昨投回阳驱阴、敛阳崇土之剂，真阳已得内返，脉起肢温，便血亦止，佳兆也。而口干欲饮，腹痛时作，舌苔干糙无津，阳回阴液已伤，津少上承，陷入厥阴之邪未得外达，宿瘀留恋下焦，不通则痛。险岭虽逾，未涉坦途。再拟回阳救阴，和解祛瘀，尚希明正。

吉林参须八分　熟附片五分　炮姜炭四分　银柴胡一钱　抱茯神三钱　生甘草五分生白术一钱五分　陈广皮一钱　紫丹参二钱炒赤芍二钱　焦楂炭二钱　炒谷芽四钱　嫩白薇一钱五分　干荷叶一角

三诊　回阳后，阴液已伤，厥阴之邪已返少阳阳明。身热不退，口干欲饮，便泄止，腹痛根株未除，舌苔灰糙无津，脉象左弦数，右濡数。还虑津涸致变，今宜生津和解，冀伏邪能得从气分而解为幸，尚希明正。

天花粉三钱　生甘草五分　银柴胡一钱抱茯神三钱　炒扁豆衣三钱　银花炭四钱炒赤芍一钱五分　嫩白薇一钱五分　生谷芽四钱　干荷叶一角　通草八分

四诊　回阳后阴液已伤，津少上承，厥阴之邪已返少阳阳明之经。昨投生津和

解之剂，身热渐轻，腹痛亦除，惟口干欲饮，舌苔糙黄，脉象濡数。既见效机，仍守原意出入，能得不增变化，可望入于坦途，尚希明正。

南沙参三钱　银柴胡一钱　生甘草五分天花粉三钱　朱茯神三钱　扁豆衣三钱　炒银花四钱　炒赤芍一钱五分　炒白薇一钱五分通草八分　干芦根一尺　生谷芽四钱

五诊　回阳后，阴液已伤，伏温转属阳明。身热不退，口干不欲饮，舌苔薄黄，脉象濡数。书云：有汗而热不解者，非风即湿，亦挟湿热蕴蒸所致。仍以生津清解，淡渗湿热。

天花粉三钱　青蒿梗一钱五分　嫩白薇一钱五分　抱茯神三钱　炒银花四钱　连翘壳三钱　生赤芍一钱五分　通草八分　六一散三钱，包　白茅根二扎，去心　生谷芽四钱

二　吕奶奶案

身热有汗不解，胸闷脘胀，甚则泛恶，小溲频数渐减，舌苔薄腻，脉象濡滑而数。伏邪蕴湿挟滞，交阻太阳阳明，经腑同病，还虑缠绵增剧，再拟疏解伏邪，利湿消滞，尚希明正。

清水豆卷六钱　粉葛根一钱五分　藿香梗一钱五分　仙半夏二钱　赤猪苓各三钱　福泽泻一钱五分　枳实炭一钱　白蔻仁五分大腹皮二钱　陈皮一钱　苦桔梗一钱　炒麦芽三钱　姜竹茹一钱五分　通关滋肾丸三钱，包

二诊　小溲频数渐愈，身热有汗不解，脘痞泛恶，舌苔薄腻，脉濡滑而数。伏邪痰湿，逗留膜原，太阴阳明为病，湿不化则热不退，气不宣则湿不化。再拟疏阳明之经邪，化膜原之痰湿，尚希明正。

---

① 案：此字原无，由整理者加。余同。

清水豆卷四钱　粉葛根一钱五分　藿香梗一钱五分　仙半夏二钱　赤猪苓各三钱　福泽泻一钱五分　白蔻仁八分　苦桔梗一钱　制川朴一钱　海南子一钱五分　枳实炭一钱　佩兰叶一钱五分　甘露消毒丹四钱，包煎

三诊　身热较轻而未能尽退，腑气亦通，胸闷不舒，舌苔薄白而腻，脉象濡滑而数。伏邪痰湿，逗留膜原，太阴阳明为病。再宜疏解经邪，宣化痰湿，尚希明正。

清水豆卷四钱　粉葛根一钱五分　藿香梗一钱五分　仙半夏二钱　赤猪苓各三钱　泽泻一钱五分　蔻仁四分　腹皮一钱五分　制川朴一钱　苍术八分　陈皮一钱　范志曲三钱　佩兰叶一钱五分　甘露消毒丹四钱，包煎

三　郑世兄案

湿温三候，身热得汗不解，腑行溏薄，口干不欲饮，唇焦齿垢，神识昏糊，始而谵语，继则不言，红疹白㾦，布而不透，㾦色枯暗，苔灰黄，脉细小而数，按之模糊，趺阳脉濡细，太溪脉不现。此里气早虚，邪陷厥阴，不得外达，微有气逆，肺金化源欲竭之象，脉症参合，危险万分。勉拟柴胡龙齿牡蛎救逆汤加减，扶正达邪而安神志，冀望一幸，尚祈前诊先生裁正。

吉林人参一钱五分　银州柴胡一钱五分　嫩白薇一钱五分　朱茯神三钱　煅牡蛎三钱　花龙齿骨各一钱五分　炙远志一钱　川象贝各二钱　炒扁豆衣二钱　干荷叶一角　莲子心五分

二诊　湿温三候余，身热不解，神识昏糊，始而谵语，继则不言，烦躁无片刻之宁，红疹白㾦布而不现，㾦色枯暗，舌灰腻而黄，干糙无津，唇红，腑行溏薄，脉细小而数，趺阳脉濡细，太溪脉伏隐似

现。此里气早虚，邪陷厥阴少阴，神不安舍，灵机堵塞。脉症参合，还虑厥脱，再拟扶正托邪，清神化痰，冀万一之幸，尚希前诊先生裁正。

吉林人参一钱　银柴胡一钱五分　嫩白薇一钱五分　朱茯神三钱　生甘草六分　川雅连四分　紫贝齿四钱　炙远志一钱　川象贝各二钱　炒银花四钱　莲子心四分　炒扁豆衣三钱　真猴枣粉二分　西黄粉二分，二味同冲服

三诊　湿温二十二天，身热不解，神志昏糊，不言不语，烦躁略减，红白疹布而不显，苔灰腻糙黄，脉濡细而数，趺阳太溪两脉与昨仿佛，稍有咳嗽。里气早虚，伏温内陷少阴厥阴，无路可出，痰热蒙蔽心包，灵机堵塞，恙势尚在险关。还虑厥脱之变，仍拟养正和解，清神涤痰，尚希前诊先生裁正。

南沙参三钱　银柴胡一钱五分　嫩白薇一钱五分　朱茯神三钱　炙远志一钱　益元散三钱，包[1]　霜桑叶三钱　光杏仁三钱　川象贝各二钱　瓜蒌皮三钱　炒银花四钱　莲子心五分　炒竹茹一钱五分　枳实炭七分　大荸荠四两，洗打，煎汤代水　真猴枣粉二分　西黄粉二分　枇杷叶露二两，炖温冲服

四　何先生案

湿温七天，有汗，寒热不解，咳嗽痰多，胸闷泛恶，口干不多饮，腑行溏薄，舌苔薄腻，脉象左弦右濡滑。伏邪移于少阳，痰湿中阻，肺胃宣化失司。还虑缠绵增剧，再拟和解枢机，芳香化湿。

软柴胡一钱　仙半夏二钱　嫩前胡一钱五分　象贝母三钱　赤猪苓各三钱　福泽泻一钱五分　枳实炭一钱　六神曲三钱　制川

---

① 包：原脱，据《医集》本补。下同。

朴一钱　白蔻仁五分　大腹皮二钱　藿香梗一钱五分　玉枢丹四钱①，开水磨，冲服

二诊　湿温八天，寒热较轻，咳痰不爽，泛恶，口干欲饮，心烦少寐，小溲色黄，舌苔薄腻，脉象濡滑而数。伏邪湿热，挟滞内阻，少阳阳明为病。还虑增剧，再拟和解枢机，芳香化湿，尚希明正。

软柴胡一钱　仙半夏二钱　嫩前胡一钱五分　象贝母三钱　赤苓三钱　泽泻一钱五分　白蔻仁四分　六神曲三钱　制川朴八分　大腹皮二钱　藿香梗一钱五分　通草八分　姜竹茹一钱五分

三诊　寒热渐减，咳嗽胸胁牵痛，痰多泛恶，口干欲饮，心悸少寐，舌质红，苔薄黄，脉濡滑而数。余邪痰湿，逗留肺胃，气机窒塞不宣。再拟疏邪化痰，宣肺和胃。

清水豆卷四钱　嫩前胡一钱五分　仙半夏一钱五分　光杏仁三钱　朱茯神三钱　枳实炭一钱　炙远志一钱　炒谷麦芽各三钱　象贝母三钱　川郁金一钱五分　福橘络各一钱　通草八分　炒竹茹一钱五分　枇杷叶三张，去毛，包

四诊　表热渐解而里不清，呕恶渐止而痰多咳嗽，胸间胁肋牵痛，心烦少寐，舌质红，苔薄腻而黄，脉濡滑而数。余邪伏于少阳，痰湿逗留肺胃，胃不和则卧不安，能得不生枝节，可望渐入坦途。再拟清解余邪，化痰宣肺。

嫩前胡一钱五分　仙半夏一钱五分　冬桑叶三钱　朱茯神三钱　炙远志一钱　益元散三钱，包　川郁金一钱五分　通草八分　软柴胡五分　光杏仁三钱　象贝母三钱　朱连翘三钱　炒竹茹一钱五分　冬瓜子三钱

五　朱先生案

风温伏邪，挟湿热内蕴阳明为病，肺失宣化之权，身热六天，朝轻暮重，有汗不解，咳痰不爽，胸闷不思饮食，小溲短赤，舌苔粉白而腻，脉象濡滑而数。书云：汗出而热不解者，非风即湿。又曰：湿为黏腻之邪，最难骤化，所以身热而不易退也。再拟疏解伏邪，宣肺淡渗。

炒豆豉三钱　黑山栀皮一钱五分　鸡苏散三钱，包　福泽泻一钱五分　赤苓三钱　江枳壳一钱　苦桔梗一钱　连翘壳三钱　净蝉衣八分　光杏仁三钱　大贝母三钱　熟牛蒡二钱　甘露消毒丹四钱，包煎

二诊　风温之邪，挟湿热内蕴阳明为病，肺失宣化，身热七天，早轻暮重，汗泄不畅，咳痰不爽，胸闷不思饮食，口干不多饮，小溲短赤，三日未更衣，舌苔薄腻，脉象濡滑而数。仍拟解肌达邪，宣肺化痰，冀望伏温之邪，由从气分而解。

炒豆豉三钱　粉葛根一钱五分　净蝉衣八分　薄荷叶八分　熟大力子一钱五分　江枳壳一钱　苦桔梗一钱　嫩前胡一钱五分　光杏仁三钱　大贝母三钱　通草八分　冬瓜子三钱　连翘壳三钱

六　沃童案

伏温三候，身热不退，耳聋鼻干，口干欲饮，唇焦，烦躁少寐，小溲短赤，脉象弦小而数，舌质淡红。少阴阴液已伤，阳明伏温未解，还虑增变，今拟竹叶石膏汤加减，尚希明正。

西洋参一钱五分　鲜竹叶三十张　熟石膏三钱　肥知母一钱五分　朱茯神三钱　天花粉三钱　京玄参一钱五分　粉丹皮一钱五分　光杏仁三钱　川象贝各三钱　冬桑叶三钱　鲜石斛三钱　活芦根一尺　生谷芽四钱

① 四钱：据本书及《丁甘仁医案》等书玉枢丹用法，当作"四分"。

二诊　伏温内蕴，由气入荣，心肝之火内炽，阳明里热不解，身热晚甚，已有三候，烦躁不寐，口干欲饮，鼻干，耳聋，唇焦，舌质深红，小溲短赤，脉象濡小而数。一派炎炎之势，有吸尽西江之虑。急拟生津清温，清神化痰。

鲜石斛三钱　天花粉三钱　肥知母一钱五分　京玄参一钱五分　霜桑叶三钱　粉丹皮二钱　金银花三钱　连翘壳三钱　光杏仁三钱　川象贝各二钱　朱茯神三钱　鲜竹茹一钱五分　活芦根一尺　朱灯心二扎

三诊　伏温三候余，身灼热，耳聋鼻干，口干欲饮，唇焦，烦躁少寐，小溲渐通，舌质红绛，脉象弦小而数。少阴阴液已伤，阳明伏温未解，还虑变迁，再拟生津达邪，清温化痰。

鲜石斛四钱　朱茯神三钱　天花粉三钱　生甘草五分　金银花三钱　连翘壳三钱　川象贝各二钱　冬桑叶三钱　薄荷叶四分　鲜茅芦根各一两　鲜竹茹叶各一钱五分

四诊　伏温二十四天，身灼热，汗泄不多，口干欲饮，唇焦鼻干，耳聋失聪，脉象弦数，舌苔淡红①。少阳阳明伏温未解，还虑变迁，再拟生津和解，清温化痰，尚希明正。

鲜石斛三钱　天花粉三钱　青蒿梗一钱五分　连翘壳三钱　嫩白薇一钱五分　朱茯神三钱　银柴胡一钱　川象贝各二钱　粉葛根一钱五分　鸡苏散三钱，包　金银花六钱　冬桑叶三钱　鲜竹茹一钱五分　鲜芦茅根各一两

七　惠珠小姐案

风温伏邪，蕴袭肺胃，身热得汗不解，胸闷咳嗽，舌边红，苔薄腻，脉浮滑而数。投剂合度，再拟辛凉疏解，宣肺化痰。

淡豆豉三钱　荆芥穗一钱　粉葛根一钱五分　薄荷叶八分　枳实炭一钱　苦桔梗一钱　连翘壳三钱　嫩前胡一钱五分　光杏仁三钱　大贝母三钱　净蝉衣八分　熟牛蒡二钱　冬瓜子三钱

二诊　身热五天，有汗不解，咳嗽胸闷，舌边红，苔灰腻，脉象滑数。此无形之风温，与有形之痰滞，互阻阳明为病，肺失宣化之权。再拟辛凉疏解，宣肺化痰。

粉葛根一钱五分　净蝉衣八分　鸡苏散三钱　嫩前胡一钱五分　枳实炭一钱　苦桔梗一钱　金银花三钱　连翘壳三钱　光杏仁三钱　大贝母三钱　熟牛蒡一钱五分　通草八分　炒竹茹一钱五分

三诊　风温挟湿六天，得汗身热较轻，咳嗽痰多，胸闷不思饮食，舌苔薄腻而黄，脉濡滑而数。此无形之风温，与有形之痰滞，交阻阳明为病，肺失宣化之权。再与辛凉清解，宣肺化痰。

粉葛根一钱　嫩前胡一钱五分　鸡苏散三钱，包　光杏仁三钱　熟牛蒡二钱　枳实炭一钱　冬桑叶三钱　大贝母三钱　金银花三钱　连翘壳三钱　炒竹茹一钱五分　通草八分　冬瓜子二钱　全瓜蒌四钱，切

八　王太太案

湿温三候，身热早轻暮重，有汗不解，胸痞泛恶，小溲短少，腑行溏薄，舌苔白腻，脉象濡滑而数。此无形之伏温与有形之痰湿互阻膜原，太阴阳明为病，还虑缠绵增剧，姑拟疏阳明之经邪，化太阴之蕴湿，尚希明正。

粉葛根一钱五分　清水豆卷四钱　藿香

---

①　淡红：《医集》本作"深红"，于义为长。

梗一钱五分　赤猪苓各三钱　福泽泻二钱　大腹皮二钱　六神曲三钱　白蔻仁八分　制川朴一钱　仙半夏二钱　制苍术三钱　佩兰叶一钱五分　甘露消毒丹四钱，包

九　佘太太案

风温伏邪，挟湿痰逗留少阳阳明为病，畏风身热，得汗不畅，咳嗽不爽，胁肋牵痛，稍有泛恶，项强转侧不利，口干不多饮，舌质红，苔薄腻，脉象濡滑而数。阳明经邪不得外达，痰湿逗留肺络，气机不宣，还虑缠绵增剧，再拟疏解少阳之经邪，宣化肺胃之痰湿，尚希明正。

粉葛根一钱五分　银柴胡一钱　炒豆豉三钱　黑山栀皮一钱五分　竹沥半夏一钱五分　炒竹茹一钱五分　枳实一钱　光杏仁三钱　象贝母三钱　连翘壳三钱　炒荆芥一钱　冬瓜子二钱　通草八分

二诊　得汗表热渐退，而里热不清，口干不多饮，咳嗽呕恶，夜不安寐，舌苔薄腻，脉象濡滑。风温之邪，挟痰滞交阻肺胃为病，胃不和则卧不安也。再拟祛风宣肺，和胃化痰。

清水豆卷三钱　净蝉衣八分　嫩前胡一钱五分　霜桑叶三钱　朱茯神三钱　竹沥半夏一钱五分　枳实炭一钱　炙远志一钱　光杏仁三钱　大贝母三钱　通草八分　炒竹茹一钱五分　冬瓜子二钱　鲜枇杷叶三张，去毛，包

十　余十一少爷案

感受时气之邪，挟湿滞内阻，太阳太阴为病，清不升而浊不降，以致寒热头胀，有汗不解，胸闷不思饮食，大便溏泄，小溲短赤，脉象浮濡而滑。恙势正在鸱张，虑其缠绵增剧，急拟疏解和中，而化湿滞。

炒豆豉三钱　荆芥穗一钱　藿香梗一钱　青防风一钱　赤猪苓各三钱　细青皮一钱　腹皮二钱　苦桔梗一钱　六神曲三钱　焦楂炭三钱　炒车前子三钱　炒苡仁四钱　干荷叶一角

二诊　太阳之邪已解，寒热已退，惟胸闷不舒，腑行溏薄，小溲短少，纳谷无味，脉象濡滑。湿热滞未楚，脾胃不和，清不升而浊不化也。宜和中化滞，分利阴阳。

煨葛根一钱　藿香梗一钱　苦桔梗一钱　佩兰叶一钱五分　赤猪苓各三钱　陈广皮一钱　大腹皮二钱　炒车前子三钱　六神曲三钱　炒麦芽三钱　炒苡仁三钱　陈莱菔英三钱　干荷叶一角

十一　王老先生案

温毒渐愈，潮热亦退，咳嗽欠爽，小溲不清，舌质红，微有苔意。阴液有来复之潮，厥阳易于升腾，余湿痰热尚未清澈，肺胃宣化未能如常也。今拟养胃生津，清肺化痰，去疾务尽之意。

川石斛三钱　天花粉二钱　生石决六钱　朱茯神三钱　忍冬藤三钱　连翘壳三钱　生赤芍二钱　碧玉散三钱　川象贝各二钱　鲜竹茹一钱五分　滁菊花三钱　通草八分　枇杷叶露四两，后下

二诊　温毒已愈，阴分已伤，虚火易于上升，口角破疮，耳鸣，小溲不清，鼻柱微痛，舌质光红，脉濡小带数。再拟育阴生津，清热化痰。

西洋参一钱五分　京玄参一钱五分　生石决六钱　鲜石斛三钱　朱茯神三钱　冬桑叶三钱　滁菊花二钱　通草八分　生甘草六分　生赤芍二钱　川象贝各二钱　冬瓜子三钱　活芦根一尺　枇杷叶露四两，后入

三诊 温毒渐愈，复受新风，少阳余邪未楚，荣卫循序失常。形寒微热，渐即得汗而解，舌尖碎痛，小溲短赤。阴液已伤，虚火上升，寐不安宁，心肾不得交通。舌光红，脉濡小带数。再拟生津和解，清肺安神。

鲜石斛三钱　天花粉三钱　京玄参一钱五分　连翘壳三钱　生石决八钱　朱茯神三钱　银柴胡一钱　鸡苏散三钱　炒荆芥炭八分　生赤芍一钱五分　金银花三钱　通草八分　川象贝各二钱　活芦根一尺　枇杷叶露四两　白菊花露四两，二味后下

四诊 温毒已愈，形寒微热已除，惟阴分已伤，肝阳易于上升，耳鸣少寐，咯痰不爽，小溲不清，舌光无苔，脉濡小带数。再拟生津清肝，清肺化痰。

川石斛三钱　京玄参一钱五分　生石决六钱　滁菊花三钱　朱茯神三钱　银柴胡八分　碧玉散三钱　生赤芍二钱　川象贝各二钱　通草八分　活芦根一尺　枇杷叶露四两，后入

十二 丁大兄案

复病湿温，已有十天，有汗身热不退，渴喜热饮，小溲淡黄而长，神识模糊，谵语妄言，或时喜笑，舌苔干腻无津，脉象滑数而乱，咳痰不爽。客邪挟痰湿，逗留膜原，蒙蔽心包，神明无以自主，症势危笃。勉拟清解伏邪，清神涤痰，未识能得挽回否，尚希明正。

银柴胡一钱　银花炭三钱　嫩白薇一钱五分　朱茯神三钱　枳实炭一钱　炒竹茹一钱五分　川象贝各二钱　益元散三钱，包　天竺黄一钱五分　陈胆星八分　紫贝齿三钱　鲜石菖蒲一钱　万氏牛黄清心丸一粒，去壳，研细末，冲服

二诊 复病湿温，已有十一天，身灼

热，得汗不解，渴不知饮，神识模糊，不能言语，舌干糙黄无津，脉数而乱。伏邪湿热化燥，伤阴劫津，邪陷厥阴，肝风内动，内闭外脱，即在旦夕间矣。勉拟生津清温，开窍涤痰，尽人力以冀天眷，尚希明正。

鲜铁皮石斛四钱　羚羊片四分　金银花五钱　连翘壳三钱　枳实炭一钱　鲜竹茹一钱五分　川象贝各二钱　鲜石菖蒲一钱　竹沥半夏二钱　天竺黄一钱五分　紫雪丹八分，冲　淡竹沥一两，炖温，冲服

三诊 湿温内陷厥阴，肝风内动，神识模糊，不能言语，手指蠕动，舌干糙无津，脉象促乱无序。气阴日伤，虚阳逼津液而外泄，是以多汗足冷也。脉症参合，内闭外脱，当在旦夕间矣。再勉一方，尽人力以冀天眷，尚希明正。

鲜铁皮石斛　川象贝　天竺黄　朱茯神　竹沥半夏　炒竹茹　鲜石菖蒲　炙远志　嫩钩钩　清竹沥　珠珍粉一分　真猴枣粉一分，二味冲服

十三 朱曾孙少爷案

风温伏邪，挟湿滞交阻，太阴阳明为病，身热十一天，时时迷睡，哭泣少泪，咳嗽声音不扬，大便溏泄，舌质红，苔薄腻，脉象濡滑而数，唇焦而裂。《伤寒大白》云：唇焦属食积，风温痰滞互阻为患。颇虑邪热内陷厥阴，致生变迁，姑拟方，候明正。

粉葛根一钱　清水豆卷三钱　净蝉衣八分　薄荷叶五分　赤苓三钱　枳实炭一钱　川象贝各二钱　炒银花三钱　连翘壳三钱　焦楂炭三钱　冬桑叶一钱五分　炒竹茹一钱五分　胖大海二枚

二诊 风温伏邪，已十二天，表不热而里热，咳嗽声音不扬，时时迷睡，哭泣

少涕，大便溏泄，舌边红，苔腻黄，唇燥而裂，脉濡滑而数。伏温痰滞交阻，肺与大肠为病。投剂合度，仍宜清解伏温而化痰滞。

净蝉衣八分　薄荷叶八分　冬桑叶三钱　炒竹茹一钱五分　赤苓三钱　枳实炭一钱　川象贝各二钱　胖大海三只　炒银花三钱　连翘壳三钱　焦楂炭三钱　地枯萝三钱　鲜枇杷叶三张

十四　唐宝宝案

两进清解伏温，宣化痰滞之剂，得汗甚畅，身热较轻而未能尽退，腑气已通，小溲色黄，苔薄腻黄，脉濡滑而数，咳嗽痰多。余邪痰滞逗留肺胃，肺失清肃，胃失降和。既已获效，仍守原意扩充。

清水豆卷四钱　净蝉衣八分　嫩前胡一钱五分　鸡苏散三钱　赤苓三钱　枳实炭一钱　金银花三钱　连翘壳三钱　光杏仁三钱　象贝母三钱　地枯萝三钱　通草八分　保和丸三钱，包　马兜铃一钱

二诊　伏温已有外达，身热已退，惟咳嗽痰多，小溲淡黄，苔腻未能尽化，脉象濡滑。肺经之伏风未楚，宿滞留恋酿痰，所以痰多而咳嗽。再宜去风化痰，宣肺和胃。更当避风节食，不致反复为要。

清水豆卷四钱　嫩前胡一钱五分　霜桑叶二钱　马兜铃一钱　光杏仁三钱　赤苓三钱　远志一钱　橘红五分　枳实炭一钱　象贝母三钱　通草八分　冬瓜子三钱　鲜枇杷叶三张

三诊　身热退清，惟咳嗽未止，清晨尤甚，舌中后薄腻而黄，脉象濡滑，小便淡黄，腑行燥结，伏风痰热逗留肺络，清肃之令不行。再宜去风清金，和胃化痰。

嫩前胡一钱　水炙桑叶皮各一钱五分　光杏仁三钱　冬瓜子三钱　川象贝各二钱

赤苓三钱　炙远志一钱　炒竹茹一钱五分　福橘络八分　瓜蒌皮三钱　炙兜铃一钱　保赤丹二厘，白糖汤调服

另，枇杷叶膏一两，分六七次开水冲服。

十五　马少爷案

春温伏邪，挟湿挟滞，交阻阳明为病，身热四天，有汗不解，早轻暮重，头胀且痛，胸闷不思饮食，小溲短赤，苔腻布，脉濡滑而数。书云：有汗而热不解，非风即湿。湿与滞阻，有胶结难解之象，湿不去则热不退，气不宣则湿不化。今拟疏解化温化湿消滞，去其有形，则无形伏温自易解散，尚希明正。

清水豆卷四钱　净蝉衣八分　薄荷叶八分　赤苓三钱　枳实炭一钱　桔梗一钱　泽泻一钱五分　通草八分　苍耳子一钱五分　六神曲三钱　地枯萝三钱　光杏仁三钱　荷叶边一角　甘露消毒丹四钱　荆芥三钱　菊花五钱　桑叶二钱，三味煎水洗头痛处

二诊　身热五天，汗泄不畅，头眩且痛，胸闷不思饮食，腹痛阵作，小溲不利，舌苔腻布，脉象濡滑而数。此无形之伏温与有形之湿滞，互阻阳明为病，伏温循经上升，扰犯清空，故头胀而且痛也。湿为黏腻之邪，还虑缠绵增剧，再宜清解伏温，宣化湿滞，尚希明正。

炒豆豉三钱　粉葛根一钱半　薄荷叶八分　冬桑叶三钱　赤茯苓三钱　枳实炭一钱　苍耳子一钱五分　甘菊花二钱　泽泻一钱五分　六神曲三钱　炒麦芽三钱　地枯萝三钱　荷叶一角

十六　马孙少爷案

湿温六天，有汗身热不解，头胀痛较

轻，胸闷不思饮食，腹痛阵作，大便溏薄，小溲不利，舌苔腻布，脉象濡滑而数。阳明之温，太阴之湿，挟滞交阻，三焦宣化失司。叶香岩先生云：湿为黏腻之邪，最难骤化。吴又可云：温病有汗而再汗之例。仍宜清解伏温，清化湿滞，尚希明正。

清水豆卷四钱　粉葛根一钱五分　鸡苏散三钱，包　赤苓三钱　枳实炭一钱　大腹皮二钱　泽泻一钱五分　六神曲三钱　鸡金炭二钱　地枯萝三钱　青皮一钱　银花炭三钱　干荷叶一角

二诊　湿温七天，有汗，身热略减而不能退，头痛亦除，惟腹痛阵作，胸闷不思饮食，大便溏泄，小溲不利，苔腻布不化，脉弦滑。温与湿合，挟滞交阻，太阴阳明为病。湿郁生虫，虫攻动而作痛也。还虑缠绵增剧，今宜疏邪化温①，和中杀虫。

清水豆卷四钱　荆芥一钱　防风一钱　赤苓三钱　制川朴一钱　大腹皮二钱　青皮一钱　焦楂炭三钱　带壳砂仁八分　使君肉三钱　陈鹤虱一钱五分　白雷丸一钱五分　干荷叶一角

三诊　湿温九天，身热略减不退，便泄一次，小溲浑赤，口干不多饮，寐不安宁，舌边淡红，中后薄腻，且有梦语，左脉弦小而数，右脉濡数。温与湿合，挟滞互阻，太阳阳明为病。叶香岩先生云：湿为黏腻之邪，最难骤化。湿不去则热不退，气不宣则湿不化。还虑增剧，再拟清解伏温，化湿消滞，尚希星若先生裁正。

炒豆豉　银花炭　鸡苏散包　朱赤苓　陈皮　腹皮　焦楂炭　焦麦芽　通草　生苡仁　地枯萝　连翘壳　干荷叶　甘露消毒丹四钱，包

四诊　湿温十天，发热不退，烦躁不安，时欲冷饮，寐不安宁，小溲浑赤，且

有梦语，舌边淡红，中后薄腻而黄，脉象左弦数，右濡数。伏温蕴蒸，有化热之渐，阳明里热亦炽，故烦躁而不得安宁也。还虑伏温由气入荣之变，再宜辛凉清解，冀伏温之邪，从气分而解，方可云吉，尚希星若道兄裁正。

鸡苏散三钱，包　金银花六钱　连翘壳三钱　朱茯神三钱　青蒿梗一钱五分　通草八分　生麦芽三钱　地枯萝三钱　清水豆卷三钱　活芦根一尺　淡竹叶一钱五分　大荸荠一两，洗打

十七　刘小姐案

风温伏邪，挟痰热逗留肺胃，移于少阳，身热四候，朝轻暮重，咳嗽痰多，口干欲饮，舌前半淡红，中后薄腻，脉象濡滑而数，胸闷不思饮食。阴液暗伤，津少上承，症势非轻。姑拟生津达邪，清肺化痰。

天花粉二钱　银柴胡一钱　青蒿梗一钱五分　嫩白薇一钱五分　赤苓三钱　象贝母三钱　冬桑叶二钱　银花炭三钱　清水豆卷四钱　焦楂炭三钱　粉葛根一钱　冬瓜子三钱　连翘壳三钱

二诊　寒热大减，咳嗽痰多，胸痹不能饮食，大便溏薄不爽，口干不多饮，脉象濡数。阴液暗伤，燥邪痰热逗留肺胃，太阴清气不升。还虑正不胜邪，致生变迁，人以胃气为本，今拟和胃化痰，清肃肺气。

水炙桑叶皮各一钱五分　川象贝各二钱　穞豆衣三钱　抱茯神三钱　远志一钱　炒扁豆衣三钱　焦楂炭二钱　银花炭三钱　冬瓜子三钱　生熟谷芽各三钱　干芦根一两　干荷叶一角

---

① 温：《医集》本作"湿"，于义为长。

三诊 寒热已退，便溏亦止，惟咳嗽痰多，胸痞不能饮食，白疹隐隐布于胸腹之间，左脉细弱，右脉濡数无力。肺之阴已伤，燥邪痰热留恋。还虑正不胜邪，致生变迁，再宜养正和胃，清肺化痰。

南沙参三钱 水炙桑叶二钱 川象贝各二钱 抱茯神三钱 炒淮山三钱 远志一钱 炒扁豆衣三钱 生苡仁四钱 冬瓜子三钱 生熟谷芽各三钱 浮小麦四钱 干荷叶一角

十八 鲍杏芬案

风温伏邪，蕴袭肺胃，寒热往来，咳嗽呕恶，舌质红，苔薄腻而黄。投剂合度，仍拟养正达邪，宣肺化痰。

南沙参三钱 银柴胡一钱 仙半夏一钱五分 酒炒黄芩一钱五分 朱茯神二钱 光杏仁三钱 象贝母三钱 冬瓜子三钱 嫩白薇一钱五分 炒竹茹一钱五分 通草八分 生熟谷芽各三钱

十九 陈先生案

湿温挟滞，太阴太阳为病，身热七天，有汗不解，胸闷泛恶，口干不多饮，遍体酸疼，且有咳嗽，小溲短少，舌苔薄腻，脉象濡滑而数。湿为黏腻之邪，不得从汗而解，还虑缠绵增剧，姑拟疏气分之伏邪，化中焦之疾。

清水豆卷八钱 光杏仁三钱 象贝母三钱 赤苓三钱 半夏二钱 通草八分 福泽泻一钱五分 白蔻壳八分 枳实炭一钱 姜竹茹一钱五分 西秦艽一钱五分 荷叶边一角 甘露消毒丹四钱，包煎

二十 孙先生案

太阳之邪未罢，湿滞内阻，脾胃不和，畏风骨楚，有汗不解，胸闷纳少，甚则泛恶，舌苔灰腻，脉象浮缓而滑。虑其传经增剧，姑拟解肌达邪，芳香化湿。

川桂枝四分 清水豆卷四钱 藿香梗一钱五分 仙半夏二钱 赤苓三钱 枳实炭一钱 苦桔梗一钱 制中朴一钱 白蔻壳八分 炒谷麦芽各三钱 姜竹茹一钱五分 西秦艽一钱五分 福泽泻一钱五分 荷叶边一角

二十一 林太太案

太阳之邪未罢，蕴湿内阻，荣卫循序失常，寒热有汗不解，肢节酸疼，左手臂尤甚，胸闷不舒，舌苔薄腻，脉象浮缓而滑。邪势正在鸱张，虑其缠绵增剧，急宜解肌达邪，和胃化湿。

川桂枝 炒赤芍 清水豆卷 赤苓 炒枳壳 泽泻 六神曲 晚蚕砂 紫苏梗 嫩桑枝 佩兰梗 荷叶边

二十二 程太太案

表邪已达，寒热已退，惟胸闷气升，头眩耳鸣，心悸跳跃，纳谷减少，口干不多饮，舌质红，苔黄，脉象弦细。皆由血虚不能养肝，肝气肝阳上升，阳明通降失司。再宜养血柔肝，和胃安神。

生白术 稽豆衣 珍珠母 青龙齿 朱茯神 薄荷炭 炒杭菊 生熟谷芽 代赭石 旋覆花 广橘白 钩钩 黑芝麻 荷叶边

二十三 沈先生案

复感外邪，挟湿停滞，阳明为病。身热退而复作，今早得汗而解，胸闷泛恶，口干不多饮，小溲短赤，舌苔白腻，脉象濡滑。还虑增剧，姑拟疏气分之伏邪，化

中焦之痰湿。

清水豆卷四钱　光杏仁三钱　大贝母三钱　仙半夏一钱五分　赤苓三钱　泽泻一钱五分　通草八分　姜竹茹一钱五分　白蔻壳八分　炒枳壳一钱　炒谷麦芽各三钱　佩兰梗一钱五分　佛手八分

二十四　冯奶奶案

春温伏邪，挟痰滞内阻，太阳阳明为病。寒热五天，头胀骨楚，胸闷泛恶，舌苔薄腻边红，咯痰不爽，胸膺牵痛。邪势正在鸱张，虑其传经增剧。经云：体若燔炭，汗出而散。急拟辛凉汗解，宣肺化痰，尚希明正。

淡豆豉三钱　粉葛根二钱　荆芥穗一钱五分　薄荷叶八分　赤苓三钱　枳实炭一钱　苦桔梗一钱　川郁金一钱五分　嫩前胡一钱五分　光杏仁三钱　象贝母三钱　炒谷麦芽各三钱　姜竹茹一钱五分　连翘壳三钱

二十五　某①太太案

春温伏邪，阳明为病。身热十一天，汗不畅，口干不多饮，入夜梦语如谵，舌边红，苔薄腻黄，脉濡滑而数。温为阳邪，易于化热，热灼津液为痰，痰热上蒙清窍，梦语如谵，所由来也。症势非轻，拟清解伏温，而化痰热。

粉葛根一钱　薄荷叶八分　清水豆卷四钱　朱茯神三钱　金银花三钱　连翘壳三钱　大贝母三钱　枳实炭八分　炒竹茹一钱五分　活芦根一尺　干荷叶一角　通草八分

二十六　吴先生案

伤寒两感，挟滞交阻，太阳少阴同病。昨投温经达邪消滞之剂，形寒怯冷渐减，而绕脐腹酸痛，不思饮食，苔薄腻，脉象弦紧，渴喜热饮。寒邪客于厥少两经，肝脾气滞，不通则痛。仍守原意，加入理气，望通则不痛之意。

川桂枝五分　炒赤芍一钱五分　熟附块一钱　制小朴一钱　赤苓三钱　枳实炭一钱　仙半夏二钱　小茴香八分　福泽泻一钱五分　细青皮一钱　六神曲三钱　带壳砂仁八分　两头尖一钱五分　川郁金一钱五分

二诊　太阳少阴之邪能渐得外达，寒热较轻而未能尽退，少腹作痛，甚则上攻胸脘，小溲短赤，不思纳谷，舌苔腻布而黄，脉象弦紧而迟。客邪蕴湿挟滞互阻，厥气乘势横逆，阳明通降失司。再宜疏邪温通，泄肝化滞。

清水豆卷四钱　紫苏梗一钱五分　金铃子二钱　延胡索一钱　赤苓三钱　枳实炭一钱五分　制川朴一钱　川郁金一钱五分　福泽泻一钱五分　细青皮一钱　带壳砂仁八分　六神曲三钱　炙枸橘一钱　两头尖一钱五分，酒浸，包

二十七　唐小姐案

复感外邪，内停食滞，阳明为病。肺气不清，寒热又发，有汗不解，小溲短赤，舌苔薄腻而黄，脉象濡滑而数。邪势尚在鸱张，虑其传经增剧，姑拟枳实栀子豉汤加减，仿食后例治之。

炒豆豉三钱　黑山栀皮一钱五分　嫩前胡一钱五分　光杏仁三钱　赤苓三钱　枳实炭一钱　苦桔梗一钱　大贝母三钱　范志曲三钱　连翘壳三钱　通草八分　地枯萝三钱　荷叶一角

二诊　复病身热，汗泄不畅，胸闷不思饮食，小溲短赤，舌苔腻布，鼻衄不

_____

① 某：原脱，据《医集》本补。

多。伏邪宿滞互阻阳明为病，再宜辛凉清解，而化食滞。

炒豆豉三钱　黑山栀皮一钱五分　粉葛根一钱　鸡苏散三钱,包　枳实炭一钱　苦桔梗一钱　光杏仁三钱　大贝母三钱　地枯萝三钱　泽泻一钱五分　鲜竹茹一钱五分　保和丸三钱,包

三诊　伏温挟滞，交阻阳明为病。肺失清肃，身热四天，早轻暮重，汗泄不畅，咳嗽咯痰不爽，且有鼻衄，舌边红，苔中腻黄，口干不多饮，脉象濡滑而数。无形之温与有形之滞互阻不解，还虑传经增剧，吴又可云：温病有汗而再汗之例。仍宜辛凉汗解，而化湿滞，去其有形之滞，则无形之温自易解散。

淡豆豉三钱　粉葛根一钱五分　净蝉衣八分　薄荷叶七分　枳实炭一钱　金银花三钱　连翘壳三钱　熟牛蒡二钱　光杏仁三钱　大贝母三钱　通草八分　地枯萝三钱　全瓜蒌四钱　大荸荠梗五枚,洗打

二十八　唐宝宝案

身热九天，有汗不解，咳嗽痰多，五日未更衣，苔薄腻微黄，脉濡滑而数。此无形之风温与有形之痰滞，互阻阳明为病，肺失输布之权。昨投疏解伏温宣化痰滞之剂，尚觉合度，仍守原意出入，尚希明正。

清水豆卷四钱　净蝉衣八分　嫩前胡一钱五分　鸡苏散三钱　赤苓三钱　枳实炭一钱　连翘壳三钱　全瓜蒌三钱　光杏仁三钱　象贝母三钱　福泽泻一钱五分　地枯萝三钱　保和丸三钱,包

二十九　万老太太案

阴虚体质，肝气挟痰饮交阻，氤氲之邪外袭，蕴湿内阻，太阴阳明为病。身热晚甚，有汗不解，咳嗽痰多，头痛眩晕，胸闷不思饮食，舌质红，苔黄腻，脉濡滑而数。本虚标实，虑其增剧，姑拟疏邪化痰，宣肺和中。

清水豆卷三钱　仙半夏三钱　大贝母三钱　赤苓三钱　炒扁豆衣三钱　炙远志一钱　焦楂炭三钱　陈皮一钱　炒谷芽　苡仁各三钱　干荷叶一角　佩兰梗一钱五分

二诊　身热渐退，脘痞撑胀，时轻时剧，纳谷减少，腑行溏薄，痰多咳嗽，口干不多饮，舌质红，苔薄腻，脉象左虚弦，右濡滑。肝气肝阳上升，痰湿互阻，肺脾肃运无权。还虑缠绵增剧，今拟平肝理气，和中化浊。

旋覆花一钱五分　代赭石三钱　仙半夏二钱　穞豆衣三钱　象贝母三钱　赤苓三钱　炒扁豆衣三钱　乌梅炭五分　陈皮一钱　木香五分　砂壳八分　荷叶一角　炒谷芽　苡仁各三钱

三诊　身热已退，脘痞撑胀略减，腑行不实，纳谷减少，舌质红，苔薄腻，脉象左虚弦，右濡滑。荣血本亏，肝气肝阳上升，湿痰逗留中焦，肺脾肃运无权，能得不生枝节，可望入于坦途。再宜柔肝理气，和胃畅中。至于夜不安寐，亦是胃不和之故也。

炒白芍二钱　旋覆花一钱五分　代赭石三钱　赤苓三钱　炒枣仁三钱　炙远志一钱　仙半夏二钱　陈皮一钱　煨木香六分　穞豆衣三钱　炒扁豆衣三钱　干荷叶一角　炙乌梅四分　炒谷芽　苡仁各三钱

四诊　肝气渐平，脘痞撑胀大减，夜寐稍安，惟头痛眩晕，口舌干燥，舌苔干腻，脉弦小而滑。荣血亏耗，肝阳升腾，扰犯清空，痰湿未楚，脾胃运化无权。宜柔肝潜阳，和胃化痰。

生白芍二钱　代赭石二钱　全福花①一钱五分　稽豆衣三钱　朱茯神三钱　远志一钱　炒枣仁三钱　枳实炭一钱，同拌　炒杭菊五分　橘白一钱　川贝母二钱　生熟谷芽各三钱　钩钩三钱　荷叶边一角

五诊　胸闷脘痛，脐腹饱胀，头眩咳嗽，舌苔干腻，脉弦细而涩。此血虚不能养肝，肝气横逆，犯胃克脾，通降之令失司。木喜条达，胃以通为补。再拟泄肝理气，通胃畅中。

当归须一钱五分　大白芍二钱　银柴胡七分　潼白蒺藜各一钱五分　朱茯神三钱　橘白络各一钱　金铃子二钱　全瓜蒌四钱　制香附一钱五分　春砂壳八分　煅瓦楞四钱　炒谷麦芽各三钱　黑芝麻三钱　地枯萝三钱

三十　李先生案

前投芳香化浊，辛开苦降之剂，泛恶渐止，胸脘不舒，纳谷减少，小溲淡黄，口苦不欲饮。余湿挟痰浊逗留中焦，太阴健运失常，阳明通降失司。今宜理肝和胃，宣气化痰，尚希明正。

白蒺藜三钱　仙半夏二钱　广陈皮一钱　藿香梗一钱五分　赤苓三钱　制中朴八分　白蔻壳八分　姜竹茹一钱五分　泽泻一钱五分　通草八分　炒谷麦芽各三钱　佛手八分　佩兰梗一钱五分

二诊　泛恶渐止，胸闷稍舒，纳谷减少，四五日未更衣，且有头眩，脉象濡滑，苔腻未化。肝气肝阳上升，痰浊中阻，阳明通降失司。再宜理脾和胃，泄肝化湿。

藿香梗一钱五分　陈皮一钱　仙半夏二钱　白蔻壳八分　稽豆衣三钱　赤苓三钱　枳实炭一钱　大麻仁四钱　姜竹茹一钱五分　泽泻一钱五分　炒谷麦芽各三钱　郁李仁三钱　嫩钩钩三钱　佩兰梗一钱五分

三诊　腑气已通，脐腹隐痛，咳嗽则痛更甚，纳谷减少，脉象濡滑。肝气横逆，脾胃不和，升降之令失司。胃为阳土，得阴始和。姑宜养胃阴以柔肝，理气机而畅中。

川石斛二钱　仙半夏一钱五分　陈皮一钱　白蒺藜二钱　赤苓三钱　制香附一钱五分　砂壳八分　川郁金一钱五分　炒谷麦芽各三钱　佩兰梗一钱五分　佛手八分　通草八分

三十一　郑奶奶案

新寒外袭，肝气肝阳上升，湿痰中阻，肺胃宣化失司。头眩且胀，胸痹缺盆牵痛，食入作梗，心悸少寐，脉象弦细而滑。姑宜柔肝泄肝，和胃化痰，治其标也。

炒黑荆芥炭一钱　稽豆衣三钱　瓜蒌皮二钱　薤白头一钱五分　赤苓三钱　远志一钱　炒枣仁三钱　旋覆花一钱五分　仙半夏一钱五分　青龙齿三钱　广橘白一钱　佛手八分　炒谷麦芽各三钱

三十二　王宝宝案

痧子布而不透，身灼热，烦躁咽痛，神识时明时昧，虽经泄泻，舌质红，脉滑数。温邪疫疬，蕴袭肺胃②，不得泄越，而反陷于大肠，症势非轻。再拟辛凉汗解。

粉葛根二钱　薄荷叶八分　荆芥穗一钱　净蝉衣八分　生草节六分　苦桔梗一钱　金银花四钱　天花粉三钱　连翘壳三钱　生赤芍二钱　轻马勃八分　鲜竹茹一钱五分　干

---

①　全福花：旋覆花的异名。
②　肺胃：此后原衍"肺胃"二字，据《医集》本删。

荷叶一角　白茅根二扎，去心

大海二枚　肥玉竹一钱五分

三十三 朱宝宝案

痧毒发于颈项，漫肿疼痛，右腿疳毒疮孔深陷，疮旁焮红作痒。皆由痧火湿热蕴结，荣卫不从。虑其缠绵增剧，姑拟清解托毒，尚希明正。

净蝉衣八分　生赤芍二钱　生草节六分　金银花三钱　连翘壳三钱　薄荷叶四分　大贝母三钱　炙僵蚕三钱　紫丹参二钱　杜赤豆一两　丝瓜络二钱

三十四 张世兄案

痧子已回，身热亦退，夜不安寐，稍有咳呛，脉象濡小带数，舌质淡红。阴液已伤，虚火易升，肺胃宣化失司。今仿吴氏蒌贝养荣意，清养肺胃而化痰热。更当避风节食，则不致反复为要。

川贝母三钱　瓜蒌皮二钱　京玄参一钱五分　天花粉三钱　朱茯神三钱　桑叶皮各一钱五分　光杏仁三钱　生甘草五分　生赤芍二钱　冬瓜子三钱　嫩白薇一钱五分　活芦根一尺　枇杷叶露四两，后入

三十五 党宝宝案

痧子已回，身热早轻暮重，咳嗽气逆，鼻煽音瘖，时时迷睡，左脉弦细而数，右濡细无力，舌质淡红，苔微黄，腑行溏薄。阴液[1]暗伤，痧火痰热留恋，下[2]迫注泄，症势重险。姑拟清肺化痰，以滋化源，尚希明正。

蛤粉炒阿胶一钱　炙兜铃一钱　净蝉衣五分　桑叶皮各一钱五分　川象贝各一钱五分　生甘草六分　银花炭三钱　抱茯神三钱　冬瓜子三钱　干芦根一两　枇杷叶三张　胖

三十六 王小宝案

痧子后痧火蕴毒结于阳明，走马疳腐烂偏左，左颧面肿硬疼痛，身热不退，咳嗽痰多，舌质红，苔薄腻，脉象弦数。腑行溏薄，症势非轻。颇虑穿腮落牙之险，姑拟芦荟消疳饮合清疳解毒汤加减，尚希明正。

真芦荟八分　薄荷叶七分　荆芥穗七分　熟石膏二钱　甘中黄八分　胡黄连五分　银柴胡一钱　连翘壳三钱　苦桔梗一钱　京玄参一钱五分　生赤芍三钱　象贝母三钱　活芦根一尺　活贯众三钱

三十七 张世兄案

痧子后因饮食不谨，脾弱欠运，水谷入胃，易于生湿，水湿泛滥，灌浸腠理，以致面浮足肿，大腹胀满，小溲不多，舌质红，苔黄，脉象濡滑。昨投健运分消之剂，尚觉合度，仍守原法进步。

连皮苓　猪苓　泽泻　生熟苡仁　陈皮　大腹皮　水炙桑皮　地枯萝　飞滑石　汉防己　川象贝　肥玉竹　冬瓜子皮

三十八 梁小姐案

传染疫邪，蕴袭肺胃，寒热呕恶，防发痧疹，舌苔薄腻，脉象濡数。症势非轻，急宜辛凉疏透。

荆芥穗一钱　薄荷叶八分　熟牛蒡二钱　淡豆豉三钱　枳实炭一钱　苦桔梗一钱　净蝉衣八分　生赤芍三钱　连翘壳三钱　象贝

---

① 液：原脱，据《医集》本补。

② 下：原脱，据《医集》本补。

母三钱　鲜竹茹一钱五分　玉枢丹五分，研末，冲服

三十九 钱太太案

痧子不能透发，喉中痰声辘辘，舌干涸无津，脉象模糊。正虚不能达邪外出，痰火阻塞肺络，治节无权，危在旦夕。勉方冀幸，尚希明正。

真珠粉一分　真猴枣粉一分　淡竹沥一两五钱　枇杷叶露一两五钱，二味炖温冲服

二诊　痧子隐隐，欲布不布，身热汗泄不畅，咳嗽喉有痰声，时时泛恶，烦躁少寐，舌苔粉白而腻，脉象濡滑而数。风温疫疠之邪，郁遏肺胃，痰浊互阻，气机窒塞不宣，症势尚在险关。再拟辛凉清解，宣肺涤痰。

薄荷叶八分　熟牛蒡二钱　净蝉衣八分　荆芥穗一钱　枳实炭一钱　苦桔梗一钱　清水豆卷四钱　连翘壳三钱　川郁金一钱五分　光杏仁三钱　大贝母三钱　马兜铃一钱　鲜竹茹一钱五分　鲜枇杷叶四张，去毛

四十 薛奶奶案

痧子后微有咳呛胸闷，不思饮食，咽喉干燥，渴不欲饮，舌质红，苔微腻而黄，脉濡滑而数。阴分本亏，津少上承，余邪痰热逗留中焦，肺胃宣化失司。再拟清肺化痰，和胃畅中。

桑叶皮各一钱五分　川象贝各二钱　瓜蒌皮二钱　朱茯神三钱　枳实炭一钱　炒竹茹一钱五分　通草八分　橘白一钱　冬瓜子三钱　鲜枇杷叶三张，去毛，包　佛手露一两　藏青果一钱　嫩白薇一钱五分　炒谷麦芽各三钱

二诊　胸闷渐舒，饮食渐香，胃有醒豁之征，而咽喉干，口渴不多饮，脉象濡滑带数。阴分本亏，津少上承，燥邪痰热，逗留中焦，肺胃宣化失司。再宜清养肺胃，宣化痰热。

川象贝各二钱　瓜蒌皮二钱　桑叶皮各一钱五分　冬瓜子三钱　朱茯神三钱　广橘白一钱　鲜竹茹一钱五分　生熟谷芽各三钱　京玄参一钱　通草八分　藏青果一钱　枇杷叶三张　野蔷薇花露一两　佛手露一两，二味冲服

三诊　胸脘渐舒，食入之后，中脘作胀，咽喉干燥，渴不多饮，舌苔微黄质红，脉濡小而滑。阴分本亏，津少上承，肝气上逆，胃失降和。再拟平肝理气，和胃化痰。

川象贝各二钱　瓜蒌皮三钱　白蒺藜三钱　黑芝麻三钱　朱茯神三钱　橘白络各一钱　藏青果一钱　炒谷麦芽各三钱　佩兰梗一钱五分　冬瓜子三钱　绿萼梅八分　佛手露一两，冲

四十一 薛小姐案

痧子十三天，痧回里热不清，咽喉内关白腐，肢节肿痛亦减，脉象细数。少阴阴液已伤，阳明余热留恋，能得不生变端，可望转危为安。仍拟生津清温。

天花粉三钱　京玄参一钱五分　桑叶皮各一钱五分　川象贝各二钱　金银花三钱　连翘壳三钱　嫩白薇一钱五分　鲜竹茹一钱五分　生赤芍二钱　鲜石斛二钱　丝瓜络二钱　肥玉竹一钱五分　活芦根一尺　枇杷叶露四两，后入

二诊　痧子十五天，里热未清，咽喉内关白腐渐退，左手足肢节疼痛，脉象弦小而数。少阴阴液已伤，阳明余热留恋。还虑变迁，再宜生津清温而通络道。至于牙齿脱落，亦胃热之故也，清其胃即是固其齿之意。

天花粉三钱　京玄参一钱五分　熟石膏二钱　嫩白薇一钱五分　肥知母二钱　桑叶皮各一钱五分　川象贝各三钱　鲜竹茹一钱五分　连翘壳三钱　生赤芍一钱五分　金银花三钱　丝瓜络二钱　活芦根一尺　枇杷叶露野蔷薇花露各二两，二味冲服

三诊　痧子十七天，咽喉白腐渐愈，肢节疼痛亦减，而里热仍炽，续发红疹，布于胸膺脐腹之间，咳嗽不爽，舌质淡红，脉象濡数。阴液已伤，第二层之伏温渐渐外达，肺失清肃，再宜生津清温而通络道。

花粉三钱　玄参一钱五分　石膏二钱　生甘草五分　桑叶皮各一钱五分　光杏仁三钱　蝉衣七分　银花三钱　连翘三钱　赤芍二钱　丝瓜络二钱　活芦根一尺　川象贝各二钱

四十二　薛三小姐案

痧子后身热不清，咳痰不爽，腑行不实，小溲短赤，苔薄腻，唇焦，右手腕微肿疼痛，尾闾之上窅疮①腐烂，形瘦骨立，脉象濡小而数。阴液暗伤，津少上承，风温伏邪，挟痰热留恋肺胃，清肃之令不行。还虑正不胜邪，致生变迁，再宜生津清温，清肺化痰。

天花粉三钱　嫩白薇一钱五分　川象贝各二钱　抱茯神三钱　炒银花三钱　连翘壳三钱　水炙桑叶皮各二钱　生赤芍二钱　丝瓜络二钱　活芦根一尺　枇杷叶露四两，后入

二诊　续布痧子，身热不清，咳嗽不爽，口干欲饮，舌质红，苔微黄而腻，脉弦小而数。形瘦骨立，阴液暗伤，伏温由内达外，由荣分而转气分。虽属佳兆，还虑正不胜邪，致生他变，再宜清温化痰。

净蝉衣八分　炒银花三钱　连翘壳三钱　鸡苏散三钱　生赤芍二钱　川象贝各二钱　天花粉二钱　丝瓜络二钱　抱茯神三钱　干

芦根一两　水炙桑叶一钱五分

三诊　痧子透发，潮热不清，咳痰不爽，小溲短赤，舌尖破碎，苔黄，唇焦，尾闾之上窅疮腐烂，形瘦骨立，脉象细数。阴液亏耗，伏温未楚，痰热留恋肺胃。还虑正不胜邪，致生变迁，再宜养正生津，清温化痰，尚希明正。

西洋参一钱　天花粉三钱　嫩白薇一钱五分　水炙桑叶皮各一钱五分　抱茯神三钱　炒银花三钱　连翘壳三钱　川象贝各二钱　生赤芍二钱　丝瓜络二钱　活芦根一尺　野蔷薇花露二两　枇杷叶露三两，二味后入

四十三　董先生案

病延十八天，始发红痧，继布白㾦。今表不热而里热溲赤，胸闷不舒，渴喜热饮，肌肤色黄，苔薄腻黄，脉象濡滑带数。此湿遏热伏，蕴蒸膜原，气机宣化失司。先哲云：湿不化则热不清，气不宣则湿不化。今拟宣气化湿，苦寒泄热。

光杏仁三钱　炒黄芩一钱　飞滑石三钱　赤苓三钱　西茵陈三钱　泽泻一钱五分　通草八分　佩兰梗一钱五分　炒谷麦芽各三钱　清水豆卷四钱　佛手露一两，冲　甘露消毒丹四钱，包

二诊　病延十九天，红痧后续布白㾦，胸闷不思饮食，渴喜热饮，小溲短赤，脉象濡滑而数。今日形寒怯冷，荣卫循序失常，口舌干燥，津少上承。湿热蕴蒸膜原，气化不及州都，故渴喜热饮，小溲短赤也。欲滋阴则助湿，欲燥湿则伤阴，大有顾此失彼之弊。今取蒌贝养荣生津不助湿，茵陈四苓化湿不伤阴之意。

川贝母三钱　全瓜蒌三钱　银柴胡八分　清水豆卷三钱　赤苓三钱　泽泻一钱五分

① 窅（yǎo 咬）疮：谓褥疮口腐烂深陷。

西茵陈二钱　通草八分　嫩白薇一钱五分　佩兰梗一钱五分　荸荠梗一钱五分　炒麦谷芽各三钱　佛手露一两，冲服

四十四　程小案

咽喉为肺胃之门户，饮食之道路。风寒包热于肺，挟痰热交阻，肺气闭塞，肃降之令失司，乳蛾肿痛白点，妨于咽饮，气逆鼻煽，咳嗽音哑，喉中痰声辘辘，脉象郁滑而数，舌质红，苔薄腻。书云：气逆之为病，在肺为实，在肾为虚。病经三天，即气逆鼻煽，此肺实也，即肺闭也。症势危笃，勉拟麻杏石甘汤加味，以冀一幸。

蜜炙麻黄三分　光杏仁三钱　熟石膏二钱　炙僵蚕三钱　生甘草六分　嫩射干八分　轻马勃八分　马兜铃八分　象贝母三钱　净蝉衣八分　胖大海三枚　淡竹沥一两　活芦根一尺，麻黄纳此内　真猴枣粉二分

四十五　童先生案

经云：一阳一阴结，谓之喉痹。痹者，闭也，即今之喉风乳蛾是也。一阳一阴之火上升，风温疫疠之邪外乘，挟痰热蕴袭肺胃两经，乳蛾双发，肿红疼痛，妨于咽饮，脉濡滑而数，大便溏泄，身热畏风，有汗不解，舌质红，苔罩白。肺邪不得外达，而反陷于大肠也。颇虑痰壅气逆之险，急拟辛凉清解，而化痰热，仿经旨火郁发之，结者散之之义，尚希明正。

薄荷叶八分　荆芥穗一钱五分　清水豆卷四钱　甜苦甘草各六分　苦桔梗一钱　嫩射干八分　轻马勃八分　连翘壳三钱　生赤芍三钱　大贝母三钱　炙僵蚕三钱　挂金灯八分　鲜竹茹一钱五分　活芦根一尺

二诊　乳蛾双发，肿红疼痛，妨于咽

饮，寒热较轻，痰多鼻塞，舌质红，苔薄腻，脉濡滑而数。旧有便溏，厥少之火上升，风热之邪未楚。昨投辛凉清解而化痰热，既见获效，仍守原法进步，尚希明正。

薄荷叶八分　荆芥穗八分　冬桑叶三钱　山豆根一钱五分　苦桔梗一钱　甜苦甘草各八分　轻马勃八分　炙僵蚕三钱　连翘壳三钱　生赤芍三钱　大贝母三钱　藏青果一钱五分　鲜竹叶三十张　活芦根一尺

四十六　童小姐案

昨投辛凉疏解，呕恶渐止，咽喉肿痛，白点亦减，惟身热无汗，痧子隐隐，布而未透，舌中糙，苔薄腻，脉濡滑而数。风温时气之邪，蕴袭肺胃，厥少之火升腾，再宜辛凉汗解。

薄荷叶八分　熟大力子二钱　荆芥一钱　淡豆豉三钱　甜苦甘草各五分　苦桔梗一钱　连翘壳三钱　净蝉衣八分　生赤芍二钱　象贝母三钱　炙僵蚕三钱　粉葛根一钱五分　竹茹二钱　茅根二扎

四十七　柳少奶案

疫喉痧，痧虽布而鼻部不现，身灼热，汗泄不多，咽喉焮痛，内关白点，妨于咽饮，项外漫肿渐减，腑气亦通，口干不多饮，舌质红绛，脉濡滑而数。风温疫疠化热，蕴蒸肺胃，厥少之火升腾，荣热已炽，气分之温不达，阴液暗伤，津少上承。恙势尚在重途，还虑增变，仍宜生津清温而解疫邪，尚希明正。

天花粉三钱　京玄参二钱　薄荷叶八分　甘中黄八分　荆芥穗八分　熟石膏三钱　净蝉衣八分　川雅连四分　生赤芍三钱　金银花三钱　连翘壳三钱　川象贝各三钱　鲜竹

叶三十张　鲜茅芦根各一两

二诊　疫喉痧七天，痧子布而渐回，鼻部未透，身灼热略减，项核漫肿渐消，咽喉内关白腐，妨于咽饮，舌质红，脉濡滑而数。阴液暗伤，少阴伏热上升，风温疫疬之邪，蕴袭肺胃，一时非易清澈。再拟生津清温，而解疫毒。

天花粉三钱　京玄参二钱　薄荷叶八分　甘中黄八分　荆芥八分　熟石膏三钱　金银花四钱　连翘壳三钱　川雅连四分　生赤芍二钱　川象贝各二钱　冬桑叶三钱　鲜竹叶三十张　鲜茅芦根各一两

四十八　陈奶奶案

喉风肿痛，白点较前大减，寒热亦退，而头胀眩晕，纳谷减少，舌苔黄薄，脉濡数不静。余温痰热，尚未清澈，厥阳易于升腾。再拟滋阴清肺，而泄风阳。

京玄参一钱五分　薄荷叶五分　冬桑叶三钱　甘菊花三钱　生甘草五分　苦桔梗一钱　连翘壳三钱　大贝母三钱　冬瓜子三钱　通草八分　活芦根一尺　生赤芍二钱　嫩钩钩三钱，后入

四十九　孔宝宝案

重舌肿势不消，舌根痈根脚渐收，项已高起，有酿脓之象，身热渐轻不退，咳嗽痰多，痧疹布而渐回，腑行溏薄，小溲色白，舌苔干腻，脉象濡数。先天本亏，风温之邪挟痰瘀蕴结上焦，血凝毒滞，本虚标实。还虑增剧，再拟疏散消解，和中化痰，尚希明正。

薄荷叶四分　炒荆芥八分　生赤芍二钱　赤苓三钱　银花炭三钱　苦桔梗一钱　川象贝各二钱　炙僵蚕三钱　银柴胡一钱　干荷叶一角　炒竹茹一钱五分

五十　李先生案

喉痹燥痛已久，时轻时剧。厥阴之脉循喉，少阴之脉绕喉，少阴阴虚，厥阴之火升腾所致。内热口燥，夜不安寐，微有泛恶，大便不实，舌边红，苔干腻黄。火灼津液为痰，痰浊中阻，肝热胆寒，心肾不得交通也。病情夹杂，非易速瘥，姑拟滋阴清肺，涤痰安神，尚希明正。

京玄参一钱　薄荷叶七分　冬桑叶三钱　川象贝各二钱　朱茯神三钱　枳实炭一钱　鲜竹茹一钱五分　川雅连四分　银花炭三钱　连翘壳三钱　通草八分　炒山楂三钱　活芦根一尺　朱灯心二扎

五十一　叶少奶案

疫喉痧四天，痧子布而不透，咽喉肿痛白腐，偏于右关，妨于咽饮，脉象濡数，舌苔灰黄。风温疫疬之邪，引动厥少之火，袭蕴肺胃两经，症势非轻。急拟辛凉清解，而化疫毒，尚希明正。

薄荷叶　京玄参　荆芥穗　淡豆豉　甜苦甘草　苦桔梗　金银花　净蝉衣　连翘壳　生赤芍　大贝母　藏青果　鲜竹叶　活芦根

五十二　梁宝宝案

喉痧两候痧虽回，里热尚炽，咽喉内关白腐，咳嗽音瘖，胸高气粗，烦躁不寐，脉象细数模糊，舌苔糙黄。伏温挟痰热蕴蒸肺胃，肺炎叶举，清肃之令不行，症势危笃。勉拟清解伏温，开肺化痰，尽人力以冀天眷耳，尚希明正。

天花粉三钱　薄荷叶四分　净蝉衣八分　甘中黄八分　金银花三钱　连翘壳三钱　川

象贝各二钱　冬桑叶皮各一钱五分　熟石膏二钱　鲜竹叶三十张　活芦根一尺　胖大海三枚　枇杷叶露四两

五十三 郭世兄案

疫喉痧四天，痧子虽布，额鼻不显，发热得汗不多，口干不多饮，泛泛呕恶，舌干燥无津，脉象细滑而数，项颈痧毒偏左肿硬疼痛，咽喉焮红，内关白点。风温疫疠之邪化热蕴袭肺胃，厥少之火上升，阴液暗伤，津少上承。自服蓖麻油，大便溏泄，亦热迫注泄也。症势非轻，急宜生津清温而解疫毒，尚希明正。

天花粉三钱　京玄参一钱五分　薄荷叶八分　大贝母三钱　荆芥穗八分　熟石膏三钱　甜苦甘草各五分　炙僵蚕三钱　金银花四钱　连翘壳三钱　净蝉衣八分　板蓝根二钱　鲜竹茹叶各一钱五分　活芦根一尺

二诊　疫喉痧五天，痧子布而渐多，身热得汗不畅，口干不多饮，咳嗽，腑行溏薄，项颈结块疼痛，舌质淡红，脉象濡滑而数。疫疠之邪，化热生痰，逗留肺胃，厥少之火升腾，阴液暗伤，津少上承。还虑增剧，仍宜辛凉清解疫毒，尚希明正。

天花粉三钱　京玄参一钱五分　薄荷叶八分　甜苦甘草各五分　净蝉衣八分　荆芥穗八分　金银花三钱　炙僵蚕三钱　连翘壳三钱　生赤芍三钱　大贝母三钱　板蓝根二钱　鲜竹叶茹各一钱五分　鲜茅芦根各一两

三诊　疫喉痧十天，痧已回，昨有鼻衄如涌，名曰红汗。身热较轻，不欲饮，舌质红绛无津，项颈颊车结块，肿硬疼痛，势成痧毒，虑其酿脓。痧火由气入荣，逼血妄行，痰热蕴结阳明之络，血凝毒滞。还虑增变，今宜生津清荣，解毒清温，尚希明正。

鲜石斛三钱　天花粉三钱　京玄参一钱五分　川象贝各二钱　冬桑叶二钱　粉丹皮二钱　生赤芍三钱　板蓝根二钱　甘中黄八分　金银花四钱　连翘壳三钱　犀角片三分　鲜竹叶三十张　鲜茅芦根各一两

五十四 郭小姐案

痧子虽回，身热未退，项颈痧毒疼痛。阴液暗伤，疫疠化热生痰，蕴袭肺胃两经。还虑增剧，姑宜辛凉清解，而化痰毒。

薄荷叶　京玄参　荆芥穗　熟石膏　甘中黄　金银花　连翘壳　板蓝根　生赤芍　大贝母　炙僵蚕　凉膈散　鲜竹叶三十张　活芦根

五十五 严宝宝案

时疫喉痧十二天，痧布未透，隐而太早，身热不退，痧毒生于项颈，肿硬疼痛，耳疳流脓，口舌糜腐，脉象濡数。疫疠之邪，挟痰热蕴袭肺胃两经，血凝毒滞，两足浮肿，邪无出路，荣卫不能流通。症势重险，宜败毒饮加减。

薄荷八分　荆芥八分　熟石膏三钱　生草节六分　苦桔梗一钱　连翘三钱　赤芍二钱　大贝三钱　僵蚕三钱　冬瓜子三钱　板蓝根二钱　通草八分　地枯萝三钱　活芦根一尺

五十六 蔡奶奶案

怀麟八月，风温疫疠之邪，蕴袭肺胃两经，疫喉痧四天，寒热不退，痧子隐隐，布而不透，咳痰泛恶，咽痛焮红，舌质红，苔粉白，脉象濡滑而数。邪势正在鸱张，适值腰酸漏红，颇虑不足月而产，致生变迁，急拟辛凉汗解，宣肺化痰，尚希明正。

荆芥穗一钱五分　薄荷叶八分　净蝉衣八分　熟牛蒡二钱　江枳壳一钱　苦桔梗一钱　轻马勃八分　淡豆豉三钱　连翘壳三钱　光杏仁三钱　大贝母三钱　鲜竹茹一钱五分　芫荽子一钱五分

五十七　叶先生案

咳嗽潮热，时轻时剧，腹痛隐隐，脉弦小而数。脾肾两亏，木火犯肺，损症根萌。仍宜培土生金，养肺化痰。

炒北沙参三钱　茯神三钱　淮山药三钱　煅牡蛎三钱　蛤粉炒阿胶一钱五分　川象贝各二钱　水炙桑叶一钱五分　嫩白薇一钱五分　福橘络一钱　生苡仁三钱　冬瓜子三钱　北秫米三钱，包　肥玉竹三钱

五十八　徐先生案

痰血渐止，咳呛气逆，潮热晚甚，小溲短赤，口干不多饮，左脉弦小而数，右脉滑数，舌苔薄黄。肺经早伤，肝火内炽，风温燥邪乘隙而入。还虑增剧，今拟清燥救肺，清温祛邪。

南沙参　生甘草　霜桑叶　嫩白薇　朱茯神　金银花　连翘壳　冬瓜子　光杏仁　茜草根　川象贝　侧柏炭

二诊　吐血渐止，咳嗽依然，潮热纳少，舌中剥绛，苔薄腻而黄，脉弦细而数。肺阴已伤，湿热酿痰，留恋宿瘀，郁蒸为热，损症根萌已着，非易图治。再拟培土生金，养肺去瘀，未识能得挽回否，尚希明正。

南沙参三钱　抱茯神三钱　淮山药三钱　嫩白薇一钱五分　茜草根二钱　丹参二钱　通草八分　生苡仁四钱　川象贝各二钱　瓜

蒌皮二钱　甜光杏二钱　冬瓜子四钱　生熟谷芽各四钱

五十九　李先生案

去岁失红后，今春又发，咳呛痰不爽，脉左弦小而数，右濡数，舌质红，苔薄黄。肾阴本亏，木火上升，肺金受制，阳络损伤。颇虑缠绵入于损途，姑拟养阴柔肝，清肺去瘀。

蛤粉炒阿胶二钱　川贝母二钱　瓜蒌皮二钱　甜杏仁三钱　抱茯神三钱　旱莲草二钱　茜草根二钱　冬瓜子二钱　生牡蛎三钱　南沙参三钱　北秫米三钱　藕节三枚

六十　毛先生案

肺为脏腑之华盖，主清肃之令，而灌溉百脉。风温燥邪挟痰热互阻上焦，肺失清肃之令，初起形寒身热，继则气促咳嗽，喉有痰声，胁肋牵痛，口渴不多饮，舌苔干腻而黄，左脉模糊，右脉濡滑而数，本虚标实，显然可见。颇虑化源告竭，致喘脱之变。勿谓言之不预，勉拟清燥救肺，化痰通络，尽人力以冀天眷耳，尚希明正。

水炙桑叶皮各一钱五分　光杏仁三钱　川象贝各二钱　朱茯神三钱　炙远志一钱　福橘络一钱　瓜蒌皮二钱　炙兜铃一钱　冬瓜子三钱　鲜竹茹一钱五分　川郁金一钱五分　鲜枇杷叶三张　活芦根一尺　真猴枣粉二分　淡竹沥一两，炖温冲服

六十一　方先生案

水亏不能涵木，木火升腾，阳络损伤则血上溢，吐血又发，咳呛内热，脉象芤数，舌苔薄黄，两颧红赤，虚阳上僭。颇

虑缠绵增剧，姑拟养阴柔肝，清肺去瘀。

蛤粉炒阿胶二钱　生牡蛎四钱　粉丹皮二钱　茜草根二钱　侧柏炭一钱五分　仙鹤草三钱　川贝母三钱　甜光杏三钱　淮牛膝二钱　鲜竹茹一钱五分　白茅花一钱　蚕豆花露六两，后入　葛氏十灰丸二钱，包煎

二诊　阴分本亏，春令木旺，木火升腾，阳络损伤则血上溢，吐血又发，咳嗽内热，不时颧红，苔薄黄，脉芤数无力。昨投养阴柔肝、清肺去瘀之剂，尚觉合度，仍守原意出入，尚希逸山道兄明正。

蛤粉炒阿胶二钱　生牡蛎四钱　粉丹皮二钱　川象贝各二钱　茜草根二钱　侧柏炭一钱五分　仙鹤草三钱　瓜蒌皮三钱　甜光杏三钱　淮牛膝二钱　鲜竹茹一钱五分　白茅根花一钱二扎，去心　葛氏十灰丸三钱，包　蚕豆花露六两，后入

六十二　朱先生案

肾虚不能纳气，痰饮上泛，肺失肃降，脾弱积湿下注，痰饮咳嗽已久。迩来气喘，不能平卧，腿足浮肿，纳谷无味，舌苔薄腻，脉象弦紧而硬，似无和缓之气。书云：无胃两目失明，精气无以上承也。喘肿重症，急宜温化水饮，顺气纳气，冀望气平肿消，始能出险入夷，尚希明正。

肉桂心四分　连皮苓四钱　生於术二钱　清炙草五分　仙半夏三钱　远志一钱　沉香片三分　附块一钱　甘杞子三钱　旋覆花一钱五分　代赭石三钱　蛤蚧尾一对，酒洗烘研，饭丸吞服　五味子三分　淡干姜三分　补骨脂一钱五分　核桃肉二枚

六十三　朱孙少奶案

怀麟三月余，风寒包热于肺，清肃之令不行，咳嗽痰不爽，音声欠扬，胸膺牵痛，脉象浮滑。姑拟疏邪化痰，宣肺和胃。

净蝉衣八分　嫩射干八分　嫩前胡一钱五分　冬瓜子三钱　炙远志一钱　熟大力子二钱　光杏仁三钱　炒竹茹一钱五分　象贝母二钱　福橘络一钱　霜桑叶二钱　苦桔梗一钱　胖大海三枚

六十四　程太太案

旧有痰饮，新寒外束，挟湿滞内阻，太阴阳明为病。清不升而浊不降，胸闷泛恶，腹鸣泄泻，喉中痰声辘辘，舌苔薄腻微黄，形寒内热，脉濡滑。宜芳香化浊，宣肺化痰。

藿香梗一钱五分　苏梗一钱五分　仙半夏二钱　陈皮一钱　制川朴一钱　赤苓三钱　炒荆芥一钱　大腹皮二钱　嫩前胡一钱五分　六神曲三钱　焦楂炭三钱　象贝母三钱　干荷叶一角　清水豆卷四钱　川郁金一钱五分

六十五　何先生案

旧有痰饮咳嗽，迩因跌伤受风，引动厥阳，扰犯清空，湿痰内阻肺胃，宣化失司，以致头痛眩晕，遍体酸楚，咳嗽痰多，甚则气逆，纳少泛恶，虚寒虚热，舌质红，苔薄腻，脉弦细而滑。本虚标实，宜疏泄风阳，肃肺化痰，治其标也，尚希明正。

仙半夏二钱　煨天麻八分　稽豆衣三钱　大贝母三钱　云苓三钱　炙远志一钱　川郁金一钱五分　炒谷麦芽各三钱　炙款冬一钱五分　旋覆花一钱五分　光杏仁三钱　嫩钩钩三钱　荷叶边一角　鹅管石一钱，煅

六十六 何老太爷案

昨投药后，虚寒虚热已见轻减，咳嗽痰多，夜梦纷纭，纳谷减少，肢节酸疼，头眩眼花，舌质红，苔微腻，脉弦小而滑。高年气阴本亏，肝阳升腾，湿痰留恋肺胃，肃降失司。今宜柔肝潜阳，和胃化痰，尚希明正。

仙半夏　煨天麻　左牡蛎　青龙齿　朱茯神　远志　稆豆衣　旋覆花　川象贝　甜光杏　炙款冬　橘白　嫩钩钩　炒谷麦芽

二诊　寒热已退，咳嗽痰多，甚则气逆，头痛眩晕，舌质红，脉弦小而滑。高年气阴两亏，肝阳升腾，痰饮留恋肺胃，肃降之令失司。再宜柔肝潜阳，和胃化痰。

南沙参三钱　炙白苏子一钱五分　甜光杏三钱　川象贝各二钱　朱茯神三钱　炙远志一钱　仙半夏二钱　煨天麻八分　左牡蛎四钱　稆豆衣三钱　炙款冬一钱五分　旋覆花一钱五分　嫩钩钩三钱　生熟谷芽各三钱

六十七 陈先生案

阴液亏虚，厥少之阳易于升腾，痰热逗留上焦，肺胃宣化失司。头额胀闷，咽喉微痛，舌根如强，纳谷减少，舌苔薄腻而黄，左脉虚弦，右脉濡滑。先宜清泄风阳，和胃化痰。

冬桑叶三钱　滁菊花三钱　京玄参一钱五分　薄荷叶四分　生草节五分　苦桔梗一钱　川象贝各二钱　广橘白一钱　连翘壳三钱　通草八分　生石决六钱　生熟谷芽各三钱　嫩钩钩三钱，后入　鲜竹茹一钱五分

二诊　头额闷胀已见轻减，咽痛喉燥，舌根时强，语言不爽，纳谷减少，苔

薄腻黄，脉象虚弦带数。阴分本亏，肝经气火内炽，痰热中阻，肺胃宣化失司。再拟清泄风阳，和胃化痰。

霜桑叶三钱　滁菊花三钱　薄荷叶四分　京玄参一钱五分　生甘草五分　川象贝各三钱　瓜蒌皮三钱　广橘白一钱　生石决五钱　通草八分　鲜竹茹一钱五分　生熟谷芽各三钱　嫩钩钩三钱　活芦根一尺　藏青果一钱

六十八 朱六少奶案

肝阳升腾之势渐平，头痛眩晕亦减，纳谷减少，脉弦细。荣血亏耗，难于骤复，再拟养血柔肝，和胃畅中。

生白芍三钱　稆豆衣三钱　炒杭菊一钱五分　生石决六钱　朱茯神三钱　炒枣仁三钱　薄荷炭八分　桑椹子三钱　煨天麻八分　苍耳子一钱五分　广橘白一钱　嫩钩钩三钱　黑芝麻三钱　生熟谷芽各三钱

二诊　头痛眩晕已见轻减，子丑之时，头痛又发，脉弦细，皆由荣血亏耗，肝阳易升。再宜柔肝潜阳，和胃安神。

生白芍三钱　稆豆衣三钱　炒杭菊一钱五分　左牡蛎四钱　朱茯神三钱　炒枣仁三钱　薄荷炭八分　广橘白一钱　潼蒺藜三钱　桑椹子三钱　苍耳子一钱五分　嫩钩钩三钱　黑芝麻三钱　生熟谷芽各三钱

三诊　子丑时头痛胸闷脘疼，逾时而止，纳谷减少，脉象弦细。子丑肝胆旺时，肝阳上扰清空，气阻于中，胃失降和。再宜柔肝潜阳，和胃畅中。

生白芍三钱　稆豆衣三钱　炒杭菊一钱五分　甘杞子三钱　生牡蛎四钱　朱茯神三钱　炒枣仁三钱　嫩钩钩三钱　潼蒺藜一钱五分　白蒺藜一钱五分　橘白一钱　生谷芽三钱　黑芝麻三钱　荷叶边一角

六十九 丁少奶案

血亏不能养肝，肝阳上扰清空，气化不及州都，膀胱宣化失司，以致头眩眼花，心怔，纳谷减少，少腹坠胀，小溲淋涩不爽，舌中剥，苔干腻，脉象弦细带数。自汗盗汗，虚阳逼津液而外泄也。今宜育阴潜阳，泄肝和胃，佐入滋肾通关之品。

生白芍　穞豆衣　生牡蛎　黑山栀　朱茯神　炒枣仁　金铃子　浮小麦　广橘白　炒竹茹　绛通草　嫩钩钩　荸荠梗一钱五分　滋肾通关丸一钱五分，包

七十 某少奶奶案

虚寒虚热已见轻减，咳呛咯痰不爽，头痛眩晕，肝阳升腾，风燥之邪袭肺，脾土薄弱，清晨便溏，职是故也。再宜培土生金，柔肝潜阳。

生白术三钱　炒淮山三钱　炒扁豆衣三钱　抱茯神三钱　川象贝各二钱　穞豆衣三钱　广橘白一钱　生苡仁四钱　炙粟壳三钱　炙款冬一钱五分　冬瓜子三钱　荷叶一角

七十一 胡先生案

风淫于脾，湿热入荣，血渗大肠，便血又发，内热溲赤，纳谷不旺，苔薄腻黄，脉濡滑而数。虑其缠绵增剧，急宜清荣去风，崇土化湿。

炒黑荆芥穗一钱　槐花炭三钱　侧柏炭一钱五分　云苓三钱　生白术一钱五分　生甘草五分　西茵陈二钱　生苡仁四钱　焦谷芽四钱　杜赤豆一两　陈皮一钱　干柿饼三钱　藕节炭二枚

七十二 刘太太案

肠澼转为溏泄黄水，日夜五六次，腹痛隐隐，内热，不思饮食，口干不多饮，脉象左濡小而数，右脉濡细，苔薄腻而黄。此脾阳胃阴两伤，肠中湿热滞未楚，肝经气火内炽。还虑口糜呃逆之变，今拟养胃健脾，苦化湿浊，冀望泄止，能进谷食，方有转机，明正。

炒淮药二钱　生白术二钱　炒扁豆衣三钱　炒赤白芍各一钱五分　赤苓三钱　银花炭三钱　陈皮一钱　砂壳八分　桔梗一钱　炒谷芽三钱　炒苡仁三钱　佩梗一钱五分　戊己丸一钱，包　鲜荷叶一角　银州柴胡八分

七十三 徐奶奶案

初起寒热泄痢，上为呕恶，脘胀作痛拒按，里急后重，今泄痢次数虽减，而腹痛依然，欲吐不吐，渴喜热饮，自汗肢冷，左脉弦小而数，右脉沉细，舌苔干白而腻。此乃邪陷三阴，虚阳逼津液而外泄，湿滞内阻曲肠，气机窒塞不通，厥气失于疏泄，脾胃运化无权。颇虑阳亡厥脱，勿谓言之不预。急拟参附回阳，龙牡敛阳为主，寒热并用，取其错杂为佐。冀望阳气内返，气和滞化，始能出险入夷，尚希明正。

吉林参须八分　熟附子块六分　陈广皮一钱　煅牡蛎二钱　花龙骨二钱　带壳砂仁八分　仙半夏二钱　金铃子二钱　焦楂炭三钱　水炒川连三分　淡吴萸三分，同拌　延胡索炭一钱　炒扁豆衣三钱　浮小麦四钱

七十四 朱先生案

便溏渐止，腹胀亦减，惟醒后口燥，蒂丁下坠，两目干涩，舌质淡红，脉象左

弦右濡。肾阴本亏，津少上承，虚火易浮。仍宜养阴柔肝，扶土和中。肝柔则火不升，土厚则火自敛，不必拘拘于清滋也。

川石斛三钱　炒淮山三钱　云茯苓三钱　生甘草六分　苦桔梗一钱　广橘白一钱　炒麦芽苡仁各三钱　川象贝各二钱　干荷叶一角　藏青果一钱

七十五　萧奶奶案

寒中厥阴，少腹陡然绞痛，胸闷微恶，舌苔薄腻，脉象濡细而迟，此干霍乱之重症也。急拟芳香化浊，温通气机，尚希明正。

藿香梗一钱五分　仙半夏二钱　陈皮一钱　制中朴一钱　枳实炭一钱　大腹皮一钱五分　带壳砂仁八分　佩兰梗一钱五分　白蔻仁四分　淡吴萸四分　焦谷芽四钱　麦芽三钱　玉枢丹四分，开水磨服

七十六　萧奶奶复案①

昨投芳香化浊，温通气机之剂，脐腹绞痛较前大减，呕恶亦止，惟头眩眼花，舌质淡红，脉弦小而涩。素体血虚，肝气横逆，宿瘀未楚，脾胃不和。再拟泄肝理气，和胃畅中。

大白芍一钱五分　金铃子二钱　延胡索一钱　朱茯神三钱　陈皮一钱　大腹皮二钱　制香附一钱五分　春砂壳八分　炒谷麦芽各三钱　青橘叶一钱五分　佛手八分

七十七　张先生案

寒湿滞内阻，脾胃两病，清浊混淆，吐泻交作，腿足转筋，舌苔薄腻，脉象濡迟。姑拟四逆汤、藿香正气饮加减。

熟附块一钱　炮姜炭五分　藿苏梗各一钱五分　姜半夏二钱　赤猪苓各三钱　大腹皮二钱　制川朴一钱　制苍术一钱　六神曲三钱　砂壳八分　炒车前子三钱　焦楂炭三钱　灶心黄土五钱，荷叶包

七十八　姜先生案

腰为肾之府，脊乃肾之路，肾虚血亏，腰脊酸痛。宜益肾和荣，通利络道。

厚杜仲三钱　川断肉二钱　杜狗脊二钱　抱茯神三钱　潼蒺藜二钱　女贞子二钱　制首乌三钱　丝瓜络二钱　广橘白一钱五分　桑寄生二钱　核桃肉二枚，去紫衣

七十九　严先生案

舌强，言语蹇涩，左手足旧有麻木，脉象左细滑，右濡数，舌中剥，苔薄腻。肾阴本亏，虚风挟痰湿上阻廉泉，荣卫痹塞不通。前投养正涤痰通利节络之剂，尚觉获效，仍守原法进步，尚希明正。

南沙参三钱　竹沥半夏二钱　煨天麻八分　炙远志一钱　九节菖蒲八分　陈广皮一钱　川象贝各二钱　炙僵蚕三钱　陈胆星八分　淡竹沥一两，姜汁三滴冲服　嫩钩钩三钱　焦谷芽四钱　指迷茯苓丸六钱，包煎

八十　朱先生案

始由腰痛起见，继则形瘦骨立，内热口燥，神志不宁，谵语郑声，舌质红，苔糙黄无津，脉象细数无神，窨疮腐烂，气虚阴液枯涸，神不守舍。经云：九候虽调，形肉已脱难治，况脉细数无神乎！颇虑气血涣散，阴阳脱离之变，勉拟益气生津，敛阳安神，尽人力以冀天眷，尚希

---

① 萧奶奶复案：原在"张先生案"后，据上下文义移至此。

明正。

吉林人参一钱五分　煅牡蛎四钱　花龙骨三钱　朱茯神三钱　生黄芪三钱　川石斛三钱　川象贝各二钱　炙远志一钱　北秫米三钱，包　浮小麦四钱

二诊　久恙荣阴枯涸，虚阳逼津液而外泄，神不守舍，神志模糊，谵语郑声，脉细似伏，形瘦骨立，阴阳欲脱，危在旦夕间矣。再勉一方，以尽人事，尚希明正。

吉林参一钱五分　熟附片五分　煅牡蛎四钱　花龙骨三钱　朱茯神三钱　大麦冬二钱　五味子五分　川象贝各二钱　炙远志一钱　炙黄芪三钱　北秫米三钱　浮小麦四钱

八十一　金老先生案

荣阴素亏，外风引动内风，挟痰湿上阻廉泉，横穿络道，陡然右手足不用，舌强不能言语，神志时明时昧，口干欲饮，舌质红，苔薄腻，脉虚弦而滑，中风重症。急拟熄风潜阳，清神涤痰，尚希明正。

大麦冬二钱　川石斛三钱　生石决八钱　西洋参一钱五分　竹沥半夏二钱　川贝母二钱　炙远志一钱　朱茯神三钱　煨天麻八分　炙僵蚕三钱　嫩钩钩三钱　鲜石菖蒲一钱　淡竹沥一两　真猴枣粉二分，冲

二诊　昨投纳气顺气，温化痰饮之剂，四肢渐温，自汗亦少，惟气喘不能平卧，咳痰不爽，口干不多饮，舌苔灰腻而黄，脉象濡细而滑。肾虚不能纳气，新寒引动痰饮，渍之于肺，肺失肃降之令。还虑正气不支，致生变端，再拟纳气归肾，顺气化痰，尚希明正。

蛤蚧尾　仙半夏　赖氏橘红　云茯苓　炙远志　象贝母　炙款冬　旋覆花　光杏仁　鹅管石一钱，煅　银杏七粒，去皮壳

八十二　吕世兄案

湿浊之气，从下而受，由下[①]而上，由经络而入脏腑，太阴健运失常，阳明通降失司，腿足浮肿，大腹胀满，胸闷气逆，不能平卧，面色灰黄，脉左弦右濡滑，脚气冲心之重症。脚气谓之壅疾，急宜逐湿下行。

紫苏梗一钱五分　苦桔梗一钱　连皮苓五钱　陈皮五钱　木瓜五钱　泽泻三钱　海南子三钱　淡吴萸一钱五分　汉防己二钱　连皮生姜三片　生熟苡仁各三钱

二诊　昨投逐湿下行之剂，大便先结后溏，气逆稍平，而大腹胀满，腿足浮肿依然如旧，面无华色，舌苔白腻，脉左弦细，右濡滑。蕴湿浊气，由下及上，由经络而入脏腑，脾胃运化无权，脚气重症。还虑冲心之变，前法既获效机，仍守原意出入。

连皮苓五钱　陈皮五钱　木瓜五钱　苦桔梗一钱五分　泽泻二钱　川牛膝三钱　防己三钱　生熟苡仁各五钱　海南子三钱　淡吴萸一钱五分　紫苏梗一钱五分　冬瓜皮五钱　连皮生姜二片，河水煎，鸡鸣时温服

三诊　理脾和胃，逐湿下行，尚觉合度。仍守原法进步。

连皮苓三钱　苍白术各一钱五分　泽泻一钱五分　陈皮一钱　陈木瓜三钱　大腹皮三钱　春砂壳八分　冬瓜皮五钱　淡吴萸八分　炒谷芽三钱　炒苡仁三钱　连皮姜三片，河水煎

八十三　薛二小姐案

复病寒热渐退，面浮肢肿，大腹胀满，稍有咳嗽，舌苔微黄，脉象濡滑。因

---

① 下：原作"上"，据《医集》本改。

饮食不节，脾弱欠运，水谷之湿蕴于膜原，水湿不得从膀胱下出也。还虑增剧，姑拟开鬼门，洁净腑，使水湿内外分消。

川桂枝五分　炒黄芩八分　连皮苓四钱　地枯萝三钱　生熟苡仁各三钱　猪苓三钱　福泽泻一钱五分　枯碧竹三钱　陈广皮一钱　大腹皮二钱　水炙桑皮二钱　光杏仁三钱　淡姜皮五分　冬瓜子皮各三钱

二诊　复病寒热已退，面浮肢肿，胸闷纳少，舌苔灰黄，脉象濡数。因饮食不谨，湿热内阻，脾胃运化失常，今宜疏运分消。

清水豆卷四钱　连皮苓四钱　生熟苡仁各三钱　大腹皮二钱　陈皮一钱　通草八分　地枯萝三钱　枯碧竹三钱　炒谷麦芽各三钱　冬瓜子皮各三钱　杜赤豆一两

三诊　面浮肢肿，渐见轻减，胸闷纳谷不香，蒂丁下坠。蕴湿痰热未楚，肺胃肃运无权。再拟肃运分消。

连皮苓四钱　生苡仁四钱　水炙桑叶皮各一钱五分　泽泻一钱五分　陈皮一钱　腹皮二钱　光杏仁三钱　大贝母三钱　甜甘草八分　冬瓜子皮各三钱　藏青果一钱

八十四　郑先生案

心悸而烦，根株已除。口有甜味，纳谷不香，小溲淡黄，苔腻渐化，脉象濡滑。思虑过度，荣阴早亏，蕴湿留恋中焦，脾胃运化失常。湿为黏腻之质，最难骤化，所以此症兹是之缠绵也。再拟理脾和胃，苦化湿热。

仙半夏二钱　陈广皮一钱　青龙骨三钱　朱茯神三钱　炙远志一钱　炒枣仁三钱　制川朴一钱　炒川连四分　带壳砂仁八分　炒谷芽苡仁各三钱　佩兰梗一钱五分　合欢花一钱五分　通草八分

八十五　祝奶奶案

血虚不能养肝，肝阳上升，心神不得安宁，心悸跳跃，时轻时剧，纳少汗多，不时牙痛，脉左虚弦，右濡滑。肝为刚脏，非柔不克。宜柔肝潜阳，和胃安神。

生白术三钱　稽豆衣三钱　左牡蛎六钱　青龙齿三钱　朱茯神三钱　炒枣仁三钱　灵磁石四钱　煨天麻八分　潼蒺藜三钱　熟女贞二钱　炒杭菊一钱五分　嫩钩钩三钱　黑芝麻二钱　金器一具，入煎

二诊　头痛眩晕，心悸跳跃，寐不安宁，纳少吞酸，脉象左濡弦，右濡滑，适值经行，皆由血虚不能涵木，肝阳上扰清空，痰浊中阻，阳明通降失司。再宜养肝体以清肝用，和胃气而安心神。

生白芍三钱　左牡蛎四钱　青龙齿三钱　灵磁石四钱　朱茯神三钱　炒枣仁三钱　煨天麻八分　潼蒺藜三钱　茺蔚子三钱　广橘白一钱五分　炒杭菊一钱五分　嫩钩钩三钱　炒竹茹一钱五分　黑芝麻三钱　生熟谷芽各三钱　金器一具

八十六　陈太太案

血虚不能养肝，肝阳易于上扰，心神不得安宁，心悸跳跃，时轻时剧，不时惕筋眴肉，脉象弦小而滑。经事不行，已有一载有半，中焦所化之血日少，无由下注冲任也。恙根日深，难许速痊。姑宜养肝血以柔肝木，安心神而通经血。

白归身二钱　生白芍二钱　左牡蛎四钱　青龙齿三钱　朱茯神三钱　炙远志一钱　炒枣仁三钱　潼蒺藜三钱　茺蔚子三钱　紫丹参三钱　稽豆衣三钱　嫩钩钩三钱　磁朱丸三钱，包

二诊　胁乃肝之分野，肝气入络，胁肋痛起，见咳嗽痰多，纳谷减少，肝阳上

升，扰犯清空，头痛眩晕，甚则眼花泛恶，脉象左弦右濡滑。宜清熄风阳，和胃化痰。

冬桑叶二钱　滁菊花二钱　稽豆衣三钱　薄荷炭八分　茯神三钱　橘白一钱　炒竹茹一钱五分　竹沥半夏一钱五分　大贝母三钱　光杏仁三钱　煅石决五钱　煨天麻八分　嫩钩钩三钱　荷叶边一角

三诊　脘胁胀轻而复甚，胃纳醒而复呆，腑行不畅，舌中后薄腻，脉细数，形瘦神疲，且有自汗，皆由血虚不能养肝，肝气横逆，犯胃克脾，升降失其常度。肝为刚脏，非柔不克，胃以通为补。再拟养血柔肝，运脾和胃。

大白芍二钱　潼白蒺藜各一钱五分　炙乌梅五分　朱茯神三钱　仙半夏二钱　炒枣仁三钱　春砂壳八分　橘白络一钱　炒谷麦芽各三钱　真獭肝八分　合欢花一钱五分　炒川贝二钱

四诊　饮食渐香，胃有醒豁之机，气阴两亏，肝阳升腾，夜不安寐，屡屡盗汗，脉左弦细，右濡滑，舌灰剥绛，苔微腻，时吐痰涎，脾虚不能摄涎故也。再宜养正和胃，柔肝潜阳。

吉林参一钱　生白芍二钱　仙半夏二钱　炒秫米三钱　朱茯神三钱　炒枣仁三钱　炒淮山三钱　夜交藤三钱　煅牡蛎四钱　花龙骨三钱　广橘白一钱　川象贝各二钱　浮小麦三钱　红枣五枚

五诊　久恙脾土已虚，清气不升，大便溏薄，脘中嘈杂，纳谷无味，神疲肢倦，舌中剥，边薄腻，脉左弦细，右迟缓。腹内时觉烘热，时吐痰沫，血虚虚热内炽，脾虚不能摄涎故也。再拟健胃和胃，以柔肝木。

炒潞党参　真於术　炒淮山　朱云苓　炒扁豆衣　广橘白　炒枣仁　仙半夏　炒秫米　干荷叶　浮小麦　红枣三枚

八十七　沈太太案

血虚不能养肝，肝阳上扰清空，湿痰中阻，胃失降和，头痛眩晕，心悸少寐，不时泛吐痰涎，脉象左弦右滑。弦为肝旺，滑为有痰。书云：无痰不作眩。当宜柔肝潜阳，和胃化痰。

生白芍二钱　左牡蛎四钱　青龙齿三钱　朱茯神三钱　仙半夏二钱　煨天麻一钱　稽豆衣三钱　炒杭菊一钱五分　潼蒺藜三钱　广橘红一钱　炒竹茹一钱五分　嫩钩钩三钱　荷叶边一角

二诊　胸脘渐舒，食入作梗亦减，夜不安寐，头痛时作，脉弦小而滑，苔腻少化，腑行燥结，皆由血虚不能养肝，肝阳易于上升，痰湿中阻，阳明通降失司。前投泄肝通胃，而化痰湿，尚觉合度，仍守原意出入。

瓜蒌皮三钱　仙半夏二钱　炒秫米二钱　朱云苓三钱　炒枣仁三钱　炒竹茹一钱五分　泽泻一钱五分　潼蒺藜一钱五分　白蒺藜一钱五分　橘白络各一钱　黑芝麻三钱　松子肉四钱　炒谷麦芽各三钱　嫩钩钩三钱

三诊　脉象左弦右濡滑，舌中后干白而腻，见症两胁下有痞，时时撑胀。书云：肝之积名曰肥气，是也。胸痹不舒，食入作梗，纳减，甚则吞酸，不时惊悸，皆由血虚不能养肝，肝气肝阳上升，痰湿互阻膜原，脾胃运化失常。肝为刚脏，非柔不克，胃以通为补。今宜柔肝通胃，顺气化痰。

方佚。

四诊　伏温之邪已减，惟胸脘不舒，食入作胀难化，烘热根株未除，两胁肋作胀有形。胁乃肝之分野，肝气横逆，湿痰中阻，阳明通降失司。舌苔薄腻，脉象弦小而滑。阴虽亏未可滋养，恐有碍胃之弊。胃以通为补，今以通胃泄肝而化痰湿，尚希明正。

瓜蒌皮二钱　薤白头一钱五分　仙半夏一钱五分　炒秫米三钱　云苓三钱　炒枣仁三钱　广橘白一钱　福泽泻一钱五分　金铃子二钱　炒谷麦芽各三钱　佩兰梗一钱五分　合欢皮二钱

八十八　姚太太案

脉象细滑，舌苔薄腻，胸闷纳少，少寐惊悸，肢节酸疼。血虚肝旺，湿痰逗留中焦，脾失健运，胃失降和。再拟柔肝和胃，而化痰湿。

大白芍一钱五分　潼白蒺藜各一钱五分　青龙齿三钱　佩兰梗一钱五分　朱云苓三钱　仙半夏二钱　炒枣仁三钱　枳实炭一钱　黑芝麻三钱　新会皮一钱　砂壳八分　瓜蒌皮二钱　炒谷麦芽各三钱

八十九　沈小姐案

阴血本亏，肝气犯胃，食入呕吐，屡次举发。迩来复受氤氲之邪，蕴袭肺胃，初起寒热。今寒热解后，咳嗽不爽，纳谷无味，口干不多饮，舌中灰腻而黄，边尖淡红，脉象左弦右濡滑，津少上承，痰浊中阻。适值经行，行而不多，冲任不足可知。病情夹杂，非易速痊。先宜宣肺和胃，调荣通经，治其标也。

霜桑叶二钱　光杏仁三钱　大贝母三钱　朱茯神三钱　仙半夏一钱五分　左金丸六分　旋覆花一钱五分　紫丹参三钱　茺蔚子三钱　川石斛二钱　绛通草八分　炒竹茹一钱五分　炒谷麦芽各三钱

九十　陈先生案

抑郁伤肝，肝气化火，湿郁生痰，痰火蒙蔽清窍，神明无以自主，自寻短见，

已有两次，始服洋烟，继服硝强水。据述西法治疗，而痰火郁热依然留恋中焦，胃气不得降和，纳谷减少，夜不安寐，脉象左弦数，右濡滑，舌苔薄腻。书云：凡百怪病，皆属于痰。痰为火之标，火为痰之本。欲化其痰，必清其火，欲清其火，必凉其肝，仿此为法，尚希明正。

黑山栀二钱　生石决八钱　川贝母三钱　川雅连四分　朱茯神三钱　远志一钱　竹沥半夏一钱五分　通草八分　炒枣仁三钱　枳实炭一钱，同拌　炒竹茹一钱五分　天竺黄一钱五分　川郁金一钱五分　淡竹沥一两，冲服

二诊　抑郁伤肝，思虑伤脾，气郁化火，脾湿生痰，痰浊上蒙清窍，胃失降和，心肾不得交通，夜不安寐，心悸筋惕，纳谷减少，舌苔薄腻，脉弦滑。投剂合度，仍宜解郁化痰，和胃安神。

仙半夏二钱　川郁金一钱五分　合欢花一钱五分　朱茯神三钱　炙远志一钱　炒枣仁三钱　枳实炭一钱，同拌　炒竹茹一钱五分　青龙齿三钱　天竺黄一钱五分　生石决八钱　嫩钩钩三钱　川贝母三钱　淡竹沥一两　琥珀多寐丸一钱五分，包

三诊　脉象虚弦，夜不安寐，心中尚有恐慌之状，咳呛咯痰不爽，皆由水亏不能涵木，木火上升，肺金受制，津液不布为痰，水火不能既济，心肾难于交通，故屡屡而少寐也。再宜育阴潜阳，交通心肾，培土生金，清肺化痰。俾肾有摄纳之权，肺有治节之令，则诸恙可以轻愈矣。

蛤粉炒阿胶二钱　左牡蛎四钱　花龙骨齿各一钱五分　川贝母三钱　朱茯神三钱　酸枣仁三钱　淮山药三钱　甜光杏三钱　甘杞子三钱　肥玉竹三钱　川石斛三钱　瓜蒌皮二钱　冬瓜子三钱　琥珀多寐丸一钱五分，包

九十一 宋先生案

中发背，腐肉已除，新肉已生，纳谷衰少，口舌糜点，牙龈肿痛，妨于咽饮，便溏如痢，苔①腻布，脉象左濡弦，右濡滑。此乃气阴两亏，无根之火易于上升，脾胃不运，湿浊留恋。人以胃气为本，再以和胃运脾，宣化湿浊，尚希明正。

炒淮药三钱　云苓三钱　炒扁豆衣三钱　新会皮一钱　炒谷麦芽各三钱　佩兰梗一钱五分　藏青果一钱　干荷叶二角　野蔷薇露香稻叶露各二两，二味后入

龙脑薄荷一支，剪碎泡汤洗口，舌糜烂处用珠黄散搽。

阳和　九黄　海浮

二诊　中发背，腐肉已去八九，新肉已生，便溏如痢亦止，口舌糜点碎痛，牙龈虚浮，妨于咽饮，纳谷减少，苔薄腻，左脉弦象略缓，右部濡滑。此气阴两亏，挟湿浊上浮，脾胃运化无权。人以胃气为本，再宜和胃清宣。

炒淮山三钱　云苓三钱　川象贝各二钱　陈皮一钱　通草八分　炒谷麦芽各三钱　佩兰梗一钱五分　野蔷薇花露三两　香稻叶露三两，二味后入

三诊　中发背，腐肉虽去八九，新肉生长迟迟，皆由正气亏虚，不能生长肌肉。惟口舌糜腐碎痛，牙龈腐烂，妨于咽饮，谷食衰少，苔粉腻。虚火挟湿浊上浮，脾胃生气无权，还虑正气不反，致生变迁，再宜和胃清解。

真芦荟八分　京玄参一钱五分　川象贝各二钱　甘中黄五分　胡黄连五分　通草八分　赤苓三钱　活贯众三钱　生熟谷芽各三钱　野蔷薇花露三两　香稻叶露三两，二味后入

三抄　桃花　补天

九十二 汤奶奶案

病痰生于左耳项，肿硬不痛，已有两载，肝郁挟湿痰凝结络道，荣卫不得流通，胸痹脘胀，食入作梗，甚则泛吐，脉象左弦右滑。此肝气上逆犯胃，痰湿中阻，阳明通降失司，缠绵之症。木喜条达，胃以通为补。当宜泄肝通胃，理气化痰。

旋覆花一钱五分　代赭石二钱　仙半夏二钱　云苓三钱　瓜蒌皮二钱　薤白头一钱五分　制香附一钱五分　春砂壳八分　陈皮一钱　佛手八分　炒谷麦芽各三钱

九十三 高奶奶案

伤筋起见，变为缩脚阴痰，顶虽溃，未曾得脓，根脚肿硬疼痛，痛引少腹，小溲不利，腑行燥结，身热晚甚，口有甜味，舌苔薄腻，脉象濡滑。蕴湿宿瘀，凝结厥阴之络，荣卫不行，症属缠绵。姑拟益气托毒，化湿通络，尚希明正。

生黄芪三钱　当归尾三钱　生赤芍三钱　光杏仁三钱　茯苓皮三钱　泽泻一钱五分　桃仁泥一钱五分　象贝母三钱　炙甲片一钱　通草八分　泽兰叶一钱五分　清水豆卷四钱　苏木一钱五分　陈皮一钱

阳和　黑虎　呼脓

九十四 笪女案

桃花癣发于面部，焮红色紫。治风先治血，血行风自灭也。

净蝉衣八分　粉丹皮二钱　赤芍二钱　小生地三钱　茯苓皮三钱　鸡苏散三钱，包　黑芝麻三钱　肥玉竹二钱　杜红花八分　桃

---

① 苔：原作"舌"，据《医集》本改。

仁泥一钱五分　通草八分　甘菊花三钱

九十五　蒋先生案

口角疔顶溃，得脓不多，根脚肿硬疼痛，日晡寒热。心火挟湿热蕴结，血凝毒滞。虑其增剧，急拟清解托毒，尚希明正。

甘菊花五钱　地丁草五钱　薄荷叶八分　炙僵蚕三钱　生草节八分　苦桔梗一钱　生赤芍二钱　草河车三钱　金银花三钱　连翘壳三钱　大贝母三钱　外科蟾酥丸三粒，磨下

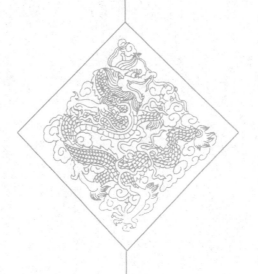

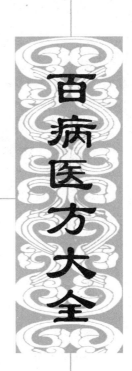

百病医方大全

内容提要

《百病医方大全》为丁济万、赵公尚等人依据丁甘仁生平医案，进行分类整理，删校而成，荟萃丁甘仁一生的行医经验精华。全书分内科、妇科、外科三部分，共收载方案 356 个，选方四百余首。本书以病证为纲，方案为目，详细分析每种疾病的不同证型、病源、病状、诊断、治法，并列明处方，特别是对于危急疑难重症的诊治经验尤为宝贵，对启发和指导临床诊疗，促进中医学习具有重要价值。

本次整理以民国二十年上海卫生报馆铅印本为底本，并参考《丁甘仁医案》等丁氏著作，对全书内容作了认真校勘和简明注释，以便于中医工作者、中医爱好者参考和学习。

百病医方大全目录

内科之部

咳嗽类

方案之一　风热咳嗽

姓氏：程　性别：女

【病源】肺内有热，外感风邪，腠理闭塞，邪伏不出，久郁化热，热蒸于肺。肺炎叶举，肺主清肃，其令不能下行。

【病状】恶寒发热，无汗，咳呛气急，喉痛音哑，厌①饮不便，痰声辘辘，烦躁不安，脉象滑数，舌边红，苔薄腻黄。

【治法】拟麻杏石甘汤加味，开痹达邪，清肺化痰。

【处方】净麻黄五分　生石膏三钱,打　光杏仁三钱　生甘草五分　薄荷叶八分　轻马勃八分　象贝母三钱　连翘壳三钱　淡豆豉三钱　黑山栀二钱　马兜铃一钱　冬瓜子三钱　活芦根一尺　淡竹沥一两,冲服

方案之二　伤寒咳嗽

姓氏：邓　性别：男

【病源】形寒饮冷，伤及肺经。

【病状】畏寒咳嗽，头胀骨楚，食少泛恶，脉浮滑，舌苔白腻。

【治法】拟以辛温散邪治之。

【处方】净麻黄五分　光杏仁三钱　象贝母三钱　前胡一钱五分　仙半夏二钱　橘红八分　茯苓三钱　炒枳壳一钱　苦桔梗一钱　紫菀一钱五分

方案之三　风痰咳嗽

姓氏：石　性别：女

【病状】恶寒咳嗽，头痛且胀，胸闷泛恶，苔腻，脉浮滑。

【诊断】邪风犯肺，痰湿侵脾。

【治法】宜辛散肺邪，而化痰湿。

【处方】紫苏叶三钱　光杏仁三钱　象贝母三钱　嫩前胡一钱五分　枳实炭一钱　水炙远志一钱　薄橘红八分　苦桔梗一钱　荆芥穗一钱　莱菔子三钱　姜竹茹一钱　仙半夏二钱

方案之四　劳风咳嗽

姓氏：林　性别：男　职业：劳动界

【病状】恶风多汗，咳嗽痰多，遍体疲楚，食少神疲，脉浮缓而滑，舌苔薄白。

【诊断】劳力伤阳，卫失外护，风邪乘隙入于肺俞，此即经所谓劳风发于肺下之症也。

【治法】拟玉屏风散合桂枝汤加减。

【处方】蜜炙黄芪三钱　蜜炙防风一钱　生白术一钱五分　清炙草五分　川桂枝五分　大白芍一钱五分　光杏仁三钱　象贝母三钱　薄橘红八分　炙紫菀一钱　生姜两片　红枣四枚

方案之五　孕妇咳嗽

姓氏：关　性别：女

---

① 厌：通"咽"。

【病源】怀孕七月，手太阴司胎，胎火迫肺，燥邪乘之。

【病状】咳呛气逆，渴，舌苔黄，脉象滑数。

【诊断】虑其咳甚损胎。

【处方】炒黄芩一钱　桑叶皮各二钱　光杏仁三钱　生甘草六分　川象贝各二钱　瓜蒌皮根各二钱　炙兜铃一钱　冬瓜子三钱　前胡一钱五分　活芦根一尺　生梨五片　枇杷叶露半斤，代水煎药

方案之六　酒湿咳嗽

姓氏：高　性别：男　嗜好：酒

【病源】嗜酒生湿，湿郁生热，熏蒸于肺，肺络受损。

【病状】咳呛两月，甚则痰内带红，膺肋牵痛，舌边红，苔薄黄，脉濡滑而数。

【治法】宜清肺淡渗治之。

【处方】川象贝各二钱　瓜蒌皮二钱　枳椇子三钱　茜草根二钱　南沙参三钱　茯苓三钱　生苡仁四钱　冬瓜子四钱　甜光杏二钱　鲜竹茹三钱　干芦根二两　橘巴叶二片，去毛包

方案之七　痰湿咳嗽

姓氏：朱　性别：男　嗜好：茶

【病源】茶能生湿，湿郁生痰，逗留肺经。

【病状】咳呛痰多，甚则气逆，难于平卧，饭量减少，舌苔薄腻，脉左弦右滑。

【治法】宜理脾合胃，而化痰湿。

【处方】仙半夏二钱　薄橘红八分　炙远志一钱　光杏仁三钱　象贝母三钱　炙白苏子一钱五分　炙款冬一钱五分　旋覆花一钱五分，包　生苡仁四钱　冬瓜子三钱　鹅管石一钱，煅　海蜇一两，漂淡煎汤代水

方案之八　小孩痰积咳嗽

姓氏：卫

【病状】食积之火犯肺，趸咳①匝月。嗽甚泛吐，苔薄腻，脉滑。

【治法】宜涤痰肃肺。

【外方】仙半夏一钱五分　炒竹茹一钱　光杏仁二钱　薄橘红八分　象贝母三钱　莱菔子三钱　冬瓜子三钱　霜桑叶二钱　山慈菇片四片　十枣丸五厘，化服

方案之九　心咳

姓氏：梁　性别：男

【病源】操劳过度，五志化火，火刑于肺，肺失安宁。

【病状】咳呛咯痰不爽，喉中介介如梗状，舌苔黄，两寸脉数。

【诊断】此即《内经》所谓心咳之症也。

【治法】宜滋少阴之阴，以制炎上之火，火降水升，则肺气自清。

【处方】京元参一钱五分　大麦冬一钱五分　生甘草五分　茯神三钱　炙远志一钱　甜光杏三钱　川象贝各二钱　瓜蒌皮二钱　柏子仁三钱，研　肥玉竹三钱　干芦根一两　冬瓜子三钱　梨膏三钱

方案之十　初期肺痨咳嗽

姓氏：文　性别：男

【病状】咳呛已延数月，甚则痰内带红，形色不充，脉象尺弱，寸关濡数。

【诊断】肾水亏涸，不能涵养肝木，肝火犯肺，势将入于肺痨一门。

【治法】宜壮水柔肝，清养肺气。

---

① 趸（dǔn 盹）咳：即顿咳，指以间歇发作连续不断之痉挛性咳嗽，咳后有鸡鸣样吸气回声的病证。趸，通"顿"。

【处方】天麦冬各二钱　南北沙参各三钱　茯神二钱　怀山药二钱　川贝母二钱　瓜蒌皮二钱　甜光杏三钱　潼蒺藜三钱　熟女贞二钱　旱莲草二钱　茜草根二钱　冬瓜子三钱　枇杷叶膏三钱

复诊：服前方三十剂，咳呛减，痰红止，去天麦冬、枇杷叶膏，加蛤粉炒阿胶二钱，北秫米三钱，又服三十剂，即痊。

方案之十一　壮年肺痨咳嗽

姓氏：赵　性别：男

【病源】正在壮年，劳心耗精，肾虚，冲气上升，肺虚痰热留恋。

【病状】气升咳嗽，已延数月之久，脉象细弱。

【治法】急宜清上实下，更宜节劳节欲。

【处方】大熟地四钱　蛤粉三钱　抱茯神三钱　怀山药三钱　山萸肉二钱　粉丹皮二钱　左牡蛎四钱　潼蒺藜三钱　熟女贞二钱　川贝二钱　瓜蒌皮二钱　甜光杏三钱　冬瓜子三钱　冬虫夏草一钱五分

方案之十二　咳嗽势成肺痨

姓氏：程　性别：女

【病源】劳伤卫阳不固，肺受风邪。

【病状】咳嗽已延数月，汗多怯冷，形瘦神疲，脉象濡滑，舌淡白无苔。

【诊断】此证势成肺痨。

【治法】经谓：劳者温之，虚者补之，宜黄芪健中汤加减。

【处方】炙黄芪三钱　川桂枝五分　大白芍一钱五分　清炙草五分　云苓三钱　怀山药三钱　炙远志一钱　法半夏一钱五分　甜光杏三钱　广橘白一钱　浮小麦四钱　饴糖三钱

方案之十三　虚损咳嗽

姓氏：王

【病状】外寒内热，咳嗽便溏，脉细。

【诊断】阳虚则外寒，阴虚则内寒，肺虚则咳嗽，脾虚则便溏，心虚则脉细，五虚俱见，已入损门。

【治法】损者益之，虚者补之，宜调养中土，冀其便结能食为要。

【处方】炙黄芪三钱　潞党参三钱　云苓三钱　炒於术一钱五分　怀山药三钱　清炙草五分　陈广皮一钱　炒川贝二钱　诃子皮二钱，炒　御米壳二钱，炒　北秫米三钱，包

方案之十四　产后咳嗽

姓氏：朱

【病状】产后两月，百脉俱虚，虚寒虚热，咳嗽痰多，自汗盗汗，脉象虚细，舌淡苔白，前医叠进养阴润肺，诸恙不减，反致食少便泄。

【诊断】阴损及阳，肺伤及脾，经谓：下损过胃，上损过脾，难治之症也。

【治法】拟黄芪建中汤，合二加龙骨汤出入。

【处方】炙黄芪三钱　清炙草八分　米炒於术三钱　炒怀药三钱　熟附片一钱　煅牡蛎四钱　煅龙骨三钱　御米壳三钱　广橘白一钱五分　浮小麦四钱　红枣五枚

方案之十五　失血伤阴咳嗽

姓氏：董　性别：男

【病状】失血之后，血去阴伤，木火刑金。津液被火炼而为痰。痰多咯不爽利，咳呛不已，手足心热，咽干舌燥，脉细数不静。

【治法】宜益肾柔肝，清养肺气。

【处方】蛤粉炒阿胶三钱　北沙参三钱　茯神三钱　怀山药三钱　川石斛三钱　生石决六钱　川贝三钱　瓜蒌皮二钱　甜光杏三钱　潼蒺藜三钱　熟女贞三钱　北秫米三钱，包

复诊：十剂后，咳呛内热均减，加冬虫夏草二钱。

方案之十六　气郁咳嗽

姓氏：程　性别：女

【病状】咳嗽气逆，子丑更甚，难于平卧，脉象左弦细，右濡数，经事衍期。

【诊断】孀居多年，情怀抑郁，五志化火，上刑肺金，血液暗耗，致成是症。子丑更甚者，乃肝胆最旺之时也。

【治法】宜养阴血以清肝火，培中土而生肺金，更宜怡情悦性，不致延成损怯。

【处方】蛤粉炒阿胶二钱　云茯苓二钱　南沙参三钱　茯神三钱　怀山药三钱　霜桑叶二钱　川贝三钱　甜光杏三钱　瓜蒌皮二钱　生石决六钱　冬瓜子三钱　合欢花一钱五分　北秫米二钱，包

方案之十七　肺痨咳嗽

姓氏：笪　性别：男

【病状】咳嗽延今半载，纳少便溏，形肉渐削。

【诊断】此为肺病及脾，上损及中之象，肺痨根萌已著。

【治法】清肺无益，专培中土。

【处方】炒潞党参三钱　云茯苓三钱　米炒於术一钱　清炙草五分　炮姜炭四分　橘白一钱　水炙远志二钱　炒怀药三钱　诃子皮二钱　御米壳二钱　北秫米三钱，包干荷叶一角

方案之十八　气喘咳嗽

姓氏：汤　性别：男

【病状】脉左弦细，右虚数，舌光，夜卧着枕，气冲咳嗽，行走则喘促更甚。

【诊断】此肾亏不能摄纳，肝火挟冲气上逆于肺，肺失肃降之令，不善施治，恐由喘而肿，则变为重症矣。

【治法】急以摄纳下元为主，清上佐之。

【处方】大熟地四钱　蛤粉三钱　茯神三钱　怀山药三钱　五味子四分　甘杞子三钱　厚杜仲二钱　左牡蛎四钱　川贝母三钱　甜光杏三钱　补骨脂一钱五分　核桃肉两个

方案之十九　痰饮咳嗽

姓氏：朱

【病源】新寒引动痰饮，渍之于肺，咳嗽气急又发。

【病状】形寒怯冷，苔薄腻，脉弦滑。

【治法】仿《金匮》痰饮之病，宜以温药和之。

【处方】川桂枝八分　云苓三钱　生白术五钱　清炙草五分　姜半夏二钱　橘红一钱　光杏仁三钱　炙远志一钱　炙白苏子五钱　全福花五钱，包　莱菔子二钱，炒，研　鹅管石一钱，煅

方案之二十　寒痰咳嗽

姓氏：俞　性别：女

【病源】暴寒外束，痰饮内聚，支塞于肺，肃降失司。

【病状】气喘咳嗽大发，日夜不能平卧，形寒怯冷，纳少泛恶，舌白腻，脉浮弦而滑。

【治法】拟小青龙汤加减，疏解外邪，温化痰饮。

【处方】蜜炙麻黄四分　川桂枝八分　云苓三钱　姜半夏二钱　五味子四分　淡干姜四分　炙苏子二钱　光杏仁二钱　熟附片

一钱　鹅管石一钱，煅　哮吼紫金丹两粒，另吞，连服二天

方案之二十一　痰饮喘肿

姓氏：屈　性别：男

【病状】痰饮咳嗽，已有多年，加之遍体浮肿，大腹胀满，气喘不能平卧，腑行溏薄，谷食衰少，舌苔淡白，脉象沉细。

【诊断】此脾肾之阳式微，水饮泛滥横溢，上激于肺则喘，灌溉肌腠则肿，凝聚膜原则胀，阳气不到之处，即是水湿盘踞之所，阴霾弥漫，真阳埋没，恙势至此地步，已入危险一途。

【治法】勉拟振动肾阳，以驱水湿，健运太阴，而化浊气，真武、肾气、五苓、五皮合黑锡丹，复方图治，冀其离照当空，浊阴消散，始有转机之幸。

【处方】熟附子块二钱　生於术三钱　连皮苓四钱　川桂枝八分　猪苓二钱　泽泻二钱　陈皮一钱　大腹皮二钱　水炙桑皮二钱　淡姜皮五分　炒补骨脂五钱　陈葫芦瓢四钱　黑锡丹一钱，吞服　济生肾气丸三钱，清晨另吞

方案之二十二　留饮哮喘

姓氏：胡　性别：男

【病源】外感寒凉，内停食滞，引动痰饮，互阻上中二焦，肺胃之气不得下降。

【病状】哮喘喉有痰声，胸闷呕吐，不能纳谷，身热恶风，有汗不解，苔腻，脉弦滑。

【诊断】此留饮也。

【治法】拟五苓平胃，解肌达邪，和胃涤饮。

【处方】川桂枝五分　云猪苓各三钱　福泽泻五钱　陈皮一钱　厚朴二钱　法半夏五钱　枳实炭一钱　白蔻仁五分　炒麦芽四钱　莱菔子三钱，炒，研　藿香梗五钱　玉枢丹四分，开水磨，冲服　苍术一钱

方案之二十三　悬饮咳嗽

姓氏：阮　性别：男

【病源】酒湿伤脾，脾失健运，水谷入胃，不生津液，化为痰饮。

【病状】咳嗽泛吐，胁肋引痛。

【诊断】饮射于肺，则咳嗽泛吐，饮流胁下，则胁肋引痛，胁乃肝胆之位，饮气在胁，则肝气拂郁，此悬饮也。

【治法】仿仲圣治饮不治咳之例。

【处方】炙苏子五钱　葶苈子一钱，炒，研　水炙桑皮二钱　全瓜蒌四钱，切　姜半夏二钱　橘红一钱　白蒺藜三钱　川郁金一钱五分　枳椇子三钱　椒目二十粒　生姜二片　茯苓一钱

方案之二十四　溢饮咳嗽

姓氏：费　性别：男

【病状】咳嗽气逆，宿疾有年，交冬益甚，近来四肢浮重，身肿无力。

【诊断】此脾肾阳衰，阴寒之水饮，上射于脾，旁流四末，是溢饮也。

【治法】拟助阳逐饮。

【处方】川桂枝八分　连皮苓四钱　生白术二钱　猪苓二钱　福泽泻五钱　陈皮一钱　制半夏二钱　熟附子二钱　椒目四十粒　姜皮五分　水炙桑皮二钱　大腹皮二钱

方案之二十五　内饮咳喘

姓氏：何

【病状】秋冬咳嗽，春夏稍安，遇寒则剧，甚则卧难着枕，是脾胃之阳早衰，致水液变化痰沫，随气射肺则咳，冲气逆上则喘，畏寒足冷，跗肿溺少。

【诊断】阳不潜藏，阴浊用事故也。

【治法】古法外饮治脾，内饮治肾，今仿内饮论治，摄纳肾气，温化痰饮，若以降气泄气，取快一日，恐有暴喘厥脱之虑。

【处方】肉桂心三分　大熟地四钱，同捣　云茯苓三钱　怀山药三钱　熟附片一钱　福泽泻五钱　仙半夏二钱　怀牛膝二钱　甘杞子三钱　厚杜仲三钱　五味子四分　补骨脂五钱　核桃肉二枚

方案之二十六　老人咳喘

姓氏：申　性别：男

【病状】咳嗽气喘，卧难着枕，上气不下，必下冲上逆，脉象沉弦。

【诊断】年逾花甲，阴阳并亏，痰饮上泛，饮与气涌，斯为咳喘。阅前方叠以清肺化痰，滋阴降气，不啻助桀为虐。况背寒足冷，阳气式微，藩篱疏散，又可知也。

【治法】仲圣治饮，必以温药和之，拟桂苓甘味，合附子都气，温化痰饮，摄纳肾气。

【处方】桂枝八分　云苓三钱　炙甘草五分　五味子五分　生白术五钱　制半夏二钱　炙远志一钱，炒　补骨脂五钱　熟附块五钱　怀山药三钱　大熟地三钱，炒松　核桃肉二枚

吐血类

方案之一　因肝火而起之吐血症

姓氏：赵　性别：男

【病源】肝胆之火升腾，风燥之邪外袭，肺金受制，阳络损伤。

【病状】咳呛吐血，胁肋牵痛，脉数，苔黄。

【诊断】须防血涌狂吐。

【治法】亟拟凉肝清燥，润肺去瘀。

【处方】冬桑叶二钱　粉丹皮二钱　生石决八钱　马勃八分　茜草根二钱　侧柏叶一钱五分　川象贝各二钱　甜光杏三钱　竹茹三钱　白茅花一钱，包　冬瓜子三钱　活芦根一尺　蚕豆花露　枇杷叶露各四两

方案之二　因负重努力而起之吐血症

姓氏：俞　性别：男

【病源】负重努力，血络损伤，则血上溢。

【病状】吐血盈碗，胁肋牵痛，难于转侧，脉象芤数。

【治法】宜去瘀生新主治。

【处方】全当归二钱　紫丹参二钱　怀牛膝二钱　茜草根二钱　川贝二钱　刘寄奴一钱五分　仙鹤草三钱　真新绛八分　川郁金一钱五分　竹茹三钱　白茅花一钱，包　茺蔚子三钱　参三七三分，另研细末　藕汁二两，冲服

方案之三　因肾虚而起之吐血

姓氏：匡　性别：男

【病源】水亏不能涵木，木火升腾，阳络损伤，则血上溢。

【病状】咯血内热，舌质红，脉芤数，还虑血涌。

【治法】宜壮水柔肝，祛瘀生新。

【处方】天麦冬各二钱　左牡蛎四钱　粉丹皮二钱　生石决八钱　白芍二钱　茜草根二钱　侧柏炭一钱五分　川贝母二钱　紫丹参二钱　牛膝二钱　鲜竹茹二钱　白茅花一钱，包　白茅根两扎　鲜藕二两，切片入煎

方案之四　因外邪引动伏温而起之吐血症

姓氏：鲍　性别：男

【病源】感受外邪，引动伏温，蕴袭肺胃。

【病状】寒热头胀，咳嗽胸闷，吐血鼻衄，舌质红，苔薄白，脉象浮芤而数。

【诊断】伏温之邪，由内达外，由荣及气，虑其增剧。

【治法】宜清解伏温，宣肺去瘀。

【处方】炒荆芥一钱五分　冬桑叶三钱　粉丹皮一钱五分　清水豆卷四钱　银花三钱　连翘壳三钱　光杏仁三钱　象贝母三钱　京赤芍一钱五分　马勃八分　鲜竹茹三钱　茜草根二钱　白茅花一钱，包　白茅根两札

方案之五　病后阴伤肝旺，复感新邪而起之吐血症

姓氏：包　性别：男

【病源】今庚仲秋，上失血，下便血，治愈之后，季冬又发。

【病状】吐血盈盆，便血如注，发热形寒，头痛骨楚，咳嗽胁肋牵疼，艰于转侧，舌苔罩白，脉象浮滑芤数。

【诊断】阴分大伤，肝火内炽，蓄瘀留恋，复感新邪，蕴袭肺胃，引动木火上炎，损伤血络，血不归经，邪不外达。书云：夺血者不可汗，然不汗则邪无出路，病已入险，用药最难着手。

【治法】暂拟轻剂解表，以透其邪，清荣祛瘀，引血归经。

【处方】炒黑荆芥一钱五分　桑叶二钱　丹皮二钱　青豆卷四钱　薄荷叶八分　茜草根二钱　侧柏炭一钱五分　川象贝各二钱　马勃八分　鲜竹茹三钱　白茅根二札　白茅花一钱，包　参三七三分，另研末　藕汁二两，冲服

方案之六　因阴亏阳虚而起之吐血症

姓氏：戚　性别：男

【病状】吐血四天，盈盏成盆，色不鲜红，脉象芤数无力，舌苔淡白。

【诊断】脉舌参看，阴分本亏，阳气亦虚，不能导血归经，反致上溢妄行。

【治法】仿金匮侧柏叶汤加味。

【处方】蛤粉炒阿胶三钱　侧柏炭三钱　炮姜炭六分　丹参二钱　茜草根二钱　怀牛膝二钱　茯神三钱　川贝二钱　竹茹二钱　藕节炭三枚　清童便一酒杯，冲服

二诊：前方服二剂，吐血已止，原方加茺蔚子三钱。

方案之七　因阳虚气滞而起之吐血便血症

姓氏：崔　性别：女

【病源】阳虚气滞，不能导血归经，血因停蓄，蓄久则络损血溢，而成吐血便血之症。

【病状】上为吐血，盈盏成盆，下为便血，色黑如墨，舌苔白，脉芤无力。

【诊断】阳络损伤，则血上溢，阴络损伤，则血下溢。

【治法】上下交损，宜治其中，拟理中汤加味。

【处方】炒潞党参一钱五分　生白术一钱五分　云苓三钱　清炙草四分　炮姜炭八分　陈广皮一钱　全当归二钱　丹参二钱　怀牛膝二钱　藕节炭二枚

二诊：

【病状】前方投两剂，上下之血均止，惟胃呆食少。

【处方】再照前方加砂仁八分，焦谷芽四钱。

方案之八　气虚吐血

【病状】吐血七昼夜，狂溢不止，有数斗许，神志恍惚，气短，四肢逆冷，过于肘膝，舌质红，苔灰黑，脉象微细，似有若无。

【诊断】此乃阴不敛阳，阳不抱阴，气难摄血，血不归经，虚脱之变，即在目

前。先哲治血，有血脱益气之剂，有形之血，势将暴脱，无形之气，所当急固。

【治法】益气纳气，大剂频进，冀挽回于万一。

【处方】吉林人参三钱，另煎，冲服　蛤粉炒阿胶三钱　炙白苏子二钱　左牡蛎五钱　花龙骨五钱　川象贝三钱　白归身二钱　怀牛膝二钱　养正丹三十粒，分三次吞服

水、童便各半，煎服。

二诊：

【病状】连服益气纳气，气平血止，肢温脉渐起，汗亦收，阴平阳秘，大有生机。

【处方】仍用原方去养正丹。加抱茯神三钱，淮山药三钱。

三诊：

【处方】再用原方加旱莲草二钱

此吐血中之最剧者，家祖连诊十余次，守方不更，至半月后停药。每日吞服人参粉一钱五分、琼玉膏三钱，开水冲服。服至一月后，诸恙已愈，精神渐复，亦可谓幸矣。**济万附志**

方案之九　因郁怒烦劳而起之吐血症

姓氏：周　性别：男

【病源】郁怒伤肝，操烦劳心，气郁化火，火炽气焰，扰动阳络，故血上溢。

【病状】胁肋作痛，烦躁少寐，郁则吐血不止，内热口干，舌质红，苔黄，脉弦乳而数。

【治法】亟拟清气凉肝，祛瘀生新。

【处方】生白芍三钱　茜草根二钱　川贝母三钱　粉丹皮二钱　侧柏炭一钱五分　黛蛤散四钱，包　黑山栀二钱　山茶花一钱五分　羚羊片四分，煎，冲　竹茹三钱　鲜藕汁二两，冲服　白茅根二札

方案之十　迁延日久，时发时止之吐血症

姓氏：翁　性别：男

【病源】烦劳太过，心脾并亏，络损血溢，气不摄纳。

【病状】吐血已延数月之久，时发时止，形神萎顿，面无华泽，所吐之血，色淡红不鲜，脉象虚细。

【治法】拟归脾汤加减。

【处方】潞党参三钱　炙黄芪三钱　怀山药三钱　茯神三钱　炙远志一钱　酸枣仁二钱　白归身二钱　大白芍二钱　清炙草五分　橘络一钱　红枣五枚　藕节三枚

方案之十一　因伤寒两感，邪热入营而起之吐血症

姓氏：楮　性别：男

【病源】伤寒两感，证已半月，叠投温经达邪，诸恙尚安。

【病状】昨忽吐血，鼻衄、牙龈舌衄俱见，昼夜不止，盈盏成盆，幸脉象濡中不洪，神识尚清。

【诊断】盖由气分大伤，邪热入营，逼血妄行，虽曰衄解，然尚在危险中也。

【治法】今拟大剂育阴清营，以制炎上之火。

【处方】西洋参三钱　京元参三钱　大麦冬三钱　大生地一两　生白芍三钱　犀角片四分，煎，冲　粉丹皮二钱　侧柏叶二钱　鲜藕四两，切片入煎　鲜竹茹三钱

二诊：服育阴清营之剂，诸衄已见轻减，原方去犀角，加川石斛三钱。

三诊：加清阿胶三钱。

方案之十二　因久咳伤肺而起之吐血症

【病源】久咳伤肺，肺津不布，燥邪

痰热留恋，肝火乘势升腾，肺络损伤。

【病状】咳嗽月余，屡失红。

【治法】宜育阴柔肝。

【处方】北沙参三钱　甜杏仁三钱　淮山药三钱　煅蛤壳四钱　抱茯神三钱　大麦冬一钱五分　生石决八钱　川贝母三钱　清炙草五分　冬桑叶三钱　粉丹皮二钱　瓜蒌皮三钱　琼玉膏三钱,冲服

方案之十三　因阴虚火旺而起之吐血症

【病源】肾阴不足，肝火有余。

【病状】吐血屡发，脉微寡神，血不华色，舌苔淡白。

【诊断】血去阴伤，阴不抱阳，则阳益亢，阴不胜阳，故阴愈亏，脉症相参，损症已著矣。

【治法】姑仿王太仆壮水之主，以制阳光，以冀万一之幸。

【处方】大生地四钱　淮山药三钱　生石决五分　熟女贞三钱　粉丹皮二钱　生白芍一钱五分　旱莲草一钱　茜草根一钱　抱茯神三钱　清炙草一钱　潼蒺藜二钱　鲜竹茹一钱五分　鲜藕二两

方案之十四　吐血过多，气喘汗多之危症

【病源】肾阴早亏，龙雷之火，肆逆于上，逼血妄行。

【病状】涌吐六七日，盈盏盈盆，汗多气喘，脉细如丝，有欲脱之象。

【诊断】阴不抱阳，阳不摄阴，气血有涣散之虞，阴阳有脱离之险，病势至此，危在顷刻。

【治法】宗经旨血脱益气之法，峻补其气，以生其血，未识能得挽回否。

【处方】吉林人参四钱　黑锡丹八分

二诊：

【病状】涌吐大减，气喘略平，脉细无力。

【诊断】是血去阴伤，龙雷之火上升，肺气不能下降。古人云，天下无逆流之水，人身无倒行之血。水之逆流者，因乎风；血之倒行者，因乎气。气逆则血溢矣，症情尚在险关，还虑意外之变。

【治法】再用益气养阴，顺气降逆，以望转机。

【处方】吉林参四钱　当归身三钱　陈广皮一钱

方案之十五　血后调理

【病源】阴损及阳，土不生金。

【病状】吐血后，咳嗽吐涎沫，形瘦色萎。

【病理】脾为生痰之源，肺为贮痰之器，脾虚不能为胃行其津液，水谷之湿。生液聚饮，渍之于肺。

【诊断】肺失清肃之权，涎出于脾，脾无摄涎之能，谷气既不化精微，何以能生长肌肉，形瘦色萎，职是故也。经云：一损，损于皮毛，皮聚而毛落；二损，损于肌肉，肌肉消瘦，病情参合，肺痨之势渐著。书云：损之自上而下者，过于胃，则不可治；自下而上者，过于脾，则不可治。盖深知人身之气血，全赖水谷之所化生也。

【治法】宜理胃健脾，顺气化痰，取虚则补母之意，金匮薯蓣丸加减。

【处方】淮山药三钱　炙甘草一钱　仙半夏二钱　旋覆花一钱　潞党参四钱　云茯苓三钱　炙苏子一钱　川贝母二钱　野於术三钱　薄橘红一钱　甜光杏三钱　炙远志三钱　核桃肉四钱

衄血类

方案之一 辛热过度，火亢伤络之衄血

【病状】始由腹痛，误服姜醋，辛热过度，引心肝之火上亢，阳络损伤，则血上溢，舌衄如涌，气粗喘促，口干不欲饮，欲小溲则大便随之，脉弦数而促，舌干涸无液。

【诊断】肺金化源告竭，龙雷之火飞越升腾，颇虑喘脱之险。

【治法】急拟生脉汤救化源，犀角地黄汤清血热。

【处方】西洋参二钱　鲜生地三钱　生白芍二钱　鲜竹茹一钱五分　犀角尖四分　粉丹皮一钱五分　鲜藕汁一杯，冲服　鲜铁石斛三钱　川贝母二钱　淮牛膝二钱

方案之二 热搏营分之衄血

【病状】发乃血之余，血虚则发落，血虚生热，热搏营分，上为鼻衄，下为便血。

【治法】宜养血清营主治。

【处方】细生地四钱　天麦冬各二钱　槐花炭二钱　夏枯花一钱五分　生甘草六分　粉丹皮一钱五分　侧柏炭一钱五分　肥知母一钱五分　冬桑叶三钱　川石斛三钱　鲜藕二两，切片入煎

虚损类

方案之一 产后蓐痨

姓氏：朱　性别：女

【病状】产后未满百日，虚寒虚热，早轻暮重，已有匝月，食少便溏，形瘦色萎，且有咳嗽，自汗盗汗，脉濡滑无力，舌苦①淡白。

【诊断】此卫虚失于外护，荣虚失于内守，脾弱不能生金，虚阳逼津而外泄也，蓐劳渐著，恐难完璧。

【治法】拟黄芪建中汤合二加龙骨汤加味。

【处方】清炙黄芪三钱　炒白芍二钱　清炙草六分　川桂枝五分　牡蛎四钱　花龙骨三钱　米炒於术三钱　云茯苓三钱　炒淮药三钱　炒川贝二钱　浮小麦四钱　熟附片八分

二诊：

【病状】前投黄芪建中、二加龙骨，寒热较轻，自汗盗汗亦减，虽属佳境，无如昔日所服之剂，滋阴太过，中土受戕，清气不升，大便溏薄，食少色萎，腹疼隐隐，左脉细弱，右脉濡迟。

【诊断】阳陷入阴，命火式微。《脉诀》云，阳陷入阴精血弱，白头犹可少年愁，殊为可虑也。

【治法】再守原意，加入益火生土之品，冀望中土强健，大便结实为要。

【处方】清炙黄芪三钱　炒白芍一钱五分　清炙草六分　熟附片八分　牡蛎三钱　花龙骨三钱　炒怀药三钱　米炒於术三钱　云苓三钱　大砂仁六分，研，炒　补骨脂一钱五分　煅益智一钱五分　浮小麦四钱

方案之二 劳伤虚损

姓氏：蒋　性别：男

【病源】劳役太过，脾胃两伤，荣卫循序失常。

【病状】寒热似疟，已有数月，形瘦色萎，食减神疲，脉象虚迟，舌光有津。

【诊断】势将入于虚损一途。

----

① 苦：疑应作"苔"。

【治法】损者益之，虚者补之，甘温能除大热，补中益气汤加减。

【处方】潞党参三钱　炙黄芪三钱　炒冬术二钱　清炙草五分　银柴胡一钱五分　广陈皮一钱　全当归二钱　淮牛膝二钱　西秦艽一钱五分　大砂仁八分，研　焦谷芽四钱　生姜两片　红枣四枚

方案之三　心肾两伤之虚损

姓氏：匡　性别：男

【病源】诵读劳伤乎心，房帏劳伤乎肾，阴虚于下，阳升于上。

【病状】头眩耳鸣，心悸少寐，遗泄频频，神疲肢倦，脉象尺部细弱，寸关虚弦，舌质淡红。

【治法】拟育阴潜阳，交通心肾。

【处方】大生熟地各三钱　粉丹皮一钱五分　生石决四钱　左牡蛎四钱　抱茯苓三钱　淮山药三钱　炙远志一钱　炒枣仁三钱　潼蒺藜三钱　北秫米三钱，包　生白芍二钱　白莲须一钱五分　三才封髓丹清晨淡盐汤送下

方案之四　因三阴亏耗而起之虚损

姓氏：宦　性别：男

【病状】入夜潮热，延今两月，食少形瘦，神疲乏力，舌质光绛，脉象濡小而数。

【诊断】此三阴亏耗，脾胃生气受戕。

【处方】洋参一钱五分　川石斛三钱　茯神三钱　淮山药三钱　青蒿梗一钱五分　炙鳖甲四钱　嫩白薇一钱五分　陈皮一钱　生熟谷芽各三钱　红枣五枚

方案之五　因抑郁而起之虚损

姓氏：宋　性别：女

【病源】恙由抑郁起见，情志不适，气阻血瘀，土受木克，胃乏生化，无血以下注冲任矣。

【病状】经闭一载，纳少形瘦，临晚寒热，咳嗽痰沫甚多，脉象左虚弦，右濡涩。

【诊断】经谓：二阳之病，发心脾，有不得隐曲，女子不月，其传为风消，再传为息贲，若加气促，则不治矣。

【治法】拟逍遥合归脾大黄䗪虫丸，复方图治。

【处方】全当归三钱　大白芍二钱　银柴胡一钱　炒潞党二钱　米炒於术一钱五分　清炙草五分　炙远志一钱　紫丹参二钱　茺蔚子三钱　川贝母二钱　甜光杏三钱　北秫米三钱，包　大黄䗪虫丸一钱，每日吞服，以经通为度

方案之六　因秋燥咳嗽而起之虚损

姓氏：蔡　性别：男

【病状】仲秋燥邪咳嗽，至冬不愈，加之咽痛干燥，蒂丁①下坠，妨于咽饮，内热纳少，脉象濡数，幸不洪大，舌质红，苔黄。

【诊断】平素阴虚，燥邪化火，上刑肺金，下耗肾水，水不上潮，浮火炎炎，颇虑吐血而成剧症。

【治法】急拟清燥润肺，而降浮火。

【处方】蛤粉炒阿胶一钱五分　天花粉三钱　川象贝各一钱　京元参一钱　肥知母一钱五分　甜光杏三钱　柿霜八分　生甘草八分　冬桑叶三钱　冬瓜子三钱　枇杷叶露四两，后入　活芦根一尺，去节

方案之七　已成肺痨

姓氏：方　性别：男

【病状】吐血屡发，咳嗽有年。动则气逆，咽痛失音，形瘦骨立。潮热口燥。

_____

① 蒂丁：指舌根部近会厌软骨处。

脉象弦大而数。

【诊断】弦则为劳，数则病进，阴液枯涸，木火犯肺，肺气已损。即是破金不鸣，肺痿已著。

【治法】勉拟壮水之主以柔肝木，清养肺气而滋化源，然亦不过尽人工而已。

【处方】南北沙参各三钱　天麦冬各二钱　蛤粉炒阿胶二钱　生甘草五分　茯神三钱　淮山药三钱　川贝二钱　瓜蒌皮二钱　甜光杏三钱　熟女贞二钱　冬虫草二钱　北秫米三钱,包　凤凰衣一钱五分　猪肤三钱,刮去油毛

方案之八　五脏俱损

姓氏：侯　性别：男

【病状】咳嗽寒热，食少便溏，脉细神疲，遗精头眩。

【诊断】肺虚则咳嗽寒热，脾虚则食少便溏，心虚则脉细神疲，肾虚则遗溲，肝虚则头眩，五虚俱见，非易图功。

【治法】惟宜培土生金，益肾养肝，苟能泄泻止，谷食增，寒热除，咳嗽减，则尚可图治。

【处方】炒潞党参三钱　云茯苓三钱　炒於术二钱　清炙草六分　陈皮一钱　炒川贝二钱　炒御米壳二钱　煅牡蛎三钱　花龙骨三钱　水炙远志一钱　炒淮药三钱　北秫米四钱,包

方案之九　劳损

【病状】内热外寒，咳嗽形瘦，脉弦细而数。

【诊断】阴虚则内热，阳虚则外寒，肺虚则咳嗽，脉弦则为劳，数则病进，劳已入损，恐难完璧。

【治法】拟黄芪建中汤，建立中气，宗经旨劳者温之，损者益之意。

【处方】炙黄芪三钱　朱茯神三钱　甜

杏仁三钱　淮山药三钱　川桂枝四分　炙甘草五分　广橘白一钱　炒白芍二钱　红枣三枚　生姜二片　生谷芽三钱　饴糖四钱

喉痧类

方案之一　风温喉痧

【病源】风温疫疠之邪，引动肝胆之火，蕴袭肺胃两经，发为喉痧。

【病状】身热，咽喉肿红焮痛，内关①白腐，舌苔薄黄，脉象郁滑而数。

【诊断】天气通于鼻，地气通于口。口鼻吸受天地不正之气，与肺胃蕴伏之热，薰蒸上中二焦。咽喉为肺胃之门户，肺胃有热，所以咽喉肿痛，而内关白腐也。

【治法】经云：风淫于内，治宜辛凉。此其候也。

【处方】净蝉衣八分　苦桔梗一钱　金银花三钱　京赤芍二钱　荆芥穗八分　甜苦甘草各六分　连翘壳三钱　鲜竹叶三十张　淡豆豉三钱　轻马勃一钱　象贝母三钱　白茅根二札　薄荷叶八分　黑山栀一钱五分　炙僵蚕三钱

方案之二　伏温化热之喉痧

【病状】丹痧虽布，身灼热不退，咽喉肿痛白腐，脉洪数，舌绛。

【诊断】伏温化热，蕴蒸阳明，由气入荣，销烁阴液，厥少之火，乘势上亢，症势沉重。

【治法】急宜气血双清，而解疫毒。

【处方】犀角尖五分　甘中黄八分　象贝母三钱　鲜竹叶三十张　鲜生地四钱　苦桔梗一钱　连翘壳三钱　茅芦根各一两　生

――――――――――

① 内关：此处当指咽后壁。

石膏四钱，打　轻马勃一钱　黑山栀一钱五分　鲜石斛三钱　粉丹皮一钱五分　陈金汁一两　枇杷叶露四两

方案之三　温邪伏热之喉痧

【病状】丹痧已回，身热不退，项颈漫肿疼痛，咽喉焮肿，内关白腐，苔薄黄，脉沉数。

【诊断】温邪伏热，稽留肺胃两经，血凝毒滞，肝胆火炽，一波未平，一波又起，殊属棘手。

【治法】宜清肺胃之伏热，解疫疠之蕴毒。

【处方】薄荷叶八分　甘中黄八分　京赤芍二钱　鲜竹叶茹各一钱五分　京元参二钱　苦桔梗一钱　生蒲黄三钱，包　黑山栀一钱五分　连翘壳三钱　炙僵蚕三钱　淡豆豉三钱　象贝母三钱　益母草三钱　活芦根一尺，去节

方案之四　疫邪内伤之喉痧

【病状】疫疠之邪，不外达而内传，心肝之火内炽，化火入荣，伤阴劫津，咽喉疼痛腐烂。

【治法】拟犀角地黄合麻杏石甘汤，气血双清而解疫毒。

【处方】犀角尖五分　生石膏五钱，打　金银花三钱　活芦根一尺，去节　鲜生地四钱　甘中黄八分　连翘壳三钱　鲜竹叶三十张　净麻黄四分　苦桔梗一钱　川贝母三钱　陈金汁一两　光杏仁三钱　京赤芍二钱　京元参二钱

方案之五　时邪蕴袭肺胃之喉痧

【病源】吸受时气，引动伏邪，蕴袭肺胃两经，肺主皮毛，胃主肌肉，邪留皮毛肌肉之间，则发为红痧。

【病状】痧点隐隐，布而不透，形寒发热，胸闷泛恶。

【诊断】邪郁阳明，不得外达也，舌苔薄黄，脉象浮滑而数，邪势正在鸱张，虑其增剧。

【治法】宜以辛凉清解。

【处方】荆芥穗一钱　赤茯苓三钱　净蝉衣八分　炒竹茹一钱五分　淡豆豉三钱　江枳壳一钱　连翘壳三钱　熟牛蒡二钱　薄荷叶八分　苦桔梗一钱　京赤芍二钱

方案之六　阴虚内热之白喉

【病状】温邪疫疠，郁而化火，肺胃被其熏蒸，心肝之火内炽，白喉腐烂焮痛，妨于咽饮，壮热烦躁，脉洪数，舌质红，苔黄。

【治法】经云：热淫于内，治以咸寒。当宜咸寒解毒，清温泄热主治。

【处方】犀角尖四分　甘中黄八分　连翘壳三钱　京元参一钱五分　鲜生地三钱　淡豆豉三钱　京赤芍一钱五分　大贝母三钱　天花粉三钱　薄荷叶七分　金银花三钱　生石膏三钱，打　鲜竹叶三十张　白茅根两札

方案之七　痧后痰气壅塞

【病状】痧后，肺有伏邪，痰气壅塞，脾有湿热，不能健运，积湿生水，泛滥横溢，无处不到，以致面目虚浮，腹膨肢肿，咳嗽气逆，舌薄腻，脉濡滑，势成肿胀重症。

【治法】宜肃运分消，顺气化痰。

【处方】嫩前胡一钱五分　猪苓三钱　生熟苡仁各三钱　炙桑皮三钱　光杏仁三钱　大腹皮二钱　地枯萝三钱　全福花一钱五分，包　清炙枇杷叶三钱，去毛，包　象贝母三钱　广陈皮一钱　枯碧竹一钱五分　鲜冬瓜皮一两，煎汤代水　连皮苓四钱　泽泻三钱

方案之八　痧后痰热未清

【病状】痧后余邪痰热未楚，肺胃两

病，身热无汗，咳嗽气逆，口干欲饮，脉数，苔黄。

【诊断】此乃无形之伏温。蕴蒸阳明，有形之痰热，逗留肺络，症势沉重。

【治法】姑宜清解伏温，而化痰热。

【处方】粉葛根一钱五分　金银花三钱　桑叶皮各二钱　活芦根一尺，去节　淡豆豉三钱　连翘壳三钱　光杏仁三钱　京赤芍二钱　黑山栀一钱五分　生甘草八分　象贝母三钱　鲜竹茹二钱　天花粉三钱　薄荷叶八分

方案之九　痧火蕴蒸之白喉

【病状】痧后失音，咽喉内关白腐，气喘鼻煽，喉有痰声，苔黄脉数。痧火蕴蒸肺胃，肺津不布，凝滞成痰。痰热留恋肺胃，肺叶已损，气机不能接续。

【诊断】咽喉为肺胃之门户，肺胃有热，所以内关白腐，音声不扬，会厌肉脱，症势危笃。

【治法】勉拟清温解毒，而化痰热，勒临崖之马，挽既倒之澜，不过聊尽人工而已。

【处方】金银花三钱　京元参三钱　象贝母三钱　活芦根一尺，去节　薄荷叶八分　天花粉三钱　淡竹油一两，冲　甘中黄八分　京赤芍二钱　冬桑叶二钱　大麦冬二钱　连翘壳三钱

方案之十　痧后肺失清肃

【病状】痧子后，肺胃阴伤，伏邪留恋，身热不退，咳嗽咽痛，口渴欲饮，舌质绛，苔黄，脉象滑数。

【诊断】伏热蕴蒸肺胃，津液被火炼而为痰，肺失清肃，胃失输和。咽喉为肺胃之门户，肺胃有热，所以咽痛。

【治法】今拟竹叶石膏汤加味。清阳明，解蕴热，助生津化痰之品。

【处方】鲜竹叶三十张　京元参三钱

桑叶皮各三钱　粉丹皮二钱　生石膏四钱，打　生甘草八分　甜杏仁三钱　金银花三钱　鲜石斛三两　天花粉二钱　川象贝母各二钱　通草八分　活芦根一尺，去节　枇杷叶露四两，后入

方案之十一　痧后浮肿气逆

【病状】痧后，复感外邪，痰滞内阻，水湿不化，太阴阳明为病，遍体浮肿，气逆难于平卧，寒热甚壮，大便溏泄，泛恶，不能饮食，苔腻，脉数。

【诊断】此氤氲之外邪与黏腻之痰滞交阻肺胃。肺气不能下降，脾弱不能运化，水湿易聚，灌浸腠理，泛滥横溢，无所不到，三焦决渎无权，证势危险。

【治法】姑宜疏邪分消，而化痰滞。

【处方】淡豆豉三钱　川桂枝五分　鲜竹茹二钱　枳实一钱，同炒　大腹皮二钱　连皮苓四钱　象贝母三钱　淡姜皮八分　焦楂炭三钱　猪苓三钱　泽泻三钱　仙半夏二钱　酒炒黄芩一钱五分　薄荷叶八分

呃噫类

方案之一　高年液亏之呃噫

姓氏：余　性别：男

【病状】高年荣液本亏，肝气易于上逆，胃失降和，昨日食后，呃逆频频，逾时而止。脉弦小而滑，舌光无苔。

【治法】治肝宜柔，治胃宜通，以养阴柔肝为主，和胃顺气佐之。

【处方】吉林参须一钱　云茯苓三钱　刀豆壳三钱　生白芍一钱五分　代赭石二钱，煅　合欢花一钱五分　仙半夏一钱五分　陈广皮一钱　旋覆花一钱五分，包　柿蒂五枚　潼白蒺藜各一钱五分　清炙枇杷叶二钱，去毛，包

方案之二　肺胃失降肝气上升之嗳恶

姓氏：倪　性别：女

【病状】证见胸闷气升，嗳气泛恶，食入作梗，痰多咳嗽，十余日未更衣，月事八旬未止。脉象左弦涩，右濡滑，舌边红，中薄腻。

【诊断】良由营血亏虚，肝气上逆，犯胃克脾，湿痰逗留中焦，肺胃肃降失司，羑经匝月，岂能再使蔓延。

【治法】急宜平肝通胃，顺气化痰，以观动静。

【处方】代赭石三钱，煅　左金丸七分，包　瓜蒌皮三钱　薤白头一钱，酒炒　云茯苓三钱　水炙远志一钱　姜竹茹一钱五分　仙半夏二钱　川象贝各二钱　旋覆花一钱五分，包　银柴胡八分　炒黑荆芥八分　佛手露一两，冲服　炒谷麦芽各三钱

方案之三　湿温内陷少阴之呃逆

姓氏：王　性别：男

【病状】湿温内伏，内陷少阴，引动冲气上攀，犯胃冲肺，肃降之令无权，气喘呃逆，身热不扬，舌苔薄腻，脉象左关弦小而促，右濡细，跌阳虚弦而数，太溪似有似无，郑声神糊，时明时昧。

【诊断】正虚邪陷，神不守舍，显然可见矣，厥脱之变，指顾间事。

【治法】勉拟摄纳冲气，和胃安神，以为无法之法。

【处方】灵磁石四钱，煅　朱茯神三钱　仙半夏二钱　柿蒂五枚　左牡蛎四钱　炙远志一钱　炙竹茹一钱五分　刀豆壳三钱　花龙骨三钱　陈广皮一钱　吉林参一钱五分，另煎汁冲服　黑锡丹八分，吞服

消 渴 类

方案之一　阴液亏耗之消渴

姓氏：尹　性别：男

【病状】诊脉左三部弦数，右三部滑数，太溪细弱，跌阳濡数，见症饮食不充肌肤，神疲乏力，虚里穴动，自汗盗汗，头眩眼花。

【诊断】皆有阴液亏耗，不能涵木，肝阳上亢。脉数不减，颇虑延成消症。

【治法】故拟养肺阴以柔肝水，清胃阳而宁心神，俾得阴平阳秘，水升火降，方能渐入佳境。

【处方】大生地四钱　抱茯神三钱　潼蒺藜三钱　川贝母二钱　浮小麦四钱　生白芍一钱五分　左牡蛎四钱　熟女贞三钱　天花粉三钱　肥玉竹三钱　花龙骨三钱　冬虫夏草二钱　五味子三分

二诊：

【病源】心为君主之官，肝为将军之官。曲运劳乎心，谋虑劳乎肝，心肝之阴既伤，心肝之阳上亢，消灼胃阴，胃热炽盛，饮食入胃，不生津液，既不能灌溉于五脏，又不能输运于筋骨，是以饮食如常，足膝软弱。

【病状】汗为心之液，心阳逼津液外泄而多汗；阴不敛阳，阳升于上则头部眩晕，面目烘热；且又心悸，胃之大络名虚里，虚里穴动，胃虚故也。

【诊断】脉象左三部弦数，右三部滑数，太溪细弱，跌阳濡数，唇红舌光，微有苔意，一派阴液亏耗，虚火上炎之象，此所谓独阳不生，独阴不长也，必须地气上升，天气始得下降。

【治法】今拟滋养肺阴，以柔肝木，蒸腾肾气，而安心神，务使阴阳和谐，庶

成既济之象。

【处方】北沙参三钱　抱茯神三钱　五味子三分　肥玉竹三钱　天麦冬各二钱　左牡蛎四钱　生白芍二钱　川贝母二钱　大生地四钱　花龙骨三钱　潼蒺藜三钱　制黄精三钱

三诊：

【病状】饮食入胃，不生津液，始不为肌肤，继不为筋骨，书谓食㑊见证，已著前章矣。

【诊断】阴液亏耗，肝阳上僭，水不制火，火不归宅，两进养肺阴以柔肝木，益肾阴而安心神之剂，尚觉合度，诊脉弦数较和，细数依然。

【治法】仍守原意出入，俾得阴阳和谐，水火既济，则入胃之饮食，自能生化精微，灌溉于五脏，洒陈于六腑，第是恙延已久，断非能克日奏功也。

【处方】照前方去金匮肾气丸、五味子、制黄精，加淮山药五钱，盐水炒，杜仲三钱，上桂心四分。

方案之二　胃阴消灼之消渴

姓氏：何　性别：男

【病源】多饮为上消，多食为中消，多溲为下消。经云：二阳结谓之消。《金匮》云：厥阴之为病为消。

【诊断】皆由阴分不足，厥阴之火消灼胃阴，津少上承。

【治法】拟育阴生津法。

【处方】大麦冬三钱　川石斛三钱　瓜蒌皮二钱　北秫米三钱，包　大生地四钱　天花粉三钱　淮山药三钱　川贝母三钱　金匮肾气丸三钱，包　南北沙参各三钱　生甘草六分

方案之三　肺肾阴伤之消渴

【病源】上消多渴，下消多溲。

【诊断】上消属肺，下消属肾，肺胃阴伤，胃火内炽，治火无益。

【治法】宜壮水之主，以制阳光。

【处方】大生地四钱　生甘草八分　川贝母二钱　粉丹皮一钱五分　川石斛三钱　天花粉三钱　肥知母一钱五分　生白芍二钱　天麦冬各三钱　炙乌梅四分　活芦根一尺，去节　青皮甘蔗三两，劈开入煎

霍乱类

方案之一　霍乱危症

姓氏：陈　性别：男

【病源】夏月阳外阴内，偏嗜生冷，腠理开发，外邪易袭，骤触疫疠不正之气，由鼻而直入中道，以致寒暑湿滞，互阻中焦，清浊混淆，乱于肠胃。

【病状】大吐大泻，挥霍撩乱，脉伏，肢冷，两足转筋，汗多，烦躁，欲坐井中之状，渴不欲饮，形肉陡然削瘦。

【诊断】胃失降和，脾乏生运而大吐大泻，挥霍撩乱；阴邪锢闭于内，中阳不伸，不能鼓击于脉道，故脉伏；不能通达于四肢，故肢冷；两足转筋，一因寒则收引，一因土虚木贼也；汗多烦躁，欲坐井中之状，渴不欲饮，是阴盛于下，格阳于上，此阴躁也；形肉陡然削瘦，脾土大伤，谷气不入，生化欲绝。阴邪无退散之期，阳气有脱离之险，脉证参合，危在旦夕间矣。

【治法】拟白通四逆加人尿猪胆汁意，急回欲散之阳，驱内胜之阴，背城借一，以冀获效。

【处方】生熟附子各三钱　淡干姜五钱　炙草三钱　姜半夏三钱　吴萸七分　川连三分　赤苓四钱　陈皮一钱　陈木瓜五钱　童便一杯　猪胆汁三四滴，冲服

二诊：

【病状】吐泻烦躁均减，脉伏肢冷依然。

【处方】加炒潞党参四钱。

方案之二　阴霍乱之重症

姓氏：罗　性别：男

【病源】触受寒疫不正之气，夹湿滞交阻，太阴阳明为病，清浊相干，升降失常。

【病状】猝然吐泻交作，脉伏肢冷，目陷肉削，汗出如雨，舌苔白腻。

【诊断】脾主四肢，浊阴盘踞中州，阳气不能通达，脉伏肢冷，职是故也。阳气外越则自汗，正气大虚，则目陷肉削，舌苔白腻，虚中挟实，阴霍乱之重症。

【治法】亟拟白通四逆汤合附子理中汤加减，以期转机。

【处方】熟附子块二钱　淡干姜一钱　清炙草八分　姜半夏三钱　吴萸七分　童便一酒杯，冲服　炒潞党参三钱　生白术二钱　赤苓四钱　制川朴一钱　川连三分　猪胆汁三四滴，冲服　灶心黄土一两　阴阳水煎药

方案之三　热深厥深之霍乱重症

姓氏：朱　性别：女

【病源】吸受疫疠，由鼻而直入中道，与伏暑湿滞互阻，脾胃两病。

【病状】猝然腹中绞痛，烦躁懊恼，上为呕吐，下为泄泻，四肢厥逆，口干欲饮，脉伏，舌苔薄腻而黄。

【诊断】清气在下，浊气在上，阴阳乖戾，气乱于中，而为上吐下泻；湿遏热伏，气机闭塞，而为肢冷脉伏。热深厥深，霍乱重症。

【治法】亟宜黄连解毒汤加减，辛开苦降，芳香化浊，冀挽回于十一。

【处方】上川连八分　淡吴萸二分　仙

半夏二钱　枳实炭一钱　黄芩一钱五分　藿香梗一钱五分　六神曲三钱　赤猪苓各三钱　炒白芍一钱五分　玉枢丹四分　阴阳水煎药

方案之四　寒暑湿滞互蕴之霍乱

姓氏：尤　性别：男

【病源】寒暑湿滞互阻，太阴阳明为病，阴阳逆乱，清浊混淆。

【病状】猝然吐泻交作，腹中绞痛，烦闷懊恼，脉沉似伏。

【诊断】症势非轻，幸勿忽视。

【治法】亟拟芳香化浊，分利阴阳。

【处方】藿苏梗各一钱五分　枳实炭一钱　陈广皮一钱　大腹皮二钱　姜川连五分　姜半夏二钱　制川朴一钱　白蔻仁八分　淡吴萸二分　六神曲三钱　炒车前三钱　生姜三片　赤猪苓各二钱　玉枢丹四分，冲

方案之五　阴伤液竭之霍乱症

【病源】恙由吐泻而起，太阴阳明为病。

【病状】吐泻虽止，而里热渴，烦躁不寐，舌糙黑，脉细数。

【诊断】脾胃之阴已伤，心肝之火内炽。

【治法】当宜养阴救液，而清伏热。

【处方】鲜石斛三钱　连翘壳三钱　冬桑叶三钱　朱茯神三钱　细生地三钱　黑山栀一钱五分　粉丹皮二钱　天花粉三钱　生甘草六分　活芦根一尺，去节

方案之六　暑湿夹滞而起之霍乱

【病源】暑湿夹滞，互阻中焦，太阴阳明为病。

【病状】吐泻交作，腹中绞痛，脉沉，四肢厥冷，舌灰腻微黄。

【诊断】此乃感受疫疠之气，由鼻而直入中道，遂致清浊混淆，升降失司，邪

入于胃，则为呕吐，邪入于脾，则为泄泻，湿遏热伏，气道闭塞，气闭则不能通达经隧，所以四肢逆冷也。《伤寒论》曰：呕吐而利，名曰霍乱。此重症也。

【治法】急宜芳香化浊，分利阴阳。

【处方】藿苏梗各一钱五分　川雅连五分　淡黄芩一钱五分　淡竹叶一钱五分　广陈皮一钱　淡吴萸二分　炒赤芍二钱　大腹皮二钱　仙半夏二钱　制川朴八分　枳实炭一钱　六神曲三钱　炒车前三钱　玉枢丹四分，冲

方案之七　疫邪挟暑湿而起之霍乱

【病源】疫疠之邪挟暑湿互阻，太阴阳明为病。

【病状】腹中绞痛，烦躁不安，上为呕吐，下为泄泻，四肢逆冷，口干欲饮，脉细欲伏，舌苔薄腻而黄。

【诊断】清气在阴，浊气在阳，阴阳反戾，气乱于中，遂有此变。湿遏热伏，气机痞塞，所以四肢逆冷，脉道为之不利，霍乱重症也。

【治法】急宜黄连解毒汤加味，辛开苦降，芳香化浊。

【处方】川雅连四分　淡吴萸四分　淡黄芩二钱　鲜竹叶三钱　枳实炭一钱　大白芍二钱　灶心土一两　藿香梗三钱　仙半夏三钱　六神曲三钱　玉枢丹四分　阴阳水煎药

方案之八　寒邪直中三阴之霍乱

【病源】寒邪直中三阴。

【病状】吐泻交作，脉沉，四肢逆冷，烦躁不安，口干不欲饮。

【诊断】伤寒六经，邪入三阳为浅，三阴为重。吐泻交作，邪入太阴也；四肢逆冷，邪入厥阴也；脉沉，邪入少阴也。阴盛于内，格阳于外，烦躁不安，口干不欲饮，内真寒而外假热，显然可见。阴邪方盛，真阳欲亡，危在旦夕。

【治法】拟通脉四逆汤加味，驱内聚之阴，回外散之阳，以冀阳光普照，则阴云自散。

【处方】淡干姜五分　陈广皮一钱　六神曲三钱　葱白头二钱　熟附块一钱　姜半夏三钱　大砂仁一钱　猪胆汁三滴　炙甘草八分　制川朴八分　川桂枝一钱

泄泻类

方案之一　受寒挟湿停滞之泄泻

【病源】受寒挟湿停滞，脾胃两病，清不升而浊不降。

【病状】胸闷泛恶，腹痛泄泻，苔腻，脉迟。

【治法】拟正气饮加减，芳香化浊，分利阴阳。

【处方】藿苏梗各一钱五分　陈皮一钱　仙半夏二钱　制川朴一钱　赤苓四钱　大腹皮二钱　白蔻壳八分　大砂仁八分　六神曲三钱　焦楂炭二钱　生姜两片　干荷叶一角

另纯阳正气丸五分，吞服。

方案之二　表里两病之泄泻

姓氏：章　性别：男

【病源】感受时气之邪，袭于表分，湿滞互阻肠胃，清浊混淆。

【病状】寒热无汗，遍体酸疼，胸闷泛恶，腹鸣泄泻，日十余次，小便不利，舌腻，脉浮。

【诊断】表里两病，勿轻视之。

【治法】仿喻氏逆流挽舟之意。

【处方】拟仓廪汤加减，疏解表邪，而化湿滞。

荆芥一钱五分　防风一钱　羌独活各一钱　桔梗一钱　炒枳壳一钱　赤苓三钱　仙半夏

二钱　六神曲三钱　焦楂炭三钱　干荷叶一角　陈仓米四钱　薄荷八分

方案之三　因暑湿挟滞而起之泄泻

姓氏：宋　性别：女

【病源】暑湿夹滞交阻，肠胃为病。

【病状】腹痛泄泻黄水，日十余次，胸闷不能纳谷，小溲短赤，口干欲饮，舌质红，苔黄，脉濡数。

【治法】治宜和中分利，利小便，正所以实大便也。

【处方】煨葛根二钱　赤猪苓各三钱　生白术一钱五分　陈皮一钱　大腹皮三钱　炒扁豆衣三钱　六神曲三钱　春砂壳八分　炒车前子三钱　六一散三钱，包　干荷叶一角　银花炭三钱　香连丸一钱，吞服

方案之四　胃阴脾阳两伤之泄泻

姓氏：郭　性别：男童

【病源】胃阴脾阳两伤，湿滞互阻。

【病状】腹鸣泄泻，已经及旬，胸闷不思纳谷，口干，舌光红，脉濡数。

【诊断】延久恐有口糜之虑。

【处方】川石斛三钱　生白术三钱　云茯苓三钱　炒淮药三钱　炒扁豆衣三钱　清炙草五分　煨葛根一钱　六神曲三钱　陈皮一钱　炒苡仁四钱　炒谷芽四钱　戊己丸一钱，吞服　薄荷叶一角

方案之五　脾不健运之泄泻

姓氏：王　性别：孩

【病状】泄泻旬日，腹鸣且胀，舌薄黄，根白腻，指纹青，已至气关，面色萎黄。

【诊断】此太阴为病，健运无权，清气不升，浊气凝聚，恐有慢惊之变。

【治法】仿理中汤加味。

【处方】生白术二钱　炮姜炭四分　熟

附片六分　清炙草五分　云茯苓二钱　陈皮一钱　煨木香五分　焦楂炭一钱五分　炒荷蒂三枚　炒淮药三钱　灶心黄土四钱，煎汤代水

方案之六　因肝旺克脾而起之泄泻

姓氏：朱　性别：女

【病源】形瘦色苍，木火体质，血亏不能养肝，肝气横逆，犯胃则呕，克脾则泻，泻久伤阴。

【病状】津无上潮，口干舌光，经闭四月，脉象弦细。

【诊断】延久成损。

【治法】拟敛肝柔肝，扶土和中。

【处方】炙乌梅四分　陈木瓜五钱　大白芍一钱五分　云茯苓三钱　生白术三钱　炒淮药三钱　陈皮一钱　紫丹参二钱　炒诃子皮五钱　炒御米壳五钱　灶心黄土四钱　焦谷芽四钱

陈米汤煎药。

十剂后，呕泻均止，加炒潞党二钱。

方案之七　五更泄泻便血

姓氏：蒋　性别：女

【病状】腹疼泄泻，便血色紫，五更尤甚，食少形瘦，病自客冬而起，至春益剧，脉象沉细，舌光，不渴。

【诊断】命门衰微，脾脏受寒，不能统血，血渗入大肠，清气在下，则生飧泄，且脘中梗痛时作，土虚木乘，一交湿令，肿胀可虑。

【治法】急宜温肾运脾，而泄厥气。

【处方】炒党参三钱　熟附子一钱五分　炮姜炭八分　清炙草五分　生白术三钱　炒淮药三钱　炒赤白芍各一钱五分　山楂肉三钱　煨木香五分　大砂仁八分，研　灶心黄土五钱　焦谷芽五钱　肉桂心三分，研末为丸吞服

方案之八　乳儿泄泻黄水

姓氏：匡　性别：孩

【病状】泄泻黄水，已延旬余，口糜腐，妨于吮乳，脉纹色紫，已到气关。

【诊断】此脾土已虚，湿热内蕴，热蒸于上，湿注于下，湿多成五泄也。生甫数月，小舟重载，勿轻视之。

【处方】生白术一钱五分　炒淮药二钱　赤茯苓三钱　炒扁豆衣三钱　薄荷叶六分　川雅连四分　生甘草四分　焦楂炭二钱　车前子一钱五分　薄荷叶一角　陈仓米一合，煎水煎药

方案之九　小孩因风邪挟滞而起之泄泻

姓氏：邝　性别：孩

【病状】泄泻色青如蓝，日七八次，腹鸣作痛，纳少溲赤，苔腻，黄白相兼。

【诊断】此风邪从脐而入肠胃，挟滞交阻，中土不运，清浊不分也。

【处方】炒黑防风一钱　炒黑荆芥一钱　生白术二钱　赤茯苓三钱　炒扁豆衣三钱　煨木香八分　广陈皮一钱　焦楂炭三钱　鸡内金炭二钱　陈莱菔英三钱　戊己丸一钱，包

方案之十　暑湿滞郁于肠胃而起之泄泻

【病源】暑湿夹滞内阻，脾胃运化，失其常度，水走肠间，清浊混淆。

【病状】泄泻黄水，肠鸣辘辘，食少泛恶，口干欲饮，舌腻黄，脉濡。

【诊断】此无形之暑邪与有形之湿滞，郁于肠胃，经所谓湿多成五泄是也。

【治法】当宜芳香化浊，分利阴阳。

【处方】藿香梗一钱五分　赤茯苓三钱　炒苡仁三钱　香连丸一钱，包　陈广皮一钱　大腹皮二钱　炒车前子三钱　鲜佩兰一钱五分　仙半夏二钱　银花炭三钱　炒谷麦芽各二钱　炒竹茹二钱　莱菔英二钱　荷叶一角

方案之十一　因脾湿肾寒而起之泄泻

【病状】泄泻黄水，为日已久，面浮足肿，带下频频，内热口干，头眩眼花，腰酸，脉象弦细。

【病理】肾主二便，始因湿胜而濡泄，继因濡泄而伤阴，浊阴上干则面浮；清阳下陷则足肿；脾湿入于带脉，带无约束之权，以致带下频频；脾津不能上蒸，则内热干；浮阳易于上升，则头眩眼花；腰为肾之府，肾虚则腰酸。脉象弦细，脾失健运之功，胃无坤顺之德，荣血虚则肝燥，脾湿陷则肾寒。

【治法】拟参苓白术散加味，养胃扶土而助命火，譬之釜底添薪，则釜中之水，自能化气上行，四旁受其灌溉，故少火充足，胃纳渐加，即真阴自生，而湿自化，虚热乃不治自平矣。

【处方】炒潞党三钱　淮山药三钱　焦白术一钱五分　煅牡蛎四钱　连皮苓三钱　生甘草五分　厚杜仲二钱　炒於术一钱五分　熟附子八分　煅龙骨三钱　红枣二枚

方案之十二　因脾弱湿滞而起之泄泻

【病源】脾土薄弱，湿滞易停。

【病状】泄泻青水，纳少神疲，脉濡软。

【诊断】乃风邪淫肝，肝木乘脾，脾胃运化失常。

【治法】宜以扶土和中，祛风胜湿。

【处方】炒白芍二钱　云茯苓三钱　范志曲三钱　炙甘草五分　焦白术一钱五分　扁豆衣三钱　炒谷芽三钱　黑防风一钱　广

陈皮一钱　薄荷叶一角

方案之十三　脾阳式微，清气下陷之泄泻

【病状】泄泻伤脾，脾阳式微，清气下陷，脾主四肢，阳不运行于四肢，卫气乃不能卫外为固，虚阳逼津液而外泄，大有亡阳之虑。

【治法】拟附子理中，合二加龙骨牡蛎主治。

【处方】熟附块一钱　炮姜炭四分　川桂枝四分　浮小麦四钱　吉林参一钱　云茯苓三钱　大白芍二钱　炒於术二钱　炙黄芪三钱　煅龙骨三钱　炙甘草五分　炙升麻四分

痢 疾 类

方案之一　因湿热而起之赤痢

姓氏：靳　性别：男

【病状】痢下纯红，里急后重，腹痛纳少，苔黄，脉濡数。

【诊断】此湿热入营，血渗大肠，肠中滞浊互阻，煅炼而为红积也。

【治法】宜清热导滞，调气行血，气调则厚重自除，血行则便脓自愈。

【处方】白头翁三钱　北秦皮二钱　全当归一钱五分　川连五分　炒赤白芍各一钱五分　桃仁泥一钱五分，包　杜红花八分　焦楂炭三钱　全瓜蒌四钱，切　春砂壳八分　细青皮一钱　炒黄芩一钱五分　煅牡蛎四钱

方案之二　因寒暑湿滞而起之痢疾

姓氏：罗　性别：男

【病源】寒暑湿滞，互阻肠胃。

【病状】腹痛下痢，次数甚多，胸闷泛恶，不能饮食，苔腻，脉迟。

【治法】宜温下法。

【处方】熟附块一钱五分　制川军三钱　枳实炭一钱五分　姜半夏三钱　藿香梗一钱五分　生姜三片　青陈皮各一钱　白蔻仁八分，研　大砂仁八分，研　制川朴一钱　焦楂炭三钱　玉枢丹四分，先用开水冲服

方案之三　因暑湿挟滞而起之白痢

姓氏：滕①　性别：男

【病源】暑湿挟滞，郁于曲肠，煅炼成积，气机流行窒塞。

【病状】腹痛痢下，日夜数十次，赤白相杂，里急后重，纳少，舌苔腻布，脉象沉紧。

【治法】先宜通因通用。

【处方】炒黑荆芥一钱　银花炭三钱　炒赤芍五钱　全当归二钱　苦桔梗一钱　青陈皮各一钱　全瓜蒌三钱，切　六神曲三钱　焦楂炭三钱　炒条芩八分　大砂仁八分，研　煨姜两片　陈红茶一钱　枳实导滞丸三钱，吞服

方案之四　噤痢之重症

姓氏：王　性别：女

【病状】寒热呕恶，饮食不进，腹痛痢下，日夜五六十次，赤白相杂，里急后重，舌苔腻布，脉象浮紧而数。

【诊断】感受时气之邪，袭于表分，湿热挟滞，互阻肠胃，噤痢之重症。

【治法】先宜解表导滞。

【处方】荆芥穗一钱五分　青防风一钱　淡豆豉三钱　薄荷叶八分　藿苏梗各一钱五分　仙半夏二钱　枳实炭一钱五分　苦桔梗一钱　炒赤芍一钱五分　六神曲三钱　焦楂炭三钱　生姜两片　陈红茶一两　玉枢丹四分，开水冲服

---

① 滕：《丁甘仁医案》卷二作"滕"。义长。

二诊：

【病状】得汗，寒热较轻，而痢下如故，腹痛加剧，胸闷泛恶，饮食不进，苔腻不化，脉象紧数。

【诊断】表邪虽则渐解，而湿热挟滞，交阻曲肠，浊气上干，阳明通降失司，恙势尚在中途，书云：无积不成痢。

【治法】再宜疏邪导滞，辛开苦降。

【处方】炒豆豉三钱　薄荷叶八分　吴萸三分　川雅连五分，拌炒　枳实炭一钱　仙半夏二钱　炒赤芍一钱五分　酒炒黄芩一钱　肉桂心三分　生姜两片　青陈皮各一钱　六神曲三钱　焦楂炭三钱　大砂仁八分　木香槟榔丸三钱，包煎

三诊：

【病状】寒热已退，呕恶亦减，佳兆也，而腹痛痢下，依然如故，胸闷不思纳谷，苔腻稍化，脉转弦滑。

【诊断】湿热阻滞，尚留曲肠，气机窒塞不通。

【治法】仍宜寒热并用，通行积滞，勿因年老而姑息养奸也。

【处方】仙半夏二钱　川连四分　酒炒黄芩一钱五分　炒赤芍二钱　肉桂心三分　枳实炭一钱　金铃子二钱　延胡索一钱　六神曲三钱　焦楂炭三钱　大砂仁八分，研　全瓜蒌三钱，切　生姜一片　木香槟榔丸四钱，包煎

方案之五　久痢伤阴，噤口呃逆之危症

姓氏：祁　性别：女

【病状】痢下匝月，次数虽少，谷食不进，里热口干，加之呃逆口糜，脉小数，舌质红，苔糜腐。

【诊断】痢久伤阴，木火冲胃，湿热败浊，稽留曲肠，肠膜已腐矣，危状叠见，恐难挽回。

【治法】勉拟参连开噤意，聊尽人工。

【处方】西洋参一钱五分　川雅连五分　炒黄芩一钱　生白芍一钱五分　甘草五分　陈皮一钱　炒竹茹一钱五分　清炙枇杷叶三钱　柿蒂十枚　石莲三钱　焦麦芽一钱五分　荠菜花炭三钱　滋肾通关丸一钱五分，包煎

方案之六　时疫伏温，蕴蒸阳明之痢疾

姓氏：宣　性别：男童

【病状】发热六天，临晚尤甚，热度至百零四之盛，下痢日夜七八十次之多，口干欲饮，苔腻黄，脉滑数。

【诊断】时疫伏温，蕴蒸阳明，欲达则不能达，湿滞败浊，互阻肠胃，欲下而不能下，手足阳明为病，病情猛烈。

【治法】急议表里双解，通因通用，冀望热轻痢减，始有转机之幸。

【处方】粉葛根二钱　薄荷叶八分　金银花八钱　连翘壳四钱　酒炒黄芩一钱五分　炒赤芍一钱五分　青陈皮各一钱　全瓜蒌四钱，切　焦楂炭三钱　春砂壳八分　苦桔梗一钱　六神曲三钱　枳实导滞丸三钱，包煎

方案之七　伏温伤荣之血痢

姓氏：洪　性别：男

【病状】血痢及旬，日夜十余次，腹疼里急，身热晚甚，口干欲饮，舌前半糙绛，中后腻黄，脉象弦数。

【诊断】此乃阴液素亏，津乏上承，伏温在荣，血渗大肠，肠中湿浊稽留，气机闭塞不通，症非轻浅。

【治法】拟生津达邪，清荣化浊。

【处方】鲜石斛三钱　淡豆豉三钱　金银花五钱　连翘壳三钱　白头翁三钱　北秦皮二钱　酒炒黄芩一钱五分　炒赤芍一钱五分　焦楂炭三钱　全瓜蒌四钱，切　枳实炭一钱

苦桔梗—钱　活芦根—尺，去节

二诊：

【病状】昨进药后，诸恙不减，而反烦躁不寐，舌红绛，苔糙黑无津，脉弦数。

【诊断】伏温化热，由阳明而传于厥少二阴。厥阴为藏血之经，内寄相火，厥阴有热，则血溢沸腾，而下迫大肠，为血痢。少阴为水火之脏，水亏火无所济，津液愈伤，神疲热扰，则烦躁而不寐也。身热晚甚者，阳明旺于申酉，阳明之温热炽盛也，温已化热伤阴，少火悉成壮火。大有吸尽西江之势。

【治法】急拟黄连阿胶汤，滋少阴之阴，白头翁汤，清厥阴之热，银翘花粉，解阳明之温。复方图治，犹兵家之总攻击也，勇往前进，以冀弋获。

【处方】阿胶珠二钱　川雅连四分　生甘草五分　白头翁三钱　鲜石斛四钱　生赤白芍各—钱五分　连翘壳三钱　酒炒黄芩—钱　北秦皮二钱　金银花四钱　粉葛根—钱五分　天花粉三钱　活芦根—尺，去节　生山楂三钱

三诊：

【病状】服药后，已得安静，水火有既济之能。且有微汗，伏温有外解之势。血痢次数亦减。药已中肯，有转危为安之兆。惟阴液大伤，清津无以上供，齿垢唇燥，舌仍焦糙，渴不欲饮。热在荣分，蒸腾荣气上升，故渴而不欲饮也，脉弦数不静。

【治法】守原法而出入一二，冀望津液来复，邪热退却，由里及表，由荣返气，始能入于坦途耳。

【处方】原方去葛根，加粉丹皮—钱五分，鲜生地四钱。

方案之八　因脾脏受寒而起之赤白夹杂痢

姓氏：陶　性别：男

【病源】夏秋痢下，至冬不止。

【病状】赤白夹杂，日夜二十余次，腹痛后重，纳谷衰少，面色萎黄，舌苔白腻，脉象沉细而迟。

【诊断】此脾脏受寒，不能统血，血渗大肠，肠中湿浊，胶阻不化，延久有胀满之虑。

【治法】急拟温运太阴而化湿浊，勿因久痢骤进兜涩也，更宜节饮食，薄滋味，亦是帮助药力之一端。

【处方】炒潞党参—钱　熟附块—钱五分　炮姜炭八分　清炙草六分　生白芍二钱　全当归二钱　炒赤白芍—钱五分　软柴胡七分　川桂枝八分　焦楂炭三钱　大砂仁—钱，研　炒焦赤砂糖三钱

二诊：

【病状】投温运太阴而化湿浊之剂，已服三帖，下痢赤白，已减其半，纳谷衰少，神疲萎顿，脉象沉细。

【诊断】寒浊虽则渐化，脾胃输运无权。

【治法】既已获效，更进一筹。

【处方】原方去柴胡、桂枝，加炒麦谷芽各四钱，灶心黄土四钱。

方案之九　因食积而起之赤白痢

【病状】经闭一载，荣血早亏，今下痢赤白，已延三月，腹痛后重，纳谷衰少，形瘦骨立，舌光无苔，脉象濡细。

【诊断】据述未病喜食水果，既病又不节食，脾土大伤，中焦变化之血，渗入大肠，肠中湿浊互阻，积而为痢也。

【治法】今拟温运脾胃，以和胃气，寒热并调，去其错杂。

【处方】炒潞党参一钱五分　熟附块一钱　炮姜炭六分　生白术三钱　清炙草六分　全当归二钱　炒赤白芍各一钱五分　肉桂心三分，饭丸吞服　焦楂炭三钱　大砂仁八分，研　阿胶珠一钱　戊己丸二钱，包煎　炒焦赤砂糖三钱

方案之十　中气不足，风邪内袭之痢疾

姓氏：吴　性别：男

【病源】年五十，阴气自半，肠中干燥，喜用西法灌肠，而转为下痢。

【病状】色青如蓝，肛门时时坠胀，历五六日，片刻不能安适，谷食减少，舌中剥，边薄腻，脉虚弦。

【诊断】灌肠之时，风邪从肛门而入。风气通于肝，青为肝之色，风淫于肝，肝木乘脾，脾失健运之常，谷食入胃，不能生化精微，而变为败浊，风气从中鼓荡，驱败浊下注大肠，而为下痢色青如蓝也；肛门坠胀者，中虚清气不升，经所谓中气不足，溲便为之变也。

【治法】宜补中益气，去风化浊治之。

【处方】清炙黄芪三钱　炒防风一钱　清炙草六分　银柴胡一钱　蜜炙升麻五分　炒潞党一钱五分　全当归二钱　炒白芍一钱五分　苦桔梗一钱　陈皮一钱　炒焦赤砂糖三钱　山楂肉三钱　炒谷麦芽各三钱

此方一剂知，三剂已，接服归芍六君汤。

方案之十一　脾有寒，肠有湿热之赤白痢

【病源】脾有寒，肠有湿热。

【病状】痢下赤白，肠痛绵绵，舌苔薄黄，沉细。

【诊断】土虚木来侮之，气机窒塞不通，不通故痛。

【治法】徒用攻剂，恐有流弊，今宜温运脾阳，苦化湿热。

【处方】银柴胡八分　清炙草五分　广陈皮一钱　酒炒黄芩一钱五分　金铃子二钱　炒白芍八钱　春砂壳八分　六神曲三钱　肉桂心三分　全当归二钱　苦桔梗一钱　焦楂炭三钱　荠菜花炭三钱　香连丸七分，包

方案之十二　脾寒肠湿之血痢

【病状】脾寒肠湿，血痢色紫，腹无痛苦，久而不止，食少神疲，脉象沉细，苔薄黄。

【治法】拟黄土汤加味，温运中阳，而清湿热，以冀火土相生，阳气得以上升，阴血不致下走矣。

【处方】炮姜炭三钱　生地炭三钱　酒炒黄芩一钱五分　白归身二钱　生白术二钱　阿胶珠三钱　炒赤芍二钱　肉桂心三分　清炙草五分　地榆炭三钱　灶心黄土一两，煎汤代水

方案之十三　气阴俱伤，湿热留恋之痢疾

【病状】下痢半月不止，饮食衰少，口燥舌绛，糜点渐起，脉象细数。

【诊断】阴伤而中气亦败，湿热蒸腾于上，积滞胶结于下，万物以土为本，今土败津伤，湿滞留恋，症势沉重，若见呃逆，不可为矣。

【治法】勉拟清养气阴，苦降湿热，以望转机。

【处方】西洋参二钱　酒炒黄芩一钱五分　金花炭三钱　川雅连四分　金石斛三钱　扁豆花三钱　荠菜花炭三钱　生甘草六分　炒赤芍一钱五分　焦谷芽三钱　清炙枇杷叶五张

方案之十四　脾胃已伤，湿热未化之痢疾

【病源】脾阳胃阴两伤，湿热滞郁于大肠。

【病状】痢经半月，反发热，口干，饮食不进，泛恶频频，舌质红，苔薄黄，脉细滑而数。

【诊断】方书云，无积不成痢。盖痢由湿滞煅炼而成，湿浊不从下达，伏邪蕴蒸，脏液已伤，下利发热，在《金匮》本属不治。

【治法】宜存阴清解而化湿滞。

【处方】金石斛三钱　川雅连三分　石菖蒲八分　炒赤芍二钱　酒炒黄芩一钱五分　银花炭三钱　焦楂炭三钱　嫩白薇一钱　仙半夏二钱　扁豆花三钱　焦谷芽三钱　广陈皮一钱　荠菜花炭三钱

疟 疾 类

方案之一　感冒挟痰湿之疟疾

姓氏：马　性别：男

【病源】夏伤于暑，以荣为舍，秋冒风凉，与卫并居。凉者，阴邪也，阴欲入而阳拒之，阴并于阳，则阳虚而阴胜，阳胜则热，是以先寒栗鼓颔，而后壮热头痛，依时而作，汗出而解，日日如是。

【病状】已有两旬之久，胸闷不思饮食，舌苔腻布，脉象弦滑。

【诊断】弦为少阳之脉，滑为痰湿之症，邪伏少阳，痰湿阻于募原，无疑义矣。

【治法】拟清脾饮加减，和解枢机，温化痰湿。

【处方】软柴胡一钱　仙半夏二钱　酒黄芩一钱　制川朴八分　煨草果八分　细青皮一钱　生甘草四分　六神曲三钱　鲜佩兰二钱　生姜一片

方案之二　邪伏少阳经之疟疾

【病状】寒热日作，已有匝月，胸脘不舒，食少神疲，脉象弦滑无力，舌苔薄白。

【诊断】正虚邪伏募原，少阳枢机为病。

【治法】拟小柴胡汤加味，扶正达邪，和胃化痰。

【处方】潞党参一钱五分　软柴胡一钱　姜半夏二钱　生甘草四分　广皮八钱　炒枳壳一钱　煨草果八分　川象贝各二钱　炒谷麦芽各三钱　佩兰一钱五分　生姜两片　红枣四枚

方案之三　邪伏阳明之间疟

姓氏：陆　性别：男

【病状】间日疟先战寒而后壮热，热盛之时，烦躁胸闷谵语，自午后至半夜，得汗而解，已发七八次，食少神疲，脉弦滑而数，苔薄腻而黄。

【诊断】伏邪痰湿互阻，阳明为病，荣卫循序失司。

【治法】拟桂枝白虎汤加味，疏解肌邪而清阳明。

【处方】川桂枝八分　陈皮一钱　熟石膏四钱，打　生甘草一钱　炒谷芽四钱　仙半夏三钱　川象贝各二钱　煨草果八分　肥知母一钱五分　佩兰一钱五分　生姜二片　红枣四枚　甘露消毒丹四钱，荷叶包煎

方案之四　湿滞肿满之间日疟

姓氏：姜　性别：男童

【病状】间日疟已延月余，加之大腹时满，纳少便溏，舌苔薄腻，脉象沉弦。

【诊断】此乃久疟伤脾，脾阳不运，湿浊凝聚募原，三焦输化无权，书所谓：

诸湿肿满，皆属于脾。又曰：浊气在上，则生膜胀是也，表病传里，势非轻浅。

【治法】亟与温运太阴，以化湿浊，和解枢机，而达经邪。

【处方】熟附片一钱　淡干姜五分　生白术一钱五分　连皮苓四钱　泽泻一钱五分　软柴胡八分　仙半夏二钱　生甘草四分　制川朴一钱　腹皮二钱　六神曲三钱　炒麦芽苡仁各三钱

方案之五　正虚邪伏之三日疟

姓氏：杨　性别：女

【病状】三日疟已延半载，发时战寒壮热，历十小时始衰，纳谷渐少，面色萎黄，脉象沉弦无力，苔薄腻。

【诊断】此正气已虚，邪伏三阴，荣卫循序失司，缠绵之症。

【治法】宜扶正达邪，用阳和阴。

【处方】炒潞党一钱五分　柴胡八分　生甘草六分　仙半夏二钱　川桂枝六分　熟附片一钱　炙龙甲四钱　青蒿梗一钱五分　鹿角霜三钱　茯苓三钱　陈皮一钱　焦谷芽四钱　生姜两片　红枣四枚

二诊：

【病状】前方服六剂，寒热即止。

【处方】接服六君子汤，加草果、姜、枣。

方案之六　但热不寒之瘅疟

姓氏：俞　性别：男

【病源】伏邪久蕴，消耗阴液。

【病状】临晚身热，至夜半而减，已延数月，咳呛，咯痰不爽，纳少，形肉削瘦，苔薄黄，脉弦滑而数。

【诊断】少阴之阴已伤，阳明之邪不解，书云：但热不寒，名曰瘅疟，积久不愈，即为痨疟也。

【处方】潞党参一钱五分　生甘草六分　青蒿梗一钱五分　炙鳖甲三钱　川贝母三钱　熟石膏三钱，打　仙半夏一钱五分　银柴胡一钱　冬瓜子三钱　朱茯神三钱　嫩白薇一钱五分　大荸荠五枚

方案之七　但寒不热之牡疟

姓氏：屠　性别：女

【病状】但寒不热，间日而作，已有月余，汗多淋漓，纳谷减少，脉沉细而弦，苔中剥，边薄白而腻。

【诊断】但寒不热，名曰牡疟，此乃阳虚失于外护，不能托邪外出，痰湿困于中宫，脾胃运化失职，高年患此，勿轻视之。

【治法】亟拟助阳达邪，和中化湿。

【处方】潞党参三钱　熟附块二钱　川桂枝一钱　软柴胡一钱　陈广皮一钱　姜半夏三钱　云茯苓三钱　鹿角霜三钱　煨草果八分　清炙草五分　生姜二片　红枣四枚

二诊：

【病状】寒减，胸闷气逆。

【处方】去参，加旋覆花一钱五分，包，炙白苏子二钱。

三诊：

【病状】寒热已减，汗多淋漓，纳少胸闷，脉沉细而弦，舌中剥，边薄腻。

【诊断】此因阳虚气弱，不能托邪外出，痰湿逗留募原，皮毛开而经隧闭也。

【治法】仍宜助阳达邪，和中化湿。

【处方】潞党参三钱　熟附片二钱　川桂枝一钱　白芍一钱五分　清炙草五分　软柴胡八分　仙半夏三钱　煨草果一钱　常山一钱　鹿角霜三钱　生姜两片　红枣四枚

方案之八　因伏暑痰湿而起之疟疾

【病状】疟疾间日而作，寒轻热重，胸闷纳少，小溲黄浊，苔薄腻，舌微黄，脉象弦滑而数。

【诊断】经云：夏伤于暑，秋为痎疟。伏暑郁于阳明，痰湿逗留募原，故有此证。

【治法】今拟桂枝白虎汤加味，以桂枝领邪外出，以白虎直清阳明也。

【处方】川桂枝四分　赤茯苓三钱　炒谷麦芽各三钱　生石膏四钱，打　江枳壳一钱　通草八分　仙半夏三钱　苦桔梗一钱　福泽泻二钱　酒炒黄芩一钱五分　生姜三片　炙甘草五分　甘露消毒丹三钱，包

方案之九　三阴大疟

【病状】三阴大疟，业经数月，形瘦神疲，舌苔薄腻，脉象濡软。

【诊断】久疟脾阳胃阴两伤，伏邪不达，荣卫不和，宜以扶正达邪，调和荣卫。

【处方】潞党参三钱　陈广皮一钱　炙甘草五分　云茯苓三钱　仙半夏三钱　陈佩兰一钱五分　生白术二钱　银柴胡一钱　鹿角霜三钱　红枣二枚　生姜二片　生熟谷芽各三钱

痹症类

方案之一　湿痰入络之痹痛

姓氏：杨　性别：女

【病状】手足痹痛微肿，按之则痛更剧，手不能招举，足不能步履，已延两月余，脉弦小而数，舌边红，苔腻黄，小溲短少，大便燥结。

【诊断】体丰之质，多湿多痰，性情躁急，多郁多火，外风引动内风，挟素蕴之痰湿入络，络热血瘀不通，不通则痛。书云：阳气多，阴气少，则为热痹。此症是也。

【治法】专清络热为主，热清则风自熄，风静则痛可止。

【处方】羚羊片一钱，先煎　鲜石斛三钱　嫩白薇一钱五分　生赤芍二钱　生甘草五分　茺蔚子三钱　鲜竹茹二钱　丝瓜络二钱　忍冬藤四钱　夜交藤四钱　嫩桑枝四钱　大地龙二钱，酒洗

二诊：

【病状】前清络热，已服十剂，手足痹痛，十去六七，肿势亦退，风静火平也。

【诊断】惟手足未能举动，舌质光红，脉数减缓，口干欲饮，小溲短少，腑行燥结，血不养筋，津液既不能上承，又无以下润也。前方获效，毋庸更张。

【处方】原方去大地龙，加天花粉三钱。

又服十剂，痹痛已止，惟手足乏力，去羚羊片、白薇、鲜石斛，加紫丹参二钱，全当归三钱，西秦艽一钱五分，怀牛膝二钱。

方案之二　产后血虚，风寒入络之痹痛

姓氏：严　性别：女

【病状】腰髀痹痛，连及胯腹，痛甚则泛恶清涎，纳谷减少，难于转侧，脉象尺部沉细，寸关弦涩，苔薄腻。

【诊断】腰为少阴之府，髀为太阳之经，胯腹为厥阴之界。产后血虚，风寒湿乘隙入太阳、少阴、厥阴之络，荣卫痹塞不通，厥气上逆，挟痰湿阻于中焦，胃失下顺之旨。书云：风胜为行痹，寒胜为痛痹，湿胜为着痹。痛为寒痛，寒郁湿着，显然可见。恙延两月之久，前师谓肝气入络者，又谓血不养筋者，理亦近是，究未能审其致病之源。

【治法】拟独活寄生汤，合吴茱萸汤加味，温经达邪，泄肝化饮。

【处方】紫丹参二钱　云茯苓三钱　全当归二钱　大白芍一钱五分　川桂枝六分　青防风一钱　厚杜仲二钱　怀牛膝二钱　熟附片一钱　北细辛三分　仙半夏三钱　淡吴萸五分　川独活一钱　桑寄生二钱

服药五剂，腰髀胯腹痹痛大减，泛恶亦止，惟六日未更衣，纳食无味。去细辛、半夏，加砂仁七分，半硫丸一钱五分，吞服。又服两剂，腑气已通，谷食亦香，去半硫丸、吴萸，加生白术一钱五分，生黄芪三钱，服十剂，诸恙均愈，得以全功，足见对症用药，其效必速。**孙济万志**

方案之三　风邪入肾之腰痛

姓氏：汪　性别：男

【病状】腰痛偏左如折，起坐不得，痛甚则四肢震动，形瘦骨立，食少神疲，延今月余，脉虚弦而浮，浮为风象，弦为肝旺。

【诊断】七秩之年，气血必虚，竹叙之时，电风入肾，气虚不能托邪外出，血虚无以流通脉络，故腰痛若此之甚也。

【治法】拟大剂玉屏风，改散为饮。

【处方】生黄芪五钱　青防风五钱　生白术三钱　生甘草六分　全当归二钱　大白芍二钱　厚杜仲三钱　广木香五分　陈广皮一钱

此方服后，一剂知，二剂已。方中木香、陈皮二味，止痛须理气之意也。**孙济万志**

方案之四　髀部痹痛

姓氏：黄　性别：男

【病状】髀部痹痛，连及腿足。不能步履，有似痿躄之状，已延两月之久，痿躄不痛，痛则为痹，脉左弦滑，右濡滑。

【诊断】风寒湿三气杂至，合而为痹，痹者闭也，气血不能流通所致。

【治法】拟蠲痹汤加减，温荣去风，化湿通络。

【处方】全当归二钱　大白芍一钱五分　桂枝六分　清炙草六分　紫丹参二钱　云茯苓三钱　秦艽二钱　牛膝二钱　独活一钱　海风藤三钱　防己二钱　玄胡索一钱　嫩桑枝三钱　陈木瓜一钱五分

方案之五　鹤膝风

姓氏：李　性别：男

【病状】鹤膝风生于右膝盖，大如斗许，漫肿疼痛，足踝亦浮肿而不能移动，寒热早轻暮重，口渴，舌灰糙，脉弦小而数，针砭药饵，遍尝无效，已延两月之久，痛苦不堪名状。

【诊断】良由气血两亏，风化为火，寒化为热，湿郁酿痰，稽留经络之间，荣卫凝涩不通，不通则痛，热胜则纵，湿胜则肿，阴愈伤而热愈炽，气益虚而邪益锢，经云：邪之所凑，其气必虚，旨哉斯言。

【治法】今拟益气去邪，清热通络，冀望痛止肿退，为第一要旨。

【处方】生黄芪五钱　鲜石斛五钱　茺蔚子三钱　京赤芍三钱　忍冬藤三钱　木防己三钱　肥知母一钱五分　天花粉三钱　淮牛膝三钱　六一散三钱，包　嫩桑枝四钱　大地龙三钱，酒洗

此症服两剂痛大减，十剂后肿渐消，去地龙，加紫丹参二钱，西秦艽二钱，又服十剂，痛止肿消，不过未能步履，去石斛、花粉、知母、六一散，加炙鳖甲四钱，炒苡仁四钱，陈木瓜一钱五分，松节二钱。又服十剂，得以全功，家祖治鹤膝风，用阳和汤治瘰者甚多，而此症独甘寒消化，可见病情变化，不能执一也。**孙济万志**

方案之六　风窜经络之行痹

【病状】风为阴之阳，中人最速，其性善走，窜入经络，故肢节作疼，今见上下左右无定，名曰行痹。

【诊断】脉细弦而涩，阴分素亏，邪风乘虚入络，荣卫不能流通，当宜和荣去风，化湿通络。

【处方】全当归二钱　大川芎八分　威灵仙一钱五分　嫩桑枝四钱　大白芍二钱　晚蚕沙三钱，包　海风藤三钱　西秦艽二钱　青防风二钱　甘草八分

方案之七　髀骨酸痛之着痹

【病状】脉象沉细而涩，肝脾肾三阴不足，风寒湿三气入络与宿瘀留恋，所以酸痛，入夜尤甚。

【诊断】风寒湿三气杂至，合而为痹，风胜为行痹，寒胜为痛痹，湿胜为着痹，髀骨酸痛，入夜尤甚，亦痹之类。

【治法】拟独活寄生汤加味。

【处方】全当归二钱　西秦艽二钱　厚杜仲三钱　云茯苓三钱　大白芍二钱　青防风一钱　川独活一钱　五加皮三钱　紫丹参二钱　川桂枝四分　桑寄生三钱　嫩桑枝四钱　炙甘草五分　淮牛膝二钱　小活络丹一粒，入煎

方案之八　足跟疼痛

【病状】足跟疼痛，不便步履。

【诊断】足跟乃肾脉发源之地，肝经所过之路，肝肾两亏，经脉失于荣养，肝主筋，肾主骨。

【治法】当宜培养肝肾，和荣通络。

【处方】大生地三钱　厚杜仲三钱，炒　淮牛膝二钱　嫩桑枝四钱　白归身二钱　川断肉三钱　甘杞子三钱　潼蒺藜三钱　大白芍二钱　杜狗脊三钱　六味地黄丸三钱，包煎

方案之九　胸痹

【病状】脉滑而有力，舌苔薄腻，胸痛彻背，夜寐不安。

【诊断】此乃痰浊积于胸中，横窜络道。胸为清阳之府，如离照当空，不受纤翳，浊阴上僭，清阳被蒙，膻中之气窒塞不宣，症属缠绵。

【治法】当宜金匮瓜蒌薤白半夏汤加味。辛开苦降，滑利气机。

【处方】瓜蒌皮四钱　仙半夏二钱　云茯苓三钱　薤白头一钱五分，酒炒　江枳壳一钱　广陈皮一钱　潼蒺藜三钱　广郁金一钱五分

方案之十　肩臂疼痛

【病状】左肩髀疼痛已久，连投去风之剂，依然如故。

【诊断】经云：邪之所凑，其气必虚。气阴两亏，痰湿留恋经络，荣卫不能流通。

【治法】拟玉屏风散加味，益气养阴，化痰通络。

【处方】生黄芪三钱　细生地三钱　西秦艽二钱　竹沥半夏二钱　青防风二钱　甘菊花三钱　广陈皮一钱　炒竹茹二钱　生白术二钱　京玄参二钱　煨木香八分　嫩桑枝四钱　大地龙二钱，酒洗　指迷茯苓丸三钱，包煎

方案之十一　肿胀兼痹痛

【病状】初起寒热，继则脐腹膨胀，右臂部酸痛，连及腿足，不能举动，小溲短赤，腑行燥结，舌苔腻黄，脉象濡滑而数。

【诊断】伏邪湿热挟滞，互阻膜原，枢机不合，则生寒热，厥阴横逆，脾失健运，阳明通降失司，则生膜胀，痹痛由

于风湿，经络之病连及脏腑，弥生枝节。

【治法】宜健运分消，化湿通络，冀其应手为幸。

【处方】清水豆卷四钱 茯苓皮四钱 枳实炭一钱 嫩白薇一钱五分 冬瓜子三钱 通草八分 全瓜蒌四钱，切 郁李仁三钱，研 西秦艽一钱五分 大麻仁四钱，研 木防己二钱 肥知母二钱 地枯萝三钱

二诊：

【病状】腑气通，脐腹胀势亦减，食少，渴不多饮，小溲短赤，右背部痹痛，连及腿足，不便步履，苔薄腻黄脉象濡数，阴液本亏。

【诊断】湿热气滞互阻募原之间，肝失疏泄，脾失健运，络中风湿留恋，荣卫不得流通，还虑缠绵增剧。

【治法】再宜健运分消，化湿通络。

【处方】清水豆卷三钱 连皮苓四钱 枳实炭一钱 益元散三钱，包 天花粉二钱 猪苓二钱 陈广皮一钱 西秦艽二钱 生熟苡仁各三钱 通草八分 大腹皮三钱 地枯萝三钱 冬瓜皮三钱 小温中丸一钱五分

痿症类

方案之一　阴伤肺热之痿

姓氏：封　性别：女

【病状】温病后，阴液已伤，虚火烁金，肺热叶焦，则生痿躄，两足不能任地，咳呛、咯痰不爽，谷食减少，咽喉干燥，脉濡滑而数，舌质红，苔黄。

【治法】延今数月，恙且已深，姑宜养肺阴，清阳明，下病治上，乃古之成法。

【处方】南沙参三钱 川石斛三钱 天花粉三钱 生甘草五分 川贝母三钱 肥知母一钱五分 瓜蒌皮三钱 甜光杏三钱 络石藤三钱 淮牛膝三钱 嫩桑枝三钱 冬瓜子三钱 活芦根一尺，去节

二诊：

【病状】前进养肺阴，清阳明之剂，已服十帖。咳呛内热，均见轻减。两足痿软不能任地，痿者萎也。如草木之萎，无雨露以灌溉，欲草木之荣茂，必得雨露之濡润。欲两足之不痿，必赖肺液以输布，能下荫于肝肾，肝得血则筋舒，肾得养则骨强，阴血充足，络热自清。

【治法】治痿独取阳明，清阳明之热，滋肺金之阴，以阳明能主润宗筋，而流利机关也。

【处方】大麦冬二钱 北沙参三钱 抱茯神三钱 淮山药三钱 细生地四钱 肥知母一钱五分 川贝母二钱 天花粉三钱 络石藤二钱 怀牛膝二钱 嫩桑枝三钱

三诊：

【病源】五脏之热，皆能成痿。

【病理】书有五痿之称，不独肺热叶焦也，然而虽有五，实则有二，热痿也，湿痿也，如草木久无雨露则萎，草木久被湿遏亦萎，两足痿躄，亦尤是也。

【病状】今脉濡数，舌质红绛，此热痿也。

【治法】迭进清阳明滋肺阴以来，两足虽不能步履，已能自行举起之象，药病尚觉合宜，仍守原方，加入益精养血之品，徐图功效。

【处方】北沙参三钱 大麦冬二钱 茯神三钱 怀山药三钱 川石斛三钱 小生地三钱 肥知母一钱五分 怀牛膝二钱 络石藤三钱 茺蔚子三钱 嫩桑枝三钱 猪脊髓两条，酒洗入煎 虎潜丸三钱，清晨淡盐汤送服

方案之二　湿痿

姓氏：程　性别：男

【病状】初病脚气浮肿，继则肿虽消，而痿软不能步履，舌淡白，脉弦缓，

谷食衰少。

【诊断】此湿邪由外入内，由肌肉而入筋络，络脉壅塞，气血凝滞，此湿痿也。经云，湿热不攘，大筋软短，小筋弛长，软短为拘，弛长为痿是也。

【治法】宜崇土逐湿，去瘀通络。

【处方】连皮苓四钱　福泽泻一钱五分　木防己三钱　全当归二钱　白术一钱五分　苍术一钱　陈皮一钱　川牛膝二钱　杜红花八分　生苡仁四钱　陈木瓜三钱　西秦艽一钱五分　紫丹参二钱　嫩桑枝三钱

另用茅山苍术一斤，米泔水浸七日，饭锅上蒸九次，晒干，研细末，加苡米半斤，酒炒桑枝半斤，煎汤泛丸，每服三钱，空心开水吞下。

此方服五十余剂，丸药两料，渐渐而痊。

方案之三　肺热叶焦之痿躄

姓氏：李　性别：男

【病状】两足痿软，不便步履，按脉尺弱寸关弦数。

【诊断】此乃肺肾阴亏，络有湿热。经所谓肺热叶焦，则生痿躄是也，阳明为十二经脉之长，治痿独取阳明者，以阳明主润宗筋，宗筋主束骨而利机关也。症势缠绵，非易速痊。

【处方】南北沙参各一钱五分　鲜生地三钱　川黄柏一钱五分　丝瓜络二钱　川石斛三钱　生苡仁三钱　肥知母一钱五分　大麦冬三钱　陈木瓜二钱　络石藤三钱　虎潜丸三钱，包煎

黄 疸 类

方案之一　湿热阻滞中焦之黄疸

姓氏：朱　性别：女

【病状】温病初愈，因饮食不慎，湿热滞互阻中焦，太阴健运无权，阳明通降失司，以致脘腹胀闷，不思纳谷，一身尽黄，小溲短赤，如酱油色，苔薄腻黄，脉濡滑而数。

【诊断】黄疸已成，非易速痊。

【治法】拟茵陈四苓合平胃加减。

【处方】西茵陈一钱五分　连皮苓四钱　猪苓二钱　陈广皮一钱　黑山栀二钱　福泽泻一钱五分　炒麦芽三钱　制苍术一钱　制川朴一钱　六神曲三钱　炒苡仁三钱

方案之二　伏温蕴湿之黄疸

姓氏：陈　性别：男

【病源】喉痧之后，滋阴太早，致伏温未发，蕴湿逗留募原。著于内而现于外，遍体发黄，目珠黄，溺短赤，身热晚甚，渴喜热饮，肢节酸疼，举动不利，苔薄腻黄，脉濡数，温少湿多。

【诊断】互阻不解，缠绵之症也。

【治法】姑宜清宣气分之温，驱逐募原之湿，俾温从外达，湿从下趋，始是病之去路。

【处方】清水豆卷八钱　忍冬藤三钱　连翘壳三钱　泽泻一钱五分　西茵陈一钱五分　黑山栀二钱　猪苓二钱　制苍术七分　粉葛根一钱五分　通草八分　鸡苏散三钱，包　甘露消毒丹八钱，包煎

方案之三　宿瘀内阻之黄疸

姓氏：韩　性别：女

【病源】室女经闭四月，肝失疏泄，宿瘀内阻，水谷之湿逗留，太阴、阳明、厥阴三经为病。

【病状】始而少腹作痛，继则脘胀纳少，目黄溲赤，肌肤亦黄，大便色黑，现为黄疸。

【诊断】久则恐成血臌。

【治法】急宜运脾逐湿，去瘀通经。

【处方】陈广皮一钱　赤猪苓各三钱　杜红花八钱　制苍术一钱　大腹皮二钱　桃仁泥一钱五分，包　制川朴一钱　福泽泻一钱五分　延胡索一钱　西茵陈二钱五分　苏木一钱五分　青宁丸二钱五分，吞服

方案之四　因湿温而起之黄疸

姓氏：高　性别：男

【病状】身热旬余，早轻暮重，夜则梦语如谵，神机不灵，遍体色黄，目黄溺赤，口干欲饮。舌干灰腻，脉象左弦数，右濡数。

【诊断】伏邪湿热逗留募原，如盦酱然，湿热挟痰，易于蒙蔽清窍，清阳之气失旷，加之呃逆频频，手足蠕动，阴液暗耗，冲气上升，内风煽动，湿温黄疸，互相为患，颇虑痉厥之变。

【治法】急拟生津而不滋，化湿而不燥，清宜淡渗，通利三焦，勿使邪陷厥阴，是为要策。

【处方】天花粉三钱　朱茯神三钱　鲜石菖蒲一钱　黑山栀二钱　益元散三钱，包　柿蒂十枚　嫩钩钩三钱，后入　西茵陈二钱五分　嫩白薇一钱五分　炒竹茹一钱五分　白茅根两札，去心

方案之五　着湿郁热而起之黄疸

姓氏：褚　性别：男

【病源】躬耕南亩，曝于烈日，复受淋雨，又夹食滞。

【病状】湿着于外，热郁于内，遂致遍体发黄，目黄溲赤，寒热骨楚，胸闷脘胀，苔腻布，脉浮紧而数。

【治法】急仿麻黄连翘赤豆汤意。

【处方】净麻黄四分　赤茯苓三钱　六神曲三钱　连翘壳三钱　枳实炭一钱　福泽泻一钱五分　淡豆豉三钱　苦桔梗一钱　炒谷麦芽各三钱　西茵陈一钱五分　杜赤豆一两

方案之六　脾胃两伤之黄疸

姓氏：卫　性别：男

【病源】饥饱劳役，脾胃两伤，湿自内生，蕴于募原。

【病状】肌肤黄色，目黄溲赤，肢倦乏力，纳谷衰少。

【诊断】脉濡，舌苔黄，谚谓脱力黄病，即此类也，已延两载，难许速效。

【治法】仿补力丸意，缓缓图之。

【处方】炒全当归一两　紫丹参一两　炒西秦艽一两　大砂仁五钱　炒赤芍一两　炒苡仁二两　煅皂矾五钱　土炒白术一两　盐水炒淮牛膝一两　烘云茯苓一两四钱　炒六神曲一两四钱　米泔水浸炒制苍术八钱　盐水炒厚杜仲一两　生晒西茵陈二两　烘陈广皮七钱　炒福泽泻八钱

上药各研为细末，用大黑枣六两，煮熟去皮核，同药末捣烂为丸，晒干，每早服三两，开水送下。

方案之七　酒疸

姓氏：麦　性别：男

【病源】嗜酒生湿，湿郁生热，热在阳明，湿在太阴，熏蒸郁遏，如盦酱然。

【病状】面目发黄，黄甚则黑，心中嘈杂，难食甘香，如啖酸辣，小溲短赤，口干而渴。

【诊断】此酒疸也。

【治法】法拟清解阳明之郁热，宣化太阴之蕴湿，使热邪从肌表而解，湿邪从小便而出也。

【处方】粉葛根二钱　肥知母一钱五分　赤茯苓三钱　西茵陈三钱　黑山栀二钱　陈皮一钱　车前子三钱　天花粉三钱　枳椇子三钱　生苡仁一两，煎汤代水

方案之八　谷疸

姓氏：刁　性别：男

【病源】抑郁起见，肝病传脾，脾不健运，湿自内生。

【病状】胃中之浊气相并，下流膀胱，膀胱为太阳之府，太阳主一身之表，膀胱湿浊不化，一身尽黄，小溲赤涩，食谷不消，易于头眩。

【诊断】此谷疸也。

【治法】治病必求于本，疏肝解郁为主，和中利湿佐之。

【处方】银州柴胡一钱　云茯苓三钱　大砂仁八分,研　制苍白术各一钱　全当归二钱　生熟谷芽各三钱　陈广皮一钱　炒赤芍一钱五分　生熟苡仁各三钱　制川朴一钱　西茵陈一钱五分　炒车前子三钱　黑山栀二钱

方案之九　女劳疸

姓氏：任　性别：女

【病状】经闭三月，膀胱急，少腹满，身尽黄，额上黑，足下热，大便色黑，时结时溏，食少神疲，脉象细涩。

【诊断】寒客血室，宿瘀不行，继于膀胱少腹之间也，女劳疸之重症，非易速痊。

【治法】古方用硝石矾石散，今仿其意，而不用其药。

【处方】当归尾二钱　云茯苓三钱　藏红花八分　带壳砂仁八分,研　京赤芍二钱　桃仁泥一钱五分,包　肉桂心三分　西茵陈一钱五分　紫丹参二钱　青宁丸二钱五分,包　延胡索一钱　血余炭一钱,包　泽泻一钱五分

方案之十　湿从寒化之阴疸

姓氏：周　性别：男

【病源】思虑过度，劳伤乎脾，房劳不节，劳伤乎肾，脾肾两亏，肝木来侮。水谷之湿内生，湿从寒化，阳不运行，胆液为湿所阻，溃之于脾，浸淫肌肉，溢之皮肤。

【病状】一身尽黄，面目黧黑，小溲淡黄，大便灰黑，食少泛恶，神疲乏力，苔薄腻，脉沉细。

【诊断】阳虚则阴盛，气滞则血瘀，瘀湿下流大肠，故腑行灰黑而艰也，阴疸重症，缠绵之至。

【治法】拟茵陈术附汤加味，助阳运脾为主，化湿去瘀佐之，俾得离照当空，则阴霾始得解散。

【处方】熟附子块一钱五分　连皮苓四钱　紫丹参二钱　大砂仁一钱,研　生白术三钱　广陈皮一钱　藏红花八分　炒麦芽三钱　西茵陈二钱五分　制半夏二钱　福泽泻一钱五分　炒薏仁四钱　淡姜皮八分

方案之十一　心脾两伤之黄疸

姓氏：金　性别：男

【病源】烦躁郁虑，心脾两伤，火用不宣，脾阳困顿，胃中所入水谷，不生精微，而化为湿浊，着于募原，溢于肌肤。

【病状】一身尽黄，色晦而暗，纳少神疲，便溏如白浆之状。起自仲夏，至中秋后，脐腹膨胀，腿足木肿，步履艰难。

【诊断】乃土德日衰，肝木来侮，浊阴凝聚，水湿下注，阳气不到之处，即水湿凝聚之所，症情滋蔓，蔓难图也。

【治法】拟助阳祛阴，运脾逐湿。

【处方】熟附块一钱五分　连皮苓四钱　西茵陈一钱五分　淡干姜八分　陈广皮一钱　葫芦巴一钱五分　米炒於术二钱　大腹皮二钱　大砂仁八分,研　清炙草五分　炒补骨脂一钱五分　陈葫芦瓢四钱　金液丹二钱,吞服

按：黄疸一门，方药甚多，只录十一

案，重复者去之，复症者不录。如金君至家严处就诊四五次，方药出入不多，亦只录一案。盖金君号子久，系大麻名医，家严直告之曰，症属不治。嘱先生早月回府静养，逾旬日竟不起，惜哉！中医界又少一明星矣。**男涵人志**

肿胀类

方案之一　心胀

【病源】《灵枢·胀论》谓：五脏六腑，皆各有胀，诸胀者，皆因厥气在下，荣卫留止，寒气逆上，真邪相攻，两气相搏，乃合而为胀也。

【病理】故凡治胀病，必会通《内经》诸条之旨，然后能识脏腑之部分，邪气之盛衰。盖名曰厥气者，逆气也；寒气，浊阴也。逆气下塞，浊阴上干，冲气滞留，荣血凝止，荣卫不调，寒邪得以乘虚而入，真邪相持，互结不解，脏虚，邪即入脏；腑虚，邪即入腑，故有五脏六腑诸胀之见症，治法分别列后。

【病状】心胀者烦心短气，夜卧不安。

【诊断】心为君主之官，神明出焉，寒邪来犯，心阳郁遏。阴阳交战，则短气；火被水克，为心烦；心肾不交，则卧不安也。

【治法】当宜发扬神明，以安心脏，俾离车空照，则阴翳自散。

【处方】川桂枝四分　光杏仁三钱　生甘草五分　朱茯神三钱　酸枣仁三钱　紫丹参二钱　炙远志一钱　川郁金一钱五分　琥珀屑六分，冲服　姜皮五分　沉香片四分　朱灯芯二札

方案之二　肺胀

【病状】肺胀者，虚满而喘咳。

【病理】肺为至高之脏，位主上焦，职司清肃，寒客于肺，肺气壅塞，清肃之令，不得下行。

【诊断】先哲云：咳喘之为病，在肺为实，在肾为虚。此肺金之实喘也。

【治法】拟温肺散寒，射干麻黄汤加减，如寒包热者，麻杏石甘汤治之。

【处方】净麻黄四分　嫩射干八分　光杏仁三钱　生甘草六分　象贝母三钱　仙半夏二钱　薄橘红八分　桑白皮二钱　炙款冬一钱五分　瓜蒌皮二钱　清水炒枇杷叶二钱，去毛，包

方案之三　脾胀

【病状】脾胀者善哕，四肢烦冤，体重不能胜衣，卧不安。

【病理】湿阻中宫，真阳不运，土德日衰，脾为太阴而主四肢，脾弱生湿。

【诊断】寒邪乘之，浊阴凝聚而为哕、为体重、为烦冤也，脾与胃为表里，脾病胃亦病，胃不和则卧不安。

【治法】拟温运太阴而化湿浊。

【处方】熟附片一钱五分　生白术一钱五分　炮姜炭八分　云茯苓三钱　仙半夏二钱　青陈皮各一钱　大砂仁八分　炒薏仁八分　炒麦谷芽各三钱　制川朴一钱

方案之四　肝胀

【病状】肝胀者，胁下满而痛引少腹。

【诊断】胁乃肝之分野，少腹乃厥阴之界，寒客厥阴，木失条达，厥气横逆鸱张，故胁满而少腹痛也。

【治法】宜疏泄厥气，而散寒邪。

【处方】软柴胡一钱　炒赤白芍各一钱

五分　金铃子二钱　玄胡索一钱　细青皮一钱　春炒壳八分　川郁金一钱五分　广木香六分　青橘叶一钱五分　小茴香八分　台乌药一钱　江枳壳一钱

方案之五　肾胀

【病状】肾胀者，腹满引背，央央然，腰髀痛。

【诊断】肾为水脏，腰为肾府，寒着于肾，下元虚寒，真阳埋没，阴邪充斥，故腹满而腰髀痛也。

【治法】拟温肾助阳，而驱浊阴，俾得阳光普照，则阴霾自消。

【处方】熟附块一钱五分　生白术二钱　西秦艽二钱　川牛膝三钱　厚杜仲三钱　补骨脂一钱五分　青陈皮各一钱　台乌药一钱　小茴香一钱　广木香六分　嫩桑枝四钱　生姜三片

方案之六　胃胀

【病状】胃胀者，胃脘痛，鼻闻焦臭，妨于食，大便难。

【病理】胃为阳土，主司出纳，寒邪乘之，胃气不通，不通则痛。

【诊断】胃既受病，水谷停滞中宫，欲化不化，反变败浊，故鼻闻焦臭，而妨碍饮食也；谷气不行，阳不通达，受盛传导，皆失所司，故大便难，与腑实便闭者不同。

【治法】拟平胃散合脾约麻仁丸加减。

【处方】制苍术一钱　制川朴一钱　细青皮一钱　江枳壳一钱　大砂仁八分，研　广郁金一钱五分　全瓜蒌三钱，切　脾约麻仁丸五钱，包　广木香四分　广陈皮一钱

方案之七　大肠胀

【病状】大肠胀者，肠鸣而痛濯濯。

【病理】冬日重感于寒，则飧泄不化。

【诊断】大肠为传导之官，变化糟粕而出焉，寒客大肠，变化无权，清浊混淆则生飧泄，虚寒气滞则肠鸣而痛濯濯也。

【治法】宜温中化浊，分利阴阳。

【处方】熟附块八分　炮姜炭六分　白术二钱　广木香八分　陈广皮一钱　猪茯苓各三钱　大砂仁一钱，研　制小朴八分　大腹皮二钱　六神曲三钱

方案之八　小肠胀

【病状】小肠胀者，少腹䐜胀，引腰而痛。

【诊断】小肠为受盛之官，化物出焉，位居胃之下，大肠之上，寒客小肠，物无由化，水液不得渗于前，糟粕不得归于后，故为少腹䐜胀，引腰而痛，小溲必不利也。

【治法】宜通幽化浊，滑利二便。

【处方】细青皮一钱五分　赤茯苓三钱　台乌药一钱　细木通一钱五分，酒炒　瓜蒌仁三钱，研　车前子二钱　广木香六分　江枳壳二钱　青橘叶一钱五分　光杏仁三钱　生姜三片

方案之九　膀胱胀

【病状】膀胱胀者，少腹满而气癃。

【诊断】膀胱为州都之官，津液藏焉，气化则能出矣，寒客膀胱，湿郁下焦，气化不及州都，水道窒塞不通，故少腹满而气癃，即今之癃闭也。

【治法】宜开启上闸，以通下源，如壶掣盖之意。

【处方】苦桔梗二钱　光杏仁三钱　云茯苓三钱　细木通八分　车前子三钱　瞿麦穗二钱　冬葵子四钱　怀牛膝二钱　荸荠梗三钱　滋肾通关丸三钱，包

方案之十 三焦胀

【病状】三焦胀者，气满于皮肤中，轻轻然不坚。

【诊断】三焦即募原，为决渎之官，水道出焉。寒气逆于三焦，决渎失职，气与水逆走腠理，其水不得从膀胱而泄。气本无形，水质不坚，故气满于皮肤中，轻轻然而不坚，与肤胀等耳。

【治法】当行气利水，五苓五皮加减。

【处方】川桂枝五分　生白术一钱五分　桑白皮二钱　鲜姜皮一钱　陈广皮一钱　赤猪苓各三钱　江枳壳一钱　福泽泻一钱五分　大腹皮二钱　广木香六分　冬瓜皮一两，煎汤代水

方案之十一 胆胀

【病状】胆胀者，胁下痛胀，口中苦，善太息。

【诊断】胆为中正之官，决断出焉。惟其气血皆少，为清净之府，而内寄相火，寒客于胆，胆与肝为表里，胆病而肝亦病。胆汁上溢，故口苦；肝气怫郁，故胁痛胀，善太息也。

【治法】拟和解枢机，而泄厥气。

【处方】柴胡一钱　当归二钱　白芍一钱五分　栀子皮一钱五分　白蒺藜三钱　云苓三钱　陈皮一钱　枳壳一钱　合欢皮二钱　川郁金一钱五分　佛手八分

【著者】由是观之，五脏六腑之胀，属寒者多，而属热者少；属实者多，而属虚者少。

【按语】中满分消，治寒胀也；丹溪小温中丸，治热胀也；《金匮》工在疾下，治实胀也；济生肾气，治虚胀也。为司命之职，苟不辨清切，而笼统处方，岂不自欺欺人乎。

方案之十二 痧后饮食不慎之肿胀

姓氏：朱　性别：女

【病源】痧子后，因谷食不谨，积滞生湿，湿郁化热，阻于募原，太阴失健运之长，阳明乏通降之职。

【病状】脘腹膨胀，小溲不利，咳嗽气喘，面目虚浮，身热肢肿，苔干腻而黄，脉弦滑，右甚于左。

【诊断】肿胀之势渐著。

【治法】急拟疏上焦之气机，通中宫之湿滞，去其有形，则无形之热，自易解救。

【处方】淡豆豉三钱　黑山栀一钱五分　枳实炭一钱五分　光杏仁三钱　象贝母三钱　桑白皮二钱　陈广皮二钱　大腹皮二钱　莱菔子二钱　福泽泻一钱五分　鸡金炭二钱　茯苓皮三钱　冬瓜子皮各三钱

方案之十三 伏风夹湿之肿胀

姓氏：程　性别：女

【病源】肺有伏风，痰气壅塞，脾有湿热，不能健运。

【病状】咳嗽气逆，面浮四肢肿，食入腹胀有形，小溲不利，苔薄腻，脉浮滑。

【诊断】势成肿胀。

【治法】急拟疏风宣肺，运脾逐湿，庶免加剧耳。

【处方】紫苏叶一钱　青防风一钱　光杏仁三钱　象贝母三钱　连皮苓四钱　陈广皮一钱　桑白皮二钱　大腹皮二钱　莱菔子三钱，炒研　枳实炭一钱　汉防己三钱　冬瓜子皮各三钱

方案之十四 产后阴虚之肿胀

姓氏：徐　性别：女

【病状】产后二月余，遍体浮肿，颈

脉动时，咳难平卧，口干欲饮，大腹胀满，小溲短赤，舌光无苔，脉虚弦而数。

【诊断】由荣阴大亏，肝失涵养。木克中土，脾不健运，阳水湿热，日积月累，上射于肺，肺不能通调水道，下输膀胱，水湿无路可出，泛滥横溢，无所不到也，脉症参合，刚剂尤忌。

【治法】急拟养肺阴以柔肝木，运中土而利水湿，冀望应手，庶免凶危。

【处方】南北沙参各三钱　连皮苓四钱　生白术二钱　清炙草五分　怀山药三钱　川石斛三钱　陈广皮一钱　桑白皮二钱　川贝母三钱　甜光杏三钱　大腹皮二钱　汉防己三钱　冬瓜子皮各三钱　生苡仁五钱

另用冬瓜汁温饮代茶。

方案之十五　暑湿郁滞之肿胀

姓氏：卫　性别：男

【病状】曝于烈日，暑气内逼，居处潮湿，湿郁滞阻，三焦决渎无权，遂致脘腹胀满，泛泛呕恶，面浮肢肿，里热口干，二便不通，皮色晦黄，苔灰腻，脉弦滑而数。

【诊断】此属热胀。

【治法】先拟苦辛通降，泄上中之痞满。

【处方】川雅连五分　仙半夏二钱　淡黄芩一钱　枳实炭一钱五分　制川朴一钱　大腹皮二钱　连皮苓四钱　福泽泻一钱五分　莱菔子三钱，炒，研　鲜藿香一钱五分　西茵陈一钱五分　六神曲三钱

方案之十六　风水相激之肿胀

姓氏：金　性别：男孩

【病状】初病春温寒热，经治已愈，继因停滞，引动积湿，湿郁化水，复招外风，风激水而横溢泛滥，以致遍体浮肿，两目合缝，气逆不能平卧，大腹胀满，囊肿如升，腿肿如斗，小溲涩少，脉象浮紧，苔白腻。

【诊断】此为风水重症。

【治法】急拟开鬼门，洁净府。

【处方】紫苏叶一钱　青防风一钱　川桂枝五分　连皮苓四钱　福泽泻一钱五分　陈广皮一钱　大腹皮二钱　水炙桑叶二钱　淡姜皮五分　鸡金炭一钱五分　莱菔子二钱，炒，研

方案之十七　暴肿气急

姓氏：关　性别：男

【病状】暴肿气急，小溲短赤，渴欲饮，脉浮滑而数。

【诊断】此外邪壅肺，气道不通，风水为患，风为阳邪，水为阳水，风能消谷，故胃纳不减也。

【治法】拟越婢汤加味。

【处方】净麻黄四分　熟石膏三钱　生白术一钱五分　光杏仁三钱　肥知母一钱五分　茯苓皮三钱　大腹皮二钱　桑白皮二钱　冬瓜子皮各三钱　淡姜皮五分

方案之十八　湿浊凝聚之肿胀

姓氏：林　性别：男

【病状】年近花甲，思虑伤脾，脾阳不运，湿浊凝聚，以致大腹胀满，鼓之如鼓，小溲清白。

【诊断】脉象沉细，脾为太阴，湿为阴邪，当以温运分消。

【处方】熟附子块一钱　淡干姜八分　生白术三钱　广陈皮一钱　制川朴一钱　大腹皮二钱　鸡金炭一钱五分　炒谷芽四钱　陈葫芦瓢四钱　清炙草五分

方案之十九　脾肾两伤之肿胀

姓氏：陈　性别：男

【病状】大腹膨胀，鼓之如鼓，脐突

青筋显露，形瘦色萎，脉沉细，舌无苔。

【诊断】脾肾之阳大伤，虚气散逆，阳气不到之处，即阴凝结之所，阅前方均用理气消胀之剂，胀势有增无减，病延一载，虚胀无疑。

【治法】姑仿经旨塞因塞用之法，冀望应手为幸。

【处方】炒潞党参三钱　熟附块一钱　淡干姜六分　清炙草六分　连皮苓四钱　陈广皮一钱　炒补骨脂一钱五分　葫芦巴一钱五分　金液丹一钱，每早空心吞服

方案之二十　浊气在上之肿胀

姓氏：傅　性别：男

【病源】宦途失意，忧思伤脾，运行无权，肝木来侮，浊气在上，则生膜胀。

【病状】大腹胀满，自秋至冬，日益加剧，动则气逆，小溲涓滴难通，青筋暴露，足肿不能步履，口燥欲饮，舌红绛，脉细数。

【诊断】叠进六君、五皮、肾气等剂，病势不减，已入危笃一途。

【治法】勉拟养金制木，运脾化气，亦不过聊尽心力而已。

【处方】南北沙参各三钱　连皮苓四钱　生白术三钱　怀山药三钱　左牡蛎四钱　花龙骨三钱　川贝母三钱　甜光杏三钱　汉防己二钱　鲜冬瓜汁二两，冲服　滋肾通关丸一钱五分，包

单方：每日用蛤士蟆二钱，泛水如银耳状煎服，连蟆肉食之，如法食两天后，即小便畅行，且时时频转矢气，肿胀渐消。

按：蛤士蟆为肾气利水之品，故能应效，洵治虚胀之妙品也。附志

方案之二十一　湿热浊气凝聚之肿胀

姓氏：文　性别：女

【病状】旧有脘痛，继则腹满作闷，食入难化，面黄溺少，两关脉弦，寸部郁涩。

【诊断】此肝气怫郁，木乘土位，湿热浊气，凝聚于募原之间，三焦气机流行窒塞，所谓浊气在上，则生膜胀是也。

【治法】急拟疏肝解郁，运脾逐湿。

【处方】银州柴胡一钱　生白术二钱　枳实炭一钱　连皮苓四钱　陈广皮一钱　大腹皮二钱　黑山栀一钱五分　带壳砂仁八分　冬瓜皮三钱　鸡金炭一钱五分　炒谷麦芽各三钱　小温中丸三钱，每早吞服

方案之二十二　脐突红筋显露之血臌

姓氏：杨　性别：女

【病状】形瘦色苍，木火体质，抑郁不遂，气阻血痹，与湿热凝聚募原，始则里热干，继而大腹胀硬，自夏至秋，日益胀大，今已脐突红筋显露，纳食衰少，大便色黑，小溲短赤，舌灰黄，脉弦数。

【诊断】此血臌之重症也。

【治法】气为血之先导，血为气之依附，气滞则血凝，气通则血行，先拟行气去瘀，清热化湿，然恙根已深，非旦夕所能图功者也。

【处方】银州柴胡一钱　生香附二钱　连皮苓四钱　紫丹参二钱　粉丹皮一钱五分　京赤芍二钱　藏红花八分　当归尾三钱　绛通草八分　黑山栀一钱五分　泽泻叶一钱五分　青宁丸三钱，包

胸痹类

方案之一　湿遏热伏之胸痹

姓氏：朱　性别：男

【病状】胸痹痞闷，不进饮食，时泛恶，里热口干不多饮，十日未更衣，小溲

短赤浑浊，目珠微黄，面色晦而无华，诊脉三部弦小而数，右寸涩，关濡，尺细数，舌苔腻黄。

【诊断】肾阴早亏，湿遏热伏，犯胃贯隔，胃气不得下降，脉症参合，症属缠绵，阴伤既不可滋，湿甚又不可燥。

【治法】拟宣气泄肝，以通阳明，芳香化浊，而和枢机。

【处方】瓜蒌皮三钱　赤茯苓三钱　江枳实一钱　荸荠梗一钱五分　薤白头一钱，酒炒　福泽泻一钱五分　炒竹茹一钱五分　鲜枇杷叶三片　绵茵陈一钱五分　仙半夏二钱　通草八钱　银柴胡一钱　水炒川连四分　鲜藿佩各二钱　块滑石三钱

脘胁痛类

方案之一　新产食滞之脘痛

姓氏：傅　性别：女

【病状】旧有胸脘痛之宿疾，今新产半月，胸脘痛大发，痛甚呕吐拒按，饮食不纳，形寒怯冷，舌苔薄腻而灰，脉象左弦紧，右迟涩。

【诊断】新寒外受，引动厥气上逆，食滞交阻中宫，胃气不得下降，颇虑痛剧增变。

【治法】急拟散寒理气，和胃消滞，先冀痛止为要旨。

【处方】桂枝心各三分　仙半夏三钱　左金丸六分，包　瓜蒌皮三钱，炒　陈皮一钱　薤白头一钱五分，酒炒　云茯苓三钱　大砂仁一钱，研　金铃子二钱　延胡索一钱　枳实炭一钱　炒谷麦芽各三钱　陈佛手二钱　神仁丹四分，自制，另用开水冲服

方案之二　胸痛彻背，背痛彻胸

姓氏：袁　性别：男

【病状】胸痛彻背，背痛彻胸，脘胀肠鸣，甚则泛吐，舌苔薄白，脉象沉迟而涩。

【诊断】此寒客阳位，阴邪充斥，厥气横逆，食滞互阻，脾胃运行无权。

【治法】急宜温通气机为主，畅中消滞佐之。

【处方】熟附子一钱　淡干姜四分　淡吴萸四分　桂心三分　姜半夏二钱　云茯苓三钱　陈皮一钱　大砂仁一钱，研　范志曲二钱　厚朴一钱　薤白头一钱五分，酒炒

方案之三　血不养肝之胁痛

姓氏：张　性别：女

【病状】胸脘痛有年，屡次举发，今痛引胁肋，气升泛恶，夜不安寐，苔薄黄，脉左弦右涩。

【诊断】血虚不能养肝，肝气横逆，犯胃克脾，通降失司，胃不和则卧不安。

【治法】肝为刚脏，非柔不克，胃以通为补，今拟柔肝通胃，而理气机。

【处方】生白芍三钱　金铃子二钱　左金丸八分，包　朱茯神三钱　仙半夏一钱五分　北秫米三钱，包　旋覆花一钱五分，包　真新绛八分　炙乌梅五分　煅瓦楞四钱　川贝母二钱　姜水炒竹茹一钱五分

方案之四　中虚受寒之脘痛

姓氏：朱　性别：女

【病状】脘痛喜按，得食则减，脉象弦迟，舌苔薄白，中虚受寒，肝脾气滞。

【治法】拟小建中汤加味。

【处方】大白芍三钱　炙甘草一钱　肉桂心四分　云茯苓三钱　陈广皮一钱　春砂壳八分　乌梅肉四分　全当归二钱　煨姜两片　红枣四枚　饴糖四钱

方案之五　气郁化火，销烁胃阴之胸痛

姓氏:章　性别：女

【病状】胸脘痛已延匝月，痛引胁肋，纳少泛恶，舌质红，苔黄，脉弦而数。

【诊断】气郁化火，销烁胃阴，胃气不降，肝升太过，书所谓暴痛属寒，久痛属热；暴痛在经，久痛在络是也。

【治法】当宜泄肝理气，和胃通络。

【处方】生白芍三钱　金铃子二钱　左金丸七分，包　黑山栀二钱　川石斛三钱　川贝母二钱　瓜蒌皮三钱　黛蛤散四钱，包　旋覆花一钱五分，包　真新绛八分　瓦楞四钱　带子丝瓜络二钱

两剂后，痛减呕止，原方去左金丸，加南沙参三钱，合欢皮一钱五分。

方案之六　虚寒气滞之脘腹痛

姓氏：韦　性别：男

【病状】脘腹作痛，延今两载，饱食则痛缓腹胀，微饥则痛剧心悸，舌淡白，脉左弦细，右虚迟。

【诊断】体丰之质，中气必虚，虚寒气滞为痛，虚气散逆为胀，肝木来侮，中虚求食，前投大小建中，均未应效，非药不对症，实病深药浅。

【治法】原拟小建中加小柴胡汤，合荆公妙香散，复方图治，奇之不去则偶之之意，先使肝木条畅，则中气始有权衡也。

【处方】大白芍三钱　炙甘草一钱　肉桂心四分　潞党参三钱　银州柴胡一钱五分　仙半夏二钱　云茯苓三钱　陈广皮一钱　乌梅肉四分　全当归二钱　煨姜三片　红枣五枚　饴糖六钱

妙香散方：人参一钱五分　炙黄芪一两　怀山药一两　茯苓神各五钱　龙骨五钱　远志三钱　桔梗一钱五分　木香一钱五分　甘草一钱五分

上药为末，每日服二钱，陈酒送下，如不能饮酒者，米汤亦可。

按：韦君乃安庆人也，病延二载，所服之方，约数百剂，均不应效，特来申就医，经家祖连诊五次，守方不更，共服十五剂而痊愈矣。**长孙济万志**

方案之七　肝气横逆，痰滞互阻之脘痛

【病状】旧有脘痛，今痛极而厥，厥则牙关拘紧，四肢逆冷，不省人事，逾时而苏，苔薄腻，脉沉涩似伏。

【诊断】郁怒伤肝，肝气横逆，痰滞互阻，胃降失和，肝胀则痛，气闭为厥，木喜条达，胃善通降。

【治法】今拟疏通气机，以泄厥阴，宣化痰滞，而畅中都。

【处方】银州柴胡一钱五分　大白芍一钱五分　清炙草五分　枳实炭一钱　金铃子三钱　玄胡索一钱　川郁金一钱五分　沉香片四分　春砂壳八分　云茯苓三钱　陈广皮一钱　炒谷麦芽各三钱　苏合香丸一粒，去壳，研末化服

方案之八　郁怒伤肝之脘痛

姓氏：黄　性别：女

【病状】大怒之后，即胸脘作痛，痛极则喜笑不能自禁，笑极则厥，厥则人事不知，牙关拘紧，四肢逆冷，逾时而苏，日发十余次，脉沉涩似伏，苔薄腻。

【诊断】此郁怒伤肝，足厥阴之逆气自下而上，累及手厥阴经，气闭则厥，不通则痛，气复返而苏。经所谓大怒则形气绝，而血菀于上，使人薄厥是也。

【治法】急拟疏通气机，以泄厥阴，止痛在是，止厥亦在是，未敢云当，明哲

裁正。

【处方】川郁金二钱　合欢皮一钱五分　金铃子二钱　玄胡索一钱　朱茯神三钱　炙远志一钱　青龙齿三钱　沉香片一钱　春砂仁八分，研　陈广皮一钱　煅瓦楞四钱　金器一具，入煎　苏合香丸二粒，去壳，研末，开水先化服

方案之九　脘痛惊悸少寐

姓氏：沈　性别：女

【病状】躁烦谋虑，劳伤乎肝，肝无血养，虚气不归。

【诊断】脘痛喜按，惊①少寐，前方泄肝理气，已服多剂。

【治法】今仿《金匮》肝虚之病，补用酸，助用苦，益以甘药调之。

【处方】大白芍三钱　炙甘草一钱　金铃子二钱　炒枣仁三钱　五味子四分　阿胶珠二钱　左牡蛎三钱　青龙齿三钱　炙远志一钱　朱茯神三钱　潞党参一钱五分　陈皮一钱　饴糖四钱

方案之十　胁痛胸闷泛恶

姓氏：黎　性别：女

【病状】胁乃肝之分野，肝气入络，转侧不利，胸闷食少，甚则泛恶。

【诊断】自冬至春，痛势有增无减，先哲云，暴痛在经，久痛在络。

【治法】仿肝着病例治之。

【处方】旋覆花一钱五分，包　真新绛八分　大白芍二钱　金铃子二钱　左金丸七分，包　橘白络各一钱　炒竹茹一钱　春砂壳八分　当归须一钱五分　丝瓜络二钱　川郁金一钱五分　紫降香四分

少腹痛类

方案之一　宿滞互阻之少腹痛

姓氏：董　性别：男

【病状】少腹为厥阴之界，新寒外束，厥气失于疏泄，宿滞互阻，阳明通降失司，少腹作痛拒按，胸闷泛恶，临晚形寒身热，小溲短赤不利，舌苔腻黄，脉象弦紧而数。

【诊断】厥阴内寄相火，与少阳为表里，是内有热而外反寒之徵，寒热夹杂，表里并病，延经两候，病势有进无退。

【治法】急拟和解少阳，以泄厥阴，流畅气机，而通阳明。

【处方】软柴胡八分　黑山栀一钱五分　清水豆卷八钱　京赤芍一钱五分　金铃子二钱　延胡索一钱　枳实炭一钱五分　炒竹茹一钱五分　陈橘核四钱　福泽泻一钱五分　路路通一钱五分　甘露消毒丹五钱，包煎

方案之二　经阻瘀积之少腹痛

姓氏：钮　性别：女

【病状】经行忽阻，少腹痛拒按，痛引腰胯，腰肠屈而难伸，小溲不利，舌薄腻，脉弦涩。

【诊断】蓄瘀积于下焦，肝脾气滞，不通则痛。

【治法】急拟疏气通瘀，可望通则不痛。

【处方】全当归二钱　紫丹参二钱　茺蔚子三钱　抚芎八分　川楝子二钱　延胡索一钱　制香附一钱五分　大砂仁八分，研　生蒲黄三钱，包　五灵脂一钱五分　两头尖一钱五分，酒浸，包　琥珀屑八分，冲服

方案之三　寒郁血凝之少腹痛

姓氏：温　性别：女

【病状】病本湿温，适值经行，寒凉郁遏，湿浊阻于中宫，旧瘀积于下焦，少腹作痛，小溲淋漓不利，胸痞泛恶，不能纳谷。

---

① 惊：据本案标题及文义，当作"惊悸"。

【诊断】舌苔灰腻，脉左弦涩，右濡缓，病情夹杂，最难着手。

【治法】急宜通气去瘀，苦降淡渗。

【处方】藿香梗一钱五分　仙半夏二钱　姜川连五分　两头尖一钱五分　淡吴萸三分　赤茯苓三钱　枳实炭一钱　延胡索一钱　生蒲黄三钱, 包　藏红花八分　五灵脂一钱五分　福泽泻一钱五分　荸荠梗一钱五分　滋肾通关丸三钱, 包煎

方案之四　脐腹攻痛

姓氏：吉　性别：男

【病源】风冷由脐而入，引动寒痛。

【病状】脐腹攻痛，有形积块如拳，形寒怯冷，肠鸣，不能饮食。

【诊断】舌苔白腻，脉象弦紧，阳不运行，浊阴凝聚。

【治法】急宜温通阳气，而散寒邪。

【处方】桂枝心各三分　炒白芍一钱五分　金铃子二钱　延胡索一钱　熟附块一钱五分　小茴香八分　大砂仁一钱, 研　台乌药一钱五分　云茯苓三钱　细青皮一钱　陈橘核四钱　淡吴萸四分　枸橘一枚, 打

方案之五　虫痛

姓氏：龚　性别：男

【病状】腹痛有年，陡然而来，截然而止，面黄肌瘦，舌光无苔，脉象虚弦。

【诊断】此脾虚生湿，湿郁生虫，虫日积而脾阳愈伤，脾胃伤而虫愈横也。

【治法】当崇土化湿，酸苦杀虫，以虫得酸则伏，得苦则安之故。

【处方】生白术一钱五分　云茯苓三钱　大白芍二钱　乌梅肉五分　金铃子二钱　陈广皮一钱　使君肉三钱　陈鹤虱二钱　白雷丸一钱五分　开花椒十粒

按：虫痛一症，孩童最多，其别即在面黄与阵作之间，此方屡试屡效，惟随症之新久，病之虚实，而加减施用，使初起

者，可去白术、白芍，加芜荑一钱五分，延胡索一钱，重在杀虫，以其脾胃尚未伤也。**孙济万志**

脚 气 类

方案之一　脚气胸闷气逆

姓氏：何　性别：男

【病源】混浊之气，从下而受，由下及上，由经络入脏腑，太阴健运失常，阳明通降失司。

【病状】腿足浮肿，大腹胀满，胸闷气逆，不能平卧，面色灰黄，脉左弦右濡滑。

【诊断】脚气冲心重症。

【治法】急拟逐温下行。

【处方】紫苏梗一钱五分　连皮苓五钱　黄木瓜五钱　苦桔梗一钱　海南子三钱　陈广皮三钱　汉防己三钱　淡吴萸一钱五分　生熟苡仁各五钱　福泽泻二钱　连皮生姜三片

方案之二　上冲入腹之脚气

姓氏：赵　性别：男

【病状】脚气上冲入腹。

【诊断】危险之极，变生顷刻。

【治法】勉方作万一之想，破釜沉舟，迟则无济矣。

【处方】熟附子五钱　云茯苓八钱　陈木瓜五钱　花槟榔三钱　淡干姜三钱　生白术三钱　淡吴萸二钱　黑锡丹一钱

神 志 类

方案之一　神志不宁，彻夜不寐

姓氏：黄　性别：男

【病源】肾阴不足，心肝之火有余，

此离坎不交之象也。

【病状】痰热蒙蔽清窍，神不守舍，舍空而痰热聚之。

【诊断】痰火上炎，故彻夜不寐，痰蒙心则多疑，时闻申申之詈，脉弦滑带数。

【治法】治宜益肾阴，清心火，助入安神涤痰之品。

【处方】大麦冬二钱　朱茯神三钱　煅石决一两　淡竹茹一两,冲　川雅连四分　炙远志肉一钱　生甘草五分　细木通八分　紫贝齿三钱　川贝母三钱　鲜竹茹叶各二钱　金器一具,入煎

方案之二　惊悸恍惚梦遗

【病源】肝藏魂，心藏神，肾藏精，肝虚则魂不安宁，心虚则神无所依，肾虚则封藏失职。

【病状】惊悸惕息，恍若有亡，遗精频频，心肾之阴不足，君相之火有余也。盗汗甚多，汗为心液，虚阳迫津液而外泄也，脉象软弱，右尺虚数。

【诊断】肝与胆为表里，肾与肝为乙癸，三阴既虚，欲潜其阳，必滋其阴。王太仆云：壮水之主，以制阳光。

【治法】当拟三才合六味珍珠母丸加减，滋肾以柔肝木，清君相而安神志，俾得阴平阳秘，水升火降，则诸恙可愈。

【处方】北沙参三钱　粉丹皮二钱　珍珠母八钱　生白芍二钱　天麦冬各一钱五分　抱茯神三钱　青龙齿三钱　炒枣仁三钱　大生熟地各三钱　淮山药三钱　左牡蛎四钱　炙远志肉一钱　封髓①丹三钱,包　金器一具,入煎

方案之三　痰热内壅之健忘

【病源】心荣与肾水交亏，神机不灵，作强无权，不能动作，不能思想。

【病状】心悸跳跃，右耳响鸣，两目羞明，腰痛酸胀，健忘胆怯，舌质光，舌尖白，中后黄腻，脉象弦小而滑。

【诊断】痰热乘势内生，弦乃肝旺，小属肾虚，滑则有痰之明证。经云：主不明，则十二官危。心病，则一身皆病矣。脉症参合，或则成损，或则为癫，欲求速愈，静养调摄，当居其半，草木扶助，尚在其次。

【治法】宜复方图治，养心阴，益肾水，柔肝木，化痰热。参以调和脾胃之品，水足则木得涵养，脾健则痰热自化。

【处方】柏子仁四钱　朱茯神三钱　广橘白一钱　枸杞子三钱　酸枣仁三钱　水炙远志一钱　青龙齿四钱　陈胆星八分　滁菊花二钱　潼沙苑三钱　九节石菖蒲八分　生熟谷芽各三钱　冬青子三钱　合欢皮三钱

方案之四　不寐

【病状】不寐已久，时轻时剧，苔薄腻，脉弦小。

【诊断】心体亏，心阳亢，不能下交于肾，湿痰中阻，胃阴不和，胃不和故卧不安也。

【治法】拟和胃化痰，交通心肾。

【处方】生白芍二钱　朱茯神三钱　上川连一分　炒枣仁三钱　法半夏二钱　远志肉一钱　上肉桂一分　柏子霜二钱　北秫米三钱,包　炙甘草八分

方案之五　痰湿中阻之懊憹

【病状】郁怒伤肝，肝胆之火内炽。

【诊断】痰湿中阻，胃失降和，懊憹少寐，胸痞不舒。

【治法】拟温胆汤加减。

---

① 髓：原作"体"，据《丁甘仁医案》卷三改。

【处方】法半夏二钱 朱茯神三钱 珍珠母三钱 黑山栀一钱五分 北秫米三钱,包 远志肉一钱 青龙齿三钱 川贝母二钱 炒枣仁三钱 生白芍二钱 鲜竹茹一钱五分 枳实一钱 广郁金一钱五分 合欢花一钱五分 夜交藤三钱

方案之六 健忘少寐

【病状】高年气阴两亏,肝阳挟痰浊上蒙清窍,健忘少寐,神疲肢倦,脉象虚弦而滑,苔薄腻。

【诊断】虚中夹实,最难着手。

【治法】拟益气阴以柔肝木,化痰浊而通神明。

【处方】太子参一钱 仙半夏二钱 白归身二钱 稽豆衣三钱 抱茯神三钱 薄橘红八分 生白芍二钱 炒杭菊一钱五分 炒竹茹一钱五分 远志肉一钱 天竺黄一钱五分 石菖蒲八分 淡竹油一两 生姜汁两滴,同冲服

方案之七 心跳夜梦

【病状】阴虚难复,肝火易升,宗气跳跃,夜梦纷纭,脉象软小而数。

【治法】拟育阴潜阳,交通心肾。

【处方】蛤粉炒阿胶二钱 朱茯神三钱 珍珠母三钱 生白芍二钱 小生地三钱 炙远志一钱 青龙齿三钱 粉丹皮一钱五分 川贝母二钱 潼蒺藜三钱 熟女贞二钱 炒竹茹二钱 鲜藕一两,切片入煎

方案之八 阳亢不寐

【病状】不寐之恙,乍轻乍剧,胁痛略减,头眩心悸。

【诊断】皆由阴虚不能敛阳,阳亢不入于阴。

【治法】拟柔肝潜阳,和胃安神。

【处方】蛤粉炒阿胶三钱 朱茯神三钱 青龙齿三钱 左牡蛎四钱 生白芍三钱 酸枣仁三钱 仙半夏二钱 炙远志一钱 川雅连二分 柏子仁三钱 北秫米三钱,包 琥珀多寐丸一钱,吞服

肝阳肝气类

方案之一 肝阳化风,陡然神糊抽搐

【病源】肝为将军之官,其性阴,其用阳,其发病也速。

【病状】操劳过度,肝阳内动,化风上扰,痰热随之清窍被蒙,神明不能自主,陡然神糊不语,牙关紧闭,四肢抽搐,脉沉似伏。

【诊断】血亏不能养肝,肝热生风,肝主筋,肝风入筋,所以四肢抽搐,痰气闭塞,脉道亦为之不利也,此为惊厥重症。

【治法】肝属刚脏,非柔不克,当拟柔肝熄风,清神涤痰。

【处方】生白芍二钱 朱茯神三钱 鲜竹茹二钱 嫩钩钩三钱,后下 羚羊片八分,煎冲 水炙远志一钱 天竺黄一钱五分 川贝母三钱 生姜汁二滴,同冲 煨天麻八分 石菖蒲八分 淡竹茹一两

方案之二 头眩泛恶,耳鸣失聪

【病状】风阳上扰,巅顶为病,痰湿内阻,胃失降和,所以耳鸣失聪,两目红赤,视物模糊者,风阳之为患也。

【诊断】所以头眩泛恶者,胃气不降,而浊阴上僭也,舌质红苔黄,脉弦数,阴亏于下,阳浮于上,危象显然。

【治法】治宜熄风清肝,而化痰浊。

【处方】薄荷叶八分 煅石决四钱 浮蒌仁二钱 仙半夏一钱五分 冬桑叶三钱 炒竹茹一钱五分 甘菊花三钱 夏枯花一钱五

分　嫩钩钩二钱，后下

方案之三　劳心过度，头眩眼花

【病源】劳心过度，心肾不足，肝阳易升，肝气易动。

【病状】气郁于中，则胸膺牵痛，阳升于上，则头眩眼花，心肾不交，则夜不安寐。肾主骨，肝主筋，肝肾血虚，失于营养，则遍体酸楚。

【治法】宜调益心肾，柔肝潜阳法。

【处方】生白芍二钱　朱茯神三钱　煅石决四钱　熟女贞二钱　金铃子二钱　玫瑰水炒竹茹一钱　马料豆三钱　紫贝齿三钱　桑椹子二钱　甘杞子二钱　夜交藤四钱　滁菊花一钱五分

方案之四　久郁伤肝，心胸大痛

【病状】盛怒后，忽然胸心大痛，喜笑不休，脉沉伏，肢冷，久郁伤肝，肝病善怒，怒则气上，所以心胸大痛，气郁化火，摄于膻中，所以喜笑不休，气机窒塞，所以肢冷脉伏。

【诊断】种种见证，皆由肝病为患。

【治法】木郁则达之，宜疏肝解郁，而理气机，若误为寒厥则殆矣。

【处方】银花炭三钱　金铃子二钱　制香附一钱五分　川贝母三钱　薄荷叶八分　青陈皮各一钱　上沉香四分　大白芍二钱　广郁金一钱五分　白蒺藜一钱五分　苏合香丸一粒，去壳，研细末化服　金器一具，入煎

方案之五　肝气挟痰瘀入络之胁痛

【病源】胁乃肝之分野，肝气挟痰瘀入络，气机不得流通，胁痛偏左，呼吸尤甚。

【治法】肺司百脉之气，宜宣肺气以疏肝，化痰瘀而通络。

【处方】广郁金一钱五分　当归身二钱　延胡索一钱　广木香八分　旋覆花一钱五分，包　真新绛八分　橘红络各一钱　丝瓜络二钱　炒竹茹一钱五分　青葱管一钱五分　鲜枇杷叶四张，去毛，包

头痛眩晕类

方案之一　头痛连及脑后项背

【病源】头为诸阳之会，惟风可到。风邪客于阳位，袭入太阳之经。

【病状】头脉胀痛，痛引后脑，连及项背，恶风，鼻流清涕，胸闷纳少，脉浮苔白。

【治法】治以辛温解散。

【处方】荆芥穗一钱　青防风一钱　川桂枝五分　生甘草五分　江枳壳一钱　苦桔梗一钱　炒赤芍一钱五分　炒薄荷八分　广陈皮一钱　荷叶一角

方案之二　风客阳明之头痛

姓氏：茹　性别：女

【病状】头痛且胀，痛引头额，畏风鼻塞，苔黄脉浮。

【诊断】风邪客于阳明经也。

【治法】风为阳邪，辛以散之，凉以清之。

【处方】荆芥穗一钱五分　薄荷炭八分　净蝉衣八分　蔓荆子一钱五分　冬桑叶三钱　甘菊花三钱　江枳壳一钱　苦桔梗一钱　粉葛根一钱五分　连翘壳三钱　苦丁茶一钱五分　荷叶边一圈

方案之三　疳毒头痛

姓氏：丰　性别：男

【病状】疳毒之后，头痛匝月，痛引目眶，肌肤发出红点，如广痘状，肢节酸疼。

【诊断】此精化之毒未楚①，随厥少之阳扰犯清空，血脉凝涩，不通则痛也。

【治法】拟清解毒火，而泄厥少。

【处方】金银花三钱 连翘壳三钱 生赤芍三钱 朱茯神二钱 净蝉衣一钱 甘菊花三钱 薄荷炭一钱 夏枯草一钱五分 仙遗粮四钱 生甘草五分 灵砂黑虎丹每早晚各一粒，开水送下

按：此头痛服药三剂及灵砂黑虎丹七粒，其痛即止。结毒头痛，非灵砂黑虎丹不能取效也。**长孙济万志**

方案之四 头痛如劈，连及目珠

姓氏：居 性别：女

【病状】头痛如劈，筋脉掣起，痛连目珠，舌红绛，脉弦数。

【诊断】此肝阳化火，上扰清空，当壮水柔肝，以息风火，勿可过用风药，风能助火，风药多，则火势有更烈之弊。

【处方】小生地四钱 生白芍二钱 粉丹皮二钱 生石决八钱 薄荷叶八分 甘菊花三钱 夏枯花一钱五分 黑山栀二钱 黑芝麻三钱 嫩钩钩三钱，后入 羚羊片四分，另煎汁冲服

方案之五 产后血虚头痛

【病状】产后血虚，厥阳上扰，头脑空痛，目花眩晕，脉弦细，舌光无苔。

【治法】当养血柔肝而潜厥阳。

【处方】大生地四钱 生白芍二钱 阿胶珠二钱 稽豆衣三钱 炒杭菊一钱五分 潼蒺藜三钱 熟女贞二钱 酸枣仁三钱 生石决八钱 生牡蛎六钱 黑芝麻三钱 嫩钩钩三钱，后入

方案之六 肾亏肝旺之头痛

【病状】肝为风木之脏，赖肾水以滋养，水亏不能涵木，肝阳上扰清空，头痛眩晕，心悸少寐，筋惕肉瞤。

【诊断】恙久根深，非易速瘥。

【治法】当宜滋肾水以柔肝木，潜浮阳而安心神。

【处方】阿胶珠三钱 生白芍三钱 左牡蛎六钱 青龙齿三钱 朱茯神三钱 酸枣仁三钱 稽豆衣三钱 炒杭菊一钱五分 潼蒺藜三钱 仙半夏二钱 北秫米三钱，包 嫩钩钩三钱，后入 黑芝麻三钱 琥珀多寐丸一钱，吞服

痉 症 类

方案之一 两目上窜，角弓反张

姓氏：陈 性别：男孩

【病状】两目上窜，时剧时轻，今晚角弓反张，脐腹疼痛，舌强不利吮乳，舌尖边淡红，中后薄腻，脉濡弱，哭声不扬。

【诊断】气阴暗伤，虚风内动，痰热逗留，肺胃气机窒塞，窍道不通。

【治法】与熄风安神，化痰宣肺法。

【处方】煅石决三钱 朱茯神三钱 川象贝各二钱 嫩钩钩三钱，后下 青龙齿三钱 炙远志一钱 陈木瓜二钱 山慈菇片五分 净蝉衣八分 炙僵蚕三钱 珍珠粉一分，冲服 金器一具，入煎

二诊：

【病状】角弓反张之势已和，舌强不利吮乳，手足心热，哭泣声哑。

【诊断】脉象弦细，风阳挟痰热上阻廉泉，横窜络道，肺胃气机窒塞不宣。

【治法】再拟熄风涤痰，清热宣肺。

【处方】霜桑叶二钱 朱茯神三钱 川象贝各二钱 嫩白薇一钱五分 甘菊花三钱 远志肉一钱 炙僵蚕三钱 青龙齿三钱 净蝉衣八分 煅石决三钱 山慈菇片四分 嫩

---

① 楚：清除。

钩钩三钱，后入　淡竹沥一两，冲服　真猴枣珍珠粉各一分，冲服　金器一具，入煎

方案之二　脾阳受伤之慢惊

姓氏：朱　性别：女孩

【病源】初病伏邪化热，销烁阴液。

【病状】发热渴，唇皮焦燥，过服清凉，以致于脾阳受伤，清气下陷，小溲清长，而大便溏泄也。

【诊断】势成慢惊重症。

【治法】急拟温肾运脾。

【处方】煨葛根二钱　炒於术一钱五分陈广皮一圈　扁豆衣三钱　熟附片八分　炙甘草五分　焦谷芽三钱　炮姜炭四分　炒淮药三钱　干荷叶一角

方案之三　阴虚内热之慢惊

姓氏：冯　性别：男孩

【病源】先天不足，后天又弱，吐泻已久。

【病状】神疲内热，口干不多饮，舌质红，脉纹红紫带青，已过气关，吐泻伤胃，泄泻伤脾。

【诊断】脾阳胃阴两伤，肝木来乘，所谓阴虚生内热，阳陷则飧泄也，渐入慢惊一途，恐鞭长莫及矣。

【治法】勉拟连理汤加味，温养脾胃抑木和中，以望转机。

【处方】炒潞党参一钱五分　炙甘草四分　炮姜炭三分　焦谷芽三钱　陈木瓜二钱陈广皮一钱　云茯苓三钱　川雅连三分　炒於术一钱五分　灶心黄土一两

风温类

方案之一　邪郁气闭，阴液亏耗之温病

姓氏:吴　性别:女

【病源】秋令温燥之邪，蕴袭肺胃两经，肺主一身之气，胃为十二经之长，肺病则气机窒塞，清肃之令不行，胃病则输纳无权，通降之职失司。

【病状】肌热不退，业经旬余，咳嗽痰多，胁肋牵痛，口渴唇燥，谷食无味，十余日未更衣，至夜半咳尤甚，不能安卧，像似迷睡。子丑乃肝胆旺候，木火乘势升腾，扰犯肺金，肺炎叶举，故咳嗽胁痛膺痛，若斯之甚也，脉象左尺细数，左寸关浮弦滑，右尺软数，右寸关滑数不扬。

【诊断】阴分素亏，邪火充斥，显然可见。据述起病至今未曾得汗，一因邪郁气闭，一因阴液亏耗，无蒸汗之资料。脉症参合，症非轻浅，若仅用汗法，则阴液素伤，若不用汗法，则邪无去路。顾此失彼，棘手之至。

【治法】用药如用兵，无粮之师，利在速战。急宜生津达邪，清肺化痰，去邪所以养正，除暴所以安良。

【处方】天花粉　光杏仁　金银花冬桑叶　生甘草　川象贝　连翘壳　淡豆豉　嫩前胡　薄荷叶　冬瓜子　黑山栀广郁金　活芦根　枇杷叶露

二诊：

【病源】风燥外受，温从内发，蕴蒸肺胃两经。

【病状】肌热旬余不退，咳嗽痰多，胁肋牵痛，不便转侧，口渴溲赤，夜半咳甚气逆，直至天明稍安。夜半乃肝胆旺时，木火乘势升腾，扰犯于肺，加之燥痰恋肺，肺炎叶举，清肃之令不能下行，谷食衰少，十天不更衣，胃内空虚，肠中干燥可知，唇焦，舌不红绛，但干而微腻，脉象两尺濡数，两寸关滑数无力。

【诊断】经云：尺肤热甚为病温，脉数者曰温，皆是伏温熏蒸之见象，平素阴液亏耗，温病最易化热伤阴，是阴液愈

伤，而风温燥痰为患愈烈也。

【治法】欲清其热，必解其温，欲化其痰，必清气火。昨进生津解温，清肺化痰之剂，胁痛潮热，虽则略平，余恙依然，尚不足恃，颇虑喘逆变迁。今仍原意去表加清，清其温即所以保其阴，清其燥即所以救其肺之意，未识能出险入夷否，鄙见若斯，拟方于后。

【处方】天花粉　甘菊花　冬桑叶　川象贝　山栀　生甘草　银花　连翘　光杏仁　竹茹　丝瓜络　芦根　竹油　枇杷叶露

三诊：

【病状】两进清解伏温，清化燥痰之剂。昨日申刻得汗不畅，伏温有外达之势，肌热较轻而未尽退，咳嗽胁痛气逆，亦觉轻减二三，固属佳兆，但阴液亏耗之体，木火易炽，津少上承，肺失输化之权，燥痰胶结难解，口干欲饮，唇燥溲赤，脉象寸关滑数不静，尺部无力，舌苔化而复薄腻。

【诊断】王孟英先生云第二层之伏邪，有类乎斯。真阴如此之亏，温邪若斯之重，安有不肌肉削瘦，皮毛憔悴者乎，所虑正不胜邪，虚则善变，尚未敢轻许无妨也。

【治法】昨方既获效机，仍守原意出入。

【处方】天花粉　薄荷叶　光杏仁　鲜竹茹　芦根　生甘草　金银花　川象贝　通草　淡竹油　冬桑叶　连翘壳　冬瓜子　黑山栀　枇杷叶

方案之二　神识模糊，谵语妄言之温病

姓氏:张　性别：男

【病源】风自外来，温从内发，风性属阳，温易化热，热盛生痰，风善上升，风温痰热，互蕴肺胃。

【病状】发热旬余，口干欲饮，咳嗽气粗，胁肋牵痛，热痰蒙蔽清窍，灵机堵窒，心主神明之所，变为云雾之乡，神识模糊，谵语妄言，起坐如狂。

【诊断】前医叠投犀羚不应，其邪在气不在营也。况按胸腹之间，似觉闷胀，内夹宿食，又可知也。舌尖红，苔薄腻黄，唇焦，脉滑数。《伤寒大白》云：唇焦属食积，腑行溏薄，不得遽用下达阳明矣，脉证参合，痉厥之险，不可不虑。

【治法】拟辛凉清疏，以解伏气，温胆涤痰，而通神明，苟能神清热减。自有转机之幸。

【处方】薄荷　朱茯神　广郁金　天竺黄　荸荠汁　银花　枳实　象贝母　鲜石菖蒲　保和丸　连翘　竹茹　活芦根　冬瓜子

一剂神清，二剂热减，三剂热退而渐愈。

方案之三　咳嗽溏泄之温病

姓氏：许　性别：男

【病状】咳嗽膺痛，身热轻而复重，大便溏泄，舌苔灰腻而黄，脉滑数。

【诊断】风温伏邪，挟滞交阻，邪不外达，移入大肠。

【治法】拟葛根芩连汤加减。

【处方】粉葛根　淡豆豉　枳实炭　酒黄芩　炒银花　赤苓　香连丸　炒赤芍　桔梗　荷叶　象贝母

方案之四　咳嗽吐血之温病

【病状】风温化热，热伤阳络，吐血咳嗽，身热口干，脉象芤数，虑其增剧。

【治法】经旨：风淫于内，治以辛凉。佐以去瘀。

【处方】桑叶　生石决　茜草根　丹皮　丹参　川贝　侧柏炭　鲜竹茹　光杏

仁　白茅根　茅花　银花　连翘　马勃

方案之五　湿热蕴蒸气分之温病

【病状】身热及旬，咳嗽，痰有腥味，大便不实，舌质红，苔黄，脉滑数，白疹布而未透。

【诊断】风温袭于肺胃，湿热蕴蒸气分，症势非轻。

【治法】拟轻清宣解，轻可去实，千金苇茎汤加味。

【处方】净蝉衣　生草　金银花　象贝母　连翘　嫩前胡　桔梗　冬瓜子　生薏仁　赤芍　桑叶　芦根　薄荷叶　金丝荷叶

方案之六　热甚发狂之温病

姓氏：汪　性别：男

【病状】诊脉沉细而数，苔薄黄，表热不扬，而里热甚炽，神识昏糊，谵语妄言，甚则逾垣上屋，角弓反张，唇焦渴不知饮。

【诊断】此温邪伏营，逆传膻中，温郁化火，火灼津液为痰，痰随火升，蒙蔽心胞，神明无主，肝风骤起，风乘火势，火借风威，所以见证如是之猖狂也。脉不洪数，非阳明里热可比，厥闭之险，势恐难免。

【治法】亟拟清温熄风，清神涤痰，以救涸辙而滋化源，是否有当，质之高明。

【处方】鲜石斛　犀角片　薄荷　朱茯神　川贝　花粉　羚羊片　连翘　江枳壳　竹茹　天竺黄　石菖蒲　竹沥　紫雪丹

两剂风平神清，表热转盛，去紫犀羚，加芩豉，重用银翘数剂而安，伏温由营达气而解。

方案之七　伏邪在营之温病

姓氏：孙　性别：女

【病状】初起身热形寒，即鼻衄如涌，吐血盈碗，口干不多饮，入夜烦躁不安，脉濡数，舌边红，苔薄腻。

【诊断】伏温之邪在营，逼血妄行，大忌骤用滋阴，恐温邪不得从阳明而解也。

【处方】黑荆芥　轻马勃　连翘　白茅花根　冬桑叶　淡豆豉　象贝母　侧柏炭　粉丹皮　竹茹　黑山栀　薄荷叶

二诊：

【病状】投药两剂，吐衄均止，身热转盛，苔腻稍化，脉仍濡数。

【诊断】伏温之邪，由营及气，由里达表，佳象也。

【治法】仍与辛凉清解以泄其温。

【处方】薄荷　淡豆豉　连翘　朱茯神　赤芍　桑叶　黑山栀　象贝　竹叶　竹茹　茅根

方案之八　神识昏糊之瘟疫

姓氏：左　性别：男

【病源】瘟疫由鼻而直入中焦，逆传心包。

【病状】陡然神识昏糊，不能言语，身热不状，苔腻脉滑，症势非轻。

【治法】辛凉疏邪，芳香开窍，以望转机。

【处方】淡豆豉　蝉衣　枳实　广郁金　石菖蒲　前胡　薄荷　竹茹　僵蚕　炒牛蒡　先服玉枢丹、救苦玉雪丹

两剂神清，去玉枢、玉雪，重加银翘，数剂而愈。

方案之九　大头瘟

姓氏：左　性别：男

【病源】巅顶之上，唯风可到，风温疫疠之邪，客于上焦。

【病状】大头瘟头面焮红肿痛，壮热口干，溲赤便结，苔薄腻，脉郁滑而数，风属阳，温化热，如烟如雾，弥漫清空，蕴蒸阳明，症非轻浅。

【治法】亟拟普济消毒饮加味，清澈风邪而通腑气。仿经旨火郁发之，结者散之，温病有下不嫌早之例。

【处方】薄荷　山栀　马勃　银花　豆豉　大贝　牛蒡　生草　赤芍　连翘　桔梗　淡芩　生军　板蓝根

一剂腑通，去川军服三剂愈。

方案之十　头痛如劈，入夜谵语之大头瘟

姓氏：陈　性别：男

【病状】大头瘟头面肿红焮痛，发热甚壮，口渴欲饮，头痛如劈，入夜谵语，舌灰糙，脉洪数。

【诊断】此时气疫疠客于上焦，疫邪化火，传入阳明之里，津液已伤，厥阳独亢，颇虑昏厥。

【治法】亟拟生津清温，以治其焰。

【处方】鲜石斛　薄荷　银花　生甘草　鲜竹叶　天花粉　牛蒡　连翘　羚羊片　生石膏　大青叶　马勃

方案之十一　咬牙嚼齿抽搐之温病

姓氏：徐　性别：孩

【病状】发热六天，汗泄不畅，咳嗽气急，喉中痰声辘辘，咬牙嚼齿，时时抽搐，舌苔薄腻而黄，脉滑数不扬，筋纹色紫，已达气关。

【诊断】前医叠进羚羊、石斛、钩藤等，病情加剧，无形之风温与有形之痰热，互阻肺胃，肃降之令不行，阳明之热内炽，太阴之温不解，有似痉厥，实非痉

厥，即马脾风之重症，徒治厥阴无益也。

【治法】当此危急之秋，非大将不能去大敌，拟麻杏石甘汤加减，冀挽回于十一。

【处方】麻黄　杏仁　甘草　石膏　象贝　天竺黄　郁金　鲜竹叶　竹沥　活芦根

二诊：

【病状】昨投麻杏石甘汤加减，发热较轻，咬牙嚼齿，抽搐均定，佳兆也，惟咳嗽气逆，喉中尚有痰声，脉滑数，筋纹缩退，口干欲饮，小溲短赤，风温痰热，交阻肺胃，一时未易清澈，仍击鼓再进。

【处方】麻黄　杏仁　甘草　石膏　象贝　广郁金　天竺黄　兜铃　冬瓜子　淡竹沥　活芦根

方案之十二　阴伤热灼津液而为神疲郑声

姓氏：雷　性别：女

【病状】身热三候，有汗不解，咳嗽气逆，但欲寐，谵语郑声，口渴不知饮，舌光红干涸无津，脉细小而数，右寸微浮而滑。

【诊断】此风温伏邪，始在肺胃，继则传入少阴，阴液已伤，津乏上承，热灼津而为痰，痰热弥漫心包，灵机堵塞，肺炎叶枯，有化源告竭之虞，势久入危险一途。

【治法】勉拟黄连阿胶汤，合清燥救肺汤加减，滋化源以清温，清神明而涤痰。

【处方】天花粉　鲜生地　天竺黄　川雅连　冬桑叶　鲜石斛　光杏仁　川贝　淡竹沥　冬瓜子　芦根　银花露　蛤粉炒阿胶　枇杷叶露煎药

另饮去油清鸭汤佐生阴液。

方案之十三　抽搐便溏肢冷之风温

姓氏：王　性别：男孩

【病状】发热八日，汗泄不畅，咳嗽痰多，烦躁懊憹，泛泛呕恶，且抽搐有如惊风之状，腑行溏薄，四末微冷，舌苔薄腻而黄，脉滑数不扬。

【诊断】前师作慢惊治，用参、术、苓、半贝齿、竺黄、钩钩等，烦躁烦恶益甚。此乃风温伏邪，蕴袭肺胃蓄于经络，不能泄越于外，势有内陷之象。肺邪不解，反移大肠则便溏，阳明之邪不达，太阴阳不通行则肢冷，不得与慢惊同日而语也。况慢惊属虚，岂有烦躁懊憹之理，即曰有之，当见少阴之脉证。今种种病机，恐有痧疹内伏也。

【治法】亟拟疏透，以冀弋获。

【处方】荆芥穗　粉葛根　蝉衣　薄荷　苦桔梗　淡豆豉　银花炭　连翘　赤苓　枳实炭　炒竹茹　藿香梗

二诊：

【病状】服疏透之剂，得汗甚多，烦躁烦恶悉减，面额项颈之间，有红点隐隐，即痧疹之见象，咳嗽痰多，身热不退，舌质红，苔薄腻而黄，脉滑数。

【诊断】伏温之邪，有外达之机，肺胃之气，窒塞不宣。

【治法】仍从辛凉清解，宣肺化痰，冀痧透热退则吉。

【处方】原方去豆豉，加紫背浮萍。

方案之十四　头痛如劈，神识昏昧之温病

姓氏：张　性别：男

【病状】发热十二天，有汗不解，头痛如劈，神识时明时昧，心烦不寐，即或假寐，梦语如谵，咽痛微咳，口干欲饮，舌质红苔黄，脉弦滑而数。

【诊断】风温伏邪，蕴袭肺胃，引动厥阳升腾，扰犯清空，阳升则痰热随之，蒙蔽灵窍，颇虑痉厥之变。

【治法】亟拟轻疏风温，以熄厥阳，清化痰热，而通神明，如能应手，庶可转危为安。

【处方】羚羊片　银花　朱茯神　川象贝　菊花　竹茹　桑叶　带心连翘　枳实　天竺黄　山栀　茅根　鲜石菖蒲　淡竹沥　珠黄散二分，冲服

方案之十五　温邪挟滞，谵言妄语之温病

【病状】温邪挟滞，阳明为病，发热十天，口渴烦躁，谵语妄言，舌糙黄，六七日未更衣，脉象滑数有力。

【诊断】此浊垢不得下达之徵也。

【治法】法宜生津清温，加瓜蒌、大黄，以符仲景急下存阴之意。

【处方】粉葛根　金银花　肥知母　生甘草　生石膏　天花粉　生川军　鲜竹叶　茅芦根　全瓜蒌　玄明粉

方案之十六　心烦喘渴之暑温

【病状】发热汗多，气短而喘，脉数而乱，舌红。

【病理】暑热伤津耗气，肺金化源欲绝，肺为水之上源，肺虚不能下荫于胃，肾不纳气，肺主皮毛，肺伤则卫气失守，是以汗出甚多。

【诊断】经云：因于暑汗，烦则喘渴①是也。

【治法】证势危笃，勉拟生脉散，益气生津，而清暑热。

【处方】西洋参　大麦冬　鲜石斛

---

① 渴：或作"喝"，《素问·生气通天大论》作"烦则喘喝"。

天花粉　肥知母　煅牡蛎　浮小麦　清炙枇杷叶

方案之十七　暑热痰浊互阻发呃

【病状】温邪发热八天，汗泄不畅，渴而引饮，神昏谵语，叠见呃逆，舌红，脉沉数无力。

【诊断】阴液已伤，邪郁不达，暑热痰浊互阻，木火挟冲气上逆，胃气不得下降，清窍被蒙，神明无以自主。

【治法】症势沉重，急宜生津清温，和胃降逆。

【处方】鲜石斛　金银花　陈广皮　旋覆花　淡豆豉　连翘壳　鲜竹茹　天花粉　黑山栀　柿蒂　炙远志肉

方案之十八　伏温化热，口渴烦躁

【病状】壮热一候，有汗不解，口渴烦躁，夜则谵语，脉洪数，舌边红中黄。

【诊断】伏温化热，蕴蒸阳明气分，阳明热盛，则渴烦躁，上熏心包，则谵语妄言，热势炎炎，虑其入营劫津。

【治法】急拟白虎汤加味。甘寒生津，专清阳明。

【处方】生石膏　连翘壳　粉丹皮　鲜竹叶　知母　黑山栀　霜桑叶　朱茯神　生甘草　天花粉　淡黄芩　活芦根

方案之十九　咳血胁痛，汗多神糊之冬温

姓氏:祁　性别:男

【病状】冬温伏邪，身热十七天，有汗不解，咳嗽胁痛，甚则痰内带红，渴喜热饮，大便溏泄，前投疏表消滞荆防败毒、小柴胡及葛根芩连等汤，均无一效，今忽汗多神糊，谵语郑声，汗愈多则神识愈糊，甚则见鬼状，舌干腻，脉濡细。

【诊断】是伏邪不得从阳分而解，而反陷入少阴。真阳外越，神不守舍，阴阳脱离，不能相抱，脉证参合，危在旦夕间矣。

【治法】急拟回阳敛阳，安定神志，冀望一幸。

【处方】吉林参须一钱　熟附片一钱　煅牡蛎四钱　花龙骨三钱　朱茯神三钱　炙远志二钱　仙半夏二钱　生白术一钱五分　浮小麦四钱　焦楂炭二钱　干荷叶一角　炒苡仁　谷芽各三钱

两剂后，即汗敛神清，去参附龙牡，加炒淮药三钱，川贝二钱。又服二剂，泻亦止，去楂炭，加炒扁豆衣三钱、藕节三枚，即渐渐而痊。

方案之二十　真阳素亏，阳热变为阴寒之温病

姓氏:董　性别:男

【病状】初起风温为病，身热有汗不解，咳嗽痰多，夹有红点，气急胸闷，渴喜热饮，大便溏泄。

【病理】前师叠投辛凉清解，润肺化痰之剂，似亦近理，然汗多不忌豆豉，泄泻不忌山栀，汗多伤阳，泻多伤脾，其邪不得从阳明而解。

【诊断】陷入少阴，神不守舍，痰浊用事，蒙蔽清阳，气机堵塞。今见神识模糊，谵语郑声，汗多肢冷，脉已沉细，太溪、趺阳两脉亦觉模糊，喉有痰声，嗜寐神迷，与邪热逆传厥阴者迥然不同。当此危急存亡之秋，阴阳脱离，即在目前矣。

【治法】急拟回阳敛阳，肃肺涤痰，冀望真阳内返，痰浊下降，始有出险入夷之幸。

【处方】吉林参八分　熟附片八分　左牡蛎三钱　花龙骨三钱　朱茯神三钱　炙远志一钱　仙半夏一钱五分　川象贝各二钱　炒豆衣三钱　生薏仁四钱　冬瓜子三钱　水炙

桑叶皮各一钱五分　淡竹沥一两　生姜汁二滴,同冲服　另用真猴枣粉二分

前方服后,肢渐濡,汗渐收,脉略起,原方加光杏仁三钱。

二诊:

【病状】肢温汗敛,脉亦渐起,阳气已得内返,神识渐轻,谵语郑声亦止,惟咳嗽痰多。

【诊断】伏温客邪已有外达之机,痰浊逗留肺胃,肃降之令失司。

【治法】今拟清彻余温,宣肺化痰,方用桑叶、桑皮、光杏仁、川象贝、朱茯神、炙远志、炙兜铃、生薏仁、冬瓜子、淡竹油、猴枣粉、鲜枇杷叶等,又服两剂,咳嗽气逆痰鸣,均已大减。

三诊:

【病状】咽喉干燥,痰内带红舌边绛,苔薄黄,神疲肢倦,脉濡小而数,是肺阴暗伤,痰热未楚。

【治法】今拟清燥救肺,化痰通络。

【处方】蛤粉炒阿胶一钱五分　粉丹皮一钱五分　桑皮叶各一钱五分　竹沥一两　蜜炙兜铃一钱　干芦根一两　侧柏炭一钱　竹茹二钱　瓜蒌皮二钱　甜光杏三钱　冬瓜子三钱　藕节两枚　川象贝各二钱　猴枣粉二分　南沙参三钱

枇杷叶露煎药,二三剂渐次告愈。

按:风温冬温,用参、附、龙、牡等,是治其变症,非常法也。盖人之禀赋各异,病之虚实寒热不一,伤寒可以化热,温病亦能化寒,皆随六经之气化而定。是证初在肺胃,继传少阴,真阳素亏,阳热变为阴寒,治阳即回,而真阴又伤,故先后方法两殊,如此之重症,得以挽回。苟若犹执温化热不投温剂,仍用辛凉清解,如连翘、芩、连、竺黄、菖蒲、紫雪等类,必当不起矣,故录之以备一格。**长孙济万志**

暑湿类

方案之一　热深厥深之中暑闭症

姓氏:方　性别:男

【病状】长夏酷热,炎威逼人,经商劳碌,赤日中暑,暑热吸受,痰浊内阻,心胞被蒙,清阳失旷,以致忽然跌仆,不省人事,牙关紧闭,肢冷脉伏,暑遏热郁,气机闭塞,脉道为之不利。

【诊断】中暑重症,即热深厥深是也。

【治法】急拟清暑开窍,宣气涤痰,以冀挽回。

【处方】薄荷叶　净银花　连翘壳　碧玉散　广郁金　川贝母　天竺黄　枳实炭　炒竹茹　鲜石菖蒲　西瓜翠衣　苏合香丸　淡竹沥

二诊:

【病状】服清暑开窍,宣气涤痰之剂,神识已清,牙关亦开,伏脉渐起,而转为身热头胀,口干不多饮,胸闷不能食,舌苔薄黄。

【诊断】暑热有外达之机,暑必夹湿,湿热蕴蒸,有转属阳明之象。

【治法】今拟清解宣化,以善其后。

【处方】炒香豉　薄荷　银花　桑叶　菊花　郁金　黑山栀　连翘　枳实　竹茹叶　六一散　川贝　西瓜翠衣

方案之二　烦则喘渴,静则多言之暑温

姓氏:许　性别:男

【病状】暑温一候,发热有汗不解,口渴欲饮,胸闷气粗,入夜烦躁,梦语如谵,小溲短赤,舌苔薄黄,脉象濡数。

【诊断】暑邪湿热,蕴蒸阳明,漫布

三焦，经所谓因于暑，烦则喘渴，静则多言是也。

【治法】颇虑暑热逆传厥阴，致有昏厥之变。

【处方】清水豆卷 青蒿梗 天花粉 朱茯神 通草 黑山栀 带心连翘 益元散 青荷梗 竹叶心 郁金 万氏牛黄清心丸

二诊：

【病状】暑温九天，汗多发热不解，烦闷谵语，口渴欲饮，舌边红苔黄，脉象濡数，右部洪滑。

【诊断】暑湿化热，蕴蒸阳明之理。阳明者胃也，胃之支脉，贯络心胞，胃热上熏心包，扰乱神明，故神烦而谵语也，恙势正在鸱张，还虑增剧。

【治法】今拟竹叶石膏汤加味。

【处方】生石膏 茯苓 郁金 仙半夏 通草 竺黄 鲜竹叶心 益元散 鲜石菖蒲 白茅根 荷梗 万氏牛黄清心丸

三诊：

【病状】神识渐清，壮热亦减。

【处方】原方去生石膏、牛黄清心丸，加连翘心、花粉、芦根。

方案之三　大便溏薄，口渴溲赤之温病

姓氏：茅　性别：男童

【病状】温邪夹湿，发热十三天，汗泄不畅，口干欲饮，舌质红，苔薄腻，左脉弦数，右脉濡数。

【诊断】前医早进白虎汤，致邪陷太阴，清气不升大便溏薄，日夜十余次，小溲短赤，心热少寐，热势加剧，病情非轻。

【治法】拟解肌疏邪，而理中土，仲圣谓里重于表者，先治其里，仿此意化裁。

【处方】粉葛根 炮姜炭 炒潞党 生白术 生甘草 赤苓 金银花 山楂炭 炒车前子 戊己丸 鲜荷叶

方案之四　气阴两伤之湿温

姓氏：陈　性别：男

【病状】湿温已延月余，潮热时轻时剧，渴喜热饮，白痦亦布，谵语郑声，小溲浑赤，脉象虚滑而数，舌质红润，唇燥。

【诊断】此乃气阴已伤，伏邪湿热留恋阳明，上蒙清窍，神明无以自主也，脉证参合，已入危险一途。

【治法】亟宜扶正祛邪，苦化湿热，以望转机。

【处方】党参 朱茯神 川雅连 川贝母 银柴胡 炙远志肉 细木通 天竺黄 白薇 紫贝齿 仙半夏 北秫米 益元散

方案之五　将发白痦之暑温

姓氏：李　性别：男

【病状】暑温十天，身热汗出不彻，渴不多饮，胸脘烦闷，有甜味，苔薄腻黄，脉濡数。

【诊断】暑必挟湿，伏于募原既不能从阳明而解，亦不从下焦而去，势有欲发白痦之象，暑湿为黏腻之邪，最为缠绵。

【处方】香薷 青蒿梗 净蝉衣 江枳壳 通草 川连 清水豆卷 炒牛蒡 郁金 赤苓 鲜藿香 鲜佩兰 甘露消毒丹

方案之六　将发痉厥之秋温

姓氏：何　性别：女

【病状】秋温伏暑，延今三候，初起吐血衄血，继则身灼热无汗，热盛于夜，谵语妄言，口渴欲饮，七八日未更衣，舌

焦糙无津，唇色紫暗，脉象弦滑而数，红白疹虽现即隐，咳嗽痰内带红。

【诊断】伏温由荣及气，由里及表，表未得汗，仍传于里，里热炽盛，少阴之阴被劫，津无上潮，阳明经热未得外解，腑中燥矢不得下行，腑热熏蒸心包，神明无以自主，手指震动，肝风欲起，痉厥之变，即在目前矣。

【治法】急宜生津解肌，下则存阴，表里两治，以望转机。

【处方】鲜生地六钱　天花粉三钱　熟石膏三钱，打　川贝母三钱　茅芦根各一两　京元参三钱　薄荷叶八分　生甘草五分　枳实炭一钱　鲜石斛四钱　粉葛根一钱　全瓜蒌四钱，切　元明粉一钱五分，同捣　鲜竹茹二钱　青宁丸三钱，包

二诊：

【病状】投生津解肌，下则存阴之剂，已服两帖，微微出汗，脏垢已得下行。所下之垢色紫黑，甚畅，灼热略衰，谵语亦减。而咳呛咯痰不出，痰内带血红，耳聋失聪，口渴欲饮，舌糙黑已减，脉尚弦数，唇焦而裂。

【诊断】此少阴阴液已伤，阳明伏暑化热，灼津液而为痰，痰阻肺络，清肃之令不行，木火升腾，扰犯清窍，虽有转机之兆，尚未敢轻许无妨。

【治法】今拟人参白虎汤合清营增液汤加减，清营凉气，肃肺化痰，能得精胜邪却，可望出险入夷。

【处方】西洋参一钱五分　鲜生地五钱　肥知母二钱　连翘壳三钱　竹叶三十张　生石膏四钱，打　京元参三钱　川贝母三钱　粉丹皮二钱　生甘草八分　鲜石斛三钱　朱茯神三钱　枳实炭八分　活芦根一尺，去节

方案之七　热迫荣分，鼻衄痰红之秋温

姓氏：荣　性别：男

【病状】伏暑秋温，发热两候，早轻暮重，烦躁不寐。梦语如谵，鼻衄痰红，口渴欲饮，大便溏薄色黄，汗泄不多，舌质红苔黄，脉象左弦，右滑数。

【病理】此伏暑化热，蕴蒸阳明之理。阳明者胃也，胃络上通心包，胃热上蒙清窍心神不得安宁，故烦躁少寐，梦语如谵也，鼻衄虽曰红汗，究属热迫荣分，逼血而妄行也。

【诊断】参脉合证，阴液暗伤，邪热猖獗，颇虑传入厥阴，致神昏痉厥之险。

【治法】急宜甘寒生津，清解伏暑，冀荣分之热，能得从气分而解为幸。

【处方】天花粉三钱　朱茯神三钱　粉葛根一钱五分　鲜竹茹二钱　益元散三钱，包　金银花五钱　酒炒黄芩一钱　冬桑叶二钱　连翘壳三钱　川雅连五分　白茅根三札

湿温类

方案之一　燥火入荣，伤阴劫津之湿温

姓氏：郑　性别：男

【病状】湿温十六天，身灼热，有汗不退，口渴欲饮，烦躁少寐，梦语如谵，目红，溲赤，舌红糙无津，脉象弦数，红瘔布于胸膺之间。

【诊断】此温已化热，湿已化燥，燥火入荣，伤阴劫津，有吸尽西江之势。化源告竭，风动痉厥之变，恐在目前。

【治法】亟拟大剂生津凉荣，以清炎炎之威，冀其生津邪却，出险入夷为幸。

【处方】鲜生地六钱　天花粉三钱　川

贝母二钱 生甘草八分 粉丹皮二钱 冬桑叶三钱 银花八钱 白薇一钱五分 羚羊片八分 朱茯神三钱 带心连翘三钱 茅芦根各一两 鲜石斛四钱 鲜竹叶三十片

二诊:

【病状】湿温十八天,甘寒清解,已服二剂,舌红糙略润,津液有来复之渐,身灼热,口渴引饮均减,夜寐略安,佳境也。

【诊断】少阴之阴已伤,水火不济,荣分之热尚炽,故红瘔布而渐多,目白红丝,小溲短赤,脉数不静。

【治法】前方既见效机,毋庸改弦易辙。

【处方】原方加西洋参一钱五分,鲜藕四两,切片入煎。

方案之二 胸痞泛恶,烦躁不寐之湿温

姓氏:裘 性别:男

【病状】湿温八天,壮热有汗不解,口干欲饮,烦躁不寐,热盛之时,谵语妄言,胸痞泛恶,不能纳谷,小溲浑赤,舌苔黄多白少,脉象弦滑而数。

【诊断】阳明之温甚炽,太阴之湿不化,蕴蒸气分,漫布三焦,有温化热湿化燥之势,症非轻浅。

【治法】拟苍术白虎汤加减,以观动静。

【处方】生石膏三钱 肥知母一钱五分 枳实炭一钱 通草八分 制苍术八分 茯苓皮三钱 炒竹茹一钱五分 飞滑石三钱 仙半夏一钱五分 活芦根一尺 荷梗一尺

方案之三 正虚蕴湿,留恋募原之湿温

姓氏:赵 性别:男童

【病状】湿温已延月余,身热早轻暮重,有时畏冷背寒,热盛之时,谵语郑声,渴喜热饮,小溲短赤,形瘦骨立,纳食衰微,舌质红,苔薄黄,脉象虚弦而数,白疹布而不多,色不明显。

【诊断】病久正气已虚,外感之邪未罢,蕴湿留恋募原,枢机不和,颇虑正不敌邪,致生变迁。书云:过经不解,邪在三阳。

【治法】今拟小柴胡合桂枝白虎汤加减,本虚标实,固本去标为法。

【处方】潞党参一钱五分 软柴胡一钱 生甘草五分 仙半夏二钱 熟石膏三钱 炙远志一钱 川桂枝八分 通草八分 泽泻一钱五分 焦谷芽三钱 佩兰叶一钱五分 赤茯苓三钱,朱砂拌

方案之四 湿温挟滞,不能饮食

姓氏:俞 性别:男

【病状】湿温五天,身热不解,有汗恶风,遍体骨楚,胸闷泛恶,不能饮食,舌苔腻布而垢,脉象濡迟。

【诊断】伏温夹湿夹滞,互阻中焦,太阳表邪郁遏,太阴里湿弥漫,清不升而浊不降,胃乏展和之权,邪势正在鸱张。

【治法】拟五苓合平胃散加减。

【处方】川桂枝八钱 赤猪苓各三钱 泽泻一钱五分 清水豆卷四钱 制川朴一钱 陈皮一钱 半夏一钱 制苍术一钱 枳实炭一钱 六神曲三钱 鲜藿梗一钱五分 鲜佩兰一钱五分

方案之五 大腹膨胀,面浮体肿之湿温

姓氏:朱 性别:男 年龄:幼

【病状】湿温已延月余,身热不退,腹疼便泄,大腹膨胀,面浮体肿,舌苔灰黄,脉象濡数,纹色青紫,已逾气关。某专科投以银翘、芩、连、滑石、通草、

楂、曲、鸡金、苓、术等，意谓疳积成矣。

【诊断】惟按脉论症，此三阳之邪，已传入三阴，在太阴则大腹胀满，在少阴则泄泻体肿，在厥阴则腹痛肢冷，卫阳不入于阴则发热，水湿泛滥横溢，则遍体浮肿。小孩稚阳，病情若此，犹小舟之重载，覆沉可虑。

【治法】今拟真武、理中、小柴胡复方图治，冀挽回于十一。

【处方】熟附片八分　炒干姜五分　炒白术一钱五分　连皮苓三钱　陈皮一钱　炒潞党一钱　软柴胡五分　清炙草五分　川椒目十粒　砂仁八分　大腹皮二钱　六神曲三钱

二诊：

【病状】服理中、真武、小柴胡复方以来，腹胀满肢体肿，均见轻减，泄泻亦止，佳兆也。惟身热晚作，乳食少进，口渴欲饮，指纹色青紫已回气关之内，脉仍濡数无力。

【诊断】是阴盛格阳，真寒假热，切勿因身热而即改弦易辙也。

【治法】仍守原法，努力前进。

【处方】原方加嫩白薇一钱。

三诊：

【病状】肿胀十减七八，身热亦觉渐退，惟神疲形瘦，谷食少进，水湿已化。

【诊断】正虚困顿，脾胃阳衰，鼓舞无权也。

【治法】仍守原方出入。

【处方】原方去柴胡，加焦谷芽三钱，佩兰梗一钱五分。

按：此症疑似之处，最难辨别，认定三阴见象，投以温药，故能无虑也，否则再进寒凉，必致邪陷阳越，而不起矣。

方案之六　疟疾转成湿温

姓氏：范　性别：男童

【病状】初患间疟，寒短热长；继因饮食不节，转成湿温。身热早轻暮重，热盛之时，神识模糊，谵语妄言，胸痞闷泛恶，腑行不实，舌苔灰腻布满，脉象滑数。

【诊断】伏温夹湿夹滞，蕴蒸生痰，痰浊蒙蔽清窍，清阳之气失旷，与阳明内热者，不可同日而语也，颇虑传经增变。

【治法】拟清温化湿，涤痰消滞，去其有形，则无形之邪，自易解散。

【处方】豆豉三钱　前胡一钱五分　干葛一钱　银花三钱　连翘三钱　赤苓三钱　半夏二钱　藿香　佩兰各一钱五分　炒枳实一钱五分　竹茹一钱五分，姜汁炒　神曲三钱　菖蒲八分　薄荷一角

二诊：

【病状】服前方以来，诸恙渐轻，不过夜则梦语如谵之象，某医以为暑令之恙，暑热熏蒸心胞，投芩、连、益元散、竹叶、茅根等，变为泄泻无度，稀粥食升，犹不知饱，渴喜热饮，身热依然，舌灰淡黄，脉象濡数。

【诊断】此藜藿之体，中气本虚，寒凉太过，一变而邪陷三阴，太阴清气不升，浊阴凝聚，虚气散逆，中虚求食，有似除中而尚未至除中也，阴盛格阳，真寒假热，势已入于险境。

【治法】仿附子理中合小柴胡意，冀其应手则吉。

【处方】熟附块一钱五分　炒潞党参二钱　炮姜炭六分　炒冬术二钱　炙草四分　云茯苓三钱　煨葛根一钱五分　软柴胡七分　仙半夏二钱　陈皮一钱　炒谷芽三钱　苡仁三钱　红枣二枚　荷叶一角

三诊：

【病状】温运太阴，和解枢机，连服三剂，身热溲泻渐减，胀满亦松，脘中虽饥，已不多食，均属佳境。

【诊断】神疲倦怠，渴喜热饮，舌淡黄，脉濡数无力，中虚脾弱，饮水自救。

【治法】原方出入，毋庸更张。

【处方】炒潞党二钱　熟附片一钱　炮姜炭五分　云苓三钱　炙草五分　大砂仁八分　陈皮一钱　炒谷芽　苡仁各三钱　炒白术二钱　荷叶一角

又服三剂，加炒淮山药三钱。

按：此症骤见似难着手，然既泻而腹仍膨，则非实胀，已可概见；苔灰淡黄，脉象濡数，俱是假热，所谓不从脉，而从症也。

方案之七　湿与温合，热处湿中

姓氏：郑　性别：女

【病状】湿温九天，身热，午后尤甚，口干不多饮，头痛且胀，胸闷不能食，腑行溏薄，舌苔薄腻带黄，脉象濡数，左关带弦。

【诊断】温与湿合，热处湿中，蕴蒸募原，漫布三焦。温不解则热不退，湿不去则温不清，能得白㾦症，而邪始有出路，然湿为黏腻之邪，最难骤化，恐有缠绵之虑。

【治法】拟柴葛解肌，以去其温，芳香淡渗，而利其湿。

【处方】软柴胡八分　葛根一钱五分　清水豆卷三钱　赤苓三钱　泽泻五钱　银花炭三钱　连翘二钱　鲜藿香一钱五分　鲜佩兰一钱五分　神曲二钱　大腹皮二钱　通草八分　荷叶一角　甘露消毒丹四钱，包

二诊：

【病状】湿温十二天，汗多，身热虽减，而溏泻更甚于前，日夜有十余次之多，细视所泻之粪水，黑多黄少，并不臭秽，唇焦齿垢，口干欲饮，饮入肠鸣，小溲短少而赤，舌边红，脉象左濡数，右濡迟，跌阳之脉亦弱。

【诊断】此太阴为湿所困，清气下陷，粪水黑多黄少。黑属肾色，是少阴胜，跌阳负，明矣。况泻多既伤脾，亦伤阴，脾阳不能为胃行其津液，输运于上，阴伤津液亦不上承，唇焦齿垢，职是故也。书云：自利不渴者属太阴，自利而渴者属少阴。少阴为水火之脏，为三阴之枢，少阴阴阳两伤，上有浮热，下有虚寒，显然可见。脉证合参，颇虑正不敌邪，白㾦不能外达，有内陷之险，欲滋养则碍脾，欲温暖则伤阴，顾此失彼，殊属棘手。

【治法】扶正祛邪，培补中土，冀正旺则伏邪自达，土厚则虚火自救。

【处方】人参须一钱　米炒於术二钱　清水豆卷四钱　云苓三钱　生甘草三分　炒淮药三钱　炮姜炭三分　炒扁豆衣三钱　炒谷芽　苡仁各三钱　干荷叶一角　陈仓米一两，煎汤代水

方案之八　烦躁懊恼，少腹胀痛

姓氏：哈　性别：女

【病状】湿温匝月，身壮热，汗多畏寒，胸闷呕吐，纳食不进，烦躁懊恼，少腹胀痛，溺时管痛，小便不利，口干唇燥，渴喜热饮，舌苔白腻，脉象左弦迟而紧，右沉细无力。

【诊断】据述病起于经行之后。阅前所服之方，栀豉、二陈、泻心、八珍、金铃子散等剂，推其病情，其邪始在太阴阳明，苦寒叠进，邪遂陷入少阴厥阴，清阳窒塞，蓄瘀积于下焦，膀胱宣化失司，烦躁似阳，实阴躁也。阴盛于下，格阳于上，若再投苦降，则邪愈陷愈深矣。

【治法】今拟吴茱萸汤加味，温经逐湿，理气去瘀。

【处方】淡吴萸六分　熟附片八分　赤苓三钱　连壳蔻仁八分　焦楂炭三钱　姜半

夏二钱　砂仁八分　陈皮八分　延胡索一钱
五灵脂一钱五分　泽泻一钱　生姜两片　两
头尖一钱五分，酒浸泡

二诊：

【病状】两进吴茱萸汤，呕吐烦躁，
均已轻减，少腹胀痛亦松，反加大便溏
泄，有七八次之多，寒滞有下行之机，中
阳有来复之渐，佳象也。身热依然，口干
唇燥，渴喜热饮，苔腻稍化，脉仍弦迟。

【诊断】勿可因口干唇燥，即改弦易
辙，虽有身热，可毋庸虑，但使卫阳能入
于阴，则身热自除矣。

【治法】仍守原方，更进一筹。

【处方】原方去生姜、连壳、蔻仁，
加炮姜炭六分，炒白术一钱。

方案之九　液枯气竭之湿温

姓氏：巫　性别：男

【病状】湿温症已延月，寒热时轻时
剧，口干不喜饮，腑行溏薄，初由伏邪湿
热，蕴于募原，少阳枢机不和，太阴为湿
所困，清气不升。阅前方参、芪、附、
龙、牡、姜、桂、二陈等剂，温涩太过，
致伏邪无路可出，愈郁愈深，如胶似漆。

【诊断】邪遏化热，湿遏化燥，伤阴
劫津，化源告竭，气逆而促，神糊谵语，
所由来也。舌苔黑糙而垢，有似少阴热结
旁流，急下存阴之条，无如脉象左弦细促
数，右部虚散，复无燥实坚满之形，安有
可下之理，阴液枯竭，正气亦匮，厥脱之
变，即在目前矣。

【治法】勉拟增液生津，以救其焚，
亦不过尽人力以冀天眷。

【处方】西洋参三钱　朱茯神三钱　天
竺黄一钱五分　嫩钩钩三钱，后入　大麦冬二
钱　紫贝齿三钱　银柴胡八分　枳实炭八分
霍石斛三钱　川贝母二钱　清炙草四分　炒
竹茹一钱五分

方案之十　阴虚失红之湿温

姓氏：叶　性别：男

【病源】初病喉痧，治愈之后，因复
感停滞，酿成湿温。

【病状】身热有汗不解，临晚畏寒，
入夜热势较盛，天明即觉轻减，已有三
候，口干不多饮，小溲短赤，逾时有粉汁
之形，苔薄黄，脉濡数。素有失红，阴虚
体质，叠进清温化湿之剂，其热非特不
减，反加肤肿、足肿、脐腹饱满、面浮咳
嗽，细推病情，太阴经邪未解，膀胱腑湿
不化，久则湿困太阴，健运无权。

【诊断】湿为阴邪，易于化水，水湿
泛滥，则为肤肿足肿；中阳不行，浊阴凝
聚，则为肤肿，则为咳嗽面浮；格阳于
外，则身热不退也，恙势已入险境，岂可
泛视。

【治法】今拟五苓加味，温开太阳而
化水湿，勿可拘执阴虚体质，而畏投温
剂，致一误而再误也。

【处方】川桂枝八分　连皮苓四钱　炒
白术三钱　猪苓三钱　仙半夏三钱　大腹皮
四钱　砂仁八分　光杏仁三钱　泽泻一钱
姜皮八分　陈皮一钱　冬瓜子皮各三钱

二诊：

【病状】两进五苓，症势未见动静，
夫太阳为寒水之经，本阴标阳。太阳与少
阴为表里，少阴为水火之脏，本热标寒，
太阳之阳不行，少阴之阳亦伤。险象环
生，殊可虑也，脉象寸部濡数，关尺迟
弱，真阳埋没，阴霾满布，若加气喘，则
难为力矣。

【治法】再拟五苓合真武汤，震动肾
阳，温化水湿，千钧一发，惟此一举。

【处方】熟附块一钱　川桂枝八分　陈
皮一钱　大砂仁八分　连皮苓四钱　猪苓二
钱　大腹皮二钱　川椒目十四粒　炒白术三

钱 泽泻一钱五分 水炙桑皮一钱五分 淡姜皮八分

方案之十一 湿温唇燥齿垢

姓氏：沈 性别：男

【病状】湿温四候，身热早轻暮重，有汗不解，白㾦已布，色不显明，口干欲饮，唇燥齿垢，形瘦神疲，舌质红，苔微黄，脉濡数无力。

【诊断】此乃气阴已伤，余邪湿热，留恋气荣之间，入夜梦语如谵，有神不守舍之象，且有咳嗽，肺胃亦虚，虚多邪少，还虑生波。

【治法】今拟清养肺胃之阴，宣化三焦之湿。

【处方】南沙参三钱 朱茯神三钱 川贝二钱 通草八分 川石斛三钱 冬桑叶三钱 瓜蒌皮二钱 冬瓜子三钱 嫩白薇一钱五分 粉丹皮一钱五分 广橘白一钱 生苡仁三钱 清炙枇杷叶二钱，去毛，包

【复诊】诸恙见轻，原方加北秫米三钱，包。

方案之十二 湿温转戴阳症

姓氏：郑 性别：男

【病状】湿温十八天，初起身热，继则不热，两颧红赤，小溲自遗，时时欲寐，舌灰薄腻，口干不欲饮，脉沉细无神。

【诊断】此邪陷少阴，肾阳埋没，龙雷之火，飞越于上，戴阳症也，殊属可虑。

【治法】急拟温经扶正而潜浮阳。

【处方】潞党参五钱 龙骨三钱 煨益智一钱五分 炙远志一钱 熟附块三钱 牡蛎三钱 清炙草五分 炒於术一钱五分 鹿角霜一钱

【复诊】加炙黄芪三钱，大砂仁一钱。

方案之十三 湿温转脚气症

姓氏：王 性别：童

【病状】湿温三候，身热有汗不解，胸痞泛恶，脐腹作胀，两足痿软不能步履，苔腻脉濡。

【诊断】湿邪自下而上，自外入内，盖脚气之重症也，若加气喘，则危殆矣。

【治法】急拟逐湿下行。

【处方】清水豆卷四钱 陈广皮一钱 制苍术一钱 制川朴一钱 仙半夏二钱 枳实炭一钱 赤茯苓三钱 淡吴萸五分 大腹皮二钱 木防己二钱 陈木瓜三钱 生苡仁四钱 生姜三片

方案之十四 湿温发白㾦症

姓氏：冯 性别：男

【病状】湿温伏邪，已十六天，汗多潮热，口干欲饮，白㾦布于胸腹之间，八九日未更衣，脐下按之疼痛，舌红绛，中后腻黄，脉象沉数。

【诊断】叠投清温化湿之剂，诸症不减，伏邪蕴湿化热，由气及荣，由经入腑，腑中宿垢不得下达也。吴又可云：温病下不嫌早。

【治法】导滞通腑为主，清温凉荣佐之，使有形之滞得下，则无形之邪自易解散。

【处方】生川军二钱 元明粉一钱五分，后入 枳实一钱 生甘草五分 冬桑叶二钱 粉丹皮二钱 青蒿一钱五分 嫩白薇一钱五分 京赤芍一钱五分 青荷梗一尺 活水芦根一尺，去节

二诊：

【病状】昨进导滞通腑，清荣泄热之剂，腑气已通，潮热渐减，白㾦布而不多，口干欲饮，舌中腻黄渐化，脉濡数无力。

【诊断】阴液暗伤，余热留恋气荣之间，清津无以上供。今拟生津清化。佐入和胃之品，尚需节食，恐多食则复，少食则遗之弊。

【处方】天花粉三钱　霜桑叶二钱　粉丹皮一钱五分　京赤芍一钱五分　朱茯神三钱　青蒿梗一钱五分　嫩白薇一钱五分　通草八分　六一散三钱，包　青荷叶一尺　生熟谷芽各三钱

方案之十五　正气将脱之湿温

姓氏：周　性别：男

【病状】湿温月余，身热汗多，神识模糊，谵语郑声，唇燥口干不欲饮，谷食不进，舌苔干腻，脉象沉细。

【诊断】湿邪久困太阴，陷入少阴。湿为阴邪，最易伤阳，卫阳失于外护则汗多；浮阳越于躯壳则身热；神不守舍则神糊，与热入心胞者，有霄壤之别。动则微喘，肾气不纳也，十余日未更衣，阴结也。脉证参合，正气涣散，阴阳脱离，即在目前矣。

【治法】急拟参附回阳，龙牡潜阳，苟能阳回神定，庶可转危为安之幸。

【处方】别直参二钱　熟附块二钱　左牡蛎三钱　大砂仁八分　仙半夏二钱　炙远志一钱　花龙骨三钱　朱茯神三钱　炒枣仁三钱　北秫米三钱，包　浮小麦四钱

二诊：

【病状】两进参附回阳，龙牡潜阳，汗收神清，阳气有内返之佳境。口干渴喜热饮，纳谷衰少，精神困顿，十余日未更衣，腹内微胀，并不拒按。

【诊断】苔干腻，脉沉细，阳不运动，阴气凝结，肠垢不得下达，尤严寒之时，水冰而地坼也，阴岭虽逾，未入坦途。

【治法】再拟扶正助阳，温通腑气。

【处方】别直参一钱五分　熟附块一钱五分　朱茯神三钱　炙远志一钱　酸枣仁三钱　仙半夏三钱　陈广皮一钱　大麻仁四钱，研　郁李仁三钱，研　火麻仁三钱，研　焦谷芽四钱　半硫丸二钱

外用蜜煎导法。

三诊：

【治法】服两剂后，腑气已通，余恙如故。

【处方】原方去半硫丸、郁李仁、大麻仁，加米炒於术。

方案之十六　湿温夹足背结毒

姓氏：费　性别：男

【病状】湿温三载，初病足背湿结毒起见，腐溃不得脓。疮旁四围肿红焮痛，寒热晚甚，语梦如谵。前医迭投寒凉解毒，外疮虽见轻减，而加呃逆频频，胸痞泛恶，有酸甜之味，不能饮食，渴不欲饮，口舌糜腐，小溲短赤，脉象濡滑而数。

【诊断】寒凉太过，湿遏热伏，热处湿中，胃阳被困，气机窒塞，已成坏症。

【治法】议进辛以开之，苦以降之，芳香以宣之，淡渗以利之，复方图治，应手乃幸。

【处方】仙半夏二钱　淡吴萸一分　郁金五钱　通草八分　清水豆卷四钱　枳实炭一钱　川雅连四分　姜竹茹五钱　柿蒂五枚　鲜藿香五钱　鲜佩兰五钱　鲜枇杷叶三张，去毛，包

二诊：

【病状】连服辛开苦降合淡渗之剂，呃逆止，泛恶亦减，胸痞噫气，口舌糜腐依然，有酸甜之味，身热起伏无常，小溲短赤，脉象濡数。

【诊断】湿热为黏腻之邪，最难骤化，胶阻于中，则胸痞噫气；熏蒸于上，

则口糜酸甜；三焦决渎无权，则小溲短赤，白疹不现，邪无出路。

【治法】前方既见合度，循序前进，以图后效。

【处方】仙半夏五钱 左金丸五分，包 清水豆卷四钱 通草八分 枳实炭一钱 炒竹茹二钱 茯苓皮三钱 鲜藿佩各五钱 柿蒂五枚 枇杷叶五张 滋肾通关丸五钱，包煎

方案之十七 湿温之神识昏糊

姓氏：徐 性别：女

【病状】伏温挟湿，陷入厥阴，神识昏迷，牙关紧闭，四肢逆冷，唇燥而焦，胸闷呕吐，饮食不进；湿热酿成浊痰，互阻中焦，胃失降和；脉沉细而数，苔灰黄。

【诊断】素体阴亏，肝火内炽，更兼怀孕，颇虑殒胎，危笃之症也。

【治法】仿经旨有故无殒亦无殒也之意，拟四逆散加减，冀陷入之邪，从阳明而解为幸。

【处方】银柴胡一钱 炙远志肉一钱 炙僵蚕三钱 仙半夏五钱 净蝉衣七分 九节石菖蒲八分 枳实炭八分 炒竹茹五钱 嫩钩钩三钱，后下 清水豆卷二钱 广郁金五钱 薄荷叶八分 淡竹沥一两 姜汁三四滴，冲服

二诊：

【病状】昨进四逆散加减，神识渐清，呕吐亦止，虽属佳兆，无如牙关拘紧，齿垢无津，里热口干，胸闷气粗，按脉沉细而数。

【诊断】阴液已伤，津无上承，陷入之湿邪，未能透达，痰热胶阻肺络，肺失输布之权，况怀麟七月，胎气亦伤，虽见小效，尚不足恃也。

【治法】今拟生津达邪，清神涤痰，未识能得转危就安否。

【处方】霍石斛三钱 炙远志肉一钱 川贝母二钱 淡竹油一两 清水豆卷三钱 鲜石菖蒲八分 瓜蒌皮二钱 嫩钩钩三钱，后下 黑山栀二钱 鲜枇杷叶三钱 鲜竹茹二钱 枳实七分，同炒

方案之十八 热邪内炽伤津之湿温

【病状】湿温三候，灼热不退，舌绛起刺，脉洪数；温邪化火，由气入荣，热邪内炽，扰犯胞宫，伤津劫液，化源欲竭，以致唇焦齿垢，谵语妄言。

【诊断】内陷重症，危笃之至。

【治法】拟养阴救液，清火开窍，未识能有挽回否。

【处方】犀角尖 粉丹皮 带心麦冬 鲜石菖蒲 鲜生地 京赤芍 上川连 鲜竹叶心 带心连翘 京元参 天竺黄 活芦根 牛黄清心丸另研细末，化服

方案之十九 湿温壮热，烦躁逆冷

【病状】秋温伏暑，蕴蒸阳明，身热甚壮，有汗不解，口干欲饮，苔黄脉数，两足逆冷。是热在阳明，湿在太阴，与中寒者有不同，症势颇重。

【治法】拟加味苍术白虎汤，清温燥湿，以望转机。

【处方】生石膏 天花粉 黑山栀 肥知母 金银花 活芦根 生甘草 连翘壳 制苍术

方案之二十 湿温兼痢之重症

【病状】温邪暑湿，挟滞互阻，太阴阳明为病，发热五天，有汗不解，胸痞泛恶，腹痛痢下，日夜四五十次，舌尖绛，中厚灰腻而黄，脉象滑数有力。

【诊断】暑为天之气，湿为地之气，暑湿蕴蒸阳明，湿滞郁于肠间，气机窒塞，胃失降和，湿温兼痢之重症。

【治法】益气分之伏邪，化阳明之垢浊，表里双解，通因通用之意。

【处方】炒香豉　银花炭　六神曲　炒竹茹　黑山栀皮　扁豆衣　焦查炭　青陈皮　酒炒黄芩　仙半夏　鲜藿香　炒赤芍　鲜佩兰　枳实导滞丸

方案之二十一　湿温白㾦便溏

【病状】伏邪湿热，蕴蒸气分，漫布三焦，身热，早轻暮重，已有旬余，白疹布而不多，湿热原有暗泄之机，无如入夜梦呓如谵语之状，亦是湿热熏蒸清窍所致，口干溲赤，大便溏薄，热在阳明，湿在太阴，经所谓热搏注泄是也。

【诊断】湿温之症，氤氲黏腻，非易速解，虑其缠绵增居。

【治法】拟葛根黄芩汤加味，解肌清温，苦化湿热。

【处方】粉葛根　朱茯神　炒麦芽　朱灯芯　酒炒黄芩　炒银花　通草　水炒川连　连翘壳　净蝉衣　鸡苏散　青荷梗　鲜竹叶

伤 寒 类

方案之一　外感挟滞之伤寒

姓氏：姜　性别：男

【病状】外寒束于表分，湿痰内蕴中焦，太阳阳明为病，寒热无汗，头疼胸闷烦恶，纳谷减少，脉浮滑，苔薄腻。

【治法】拟疏解化滞，重用表药，经云：体若燔炭，汗出而散。

【处方】淡豆豉三钱　赤茯苓三钱　炒枳壳一钱五分　生姜两片　净麻黄两分　姜半夏三钱　六神曲三钱　青防风一钱　广陈皮一钱　炒麦芽三钱　炒赤芍一钱五分

方案之二　伤寒咳嗽，胸闷体酸

姓氏：白　性别：男

【病状】太阳之邪未罢，荣卫循序失常，形寒怯冷，咳嗽胸闷，遍体酸楚，饮食纳少，舌苔垢腻。

【治法】宜桂枝汤。

【处方】川桂枝八分　象贝母三钱　仙半夏二钱　炒谷芽四钱　冬瓜子三钱　炒赤芍一钱五分　茯苓三钱　紫苏梗一钱五分　佩兰梗一钱五分　光杏仁三钱　炒枳壳一钱　陈广皮一钱　西秦艽一钱五分

方案之三　伤寒兼痰饮症

姓氏：张　性别：男

【病源】寒邪外束，痰饮内搏，支塞肺络，清肃之令不行，气机塞窒不宣。

【病状】寒热无汗，咳嗽气喘，难于平卧，胃有蕴热。热郁而烦躁，脉浮紧而滑数，苔薄腻而黄。

【治法】宜疏外邪以宣肺气，化痰饮而清胃热，大青龙汤加减。

【处方】蜜炙麻黄四分　云苓三钱　橘红八分　炙款冬一钱五分　川桂枝六分　象贝母三钱　半夏二钱　旋覆花一钱五分，包　石膏三钱　杏仁三钱　生甘草六分

方案之四　伤寒发热谵语，口渴欲饮

姓氏：袁　性别：男

【病状】伤寒两候，太阳之邪未罢，阳明之热已炽。

【诊断】热熏心包，神明无以自主，发热谵语，口渴欲饮，脊背微寒，脉浮滑而数，苔黄。

【治法】宜桂枝白虎，一解太阳之邪，一清阳明之热。

【处方】川桂枝五分　仙半夏二钱　生

甘草四分　连翘三钱　石膏三钱，打　炙远志一钱　朱茯神三钱　知母一钱五分　生姜一片　红枣两枚

方案之五　伤寒痰滞，逗留中焦

姓氏：吴　性别：男

【病状】发热不退，胸闷呕吐，舌中有一条白苔，脉弦滑而数。

【诊断】太阳阳明未解，痰滞逗留，中焦气滞，宣化失司。

【治法】当拟栀豉汤疏解表邪，温胆汤蠲除痰饮，俾得邪从外解，饮从内化，则热可退，而呕吐自止。

【处方】淡豆豉三钱　黄芩一钱五分　半夏二钱　炒谷麦芽各三钱　赤芍二钱　生姜一片　川桂枝四分　竹茹一钱五分　陈皮一钱　鸡金炭一钱五分　泽泻一钱五分

方案之六　伤寒之结胸症

姓氏：殷　性别：男

【病状】太阳病早下，邪不得达，复因饮食不谨，痰食盘踞清阳之位，脾胃升降失常，胸脘胀痛拒按，呕吐不能食，舌腻脉滑。

【诊断】脘为阳明之所，痰食阻于中焦则胀痛，胃气不得下降则呕吐，此结胸之症也。

【治法】化痰滞则筋痛自消，和胃气则呕吐自止，拟小陷胸汤加减。

【处方】姜川连　陈皮　大砂仁　生姜　姜半夏　枳实　六神曲　姜竹茹　瓜蒌皮　制川朴　莱菔

方案之七　伤寒两感重症

姓氏：王　性别：男

【病状】肾阴本亏，寒邪外受，太阳少阴同病，发热微寒，遍体酸楚，腰痛如折，苔薄腻微黄，脉象尺弱，寸关浮紧而数。

【诊断】太阳主一身之表，腰为少阴之府，风寒乘隙而入，荣卫不能流通。两感重症。

【治法】拟阳旦疏达表邪，以冀速解为幸。

【处方】川桂枝　苏梗叶　北细辛　厚杜仲　丝瓜络　葱头　酒炒黄芩　淡豆豉　炙甘草　晚蚕沙　生姜

方案之八　邪陷少阴之伤寒

姓氏：范　性别：男　年幼

【病状】孩提之童，身热不扬，十余日不解，气阴已伤，邪陷少阴，阴盛阳衰，阳不流行，痰湿弥漫，嗜卧神疲，二便如常，脉沉细，苔薄腻。

【诊断】颇虑虚中生波。

【治法】宜扶正达邪，温化痰湿。

【处方】云苓　炒谷芽　党参　柴胡　半夏　陈皮　生姜　红枣　附片　甘草

方案之九　伤寒内陷之重症

姓氏：卫　性别：男

【病状】始有发热恶寒起见，继则表不热而里热，口干不欲饮，四肢逆冷，脉沉苔腻，加之呕吐呃逆，大便不实。

【诊断】外邪由太阳而陷于太阴，不得泄越，阳气被遏，胃阳不宣也，脉沉非表，为邪陷于里之证。四肢逆冷，经所谓阳气衰于下，则为寒厥是也，伤寒内陷之重症。

【治法】拟四逆汤加减，通达阳气，和胃降逆。

【处方】淡干姜　丁香　川桂枝　六神曲　炙甘草　柿蒂　熟附子　川朴　陈皮　仙半夏　制谷芽　生姜

方案之十　伤寒挟滞

姓氏：李　性别：男

【病状】伤寒挟滞，太阳阳明为病，身热，十余日不解，脊背微寒，脉浮滑而数，口干不多饮，唇焦，苔薄腻而黄，五六日不更衣。

【诊断】太阳之邪未罢，阳明之热熏蒸，肠中浊垢，不得下达也，阳明有胃实当下之条。

【治法】拟桂枝白虎汤加减，疏太阳之邪，清阳明之热，助以通腑。

【处方】川桂枝　生甘草　元明粉　竹茹　石膏　瓜蒌　川军　半夏　生姜　红枣

方案之十一　胸闷腹痛之伤寒

姓氏：贺　性别：女

【病状】伤寒两感，挟滞交阻，太阳少阴同病。

【诊断】恶寒发热，头痛无汗，胸闷腹痛拒按，泛恶不能饮食，腰酸骨楚，苔白腻，脉象沉细而迟，病因经后房事而得，下焦有蓄瘀也，虑其传经增剧。

【治法】拟麻黄附子汤加减，温经达邪，去瘀导滞。

【处方】净麻黄四分　熟附片一钱五分　细辛三分　赤苓三钱　仙半夏三钱　枳实炭一钱　制川朴一钱　大砂仁八分　焦楂炭三钱　延胡索一钱　两头尖一钱五分,酒浸泡　生姜三片

方案之十二　房事后感之伤寒

姓氏：杨　性别：女

【病源】病从房劳，经后而得。

【病状】脉象浮弦，汗多如雨，恶风发热不解，遍体骨楚，少腹痛拒按，舌苔薄而腻，风入太阳，皮毛开而经输闭，蓄瘀积而气滞阻，即两感之重症也。

【治法】亟拟温经达邪，去瘀消滞，以冀应手乃吉。

【处方】川桂枝　白芍　清炙草　熟附片　云茯苓　砂仁　焦楂炭　五灵脂　两头尖酒浸泡　生姜

此症一剂而愈，故录之，次日以桂枝汤加和胃之品调之。

方案之十三　夺精伤寒

姓氏：封　性别：男

【病状】诊脉浮紧而弦，舌苔干白而腻，身热不扬，微有恶寒，咳嗽气逆，十四夜不能平卧，咽痛淡红不肿，两颧赤色。

【诊断】据述病起于夺精之后，寒邪由皮毛而入于肺，乘虚直入少阴之经，逼其水中之火，飞越于上。书曰：戴阳重症也。

【治法】阅前方始用疏解，如前胡、薄荷、牛蒡、杏、贝之品；继则滋养，沙参、石斛、毛燕、川贝，不啻隔靴搔痒，扬汤止沸。夫用药如用兵，匪势凶猛，非勇悍之将，安能应敌也，拙拟小青龙汤合二加龙骨汤，一以温解寒邪，一以收摄浮阳。

【处方】蜜炙麻黄　川桂枝　大白芍　生甘草　熟附片　煅牡蛎　花龙骨　水炙桑皮　远志　光杏仁　仙半夏　五味子干姜三分, 拌捣

服两剂后，气喘渐平，去麻黄，又服两剂，颧红退，即更方，改用平淡之剂调理，如杏、贝、甘、桔、茯神、桑皮、苡仁、冬瓜子、北秫米等，接服五六剂而痊。

方案之十四　挟食挟阴之伤寒

【病源】伤寒两感，太阳少阴为病，

太阳为寒水之经，本阴标阳，标阳郁遏，阳不通行，故发热恶寒而无汗，少阴为水火之脏，本热标寒，寒入少阴，阴盛火衰。

【病状】完谷不化，腹痛而洞泄，胸闷呕吐，舌苔白腻，食滞中宫，浊气上逆，脉象沉迟而细。

【诊断】仲圣云：脉沉细，反发热，为少阴病，与此吻合，挟阴挟食，显然无疑。

【治法】宜温经达邪，和中消滞。

【处方】净麻黄四分 熟附子一钱 藿苏梗各一钱五分 制川朴一钱 枳实炭一钱 仙半夏二钱 赤苓三钱 白蔻仁八分 六神曲三钱 生姜一片 干荷叶一角

二诊：

【病状】服温经达邪，和中消滞之剂，得微汗，恶寒发热较轻，而胸闷呕吐腹痛泄泻，依然不止，苔腻不化，脉沉略起。

【诊断】太阳之经邪，虽有外解之势，少阴之伏邪未达，中焦之食滞互阻，太阴清气不升，阳明浊气不降也，羔势尚在重途，还虑增剧。

【治法】仍守原法出入，击鼓而进取之。

【处方】荆芥一钱 防风一钱 淡豆豉三钱 熟附子一钱 藿苏梗各一钱五分 仙半夏二钱 生姜二片 枳实炭一钱 制川朴一钱 六神曲三钱 大腹皮二钱 酒炒黄芩一钱 干荷叶一角

方案之十五 热深厥深之伤寒

姓氏：狄 性别：女

【病状】伤寒两候，壮热无汗，谵语烦躁，舌焦无津，脉象沉数，肢反逆冷，五六日不更衣。

【诊断】此邪已化热，由阳明而传厥阴，阴液已伤，燥矢不下，有热深厥深之见象，风动痉厥，恐在目前。

【治法】急拟生津清热，下则存阴，以望转机。

【处方】生石膏四钱 生甘草五分 肥知母一钱五分 鲜生地六钱 元参三钱 鲜石斛三钱 郁李仁三钱，研 大麻仁四钱，研 天花粉三钱 茅芦根各一两 青宁丸三钱，包煎

方案之十六 瘀热交结之伤寒

姓氏：诸 性别：女

【病源】伤寒一候，经水适来，邪热陷入血室，瘀热交结。

【病状】其邪外无向表之机，内无下行之势，发热恶寒，早轻暮重，神糊谵语，如见鬼状，胁痛胸闷，口苦苔黄，少腹拒按，腑气不行，脉象弦数。

【诊断】症势重险，恐再进一步，则入厥阴矣。

【治法】拟小柴胡汤，加清热通瘀之品，一以和解枢机之邪，一以引瘀热而下行，冀其应手为幸。

【处方】柴胡一钱 炒黄芩一钱 羚羊片八分 藏红花八分 桃仁泥一钱，包 青皮一钱 绛通草八分 赤芍三钱 青宁丸三钱，包 生蒲黄二钱，包

方案之十七 谵语发狂之伤寒

【病状】伤寒两候，太阳之邪未罢，阳明之热已炽，热邪上冒清阳，则神识为之蒙蔽。

【诊断】此即谵语发狂之渐，但伤寒未解，里未实者，皆当引之外出。

【治法】拟桂枝白虎汤，俾热从汗解，乃为得之。

【处方】川桂枝 生甘草 连翘壳 生石膏 朱茯神 肥知母 仙半夏 炙远

志肉　生姜　红枣

方案之十八　胸闷呕吐之伤寒

【病状】风邪挟痰饮，交阻中宫，清阳不升，则郁为表热，浊阴不降，故胸闷呕吐，舌薄腻，中有白苔，脉象弦滑而数。

【治法】当宜栀豉汤加桂，疏解风邪。温胆汤蠲除痰饮，俾邪从外解，饮从内化，则热可退，而呕吐自止。

【处方】淡豆豉　仙半夏炒　谷麦芽　生姜　川桂枝　赤茯苓　泽泻　淡黄芩　陈广皮　鸡金炭　鲜竹茹炒　枳实同捣

方案之十九　痰食结胸之伤寒

【病状】痰涎宿食，胶结中脘，舌腻脉滑，脘为阳明之所，痰食阻于中焦，则胀痛拒按，胃气不能下降，则呕吐不能饮食。

【诊断】此结胸之症也。

【治法】化痰滞则胀痛自除，和胃气则呕吐自止，拟小陷胸汤加减。

【处方】姜川连　陈皮　大砂仁　生姜　姜半夏　炒枳实　六神曲　姜竹茹　瓜蒌皮　制川朴　莱菔子

方案之二十　伤寒发厥

【病状】始由邪犯太阳，发热恶寒；继则表热渐衰，里热方起，渴不欲饮，四肢逆冷，脉沉苔腻；加之呕哕交作，大便不实。阳气被遏，胃阳不降也，脉沉里热，邪陷之徵，四肢逆冷。经所谓：阳气衰于下，则为寒厥也。

【诊断】此外邪由太阳而陷于太阴，不得泄越于外。

【治法】拟四逆汤加味，以达阳气，而降胃浊。

【处方】淡干姜　川桂枝　陈皮　丁香　熟附块　制川朴　六神曲　柿蒂　生

甘草　仙半夏　炒谷芽　生姜

中 风 类

方案之一　阳虚中风

姓氏：罗　性别：男

【病源】年甫半百，阳气早亏，贼风入中经腧，荣卫痹塞不行，陡然跌仆成中风。

【病状】舌强不语，神识似明似昧，嗜卧不醒，右手足不用。风性上升，痰湿随之，阻于廉泉，堵塞神明也。脉象尺部沉细，寸关弦紧而滑，苔白腻。

【诊断】阴霾弥漫，阳不用事，幸小溲未遗，肾气尚固，未至骤见脱象，亦云幸矣。

【治法】急拟仲圣小续命汤加减，助阳祛风，开其痹塞，运中涤痰，而通络道。

【处方】净麻黄四分　熟附片一钱　川桂枝八分　生甘草六分　全当归三钱　川芎八分　姜半夏三钱　光杏仁三钱　生姜汁一钱，冲服　淡竹沥一两，冲服　另用再造丸一粒，去壳，研细末，化服

二诊：

【病状】两进小续命汤，神识稍清，嗜寐渐减，佳兆也，而舌强不能言语，右手足不用，脉息尺部沉细，寸关弦紧稍和，苔薄腻。

【诊断】阳气本虚，藩篱不固，贼风中经，经腧痹塞，痰湿稽留，宗气不得分布，故右手足不用也，肾脉络舌本，脾脉络舌傍，痰阻心脾之络，故舌强不能言，灵机堵塞也。虽见小效，尚不敢有恃无恐。

【治法】再拟维阳气以祛邪风，涤痰浊而通络道，努力前进，以观后效。

【处方】熟附片一钱　云茯苓三钱　川

桂枝八分　姜半夏二钱　大川芎八分　炙僵蚕二钱　生姜汁一钱，冲　淡竹沥一两，冲

三诊：

【病状】又服三剂，神识较清，嗜寐大减，略能言语，阳气有流行之机，浊痰有克化之渐，是应手也。惟右手足依然不能用，腑气六七日不行，苔腻，脉弦紧渐和，尺部沉细。

【诊断】肾阳早亏，宗气不得分布，腑中之浊垢，须阳气通而后能下达，经腑之邪风，必正气旺，始托之外出。

【治法】仍拟助阳益气，以驱邪风，通胃涤痰，而下浊垢，腑气以下行为顺，通腑亦不可缓也。

【处方】生黄芪三钱　桂枝八分　附子一钱　生甘草五分　当归三钱　川芎八分　云茯苓三钱　风化硝五分　生瓜蒌三钱　枳实炭一钱　淡苁蓉三钱　半硫丸一钱五分，吞服

四诊：

【病状】腑气已通，浊垢得以下行，神识已清，舌强，言语未能自如，右手足依然不用，脉弦紧转和，尺部沉细。

【诊断】阳气衰弱之体，风为百病之长，阳虚之邪风，即寒中之动气，阳气旺一分，邪风去一分，湿痰盘踞，亦藉阳气充足，始能克化。经所谓：阳气者，若天与日，失其所则折寿而不彰，理有信然。

【治法】仍助阳气以驱邪风，化湿痰而通络道，循序渐进，自获效果。

【处方】生黄芪五钱　生白术二钱　生甘草五分　熟附子一钱　桂枝八分　全当归三钱　川芎八分　姜半夏三钱　西秦艽二钱　淮牛膝二钱　嫩桑枝三钱　指迷茯苓丸五钱，包

服前方，诸恙见轻，仍守原法扩充，生黄芪用至八钱。间日用鹿茸二分，研细末，饭为丸，陈酒服吞。大活络丹，每五日服一粒，去壳研末，陈酒化服。共服六十余帖，舌能言，手能握，足能履。接服膏滋方，药味与煎药仿佛，以善其后。

方案之二　阴虚中风

姓氏：沈　性别：男

【病状】年逾古稀，气阴早衰于未病之先，旧有头痛目疾，今日陡然跌仆成中，舌强不语，人事不省，左手足不用，舌质灰红，脉象尺部沉弱，寸关弦滑而数，按之而劲。

【诊断】水亏不能涵木，内风上旋，挟素蕴之痰湿，蒙蔽清窍，堵塞神明出入之路，致不省人事，痰热阻于廉泉，为舌强不语，风邪横窜经腧，则左手足不用。《金匮》云：风中于经，举重不胜，风中于腑，即不识人，此中经兼中腑之重症也。

【治法】急拟育阴熄风，开窍涤痰，冀望转机为幸。

【处方】大麦冬三钱　玄参二钱　仙半夏二钱　川贝二钱　天竺黄一钱五分　明天麻八分　陈胆星八分　竹茹一钱五分　枳实一钱　全瓜蒌四钱，切　嫩钩钩三钱，后入　羚羊片八分，先煎汁，冲　淡竹沥一两，冲　生姜汁二滴，冲　至宝丹一粒，去壳，研末化服

二诊：

【病状】两投育阴熄风，开窍涤痰之剂，人事渐知，舌强不能言语，左手足不用，脉尺部细弱，寸关弦滑而数，舌灰红。

【诊断】高年荣阴亏耗，风自内起，风摄于胃，胃为水谷之海，津液变为痰涎，上阻清窍，横窜经腧，诸恙所自来也，本症阴虚，风烛堪虑。

【治法】今仿河间地黄饮子加味，滋阴血以熄内风，化痰热而清神明，风静浪平，始可转危为安。

【处方】炙远志一钱　九节菖蒲八分　全瓜蒌四钱，切　嫩钩钩三钱，后入　淡竹沥一两，冲服　大生地四钱　大麦冬二钱　川石

斛三钱　仙半夏二钱　明天麻一钱　左牡蛎四钱　川贝母三钱　陈胆星八分　羚羊片四分，先煎汁冲

方案之三　气血两亏之中风

姓氏：祁　性别：女

【病状】中风延今一载。左手不能招举，左足不能步履。舌根似强。言语謇涩，脉象尺部沉细，寸关濡滑，舌边光，苔薄腻。

【诊断】年逾七旬，气血两亏，邪风入中经腧，荣卫痹塞不行，痰阻舌根，故言语謇涩也。

【治法】书云：气主煦之，血主濡之，今宜益气养血，助阳化痰，兼通络道，冀望阳生阴长，气旺血行，则邪风可去，而湿痰自化也。

【处方】潞党参三钱　生黄芪五钱　生於术二钱　大白芍二钱　熟附片八分　川桂枝五分　全当归三钱　生甘草六分　大川芎八分　怀牛膝二钱　厚杜仲三钱　嫩桑枝四钱　红枣十枚　指迷茯苓丸四钱，包

方案之四　阴亏，内风痰热上扰

姓氏：章　性别：女

【病状】旧有头痛眩晕之恙，今忽舌强不能言语，神识似明似昧，手足弛纵，小溲不固，脉象尺部细小，左寸关弦小而数，右寸关虚滑，舌光红。

【诊断】此阴血大亏，内风上扰，痰热阻络，灵窍堵塞，中风重症。

【治法】急拟滋液熄风，清神涤痰，甘凉濡润，以冀挽救。

【处方】大麦冬三钱　大生地三钱　川石斛三钱　左牡蛎四钱　生石决四钱　煨天麻八分　川贝三钱　炙远志一钱　天竺黄一钱五分　竹沥半夏一钱五分　鲜竹茹一钱五分　嫩钩钩三钱，后入　淡竹沥一两，冲服　珍珠粉二分，冲服

此方服十剂诸恙已轻，原方去竹沥、珠粉、天竺黄、加西洋参一钱五分，阿胶珠一钱五分。

方案之五　邪风入络，痰阻舌根

姓氏：黎　性别：男

【病状】二年前后拇指麻木，今忽舌强语言謇涩，右手足麻木无力，脉象虚弦而滑，舌苔薄腻。

【诊断】此体丰气虚，邪风入络，痰阻舌根，神气不灵，中风初步之重症也。

【治法】急拟益气去风，涤痰通络。

【处方】生黄芪五钱　青防风一钱　防己二钱　生白术二钱　全当归二钱　大川芎八分　西秦芎一钱五分　竹沥半夏二钱　枳实炭一钱　炒竹茹一钱五分　炙僵蚕三钱　陈胆星八分　嫩桑枝三钱　再造丸一粒，去壳，研细末化服

五剂后恙已见轻，去再造丸、枳实，加指迷茯苓丸三钱吞服。

方案之六　中风之暴脱

姓氏：廖　性别：男

【病状】体丰气虚，湿胜痰多，陡然跌仆成中，不省人事，小溲自遗，喉中痰声辘辘，汗多脉伏，身热肢冷。

【诊断】此本实先拨，真阳飞越，气血涣散，枢纽不交，虽曰中脏，实暴脱也。

【治法】勉拟一方，聊尽人工。

【处方】别直参三钱　熟附子块三钱　淡竹沥二两　生姜汁一钱，同冲

类中风类

方案之一　类中：舌强不能言

姓氏：严　性别：男

【病状】右手足素患麻木，昨日陡然

舌强，不能言语，诊脉左细弱，右弦滑，苔前光后腻。

【诊断】此乃气阴本亏，虚风内动。风者善行而数遍，故其发病也速，挟痰浊上阻廉泉，横窜络道，营卫痹塞不通，类中根苗显著。

【治法】经云：邪之所凑，其气必虚，又云：虚处受邪，其病则实，拟益气熄风，化痰通络。

【处方】云茯苓三钱　炙僵蚕三钱　陈广皮一钱　生白术一钱五分　竹节白附子一钱　炙远志肉一钱　黑穞豆衣三钱　竹沥半夏二钱　陈胆星八分　九节菖蒲八分　姜水炒竹茹一钱五分　嫩钩钩三钱，后入　吉林参须一钱，另煎汁，冲服

方案之二　类中：肝风鼓火内炽

姓氏：钱　性别：男

【病状】类中偏左，半体不用，神识虽清，舌强言謇，咬牙嚼齿，牙缝渗血，呃逆频仍，舌绛，脉弦小而数。

【诊断】诸风掉眩，皆属于肝，阴分大伤，肝阳化风上扰，痰热阻于廉泉之窍，肺胃肃降之令不行，恙势正在险关。

【治法】勉拟地黄饮子、合竹沥饮化裁，挽堕拯危，在此一举。

【处方】鲜生地四钱　川石斛三钱　瓜蒌皮二钱　柿蒂十枚　大麦冬二钱　抱茯神三钱　生蛤壳六钱　老枇杷叶四张　西洋参一钱五分　川贝母二钱　鲜竹茹三钱　嫩钩钩三钱，后入　活芦根一尺，去节　淡竹沥一两　真珍珠粉一分　真猴枣粉一分，二味冲服

方案之三　类中：右半身不遂

姓氏：董　性别：男

【病状】心开窍于舌，肾脉络舌本，脾脉络舌傍，外风引动内风，挟湿痰阻于廉泉，横窜络道，右半身不遂已久。

【诊断】迩来舌强不能言语，苔薄腻，脉弦小而滑，类中风之重症。

【治法】宜熄风涤痰，和荣通络。

【处方】左牡蛎四钱　朱茯神三钱　炙僵蚕二钱　淡竹沥一两五钱　花龙骨三钱　炙远志肉一钱　陈胆星八分　川象贝各二钱　仙半夏二钱　枳实炭一钱　西秦艽二钱　煨天麻八分　嫩钩钩三钱，后下　生姜汁二滴，冲服

疝 气 类

方案之一　坠胀疼痛之偏疝

【病源】厥阴之脉，循阴器而络睾丸。肝失疏泄，湿热下注，膀胱宣化失司。

【病状】小溲夹浊，偏疝坠胀疼痛，苔腻，脉濡数。

【诊断】经云：诸液浑浊，皆属于热。又云：肝病善痛，是无形之厥气，与有形之湿热，互相为患也。

【治法】当宜疏泄厥气，淡渗湿热。

【处方】柴胡梢七分　延胡索一钱　路路通二钱　炒赤芍一钱五分　块滑石三钱　赤茯苓三钱　车前子三钱　荸荠梗一钱五分　金铃子二钱　陈橘核五枚，炙　粉萆薢三钱　黑山栀一钱五分　细木通八分　枸橘一枚，打

癃 闭 类

方案之一　癃闭上焦不宣

【病理】三焦者，决渎之官，水道出焉，上焦不宣，则下焦不通。

【病状】以肺为水之上源，不能通调水道，下输膀胱也。疏其源，则流自洁；开其上，而下自通。譬之沉竹管于水中，

一指遏其上窍，则滴水不坠，去其指，则
管无余水矣，治癃闭不当如是乎。

【处方】苦桔梗一钱　带皮杏仁三钱
赤茯苓三钱　六一散三钱，包　炙升麻八分
黑山栀一钱五分　黄柏一钱，盐水炒　知母一
钱，盐水炒　鲜车前草汁二两　土牛膝根三钱
肉桂心二分，饭丸吞服　鲜藕汁二两，炖温冲服

方案之二　小溲频数，少腹胀痛

【病状】小溲频数，少腹胀痛。

【诊断】经云：下焦络肾属膀胱，别
于回肠而渗入焉。此证少阴真火不充，太
阳之寒水，转为湿热所阻，少阴无火，故
小溲数而不畅，太阳为湿热阻滞，故气不
通而胀痛，法当暖脏泄热，冀火归其源，
水得其道。

【治法】宜滋肾通关饮。

【处方】肥知母三钱　川黄柏三钱　肉
桂心三分

方案之三　中气不足之溲数

【病状】中气不足，溲便为之变，小
溲频数，入夜更甚，延今一载余，症属
缠绵。

【治法】拟补中益气，滋肾通关。

【处方】炒潞党参一钱五分　清炙草五
分　云茯苓三钱　陈广皮一钱　川升麻三分
清炙黄芪二钱　苦桔梗一钱　全当归二钱
生白术一钱五分　生蒲黄三钱，包　小蓟根二
钱　滋肾通关丸三钱，包

遗　精　类

方案之一　心悸头晕之遗精

【病源】精藏于肾，而主于心，精生
于气，而役于神，神动于中，精驰于下。

【病状】遗泄已久，心悸头晕。

【治法】补精必安其神，安神必益其
气，宜益气养阴，安神固泄。

【处方】炒潞党参二钱　朱茯神三钱
大砂仁八分，研　剪芡实三钱　清炙黄芪三
钱　酸枣仁三钱　川黄柏八分　熟女贞二钱
大熟地四钱　青龙齿四钱　桑螵蛸三钱　明
天冬二钱　紫石英三钱　白莲须一钱五分

方案之二　真阴不足之遗泄

【病源】癸水不足，相火有余，精关
因而不固。

【病状】始患遗泄，延及上源，更兼
咳嗽。

【诊断】恙久根深，非易速痊。

【治法】宜壮水之主，以制阳光。

【处方】明天冬一钱五分　抱茯神三钱
左牡蛎四钱　竹沥半夏二钱　大生地三钱
黄柏炭八分　花龙骨三钱　炙远志肉一钱
潞党参三钱　带壳砂仁八分　剪芡实三钱
川象贝各三钱　甜光杏三钱　白莲须一钱五分

淋　浊　类

方案之一　湿热郁于下焦之淋浊

【病状】溲浊，淋浊赤白，溺时
管痛。

【诊断】湿胜于热为白，热胜于湿为
赤。经云：诸转反戾，水液浑浊，皆属于
热。一则热迫血分，一则湿郁下焦，瘀精
留滞中途，膀胱宣化失司，赤浊白浊，所
由来也。

【治法】宜清肝火，渗湿热，佐去
瘀精。

【处方】龙胆草一钱五分　粉草薢三钱
细木通八分　黑山栀一钱五分　远志肉一钱
生草梢八分　粉丹皮一钱五分　琥珀屑三分，
冲　淡黄芩一钱五分　川雅连三分　块滑石

三钱　方通草八分

方案之二　阴虚蕴成湿热之淋浊

【病状】淋浊积年不愈。

【诊断】阴分已亏，而湿热未楚，肾与膀胱为表里，肾阴不足，不能潜伏元阳，致浮阳溢入膀胱，蕴成湿热。

【治法】宜育阴清化，缓图功效。

【处方】大生地四钱　云茯苓三钱　潼蒺藜三钱　山萸肉一钱五分　熟女贞二钱　粉丹皮一钱五分　黄柏炭八分　威灵仙二钱　福泽泻一钱五分　淮山药三钱　剪芡实二钱　猪脊髓二条，酒洗

溲血类

方案之一　肾亏火旺之溲血

【病源】溺血之症，痛者为血淋，不痛者为尿血，肾阴不足，君相之火，下移小肠，逼血下行。

【病状】小溲带血，溺管不痛，脉象细小而数。

【治法】壮水之主，以制阳光，当宜育坎脏之真阴，清离明之相火。

【处方】大生地三钱　抱茯神三钱　小川连四分　蒲黄炭三钱　粉丹皮一钱五分　元武板四钱　生甘草六分　生白芍二钱　淮山药三钱　阿胶珠三钱　黄柏炭一钱　藕节炭二枚

方案之二　肝脾两亏之溲血

【病理】肝为藏血之经，脾为统血之脏，肝脾两亏，藏统失司。

【病状】溲血甚多，小便频数，大便溏薄，舌中剥，边黄腻，脉濡弦而数。

【诊断】阴无阳化，阳不生阴，膀胱宣泄无权，足肿面浮，脾虚之象见矣。

【治法】拟归脾汤法，引血归经，合滋肾通关丸，生阴化阳。

【处方】西洋参三钱　抱茯神三钱　紫丹参二钱　焦谷芽三钱　清炙黄芪三钱　炒枣仁三钱　茜草根炭一钱　焦白芍一钱五分　活贯众炭三钱　炒於术一钱五分　滋肾通关丸二钱，包煎

二诊：

【病状】溲血有年，血色紫黑，少腹胀满，小溲频数，大便溏薄，内热心悸，耳鸣头眩，面色萎黄，腿足浮肿，脉左弦小而数，右濡弦。

【诊断】肝虚不能藏血，脾虚不能统血，血随溲下，色紫黑，少腹满，宿瘀尚未清也。

【治法】前进归脾法，合滋肾丸，尚觉合度，再从原方复入通瘀之品。

【处方】前方去活贯众，加生草梢、蒲黄炭、琥珀屑、鲜藕。

三诊：

【病状】溲血色紫，小溲频数，少腹酸胀，大便溏薄，兼有脱肛，头眩心悸耳鸣，腿足浮肿。

【诊断】两进归脾，病无进退，脾虚固属显然，小溲频数，少腹酸胀，肝热有瘀，亦为的当不移之理，为病本虽在肝脾，病标却在膀胱。经云：胞移热与膀胱，则病溺血。膀胱者，州都之官，藏津液而司气化。气化不行，则病肿满。

【治法】肺者膀胱水道之上源也，治肝脾不应，治膀胱不应，今拟清宣肺气，去瘀生新，下病上取，另开途径，以观后效。

【处方】西洋参三钱　抱茯神三钱　茜草根二钱　通天草一钱五分　川贝母二钱　炙远志一钱　紫丹参二钱　活贯众炭三钱　生草梢八分　清炙枇杷叶三钱，去毛，包

另用鲜车前草汁、鲜藕汁各一两，炖

温冲服。

四诊：

【病状】昨投清宣肺气，去瘀生新之剂，溲血已减，小便亦爽，下病治上，已获效征，惟面浮足肿，脘腹作胀，纳谷减少，头眩心悸，大便不实。

【诊断】明系肝体不足，肝用有余，脾弱不磨，运化失其常度。

【治法】急其所急，缓其所缓，又当从肝脾着手。脾虚木横，顺乘脾土，固在意中，则治肝实脾，下病治上，亦一定不移之法矣。

【处方】生於术三钱　扁豆衣三钱　紫丹参二钱　荸荠梗一钱五分　远志肉一钱　云茯苓三钱　陈广皮一钱　生草梢八分　生熟苡仁各三钱　生熟谷芽各三钱　清炙枇杷叶三钱，去毛，包

便 血 类

方案之一　湿郁化热之便血

【病状】身热六七日不退，大便脓血，脉郁数，苔黄。

【诊断】伏邪蕴蒸气分，湿郁化热入荣。血渗大肠，肠有瘀浊，大便脓血是故也。

【治法】今拟白头翁汤加味，清解伏邪，苦化湿热。

【处方】白头翁三钱　炒黄芩一钱五分　地榆炭一钱五分　杜赤豆五钱　北秦皮一钱五分　炒赤芍一钱五分　焦楂炭三钱　淡豆豉三钱　川雅连四分　炒当归二钱　炙甘草五分

方案之二　脾阳不运之便血

【病状】身热不扬，大便脓血色紫，脉沉苔腻。

【诊断】脾为阴土之脏，统血之经，赖阳气以运行，脾阳不健，瘀浊留恋。血不循经而下溢。经所谓：阴络伤，则血下溢是也。身热不扬，阴盛而格阳于外也。

【治法】当宜温运脾阳，而化瘀浊，以冀火土相生，阳气得以上升，阴血不致下走矣。

【处方】肉桂心三分　炒於术一钱五分　焦楂炭三钱　熟附子八分　炮姜炭六分　陈广皮一钱　炒当归二钱　炙甘草五分　大砂仁八分　炒赤芍一钱五分

方案之三　肝热脾寒之便血

【病源】便血色紫，腑行不实，纳谷衰少，此远血也。

【诊断】近血病在腑，远血病在脏，脏者肝与脾也，血生于心，而藏统之职，司于肝脾。肝为刚脏，脾为阴土。肝虚则生热，热逼血以妄行；脾虚则生寒，寒泣血而失道。藏统失职，血不归经，下渗大肠，则为便血。

【治法】便血之治，寒者温之，热者清之，肝虚者柔润之，脾虚者温运之。一方而擅刚柔温清之长，惟《金匮》黄土汤，最为合拍，今宗其法图治。

【处方】土炒於术一钱五分　阿胶珠二钱　炒条芩一钱五分　灶心黄土四钱，荷叶包煎　陈广皮一钱　炙甘草五分　炒白芍一钱五分　抱茯神三钱　炮姜炭五分　炙远志一钱

方案之四　内痔便血

【病源】肾阴不足，肝火有余。

【病状】小溲频数，肛门坠胀，内痔便血。

【治法】宜清养肺胃。

【处方】细生地三钱　西洋参一钱五分　炒槐花三钱，包　朱灯芯二扎　粉丹皮二钱

大麦冬二钱　京赤芍二钱　脏连丸八分,包
黑山栀一钱五分　生草梢六分　淡竹茹一钱
五分

方案之五　脾脏受寒之便血

【病源】脾脏受寒,不能摄血,肝虚
有热,不能藏血,血渗大肠,肠内有热。
经事不调。

【治法】拟黄土汤,两和肝脾,而化
湿浊。

【处方】炮姜炭八分　炒白芍一钱五分

炒於术一钱五分　陈皮一钱　阿胶珠二钱
炙甘草六分　灶心黄土四钱,包煎
　　二诊:

【病状】肠红大减,未能尽止,经事
衍期,胸闷纳少,脾胃薄弱,运化失常。

【治法】再拟和肝脾,化湿热,佐以
调经。

【处方】原方加大砂仁八分,研,生熟
谷芽各三钱。

妇科之部

调经类

方案之一　中怀抑郁，经事不调

姓氏：沈　性别：女

【病状】气升呕吐，止发不常。口干内热，经事衍期，行而不多，夜不安寐，舌质红，苔薄黄，脉象左弦右涩，弦为肝旺，涩为血少。

【诊断】中怀抑塞，木郁不达，郁极化火，火性炎上，上冲则为呕吐。经所谓诸逆冲上，皆属于火是也，肝胆同宫，肝郁则清净之府岂能无动，挟胆火以上升，则气升呕逆，尤为必有之象；口干内热，可以类推矣。治肝之病，知肝传脾，肝气横逆，不得舒泄，顺乘中土，脾胃受制。胃者二阳也，经云：二阳之病发心脾，有不得隐曲，女子不月。以心生血，脾统血，肝藏血，而细推荣血之化源，实由二阳所出。经云：饮食入胃，游溢精气，上输于脾。又云：中焦受气，取汁变化而赤，是谓血。又云：荣出中焦。木克土虚，中焦失其变化之功能，所生之血日少，上既不能奉生于心脾，下又无以泽灌乎冲任，经来衍期而少，已有不月之渐，一传再传，便有风消、息贲之变。蚁穴溃堤，积羽折轴，岂能无虑。

【治法】先哲云：肝为刚脏，非柔养不克；胃为阳土，非清通不和。拟进养血柔肝，和胃通经之法，不治心脾，而治肝胃，穷源返本之谋也。第是症属七情，人

非太上，尤当怡养和悦，庶使药达病所，即奏肤功，不致缠绵为要耳。

【处方】生白芍二钱　朱茯神三钱　仙半夏一钱五分　川石斛二钱　炒枣仁三钱　代赭石二钱，煅　旋覆花一钱五分，包　银柴胡一钱　青龙齿三钱　广橘白一钱　茺蔚子三钱　紫丹参二钱　鲜竹茹一钱五分　生熟谷芽各三钱　左金丸七分，包煎

方案之二　鼻红倒经

姓氏：李　性别：女

【病状】天癸初至，行而不多，腹痛隐隐，鼻红甚剧。

【诊断】气滞血瘀，肝火载血，不能顺注冲任，而反冲激妄行，上溢清窍，有倒经之象。

【治法】逆者顺之，激者平之，则顺气祛痰，清肝降火，为一定不易之法。

【处方】紫丹参三钱　淮牛膝二钱　全当归二钱　粉丹皮一钱五分　鲜竹茹三钱　茺蔚子三钱　制香附一钱五分　白茅花一钱，包　炒荆芥八分　福橘络一钱　春砂壳八分

方案之三　肝脾气滞之痛经

姓氏：吴　性别：女

【病状】经事衍期，临行腹痛，血室有寒，肝脾气滞。血为气之依附，气为血之先导，气行血行，气止血止，欲调其经，先推其气，经旨固如此也。

【治法】拟严氏抑气散，复入温通之品。

【处方】制香附一钱五分　云茯苓三钱

广艾绒八分　延胡索一钱　月季花八分　全当归二钱　茺蔚子三钱　金铃子二钱　大砂仁八分，研　紫丹参二钱　台乌药八分　淮牛膝二钱

方案之四　血虚胃弱之经闭

姓氏：翁　性别：女

【病状】经停九月，胃纳不旺。

【诊断】经旨月事不以时者，责之冲任，冲为血海，隶于阳明，阳明者胃也，饮食入胃，化生精血，荣出中焦，阳明虚则不能生化精血，下注冲任，太冲不盛，经从何来。

【治法】当从二阳发病主治，拟金匮温经汤加味。

【处方】全当归二钱　阿胶珠二钱　紫丹参二钱　赤白芍各一钱五分　川桂枝四分　吴茱萸四分　仙半夏二钱　炙甘草五分　茺蔚子三钱　大川芎八分　粉丹皮一钱五分　生姜二片　红枣二枚

方案之五　气滞内瘀，少腹胀痛

姓氏：王　性别：女

【病状】适值经临，色紫黑，少腹胀痛拒按，痛甚有晕厥之状，形寒怯冷，干不多饮，苔黄腻，脉濡涩。

【诊断】新寒外束，宿瘀内阻。少腹乃厥阴之界，厥阴为寒热之脏，肝失疏泄，气滞不通，不通则痛矣。气为血之帅，气行则血行，行血以理气为先，旨哉言乎。

【处方】肉桂心五分　金铃子二钱　春砂壳八分　青橘叶一钱五分　小茴香八分　延胡索一钱　失笑散三钱，包　细青皮一钱　茺蔚子三钱　焦楂炭三钱　制香附一钱五分　酒炒白芍二钱　两头尖一钱五分，酒浸，包

另用食盐末二两、香附末四两，酒醋炒熨腹痛处。

方案之六　年虽破瓜，经犹未行

【病状】女子二七而天癸至，年十六矣，经犹未行，面色㿠白，心悸跳跃，神疲乏力，荣血亏耗，无以下注冲任使然，舌苔薄腻，脉象濡小无力。

【治法】拟与和荣通经。

【处方】全当归二钱　抱茯神三钱　青龙齿三钱　青橘叶一钱五分　京赤芍二钱　广橘白一钱　鸡血藤二钱　月季花八分　紫丹参二钱　茺蔚子三钱　嫩钩钩三钱，后下

胎 前 类

方案之一　胎气不固，腹痛坠胀

姓氏：王　性别：女

【病状】腰为肾府，胎脉亦系于肾，肾阴不足，冲任亦亏，妊娠四月，忽然腹痛坠胀，腰酸漏红，脉细而弦，胎气不固，营失维护，虑其胎坠。

【治法】急拟胶艾四物汤，养血保胎。

【处方】阿胶珠二钱　生白术一钱五分　厚杜仲二钱　大白芍一钱五分　广艾炭八分　炒条芩一钱五分　川断肉二钱　苎麻根二钱　白归身二钱　生地炭四钱　桑寄生二钱

方案之二　胎伤血热妄行

姓氏：严　性别：女

【病状】咳嗽轻减之后，忽然漏红甚多，舌质淡红，脉弦小而数。

【诊断】怀麟七月，正属手太阴司胎，太阴原有燥邪，引动肝火，由气入荣。血得热以妄行，颇虑热伤胎元，致成小产。

【治法】急宜养荣泄热以保胎，佐入滋水清肝而润肺。

【处方】蛤粉炒阿胶三钱　生地炭三钱　侧柏炭一钱五分　厚杜仲三钱　生白术一钱五

分　光杏仁三钱　冬桑叶三钱　炒条芩一钱
川象贝各二钱　冬瓜子三钱　鲜藕四两，去皮，
切片入煎　枇杷叶露四两，后入

方案之三　冲任亏损之胎痿

姓氏：戴　性别：女

【病状】怀麟二十月，漏红五六次，腹已大，乳不胀，脉弦小而滑。

【诊断】冲任亏损，肝火入荣，血热妄行，不得养胎，故胎萎不长，不能依期而产也。

【治法】当宜益气养血，清荣保胎，俾气能摄血，血足荫胎，胎元充足，瓜熟自然蒂落。

【处方】吉林参须一钱　生黄芪三钱生地炭三钱　厚杜仲三钱　生白术二钱　白归身二钱　阿胶珠二钱　炒条芩一钱　侧柏炭一钱五分　生白芍二钱　桑寄生三钱　鲜藕一两，切片入煎

方案之四　正产已届

【病状】孕已足月，腹痛腰酸，谷道坠胀，中指跳动。

【诊断】正产之时已届。

【治法】气足则易送胎，血足则易滑胎，惟宜大补气血，以充胎元，水足则舟行无碍之意。

【处方】炙黄芪五钱　抱茯神三钱　陈广皮一钱　大白芍一钱五分　大熟地五钱菟丝子二钱　炒黑荆芥八分　大川芎五分红枣五枚　白归身三钱　生白术二钱

附：蔡松汀难产神效方

产久不下，连服此方四五帖，只服头煎，不用煎二，以力薄也。必须多服，少则不效。

熟地一两　蜜炙真成芪一两　归身四钱白茯神三钱　西党参四钱　醋炙净龟板四钱川芎一钱　酒炒白芍药一钱　枸杞子四钱

产以气血为主，气足则易于送胎出门，血足则易于滑胎落地。若忍痛久则伤气，而气不足；下水多则伤血，而血不足。气血不足，产何能下？此方大补气血，于临产危急之时，无论产妇平素气质强弱，胞衣已破未破，急以此方连进四五帖头煎，则痛可立减，而胎自顺下，或竟熟睡，片时产下，如不觉者。或因试痛，误认产痛，服药后，竟不痛不产，帖然无恙者。盖此药补益气血，以还其本原，自安于无事矣。或疑产妇先感外邪，补之则恐邪锢，不知痛甚且久，则腠理齐开，也从表解矣；产水进下，邪从下解矣。到此时候，有虚无实，一定之理，切勿迟疑也。试验已久，万无一失。惟一经产后，此药一滴不可入，切勿误服。砚友沈子璞云：余家自购此方后，临产必用，数十年无难产矣，并无产后诸病。刘望珠云：往岁家人难产，已四五日不下，力竭气衰，渐就危殆。连服此方三四帖头煎，顿觉气充痛减，未几，呱呱者堕地矣。因信此方之神，后逢临产必用，自此永无难产。产不能下，每有用催生丹，及一切下胎诸药，又有外用藏香，并一切香窜之物，熏触催生者。此真生擒活剥，与蠢恶稳婆妄用刀割钩摘无异，其当时之祸，与日夜之患，有不可胜言者，切戒，切忌！

此方经余施送。因得转危为安者，不可胜计。去年严君俊叔夫人难产，裂胞二昼时，其象甚危，夤夜求予，乃检此方与之，一服而呱呱即堕。今冬又复临蓐，为状如前，家人无措，幸连服是方五剂，竟安产双男，闻已第九胎矣。**甘仁附识**

产 后 类

方案之一　产后痉厥

【病状】新产五日，陡然痉厥不语，神识时明时寐，脉郁滑，舌薄腻。

【诊断】气血亏耗，腠理不固，外风引动内风，入于经络，风性上升，宿瘀随之，蒙蔽清窍，神明不能自主，所以痉厥迭发，神糊不语，症势重险。

【治法】勉拟清魂散加减，和营祛风，清神化痰。

【处方】吉林参须五分　炙甘草五分　琥珀屑六分，冲　嫩钩钩三钱，后入　紫丹参二钱　朱茯神三钱　鲜石菖蒲八分　泽兰叶一钱五分　炒黑荆芥炭八分　炙远志一钱　童便一酒盅，炖温冲服

方案之二　产后去血过多，神昏气喘

【病状】新产后去血过多，头眩眼花，神昏气喘，自汗肢冷，脉细如丝。

【诊断】此乃血去阴伤，阴不抱阳，阳不摄阴，正气难以接续，浮阳易于上越，气血有涣散之虑，阴阳有脱离之险，血脱重症，危在顷刻。

【治法】勉仿经旨，血脱益气之义，以冀万一之幸。

【处方】吉林参须一钱　全当归三钱　养正丹二钱，包煎

方案之三　产后腹痛，小溲淋漓

【病状】产后腹痛，小溲淋漓，脉弦紧，右濡细，此营血已亏，宿瘀未楚，挟湿下注膀胱，宣化失司。

【治法】宜和营去瘀，通利州都。

【处方】全当归二钱　朱茯神三钱　泽兰叶一钱五分　荸荠梗一钱五分　紫丹参二钱　生草梢八分　益母草三钱　大川芎八分　绛通草八分　琥珀屑六分，冲

方案之四　产后寒热，汗多便溏

【病状】产后寒热，汗多不解，大便溏泄，卫气不能外护，营虚失于内守，营卫不和，邪不易达，健运无权。

【治法】当宜调和营卫，扶土和中。

【处方】川桂枝三分　云茯苓三钱　炙甘草五分　炒白芍一钱五分　扁豆衣三钱　炒苡仁三钱　生白术一钱五分　广陈皮一钱　炒谷麦芽各三钱　红枣二枚　生姜二片　干荷叶一角

方案之五　产后遍体浮肿

【病状】产后肺脾两亏，肃降无权，遍体浮肿，咳嗽气逆，难以平卧，脉象濡软而滑。

【诊断】经云：诸湿肿满，皆属于脾。脾虚生湿，湿郁生水，水湿泛滥，无所不到。肺为水之上源，不能通调水道，下输膀胱，聚水而为肿也；肺病及肾，肾气不纳，肺虚不降，喘不得卧，职是故也。喘肿重症。

【治法】拟五苓五皮，合苏子降气汤，肃运分消，顺气化痰，以望转机。

【处方】生白术一钱五分　肉桂心三分　炙白苏子二钱　淡姜皮六分　连皮苓四钱　化橘红八分　炙桑皮三钱　川椒目十粒　粉猪苓二钱　光杏仁三钱　象贝母三钱　济生肾气丸三粒，包煎

方案之六　产后恶露未尽，又发天痘

【病状】新产后，气血已亏，恶露未楚，感受时气氤氲之邪，引动先天蕴毒，由内达外，天痘已布，尚未灌浆，身热骨楚，苔薄腻，脉濡数。

【诊断】经云：邪之所凑，其气必虚。

【治法】宜益气托浆，和荣去瘀。

【处方】生黄芪三钱　全当归二钱　杜红花八分　生甘草四分　京赤芍一钱五分　益母草三钱　桃仁泥一钱五分，包　紫丹参二钱　净蝉衣八分　鲜笋尖二钱　生姜一片　红枣二枚

方案之七　胎前发热咳嗽，产后更甚

【病状】未产之前，发热咳嗽，气温伏邪，蕴蒸气分，肺胃两经受病。今产后发热不退，更甚于前，恶露未楚，苔黄，脉数。

【诊断】气血已亏，宿瘀留恋，伏邪不达，邪与虚热相搏，所以身热更甚也，投解肌药不效者，因正虚不能托邪外出也。

【治法】今宗傅青主先生加入人参生化汤，养正达邪，去瘀生新，注入宣肺化痰之品。

【处方】吉林参须八分　大川芎八分　荆芥炭八分　炙桑叶三钱　炙甘草五分　炮姜炭四分　光杏仁三钱　全当归二钱　桃仁泥一钱五分，包　象贝母三钱　童便一酒盅，炖温冲服

方案之八　产后手足不能举步

【病源】人身之经络，全赖血液以滋养，产后阴血已亏，不能荣养经脉，邪风入络，络有宿瘀，不通则痛。

【病状】手不能举，足不能履，肢节痹痛，脉细涩。

【治法】当宜养血祛风，去瘀通络。

【处方】全当归二钱　大川芎八分　青防风八分　大白芍一钱五分　木防己二钱　西秦艽二钱　陈木瓜二钱　茺蔚子三钱　紫丹参二钱　淮牛膝二钱　嫩桑枝四钱，酒炒

方案之九　产后干呕咳嗽，胸闷骨痛

【病状】鼻鸣鼻干，干呕，咳嗽不爽，肺有燥邪也，胸闷不舒，口甜时苦，胃有湿热也。胸前板痛，按之更甚，痰滞阻于贲门也。自汗甚多，内热不清，遍体骨痛，正虚阴不足也。

【诊断】病起胎前，延及产后，诸药备尝，时轻时剧，良以体虚邪实，肺燥痰湿。

【治法】攻既不得，补又不可，清则助湿，燥则伤阴。每有顾此失彼之忧，尤多投鼠忌器之虑。同拟两法并进，先投苦温合化，开其中隔之痰湿，继进甘凉生津，润其上焦之烦躁。

【处方】先服：水炒川雅连四分　竹沥半夏二钱　枳实炭一钱　淡干姜三分　橘白络各八分　生蛤壳六钱　川贝母三钱　薤白头一钱五分，酒炒　白残花五分

后服：鳖血炒银柴胡一钱　鲜竹叶茹各一钱五分　天花粉三钱　炒地骨皮一钱五分　冬桑叶三钱　活芦根一尺，去节　鲜枇杷叶五张，去毛，包

方案之十　产后感邪停滞

姓氏：张　性别：女

【病状】产后两月，荣阴未复，重感新邪，内停宿滞，肺胃为病，形寒身热，有汗不解，脘痞作痛，纳少泛恶，且又咳嗽，经行色黑，舌苔白腻，脉象左弦右涩。

【诊断】标邪正在鸱张，不能见虚投补。

【治法】疏邪消滞，和中去瘀，病去则虚自复。

【处方】炒黑荆芥一钱五分　清水豆卷四钱　赤茯苓三钱　金铃子二钱　光杏仁三钱　仙半夏一钱五分　延胡索一钱　嫩前胡一钱五分　象贝母三钱　枳实炭一钱　茺蔚子二钱　带壳砂仁八分　炒谷麦芽各三钱

方案之十一　产后肢节痹痛

姓氏：马　性别：女

【病状】未产之前，已有痛风，产后

二十一天，肢节痹痛，痛处浮肿，痛甚于夜，不能举动，形寒内热，咳嗽痰多。

【诊断】风湿痰瘀，羁留络道，荣卫痹痛不通，肺失清肃，胃失降和，病情夹杂，非易图治。

【治法】宜和荣去风，化痰通络。

【处方】紫丹参二钱　朱茯神三钱　光杏仁三钱　木防己二钱　炒黑荆芥一钱　远志肉一钱　象贝母三钱　夜交藤四钱　炒白薇二钱　西秦艽二钱　藏红花八分　甜瓜子三钱　嫩桑枝四钱　泽兰叶二钱

方案之十二　产后腹痛便秘

姓氏：李　性别：女

【病状】产后二十四天，荣血已虚，恶露未楚，腹痛隐隐，纳谷减少，畏风怯冷，有汗不解，旬日未更衣，舌无苔，脉象濡细。

【诊断】卫虚失于外护，荣虚失于内守，肠中津液枯槁，腑垢不得下达也。

【治法】仿傅青主加参生化汤意，养荣去瘀，和胃润肠。

【处方】吉林参须一钱　紫丹参三钱　春砂壳八分　生熟谷芽各三钱　全当归三钱　藏红花四分　全瓜蒌四钱，切　益母草一钱五分　大川芎四分　炮姜炭三分　大麻仁四钱，研

方案之十三　产后势成蓐痨

姓氏：朱　性别：女

【病状】产后八旬，寒热匝月，痰多纳减，脉象虚弦，气虚则寒，荣虚则热，胃虚纳减，脾弱痰多。

【诊断】势成蓐痨。

【治法】宜八珍汤加减，以望转机。

【处方】炒潞党参三钱　全当归二钱　银州柴胡八分　云茯苓三钱　大白芍二钱　嫩白薇一钱五分　米炒於术一钱五分　广橘白一钱　大熟地三钱　炮姜炭三分　生熟谷芽各三钱

崩　漏　类

方案之一　面浮足肿之崩漏

【病源】血生于心，藏于肝，统于脾，肝脾两亏，藏统失司。

【病状】崩漏已久，迩来面浮足肿，纳少便溏，脉细，舌绛。

【诊断】此阴液已伤，冲任之脉失固，脾胃薄弱，水谷之湿不化，人以胃气为本，阴损及阳，中土败坏，虚象迭见，已入险途。

【治法】拟益气生阴，扶土运中，以冀阳生阴长，得谷则昌为幸。

【处方】炒潞党参二钱　炙甘草五分　连皮苓四钱　生熟谷芽各三钱　米炒於术一钱五分　扁豆衣三钱　陈广皮一钱　炒淮药三钱　干荷叶一角　炒苡仁四钱　炒补骨脂一钱五分

方案之二　阴虚阳浮之崩漏

【病状】崩漏不止，形瘦头眩，投归脾汤不效，按脉细数，数为有热。

【诊断】营血大亏，冲任不固，阴虚于下，阳浮于上。

【治法】欲潜其阳，必滋其阴，欲清其热，必养其血，拟胶艾四物汤，合三甲饮，滋养阴血，而潜浮阳，调摄冲任，而固奇经。

【处方】阿胶珠二钱　生地炭四钱　大白芍一钱五分　左牡蛎四钱　广艾炭八分　白归身二钱　丹皮炭一钱五分　炙龟板三钱　炙鳖甲三钱　贯众炭三钱　血余炭三钱　鲜藕一两，切片入煎

方案之三　经漏似崩

【病状】冲任亏损，不能藏血，经漏三月，甚则有似崩漏之状，腰酸骨楚，舌淡黄，脉细涩，心悸头眩，血去阴伤，厥阳易于升腾。

【治法】昔人云：暴崩宜补宜摄，久崩宜清宜通，因未尽之宿瘀留恋冲任，新血不得归经也，今拟胶艾四物汤，调摄冲任，去瘀生新。

【处方】阿胶珠二钱　朱茯神三钱　大白芍二钱　紫丹参二钱　广艾叶八分　生地炭四钱　大砂仁八分，研　百草霜一钱，包　白归身二钱　炮姜炭四分　炒谷麦芽各三钱

带 下 类

方案之一　脾虚生湿之带下

【病源】营虚肝旺，肝郁化火，脾虚生湿，湿郁生热，流入带脉，带无约束之权。

【病状】内热溲赤，腰酸带下，湿热下迫大肠，肛门坠胀。

【治法】郁火宜清，清火必佐养营，蕴湿宜渗，渗湿必兼扶土。

【处方】白归身二钱　赤茯苓三钱　厚杜仲二钱　六一散三钱，包　大白芍二钱　淮山药三钱　乌贼骨三钱　炒条芩一钱五分　黑山栀一钱五分　黄柏炭八分　生白术一钱五分　荸荠梗一钱五分

方案之二　带下阴挺坠胀

【病源】三阴不足，湿热下注。

【病状】带下频频，阴挺坠胀，腑行不实，里急后重。

【治法】拟益气升清，滋阴化湿。

【处方】生黄芪三钱　黄柏炭八分　小生地三钱　川升麻三分　蜜炙枳壳一钱　乌贼骨三钱　粉丹皮一钱五分　净槐米三钱，包　生草梢八分　苦桔梗一钱　福泽泻一钱五分　威喜丸三钱，包煎

方案之三　营亏火旺之赤白带下

【病源】营血亏，肝火旺，挟湿热入扰带脉。

【病状】带下赤白，头眩腰酸。

【治法】与养血清肝，化湿束带。

【处方】白归身二钱　云茯苓三钱　厚杜仲二钱　鲜藕二两，切片　生苡仁四钱　乌贼骨三钱　生白芍二钱　嫩白薇一钱五分　川断肉二钱　黄柏炭八分　粉丹皮一钱五分　福泽泻一钱五分　生白术三钱　震灵丹三钱，包

【复诊】前方去白薇，加炙鳖甲三钱。

外科之部

瘰疬类

方案之一　痰火瘰疬

姓氏：翟　性别：男

【病源】瘰疬之生，多由于胆汁不足，痰火相聚为患，成为瘰疬。

【病状】发于耳前颈项之间，延今半载，屡屡失寐，时时头痛。

【治法】一派炎炎之象，非大剂清化，不足以平其势，非情怀宽敞，不足以清其源，二者并施，或可消患于无形，此正本清源之治也。

【处方】羚羊尖八分　大生地四钱　银柴胡一钱　京元参四钱　象贝母四钱　生牡蛎四钱　竹沥半夏二钱　海蛤粉四钱　淡海藻二钱　夏枯草二钱　紫菜二钱

陈海蜇皮二两，漂淡　大荸荠二两，洗，打，二味煎汤代水

方案之二　久病将入损门

姓氏：郑　性别：女

【病状】疬疡自颈窜至胸膺，胛窝破溃深大，内热脉数，经闭，谷食不香。

【诊断】势入损门。

【治法】急宜养阴清热。

【处方】南沙参三钱　川石斛四钱　炙鳖甲三钱　青蒿梗一钱五分　地骨皮三钱　粉丹皮二钱　云茯苓三钱　川贝母四钱　功劳子三钱　甘蔗一两

方案之三　肝脾肾并亏而起之瘰疬

姓氏：朱　性别：女

【病状】痰疬窜发，未溃者，肿硬疼痛，已溃者，脓水不多，经停半载，寒热食减。

【诊断】肝脾肾三者并亏，难治之症也。

【治法】当补益三阴，怡养性情。

【处方】吉林参须一钱五分　银柴胡一钱　大生地四钱　炙鳖甲三钱　地骨皮三钱　生牡蛎六钱　广橘红一钱　云茯苓三钱　生於术一钱五分　京元参二钱　夏枯草二钱　川象贝各四钱　红枣四枚

痰毒类

方案之一　锁喉痰毒

姓氏：鲍　性别：男

【病源】风温痰湿，蕴结上焦。

【病状】锁喉痰毒，漫肿疼痛，根盘焮红。

【治法】宜辛凉清解。

【处方】荆芥穗一钱　青防风一钱　薄荷叶八分　炒牛蒡二钱　生草节八分　苦桔梗一钱　轻马勃八分　大贝母三钱　炙僵蚕三钱　金银花三钱　连翘壳三钱　海蛤粉四钱　六神丸十粒，吞服

方案之二　盘颈痰毒

姓氏：费　性别：女

【病状】盘颈痰毒，已延半月，势将成脓。

【处方】熟牛蒡二钱　大贝母三钱　炙僵蚕三钱　粉丹皮二钱　京赤芍二钱　酒炒黄芩二钱　陈广皮一钱　粉甘草六分　夏枯草二钱　竹二青①二钱　小金丹一粒，陈酒化服

方案之三　痰毒肿痛

姓氏：周　性别：男

【病状】痰毒漫肿作痛。

【诊断】此乃酿脓之兆。

【治法】宜与和托，以冀一溃。

【处方】薄荷叶八分　熟牛蒡二钱　京赤芍二钱　生草节六分　苦桔梗一钱　轻马勃八分　大贝母三钱　炒僵蚕三钱　山慈菇八分　炙甲片一钱五分　皂角针一钱五分　丝瓜络二钱

痰 核 类

方案之一　阴虚痰热结核

姓氏：陈　性别：女

【病源】阴虚痰热结于脉络。

【病状】项左痰核破溃，近及结喉，胕骨肿痛，四肢痠楚。

【诊断】阴血亏耗，荣卫不能流通。

【治法】宜养阴清络法。

【处方】羚羊尖八分　小生地四钱　炙鳖甲三钱　全当归二钱　粉丹皮二钱　京元参二钱　京赤芍二钱　天花粉三钱　川黄柏一钱　丝瓜络二钱　大贝母三钱　竹二青二钱

方案之二　相火夹痰结核

姓氏：黄　性别：女

【病源】少阳相火，夹痰上升，额上结合。

【病状】颈左痰核，肿突坚硬，劳则作痛，并起水泡。

【诊断】须防破溃。

【处方】羚羊尖八分　粉丹皮二钱　京赤芍二钱　全当归二钱　京元参二钱　大贝母三钱　炙僵蚕三钱　夏枯草二钱　广橘红八分　海蛤粉四钱　淡海藻二钱　连翘壳三钱

海蜇皮二两，漂淡　大荸荠二两，洗打，二味煎汤代水

痰 瘤 类

方案之一　上腭痰瘤

【病源】阳明痰气，循经上升，结于上腭，发为痰瘤。

【病状】肿大且坚，鼻旁高突，迄今年余，势须破溃。

【治法】宜化痰清热。

【处方】法半夏二钱　广橘红八分　大贝母三钱　炙僵蚕三钱　京元参二钱　京赤芍二钱　苦桔梗一钱　连翘壳三钱　海蛤粉四钱　淡昆布一钱五分　淡海藻一钱五分　竹二青二钱

海蜇皮一两，漂淡　荸荠二十枚，洗打，二味煎汤代水

血 瘤 类

方案之一　血瘤胀大掣痛

姓氏：汪　性别：男

【病源】肝火逼血上行，凝结少阳之分。

【病状】右耳根血瘤有年，骤然胀大，坚肿色红，日夜掣痛。

---

① 竹二青：竹茹之异名。

【诊断】有外溃之势。

【治法】症属难治，勉拟凉血清肝。

【处方】羚羊尖一钱　小生地三钱　粉丹皮二钱　京赤芍二钱　上川连四分　黑山栀一钱五分　京元参二钱　侧柏叶一钱五分　生蒲黄三钱，包　大贝母三钱　连翘壳三钱　藕节四枚

方案之二　肩膊气瘿

【病状】肩膊发生气瘿，重大如盆。

【诊断】此为难治之症。

【治法】治宜润荣顺气。

【处方】潞党参二钱　云茯苓三钱　生白术一钱　全当归二钱　大白芍二钱　大川芎八分　陈广皮一钱　仙半夏一钱　制香附一钱五分　淡昆布二钱　淡海藻二钱　红枣四枚　生姜二片

时 毒 类

方案之一　风邪挟痰而起之时毒

姓氏：史　性别：男

【病状】风邪挟痰瘀凝结，营卫不和。

【病状】时毒五天，寒热头痛。

【治法】急宜疏散消解。

【处方】荆芥穗一钱　青防风一钱　薄荷叶八分　炒牛蒡二钱　生草节八分　苦桔梗一钱　轻马勃八分　大贝母三钱　炙僵蚕三钱　生蒲黄三钱，包　山慈菇片八分　万灵丹一大粒，入煎

脑 疽 类

方案之一　气血两亏，
痰湿蕴结而起之脑疽

姓氏：张　性别：男

【病状】正脑疽两候，疮口虽大，而深陷不起，疮根散漫不收，色红疼痛，舌质红光，脉象濡缓。

【诊断】气虚血亏，不能托毒外出，痰湿蕴结，荣卫不和，症势重险。

【治法】宜益气托毒，和荣化湿，冀其疮顶高起，根脚收缩，始有出险之望。

【处方】生黄芪八钱　全当归三钱　抱茯神三钱　生首乌四钱　生潞党参三钱　京赤芍二钱　炙远志肉一钱　白茄蒂一钱　生草节八分　紫丹参三钱　鹿角霜三钱　陈广皮一钱　大贝母三钱

外用阳和膏、黑虎丹、九黄丹、补天丹。

方案之二　因风热而起之脑疽

姓氏：钱　性别：男

【病源】外邪客于风府，蕴热上乘，邪热相搏，血瘀停凝。

【病状】脑疽三日，红肿寒热。

【治法】法当疏散。

【处方】荆芥穗一钱五分　青防风一钱　全当归二钱　京赤芍二钱　大贝母三钱　炙僵蚕三钱　羌活一钱　大川芎八分　香白芷八分

方案之三　因风痰而生之偏脑疽

姓氏：柯　性别：男　年龄：六十余

【病源】花甲之年，气血已亏，加之体丰多湿，湿郁生痰。风寒侵于外，七情动于中，与痰湿互阻于太阳之络，营卫不和，疽遂成矣。

【病状】疽生脑旁，红肿高活。

【诊断】所喜红肿高活，尚属佳象，起居调摄，尤当自慎。

【处方】生黄芪三钱　青防风一钱　生草节八分　苦桔梗一钱　陈广皮一钱　仙半夏二钱　大川芎八分　大贝母三钱　炙僵蚕

三钱　羌活一钱　小金丹一粒, 陈酒化服

天疽类

方案之一　因抑郁而起之天疽

姓氏：唐　性别：男

【病源】症由情志抑郁, 郁而生火, 郁火挟血瘀凝结, 营卫不和。

【病状】天疽肿硬, 位在左耳之后。

【诊断】颇虑毒不外泄, 致有内陷之变。

【治法】急与提托, 冀其速溃速腐, 得脓为佳。

【处方】银柴胡一钱　全当归二钱　京赤芍二钱　川象贝各二钱　生草节八分　陈广皮一钱　炙远志一钱　炙僵蚕三钱　炙甲片一钱五分　皂角针一钱五分　琥珀蜡矾丸一粒, 开水化服

方案之二　肝肾俱败之天疽

姓氏：何　性别：女

【病状】天疽匝月, 色黑平塌, 神糊脉细, 汗多气急, 阴阳两损, 肝肾俱败。

【诊断】疡症中之七恶已见, 虽华佗再世, 亦当谢不敏也, 勉拟一方, 聊尽人工。

【处方】吉林参二钱　生黄芪六钱　血鹿片八分　生於术二钱　清炙草八分　云茯苓三钱　炮姜炭五分　川贝母三钱　大熟地四钱　五味子六分　左牡蛎四钱　半夏曲三钱

骨槽风类

方案之一　骨槽风, 牙关开合不利

姓氏：施　性别：男

【病状】颐肿坚硬, 寒热交作, 牙关开合不利。

【诊断】风痰交阻络道, 此骨槽风之渐也。

【治法】宜与疏散。

【处方】荆芥穗一钱五分　青防风一钱　薄荷叶八分　炒牛蒡二钱　生草节八分　苦桔梗一钱　大贝母三钱　炙僵蚕三钱　晚蚕砂三钱, 包　山慈菇片八分　万灵丹一粒, 入煎

方案之二　因风寒痰瘀而起之骨槽风

姓氏：周　性别：男

【病状】骨槽风肿硬不痛, 牙关拘紧, 缠绵二月余。

【诊断】此阴症也, 位在少阳, 少阳少血多气之脏, 脉络空虚, 风寒乘隙而入, 痰瘀凝结。

【治法】徒恃清凉无益也, 法当温化, 阳和汤主之。

【处方】净麻黄五分　肉桂心四分　大熟地四钱, 二味同捣　炮姜炭五分　生草节八分　白芥子一钱, 炒, 研　鹿角霜三钱　小金丹一粒, 陈酒化服

　　按：骨槽风, 初用荆防败毒、万灵丹之类, 可以取效, 医者不察, 妄用清凉, 以致风寒痰瘀, 胶结不化。幸周姓年方少壮, 体质尚强, 脾胃未见败象, 否则殆矣。故内服阳和汤, 外用生姜切片, 上按艾绒灸之, 再覆盖阳和膏, 如此五日, 牙关渐利。照原方连服二十四剂, 病即痊愈。

方案之三　腐烂已久, 气阴两伤之骨槽风重症

【病状】骨槽风, 内外穿溃, 腐烂已久, 气阴两伤, 少阴伏热上升, 喉痹燥

痛，蒂丁下坠，妨于咽饮，咳嗽痰浓夹红，舌质红绛，脉象濡小而数，加之手足浮肿，动则气喘，胸膺骨胀，肺络损伤。

【诊断】子盗母气，脾土薄弱，肺喜清润，脾喜香燥，治肺碍脾，治脾碍肺，棘手症。

【治法】勉拟培土生金，养肺化痰，未识能得应手否。

【处方】南沙参三钱　生甘草六分　瓜蒌皮二钱　猪肤三钱，刮去油毛　淮山药三钱　苦桔梗一钱　生苡仁四钱　冬瓜子皮各三钱　连皮苓四钱　川象贝各二钱　藏青果一钱

牙疳类

方案之一　热毒内蕴之牙疳

【病源】肾主骨，齿为骨余，牙龈属胃，疹痘后，热毒内蕴肾胃两经。

【病状】牙疳腐烂，苔黄，脉数。

【诊断】听其漫延，恐有穿腮落齿之险，重症也。

【治法】拟芦荟消疳饮加味，清阳明而解热毒。

【处方】真芦荟八分　甘中黄八分　金银花四钱　活贯众三钱　川升麻三分　胡黄连四分　黑山栀一钱五分　京元参一钱五分　生石膏三钱，打　银柴胡八分　活芦根一尺，去节

牙岩类

方案之一　血亏肝郁而起之牙岩

姓氏：何　性别：女

【病源】荣血久亏，肝郁不达，郁从火化，火性上炎，致发牙岩。

【病状】已延半载，虑其翻花出血，下部酸软乏力。

【治法】拟养营清上。

【处方】小生地四钱　肥知母一钱五分　川黄柏一钱五分　粉丹皮二钱　京赤芍二钱　连翘壳三钱　京元参二钱　大贝母三钱　生蒲黄三钱，包　藕节四枚

大头瘟类

方案之一　因外邪引动伏温而起之大头瘟

姓氏：沈　性别：女

【病源】重感氤氲之邪，引动伏温，外发温毒。

【病状】满面红肿，透及后脑，耳根结块，久而不消，形寒身热，逾时得汗而解，胸闷不思饮食，舌苔薄腻微黄，脉象左弦数，右濡数，虑其缠绵增剧。

【治法】宜清解伏温，而化痰瘀。

【处方】薄荷叶八分　朱茯神三钱　荆芥穗八分　鲜竹茹一钱五分　清水豆卷四钱　熟牛蒡二钱　江枳壳一钱　连翘壳三钱　大贝母三钱　净蝉衣八分　苦桔梗一钱　生赤芍二钱　板蓝根二钱

方案之二　大头瘟之重症

姓氏：朱　性别：男

【病状】头面肿大如斗，寒热，口干，咽痛，腑结。

【诊断】此大头瘟之重症也。头为诸阳之首，惟风可到。风为天之阳气，首犯上焦，肝胃之火，乘势升腾，三阳俱病。

【治法】拟普济消毒饮加减。

【处方】荆芥穗一钱五分　青防风一钱　软柴胡八分　酒炒黄芩一钱五分　酒炒川连八分　苦桔梗一钱　连翘壳三钱　炒牛蒡二钱　轻马勃八分　生甘草八分　炙僵蚕三钱　酒制川军三钱　板蓝根三钱

鼻痔类

方案之一 肺胃湿浊上升之鼻痔

姓氏：傅 性别：女

【病源】阳明湿浊上升。

【病状】鼻痔壅塞，头目不清，畏风怯冷，肢体作酸。

【诊断】肺胃气虚。

【治法】拟荣卫并调，兼肃肺胃。

【处方】潞党参一钱五分 全当归二钱 大白芍一钱五分 陈辛夷八分 苍耳子一钱五分 大川芎八分 藿香梗一钱五分 云茯苓三钱 生白术一钱 陈广皮一钱 煨姜二片

鼻疳类

方案之一 因肺胃积热而起之鼻疳

姓氏：贾 性别：男

【病源】肺胃积热，酿成鼻疳。

【病状】迎香腐缺，鼻准已塌，内外之肿不消，防其崩陷。

【治法】拟再造散加减。

【处方】羚羊尖一钱 大麦冬三钱 天花粉三钱 京元参二钱 京赤芍二钱，酒炒 黄芩一钱 寒水石三钱 连翘壳三钱 大贝母三钱 夏枯花二钱 鲜竹叶三十片 干芦根一两，去节

发背类

方案之一 疮顶深陷之发背

姓氏：宋 性别：男

【病状】中发背，腐溃，得脓不多，大似覆碗，肉坚肿，疮顶深陷，临晚寒热不壮，纳谷减少，舌苔薄腻，脉象虚弦。

【诊断】背脊属督脉所主，脊旁为太阳之经，督阳已衰，太阳主寒水之化，痰湿蕴结，营血凝塞，此阴疽也，甚勿轻视。

【治法】急宜助督阳以托毒，和荣卫而化湿，冀其疮顶高起，脓毒外泄，始能入于坦途。

【处方】生黄芪五钱 朱茯神三钱 陈广皮一钱 鹿角胶一钱五分 紫丹参三钱 仙半夏二钱 大贝母三钱 生草节五分 全当归三钱 红枣四枚 生熟谷芽各三钱

【洗方】全当归二钱 生草节六分 独活二钱 大川芎二钱 石菖蒲二钱 鲜猪脚爪一枚，劈碎

煎汤洗之。红肉上补天丹、海浮散；腐肉上桃花散、九黄丹，外贴阳和。

乳岩类

方案之一 乳岩肿硬，遍体酸痛

姓氏：庄 性别：女

【病状】脉象尺部细弱，寸关弦细而数，舌质红绛，遍体酸痛，腰膝尤甚，纳谷减少，口干不多饮，腑行燥结，小溲淡黄，乳岩依然肿硬不消。

【诊断】皆由阴液亏耗，血不养筋，血虚生热，筋热则酸，络热则痛，况肝主一身之筋，筋无血养，虚阳易浮，腹内作胀，亦是肝横热郁，阳明通降失司。

【治法】欲清络热，必滋其阴，欲柔其肝，必养其血，俾得血液充足，则络热自清，而肢节之痛，亦当轻减矣。

【处方】生左牡蛎八钱 蛤粉炒阿胶一钱五分 霍山石斛三钱 青龙齿二钱 丝瓜络五钱 大麦冬三钱 生白芍二钱 嫩白薇一钱五分 鲜生地四钱 甜瓜子三钱 鲜竹茹二钱 嫩桑枝一两 西洋参二钱，另煎汁冲服 羚羊片四分，另煎汁冲服

另用真珍珠粉二分，用嫩钩钩三钱，金器一具，煎汤送下。

方案之二　乳岩痰瘀凝结

姓氏：王　性别：女

【病源】肝郁木不条达，挟痰瘀凝结，乳房属胃，乳头属肝，肝胃两经之络，被阻遏而不得宣通。

【病状】乳部结块，已延三四月之久，按之疼痛，恐成乳岩。

【治法】宜清肝郁而化痰瘀，复原通气饮合逍遥散出入。

【处方】全当归二钱　京赤芍二钱　银柴胡八分　薄荷叶八分　青陈皮各一钱　苦桔梗一钱　全瓜蒌四钱，切　紫丹参二钱　生香附二钱　大贝母三钱　炙僵蚕三钱　丝瓜络二钱　青橘叶一钱五分

肝疽类

方案之一　漫肿而硬之肝疽

姓氏：郑　性别：男

【病状】肝疽生于左胁肋，漫肿而硬，按之疼痛，大如手掌。

【诊断】此气阴两亏，肝郁挟痰湿凝结，荣卫不和，有酿脓之象。

【治法】宜消托兼施，消未成之毒，托已成之脓也，如脓从外泄则吉，破膜则危。

【处方】生黄芪六钱　生草节八分　川象贝各二钱　皂角针一钱　全当归三钱　苦桔梗一钱　炙僵蚕三钱　陈广皮一钱　生赤芍三钱　银州柴胡一钱　炙甲片一钱

外用阳和膏、十将丹、平安散。

肺疽类

方案之一　胸闷疼痛之肺疽

姓氏：沈　性别：女

【病状】肺疽已成，漫肿如盆，疼痛不已，胸闷气结，汗多肢冷，脉象濡细。

【诊断】初由风邪痰瘀，蕴藉肺俞，继则酿脓，肺炎叶举，清肃之令，不得下行，颇虑正不支持致虚脱之变。

【治法】勉拟和正托毒，清肺化痰。

【处方】生黄芪四钱　抱茯神三钱　京赤芍二钱　丝瓜络二钱　生草节八分　炙远志肉一钱　象贝母三钱　冬瓜子二钱　苦桔梗一钱　全当归二钱　炙僵蚕三钱　瓜蒌皮二钱　水炙桑皮二钱

疔疮类

方案之一　湿火蕴结之掌心疔

姓氏：李　性别：女

【病状】掌心疔，顶虽溃，未曾得脓，四围肿硬疼痛。

【诊断】湿火蕴结，血凝毒滞，症势非轻。

【治法】急宜清解托毒。

【处方】甘菊花五钱　地丁草三钱　京赤芍二钱　薄荷叶八分　生草节六分　大贝母三钱　炙僵蚕三钱　金银花二钱　连翘壳三钱　草河车一钱五分　丝瓜络二钱　蟾酥丸二粒，开水化服

湿疮类

方案之一　风湿热蕴蒸之湿疮

姓氏：徐　性别：男

【病状】湿瘰发于遍体，浸淫作痒，延今已久。

【诊断】血虚生热生风，脾弱生湿，风湿热蕴蒸于脾肺两经也。

【治法】宜清荣祛风，而化湿热。

【处方】净蝉衣八分　小生地四钱　粉丹皮一钱五分　肥玉竹三钱　茯苓皮三钱　通草八分　六一散三钱，包　苦参片一钱五分　绿豆衣三钱

痔 疮 类

方案之一　脱肛不收之外痔

姓氏：吴　性别：男

【病状】外痔焮痛已久，脱肛未收。

【诊断】气虚不能收摄，阴虚湿热下注，大肠不清，传导变化乏力，苔薄腻，脉濡滑。

【治法】宜补中益气，育阴清化。

【处方】米炒南沙参二钱　蜜炙升麻五分　清炙黄芪二钱　炒扁豆衣三钱　朱茯神三钱　水炙桑叶三钱　净槐米三钱，包　生白术二钱　土炒当归三钱　杜赤豆一两　灶心黄土一两，荷叶包，煎汤代水

方案之二　焮痛便血之外痔

姓氏：潘　性别：男

【病状】外痔焮痛，脱肛便血。

【诊断】气阴两虚，大肠湿热留恋。

【治法】宜调益气阴，清化湿热。

【处方】细生地四钱　粉丹皮一钱五分　京赤芍二钱　净槐米三钱，包　抱茯神三钱　地榆炭三钱　脏连丸一钱，包　橘白络一钱　生苡仁三钱　全当归二钱　杜赤豆一两　干柿饼三钱

外用黄连膏。

缩脚阴痰类

方案之一　伤筋而起之缩脚阴痰

姓氏：高　性别：女

【病状】伤筋起见，变为缩脚阴痰，顶虽溃，未尝得脓，跟脚肿硬疼痛，痛引少腹，小溲不利，腑行燥结，身热晚甚，口有甜味，舌苔薄腻，脉象濡滑。

【诊断】蕴湿宿瘀，凝结厥阴之络，荣卫不和，症属缠绵。

【治法】拟益气托毒，化湿通络。

【处方】生黄芪三钱　茯苓皮三钱　炙甲片一钱　清水豆卷四钱　当归尾三钱　福泽泻一钱五分　泽兰叶一钱五分　光杏仁三钱　桃仁泥一钱五分，包　赤芍药二钱　通草八分　象贝母三钱　苏木一钱五分　陈广皮一钱

二诊：

【病状】缩脚阴痰，肿硬疼痛，上及少腹，下及腿侧，皮色不变，左足曲而不伸，寒热晚甚，舌苔薄腻，脉弦小而迟。

【诊断】寒湿痰瘀，凝结厥阴之络，营卫不和，缠绵之症也。

【治法】今拟阳和汤加减，温化消解，冀望转阴为阳，始能出险入夷。

【处方】净麻黄三分　大熟地四钱，二味同捣　肉桂心五分　生草节一钱　炮姜炭五分　银柴胡一钱　白芥子三钱，炒研　鹿角胶二钱，陈酒化冲服　醒消丸一钱，吞服

梅 毒 类

方案之一　梅毒之喉疳腐烂

【病状】阴虚毒火上攻，喉疳腐烂，头痛鼻塞，肢节痠楚。

【诊断】此为余毒湿热，留恋经络所

致，症势缠绵，非易速痊。

【治法】拟结毒紫金丹加减，育阴解毒，化湿通络。

【处方】元武板四钱　甘中黄八分　连翘壳三钱　丝瓜络二钱　生石决明八钱　胡黄连六分　寒水石三钱　仙禹粮四钱　朱茯神三钱　忍冬藤三钱　飞滑石三钱　五宝丹五分，分五次开水送下

方案之二　梅毒之脊背腰髀疼痛

【病状】脊背腰髀疼痛，牵及两胁，屡进益气去风，化湿通络之剂，未见效机。

【治法】今拟土茯苓散，合金蟾脱壳煎加味。

【处方】土茯苓五钱　忍冬藤四钱　晚蚕沙三钱　西秦艽二钱　紫丹参二钱　钻地风一钱五分　川独活一钱　土贝母五钱　连翘壳三钱　五宝丹二分，开水送下

另干蟾皮半张，陈酒半斤，浸酒内一周时，将酒炖温服，服后睡一二小时。

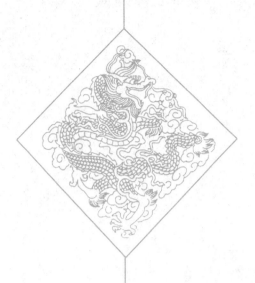

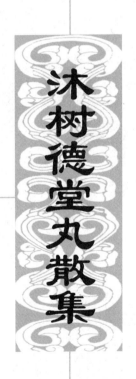

沐树德堂丸散集

内容提要

《沐树德堂丸散集》，丁甘仁（泽周）著，成书于光绪三十三年（1907）。

本书仅 1 卷，包括补益心肾门、脾胃泄泻门、痰饮咳嗽门、诸风伤寒门、诸火暑湿门、妇科丸散门、儿科丸散门、眼科丸散门、外科丸散膏丹门、诸胶门、诸膏门、花露门、药酒香药门、膏药门、痧气门共 15 门，这 15 门多为古方；另外，又编入丁氏内科丸散膏丹、丁氏戒烟膏丸、丁氏外科丸散膏丹等内容，主要为丁甘仁经验方。全书共收录古方、时方及作者经验方 380 余种。

本书将丁氏常用之丸散膏丹合编成集，用于治疗内、外、妇、儿各科疾病。书中对各个丸散膏丹的服法、功效、主治都有详细记载，选方精良，制法精当。并根据林则徐戒烟丸改制成"仁、义、礼、智、信"五种戒烟膏丸，为利国利民之善举。此书对指导临床用药具有重要意义，值得临床医师研读学习。

本次整理，以光绪三十三年石印本为底本，并参合他书，校订而成。

修合丸散自序

　　盖天地之化施于人者，以阴以阳；人之禀受于天者，有厚有薄。至若风、寒、暑、湿六淫感于外，喜、怒、忧、思七情动于中；饥饱之失宜，劳役之过当；元气亏耗，百病丛生，所以医药之功用大矣哉！粤自神农辨药性，轩岐著《灵》《素》，伊尹、巫咸作《汤液》，扁鹊作《难经》，而医药之法立焉。至东汉张仲景著《伤寒》《金匮》诸书，申明六经治病，采择祖方，化成百十三方、三百九十七法，而经方备焉。唐宋以后，厥有时方，如孙思邈之《千金方》、王焘之《外台秘要》，尤能集其大成。至金元间李、刘、朱、张之辈，更能本诸古法，以各臻其妙。明张介宾又有《新方八阵》，即我国初名医徐灵胎有兰台局之设，叶天士有炼丹房之名，均后世所宜取法者也。然汤者，荡也，过而不留，可治标病。惟制为丸药，则动中窍要，治病尤良，可以便行李之提携，可以备昕夕①之调服，而救灾祲②之猝过者也。仆悬壶海上，临证二十余年，所取古方、时方之必需者及仆之所经验各方，一并虔诚修合，亲临调度，如法精制，务合乎三方、四制、十剂之用。又深明其方之中矩，法之中规，刚柔有变，制约有道，君臣有佐使之宜，铢两分多寡之数。而选药也，又审乎各地生产之宜、四时采取之当、真假之辨、炮③制之工，务必慎之又慎，精益求精，冀望投剂辄效，立起沉疴，此仆创设沐树德药号之本心也。今修合丸散，药正方真，倘有假骗，罪我惟天。心存利物济人，非徒有名无实，此则仆之素志云尔。

　　　　　　　　光绪三十三年月日沐树德主人甘仁丁泽周谨序

---

① 昕夕：早晚。昕，拂晓，日将出时。
② 灾祲：灾难不祥。祲，古人指阴阳相侵之气及妖氛之气。
③ 炮：原作"泡"，据文义改。

序

　　尝谓名将用兵，必精简练，整行列，然后可以应变而无穷，医之用药也亦然；良相治国，必革时弊，培本原，然后可以久安而长治，药之治病也亦然。盖天地之间，惟人为贵，而阴阳相舛，厥疾斯生。故圣人有作聿传《灵》、《素》之篇，小道可观，远胜农圃之学。《肘后》之书既出，壶中之价值，奚论延及今，兹固已人表俞附之名、市遍韩康之肆矣。然而葛仙丹灶，须资久炼之功；羽士青囊，当预不虞之备。假使鼎未开夫九转，而危亡迫在一时，则东海仙山，未许轻舟飞渡；西江远水，难应涸辙哀求，坐以待亡。嗟！何可及吾孟河丁甘仁先生，悬壶海上二十余年，得扁鹊之真传，行岐黄之妙术。着手成春，不啻万家生佛；立言不朽，无愧一代传人！而尤心存济世，手检成方，翻阅古书，更加考正之功；出传秘制，以示大公之意。配味于君、臣、佐、使，选材于川、广、浙、闽。凡夫铢、两、毫、厘之称衡，参、桂、术、苓之炮炼，莫不审之又审，精益求精。盖深恐鱼目混真，非专为蝇头觅利也！余于医学，有志未逮。兹见先生将各种药目，汇集成书。载治病之原由，分为注脚；着奏功之神速，朗若列眉。行旅即便于取携，仓猝无难于购办。余喜其究病之精，无微不至；制方之备，有美必收。因缀芜言，以志卷首。

　　　　　　　　光绪三十三年岁次丁未同乡郑兆兰序

401

凡　例

一、本堂以古方必遵古法监制，即选用时方，亦必经屡试屡验，万妥万当，方敢出而问世。

二、本堂丸、散、膏、丹，必采办各省道地药材，取其精华，弃其糟粕。举凡有益于世、利于人者，无不梯山航海，广为搜罗，断不敢妄用伪劣之品，以致误人而自误。

三、本堂各种丸、散、膏、丹，悉遵前贤医理立说，以表明各药主治。请照仿单，对证施治，无不效应如神。

四、本堂所选成①方，期于稳妥。若外治诸膏药，尤为尽善尽美。对证取用，无不药到病除。

五、本堂考订虽详，然丸目甚繁，方剂引申，不无疏漏，尚望高明施教。

六、本堂汇集是书，广为传布，阅者可常置案头，随时体验，则对证取服，自矜奏效之神，或先时购藏，亦有卫生之益。不敢私秘禁方，惟冀同登寿域。略举例言，惟希共鉴。

402　　①　成：原作"陈"，据《丁甘仁医书二种》及文义改。

沐树德堂丸散集目录

补益心肾门

十全大补丸

开水送下三四钱。

治虚劳内伤，潮热咳嗽，梦遗滑精，形枯神疲，腰疫节痛。为大补气血之品。

百补全鹿丸

盐汤送下三四钱。

治五劳七伤。能健筋骨，充精髓，泽肌肤，益聪明，美颜色。为寿世寿人之品。

参桂百补丸

开水送服三钱。

治脾虚胃弱，腰疫膝软，骨痛。添精填髓，益阴健阳，为气血交补之品。

补中益气丸

开水送服三四钱。

治阳虚自汗，气虚下陷，中脘不舒，饮食不贪，身热心烦。为益气调中之品。

天王补心丸

灯心汤送下三钱。

治心血亏损，神志不宁，夜烦不寐，健忘怔忡，惊悸自汗。为定志安神之品。

金匮肾气丸

盐汤送下三四钱。

治喘急痰盛，面浮目肿，肚腹胀大，小便短涩，渐成臌胀。为行水培土之品。

济生肾气丸

米汤送下三钱。

治元阳不足，脾土虚寒，腰重足肿，胀满喘急，小便不通。为分利水道之品。

扁鹊玉壶丸

开水送服钱半。

治命门火衰，阳气暴绝，阴寒恶疾，寒水臌胀。立见回春，为挽回元阳之品。

景岳左归丸

开水送下三钱。

治寒热往来，自汗盗汗，精遗髓涸，真阴不足，耳聋口燥。为滋补水脏之品。

景岳右归丸

盐汤送下三钱。

治元阳不充，真火就衰，反胃噎膈，脐腹作痛，便溏泄泻。为暖补命门之品。

六味地黄丸

盐汤送下三四钱。

治精血亏耗，喘促咳嗽，失音失血，水泛为痰，头晕目眩。为壮水制火之品。

参麦六味丸

盐汤送下三四钱。

治金水不足，津液枯干，口渴舌燥，咳嗽遗精，咽喉作痛。为益水清金之品。

磁石地黄丸

盐汤送下三四钱。

治肝肾不足，精血两亏，水竭火炎，致生内热，口舌糜烂。为平肝益肾之品。

附桂八味丸

盐汤送下三四钱。

治命门火衰，脐腹寒痛，咳嗽痰迷，下元不固，精泄便浊。为益火消阴之品。

知柏八味丸

盐汤送下三四钱。

治阴虚火动，齿燥舌绛，骨痿髓枯，发热面赤，劳热骨蒸。为壮水制火之品。

肉桂七味丸

盐汤送下三钱。

治虚阳上升，面赤如炽，足冷如冰，形容枯槁，酿成怯症。为引火归元之品。

七味都气丸

开水送下三四钱。

治虚火凌金，咳嗽不止，津液枯涸，喘不得卧，咽痛喑哑。为摄气潜阳之品。

附子都气丸

开水送下三四钱。

治阳虚阴盛，恶寒畏冷，咳嗽痰多，小便频数，大便溏滑。为制阴回阳之品。

松石猪肚丸

开水送下三钱。

治湿热下注，二便赤数，反胃噎膈，脐腹作痛，便溏泄泻。为清热利湿之品。

济生归脾丸

开水送下三四钱。

治思虑过度，劳伤心脾，怔忡健忘，惊悸盗汗，食少不眠。为调养心脾之品。

济生黑归脾丸

开水送下三四钱。

治脾虚不能摄血，以致血散妄行，肠红崩漏，妇人带下。为健脾摄血之品。

八仙长寿丹

盐汤送下三四钱。

治肺肾并亏，咳嗽吐血，遗精耳鸣，潮热盗汗，形体消瘦。为金水双补之品。

河车大造丸

盐汤送下三四钱。

治金水两衰，精血不足，咳嗽发热，神昏体倦，诸虚百损。为壮水滋阴之品。

斑龙二至百补丸

盐汤送下三四钱。

治真阴亏损，元阳虚弱，精滑便数，腰膝无力，耳目不明。为保元扶阳之品。

归芍六君丸

滚汤送下三钱。

治气虚痰涎，脾虚腹胀，气滞血凝，饮食无味，身倦力乏。为行气调血之品。

五了衍宗丸

盐汤送下三钱。

治元气受伤，肾虚气弱，阳痿不兴，兴而不固，嗣续艰难。为反本还元之品。

毓麟丸

盐汤送下三四钱，或陈酒送。

治男子阳气衰弱，女人阴血不足。填精补髓，易于生育，为妙合阴阳之品。

金锁固精丸

盐汤送下三四钱。

治精不潜藏，始而遗泄，继而滑脱，虚烦盗汗，腰痠神倦。为涩精强阴之品。

威喜丸

开水送下三钱。

治气虚夹湿，精关不固，男子梦遗泄精，女人淋带遗泄。为补中渗利之品。

聚精丸

盐汤送下三钱。

治房劳太过，肾水告竭，精不守舍，遗泄频频。填精充髓，为收涩补益之品。

八珍丸

盐汤送下三四钱。

治心肺虚损，气血两亏，腰膝疲软，胸脘不舒，饮食无味。为气血交补之品。

耳聋左慈丸

盐汤送下三钱。

治肾阴不充，阴虚阳僭，清窍蒙蔽，司听不聪，口干舌燥。为补阴摄阳之品。

益阴小安肾丸

盐汤送下三钱。

治男子寒湿疝气，睾丸肿胀；女人胞门受寒，小腹疼痛。为充肾固元之品。

大补阴丸

盐汤送下三四钱。

治阴虚火炎，肺痿，劳热骨蒸，盗汗咳血，耳聋。效如桴鼓，为壮水制阳之品。

青娥丸

开水送下三钱。

治肾阴亏损，腰膝作痛，脊膂疲楚。长精益神，壮筋健骨，为大补元阴之品。

孔圣枕中丹

龙眼汤送下三钱。

治心血不足，读书善忘。服此则心神宁，聪明开，记忆强，为助人心灵之品。

三才丸

盐汤送下三钱。

治气血不和，火炎阴虚，木强土弱，金水两亏，致成虚怯。为调气养血之品。

三才封髓丹

盐汤送下三钱。

治脾肺肾三经，故名三才。盖补土则生金，补金则生水。为生生不息之品。

滋肾丸

开水送下三钱。

治肾水大亏，不能制火，飞龙上亢，气逆喘急，口渴便秘。为导龙归海之品。

朱砂安神丸

灯心汤送下三钱。

治思虑太过，心血不充，神失其舍，无所归依，恍惚恐惧。为益血宁心之品。

琥珀多寐丸

灯心汤送下三钱。

治操劳太过，耗其心血，神不守舍，寤寐难安，通宵烦燥。为黑甜梦稳之品。

水陆二仙丹

盐汤送下三钱。

治肾水不足，木火时动，男子遗精白浊，女人诸淋淫带。为益水泻火之品。

医门黑锡丹

开水送下一钱。

治真元亏损，虚阴上越，上盛下虚，喘急气促，头晕目眩。为镇上实下之品。

局方黑锡丸

参汤吞服一钱。

治阴阳不和，升降失度，上盛下虚，气逆厥冷，不省人事。为阳虚欲脱之品。

八珍糕

开水酌意送服。

治疳膨食滞，面黄肌瘦。能健脾胃，和中利湿，固本培元，为醒脾开胃之品。

荆公妙香散

温酒送服二钱。

治水火未济，心肾不交，忧思气郁，神无所依。为惊悸健忘、怪梦遗精之品。

脾胃泄泻门 附饮食气滞

乌梅安胃丸

开水送下九钱。

治胃寒气逆，蛔①动呕吐，饮食不进，肝木犯胃，久痢腹痛。为平肝和胃之品。

参苓白术散

米汤送下三钱。

治脾虚胃弱，中道阻塞，关隘不通，饮食不进，吐呕泄泻。为补脾强胃之品。

香砂六君丸

滚汤送下三钱。

治中气虚寒，食入不化，胀满痞闷，呕吐腹痛，肠鸣泄泻。为健脾暖胃之品。

异功散

开水送下三钱。

治脾胃交困。最能补元助脾，理气渗湿，宽胸散逆，和中，为调理脾胃之品。

理中丸

开水送下三钱。

治阴寒腹痛，自利不渴②，霍乱呕吐，饮食不化，中虚生痰。为扶土理中之品。

附子理中丸

开水送下三钱。

治下焦阳虚，火不生土，身痛腹痛，食少便溏，倦卧沉重。为补火温中之品。

东垣和中丸

开水送下三钱。

治脾胃不和，气阻食积，湿滞痰停，呃逆脘③痛，赤白下痢。为调和脾胃之品。

资生丸

开水送下三钱。

治中气不足，清阳下陷，便溏虚胀，疟久不愈，纳少痰多。为健脾和胃之品。

神效虎肚丸

姜汤送下，壮岁服五分，幼服三分。

治木乘土位，反胃吐食，噎膈时形，腹胀泛痰，肠澼泄泻。为扶土抑木之品。

济生二神丸

开水送下二钱。

治脾胃虚寒，清浊不分，小便频数，

---

① 蛔：原作"蜻"，据《伤寒论》乌梅丸主治及文义改。

② 渴：原作"竭"，据《丁甘仁医书二种》及文义改。

③ 脘：原作"腕"，据文义改。下"中脘""脘痛"之"脘"误作"腕"者，皆依此律改。

大便溏泄，饮食不进。为暖肾温脾之品。

三物备急丸

开水送下，每服九钱。孕妇忌服。

治冷热不调，食滞肠胃，腹胀气急，痛满欲绝，中恶暴卒。为峻厉直前之品。

济生四神丸

米汤送下两钱。

治命门火衰，不能交通君火而生脾土，以致遗精泄泻。为培土固肠之品。

直指香连丸

米汤送下丸两钱。

治湿热蕴蓄，赤白下痢，气滞不通，里急后重，暴注下迫。为开郁止痢之品。

戊己丸

开水送下二钱。

治脾胃为湿热所困，木火相乘，致纳谷不化，腹痛泻痢。为和中化湿之品。

丹溪越鞠丸

开水送下三钱。

治气血郁、痰郁、火郁、湿郁①、食郁诸郁之症，无一不宜此丸。为六郁统治之品。

枳实消痞丸

开水送下三钱。

治湿蕴中宫，脾虚不运，恶食懒倦，胸膈闷胀，虚痞虚满。为消痞化食之品。

葛花解醒②丸

好茶送下二钱。

治嗜酒太过，化湿化热，胸膈痞塞，嗳气作酸，或呕或吐。为湿热两清之品。

脾约麻仁丸

滚汤送下二十丸。

治胃火乘脾，脾受约束，津液不生，大便硬结，小便赤数。为润燥通幽之品。

止痛良附丸

米汤送下三钱。

治寒气搏结，心胃疼痛，或时作时止，或经年不愈。此丸为理气暖胃之品。

中满分消丸

灯心汤送下三钱。忌食盐面。

治饮食失节，脾土受损，湿郁气滞，清浊相混，致成中满。为行气散满之品。

七味豆蔻丸

滚汤送下三钱。

治久痢之症，阴分必虚，肠滑不固。法宜收涩，参以温化，为收涩温化之品。

大黄䗪虫丸

每服五分，日两服，温酒送下。

治五劳七伤，肌肤甲错，有积血内滞之症。能破坚攻瘀，为通闭补虚之品。

驻车丸

开水送下三钱。

治暑湿相混，伏于肠下，下痢疼痛，红白相兼，如脓如血。为行血止痢之品。

木香槟榔丸

姜汤送下三钱。

治胸满腹胀，泄泻下痢，里急后重，

---

① 郁：原脱，据《丹溪心法》卷三及前后文义补。

② 醒：《丁甘仁医书二种》作"酲"。

二便不通，一切实症。为行气消导之品。

香砂枳术丸

开水送下三钱。

治胸膈胀满，湿痰停留，呕吐泄泻，饮食不进。理脾和胃，为化滞消食之品。

茴香橘核丸

盐汤送下三钱。

治寒湿下注，搏结膀胱，酝酿而成肠癫、卵癫、水癫、气癫。为四疝消散之品。

三层茴香丸

盐汤送下三钱。

治元阳衰弱，寒湿成疝，脐腹疼痛，睾丸偏坠，阴囊壅肿。为善治寒疝之品。

沉香化气丸

开水送下三钱。

治中脘积滞，气不流行，胸膈痞闷，喘促气短，呕吐吞酸。为能升能降之品。

枳实导滞丸

开水送下三钱。

治湿热郁滞，胸膈痞闷，脘腹疼痛，呕吐泄泻，食积不化。为去滞消食之品。

二味枳术丸

开水送下三钱。

治物滞肠胃，胸膈饱满，饮食不进。宜消导中参以补益，为消补兼施之品。

保和丸

开水送下三钱。

治食积饮停，腹痛泄泻，呕吐恶食，疟疾下痢，伤而未甚。为平和消食之品。

消痞阿魏丸

开水送下三钱。

治营卫失序，脾不运化，痞结胸腹，胀急而痛，推之不动。为消痞荡积之品。

逍遥丸

开水送下三钱。

治血虚肝燥，潮热咳嗽，妇人肝木不舒，以致月经不调。为疏通条达之品。

痰饮咳嗽门

礞石滚痰丸

姜汤送下五十丸。孕妇忌服。

治久滞老痰壅塞中焦，搏于肠胃，盘踞经络，变生顽病。为冲痰峻厉之品。

竹沥达痰丸

姜汤送下三钱。

治痰火上逆，喘急难卧，痰迷心窍，昏沉不醒，如癫若狂。为冲痰和缓之品。

清气化痰丸

开水送下二钱。

治气能发火，火能役痰，痰随火升，火痰横行，变生百病。为清气降痰之品。

除痰二陈丸

姜汤送下三钱。

治痰饮为患，随气升降，无处不到，咳逆呕吐，头眩心悸。为化痰理气之品。

指迷茯苓丸

滚汤送下三钱。

治痰饮停滞，中脘闷塞；痰入经络，两臂疼痛，妇人肢肿。为利湿除痰之品。

金水六君丸

开水送下三钱。

治肺肾虚馁，风邪乘入，或生咳嗽，或见喘急，水泛为痰。为滋阴化痰之品。

四君子丸

开水送下三钱。

治脾胃虚弱，肺损痰多，气机不利，饮食减少，面黄肌瘦。为中正和平之品。

六君子丸

开水送下三钱。

治脾虚气虚，纳少痰多。补脾敛肺之中，又能理气散逆。为扶土除痰之品。

导痰小胃丸

每服五六分，开水送下。

治老痰、顽痰壅塞胸膈，喘急气粗，大便闭结，百端丛生。为力猛效速之品。

疟疾半贝丸

每日服一钱五分，姜汤送下。

治疟留中脘，脾胃不和成疟，或先寒后热，或先热后寒。为疟疾统治之品。

仲景真武丸

开水送下三钱。

治真火下虚，不能制水，泛滥停留，腹痛自利，呕吐泄泻。为补土利水之品。

仲景十枣丸

米汤送下，每服一钱。

治悬饮咳逆，心下痞硬，胁下疼痛，干呕气短，伏饮水肿。为逐水利湿之品。

河间舟车丸

开水送下，每服一钱。

治水道壅遏，阳水泛滥，口渴面赤，气粗腹膨，二便闭结。为猛厉直前之品。

痫证镇心丸

滚汤送下九丸。

治痰火扰乱，卒然倒仆，口眼相引，手足搐搦，口流涎沫。为痫证镇心之品。

白金丸

菖蒲汤送下，每服一钱。

治忧惊痰火，塞于心窍，或喜笑而癫痴，或忿怒而狂乱。为涤痰开窍之品。

宁嗽丸

滚汤送下三钱。

治风邪袭肺，咳嗽痰多，气逆鼻塞，时流清涕，发热头痛。为清气消痰之品。

禹余粮丸

开水送下三钱。一名大针砂丸。

治脾失健运，肺气不行，肾关不利，遍身浮肿，气喘便秘。为水肿臌胀之品。

治湿平胃丸

开水送下三钱。

治饮食不节，脾胃湿阻，或为积聚，或为胀满，或为泻痢。为消胀和中之品。

左金丸

开水送下一钱。

治左胁作痛，吞酸吐酸，筋疝痃结，一切肝火燥盛之证。为制木平肝之品。

三因控涎丹

姜汤送下。孕妇忌服。体实者服一钱。

治痰饮停注，胸膈闷胀，气脉不通，令人肩、背、项筋牵痛。为逐水攻痰之品。

诸风伤寒门

人参再造丸

竹沥汤送下一丸。

治中风诸病，口眼㖞斜，半身不遂，筋挛骨痛，痰气厥逆。为起死回生之品。

健步虎潜丸

开水送下三钱。

治精血不足，筋痿骨软，步履艰难，行动不健，劳热骨蒸。为精血兼补之品。

九制豨莶丸

温酒送下三钱。

治中风㖞斜，语言謇涩，肢软骨痛，风痹走痛，十指麻木。为透骨去风之品。

神香苏合丸

竹沥汤送下一丸。

治中风中气，牙关紧闭，痰涎上壅，神识昏糊，小儿搐搦。为开窍通关之品。

蠲痛活络丹

温酒送下一丸。

治风中经络，手足不仁，历久不愈，背、肩、臂、腿，节节作痛。为活血去风之品。

局方牛黄清心丸

开水送下一丸。

治外邪传里，神识不清，痰涎迷窍，昏不知人，小儿惊搐。为入心开窍之品。

万氏牛黄清心丸

开水送下一丸。

治温邪内陷，包①络受病，神昏谵语，小儿惊风，手足搐搦。为清心镇心之品。

牛黄至宝丸

灯心汤送下一丸。

治中风伤寒，温邪内陷，心包痰塞，灵窍昏糊，牙关紧闭。为开窍清神之品。

局方紫雪丹

流水送下一二分。

治温邪入营，阳狂叫走，发斑发黄，大人痧胀，小儿惊痫。为解毒清神之品。

神犀丹

开水送下十余粒。

治湿热暑疫，惊厥昏狂，谵语发斑，舌干舌赤，神识不清。为清热清心之品。

救苦玉雪丹

开水送下一丸。

治伤寒瘟疫，痰厥气闭，神识昏糊，谵语妄言，急惊抽搐。为慈悲普济之品。

太乙来复丹

开水送下十五丸。

治挥霍变乱，呕吐泻痢。理阴阳，通三焦。脉弱，上盛下虚。为一阳来复之品。

局方碧雪丹

开水送下二钱。

治大热发狂，心神昏愦，咽喉肿痛，口舌生疮，大小便闭。为清热散毒之品。

---

① 包：原作"胞"，据《丁甘仁医书二种》及文义改。下牛黄至宝丸"心胞"同此例。

防风通圣散

开水送下二钱。孕妇忌服。

治风邪袭人，憎寒壮热，手足瘛疭，惊狂诞妄，大小便闭。为解表通里之品。

川芎茶调散

茶调送下三钱。

治风热上攻，偏正头痛，鼻塞痰盛，头晕目眩，止作无常。为轻扬解表之品。

玉屏风散

开水送下三钱。

治阳虚不能护卫于外，津液不固，自汗不止，畏寒恶风。为益卫固表之品。

凉膈散

蜜汤送下二钱。

治心火上盛，中焦燥实，烦渴目赤，吐衄唇裂，大小便闭。为泻火润燥之品。

小陷胸丸

开水送下二钱。

治伤寒误下，致成小结胸症，在于心下而按之甚痛。为涤垢散结之品。

抵当丸

开水送下一二钱。

治太阳伤寒，热在下焦，小腹硬满，其人发狂，小便自利。为润下通利之品。

代抵当丸

开水送下，每服一二钱。

治热结下焦，少腹痞满，小便自利，瘀热在里，血蓄膀胱。为咸寒润通之品。

按古二十四制清宁丸

赤痢，炒槐花汤送下；白痢，姜汤送下；淋痛，甘草梢汤送下。均三钱。

治五脏湿毒，秽恶火毒，或痢疾里急后重，或淋管作痛。为化湿涤热之品。

通幽半硫丸

米汤送下，每服四五十丸。

治气血两虚，畏冷喜热，虚闭冷闭，肠胃固结，欲便不便。为暖利通幽之品。

九转灵砂丸

盐汤送下三十丸。

治脏腑乖达，神迷鬼魅，头晕吐逆，沉寒痼冷，阳气欲脱。为摄阴济阳之品。

更衣丸

米汤送下一钱。

治水火不交，精液枯槁，肝火内炽，邪结肠胃，大便不通。为润燥通肠之品。

圣济鳖甲丸

姜汤送下三钱。

治阴阳相搏，邪正相争，三阴疟疾，愈入愈深，经年不愈。为善驱阴疟之品。

人参鳖甲丸

参汤送下七丸，日服三次。

治正虚邪盛，久疟不愈，胁下痞块大如覆杯，名曰疟母。为扶正去邪之品。

诸火暑湿门

黄连阿胶丸

米汤送下三钱。

治湿热久郁，变而为痢，赤白兼下，里急后重，脐腹疼痛。为行气调血之品。

黄连上清丸

茶水送下三钱。

治三焦积热，心火上炎，火眼暴发，口舌生疮，咽喉肿痛。为降火清热之品。

噙化上清丸

临睡含化一丸。

治口舌生疮，咽喉肿痛。最能清泄上焦之热，止嗽清音，为清润上焦之品。

当归龙荟丸

开水送下二钱。

治肝胆之火，神妄志乱，惊悸搐搦，躁扰狂越，两胁腹痛。为清厥少腹之品。

六合定中丸

阴阳水送下二钱。

治霍乱吐泻，痧气腹痛，一切浊秽传染、四时不正之气。为拨乱反正之品。

藿香正气丸

温茶送下三钱。

治外感秽邪，内伤饮食，霍乱吐泻，腹痛胸闷，寒热疟疾。为辟秽去邪之品。

清湿二妙丸

开水送下三钱。

治湿热入于阴分，注两足，或麻木酸软，或流走而疼痛。为利湿化热之品。

清湿三妙丸

开水送下三钱。

治湿热下注，腿膝两足，肿痛痹麻，痿软无力，步履艰难。为疏散湿热之品。

黄病绛矾丸

米汤送下三钱。

治脾胃虚损，湿热中郁，发为黄疸，足腿浮肿，有痞块。为化湿除黄之品。

萆薢分清丸

开水送下三钱。

治湿热下注，膀胱淋浊，小便赤涩，溺管作痛，梦遗泄精。为去湿薄火之品。

太乙救苦丹

清水送下一锭。孕妇忌服。

治四时不正之气，天行时疫，及感冒中恶与山岚瘴气。为卫生至宝之品。

丹溪小温中丸

参汤送下三钱。

治木旺乘土，健运失常，湿热蕴蒸，食下不化，腹胀如鼓[①]。为利湿清热之品。

大温中丸

米汤送下三钱。

治脾为湿困，气为湿阻，或腹胀，或肿满，或黄胖，或水臌。为运气化湿之品。

治痔脏连丸

温酒送下三钱。

治湿热蕴蓄，浊气毒血，流连肛门，成内外痔，坠重痛痒。为清热逐湿之品。

痔漏肠红丸

开水送下二钱。

治一切新久诸痔，及肠风下血，脱肛痛痒，肠痈脏毒。此为可除痔根之品。

---

① 鼓：原作"臌"，据《丁甘仁医书二种》及文义改。

肠风槐角丸

开水送下三钱。

治风邪淫脾，阴络受伤，血溢下行，或为血痔，或为肠风。为疏风凉血之品。

妇科丸散门

千金保孕丸

滚水送下二三钱。

治妇人怀麟，腰背痠痛，经水忽下，以致胎漏，难于生育。为养血保孕之品。

调经养荣丸

开水送下二钱。

治月水不调，经来腹痛，赤白带下，腰膝痠痛，神疲肢软。为顺气活血之品。

调经种子丸

盐汤送下三钱。

治妇人经期或先或后，脉迟腹痛，喜热恶寒，难期子息。为和血宜男之品。

女科八珍丸

开水送下三四钱。

治月事不调，经闭不行，面黄肌瘦，力倦神疲，弄璋莫望。为两和气血之品。

妇宝宁坤丸

当归汤送下三钱。

治胎动下血，产后恶露不尽，大便燥结，胎前产后难症。为女人至宝之品。

四制香附丸

开水送下三钱。

治气血凝滞，小腹疼痛，积瘀而成气块、血块一切之症。为行气活血之品。

速产兔脑丸

米汤囫囵吞下一丸。

治临产痛甚，痛久不下，或横生、倒生、盘肠生，一切难产。为催生至灵之品。

秘制白带丸

开水送下三钱。

治奇经八脉，不司约束，经水时下，白带淋漓，骨蒸潮热。为养血固经之品。

乌鲗骨丸

鲍鱼汤送下三钱。

治妇人血枯，月事衰少，面黄形瘦，赤白带下，血块作痛。为和血温经之品。

固经丸

开水送下三钱。

治气火入血，血不归经，经行不止，崩中漏下，紫黑成块。为止脱泻火之品。

四物丸

开水送下三四钱。

治经脉不调，先后错乱，紫黑成块，经来腹痛，血枯经闭。为调经补血之品。

启功丸

开水送下三钱。

治妇人肢体丰肥，难于受孕，多为子宫脂满，湿痰满塞。为化痰燥湿之品。

女科白凤丸

盐汤送下三钱。

治月事参差，久不受孕。此丸能补虚和血，又调经种子。为功用甚伟之品。

玉液金丹

当归汤送下二丸。

治崩漏倒经，胎肿胎漏，子悬子冒，胎前胎后一切之症。为才德兼优之品。

失笑散

开水送下三钱。

治妇人产后，胀闷作痛，恶露不行，上冲包络，下滞腹中。为祛瘀生新之品。

人参白凤丸

艾汤送下二三丸。

治胎前产后一切之症，年老妇人、劳弱室女皆可统治。为立起沉疴之品。

儿科丸散门

小儿万病回春丹

姜汤送下二三四丸。

治急慢惊风，撮口脐风，五疳虫积，泄痢斑疹，夜啼吐乳。为儿科统治之品。

牛黄抱龙丸

灯心汤送下一半丸。

治痰迷心窍，牙关紧闭，神昏不语，手足拘挛，一切危险。为散风定惊之品。

琥珀抱龙丹

灯心汤送下一半丸。

治风痰壅盛，烦躁惊悸，神识不清，牙关紧闭，搐搦不语。为清热涤痰之品。

秘授珍珠丸

薄荷汤送下，一岁一丸，一日三次为度。

治痰迷心窍，抽搐昏晕，牙闭不语，

倏忽之间，危险万状。为即时挽正之品。

犀角解毒丸

灯心汤送下一丸。

治胞胎积热，痘瘄后余毒未清，生疮生疖，鹅口马牙。是为清心泻肝之品。

五福化毒丸

生地汤化服一丸。

治小儿胎毒，头面生疮，咽喉肿痛，疹后、痘后余火未清。为清火化毒之品。

小儿滚痰丸

薄荷汤送下一丸。

治外感风寒，咳嗽发热，气急痰盛，面赤口渴，大便闭结。为去风化痰之品。

消疳肥儿丸

米汤送下一丸。

治多食甜油，滞而不化，脾虚疳积，面黄肌瘦，发悴肤焦。为化积导滞之品。

使君子丸

空心砂糖汤送下一丸。

治饮食停滞，湿热蒸郁，腹内生虫，硬满胀痛，骨瘦面黄。为和胃杀虫之品。

鸬鹚涎丸

灯心竹叶汤送下一丸。

治小儿感冒风寒，致咳嗽连声，无有已时，成鸬鹚咳嗽。为消风散寒之品。

兑金丸

开水送下，一岁可服一分，按岁增加。

治腹痛泄泻，虫痛血结，小便如疳，大便五色，肢体浮肿。为小儿必服之品。

鸡肝散

开水送下，一岁服一分，一日三次，至五分为度。

治小儿肝火上冲，目生翳障，久而酿成瞽疾，成为废人。明目退翳之品。

眼科丸散门

杞菊地黄丸

盐汤送下三钱。

治真水不足，虚火上攻，眼赤肿痛，迎风流泪，怕日畏明。为滋阴降火之品。

明目地黄丸

盐汤送下三钱。

治肝肾两虚，瞳神散大，视物不清，流泪羞明，内生障翳。为肝肾并治之品。

石斛夜光丸

盐汤送下三钱。

治阳衰阴弱，瞳神散漫，昏如迷雾，视物成二，睛光淡白。为光明复见之品。

磁朱丸

米汤送下三钱。

治肝肾不足，心火炽盛，以致目光散大，视物昏花不清。为滋肾养肝之品。

扶桑丸一名桑麻丸

盐汤送下四五钱。

治风火上升，两目肿赤。此丸凉血去风，又能泽颜乌发。为养血胜风之品。

鹅毛管眼药

点两眼角。

治风火上攻，两目红肿，胬肉攀睛，痛如针刺，畏日羞明。为散风熄火之品。

神效燥眼药

点两眼角。

治风热障翳，赤肿而痛，怕日畏风，多泪难开，眼弦赤烂。为清热散风之品。

神效眼癣药

敷眼眶上。

治眼眶红赤作痒，多泪涩痛难忍，历久不愈，冒风所致。为猛烈逐风之品。

光明水眼药

点后合目片时。

治新久患眼痛痒多泪，畏日怕风，昏花翳障，胬肉攀睛。为统治眼症之品。

八宝眼药

点后合目静坐。

治新久风火，畏日怕风，胬翳遮睛，无论七十二症目疾。为眼科至宝之品。

外科丸散膏丹门

圣灵解毒丸

开水送下三钱。

治恶疮，杨梅结毒，横痃鱼口，便毒下疳，一切无名肿毒。为合泻肝肠之品。

外科六神丸

开水送下十丸，磨敷、外敷亦可。孕妇忌服。

治痈疽发背，疔疮对口，流疰肠痈，横痃鱼口，一切乳疡。为外科最要之品。

外科犀黄丸

温酒送下三钱，上部食后服，下部食

前服。

治乳疽瘰疬，横痃流注，下疳肠痈，发背对口。解热解毒，为大有奇效之品。

局方醒消丸

温酒送下三钱。

治疗毒痈疽，发背对口，横痃便毒，一切无名肿毒之症。为止痛消毒之品。

黄连解毒丸

开水送下三钱。

治一切火毒，表里俱盛，吐衄发斑，口燥喉破，疮毒红肿。为泻火清毒之品。

疗科蟾酥丸

葱酒送下五六厘。上部食后服，下部食前服。亦可磨敷患处。

治疗疮暴发，寒热交争，口渴便闭，毒气壅塞，不得宣通。为疗科最要之品。

立马回疗丹

每用一粒入疗孔，外用疗膏盖之。

治疗毒走黄，毒气走散，心君受之，肿痛昏愦，危急万状。为旋乾转坤之品。

疗科飞龙夺命丹

好酒送下十丸。量人虚实加减。

治疗毒痈疽、发背恶疮，发而黑陷，毒气内攻。用以吐下，为攻毒峻厉之品。

梅花点舌丹

温酒含化，咽下一二丸，被盖取汗。

治迅速疗疮，喉痛项肿，最为危险，及诸痈疽、无名肿毒。为再造人命之品。

保安万灵丹

葱白汤送下三钱，被盖取汗。孕妇忌服。

治风寒湿痹，湿痰流注，附骨阴疽，及鹤膝风、中风瘫痪。为通经散邪之品。

琥珀蜡矾丸

开水送下二三钱。

治一切疗毒发背，痈疽初起。服之毒从外出，不致内攻，为护膜护心之品。

三黄宝蜡丸

陈酒送下一丸，轻者半丸。调敷亦可。

治跌打损伤，闪腰挫气，毒物咬伤，车马踏伤，疼痛非常。为和血止痛之品。

神效嵝峒丸

陈酒送下一丸，重者二丸。磨敷患处留头。孕妇忌服。

治痈疽瘰疬，跌打损伤，金疮刑伤，瘀血疼痛，一切恶疮。为行血消肿之品。

伤科七厘散

如打伤出血不止，以此掺之即止。服以酒送。

治跌打损伤，瘀血凝积，遍身肿痛，甚或当时昏愦不醒。为定痛化瘀之品。

小金丹

陈酒化服一二丸。

治一切疮疡痰核，流注瘰疬，乳岩已成未成，无不神效。为统治外证之品。

九龙丹

温酒送下九丸。泻后神疲，即用炒黄米以止之。

治鱼口便毒，杨梅广疮，悬痈横痃。服之其毒从大便出，为逐毒下行之品。

黑虎丹

治发背痈疽，对口疔疮。未成即消，已成即溃，已溃提毒。为面面俱到之品。

坎宫锭子

清水磨涂患处。

治无名肿毒，焮赤红肿，疼痛异常，症非属阴，涂之立消。为以水制火之品。

离宫锭子

清水磨涂患处。

治一切疔疮肿毒初起，不觉疼痛，皮色不变，骤肿无头。为冰解雪消之品。

一粒珠

醋磨涂患处。

治对口搭手，痈疽发背，无名肿毒，未成可消，已成即溃。为诸疮独步之品。

一笔消

醋调涂患处。

治痈疽发背，诸疔恶疮，一切无名肿毒等症，肿痛异常。为立奏奇效之品。

吹耳红棉散

治耳内生脓，不胜肿痛，先用棉将脓搅尽后，吹入此药。为消肿定痛之品。

牙痛一粒笑

以一粒塞于痛处。

治风痛、火痛、虫痛，一切牙痛，以此塞于痛处，立即止痛。为破涕为笑之品。

珠黄散

治咽喉肿痛，单双乳蛾，喉痹腐烂，牙疳口疳，舌糜龈肿。为润喉清咽之品。

日月珍珠散

用猪脊髓或鸡子清调敷，即时生皮，或干掺亦可。

治下疳腐烂，新肉难生，不能结皮，兼治汤火伤痛皮脱。为外科生肌之品。

诸胶门

全副虎骨胶

治气血两虚，筋骨急挛，瘫痪麻木，筋骨痠痛，伸屈不得。为养营息风之品。

四腿虎骨胶

治腰膝不遂，胫臂痠痛，一切痛风。又能杀鬼疰、疔痔漏。为强筋健骨之品。

纯黑驴皮胶

治肠风血痢。能清金滋水，养肝血，安心神，又保胎固漏。为专补营血之品。

麋角胶

治肾水亏损，腰膝不仁，阳痿不振，妇人崩漏，血海空虚。为补阴壮水之品。

鹿角胶

治肾阳不足，腰膝羸弱，妇人崩带，经水色淡，一切虚损。为补阳添精之品。

毛鹿胶

治肾元虚冷，腰膝无力，阳道不举，女人崩带，血闭不孕。为益阴助阳之品。

鹿肾胶

治阴盛阳衰。能温丹田，补元阳，暖子宫，止淋带，安五脏。为益阴壮阳之品。

霞天胶

治停痰积聚，厚味伤中，酒湿蛊胀。颇有推陈致新之妙，为健脾养胃之品。

黄明胶

治咳嗽肺痿，吐血咯血，衄血便血，女人血虚，崩漏带下。为补虚润燥之品。

龟板胶

治阴血不足，劳热骨蒸，腰膝疲痛，久泻久痢，崩漏五痢。为滋肾济阴之品。

鳖甲胶

治劳嗽骨蒸，往来寒热，温疟疟母，吐血，经阻难产，诸疮。为益阴和阳之品。

诸膏门

潞南上党参膏

开水送下三四钱。

治诸虚百损。能补中益气，调脾和胃，久服之聪耳明目。为延年益寿之品。

琼玉膏

开水送下三四钱。

治阴虚火旺，津液枯燥，咽痛口干，咳嗽吐衄，有声无痰。为滋阴润燥之品。

金樱子膏

开水送下三四钱。

治久痢不止，遗精梦泻，小便频数，元气下陷，腰脚疲痛。为固精闭气之品。

枇杷叶膏

开水送下三四钱。

治燥邪在肺，咳嗽。能激浊扬清，保柔金而肃治节。此膏为最利肺家之品。

鲜橄榄膏

开水送下三四钱。

治木火生痰，痰迷心窍，神昏痫厥，口流涎沫。消痰平肝，为清咽利膈之品。

夏枯草胶[①]

开水送下二三钱。

治肝郁。清肝火，解内热，散结气，化湿痹，消瘰疬，退寒热。为捷效应响之品。

两仪膏

开水送下三四钱。

治法一能滋阴，一能补阳，俾阳生阴长，阳从阴化。此膏为阴阳两补之品。

代参膏

开水送下三四钱。

治诸虚百损。能补中益气，开胃健脾，又和五脏，调六腑。为培养虚人之品。

益母草膏

黄酒送下三钱。

治血风血晕，血痛血淋，胎病难产，崩漏带下。祛瘀生新，为女科必须之品。

豨莶膏

开水送下四五钱。

治肝肾风气，四肢麻痹，骨节疲痛，腰膝无力，风湿疮疡。为胜风去湿之品。

---

① 胶：《丁甘仁医书二种》作"膏"，义长。

雪梨膏

开水送下三四钱。

治肺有燥痰，胃有积热，止嗽，止烦渴，为解丹石烟煤、炙煿膏粱诸毒之品。

桑椹膏

开水冲服三四钱。

治能大补腰肾，添精益髓，养血荣筋，聪耳明目，乌须发。为补益真阴之品。

桑枝膏

陈酒冲服三四钱。

治跌打损伤，筋骨瘘痛，瘀血凝滞，四肢麻木，肩背臂痛。为通筋活络之品。

花露门

金银花露

上甘寒入肺，散热解毒，疗风止渴。能治痈疽、疥癣、血痢。有清化解毒之功。

木槿花露

上益脾补胃之佳品，平肝理气之妙味。善疗胸痞牙痛，有畅中流气之功。

玫瑰花露

上露味酸能养肝，气香又舒脾。治烦闷郁结、土木不和。有柔肝舒脾之功。

甘菊花露

上益金水二脏，以制火而平肝，养目神，去目翳，去头风。有清血散风之功。

野蔷薇露

上散风邪，理湿热，疗诸疮，定惊悸，止消渴，漱口糜、口疳。有澈热化湿之功。

枇杷叶露

上清肺和胃，降气止嗽。治肺痰，解烦渴，清暑气，止衄吐。有润肺清气之功。

白荷花露

上具轻清之气，可以清心脾、解暑热、消痰止血、除烦渴。有清香安神之功。

鲜荷叶露

上升发阳气，理脾和胃，破郁宣滞。痘疮倒靥，治之良美。有升发清阳之功。

鲜橘叶露

上平肝清肺，导滞化痰，润燥凉血，消痈散肿，又治疟疾。有润肺舒肝之功。

鲜稻叶露

上开胃清热，润肺生津，纳食扶元，和中补虚，气极中正。有甘缓调和之功。

薄荷叶露

上辛散清凉，治喉痛、牙痛、头目不利，疗一切风热为病。有散风疏邪之功。

鲜藿香露

上清热解暑，快气和中。治霍乱吐泻，绞肠腹痛，辟秽气。有芳香逐秽之功。

鲜青蒿露

上治疟疾，愈疥疮，能清暑热，散外邪，又善清劳瘵骨蒸。有去热除烦之功。

鲜生地露

上降火滋阴，清金生液，可以统治实热燥结、血热妄行。有清热凉血之功。

鲜石斛露

上平胃气，除虚热，安神定惊，生津润燥，止自汗，清劳热。有清胃去热之功。

地骨皮露

上降肺火，清肺肾热。治吐血、尿血、咳嗽，清有汗之骨蒸。有善清虚热之功。

鲜佛手露

上清肺悦脾，宽胸理气，为消痞之圣药，亦平肝之妙品。有畅气调脾之功。

鲜橄榄露

上开胃生津，化痰涤浊，除烦止渴，善消酒毒，最利咽喉。有解鱼鳖毒之功。

陈香橼露

上开胃化痰，宽中下气，为肝脾之要药，治胸膈之胀闷。有调胃畅中之功。

香谷芽露

上消食健脾，开胃和中，又能生津止渴、补虚损、益元气。有芳香快气之功。

秘制肺露

上润肺清金，化痰止嗽。善疗吐血、衄血，又平干咳、热咳。有专治肺症之功。

陈金汁水[①]

上清痰火，消食积，大解五脏实热、天行热狂、痘疮黑陷。有起死回生之功。

药酒香油门

京方五加皮酒

上能治行痹、痛痹，历节作痛，筋骨作痛，四肢软弱无力。有统治诸痹之功。

周公百岁酒

上治气弱血衰、亡血失精、五劳七伤及瘫痪不能屈伸。有寿臻期颐之功。

史国公药酒

上治风入经络，手足拘挛，半身不遂及瘫痪麻木等症。有通经活络之功。

虎骨木瓜酒

上治骨节疼痛，筋拘脚痿，痰湿流注，半身不遂，诸般风证。有舒筋活血之功。

参桂养营酒

上能调气理血，和卫养营，故此酒能长精神而强筋骨，有补气扶阳之功。

养血愈风酒

上治血不养筋，发为行痹，遍身酸痛，手足牵强，诸风证。有行血灭风之功。

东洋参酒

上补养气血，调济阴阳，黑发乌发，

---

① 水：《丁甘仁医书二种》作"露"。

聪耳明目，壮神扶元。有延年益寿之功。

白玫瑰露

上能舒肝郁，散气滞，宽中调中，和胃悦脾，理腹痛胁痛。有调气畅中之功。

薄荷油

搽擦痛处。

上散风邪，宣火郁，治目赤头痛、咽痛齿痛、一切风热病。有逐风散邪之功。

玫瑰油

搽擦痛处。

上平肝气，舒郁结，疗胸膈不舒，治胸腹疼痛，其效如神。有舒开六郁之功。

丁香油

搽擦痛处。

上解寒气凝结，消风痹疼痛，又能杀虫逐臭，辟秽恶去邪。有散风去寒之功。

膏药门

参茸养元膏

烘贴脐上。

治男女忧思抑郁，劳倦色欲，一切虚损、阳痿阴弱之症。有去病延年之功。

洞天毓真膏

烘贴脐上。

治五劳七伤、淋浊痞结、元虚气喘，及瘫痪麻木诸虚证。有固本保元之功。

消痞狗皮膏

烘贴患处。

治一切痰气、痞块、癥瘕，血块积聚，腹胀疼痛，诸胀等证。有消坚化积

之功。

万应宝珍伤膏

烘贴患处。

治跌打损伤，风寒湿痹，瘫痪麻木，心胃气痛，劳伤等症。有挽正回阳之功。

三阴疟疾膏

未发之前，烘贴脐上，手揉百转。孕妇忌用。

治牝疟、瘅疟、三阴疟，一切寒热往来、阴阳不和诸疟症。有逐疟搜邪之功。

万应头风膏

贴两太阳。

治偏正头风，或痛连眼眶，而眉棱、头顶亦痠楚难忍者。有散风止痛之功。

牙痛玉带膏

贴在痛处。

治肾水亏虚，不能涵木，而作齿痛，风火虫牙痛而出血。有止痛如神之功。

痧气门

卧龙丹

治诸痧中恶，霍乱五绝，诸般卒倒暴急之证。以少许吹鼻，嚏。垂危，亦可以少许用凉水调灌。并治痈疽发背，蛇蝎蜈蚣咬伤，用酒调涂患处，立消。

白卧龙丹

专治夏令一切痧证，绞肠腹痛，霍乱吐泻，筋脉抽掣，瘟疫时气，伤暑受热，胸闷作吐，头眩鼻塞，岚瘴触秽，取嚏即愈。如病重者，用药一分，凉水调服。如中风卒然昏迷不省人事，可用此药二三

厘，吹入鼻中。男左女右，得嚏则醒，效速如神。孕妇忌服。

开关散

治番痧臭毒，腹痛如绞，气闭神昏欲脱之证。以少许吹鼻，得嚏则可以生。

万应痧气蟾酥丸

专治暑月贪凉饮冷，食物不洁，兼吸秽恶，或痧胀腹痛，或霍乱吐泻。每用七丸纳舌下，少顷阴阳水下。研细吹鼻亦可，取嚏。

诸葛行军散

治霍乱痧胀，山岚瘴疠及暑热秽恶诸邪，直干包络，头目晕眩，不省人事，危急等症，并治口疮喉痛。点目，治风热障翳。搐鼻，辟时疫之气，用二三分开水调服。

人马平安散

治秽浊之气直干心包，神昏不语，及一切时疫之邪。每用二三分，凉开水服下。

飞龙夺命丹

治痧胀疠痛，霍乱转筋，厥冷脉伏，神昏危急之症，及受温暑瘴疫、秽恶阴晦诸邪，而眩晕痞胀，瞀乱昏狂；或卒倒身强，遗溺不语，身热瘈疭，宛如中风；或时症逆传，神迷狂谵，小儿惊痫，角弓反张，牙关紧闭诸症。以少许吹鼻取嚏；重者再用凉开水调服一分，小儿减半。

　　按：此丹芳香辟秽，化毒去邪，宣气通营，全体大用，真有斩关夺隘之功，具起死回生之力。

绛雪丹—名八宝红灵丹

治霍乱痧胀，肢厥脉伏，转筋昏晕，瘴疠时疫，暑毒下痢等症，并治喉痹牙舌诸病，烫火金刃诸伤。均搽患处。每用一分，凉开水送下，小儿减半。以药佩带身上，可避疫气。牛马羊瘟，以此点其眼即愈。

紫雪丹

治痧胀秽毒，心腹疠痛，霍乱火炽，躁瞀烦狂，及暑火温热，瘴疫毒疠诸邪，直犯膻中猝死，温疟发狂，越墙叫走，五尸五疰，鬼魅惊痫，急黄虫毒，麻痘火闭，口舌生疮，一切毒火邪火穿经入脏，蕴伏深沉，无医能治之证。每用三四分，至多一钱量，新汲水调灌。

碧血丹

治热极火闭，痧胀昏狂，及霍乱误服热药，烦躁瞀乱，及时疫愦乱，便闭发斑，一切积热咽喉肿痛，口糜龈烂，舌疮喉闭，水浆不下等。每用钱许，凉开水送下。喉病，即以芦筒吹入喉中。齿痛，涂搽患处。

三圣丹

治寒湿为病，诸痧腹胀，霍乱吐泻。每服九分，重者再服。

太乙玉枢丹—名解毒万灵丹，又名太乙紫金锭

治诸痧霍乱，疫疠瘴气，喉风五绝，尸疰鬼胎，惊忤癫狂，百般恶症，及诸中毒，诸种痈疽，水土不服，黄疸臌胀，蛇犬虫伤。内服外敷，攻难殚述，洵神方[①]

---

① 方：此下原衍"方"，据文义删。

也。每用一锭，凉开水磨冲服之。外证磨涂患处。

太乙紫金丹

治霍乱痧胀，岚瘴中毒，水土不服，喉风中恶，蛇犬虫伤，五绝暴卒，癫狂痫疸，鬼胎魇魅，及暑湿温疫之邪弥漫，熏蒸神明，昏乱危急诸症。每用钱许，凉开水下。洵为济生之仙品。

纯阳正气丸

专治天行时疫，感瘴触秽，中满神昏，腹痛肚泻，绞肠痧证，霍乱转筋，并小儿急惊，痰迷心窍，四肢厥冷等证。每服五分，阴阳水送下。小儿减半。孕妇忌服。

万应午时茶

专治男妇老幼，内伤饮食，外感风寒暑湿，以致寒热交作，霍乱吐泻，胸闷膨胀，头疼骨痛，舌苦口干，腹痛便泻；或酒湿伤脾，倦怠恶食，及一切山岚瘴气，时疫传染，疟疾痢疾，不服水土等症。每用一块或二块，水煎温服。若风寒太甚，鼻流清涕，发热不休，加生姜二根同煎，热服，盖被取汗，立效。此茶性味平和，不寒不燥，居家出门，皆宜预备。夏日煎服，可以代茶，能辟暑止渴，开胃进食。识者久已珍之。

甘露消毒丹一名普济解疫丹

专治湿温疬疫之病，发热倦怠，胸闷腹胀，肢疬咽痛，斑疹身黄，颐肿口渴，溺赤便闭，吐泻疟痢，淋浊疮疡等症。但看病人舌苔淡白，或厚腻，或干黄，是暑湿热疫之邪尚在气分，悉以此丹治之，立效。并去水土不服之症。

辟瘟丹

上丹分利阴阳，调和脏腑。济世之良方，卫生之至宝，药力虽猛，而不伤元气。盖瘟疫暑邪，一切秽气，染人最速，非此猛力辟之，不惟不能建功，其为祸也非浅，故病急而治亦急也。谨将引单列下，求治者因症取用可也。

治时行痧疫初起，呕恶，急服一锭，重者倍之。

治霍乱转筋，绞肠腹痛，或吐或泻，诸痧及急暴恶证。急服二锭。如证重一时不能骤解，再加倍服，以胸腹宽舒为度。

治霍乱吐泻，绞肠心痛，以及溺、缢、惊魇。如气未绝者，用姜汤磨服。

治中风、中暑、中痰，卒然仆地，不省人事。急服二锭，以开口为度。

治瘄疹初起，烂喉瘾疹。急服一锭，重者倍服。

治伤寒疟痢初起，化服一锭。如不止，可再化服一锭。

治肝胃疼痛，久积哮喘，呃逆，心腹胀痛，周身掣急，及二便不通。化服一锭。

治妇女腹中结块，小儿惊痫，十积五疳。化服一锭。痘后余毒，用敷患处，已有头者，留头出毒。

治小儿痰壅惊风，五疳五积，黄肿疮瘤，用薄荷汤磨服；妇女经闭，用红花汤磨服；臌胀噎膈，用麦芽汤磨服。

治蛇蝎、蜈蚣、蜂毒、汤火伤，以及疯犬疯兽咬伤、刀枪伤。用东流水磨服，并敷患处。治时行瘟疫。将此丹家内常焚，不致染疫。

寒霍乱吊脚痧药

痧为最急之证，吐泻并作为之。霍乱

或有吐泻数次后，两腿抽搐，手足痉①挛，甚至肌肉尽削，气短声嘶，眼窝落陷，渴欲饮冷，周身冷汗如水，且发夕死，至阴至危。考是证病起三阴，宜用温经通络之药。每服四五分，开水送下。

太乙救苦丹

专治男女老少，上吐下泻，肢冷，霍乱转筋，头昏目花，不省人事，一切瘟瘰痧、疫痧等症。每服一瓶，计重四分，热姜汤送下，重者加倍，小儿减半。有起死回生之功。如至肉削声嘶，脉陷汗冷，急宜用高丽参三钱、熟附片三钱，煎浓汤送下。

霹雳回阳膏

治阳虚中寒，腹痛吐泻，转筋肢冷汗淋，苔白不渴，脉微欲绝者。每用二三分安脐中，以膏药封盖之。即病重者，一时许亦愈。孕妇忌服。

来复丹

治上盛下虚，里寒外热，伏暑夹阴，霍乱危证。每服三十丸，白汤下。

白平安散

天气降，地气升，人在气交之中，偶触暴疠，猝然仆地，霎时神昏。皆不正之气，或感触未深，即头目晕眩。将此丹入鼻，即能心畅神和，一种清凉之气直透脑顶。至于过秽浊之地，以鼻吸少许，自能辟邪去秽。切勿以寻常痧药视之。孕妇忌吸。

新增丁氏
经验内科丸散膏丹②

参燕百补丸（膏）

功能益髓添精，壮水制火，补气养血，宁心滋肾。或病后或戒烟后身体羸弱，诸虚百损；以及男子阳痿，妇人带下，劳伤咳嗽，腰膝痿软，心悸不寐，头眩耳鸣等症。久服却有转弱为强之力，延年益寿之功。每服三四钱丸（膏），用开水吞（冲）服。春夏服丸，秋冬服膏，最相宜也。

加味补天丸（膏）

肾为先天，元气寓焉，脾为后天，资生出焉。先天虚，则浮阳易升，后天弱，则生气不振，二天虚弱，百病丛生。此丸（膏）功能培养两天，大补气血，扶元固本，滋阴和阳，男子固精种子，妇人带下崩淋，诚为虚弱人之补品，戒烟后之妙丹。顾名思义，实有补天之功也。每日服三四钱，丸用开水送下，膏用开水冲服。

补脑养心丸（膏）

脑为髓海，藏于头骸，上贯颠顶，下通尾膂。西医谓顶脑一身主宰，五官百体皆受命焉。脑盛则诸体皆盛，脑衰则诸体皆衰，新学家谓人之思想皆属于脑筋之说所由来也。《灵枢经》曰：心者，君主之官，神明出焉。主明则下安，主不明则十二官危，使道闭塞而不通。越人云：上智之人，心有七孔三毛；中智之人，五孔二毛；下智之人，有二孔一毛；蠢愚之人，无孔无毛。聪明思想，其发于心。可知此两说虽有不同，其理实相通也。究人之聪明思想，生发于心，而运用在脑，心血足则思想捷，脑髓满则运用灵，补脑养心之法，诚不可不亟以讲求。此丸（膏）功能补脑养心，水火既济，益智强神，聪耳

---

① 痉：原作"湾"，据文义改。

② 新增丁氏……丸散膏丹：此标题前原有"沐树德堂"四字，与书名重复，今删。

明目。治一切头痛眩晕、心悸少寐等症，男妇老少，皆可服之，诚为世界转弱为强之妙品也。每日服三四丸，开水送下，膏用开水冲服。

首乌延寿丹

功能补气血，壮筋骨，强膝，乌须黑发，祛熄内风，久久服之，延年益寿。此丹乃前明董宗伯先生所制，进呈御用，颇有功效，服之一月，百病若失，身轻强健，发白转黑。诸老臣周年常服，寿皆期颐，咸称为不老灵丹。每服三四钱，开水送下。服此丸者，须忌萝卜。

赤脚大仙种子丸

治少年酒色过度，精血虚寒，腰膝痠软，阳痿不举，妇人血气久亏，子宫寒冷，经事不调，难于孕育。此方得自仙传，清而不寒，温而不燥，有水火相济之功。男服则添精补髓，壮阳种子；女服则益气强阴，调经养血，久不生育者，立可成孕。每日服四钱，开水送下。

加味大仙种子丸

专治年逾四五旬外，精寒力惫，阳事不举，举而不固，艰于嗣续者。此丸得自仙授，有坎离既济之功，男服则添精益髓，壮阳种子；女服则益气强阴，温精养血。不但有种子之功，更有转老还童之力。每日四钱，开水送下。

泰山磐石丸

治妇人气血两虚，或肥而不实，或瘦而血热，或肝脾素亏，倦怠少食，屡有堕胎之患。此方和平，能养肝脾气血，妇人滑胎，服此可保无虞。每日服三钱，开水送下。

加味乔脂痛经丸

治少年新婚男女，不知禁忌，当经行未净，遂即交合，则血海受伤，瘀滞结凝，每逢行经，则腹痛不堪，即服此丸。每天三钱，开水送下。

大粒愈带丸

脾胃两亏，湿热入于带脉。如带下频频，久而不愈，延入虚损，殊可虑也。此丸培养之中，兼寓清化之品，久服土旺湿化，带下自愈。每日空心服一粒，米饮送下。

清金保肺丸

治阴分不足，肝火犯肺，咳呛内热，形瘦痰红，脉来虚数，将成虚怯。早晚各服三钱，开水送下。

养肺定喘丸

治阴虚之体，痰饮逗留，肺气不降，肾气不纳，咳嗽气喘，动则更甚等症。每日服三钱，开水送下。

哮吼紫金丹

治寒邪外束于肺，引动痰饮上逆，以致喘哮咳嗽，不能平眠者，服之神效。如气体虚弱，不宜轻服。重症服五丸，轻证服三丸，冷茶送下。

保心丹

心为一身之主，不可受邪。凡一受邪，包络为病也。此丹能治心包一切诸病，驱邪涤痰，保心清神，伤寒温病，痰热蒙蔽心包，神识模糊，谵语妄言，阳狂阴颠①，心悸不寐，及小儿惊痫等症。每

---

① 颠：通"癫"。

服五分，小儿减半，用淡竹油一两，炖温送下，或用灯心一扎，煎汤亦可。

龙虎癫狂丸

专治阴癫阳狂，不省人事，登高而歌，弃衣而走，或神呆静坐，语言不发。皆缘痰浊弥漫心包，神明不能自主也。大人每服三丸，童子服一丸，以温开水送下。此丸二十粒为一料，轻证一料可愈，重证两料无不痊。可服后非吐即泻，孕妇忌之。病愈后，忌食猪肉二年为要。

定痫丸

痫证之发，猝然暴仆，口角流涎，叫喊之声，有作畜类者，皆因痰涎入于经络心包所致。此丸功能化痰通窍，清神定志，治一切痫证，神效之至。每日服三钱，开水送下。

顺气化痰丸

肺体属金而主气，气逆则痰亦随之上逆，咳嗽痰鸣之症生焉。此丸能顺气化痰，气顺则痰火降而痰消。每日服三钱，开水送下。

九香如意丸

经云：诸气皆属于肺，诸痛皆属于肝。此丸能平肝理气，和胃调中，治一切胸脘腹痛等症，效验如神。每日服二钱，开水送下。

枷南九香如意丸

即九香如意丸，加入枷南名贵之品。平肝理气，和胃调中，其效更神。每服二钱，开水送下。

清肝保脑丸

脑为髓海，肝火挟风热客于脑，则脑漏鼻渊，湿涕常流，鼻窍半塞半通。此丸能清肝疏风，养阴保脑，治鼻渊脑漏功效甚大，屡试屡应，未可忽视。每日服二钱，开水送下。

臌胀丸

经云：诸湿肿满，皆属于脾。脾虚则肝木乘之，气聚湿凝，腹皮膨急，形大如鼓。此方专治一切臌胀，及疟痢后腹胀等症，效验如神。每日服二钱，小儿减半，开水送下。

东垣石水天真丸

专治下焦火衰，阳虚湿胜，膀胱无输化之权，阴水壅积，腿肿如斗，囊肿如瓜，肌肉坚硬，脐腹癗冷等证。每日服三钱，温酒送下。

气胀丸

此方得自秘授，专治气臌肤胀，应效如神，屡试屡验。每用二钱，开水送下，服后腹中响鸣，连放空气，则胀自松。

椒梅丸

专治腹有癥瘕，食积不消，积久酿湿生虫，胸腹攻痛。此丸能杀虫定痛，和中散痞，功效甚奇。每日服三钱，开水送下。

劳伤黄病补力丸

经云：脾属土而色黄。如劳力过度，饮食不节，则脾肾受伤，湿自内生，四肢倦怠，腰膝痠痛，面目色黄，形瘦纳少，渐成劳伤黄疸。此丸调理脾胃，宣化积湿，治脱力黄疸，功难尽述。每日服二钱，开水送下或米饮送下。

固精丹

治水亏火旺，精宫不固，遗泄频频，日久不愈。用此丹约二分许，以口津调成小丸，按在脐中，外用膏贴，日换一次。久用精关自固。

秘制止泻痢丸

治一切泻痢腹痛。每服四粒，小儿减半。此丸是用固本和中、消导宿滞以祛暑湿之品，并非硬截强塞，屡试屡验，未可泛视。

仙传通痢散

专治脾土不健，或湿热内阻，或寒滞中伤而成赤白痢疾，服之神效。每服四分，小儿减半，炒苡米汤送下，或陈莱菔英汤送下。

万亿通便丸

治大便不通，一切结肠烦躁燥结之症，通幽润肠之功，无过于此丸者。每服三粒，小儿一粒，五岁以上两粒。大便通后，诸症皆安，神效无比。

经验愈疟丸

疟疾一症，皆由邪痰蕴于膜原，寒热日作，或间日或三日而作。如不早治，经年累月，久而不痊，腹内结块，而成疟母，为害终身。此丸专治一切疟疾久而不愈，服之确有药到病除之功。每于未发前早一时许，吞服三四丸，开水送下，重症三四服，无不痊愈。

神效甘制戈半夏

专治老年痰火，或中风痰厥，冷哮痰饮，寒痰呕吐，厥气、胃气，三阴久疟，痰迷痴癫，寒湿疝气，小儿寒闭，酒湿茶湿，一切痰病。每日服一钱，其效难以枚举。

十制参贝化橘红

专能消痰止嗽，开胃健脾，软坚润肠，除烦止渴生津，宁神解郁，理气和中化滞，消老痰实结，润燥通幽。嚼化一钱许，满口生津，痰即消化，神效妙品。

镇江丁参领秘传大麻风丸

大麻风者，即毒疬之风也。发则身体麻木，白屑红斑，相继而起，蔓延成片，形如蛇皮，甚则毒攻五脏，手足脱落，鼻柱崩塌，眼弦断裂，唇反声哑，败症蜂起，不可挽救。此丸应验异常，如眉毛未脱落者，均可痊愈；即眉毛已脱，亦可变重为轻。但须先服汤药四剂，方可服此丸。每早晚服三钱，毛尖茶送下，久服自愈。汤药方另详于下。

附汤药方

荆芥穗　陈广皮　全当归　青防风　广木香　连翘壳　川羌活　川桂枝　怀牛膝　香白芷　海风藤　生薏仁　煨天麻　海桐皮　生甘草　左秦艽　苦参片　川续断　生苍术各一钱　生姜一片　黑枣两个

上药用水两碗，煎至一碗，服后，将药渣再煎一次服之。每天服一剂，四天后服前丸。能如法久服，效如影响。

安宫牛黄丸

此丸芳香化秽浊而利诸窍，咸寒保肾水而安心体，苦寒通火腑而泻心，用之妙方也，善治大人、小儿痉厥之因于热者。每服一丸，病重体实者日再服，小儿减半。如不知，再服半丸，银花薄荷汤送下。

丁氏戒烟局禀批示
及膏丸仿单稿

附禀办设局戒烟缘起说

天赋人以善良之心，有陷溺其心，则心非；天与人以美备之身，有戕贼其身，则身弱。洋烟一物，实为陷溺人心、戕贼人身之尤。仆目击心伤，屡欲拟戒烟条陈上之当道，以冀全人心而保人身，如无滔滔皆是，恐一发千钧，难于挽回，有志未逮已十余年。今奉圣谕，屡颁君心，转悔祸之机，民气咸新，人事有响明之会，诚千载一时不可多得者也。爰特具禀大宁立案请示，俾得制成膏丸，设局招戒，以酬素志云。禀稿职医丁泽周，禀为痛恶洋烟，热心劝诫，制成膏丸，试验灵效，恳求准予立案，给示设局招戒，并售膏丸，以广劝诫事。窃念中国人民受鸦片之害至深且酷，无人不知。今朝廷痛恨实深，亟思与民禁革。现已奉谕旨饬戒，期以若干时日，禁除净尽。各省设立稽征官膏公所，无非以征为禁之意。当此时会艰难，民穷财尽，欲求补救之道，自当以禁烟为首务。惟是鸦片之毒，染之易而除之甚难。昔林文忠公制方流传，信服戒除者亦颇不少。迨后禁令稍懈，以伪乱真，亦可慨矣。今市肆售卖戒烟丸林立，或药品霸道，服者百病丛生，畏难因循；或则意在网利，隐投吗啡，贻害更甚。如欲与民涤涤烟污，非溯本穷源，不能除此大害。兹职医博览方书，深悉烟毒之流弊，染瘾之由不一，除瘾之法亦异，特将林文忠公正方为经、鄙意加减为纬，并添仁、义、理、智、信五种膏丸，为五脏因病成瘾而设，既可戒瘾，又能益体。凡亲友之罹烟毒者，试验辄效。今除瘾者，已有数百人。每日吸烟若干，初服膏丸若干，七日减去一成。即烟瘾极重者，服之百天，无不真能断瘾，身体并无疾苦，饮食作事，一切如常。断瘾之后，亦无他患。实为灵效异常，人所共见共闻。当此奉谕戒烟之时，自可极为推广，但施送难乎为继，劝导亦所及无多。今自筹资本，多制膏丸，先在沪地设立戒烟局，定额施送若干名，余分三等价目售卖，膏丸一律无异。上等有力之人，于药本之外，稍有利益，以资补助；次等寻常之人，收回成本；三等艰窘之人，半送半售；其极贫苦者，施送不取分文。外埠有肯尽义务之人，可设分局办理，并继之演说，以广劝诫。职医愿尽义务，实为振兴国民起见，并非希图牟利。所制各种膏丸，诚属灵验，伏祈赞成美举。戒烟局暂设在美租界沐树德本号内厅，以节开支等费。素仰公祖大人痛恶烟害，为此具禀，附呈戒烟方案抄本，恳求俯赐鉴核，准予立案，给示设局劝诫，并请保护。时与国民涤除痼瘾，实为公益云云。

堂　批

该职念国民之贻害，体朝廷拯溺之心，在沪设立戒烟局，定额施送，有力之人，酌取利益，以资补助。查阅抄本图说，穷源究委，脉理精详，果能如法炮制，何患烟瘾不除！应准如禀立案，并给示谕禁。抄本附。

告　示

钦加三品衔、赏戴花翎，办理上海公共租界会审事务，即补府正堂关，为给示设局，以广劝诫事。据职医丁泽周禀称，窃念中国人民受鸦片烟之害者，至深且酷，今朝廷亟思为民禁革，钦奉谕旨饬戒，期以时日，务使净尽。惟是鸦片之毒，染之易而除之甚难，昔林文忠公制方流传，信服戒除者亦颇不少。迨后禁令稍懈，以伪乱真，市肆售卖戒烟丸药，服者百病丛生，甚有隐投吗啡，贻害更甚。兹职医博览方书，深悉烟毒之流弊，染瘾之由不一，除瘾之法亦异，特将林文忠公真方为经，鄙意加减为纬，并添仁、义、理、智、信五种膏丸，为五脏因病成瘾而设，既可戒瘾，尤能益体。凡亲友之罹烟毒者，试验辄效。今除瘾者，已有数百人。每日吸烟若干，约服膏丸若干，七日减去一成。即烟瘾极重者，服之百天，无不真能除瘾，身体并无疾苦，饮食一切如常。断瘾之后，亦无他患。其灵验为人所共见共闻。当此奉谕戒烟之时，自应亟为推广，但施送难乎为继，劝导亦所及无多。今拟自筹资本，多制膏丸，先在沪地设立戒烟局，定额施送若干名。余分三等价目售卖，膏丸一律无异。上等有力之人，于药本外稍取利益，以资补助；次等寻常之人，收回成本；三等艰窘之人，半送半售；甚有极贫苦者，不取分文。外埠有肯尽义务之人，可设分局，以广劝诫。局设美租界沐树德本号内厅，俾节浮费。抄呈戒烟方案，恳求赞成义举，准予立案，给示设局，并请保护等情。据此，查鸦片流毒，中国为害已深，该职念国民之贻害，体朝廷拯溺之心，在沪设立戒烟局，定额施送，有力之人，酌取利益，以资补助，诚为利己利人。查阅抄方，穷源究委，脉理精详，果能如法炮制，何患痼瘾不除！除批准立案外，合行示谕，为此仰戒烟人等一体遵照。须知设局戒烟，系为有瘾者除害。服药之人，务各深信无疑。该医生于各种药料，亦当精益求精，以期推广。其各遵照，切切特示。

光绪三十三年四月念三日示发沐树德堂定贴

丁氏加减林文忠公真方戒烟补正丸

林公总督两广时，洋烟流毒已蔓延天下，于粤地尤盛。公莅是邦，悯斯民之蛊毒，制救世之良方，依法服之，获效颇奇。惟是方只载文忠政书丸凡两种：曰戒烟，曰补正。戒时当忌一切酸味也；补正者，辅正气以敌邪也。仆将人上瘾之原由，制方之妙用，原原本本告诸同胞。人之喉管有二：食管主饮食，下达二肠；气管主呼吸，周通五脏。气管本属清虚，不受一粒半滴之物；若物误入其中，即时咳逆，必出之而后快。夫烟乃有气无形之物，故可吸入呼出，往来于五脏，虽其气已出，而其味仍留。人之所以精神骤涨者，胥藉胃间所纳谷气循环于经络，以培养其精神故也。今吸烟之人，其脏腑惯得烟气以克谷气，故常人一日不食谷，则饥而惫；吸洋烟者，视谷尤可缓对，时不吸烟，则瘾而惫。无他，正气为邪气所制也。洋烟性毒而淫，味涩而滞，色黑而入于肝肾，故一吸之，即能透于肉筋骨髓之中，而又能达于肢体皮毛之杪，遍身上下内外，无处不到。是以烟才下咽，自顶至踵，均觉舒畅，遂溺其中。始则由渐而常，继则由常而熟。至于熟矣，内而脏腑经络，外而耳目手足，皆必得此烟气而后安。一旦无之，肾先告乏，故呵欠频作；肝因而困，故涕泪交流；肺病则痰涎并作；心病则痿软自汗必至；是时而起者，脾主信故也。戒烟、补正两丸，一除烟毒，一辅正元。戒烟丸方用附子，取其走而不守，能通行十二经也；升、柴升其清气，沉香直达下焦，四者相合，则彻乎上下表里，顷刻而能遍于一身矣。顾吸烟之人中，气无不伤，阴液无不耗。中气伤，则气不能化精而血衰；阴液耗，则阴不能敛阳而脑空。故用人参、黄芪以补正气，燕窝、白木耳以增肾液，於术以补脾气，陈皮、木香以和诸气，皆所以安其中也；归身、首乌、连、柏以凉血而生血，且连、柏能杀附子之毒，以生一源之水，能制二相之火也；重用甘草者，不但可以补中益血，并能戒烟毒、和诸药之不争也。此方气阴两补，寒热并用，炼以为丸，吞入于胃，行气于五脏，输精于经络，不俄顷亦即彻顶踵，遍内外，是以烟瘾不发，诸病不作。吞之数日后，设或将烟吸之，不独脏气与之扞格，即鼻孔闻之，亦已嫌其臭矣。补正丸方除去附子、木香、升、柴等，加入益气养阴、填精补脑之品。凡戒烟者，先吞戒烟丸。如烟一分，服药一分；每日吸烟几次，服药如之，均须于烟瘾前服之。至七日后，每日减戒烟丸一分，则以补正丸二分替之；减二分，则以四分替之。照此递推，互相加减，至戒烟丸减尽，再专服补正丸一月，非特瘾除食增，身体强壮，且有添精种子、延年益寿之能。可知文忠戒烟之法，诚神乎其技，而立方之功，亦千古不朽矣！

丁氏参燕百补戒烟膏丸

尝考鸦片烟一物，即是罂粟花结果之浆，产自印度，流入中国，迄今秦、晋、滇、蜀、淮、徐，均为广行播植。花开炎夏，浆收烈日，故其性质纯阳猛烈，味苦而性收涩。一经灼食，即如置身云雾，暂觉精神骤涨，经旬累月，毒踞脏腑，即为害终身。贤者壮志消磨，智者耽逸戕身，其患不可胜数。仆素习岐黄，久居上海，欲除其害，须究其原嗜。此者熏肺、戕脾、伤肾，火炎于上，水亏于下，以致三阴亏损，脑气因而大伤，故蠡斯艰，壮志颓矣。间尝博考群书，药参中外，精选参、燕扶正之品，博求除毒涤瘾之味，创制参燕百补膏丸，功能滋肾润肺，养血补精，益命门真火，疗气血虚寒。服之瘾除食增，屡弱之体，即转而为强壮之身。从此商农工贾，振作精神，我中国富强，易如反掌。若谓为济世神丹，则吾岂敢，亦窃愿我群生同登仁寿而已。

如烟瘾一钱，即服膏滋一钱，开水冲服；如烟瘾一两，即服膏滋一两；每日吸烟几次，服膏滋亦几次。服丸则用开水吞下，分量与服膏相同，均须于未发瘾之前服之。服至五日后，即逐渐减去，迟则两月，速则一月，必能瘾除食增，精神健壮。是真王道戒烟之法焉。

丁氏仁义礼智信
五种戒烟膏丸说

自鸦片烟流毒中国，士农工商悉受其害。格理溯源，戒烟除害，前章已剀切[①]详明。现今屡奉明旨，各省督抚懔然告诚，严示禁止年限。

宵旰忧勤，上体天心，下作民气，有志之士，力戒者固属不少。仆加减林文忠公戒烟丸、补正丸，自制参燕戒烟百补膏丸，诚戒烟之正宗，为近世气体最合宜之良药。试戒之人，无一不视为善剂。戒烟绝瘾者，通都大邑，效验已有明征。然因病观望，视为畏途，甘于自误，不肯速戒者，亦属不少。究其原委，良由前昔以烟治病，迨病去瘾成，坐受其害。察其病情，厥有五端：一、胸腹气痛，肝病也；二、哮喘咳嗽，肺病也；三、诸疮疼痛，心病也；四、遗泄滑精，肾病也；五、赤白泻痢，脾病也。大抵因病吸烟，继则瘾

---

① 剀（kǎi 凯）切：切实，切中事理。

成，瘾之所发，即毒之所种。是以追本溯源，按病立方，配制仁、义、礼、智、信五种戒烟膏丸，再加以调元善后，亦均应验。凡属因病成瘾者，以类求之，不但去瘾，兼可愈病。强种富国，百度维新，率土同胞，咸当仰体。庶虑力图振作，虽叔季之世，亦可转而为唐虞之盛矣。

仁字百补戒烟膏丸

专治肝病而成瘾者。肝者，将军之官，谋虑出焉。于干支属木，于志为怒，于德为仁，且为刚脏，体阴而用阳也。血亏不能养肝，或郁怒伤肝，肝气拂逆于上，犯胃克脾，气机不得流通，为脘痛，为腹胀，为癥瘕等证。初则吸烟上瘾，自觉脘痛腹胀轻减，迨至瘾成毒踞，其病依然如故。今特制"仁字戒烟膏丸"，为肝病上瘾者设，如能照法服之，无不屡试屡验。

义字百补戒烟膏丸

专治肺病而成瘾者。肺者，相傅之官，治节出焉。于干支属金，于志为忧，于德为义，且为娇脏，主清肃之令而下行也。脾虚湿郁生痰，留恋肺俞，为哮喘、咳嗽，屡发不愈。或腠理日虚，动作多汗。初吸烟时，自觉病减，迨至瘾成，病仍如故。今特制"义字戒烟膏丸"，为肺病上瘾者设，照法服之，无不应效如神。

礼字百补戒烟膏丸

专治心经病而上瘾者。心者，君主之官，神明出焉。于干支属火，于志为喜，于德为礼。其发于外者，为诸疮痛痒，皆属于心。热微则疮痒，热甚则疮痛，皆由营卫凝涩，不得流通之故。其本于内者，为思想过度，神情虚悸，因致惊惕、不寐等症。初吸烟时，自觉诸症减轻，迨至瘾成，其病依然。今特制"礼字戒烟膏丸"，

为诸病之本于心经者而设，亦良剂也。

智字百补戒烟膏丸

专治肾病而成瘾者。肾者，作强之官，伎巧出焉。于干支属水，于志为恐，于德为智。肾水不能养肝，肝火入客下焦，鼓其精房，精宫不固，遗泄频频，或淋浊不止，或临事不举。经云：水亏于下，火动于中，成为白淫。白淫者，即男浊女带也。初吸烟时，自觉精关稍固，迨至瘾成，精泄依然，而阳道更痿。今特制"智字戒烟膏丸"，为肾病上瘾者设。既能断瘾，又可固精，诚无偶之良方也。

信字百补戒烟膏丸

专治脾病而上瘾者。脾胃者，仓廪之官，五味出焉。于干支属土，于志为思，于德为信。胃主纳，脾主运。脾虚湿郁，运化失常，或命门衰微，蒸化无力，为腹鸣泄泻，赤白下痢；或津液干枯，大便闭结，浊气不降。初吸烟时，自觉诸病有效。迨至瘾成，其病如故。今特制"信字百补①戒烟膏丸"，为脾病上瘾者设。既能戒烟，又可运脾。有志之士，请当试之，方知予言之不谬也。

以上五种膏丸，如烟一钱，即服药一钱。服药之多少，随瘾之大小以加减之。七日后，即可减去一成，渐减渐尽，永无后患。至中至正，诚王道戒烟之法也。

光绪三十三年端月常州孟河甘仁丁泽周谨识

---

① 百补：原无，据小标题"信字百补戒烟膏丸"补。

丁氏经验
外科丸散膏丹汇编[①]

外科琥珀定痛丸

治一切痈疽发背，疔毒恶疮，诸肿大毒，疼痛不可忍耐，寝食难安者。即服三十余丸，开水送下，其痛立止，且有护膜保心之功，真外科之神丹也。

阳和丸

治一切阴疽、阴痰，流疽、流痰，寒气凝闭，疮色紫暗。服之可阴转为阳，腠理开通，未成能消，已成可溃，回阳活血，生肌收敛，神效之至。每服二三钱，开水送下。

拔管丸

治一切痈疽、肿毒、恶疮，久溃不敛，致成瘘管，脓水浸淫，淋漓不止。每晨服三钱，开水送下，或米饮送下。多服自然管出疮敛，而得收功矣。

痔漏化管丸

痔漏一症，乃阴虚湿热下注，日久即成为管，脓血不止，以致面黄肌瘦。若不急治，身体日漏日虚。此丸服之，不须刀针挂线，其管自然可出，永不再发。每日空心送下二十丸，一月效。

喉科回春锭

治紧急喉风、喉痛、喉蛾肿痛闭塞危险诸症。以莱菔汁磨服一锭，重者二锭。并治斑痧隐伏，不能透发，及小儿急惊等证，均获奇效。孕妇忌服。

大活络丹

治中风瘫痪，口眼歪斜，半身不遂，筋骨拘挛，手足麻木，痿痹惊痛，痛疽流注。此丹能开通诸窍，活血祛风，直达湿痰所结之处，功效甚大。两日服一丸，开水送下，或陈酒送亦可。

伤科紫金丹

治跌打损伤，筋骨损断，瘀血凝注，一切重伤，及腰、脚、胁、肋、腿、股疼痛，血瘀气阻者。每日用陈酒化服一丸，神应无比。

伤科接骨神丹

治跌打损伤，筋断骨碎，周身筋骨疼痛难忍。服之能接骨续筋，活瘀定痛，乃伤科之至宝。每服一钱，伤重者二钱，陈酒送下。

军营七厘散

此散凡军营中、戏班中，均宜储备之品。专治跌打损伤，筋骨疼痛。酒服一二分，立刻血活定痛，且能祛远年旧伤，外敷伤处亦效。

琥珀分清泻浊丸

治肝经湿热，毒火下注，淋浊管痛，小溲不利，并治下疳肿痛腐烂而火盛者。每日空心开水服三钱，服后小便出如金黄色，三日后，火毒消而淋浊自止，疳肿亦退。

宝光淋浊丸

此丸善治蓄精及花柳湿热酿毒，蕴结

---

① 丁氏经验……汇编：此标题前原有"沐树德堂"四字，与书名重复，今删。

下焦，致患白浊，溺后刺痛。一切淋证，无论新久，服之立愈。每早空心开水吞服二粒，神效。

珠珀滋阴淋浊丸

治肾阴亏损，膀胱湿热未楚，致小便淋浊，久而不止，或由花柳余毒未清，瘀精未净。每日空心开水服一二钱，灵效无比。诚淋浊门中，收功之妙品也。凡淋浊症，先服分清泻浊丸，次服宝光丸，继服珠珀滋阴淋浊丸，无有不愈者。

杨梅泻毒丸

治杨梅下疳，初起之时，火毒炽盛。此丸每早空心开水服一钱许，其毒即从大便泻出矣。孕妇忌之。

八宝化毒丹

治杨梅结毒，花柳场中所染一切之毒，甚至口鼻腐烂，筋骨疼痛，诸治不效者。用此丹内服外掺，最为王道之治。多服毒根可除，永不再发。即后日生育，亦无余毒。每日服五分许，仙遗粮汤送下，或用清热解毒露送下亦可。

清热解毒露

此露治杨梅下疳，一切结毒腐烂之证。每日温饮四五两，清热解毒之功，无过于此。或送五宝丹、八宝化毒丹，均皆灵应。

结毒紫金丹

治梅毒上攻，咽喉腐烂，鼻塌顶陷等症。此丹能滋阴解毒，灵效非常。每日服三钱，以鲜土茯苓煎汤送下。重则两月收功，永无后患。

阳和膏

治一切阴疽、阴痰、流注，皮色不红，漫肿平塌，坚硬木痛。诸阴证未成者，贴之即消；已成已溃者，能活血生肌，大有阳和解凝之功。惟一切阳症红肿者忌贴。

硇砂消散膏

专治一切痈疽大毒，诸种恶疮、横痃、便毒、瘰疬结核，坚硬作痛。未成者，贴之即消；已成者，亦能以大化小，祛瘀生新，消散之功效甚大。惟疔毒与久溃诸疮忌贴。

消核膏

专治肝郁痰凝，瘰疬结核，及乳岩等症。贴之即能消散，神效之至。

大红拔毒膏

治一切疮疡疔毒初起，贴之可消，已溃提毒，毒尽又能生肌。治瘰疬可以连根拔出，及久年臁疮、小儿蟮蛥，贴之无不神效。

仙传三妙生肌膏

专治一切外证，未成即消，已成即溃，已溃即敛，故名"三妙"。无论痈疽发背，对口疔疮，湿毒流注，杨梅结毒，乳痈乳岩，跌打损伤，金疮出血，骨痛筋挛之证，均获奇效，而生肌收口之功尤速，真仙传之妙方也。

白玉化毒膏

专治一切湿热结毒，久年臁疮，杨梅毒疮等症，均能拔毒生肌，毒尽而疮自愈。真神方也，万勿轻视。惟疔疮忌贴。曾有人膝下至脚腕烂见骨者，三十余年，百治不效，将此膏贴之半年，生肌收口后不复发，神效无匹。

十层夹纸膏

治腿脚臁疮，腐烂日久，臭秽不堪，或痒或痛，久不收功者。以此膏贴之，即毒化肌生而愈，应效如神。用时，将膏以针刺密孔扎之，一日一换。

生肌玉红膏

专治痈疽发背，腐肉已去，新肉不生。将此膏摊于纸上贴之，新肉即生，疮口自敛。此外症药中收敛之神丹也。

黄连膏

专治一切疔疮热毒，破烂焮痛，及烫火伤等症。将药摊于纸上贴患处，应效如神。

摩风膏

治肌肤燥裂，游风白屑，形如蛇皮，久延成片。即以此膏搽擦，能养血祛风，滋燥润肌，功难尽述。

冻疮膏

冻疮一症，皆由寒气凝结，气血不得流通，凝滞而成。每及冬令严寒则发，遇春则溃，痛痒兼作。此膏无论已溃、未溃，均可摊贴，功效甚奇。

疔科猪胆膏

专治一切阳症疔疮，焮红赤肿，痒痛麻木。未成者即消，已溃者即能提脓拔毒，止痛消肿，神效异常。

绿云膏

专治小儿蟮蛂头津脓不敛，及一切诸毒恶疮，破烂不敛。以此膏贴之，即能提脓拔毒、去瘀生新，效验如神。

离宫锭

治疔毒初起，红肿焮痛，并治一切皮肉不变，漫肿无头，疼痛异常之症。以此用冷水磨涂，立可消散定痛，灵效如神。

十将消散丹

治一切痈疽发背，痰毒流注，瘰疬结核，坚肿作痛。以此丹掺膏上贴之，即能消散。惟已溃者禁用。

红升丹

治一切痈疽发背，诸种大毒破溃，疮口坚硬，肉色紫暗，脓毒不尽，难于收口者。以此丹掺上，即能祛腐拔毒，生肌长肉。诚外科中提毒之灵丹也。

白降丹

治痈疽大毒，一切无名肿毒初起者。以冷水调涂疮头，立刻消散。如已成脓，亦能咬头；如痈疽久不收口，致成漏管，亦能拔管化腐。真外科中夺命之金丹也。

九黄提毒丹

此治痈疽发背，疮疡肿毒破溃之后。以此丹撒于疮口，外用膏药遮盖，专能提脓拔毒，止痛消肿，去腐生新。诚外症溃后提脓拔毒之神丹也。

桃花散

治一切痈疽疮疡溃后，脓水淋漓，不得收口者。以此散撒疮口，外用膏贴，能提脓拔毒，生肌长肉而收口矣。

八宝生肌丹

治诸种疮毒，溃久不愈，因而成漏；或已用他药拔去漏管，仍不生肌；或毒尽而不长肉。用此丹掺上贴膏，立可收功。

七仙条

治一切毒疮阴疽，日久不愈，致成漏管，脓水淋漓。可将此条插入管中，拔出脓管，自能收功，其效如神。

下疳珍珠散

治下疳腐烂，脓水津淫，燉痛色红。用此丹掺上，自能清热解毒，祛腐生新，长肉收功，灵效异常。

八宝化痔丹一名八宝月华丹

痔疮名目虽多，皆由阴虚湿热下注，但此最易成漏，极难收功。凡患此痔者，以此丹用田螺水调搽，或用麻油亦可，或有脓水则干搽之，灵应非常。此本主人屡试屡验之妙丹也。

金锁玉匙散

治咽喉肿痛，双单乳蛾，喉痛咽闭，饮食难下，气逆痰壅，及牙痈肺痛等症。即将此散连连吹入，自然立见奇功。

柳花中白散

治一切口疳牙疳，龈肿腐烂，口舌生疮，喉证溃腐。用此散每日吹患处五六次，即可奏效。

牛黄口疳丹

治男妇大小口疳、喉疳、走马牙疳、牙岩舌岩，腐烂作痛等症。日吹患处七八次，口疳即愈。

珠黄散

治咽喉腐烂，口舌碎痛，小儿胎毒，猴子疳等症，及梅毒上攻，蒂丁烂去者。用此丹内服外敷，则毒解火消而愈矣。

锡类散

治一切喉痧、喉疳、口疳，腐烂作痛，痰涎甚多，汤饮难下。即用此丹吹入，能祛腐生新，喉患可愈。

黑八宝吹药

此丹专治一切咽喉诸症，统能治之。虽遇万分险危，烂喉急闭，命在须臾之间，吹之立能起死回生。诚喉科至宝。

牙疳口疳托药

治口疳、牙疳、口疮，破烂糜腐，汤饮难入。急将此药一料，用鸡子清调敷脚底心，约一周时去之。能引火毒下降，口患自愈。

擦牙粉

此粉擦牙，永无牙痛之患。到老牙亦不坏，且使牙白如玉。又妙在满口生香，可免口臭。神妙无比。

牙痛药

治一切风寒火虫诸牙痛，痛极则寝食不安，受累无穷。本堂秘制此药，连连擦上，其痛立止。

头风膏

此膏治风热头痛及酒后吹风头痛。此膏贴之，俱有神效，且永不再发。

日月丹

肝开窍于目，赖肾水以光明。肾水亏耗，肝火上升，始而目赤流泪，继则星云翳障，胬肉赤筋，旋螺兴起，视物不明。用此丹和人乳点之，翳障即消，胬肉即平，如乌云消开，日月光明矣。

湿疮药

治湿热诸疮脓窠，疥疮浸淫痒痛。用此药以麻油调搽，日用二次，能杀虫止痒，清热祛湿解毒，收功灵效非常。

经验火烫药

治汤火灼伤，焮红赤痛，皮肉腐烂，脂水津淫。用此药掺上，外以香油调敷，日用二次，功效无比。

愈癣药酒

治阴阳顽癣，瘙痒异常，久而不愈，日化日大。每日用此酒搽擦一次，神效之至。

跋

　　历来医家，善治病者固多，善治病而又能善制药以疗人病者实鲜。求其于丸、散、膏、丹，精益求精，炮制修合，慎之又慎，尤属难乎其人。吾乡丁甘仁先生，非特无党无偏，深入岐黄之室，抑且有原有本，穷究神农之经，选一方而方中之利害必参，立一法而法中之意义又周，宜其立起沉疴，顿回宿疾，俾沪地有口皆碑，同心共服也。仆禀赋本屏，每欲下帷奋志，而精力不逮，故弦诵之暇，亦兼读医书，藉以自养。然苦无师承，仍如夜行，而于丸散一门，尤属惝恍。今见是书，分门别类，皎若列眉，挈领提纲，明同观火。而于戒烟一途，尤能匠心独运，按经施治。诚发前人所未发，备时人所难备。是书一出，洵济世之慈航，渡人之宝筏也。今书告成，谨抒数语，以志渊源。

同乡晚生郑兆兰谨识

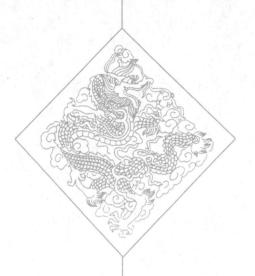

钱存济堂丸散膏丹全集

内容提要

　　《钱存济堂丸散膏丹全集》，由丁甘仁（泽周）总撰，余继鸿（字振元）、何华伯（字莘伯）校订。民国三年（1914）钱存济堂予以刊行。

　　本书分《钱存济堂丸散膏丹集》和《钱存济堂丸散膏丹续集》两部分。《钱存济堂丸散膏丹集》按病证及药物剂型分为补益心肾门、脾胃泄泻门、饮食气滞门、痰饮咳嗽门、六气门、杂症门、妇人门、小儿门、外科门、眼科门、诸胶膏门、药酒油门、花露门、膏药门、补遗门、余方门16门，录方422首。《钱存济堂丸散膏丹续集》按病证及药物剂型分为补益心肾门、脾胃泄泻门、饮食气滞门、痰饮咳嗽门、六气门、妇人门、小儿门、眼科门、外科门、花露门、诸膏门、膏药门、附方门13门，载录91方。本书所录诸方除著功效、主治外，并详载组成及剂量。

　　本书依据上海钱存济堂药店自制中成药药方编撰而成。时值西学东渐日盛，大有废中存西之势，钱存济堂店主钱立缙（字庠元）聘孟河名医丁甘仁先生编撰是书，丁氏携弟子酌古准今，参考校录，删疑存信，查考增补，精求炮制，详加修正，使阅读者能够了然于胸，以振中医之风。本书简便易懂，对临床有重要指导意义。

　　本次整理，以民国三年钱存济药栈初印本为底本，参合他本，校订成书。

钱存济堂丸散膏丹全集目录

钱存济堂丸散膏丹集

钱存济堂开幕宣言

窃惟益寿延年为生人之乐事，祛疾除病乃药物之奇功。吾国上古神农氏始尝[1]百草，辨列三品[2]，轩辕氏命巫彭、桐君，处方饵药以瘳疾，民各尽年。厥后良医如扁鹊、仓公、俞跗、华佗之伦，凡以起沉疴，跻寿域，莫不惟药是赖，功效大著。盖中药有大利三：地处温带，品物咸备，一也；调中滋阴[3]，摄理形气，二也；产自内地，价廉物精，三也。即此三利，已足养民生而有余。故自三千年来，民多寿考，而稀夭札。近世群化日昌，户口益繁，则宜药之用愈殷而业滋盛也。顾何以困顿不支，颓唐难振，反不若西药远来者之畅销中土，此岂药灵于古而不验于今邪？抑亦炮制未尽其法耳？夫气候风土，随地不同，体质嗜欲，因种而别。故西人尚肉食，华人尚谷食；西医重形体，华医重精神；西药多矿物，华药多植物；惯习互异，此其大较。然则华人之疾病，固不可全恃西药也明矣。无如执业[4]者，或贪私利，以伪乱真，或图便捷，因陋就简，致使药不符方，用难应证，此中药之所以日下也。倘长此因循，势将由劣败而趋淘汰。噫！是可慨已。本主人内怀生业，外窥习尚，痛土物之不兴，恐民命之莫保，爰于壬子年设肆上海英租界浙江路中，躬与肆友竭力经营，掬诚炮制。古方有征验者，则保守之；新法有优长者，则袭用之。拣选必择真纯，虽耗费资本不计也；调剂务求适宜，虽劳悴心力不顾也。子程子曰：一命之士，苟存心于利物，于人必有所济。本主人愿守斯旨，深自勉励。固不欲以欺我者欺人，更不敢以欺人者欺天。总期尽美尽善，庶几利国利民。兹届三载，始敢问世。各界贲临者方信其货真价廉，言之不谬也。

发兑：

道地药材　丸散膏丹　沙甑花露

人参鹿茸　官燕银耳　各种药酒

东西洋参　贡桂野术　远年诸胶

---

① 尝：原作"味"，据《成药全书》本"成药全书叙"改。

② 辨列三品：原脱，据《成药全书》本"成药全书叙"补。

③ 滋阴：《成药全书》本作"滋养"。

④ 执业：《成药全书》本作"制药"。

叙　言

上海钱存济药肆主人，将刻印丸散膏丹集。既自叙于简端，复问叙于余。余素不知医，又未谙药性，乌足以叙主人之书哉。虽然余读主人之自叙及凡例，不能无言焉。世之设药肆者，于所市之药，非无案语，而何药为丸，何药为散，何药为膏，何药为丹，自云秘方，概不宣示，即古方可考者，亦不言其配制之法。知医者既鲜，知药者尤寡，此治病所以有效有不效，而有病者亦将信将疑而罔敢轻于尝试也。主人有鉴于此，故是集之刻，延聘名医，旁搜博证，案语之外，附以方药；分量之下，示以制法。使人人知此方之所用何药，与此药之所治何病。庶几求药者无所疑，治病者无不效。堂曰存济，主人盖存心济世者，初非仅以药肆为营业也。且药肆之内有药品陈列所、医药研究室、药品化验室，颇合于西法，与寻常药肆之布置不同。既以研精医理，兼以考察物质，而人之参观者，亦得扩充其知识，增长其学问，有益于社会者，尤非浅鲜。方今西医西药，风行于时，生命之权几操于他人之手。然而日本至今犹有汉法医；中医盛行于美国，美人信之，多有以此致富者；德国医学最发达之国也，曩岁开卫生博览会时，特留取中国赴赛药品考验化析，以资研究。可知中西医药其用虽殊，其理则一，未尝不相辅而行。特西人以此为重要科学，而我国轻易视之，遂不免劣败耳。苟尽如主人之改良，不特营业发达可期，而登新民于仁寿之域，强国之基不由是固欤！谨志数语，以为世之求药者告，亦为世之市药者劝。

民国三年十一月湘乡陈介识

钱存济堂丸散膏丹集序

昔者神农尝百草以知药性，岐伯答素问而识病情，人非至真，谁能不病？风寒暑湿，六淫感于外；喜怒忧思，七情伤于中，以及饥饱劳役之不时，固摄调卫之失当，元气戕贼，疾病滋生。所以补偏救弊，挽回造化之权者，惟药是赖。药之功用，洵大矣哉！夫药有饮片丸散之分，方有大小奇偶之别。采药必察山川水土四时之宜，炮制须考古今色味阴阳之奥。是以古人治一病，立一方，何药为君，何药为臣，君以何药而能中病之的，佐以何药而能达病之原；或炒或煅，或姜制，或酒浸，或蜜炙，或醋淬，或生熟殊用，或生熟并进；孰为升降补泻，孰为调和，孰宜辛凉甘苦，孰宜咸寒酸淡；若者养荣，若者和卫，若者入经络，若者入脏腑，若者治三焦，皆几费经营，配合而成，有精意存乎其间。后之业是者，使非穷究古人用意之所在，几何其能批郤导窾，迎刃而解耶。古人云：医家用药如用兵。兵不精安能出战？战则必败。药不真安能治病？病则必凶。孔子云：工欲善其事，必先利其器。药物犹医家之利器也。医与药如臂之使手，手之使指，不可须臾离也。谬之毫厘，差以千里。讵不大可畏哉？仆客沪以来，临证三十余年，旷观海上药肆林立，巨资采办者有之，装饰华丽者有之，而于丸散膏丹，每疏研究，甲与乙不同，乙与丙又异，名称犹旧，功效已非。噫！此岂古人立方之过欤，抑今人之炮制失其真欤？余窃用是惧焉。适友人钱君庠元，持丸散膏丹书一帙，就正于余。浏览数四，见其鲁鱼亥豕，伪误滋多，夏五郭公，遗漏不免。爰为悉心更正，鉴定门类名称，治法、炮制、分量皆从原书。有未备者，略增经验良方。并属门人余生继鸿，参考校录。晦明风雨，一载始成。盖援古证今之际，故谨慎从事矣。书成，钱君付之枣梨，公之于世，方药分量，亦载卷中。俾购阅者，开卷了然，亦可谓大公无我，存心济世矣。呜呼！清季以来，欧风东渐，吾华人士，竞尚新奇，往往舍中国神圣相传之良法，崇东西莫得真相之药品，功用未著，流弊已增。而一二躧道尚器之流，甚至有废弃中医，概存西医之异说。忧时之士，所为悄悄而不能已也。今钱君本虔制修合之诚，为推己及人之具，方则平正通达，效则药到春回，而阅是集者，并藉以见我中国轩岐、伊尹、仲景之治疾，犹如尧、舜、禹、汤文武之治天下，为万古所不可易，岂彼夷狄矜夸以新奇猛烈之质，秘不示人者，所可同日语哉？仆侨沪有年，思济人之乏术，痛邪说之披猖，挽回积习，虽未逮焉，而窃有志。然则斯集也，登民生于寿域，存国粹于将危，尤余所厚望也夫！

民国三年岁次甲寅初夏孟河甘仁丁泽周谨识

余　序①

天地一蘧庐耳，人处其间，六淫扰其外，七情攻其中，安能无病？然病者祸福存亡之关键，彭殇寿夭所判分，而其道皆操之于药，则药者顾不重且大欤！夫细微之事，利害切身者，尚须审慎周详，不敢疏忽，医药宜重，又奚待言。乃今之操韩康业者，丸散膏丹之书，大抵载其治法，略其方药，或夸张功用神奇，或称誉药品珍重，病者见其言之凿凿也，竟昧然信之，而茫然服之，以身试药，流弊丛生，此仁人君子所大惧也。钱君庠元，慈善家也，与世之业是者异。其言曰，药物乃济世之品，非图利之具也。市上丹丸之方，互相传抄，必多失实，若不重行考核，贻误人病，何可胜言？爰以《丸散膏丹》方书一册，就正于吾师丁甘仁先生。吾师乃订其大纲，分别去取，嘱元分门参考，悉心校对。元承命以来，从事维谨，案语方药、制法分量，莫不准今酌古，根据原书。为时一载余之久，检书数十种之多，稿凡三易，而是集以成。诚以选方酌药，生命攸关，事之重，不得不慎之至也。虽不敢谓至详且备，然亦大略具矣。夫奇方灵药，秘不示人，叔季人情，大率类此。今钱君是书，搜罗宏富，付之剞劂，传之于世，其大公无我之心，殆尤为难能而可贵者欤。固不仅病者之按证服药，底蕴了然也。元虽简陋，重以吾师之嘱，参考校对之劳，又安敢辞？书成，略述缘起如此序云乎哉！

时在民国三年岁次甲寅四月海虞继鸿余振元识于海上

---

①　余序：此标题原无，据《成药全书》本补。

自　叙

　　盖闻金液银丹，功介眉寿，灵枢玉版，方证长生。究百药之炮制，穷诸病之本原，于是乎有丸散集焉。然而世所刊行者，名称说明而外，鲜有载及药味分量与其配合之法。故阅其书者，虽见其功能，莫悉其奥妙，或则信为神奇，而昧然服用者有之矣；或则疑其浮夸，而不轻尝试者有之矣。夫数药同功，则决择无从；一方两治，则识别非易。而况编辑考订，各肆互异称名，论治有时而殊，是殆欲使病者以身试药，非欲以药疗病，亦何贵有是书哉！间尝思之，而知其所以不载药味分量与其配合之法者，其故有二：市药之家，有秘方焉，一旦宣露，则仿制者众，而利不专，一也；丸丹无凭，人有恒语，集本传抄，错误时见，与其授人口实，孰若隐括一切之为愈，二也。前者之弊，在乎守秘；后者之弊，在乎藏拙。夫秘怀良方，不足以言济世；陈腐自固，又非所以利物。一药虽微，而生命系焉。矫其弊，革其陋，使病者不至于盲从，可以按方而治症，是则本堂丸散全集之所由作也。民国元年，余设肆于上海英租界浙江路中，尝叹医术之不进，药业之日微，每思纂修丸丹全书，以为救偏补弊之法。时则有丁先生甘仁者，孟河名医也，延为总纂，副以余君振元，何君莘伯，同事校订。凡本堂所搜集之奇方灵药，悉与考核。其有纰缪遗漏，亦复根据古本，加以修正。检书数十种，阅两寒暑，凡三易稿，而是书以成。说明之外，加药方焉；分量之下，详制法焉。庶几获是书而读者，知本堂炮制之良善与丸散膏丹之不苟焉，以求售也。若夫，余之自矢不敢以欺我者欺人，更不敢以欺人者欺天。此则赐顾诸君子，当共鉴之，无待赘言已。

中华民国三年冬十一月庠元钱立缙谨识

凡　例

　　一是集之作，志在研究丸丹，精求炮制，要使神农古法不绝于今，兹黄帝薪传垂昭于后世，故其方药分量之考证，尤为详备。

　　一是集内容分为十六门，中惟六气、杂证两门，另立子目，余均按症分类，编目列方，明著标识，以便检阅。

　　一是集与各药肆所印行之丸散集不同，盖于名称案语而外，详载方药分量，将使抱疾者，了然于药之温凉补泻，敢为尝服，知医者，洞悉其方之君臣佐使①，得施增减，而居者可随时检阅以明养生，行者可异地购备以资珍摄。是为本堂新出之创格，亦即斯集独有之特色。

　　一是集所录方药分量，类皆考自古本。其案语说明，亦必证诸前修。每药名下，除新发明或秘制者艰于查考外，均注明出处，俾知源委而征实效。

　　一是集参考近今丸散集，有案语不同药性者，有药名误入他门者，莫不根据古本，详加修正。其有时方秘制无从稽考者，尤复悉心研究，删疑存信，期无流弊。

　　一是集举凡药肆所通行，医家所习用之方，择其灵效者列入，其有复杂难恃者概从割爱。

　　一是集载外科各方，较为详细。盖俞跗治病，不以汤液澧②洒③；越人生死，有恃熨灸④针石。则是刮剖疗治之术，中医固早开其先，奚让西人专美于后？集中以马氏经验良方居多，凡为疡医所必需之药，无不细录，俾良方不致终秘，以广流传。

　　一是集于凡一药有数名者，或一方有数制者，均加详注，以免拘泥。

　　一是集外以示人秘蕴，内即以备本堂之炮制，所有炼丹合丸等，尽按此本，不敢苟忽。读是集者，可以见本堂之制法矣。

　　一是集酌古准今，考订虽详，间虞疏漏，匡误纠正，是在大雅。

---

　　① 使：原作"治"，据《成药全书》本改。
　　② 澧：通"醴"。
　　③ 洒：通"釃"，滤酒。
　　④ 灸：原作"炙"，据《成药全书》本改。

卷 之 一①

补益心肾门

十全大补丸（《局方》）

治男子妇人，诸虚不足，五劳七伤，不进饮食，久病虚损，时发潮热，气攻骨脊，拘急疼痛，夜梦遗精，面色萎黄，脚膝无力。每服三钱，开水送下。

大熟地三两　白茯苓二两　全当归三两　炒白芍二两　炙甘草一两　炙冬术二两　大川芎一两五钱　人参二两　炙黄芪二两　肉桂一两

上药共为细末，炼白蜜为丸。

景岳全鹿丸

本堂按考古书，壮补元阳，升举督脉，惟全鹿能补天年。谨遵古法，虔诚斋戒。将鹿缚杀，去外毛内垢，和药双合为丸。专治五劳七伤，诸虚诸损，精神衰惫，髓质虚弱，脊背腰膝，无力痿麻，精冷阳痿，㿗疝腹痛，头眩耳聋，肌肤甲错，筋挛骨痿，步履艰难，妇女阴寒腹痛，崩漏经阻，赤白带下，虚羸劳瘵，骨蒸脱肛。久服延年益寿，壮阳种子，功难尽述。每服八九十丸，空心临卧姜汤、盐汤送，冬月温酒下。

中鹿一只宰，将肚杂洗净，同鹿肉加酒煮熟，将肉横切焙干为末，取皮同杂俱入原汤煮膏，和药末肉末，加炼蜜，其骨须酥炙为末，同入之　人参　白术　茯苓　炙甘草　当归　川芎　生地　熟地　黄芪　天门冬　麦门冬　枸杞　杜仲　牛膝　山药　芡实　菟丝子　五味子　锁阳　肉苁蓉　破故纸　巴戟肉　葫芦巴　川断肉　覆盆子　楮实子　秋石　陈皮各一斤　川椒　小茴香　沉香　青盐各半斤

法须精制，诸药为末，候鹿膏成就，和捣为丸，梧桐子大，焙干。用生绢做小袋五十条，每袋约盛一斤，悬透风处。用完一袋，又取一袋。阴湿天需要生火烘，一二次为妙。

参桂百补丸②

此丸大补气血不足，诸虚百损，五劳七伤，脾胃虚弱，神困体倦，腰膝酸软，筋骨不舒，元阳衰败。久服添精补髓，延年益寿，功难尽述。每服三钱，淡盐汤送下。

大熟地八两　大白芍三两　炙甘草一两　川杜仲三两　远志肉二两　炙黄芪三两　怀山药四两　狗脊二两　潞党参三两　甘杞子三两　冬术三两　菟丝子三两　淮牛膝二两　酸枣仁二两　桑椹子三两　川续断三两　当归二两　白茯苓三两　桂圆肉四两

上药共为细末，桂圆肉和，炼蜜为丸。

又方　加肉桂一两，人参一两。

人参养营丸

治脾肺气虚，营血不足，惊悸健忘，

---

① 卷之一：此三字原在"钱存济堂丸散膏丹集"前，今移此。

② 丸：《成药全书》本作"丹"。

寝汗发热，食少无味，身倦肌瘦，色枯气短，毛发脱①落，小便赤涩；亦治发汗过多，身振脉摇，筋惕肉瞤。每服三钱，开水送下。

人参　白术　黄芪蜜炙　炙甘草　陈皮　桂心　当归酒拌，各一两　熟地　五味子炒，杵　茯苓各七钱　远志五钱　白芍一两五钱　生姜一两　大枣一两五钱

上药共为细末，姜枣煎浓汁，泛丸。

人参固本丸（《千金》）

治肺劳虚热，真阴亏损，咳嗽失血，自汗盗汗，水泛为痰。久服能滋阴养血，清金降火，补精益神。每服三钱，开水送下。

人参二两　大生地酒浸，四两　大熟地酒浸，四两　天门冬炒，四两　麦门冬炒，四两

上药共为细末，炼白蜜为丸。如有痰，二地俱用姜汁炒。

参茸固本丸

此丸专治元气不足，形体瘦弱，腰痛耳鸣，四肢痠软，诸虚百损，五劳七伤等症。每服三钱，淡盐汤送下。

鹿茸片一两五钱　安桂心二两　炙甘草一两　白芍一两五钱　菟丝子三两　陈皮一两五钱　炙黄芪二两　怀山药三两　淡苁蓉三两　巴戟肉三两　小茴香一两五钱　甘杞子二两　怀牛膝二两　人参三两　当归身三两　大熟地六两　茯神三两　野於术一两五钱

上药共为细末，将熟地捣烂，加炼蜜为丸。

左归丸（景岳）

治真阴肾水不足，不能滋养营卫，渐至衰弱，或虚热往来，自汗盗汗，或神不守舍，血不归原，或虚损伤阴，或遗淋不禁，或气虚昏晕，或眼花耳聋，或口燥舌干，或腰痠腿软。凡精髓内亏，津液枯涸等症，俱速宜壮水之主，以培左肾之元阴，而精血自充矣。每服百余丸，用开水，或淡盐汤送下。

大熟地八两　云茯苓三两　山萸肉四两　甘杞子四两　鹿角胶敲碎炒珠，四两　菟丝子制，四两　怀山药炒，四两　怀牛膝酒洗蒸熟，三两　龟板胶敲碎炒珠，四两

上药共为细末，炼蜜为丸，桐子大。

右归丸（景岳）

治元阳不足，劳伤过度，命门火衰，脾胃虚寒，呕恶膨胀，翻胃噎膈，脐腹多痛，虚淋寒疝，便溏泄泻，肢节痠痛，水邪浮肿，眼见邪祟，阳衰无子等症。俱速宜益火之原，以培右肾之元阳，而神气自强矣。每嚼服二三丸，或吞服三钱，开水送下。

大熟地八两　山萸肉四两　上肉桂二两　川附制，二两　鹿角胶炒珠，三两　怀山药炒，四两　川杜仲姜汁炒，四两　枸杞子微炒，四两　全当归三两　菟丝子制，四两

上药共研为细末，炼蜜为丸，或如弹子大。

真人还少丹（杨氏）

治脾肾虚寒，血气羸乏，不思饮食，发热盗汗，遗精白浊，肌体瘦弱，牙齿浮痛。妇人服之，容颜悦泽，温暖子宫，去一切病。每服三钱，开水送下。

大熟地二两　杜仲姜汁炒，一两　楮实子酒蒸，一两　五味子炒，一两　怀牛膝酒浸，一两五钱　巴戟天酒浸，一两　淡苁蓉一两　怀山药一两五钱　远志去心，一两　山萸肉一两　石菖蒲五钱　人乳苓一两　小茴香炒，

---

① 脱：原作"晚"，据《成药全书》本改。

一两 　枸杞子酒浸，一两五钱

上药共为细末，炼蜜，加枣肉八两，煮烂打丸，如桐子大。

孔圣枕中丹（《千金》）

龟属阴而灵，龙属阳而灵，藉二物之阴阳，以补吾身之阴阳，假二物之灵气，以补吾心之灵气，再佐以芳香苦辛，通肾气，开心孔，故能治读书善忘，久服令人益智聪明。每服一钱，开水下。

败龟板酥炙 　龙骨研末，入鸡腹煮一宿 　远志 　九节菖蒲各等分

为末，水泛为丸。

七宝美髯丹（邵应节）

治气血不足，羸弱周痹，肾虚无子，消渴淋沥，遗精崩带，痈疮痔肿等症。每服三钱，盐汤或酒下。

何首乌大者，赤白各一斤，去皮切片，黑豆拌，九蒸九晒 　白茯苓乳拌 　牛膝酒浸，同首乌第七次蒸至第九次 　当归酒洗 　枸杞子酒浸 　菟丝子酒浸蒸，各半斤 　破故纸黑芝麻拌炒，四两

上药各为细末，蜜丸。

六味地黄丸（钱氏）

治肝肾不足，真阴亏损，精血枯竭，憔悴羸弱，腰痛足痿，自汗盗汗，水泛为痰，发热咳嗽，头晕目眩，耳鸣耳聋，遗精便血，消渴淋沥，失血失音，舌燥喉痛，虚火牙痛，足跟作痛，下部疮疡等症。每服三四钱，淡盐汤送下。

大熟地砂仁酒拌，九蒸九晒，八两 　山萸肉酒润，四两 　怀山药四两 　粉丹皮三两 　茯苓乳拌，三两 　建泽泻三两

上药共为细末，炼白蜜为丸。

归芍地黄丸

治肝肾真阴不足，相火内动，头眩耳鸣，午后潮热，或两胁攻痛，手足心热等症。每服三钱，开水送下。

大熟地砂仁酒拌，九蒸九晒，八两 　山萸肉酒润，四两 　当归二两 　茯苓乳拌，三两 　白芍二两 　丹皮三两 　泽泻三两 　怀山药四两

上药共为细末，炼白蜜为丸。

黑地黄丸

治脾肾不足，房室虚损，形瘦无力，面色青黄，肠红久痔等症。每服一钱，米汤或酒送下。

苍术油浸 　熟地黄八两 　五味子四两 　干姜春冬五钱，秋三钱五分，夏二钱五分

上药共为细末，枣肉为丸。

八仙长寿丸

专治阴虚火盛，金水不足，咳嗽吐血，遗精耳鸣，潮热盗汗等症。能久服之，则生精益血，却病延年。每服四钱，空心淡盐汤送下。

熟地砂仁酒拌，九蒸九晒，八两 　山萸肉酒润，四两 　怀山药四两 　丹皮三两 　茯苓乳拌，三两 　泽泻三两 　大麦冬三两 　五味子二两

上药共为细末，炼白蜜为丸。

参麦六味丸

治金水不足，肺肾并亏，咳嗽气喘，内热口燥，一切阴虚劳热之症。每服三钱，开水送下。

熟地砂仁酒拌，九蒸九晒，八两 　怀山药四两 　泽泻三两 　山萸肉酒润，四两 　茯苓乳拌，三两 　丹皮三两 　人参四两 　麦门冬三两

上药共为细末，炼白蜜为丸。

知柏八味丸

专治阴虚火动，骨痿髓枯，劳热骨蒸，虚烦盗汗等症。王冰所谓壮水之主，

以制阳光也。每服三钱，淡盐汤送下。

大熟地砂仁酒拌，九蒸九晒，八两　怀山药四两　泽泻三两　肥知母二两　山萸肉酒润，四两　粉丹皮三两　茯苓乳拌，三两　川黄柏二两

上药共为细末，炼白蜜为丸。

耳聋左慈丸

治肾水不足，虚火上升，耳鸣耳聋，目眩昏花等症。每服三钱，淡盐汤送下。

大熟地砂仁酒拌，九蒸九晒，八两　粉丹皮三两　茯苓乳拌，三两　煅磁石一两　山萸肉酒润，四两　怀山药四两　泽泻三两　软柴胡一两

上药共为细末，炼白蜜为丸。

又方　去软柴胡，加五味子一两。

附桂八味丸

治男妇阳虚，命门火衰，不能生土，以致脾胃虚寒，饮食少思，大便不实，下元衰惫，脐腹疼痛，喘急，腹胀等症。每服二钱，开水送下。

大熟地砂仁酒拌，九蒸九晒，八两　山萸肉酒润，四两　怀山药四两　泽泻三两　制附子一两　粉丹皮三两　茯苓乳拌，三两　上肉桂一两

上药共为细末，炼白蜜为丸。

陈氏八味丸（陈修园制）

专治肾水不足，虚火上炎，发热作渴，口舌生疮，牙根溃蚀，喉痛嗽痰等症。每空心服三钱，淡盐汤送下。

熟地砂仁酒拌，九蒸九晒，八两　山萸肉酒润，四两　上肉桂一两　粉丹皮三两　怀山药四两　泽泻三两　茯苓乳拌，三两　五味子四两

上药共为细末，炼白蜜为丸。

肉桂七味丸

肾水亏损，不能制火，以致虚阳上升，酿成劳怯。此丸能滋真阴以行水，补命火以强脾，引无根之火，降而归元。每服三钱，空心淡盐汤下。

大熟地砂仁酒拌，九蒸九晒，八两　山萸肉酒润，四两　建泽泻三两　上肉桂一两　怀山药四两　粉丹皮三两　白茯苓乳拌，三两

上药共为细末，炼白蜜为丸。

七味都气丸

阴虚咳嗽，水泛为痰，甚则津液枯燥，喘不得卧，咽痛声哑，皆由肾虚气不摄纳。此丸能滋补肾阴，纳气归元。每服三钱，淡盐汤送下。

熟地砂仁酒拌，九蒸九晒，八两　山萸肉酒润，四两　怀山药四两　丹皮三两　茯苓乳拌，三两　泽泻三两　五味子三两

上药共为细末，炼白蜜为丸，水泛亦可。《医通》此方五味子一两。

附子都气丸

专治阳虚恶寒，小便频数，下焦不约，咳嗽痰多，喘哮时形[①]等症。每空心服三钱，淡盐汤送下。

熟地砂仁酒拌，九蒸九晒，八两　山萸肉酒润，四两　云苓乳拌，三两　制附子一两　怀山药四两　丹皮三两　泽泻三两　五味子三两

上药共为细末，炼白蜜为丸。

附子七味丸

治阳亏畏冷，气虚火衰，腹痛便溏，自汗盗汗等症。每服三钱，淡盐汤送下。

熟地砂仁酒拌，九蒸九晒，八两　山萸肉酒

---

① 形：《成药全书》本作"音嘶"。

润，四两 制附子一两 丹皮三两 泽泻三两 茯苓乳拌，三两 怀山药四两

上药共为细末，炼白蜜为丸。

金匮肾气丸

治虚劳腰痛，小腹拘急，小便不利者。夫短气有微饮，当从小便去之。男子消渴，小便反多，以饮一斗，小便亦一斗。妇人病，饮食如故，烦热不得卧，而反倚息，此名转胞，不得溺也，以胞系了戾，故致此病，但当利其小便。以上诸症，均用此丸治之。酒下十五丸，加至二十丸，日再服。

干地黄八两 山药四两 山茱萸四两 茯苓三两 丹皮三两 泽泻三两 炮附子一枚 桂枝一两

上八味，末之，炼蜜和丸，梧子大。

济生肾气丸

治脾肾阳虚，不能行水，小便不利，腰重脚肿，腹胀便溏，喘急痰盛，已成臌症，速宜服之，其效如神。每服三钱，开水送下。

熟地八两，九蒸为度，捣膏 山药四两 山萸肉四两 丹皮三两 茯苓三两 建泽泻三两 肉桂一两 附子制，一两 车前子一两 怀牛膝一两

上药共为细末，将熟地打烂，加炼蜜，和为丸。

脾肾双补丸

治脾肾虚寒，飧泄腹痛，或酒湿伤脾，饮食呕恶，火不生土等症。每服三钱，开水送下。

人参一两六钱 巴戟肉甘草汁煮，一两二钱 菟丝子二两四钱 山萸肉烘，一两六钱 莲子肉炒，一两六钱 五味子蜜蒸，二两四钱 怀山药炒，一两六钱 肉果一两 广陈皮去白，六钱

破故纸盐水浸二日，一两六钱 车前子米汁洗，一两二钱 香砂仁六钱

上药共为细末，炼蜜为丸。

补天大造丸又名河车大造丸（吴球）

补诸虚百损，五劳七伤，阴精干涸，阳事痿弱。此丸能生精养血，益气安神，顺畅三焦，培填五脏，聪耳明目，益智宁神，乌须黑发，固齿牢牙，润肌肤，壮筋骨，除腰痛，健步履，却诸疾，不寒不燥，诚有夺造化之奇功，补身体之圣药也。每服百丸，空心温酒下，盐汤亦可。

紫河车一具，长流水洗净，用乌铅匣，拌蜂蜜八两，藏入匣中，仍将匣口烙没，隔水煮一炷香，候冷开出，石臼中捣烂，拌入诸药末中，捣千下，烘脆重磨 嫩鹿茸酥炙，二两 虎胫骨酥炙，二两 大龟板酥炙，二两 怀生地九蒸九晒，八两 怀山药四两 泽泻去毛，三两 白茯苓三两，乳拌三次晒干 牡丹皮去骨，酒洗，三两 山茱萸酒洗，去核，四两 天门冬去心，三两 麦门冬去心，三两 辽五味三两 枸杞子四两 补骨脂盐酒炒，二两 当归身酒洗，四两 菟丝子酒煮，三两 怀牛膝去芦，酒洗，三两 川杜仲去皮，酒炒，三两 淡苁蓉酒浸，三两

上磨细末，入炼蜜为丸，如梧子大，加入人参尤捷。

斑龙丸（《医统》）

壮精神，除百病，养气血，补百损，育子嗣，大有奇效。老人虚人常服，延年益寿。昔蜀中有道人，醄歌酒肆曰：尾闾不禁沧海竭，九转金丹都漫说。惟有斑龙顶上珠，能补玉堂关下穴。真人仲源，索方传世。每服六七十丸，空心盐汤酒任下。

鹿角霜 鹿角胶 菟丝子制，捣 柏子仁 熟地各半斤 白茯苓 补骨脂各四两

上将胶先溶化，量入无灰酒，打糊

丸，梧子大。

斑龙二至百补丸（秘验方）

此药固本保元，生精养血，培复天真，大补虚损，益五内而除骨蒸，壮元阳而多子嗣，充血脉，强健筋骸，美颜色，聪耳明目，黑润髭须，真乃王道奇品之方，难尽述其功效之妙也。空心盐汤送下八十丸，随用煮熟莲子肉，或晒干枣数枚，以压之，俾纳丹田也。

鹿角五十两，新取连脑骨者佳，锯二寸长段，流水洗，米泔浸一宿，刷洗净，晒干，同后药入磁坛煮胶　黄精八两　枸杞子　熟地黄　菟丝子热水淘　金樱子去毛子，各四两　天门冬去心　麦门冬去心　牛膝酒洗　楮实子水洗，各一两　龙眼肉一两

以上十味，同角和匀，入净坛内，层层放实，用新汲淡水，注坛中平肩，以密①梭布四层封口，以新砖压之，置大锅中，井字架上，以木甑盖好，重汤煮三日夜，勿得间断火候，旁用小锅烧滚水，不时添注，坛内并锅内勿使干涸，日足取起，滤去滓，将汁用绢绞出，入净砂锅内，文火熬成膏，约一斤半，再炼蜜二斤，滴水成珠，搀入和后项药，杵烂为丸。

鹿角霜十两　人参五两　黄芪蜜炒　鸡头粉　白茯苓去皮　山药炒　山萸肉盐水洗过　生地黄酒洗，饭上蒸过　知母盐水炒，各四两　五味子去梗，一两　夏月加川黄柏四两，炒褐色

以上十味，为细末，用前膏和匀成块，石臼木杵，杵千余下为丸，如梧桐子大。

金刚丸

治肾虚精亏，真元不足，腰膝沉重，四肢无力，经所谓一损损于肾，骨痿不能

起于床是也。每服三钱，空心参汤或米汤下，临卧温酒下。

川萆薢盐酒炒　杜仲盐酒炒　肉苁蓉酒浸，去腐，切，焙　菟丝子酒煮，捣作饼，焙　巴戟肉酒煮，各四两　鹿胎酥炙，一具

上为细末，鲜紫河车隔水熬膏，捣和为丸，梧子大。

二至丸

治老人气血虚弱，肾气亏损，腰背酸痛，足膝无力。此丸能壮筋健骨，补肾滋阴，莫谓价廉，其功实大。每服七十丸，空心用核桃肉细嚼服之，用淡盐汤或盐酒任送。

冬青子即女贞实，冬至日采，不拘多少，阴干，蜜酒拌蒸，过一夜，粗袋擦去皮，晒干为末，瓦瓶收贮，或先熬膏，旱莲膏旋配用　旱莲草夏至日采，不拘多少，捣汁熬膏，和前药为丸

一方加桑椹干为丸，或加桑椹熬膏和入。

上药九蒸九晒为细末，炼蜜为丸。此法合亦可。

大补阴丸（丹溪）

治肾水亏损，虚火上炎，咳嗽失血，肺痿骨蒸，盗汗呃逆，耳鸣耳聋。每服三钱，淡盐汤送下。

黄柏盐酒炒，四两　知母盐水炒，四两　熟地酒蒸，六两　败龟板酥炙，六两

上药和为细末，猪脊髓酒蒸，打烂为丸。

天真丹

治下焦火衰，腿肿如斗，囊肿如瓜，肌肉坚硬，脐腹癩冷，是谓阳虚湿盛。每

---

① 密：原作"蜜"，据《成药全书》本改。

服三钱，温酒送下。

巴戟天　上肉桂　没药　葫芦巴　真琥珀　茴香　川杜仲　川草薢　黑丑　补骨脂各一两

上药共为细末，酒糊为丸。

玉屏风散（《得效》）

治自汗不止，气虚表弱，易感风寒等症。每服三钱，河水煎服。

白术炒，二两　黄芪一两　防风一两

上药共为细末，欲为丸，用姜汁泛丸。

青娥丸（《局方》）

治肾虚为风冷所乘，或处湿地，或坠堕损伤，或因风寒，皆令腰间似有物垂坠也，此丸悉主之。每服三十丸，温酒下，妇人淡醋汤下。

胡桃二十个，去壳皮　破故纸酒炒，六两　大蒜熬膏，四两　杜仲姜汁炒，十六两

上共为末，丸如梧子大。

水陆二仙丸

治肾水不足，相火内动，男子遗精白浊，妇人赤白带下，是丸益精滋阴，熄火止脱。每服三钱，空心用淡盐汤送下。

金樱子取半黄者熬膏一斤，熟则全甘而失涩味　芡实蒸熟为粉，一斤

和丸。

三才丸

治脾肺两亏，虚劳咳嗽。此丸能补肺生水，补脾益气，补肾滋阴。药有天地人之名，而补亦有上中下之分，使天地位育，参赞居中，故名三才也。每服三钱，开水送下。

天门冬　熟地　人参等分

上药共为细末，将熟地打烂，加炼蜜为丸。

封髓丹

治梦遗失精及与鬼交。此方人每疑其偏寒少补，而不知大封大固之妙，实夺造化之权，为固精中之要药。每服三钱，淡盐汤送下。

砂仁一两　黄柏三两　炙甘草七钱

上药共为细末，蜜丸。

三才封髓丹（《拔萃》）

降心火，益肾水，滋阴养血，润而不燥。每服三四钱，用苁蓉五钱切片，酒一大盏，浸一宿，次日煎汤送下。

天门冬二两　熟地黄二两　人参一两　黄柏酒炒，三两　砂仁一两五钱　甘草炙，七钱五分

上药共为细末，炼白蜜为丸。

金锁固精丸

治真元亏损，心肾不交，遗精滑精，盗汗虚烦，腰痛耳鸣，四肢无力等症。每服三钱，淡盐汤送下。

沙苑蒺藜炒　芡实蒸　莲须各二两　龙骨酥炙　牡蛎盐水煮一日一夜，煅粉，各一两

上药共为细末，湘莲糊为丸。

聚精丸

治房劳太过，元虚精竭，关门不固，梦遗滑泄。每服三钱，淡盐汤送下，或开水下。

黄鱼鳔胶一斤，切碎，蛤粉炒　沙苑蒺藜八两，马乳浸，隔汤煮一炷香

上为末，炼蜜丸。

滋肾丸一名通关丸（东垣）

治肾虚蒸热，脚膝无力，阴痿阴汗，冲脉上冲而喘，及下焦邪热，口不渴而小

便秘。每服三钱，淡盐汤送下。

黄柏酒炒，一两　知母酒炒，一两　上肉桂一钱

上为末，炼蜜丸。

五子丸（《得效方》）

治肾气虚弱，精关失守，以致淋浊遗精，小便不禁，或结膀胱，溺如米泔，此丸悉治之。每服三钱，淡盐汤送下。

益智仁　小茴香炒　蛇床子炒　韭菜子略炒　菟丝子酒制，以上各一两

上药共为细末，酒糊为丸。

五子衍宗丸（丹溪）

是丸乃丹溪所制，添精补髓，滋养肾气，不问下焦虚实寒热，久久服之，自然肾气永固，元阳充足，生子可期，取义衍宗，正蕃育子嗣之意也。每服三钱，淡盐汤送下。

甘杞子八两　菟丝子酒蒸，捣成饼，八两　北五味子一两　覆盆子酒洗去目，四两　车前子炒，二两

上五味俱择道地新鲜者，焙晒干，共为细末，炼蜜丸，如梧子大。

延龄广嗣丸

专治男子下元虚损，久无子嗣，阳痿不兴，肾寒精冷，腰膝酸痛，一切先天禀受不足，少年斫伤过度之症。此丸培元固本，益髓添精，兴阳种子，益寿延年，真有延龄广嗣之力，螽斯衍庆[1]之功。每服三钱，开水送下。

制首乌三两　杜仲五钱　覆盆子五钱大生地三两　槐角五钱　人乳苓一两　鹿衔草三两　茅姜五钱　当归身一两　菟丝饼五钱　菊花五钱　青盐一两　枸杞子五钱　补骨脂五钱　五加皮五钱　怀牛膝五钱　旱莲草[2]三两　川黄柏五钱　人乳怀药一两　泽

泻五钱　淡苁蓉五钱　蛇床子五钱　金樱子五钱　石菖蒲五钱

上药煎浓汁，入后药。

野料豆三升七合　女贞子一升八合半

将前药汁，拌入二味，晒干，再拌再晒，汁尽为度，研细末，水泛为丸。

葆真丸

治房劳太过，肾气虚衰，精寒不能生子。此丸不用辛热壮火助阳，纯用温养精血之味，深得广嗣之旨。每服五七十丸，空心温酒下，以美物压之。

鹿角胶即用鹿角霜拌炒成珠，八两　川杜仲盐水炒，三两　巴戟肉酒炒，一两　远志肉甘草汤泡去骨，一两　怀山药微焙，三两　益智仁盐水炒，一两　五味子一两　云茯苓人乳拌蒸，晒，三两　大熟地三两　淡苁蓉洗去皮垢，切片，心有黄膜去之，二两　川楝子酒煮，去皮核，一两　沉香另为末，勿见火，五钱　破故纸一两　葫芦巴与破故纸同羊肾煮，汁尽为度，焙干，一两　山萸肉三两

上药共为细末，入沉香和匀，以苁蓉好酒煮烂，捣如糊，同炼蜜杵匀，丸如梧子大。

石刻安肾丸（《良方》）

治真气虚惫，脚膝软弱，夜梦遗精，小便数滑，久服多子。每服三钱，空心淡盐汤送下。

鹿茸制，一两　淡苁蓉酒浸，二两　白茯苓二两　赤石脂煅，二两　远志肉制，二两　菟丝子制，二两　小茴香酒炒，二两　肉桂二两　川楝子酒蒸，二两　川石斛二两　柏子仁二两　山萸肉二两　制川附二两　制茅术

---

[1] 螽斯衍庆：祝贺多子多孙的祝颂之词。螽斯，虫名，产卵极多。

[2] 旱莲草：《成药全书》本作"旱莲花"。

二两　韭菜子微炒，二两　川杜仲制，二两
破故纸酒炒，二两　川花椒去目，微炒出汗，二
两　葫芦巴炒，二两　白茯神二两　川乌二两
巴戟天制，二两　清盐四钱　怀山药四两

上药共为细末，将怀药酒煮，青盐化
水和糊，打丸。

天真丸

治一切亡血过多，形槁肢赢，饮食不
进，肠胃滑泄，津液枯竭。久服生血益
气，暖胃驻颜。喻氏誉此方制法精良，尤
为补方之首。每服三钱，温酒下。

精羊肉七斤，去筋膜脂皮，批开入下药末
淡苁蓉十两　山药湿者，十两　当归酒洗，十
二两　天冬去心，一斤

为末，安羊肉内缚定，用无灰酒四瓶
煮，令酒干，入水二斗，煮烂，再入
后药。

黄芪五两　西潞党古方人参，三两　白术
二两

为末，糯米饭作饼，焙干为末，如难
丸，用蒸饼杵丸。

朱砂安神丸（东垣）

治心神烦乱，怔忡不安，兀兀欲吐，
胸中意乱而有热，若懊恼之状，皆膈上血
中伏火蒸蒸而不安，宜从权衡法，以镇阴
火之浮行，以养上焦之元气。每服十五
丸，津唾送下，服在食后，此缓治之
法也。

朱砂另研水飞或一半为衣，五钱　黄连五钱
生地一钱五分　当归二钱五分　炙甘草二钱
五分

上药共为细末，酒泡蒸饼，丸如黍
米大。

琥珀多寐丸

治心血不足，肾气亏损，以致怔忡健

忘，寤寐不安，心神恍惚等症。每服三
钱，灯心汤送下。

潞党参　茯苓　琥珀　远志肉　羚羊
角　甘草各一两

上药共为细末，炼蜜为丸。

千金定志丸

治心气不定，五脏不足，甚者忧愁悲
伤不乐，忽忽喜忘，朝差暮剧，暮差朝
发，而狂眩者。每服七丸，米饮汤下，日
三服。

菖蒲二两　远志二两　茯苓三两　人参
三两

上四味为末，蜜丸，如梧子大。

琥珀定志丸

治思虑恐惧，神志不宁，疲倦善忘，
寐中多梦，盗汗遗精等症。每服三钱，桂
圆汤送下。

制南星八两　人乳三两　远志肉猪胆姜
汁炒，二两　抱茯神三两　人参三两　石菖蒲
猪胆炒，二两　云茯苓三两　琥珀一两　块朱
砂猪心血酒拌，二两

上药共为细末，炼白蜜为丸。

天王补心丹（《道藏》）

治思虑过度，心血不足，怔忡健忘，
心烦多汗，大便或秘或溏，口舌生疮等
症。每服四钱，桂圆汤，或临卧灯心
汤下。

大生地酒洗，四两　茯苓或用茯神，五钱
当归酒洗，一两　桔梗五钱　大麦冬炒，一两
丹参五钱　枣仁炒，一两　五味子炒，一两
天门冬炒，一两　人参五钱　远志炒，五钱
玄参炒，五钱　柏子霜一两

上药共为细末，炼白蜜为丸，如桐子
大，辰砂为衣。

荆公妙香散

治心肾不交，上实下虚，梦遗失精，惊悸郁结。此散能固气涩精，疏肝和脾，镇心安神，通窍解郁，诚良方也。每服三钱，空心开水送下。

人参一两　黄芪炙，一两　桔梗三钱　广木香二钱五分　茯苓一两　茯神一两　朱砂另研，二钱　麝香一钱　怀山药姜汁炒，二两　远志炒，一两　甘草二钱

上药共为细末，后入麝香，贮于瓷器内，勿泄气。

平补镇心丹（《局方》）

治心血不足，时或怔忡，夜多异梦，如堕崖谷，常服安心神，益营卫。每服三十丸，空心米汤温酒任下。

酸枣仁炒，二钱五分　车前子　白茯苓　麦门冬　五味子　茯神　桂心不见火，各一两二钱五分　龙齿　熟地黄酒蒸　天门冬　远志甘草水煮　山药姜汁制，各一两五钱　人参　朱砂飞，各五钱

上为末，炼蜜丸，如桐子大，以前朱砂为衣。

柏子仁丸

治阴虚火旺，寐则盗汗。此丸能养心宁神，和胃固卫。每服三钱，米饮汤送下。

柏子霜三两　制半夏一两　人参一两　五味子一两　麻黄根一两　牡蛎一两　冬术一两　麦麸五钱

上药共为细末，大枣肉为丸。

柏子养心丸（《体仁汇编》）

治劳欲过度，心血亏损，精神恍惚，夜多怪梦，怔忡惊悸，健忘遗泄。常服此丸，能宁心定志，补肾滋阴。每服四五十丸，早晚灯心汤送下，或龙眼汤下。

柏子仁蒸晒，去壳，四两　枸杞子酒洗，晒，三两　麦门冬去心　当归酒浸　石菖蒲去毛，洗净　茯神去皮心，各一两　熟地酒蒸　玄参各二两　甘草去粗皮，五钱

上为末，内除柏子仁、熟地黄蒸过，石器内捣如泥，余药末和匀，加炼蜜为丸，如梧桐子大。

远志丸

治因事有所大惊，梦寐不宁，神不守舍，经云：惊则气乱。气乱则神魂与之俱浮。此丸能镇心定志，补正安神。每服三钱，空心沸汤下，临卧温酒送下。

远志甘草汤泡，去骨　石菖蒲　茯神　茯苓一作枣仁　人参　龙齿醋煅，飞，以上各一两　朱砂五钱，水飞，一半为衣

上药共为细末，炼白蜜为丸，如梧子大，朱砂为衣。精髓不守者，加五味子半两；阳事不举者，加山药、山萸各一两，肉桂半两；自汗不时者，倍枣仁加黄芪一两。

琥珀寿星丸

治心胆被惊，神不守舍，或痰迷心窍，恍惚健忘，妄见妄言等症。每服五十丸，人参汤送下，日三服。

制南星十六两　琥珀另研，四两　朱砂一两，研飞，一半为衣

南星制法：掘坑深二尺，用炭火五升于坑内，烧红取出炭，扫尽，用好酒一斤浇，将南星趁热下坑内，用盆急盖讫，泥壅合经一宿，取出再焙干，为末。

上药共为细末，将猪心血三个，生姜汁打面糊，搅令黏，和入药末，丸如梧子大。

震灵丹

治男子下元虚惫，五劳七伤，上盛下虚，头目眩晕，心神恍惚，中风瘫痪，手足不遂，筋骨拘挛，腰膝沉重，心神不足，精滑梦遗，膀胱疝坠，小便淋沥，及妇人气血不足，崩漏带下，子宫久冷，不能受孕等症。

禹粮石　代赭石　赤石脂　紫石英各四两

以上四味，入罐内，盐泥封固，用炭火煅透为度，去火气，水飞，研极细末。

制乳香　制没药　五灵脂各二两

上药共为细末，糯米粉打糊，为丸。

脾胃泄泻门

补中益气丸（东垣）

治烦劳内伤，身热心烦，头痛恶寒，懒言恶食，脉洪大而虚，或喘或渴，或阳虚自汗，或气虚不能摄血，或疟痢脾虚，久不能愈，一切清阳下陷，中气不足之症。每服三钱，开水送下。

黄芪蜜炙，一两五钱　人参一两　甘草炙，一两　白术土炒，五钱　陈皮五钱　当归五钱升麻二钱　柴胡二钱

上药共为细末，用生姜一两，红枣二两，煎汤泛丸。

四君子丸

治胃气虚弱，饮食不思，四肢无力，面色痿白，言语轻微，为调补脾胃之良方。每服三钱，开水送下。

人参二两　白术二两　茯苓二两　甘草炙，一两

上药共为细末，生姜红枣煎汤泛丸。

六君子丸

专治阳虚气弱，饮食无味，痰嗽腹胀，大便溏泄等症。每服三钱，开水送下。

人参二两　白术二两　云茯苓二两　制半夏二两　炙甘草一两　陈皮一两

上药共为细末，姜枣煎汤泛丸。

香砂六君丸

治中虚气滞，痰湿内阻，胸中满闷，食难运化，呕恶腹疼，肠鸣泄泻等症。每服三钱，空心开水送下。

人参二两　茯苓二两　白术二两　炙甘草一两　陈皮一两　木香八钱　砂仁八钱

上药共为细末，姜枣煎汤泛丸。

归芍六君丸

治气血不足，脾胃虚弱，饮食不思，脘胀腹痛，呕吐痰水，气郁神倦等症。每服三钱，开水送下。

人参二两　炒冬术二两　茯苓二两　炙甘草一两　陈皮一两　制半夏二两　全当归二两　炒白芍二两

上药共为细末，姜枣煎汤泛丸。

金水六君丸（景岳）

治肺肾虚寒，水泛为痰，或年迈阴虚，气血不足，外受风寒，嗽咳呕恶，多痰喘急等症，神效。每服三钱，开水送下。

大熟地三钱　全当归二两　潞党参三两炒白术二两　茯苓二两　炙甘草一两　陈皮一两五钱　制半夏二两

上药共为细末，水泛为丸。

参苓白术丸（《良方》）

治脾胃虚弱，饮食不消，或吐或泻，

形瘦色萎，神疲乏力等症。每服三钱，枣汤送下，或米饮下。

人参一两六钱　白术土炒，一两六钱　茯苓一两六钱　炙甘草一两六钱　山药炒，一两六钱　扁豆炒，一两二钱　薏仁炒，八钱　莲肉炒，去心，八钱　陈皮一两六钱　砂仁八钱　桔梗①八钱

上药共为细末，姜枣煎汤泛丸。

资生丸

治妇人妊娠三月，脾虚呕吐，或胎滑不固，兼男子健脾开胃，消食止泻，调和脏腑，滋养营卫，饥能使饱，饱能使饥，亦治小儿蛀夏，神疲便溏，不思饮食等症，神妙难述。每服一二钱，淡姜汤下。

白术泔浸，土蒸九次，晒九次，切片，炒黄　薏仁炒　人参去芦，饭上蒸熟，各三两　橘红　山楂肉蒸　神曲炒，各二两　山药炒　麦芽炒　茯苓去皮，飞去筋，乳拌饭上蒸，晒干　芡实炒，各一两五钱　黄连姜汁炒枯　白豆蔻各三钱五分　泽泻炒，三②两　桔梗炒　藿香洗　甘草炙，各五钱　莲肉去心　白扁豆炒，去壳，各一两

上药共为细末，炼蜜为丸。

启脾丸（《入门》）

治大人小儿脾积，五更泻，消疳黄胀，定腹痛，常服生肌健脾益肾。每服一丸，空心米饮化下。

人参　白术　茯苓　山药　莲肉各一两　陈皮　泽泻　山楂　炙甘草各五钱

上药共为末，蜜丸弹子大，或为散服亦好。

理中丸（仲景）

治伤寒太阴病，自利不渴，寒多而呕，腹痛便溏，脉沉无力，或厥冷拘急，或结胸吐蛔，及感寒霍乱，脾寒便血，血痢等症。又治大病瘥后喜唾，久不了了，胃中有寒，宜此丸温之。每服三四钱，开水送下。

人参　炮姜　白术东壁土炒　炙甘草各一两

上药共为细末，水泛为丸。

附子理中丸

治下焦虚寒，火不生土，或卒中寒邪，腹痛身痛，四肢拘急，泄泻呕逆，饮食不化。每服三钱，开水送下。

人参　炮姜　炙甘草　白术各三两　制附子一两

上药共为细末，水泛为丸。

和中丸（《必读》）

专理气分，消痰积，去湿滞，厚脾胃，进饮食，故治胃弱痞积，干呕吞酸等症。每服三钱，开水送下。

人参　白术各三两　干姜　甘草　陈皮　木瓜去穰，各一两

上药共为细末，水泛为丸。

归脾丸（《济生》）

治思虑过度，劳伤心脾，怔忡健忘，惊悸盗汗，发热体倦，食少不眠，或脾虚不能摄血，致血妄行，及妇人经带等症。每服三钱，开水送下。

人参　白术土炒　茯神　枣仁炒　龙眼肉各三两　炙黄芪一两五钱　当归酒洗　远志各一两　木香　炙甘草各五钱

上药共为细末，用姜枣及龙眼肉，煮烂打为丸。此方加熟地二两，即黑归脾丸。

---

① 桔梗：原作"枯梗"，据《成药全书》本改。

② 三：此前原有"各"，《成药全书》本同，据文义删。

枳术丸（东垣）

治脾不健运，饮食不化，气滞痰聚，心下痞闷等症。王安道曰：劳倦之伤，宜补益之，饮食之伤，宜消导之。此丸即宗是意，所制乃一消一补之法也。每服五十丸，开水送下。

枳实_{麸炒，一两} 白术_{二两}

用荷叶裹，烧饭为丸，桐子大。

本方加木香、砂仁各五钱，名香砂枳术丸，其功用同。

橘半枳术丸

治土湿中虚，脾不健运，痰多呕吐，脘痞食少。此丸能补脾调气，调气则痞自消，而痰亦化矣。每服三钱，开水送下。

枳实_{麸炒，一两} 白术_{二两} 橘皮_{五钱} 制半夏_{五钱}

上药共为细末，水泛为丸。

二神丸（《本事方》）

治腰痛便溏，饮食不甘，脾胃虚寒，肾阳不足。每服二钱，米饮汤下。

煨肉果_{二两} 破故纸_{四两} 大枣_{六十枚} 生姜_{四两}

上药共为细末，将姜枣煮烂为丸。

四神丸

治脾肾阳虚，火不生土，五更泄泻，不思饮食，久痢虚痛，腰酸肢冷等症。每服二钱，宜淡盐汤，或米饮送下。

煨肉果_{二两} 吴茱萸_{盐水炒，一两} 破故纸_{酒浸，炒，四两} 五味子_{煨，三两} 生姜_{四两} 大枣_{四十九枚}

上药共为细末，枣姜同煮，打烂为丸。

葛花解醒丸（东垣）

专治酒积，或呕吐，或泄泻痞塞，头痛，小便不利。是丸解积醒，固中气，能引湿热从二便而出。每服二钱，好茶送下。

葛花 豆蔻 砂仁_{各一两} 木香_{一钱} 青皮 陈皮 人参 白术_炒 茯苓_{各四钱} 神曲_炒 干姜 猪苓 泽泻_{各三钱}

上药共为细末，水泛为丸。

神效虎肚丸

专治反胃噎膈，呕吐吞酸，饮食少进，不服水土等症。是丸能扶正气，和脾胃，神效异常。壮岁每服五分，幼年三分，姜汤送下。

川厚朴_{一两} 虎肚_{一两} 炙甘草_{一两} 广陈皮_{一两} 茅术_{米泔水浸，二两}

上药共为细末，水泛为丸。

平胃丸（《局方》）

治脾有停湿，痰饮痞膈，宿食不消，满闷呕泻，及山岚瘴雾，不服水土。每服三钱，开水送下。

川厚朴_{姜炒，一两} 苍术_{泔浸，二两} 陈皮_{去白，一两} 炙甘草_{一两}

共为细末，姜枣汤泛丸。

无比薯蓣丸（《千金》）

治男子诸虚百损，五劳七伤，形瘦体弱，腰酸膝软，神疲志颓，饮食无味等症。是丸能培元滋肾，健脾益胃。每服三钱，开水下，禁醋蒜陈臭等物。

薯蓣_{即山药，二两} 淡苁蓉_{四两} 五味子_{六两} 菟丝子_{三两} 杜仲_{炒，三两} 牛膝_{酒浸} 山茱萸 熟地_{酒浸} 泽泻 茯神_{一作茯苓} 巴戟天_{去心} 赤石脂_{各五两}

上十二味为末，炼白蜜为丸，如梧子大。

丁香烂饭丸（《良方》）

治脾胃虚弱，饮冷伤中，食滞不化，脘腹疼痛，及治卒心胃痛。每服三十丸，不拘时，滚白汤送下，或细嚼下亦可。

丁香　蓬莪术炮　荆三棱炮　木香各一钱　甘松去土　益智仁　砂仁各三钱　香附五钱　广皮　炙甘草各二钱

上为细末，汤浸蒸饼为丸，如绿豆大。

诃黎勒丸（《济生》）

治大肠虚冷，泄泻不止，腹胁引痛，饮食不化等症。每服七十丸，空心米饮下。

诃黎勒面裹煨　生龙骨　淡吴萸炒　广木香　制川附　煨肉果　茯苓　荜拨

上药各等分，共为细末，姜汁醋糊为丸，如梧子大。

饮食气滞门

越鞠丸（丹溪）

治气血痰火湿食六郁之病，胸膈痞闷，吞酸呕吐，饮食不消等症。每服三钱，开水送下。

制香附醋炒，五钱　苍术泔浸，炒，五钱　六神曲炒，五钱　黑山栀五钱　川芎五钱

上药共为细末，曲糊为丸。

逍遥丸（《局方》）

治血虚肝燥，骨蒸劳热，咳嗽潮热，往来寒热，口干便涩，月事不调。每服三钱，开水送下。

柴胡　当归酒拌　白芍酒炒　白术土炒　茯苓各一两　炙甘草五钱

上药共为细末，煨姜薄荷，煎汤泛丸。

此方加丹皮、黑山栀各一两，名八味逍遥丸。

保和丸（丹溪①）

治食积饮停，腹痛泄泻，痞满，吐酸积滞，恶食，食疟，下痢。每服三钱，开水下。

焦山楂去核，三两　姜半夏一两　陈皮五钱　茯苓一两　六神曲炒，一两　连翘壳五钱　莱菔子微炒，五钱

上药共为细末，水泛为丸。

顺气消食化痰丸（《瑞竹堂》）

治酒食生痰，胸膈膨闷，五更咳嗽，每服三钱，姜汤送下。

姜半夏　胆南星各十六两　青皮　陈皮去白　莱菔子生用　苏子沉水者，炒　山楂炒　麦芽炒　神曲炒　葛根　杏仁去皮尖，炒　制香附各一两

上药共为细末，姜汁和蒸饼糊丸。

良附丸（验方②）

治胸脘气滞，胸膈软处，一点疼痛者，或经年不愈，或母子相传，最宜服此。每服三钱，米汤送下。

干姜二两　良姜四钱　沉香一两　青皮三两　制香附四两　当归三两　木香三两

上药共为细末，水泛为丸。

又方　良姜、香附，水泛为丸。

中满分消丸（东垣）

诸病有声，鼓之如鼓，皆属于热。中满臌胀有三：气不流利者，为气胀；水不通调者，为水胀；湿热不化者，为热胀。凡胀之属热者，此丸悉治之。每服二钱，

① 丹溪：原脱，据《成药全书》本补。
② 验方：原脱，据《成药全书》本补。

早晚用灯心汤送下，焙热服。寒胀忌之。

厚朴炒，一两　枳实炒　黄连炒　黄芩炒　姜半夏各五钱　陈皮　知母炒，各四钱　泽泻三钱　茯苓　砂仁　干姜各二钱　姜黄　人参　白术炒　炙甘草　猪苓各一钱

上药共为细末，蒸饼为丸。

沉香化气丸

治食积痰气痞胀妨食，或气郁久而成热，便闭不通，用此润下之。每服二钱，淡姜汤下，小儿酌减。

大黄酒蒸，二两　条黄芩二两　人参三两　白术三两　沉香另研，五钱

上将前四味剉碎，用姜汁竹沥，七浸七晒，候干为末，和沉香末再研，神曲糊丸，水飞，朱砂为衣，晒干，勿见火。

沉香降气丸

治一切气滞，胸膈不舒，妇人经癸不调，少腹刺痛等症。每服二钱，开水送下。

沉香四钱　甘草炙，八钱　砂仁炒，四钱　香附二两，童便浸去外皮，微炒

上四味为末，水泛为丸。

九痛丸（《金匮》）

治九种心痛，兼治卒中恶，腹胀痛，口不能言，又治连年积冷流注，心胸痛，兼冷气上冲，落马坠车血疾等皆主之。忌口如常法，强人初服三丸，日三服，弱人二丸，酒下。

附子炮，三两　生狼牙　巴豆去皮，熬，研如脂　干姜　吴萸　人参各一两

上六味末之，炼蜜丸，如梧子大。

枳实消痞丸（东垣）

治中虚气滞，胸腹痞闷，痰多欲呕，恶食懒倦等症。每服三钱，开水送下。

川厚朴姜炒，四钱　川黄连姜汁炒，五钱　枳实麸炒，五钱　茯苓三钱　半夏曲三钱　干姜二钱　人参三钱　冬术土炒，三钱　炙甘草二钱　炒麦芽三钱

上药共为细末，曲糊为丸。

消痞阿魏丸（《宝鉴》）

治诸般积聚，癥瘕痞块。必须谅人虚实与之，实者可服此丸，消积之大半即止，接服补正药，正气复，则余积不攻自消矣。每服二钱，开水送下。虚者忌服。

山楂　南星皂角水浸　半夏同南星浸　麦芽　神曲炒　黄连　萝卜子各一两　连翘　贝母　阿魏醋浸　瓜蒌各五钱　风化硝石碱黄连　白芥子各二钱五分

上药共为细末，姜汁打糊为丸。

左金丸

治肝火燥盛，左胁作痛，吞酸呕吐，筋疝痞结，亦治噤口痢，饮食入口即吐者。每服一二钱，开水送下。

姜川连六两　吴萸盐水泡，一两

上二味为末，水泛为丸。

乌梅安胃丸（仲景）

治伤寒厥阴病，蛔厥症。蛔厥者，其人当吐蛔，令病者，静而复时烦，此为脏寒。蛔上入膈故烦，须臾复止，得食而呕又烦者，蛔闻食臭出，其人当自吐蛔。蛔厥者，此丸主之，又主久利方。先食饮服十丸，日三服，稍加至二十丸。禁生冷滑物食臭等。

乌梅三十只　细辛六钱　干姜一两　黄连一两六钱　当归四钱　附子炮，六钱　蜀椒炒去汗，四钱　桂枝六钱　人参六钱　黄柏六钱

上十味，异捣筛合治之，以苦酒即今之醋渍乌梅一宿，去核蒸之，五合米下，

饭熟，捣如泥，和药令相得。纳臼中，与蜜杵二千下，丸如梧桐子大。

照原方十分之一。**编者注**

木香顺气丸（东垣）

治阴阳壅滞，气不宣通，胸膈痞闷，腹胁胀满，大便不利等症。每服三钱，开水送下。

广木香三两　茯苓二两　陈皮二两　泽泻二两　升麻一两　当归五两　青皮二两　软柴胡一两　吴萸汤泡，二两　草豆蔻炒，三两　干姜二两　益智仁三两　制半夏二两　苍术三两　川厚朴四两

上药共为细末，酒泛为丸。

大温中丸（丹溪晚年定者）

治脾虚湿热内阻，气化不行，腹膨肢肿，黄胖水臌，饮食衰少之症。每服三四十丸，瘦人米饮送下，肥人白术汤下，忌油腻生硬难化之物。

川朴姜制黑，五两　苍术泔水浸，五两　白术三两　广皮三两　白芍五两　粉草二两　茯苓三两　苦参春夏二两，秋冬一两　青皮六两　制香附童便浸，春夏一宿，秋冬三宿，十六两　山楂五两　针砂十六两，炒红，醋煅三次

上药共为细末，神曲粉醋打为丸。

小温中丸（丹溪）

治黄胖足肿，食少口淡，或腹胀内热，小便不清，是脾虚肝旺，不能健运，虽有积聚，不可下之。每服三钱，用白术六钱，陈皮一钱，生姜三片，煎汤送下，虚加人参一钱。病轻者服此药六七两，小便即长。甚者服一斤，小便始长，积聚去尽，然后用六君子之类调补之。

陈皮　制半夏　茯苓各一两　炙甘草五钱　黄连　制香附　苦参　针砂醋煅，锈过，各五钱　白术二两　神曲一两

上药各为细末，醋水各半泛丸，梧子大。

枳实导滞丸（东垣）

治伤湿热之物，不得运化，痞闷不安，腹内硬痛，积滞泄泻。每服三钱，开水送下。

生大黄一两　上川连酒炒，五钱　黄芩酒炒，五钱　茯苓三钱　枳实麸炒，五钱　神曲炒，五钱　白术土炒，三钱　泽泻二两

上药共为细末，曲糊为丸。

木香槟榔丸（子和）

治胸腹积滞，痞满结痛，二便不通，或泄泻下痢，里急后重，食疟实积等，一切实证。每服三钱，姜汤下。

川连吴萸汤炒，五钱　大黄酒浸，一两　炒枳壳五钱　陈皮去白，五钱　山棱醋煮，五钱　金香附二两　木香五钱　黄柏酒炒，五钱　青皮醋炒，五钱　槟榔五钱　莪术醋煮，五钱　黑丑二两

上药共为细末，朴硝三两，泡水泛丸。

又方　加当归一两。

五积散（《局方》）

治少阴伤寒，及外感风寒，内伤生冷，身热无汗，头痛身痛，项背拘急，胸满恶食，呕吐腹痛，寒热往来，脚气肿痛，冷秘寒疝，寒疟，恶寒无汗，妇人经水不调等症。每服三钱，加姜葱煎。

白芷　陈皮　厚朴各六钱　当归　川芎　芍药　茯苓　桔梗各二钱　苍术　枳壳各七钱　半夏　麻黄各四钱　干姜　肉桂重表者用桂枝　甘草各三钱

上药共研为散。

脾约麻仁丸（《金匮》）

脾约之因有三：发汗太过而亡津液，

大便因硬；或阴血不足，胃气生热，脾阴受灼，大便秘结；或胃气过强，小便频数，津液不充，大便则难。此丸养阴润燥，顺气行滞，增水行舟，攻补兼施，老人虚人便秘者，最宜服之。每服十丸，日三服，渐加以知为度，用开水送下。

麻子仁二升　芍药半斤　枳实炙，半斤　大黄去皮，一斤　厚朴炙，去皮，一斤　杏仁去皮尖，一斤

按：古今权量尺寸不同，考之《外①台》方：麻仁四两，杏仁去皮尖，六两，芍药三两，麸炒，枳实三两，厚朴去皮，姜制，炒，三两，大黄酒蒸，八两。今从之。

上药共为细末，炼蜜丸，桐子大。

半硫丸（《局方》）

治年高冷秘虚秘，及疬癖冷气。每服十五丸至二十丸，空心温酒下，或生姜汤下，妇人醋汤下。

硫黄酸煅，柳木捶碎研　半夏汤泡七次，晒干为末，等分

上二味，共研末，用生姜自然汁调蒸饼糊，杵数百下，丸如梧子大。

更衣丸

治病后津液不足，肝火内炽，少腹作痛，肠燥便闭。每服二钱，好酒送下。

真芦荟一两四钱　朱砂一两

上药共为细末，高粱烧为丸，辰砂为衣。

润肠丸（东垣）

治胃中伏火，大便秘涩，或干燥不通，全不思食，乃风结血秘，须润燥和血疏风，自然通矣。每服三五十丸，空心白汤送下。

羌活　归梢　大黄煨，各五钱　桃仁泡去皮尖　麻仁各一两

上为末，除麻仁、桃仁另研如泥外，为细末，炼蜜为丸，如梧桐子大。

五仁丸（《得效方》）

治气血虚弱，津液枯竭，大肠秘涩，传导艰难。每服五十丸，空心米饮下。

桃仁一两　杏仁炒去皮，一两　柏子仁五钱　松子仁一钱二分半　郁李仁炒去皮，一钱　陈皮另为末，四两

上将五仁另研如膏，入陈皮末研匀，炼蜜丸，如梧桐子大。

三物备急丸（《千金》）

治食停肠胃，冷热不调，腹胀气急，痛满欲死，及中恶客忤，卒暴诸病。每服二三丸，中恶口噤，折齿灌之。

巴豆霜　大黄　干姜等分

上药共为末，蜜丸，如小豆大。

崔氏干姜易桂枝，名备急散。

痰饮咳嗽门

二陈丸（《局方》）

治一切痰饮为病，咳嗽胀满，呕吐恶心，头眩心悸，或中脘不快，或食生冷，饮酒过度，脾胃不和，并宜服之。每服三钱，开水送下。

姜半夏二两　炙草五钱　广皮一两　茯苓一两

上药共为细末，姜汁泛丸。

清气化痰丸

治一切热痰。热痰者，痰因火盛也。痰即有形之火，火即无形之痰，痰随火而

① 外：原作"内"，据《成药全书》本改。

升降，火引痰而横形，变生诸证，不可纪极。火借气于五脏，痰借液于五脏，气有余则为火，液有余则为痰。故治痰者，必降其火，治火者，必顺其气也。每服二钱，淡姜汤送下。

姜半夏 胆星各一两五钱 橘红 枳实麸炒 杏仁去皮尖 瓜蒌仁去油 黄芩酒炒 茯苓各一两

上药共为细末，姜汁糊丸。

礞石滚痰丸（王隐君）

治诸实热积痰，变生怪症。此丸治痰之峻剂，虚寒者不宜用。每服一钱或二钱，姜汤送下，量虚实服。服过咽即便仰卧，令药徐徐而下，半日不可饮食行动，待药气渐下。服后喉间稠黏壅塞，乃药病相拒，少顷药力到自愈。

青礞石色青者良，三两，用焰硝一两，同入瓦罐，盐泥固济，煅至石色如金为度，水飞 大黄酒蒸，八两 黄芩酒洗，八两 沉香一两

上药共为细末，水泛为丸。

竹沥达痰丸

治痰火喘急，昏迷不卧，不省人事，如痴如狂，厥逆惊痫，怪病多病，变幻百出等症。每服二三钱，开水送下。

制大黄二两 淡黄芩二两 橘红二两 上沉香五钱 青礞石一两，朴硝三钱，煅黄色 制半夏一两 甘草一两

上药共为细末，竹沥和姜汁泛丸。

指迷茯苓丸

治臂痛不能主，手足或左右时复转移。由伏痰在内，中脘停滞，脾气不流行，上与气搏。四肢属脾，脾滞而气不下，故上行攻臂，是后人为此臂痛乃痰证也，但治痰而臂痛自止。痰药方虽多，唯此立见功效。每服三十丸，姜汤送下。

风化硝二钱五分，如一时难成，以朴硝撒在竹盘中，少时盛水，置当风处，即干如芒硝，括取用亦可 制半夏二两 茯苓一两 枳壳去瓤，麸炒，五钱

上药共为细末，生姜汁煮，面糊和为丸，如梧子大。

真武丸（仲景）

治少阴伤寒腹痛，小便不利，四肢沉重疼痛，自下利者，此为有水气，或咳或呕，或小便利。又太阴病发汗，汗出不解，仍发热，心悸头眩，筋惕肉瞤，振振欲擗地，气虚恶寒者。每服三钱，开水送下。

附子炮，一枚 白术炒，三两 茯苓三两 白芍炒，三两 生姜三两

上药共为细末，生姜汁泛丸。

此方不宜为丸，因其间加减甚多，况如此大症，亦无服丸药之理。市上药铺，多将此方改汤为丸，采入丸剂中，余虽仍其旧，不以为然也，理宜删去。**编者注**

附加减法

水寒相搏咳者，加五味子、细辛、干姜；小便利去茯苓；下利去芍药，加干姜；呕去附子，加生姜一倍。

十枣丸（仲景）

治太阳中风，下利呕逆，表解者乃可攻之，其人漐漐汗出，头痛，心下痞硬，引胁下痛，干呕短气，汗出不恶寒，表解而里未知，邪热内蓄，有伏饮者。强人服一钱，虚人服五分，病不除者，再服五分，得快利后，糜粥自养。

芫花炒黑 大戟 甘遂各等分

上药共为细末，枣肉为丸。

半贝丸（山阴金兰生《格言联璧》）

治风痰暑湿，疟疾频发，咳嗽多痰，

饮食无味，兼治癫痫瘰疬等症，皆极神效。每服一钱，姜汤送下。

川贝母六两　生半夏漂，四两

上药共为细末，于端阳日合，生半夏打汁为丸。

癫症白金丸

治癫狂失心，痰血塞于心窍，证属有余者。每服一二钱，开水送下，或菖蒲汤下。

白矾三两　郁金七两

上药共为细末，薄荷糊丸。

痫症镇心丸

治痰迷心窍，癫痫狂疾，独言妄笑，如见鬼魅，一切七情五志火逆之症。每服一丸，姜汤下，立能取效。

犀黄七分　胆星五钱　川黄连三钱　甘草一钱　麦冬七钱　茯神七钱　远志二钱　辰砂三钱　石菖蒲二钱　犀角五钱　珍珠二钱　枣仁一两

上药各取净末，炼蜜和胆星为丸，潮重四分，金箔为衣。

虎睛丸（河间）

治痫疾潮搐，精神恍惚，烦乱不宁，口干喜水，或时谵语。每服二十丸，温酒送下，食后服，其效如神。

虎睛一对　犀角一两　山栀仁五钱　生大黄一两　远志去心，一两

上药共为细末，炼白蜜为丸，如绿豆大。

控涎丸一名妙应丸（《三因方》）

治人忽患胸背手足腰项筋骨牵引钓痛，走易不定，或手足冷痹，气脉不通，此乃痰涎在胸膈上下，误认瘫痪，非也。用淡姜汤送下，五七丸至十丸，痰猛加丸数。

甘遂去心　大戟去皮　白芥子各等分

上药共为细末，水泛为丸。

百花丸（《济生》）

治七情内伤，酒色无节，虚火妄动，午后虚潮，咳嗽喘急，口干声哑，痰中带血，诸虚百损等症。食后临卧细嚼一丸，开水下，切忌房事并助火之物。

百合　款冬花等分

上药共为细末，炼蜜为丸，如龙眼大。

补肺阿胶丸（钱乙）

治肺虚有火，嗽无津液，而气哽者。此丸能滋阴顺气，清火滑痰。液补则津生，气顺则不哽，火退则嗽宁痰化。尤妙在补益脾胃，土为金母，土旺则能化生精微，以上输生于肺，肺受其荫矣。每服三钱，开水送下。

阿胶一两五钱　马兜铃焙　炙草　牛蒡子炒香，各一两　杏仁去皮尖，七钱　糯米一钱

上药共为细末，炼白蜜为丸。

宁嗽丸

肺为娇脏，遇热则嗽，受寒亦嗽，若不表散，则邪气留连而不解。此丸温润和平，既无攻击过当之虞，大有启扃驱贼之势，是以投之而宁嗽也。每服三钱，开水送下。

粉桔梗二两　薄荷一两五钱　川石斛二两　橘红一两　炒谷芽一两　制半夏二两　川贝母二两　甘草五钱　苏子二两　光杏仁一两五钱　茯苓二两　桑皮一两五钱

上药共为细末，水泛为丸。

冷哮丸一名哮吼紫金丹（《全生集》）

治有年痰饮，经寒即发，哮喘气急，

不能平卧。每服三四粒，或二三粒，量病轻重与之，冷茶送下。童子服可除根，此丸治冷哮极验。

江西白豆豉一两　白砒一钱

皆为末，用饭三钱，研烂入末为丸，如莱菔子大。

局方黑锡丹即二味黑锡丹

治阴阳不升降，上盛下虚，头目眩运，肾厥头痛，男子精冷滑泄，妇人血海久冷，赤白带下，兼治阴症阴毒，四肢厥冷，不省人事。用枣汤送下百丸，或用人参汤，或米饭汤均可，即能回阳，慎勿轻视。

黑锡　硫黄各二两，将锡熔化，渐入硫黄，候结成片，倾地上出火毒，研至无声为度

上药制研为细末，玄米糊为丸。

医门黑锡丹（《局方》）

治脾元久冷，上实下虚，胸中痰饮，或上攻头目，及奔豚上气，两胁膨胀，兼阴阳气不升降，五积水气，脚气上攻，或卒暴中风，痰潮上膈等症。每服四十丸，姜汤下。

黑锡二两　硫黄二两，将锡融化，投入硫黄急炒成砂，倾地上出火气，研末再入　肉果煨，一两　小茴香一两　沉香一两　破故纸一两　肉桂五钱　川熟附一两　木香一两　川楝肉酒蒸，去皮核，一两　葫芦巴酒浸，炒，一两　阳起石煅，飞，一两

上为末同研，酒煮面糊为丸，梧子

大，阴干，以布袋擦令光莹。

养正丹（《局方》）

治上盛下虚，气不升降，元阳亏损，气短身羸，及中风痰盛涎潮，不省人事，伤寒阴盛自汗，唇青，妇人血海久冷等症。每服十五丸至三十丸，盐汤或枣汤、人参汤任下，大粒服，囫囵一丸，得睡勿惊觉。

水银　黑锡与水银结成砂子　硫黄研　朱砂

用铁铫融化黑锡，入水银，将柳木捶搅，次下朱砂搅，令不见星子，下少时，方入硫黄末，急搅成汁和匀，如有焰，以醋洒之，候冷，取出研细。

上药制研为细末，煮糯米糊丸，如绿豆大。

灵砂丹

治上盛下虚，痰涎壅盛，此丹最能镇坠虚火，升降阴阳，和五脏，助真元。每服三丸，空心枣汤、米汤、井花水、人参汤任下，量病轻重，可增至五七丸。忌猪羊血，绿豆粉，冷滑之物。

水银四两　硫黄一两

上二味，新铫内炒成砂子，入水火鼎煅炼为末，糯米糊丸，如麻子大。

又法　入阳城罐内，赤石脂封口，盐泥固济，三足钉钉，打火，盏内置水，勿令干，候三炷香为度。

卷 之 二

六气门

诸 风

人参回生再造丸

治男妇中痰中风，口眼歪斜，手足拘挛，言语不清，左瘫右痪，筋骨疼痛，半身不遂，步履艰难。初起气绝者服之即可回生，久病者平复如常，功同再造，故名。孕妇忌服，每服一丸，生姜汤下。

真水安息四两　人参二两　真蕲蛇小者为佳，去骨并头尾三寸，酒浸，炙，取净末，四两　当归　川芎　川连　羌活　防风　玄参以上酒炒　藿香　白芷　茯苓　麻黄　天麻　川草薢　片子姜黄以上炒　甘草炙　肉桂研，不见火　白蔻仁研，不见火　首乌料豆水拌蒸九次　西琥珀研　黄芪蜜炙　大黄酒蒸　草蔻仁研　雄鼠粪两头尖者是　熟地以上二十三味，各二两　穿山甲前后四足各用五钱，麻油浸炙，共二两　全蝎去头尾足　灵仙酒炒　葛根炒　桑寄生烘干，各二两五钱　北细辛　赤芍炒　乌药酒炒　青皮麸炒　於术土炒　僵蚕洗炒　乳香去油　没药去油　辰砂　骨碎补酒炒　香附去皮毛，酒炒　天竺黄　制附片　生龟板炙熬过者不用　沉香　母丁香　胆星以上十七味，各一两　红花酒浸，烘干　犀角尖各八钱　厚朴　地龙炙干　松香煮九次，各五钱　广木香不见火，四钱　梅花冰片　西牛黄各二钱五分　血竭八分　虎胫骨炙酥，一对

上药共为末，炼蜜和匀，捣数千槌为丸，每丸重一钱，金箔为衣，蜡壳封固。

九制豨莶丸（张咏）

治中风喎僻，语言蹇涩，肢缓骨疼，风痹走痛，或十指麻木，肝肾风气，风湿诸疮等症。每服五十丸，空心无灰酒下。

豨莶草不拘多少，以五月五日，七月七日，九月九日，采者佳，拣去粗茎，留枝叶花实，用酒拌，九蒸九晒，研末，炼蜜为丸

搜风顺气丸（《医学入门》）

治肠胃积热，胸膈痞闷，二便燥涩，肠风痔漏，腰膝痠疼，肢节顽麻，手足瘫痪，言语蹇涩，一切风气。每服二十丸，早晨临卧茶、酒、米饮任下，久觉大肠微动，以羊肚肺煮羹补之。常服百病皆除，如食色纵欲及老人大便结燥者，最宜。孕妇忌服。

车前子　郁李仁　白槟榔　大麻仁　菟丝子　牛膝　山药　山茱萸各二两　枳壳　防风　独活各一两　酒大黄五两

上为末，蜜丸，梧子大。

神应养真丹（河间）

治厥阴经为四气所袭，脚膝无力，左瘫右痪，半身不遂，手足顽麻，语言蹇涩，气血凝滞，遍身疼痛。每服百丸，空心酒下，盐汤亦可。

当归酒蒸，捣　熟地黄酒蒸，捣　川芎　白芍　羌活　天麻　菟丝子酒制　木瓜

上药各等分，共为细末，入地黄当归二膏，加蜜捣丸，桐子大。

河间地黄丸 即地黄饮子

治中风舌瘖不能言，足废不能行，此少阴气厥不至，名曰风痱。急宜温之，每服三钱，开水下。

熟地黄　巴戟去心　山茱萸　肉苁蓉酒浸　附子炮　官桂　石斛　茯苓　石菖蒲　远志　麦冬　五味子

上药等分共为细末，加薄荷少许，用姜枣煎汤泛丸。

济生涤痰丸

治中风痰迷心窍，舌强不能语，此丸能豁痰清热，利气补虚，可谓简而当也。每服二三钱，开水送下。

半夏　胆星并姜制，各二两五钱　枳实　橘红　茯苓各二两　石菖蒲　人参各一两　竹茹　甘草各五钱

上药各为细末，将胆星烊化泛丸。

苏合香丸（《局方》）轨范本

疗传尸骨蒸，殗殜肺痿，尪仵鬼气，卒心痛，霍乱吐利，时气瘴疟，赤白暴痢，瘀血月闭，痃癖丁①肿，惊痫中风，痰厥昏迷，小儿吐乳，大人狐狸等病。朝取井华水，温冷任意化服四丸，或大粒一丸，老人小儿化服一小丸，温酒化服亦得，并空心服之，用蜡纸裹一丸，如弹子大，绯绢袋当心带之，一切邪神不敢近，此辟邪驱秽之圣方也。

苏合香油五钱，入安息香内　安息香一两，另为末，用无灰酒半斤熬膏　丁香　青木香　白檀香　沉香　荜拨　香附子　诃子煨，取肉　乌犀镑　朱砂水飞，各一两　熏陆香　片脑研，各五钱　麝香七钱五分

上为细末，入安息香膏，炼蜜和剂，丸如芡实大，另以朱砂为衣，外蜡护，每蜡壳中藏丸四粒，或合四粒重为一大粒

亦可。

徐洄溪曰：此方冰麝太多，宜减大半。

易简三生丸

治卒中昏不知人事，口眼㖞斜，半身不遂，咽喉作声，痰气上壅，无问外感风寒，内伤喜怒，并宜服之，兼治痰厥饮厥，及气虚眩晕，悉有神效，但口开手撒，眼合遗尿，鼻声如鼾者难治。每服一钱，姜汤送下。

生南星一两　川乌去皮　生附子各五钱　木香二钱五分

上药共为细末，姜水泛为丸。

虎潜丸（丹溪）

治精血不足，筋骨痿弱，足不任地，及骨蒸劳热等症。每服三钱，淡盐汤送下。

黄柏盐酒炒　知母盐酒炒　熟地各三两　虎胫骨酥炙，一两　龟板酥炙，四两　锁阳酒润　当归酒洗，一两五钱　牛膝酒蒸　白芍酒炒　陈皮盐水润，二两

上药共为细末，用羯羊肉二斤，酒煮烂捣丸。

虎骨四斤丸 一名虎骨木瓜丸

治肝肾虚寒而挟风湿，足膝疼痛。每服三钱，食前盐汤下，或临卧时，用浸药酒送下，浸药酒完，以陈酒代之。

木瓜　天麻　苁蓉酒洗，去腐　牛膝各一斤　附子炮，二两　虎胫并掌骨酥炙，一具

上四味以醇酒五升浸，春五夏三秋七冬十日，取出焙干，切片晒燥，同附子、虎骨为细末，用浸药酒，打糊为丸。

---

① 丁：通"疔"。

大活络丸（《圣济》）

治一切中风，瘫痪痿痹，痰厥拘挛，疼痛，痈疽流注，跌扑损伤，小儿惊痫，妇人停经。每服一丸，陈酒化下。

徐洄溪曰：顽痰恶风，热毒瘀血，入于经络，非此方不能透达，凡治肢体大症，必备之药也。

白花蛇　乌梢蛇　威灵仙 两头尖俱浸酒　草乌　天麻煨　全蝎去毒　首乌黑豆水浸　龟板炙　麻黄　贯众　炙草　羌活　官桂　藿香　乌药　黄连　熟地　大黄蒸　木香　沉香以上各二两　细辛　赤芍　没药去油，另研　丁香　乳香去油，另研　僵蚕　天南星姜制　青皮　骨碎补　白蔻　安息香酒熬　黑附子制　黄芩蒸　茯苓　香附酒浸，焙　玄参　白术以上各一两　防风二两五钱　葛根　虎胫骨炙　当归各一两五钱　血竭另研，七钱　地龙炙　犀角　麝香另研　松脂各五钱　牛黄另研　片脑另研，各一钱五分　人参三两

上共五十味为末，蜜丸，如桂圆核大，金箔为衣，蜡护。

小活络丹

治中风手足不仁，日久不愈，经络中有湿痰死血，腿臂间忽有一二点痛者。每服一粒，好酒送下。

川乌炮，去脐皮　草乌炮，去皮　胆星各六两　地龙洗，焙干　乳香去油　没药去油，另研，各三两三钱

上药各取净末，胆星烊化为丸，潮重六分，蜡护。

蠲痹丸（严氏）

治中风身体烦痛，项背拘急，手足冷痹，腰膝沉重，举动艰难等症。每服三钱，开水送下，或用温酒亦可。

黄芪蜜炙　当归酒洗　赤芍酒炒　羌活　防风　片子姜黄酒炒　炙甘草等分

上药各为细末，用生姜红枣煎汤泛丸。

伤　寒

防风通圣散（河间）

治一切风湿暑湿，饥饱劳役，内外诸邪，气血怫郁，表里三焦俱实，憎寒壮热，头目昏运，目赤睛痛，耳鸣鼻塞，口苦舌干，咽喉不利，唾涕稠黏，咳嗽上气，大便秘结，小便赤涩，疮疡肿毒，折跌损伤，瘀血便血，肠风痔漏，手足瘈疭，惊狂谵妄，丹斑瘾疹等症。每服三四钱，加生姜葱白煎服。

川大黄酒蒸，五钱　青防风五钱　大川芎五钱　白芍炒，五钱　淡黄芩一两　连翘壳五钱　苏薄荷五钱　石膏一两　滑石三两　荆芥五钱　芒硝五钱　白术五钱　当归五钱　粉桔梗一两　黑山栀五钱　甘草二两　麻黄五钱

上药研粗末，为散。

大陷胸丸（仲景）

病发于阳，而反下之，热入因作结胸。所以成结胸者，以下之太早故也。结胸者，项亦强，如柔痉状，以此丸下之则和。每用一丸，别捣甘遂末一钱匕，白蜜二合，水二升，煮取一升，温顿服之，一宿乃下。如不下，更服，取下为效，得快利止后服。

大黄半斤　葶苈熬，半升　芒硝半升　杏仁半升，去皮尖，熬黑

上二味捣筛，二味纳杏仁、芒硝，合研如脂，和散取如弹丸大。

小陷胸丸（仲景）

治病在心下，按之则痛，名小结胸，

此丸治之。不但治小结胸，并可通治夹滞时邪，不重不轻，最为适用。每服二三钱，开水送下。

黄连一两　半夏洗，半升　瓜蒌实大者一个

上药共为细末，炼蜜为丸。

川芎茶调散（《局方》）

治诸风上攻，正偏头痛，恶风有汗，憎寒壮热，鼻塞痰盛，头晕目眩。每服三钱，食后茶调服。

薄荷八钱　川芎　荆芥各四钱　羌活　白芷　炙草各一钱　防风一钱五分　细辛一钱

上药研末为散。

神术丸（《局方》）

治伤风头痛无汗，鼻塞声重，及风寒咳嗽，时行泄泻。每服三钱，空心温酒送下。

焦苍术二两　藁本一两　川芎一两　细辛一两　白芷一两　炙草一两　羌活一两

上药共为细末，姜葱煎汤泛丸。

肾厥玉真丸（《本事》）

治肾气不足，气逆上行，头痛不可忍者，谓之肾厥症。

硫黄二两　银硝一两　制半夏一两　生石膏一两

上药共为细末，姜汁打糊为丸。

扁鹊玉壶丸

玉壶指人身而言，道书曰：金精满鼎气归根，玉液银壶神入室。元寿先生曰：硫是矾之液，矾是铁之精，生于温泉，产于山旁，有水火既济之妙。本草止治阴寒恶疾，不言治脏。今人用治火衰，阳气暴绝，寒水脏胀，却有神功，独是难于制配。余得异授，并诸制法，以广仁术。每

服八分，渐加至三钱，开水送下。

硫黄八两　配真香麻油八两

以硫黄打碎，入冷油内，放炉上，炭火宜微，以桑枝缓缓搅动，候硫融尽，即倾入水缸内，急捞去面上浮油，取缸底净硫，称过若干两，再配真麻油若干两，照前火候再融再倾，连前共制三次。第四次用真棉花子油，配硫若干两，照前火候再溶再倾，入水缸内，急捞去面上浮油。第五次用肥皂四两，水中同煎六时。第六次用皂荚四两，放水中同煎六时，拔净油气。第七次用炉中炭火淋碱，水制六时。第八次用水豆腐同煮六时，拔净皂碱之性。第九次用田字草田字草出水荒稻田中，叶如田字，秋天采捣汁，和水煎六时，晒干研细，如香灰。凡净硫一两，配炒糯米粉二两，煮汁为丸。

按：硫黄以外洋者为佳，土硫黄断不可用。

金液丹（《局方》）

治虚寒吐利，日久脾胃虚损，手足厥逆，精神昏睡，露睛，口鼻气冷，身冷脉微，自汗，小便不禁等症。每服二十丸，空心米饮下，伤寒阴证不拘丸数。

硫黄将铁杓熬熔，倾入井水，或麻油内，后用桑柴灰，淋碱水①七八遍，换水去红晕

上为末，蒸饼丸，梧子大②，约硫黄一两，饼亦一两。

来复丹（《局方》）

治上盛下虚，里寒外热，及伏暑泄泻如水。每服三十丸，空心米饮下，甚者五十丸，小儿三五丸，或一丸。

---

① 水：原作"蚊"，据《成药全书》本改。

② 大：此后原衍一"大"字，据文义删。

硫黄 硝石各一两，入铫内微火温炒，用柳木不住手搅，令阴阳气相入，再研细入 五灵脂 青皮 陈皮各二两 元精石另研末，一两

上为末，次入元精石末及硝黄末，和匀，醋糊丸，豌豆大。

二气丹

治伏暑中寒，或内伤冷食，中脘痞结，呕泻不止。每服四十丸，新汲井花水下，不应再服。

硫黄 硝石等分

上为末，同炒黄色，研细，糯米糊丸，梧子大。

温 病

神犀丹（《温热经纬》）

治湿热暑疫，诸病邪不即解，耗液伤营，逆传内陷，痉厥昏狂，谵语发斑等症。但看病人舌色干光，或紫绛，或圆硬，或黑苔，皆以此丹救之。若初病即觉神情昏躁，而舌赤口干者，是温暑直入营分。酷暑之时，阴虚之体，及新产妇人，患此最多，急须用此，多可挽回。兼治痘瘄毒重，夹带紫斑危证，暨痘疹后，余毒内炽，口糜咽腐，目赤神烦诸症。每日服二丸，凉开水化服，小儿减半。

犀角尖磨汁 石菖蒲 黄芩各六两 直怀生地冷水洗净，浸透，捣绞汁 银花如有鲜者，绞汁用尤良，各十六两 粪清即金汁 连翘各十两 板蓝根无则以飞净青黛代之，九两 香豉八两 玄参七两 花粉 紫草各四两

各生晒研细，忌用火炒，以犀角地黄汁粪清为丸①，切勿加蜜。如难丸，可将豆豉煮烂，每重三钱。如无粪清，可加入人中黄四两研入。

万氏牛黄清心丸

治温邪内陷包络神昏者，以此丸为最。盖温热入于心包络，邪在里矣，草木之香，仅能达表，不能透里，必藉牛黄幽香物性，乃能内透包络，与神明相合。然尤在佐使之品，配合咸宜。泻心火，通心气，镇心神，合之牛黄相使之妙，故能建功若神也。兼治中风痰火秘结，瘈疭眩晕，言蹇神昏，小儿惊风痰涎，手足牵掣，痧痘火郁等症。

山栀肉生用，六钱 真犀黄五分 淡黄芩五钱 川郁金四钱 川黄连一两 辰砂三钱

上药各取净粉，用冰雪水和，神曲糊打丸，每丸潮重四分半②，干足三分半，蜡护。

又一方附后

牛黄 雄黄 黄连 黄芩 栀子 犀角 郁金 朱砂各一两 真珠五钱 冰片 麝香各二钱五分

上药共研为末，炼蜜丸，每重一钱，金箔为衣，蜡护。此方功效较万氏为胜。

局方牛黄清心丸

治心气不足，神志不定，惊恐癫狂，语言讠严妄，虚烦少睡，甚至弃衣而走，登高而歌，踰垣上屋等症。每服一丸，食后温水化下。

羚羊角 麝香 龙脑各一两 人参 神曲炒 蒲黄炒，各二两半 白茯苓 牛黄研 柴胡 桔梗各一两二钱 川芎 杏仁去皮尖及双仁，麸炒黄，另研，各一两二钱半 防风 白术 白芍 麦冬 黄芩 当归去头，各一两半 阿胶炒 干姜炒 白蔹各七钱半 雄

---

① 为丸：原脱，据《成药全书》本补。
② 四分半：《成药全书》本作"四分"。

黄水飞，八钱　甘草剉，五两　山药炒，七两　大豆黄卷炒　肉桂去皮，各七钱半　金箔一千四百片　大枣蒸黑，去皮核，研膏，一百枚　犀角末二两

上除枣、杏仁、金箔外，牛黄、龙脑、麝香、雄黄四味，研为细末，入余药和匀，炼蜜，入枣膏为丸，每两作十丸，金箔为衣，干后外用，蜡护。

安宫牛黄丸

此丸芳香化秽利窍，咸寒保肾安心。凡温暑时邪，挟痰浊内闭，口噤神昏，大人小儿痉厥之因于热者，兼治飞尸卒厥，五痫中恶。每服一丸，病重体实者日再服，甚至日三服。小儿服半丸，不知，再服半丸。脉虚者人参汤下，脉实者银花薄荷汤下。

牛黄一两　郁金一两　犀角一两　黄连一两　朱砂一两　梅片二钱五分　麝香二钱五分　真珠五钱　山栀一两　雄黄一两　黄芩一两　金箔衣

上为极细末，炼老蜜为丸，每丸一钱，金箔为衣，蜡护。

紫雪丹（《局方》）

治内外烦热不解，狂易叫走，发斑发黄，口疮脚气，瘴毒虫毒，热毒药毒及小儿惊痫。每服三四分至一钱，量用，冷开水调灌。

黄金百两　寒水石　石膏　滑石　磁石水煮，各三斤

捣煎去渣，入后药。

升麻　玄参各一斤　炙甘草半斤　犀角　羚羊角　沉香　木香各五两　丁香一两

并捣剉，入前药汁中，煎去渣，入后药。

朴硝　硝石各二斤

提净，入前药汁中，微火煎，不住手

将柳木搅，候汁欲凝，再加入后二味。

辰砂研细，三两　当门子一两二钱

研细入后药拌匀，合成，退火气。《本事方》无黄金。

至宝丹（《局方》）

治诸中卒倒，气血俱闭，时邪内陷，热入心胞，舌绛神昏，谵言妄语，以此丹入寒凉汤药中，能去阴起阳，立展神明，有非他药之可及。兼治卒中山岚瘴气及产后恶血攻心。每服用参汤调化一二丸，产后用童便，入姜汁化服。

乌犀角镑　朱砂飞　雄黄飞　生玳瑁镑　琥珀勿见火，研，各一两　麝香研　龙脑研，各一钱　金银箔各五十片　西牛黄研，五钱　安息香以无灰酒飞过，滤去沙土，约取净，微火熬成膏，如无，以苏合香代之，一两

上将犀、玳为细末，入余药研匀，将安息膏用重汤煮，后入诸药，和搜成剂，分作百丸，蜡护。

碧雪丹

治热急火闭，痧胀昏狂及霍乱，误服热药，烦躁瞀乱及时疫，惯乱便秘发斑，一切积热，咽喉肿痛，口糜龈烂，舌疮喉闭，水浆不下等症。每服钱许，凉开水下。上焦病，以少许含化；咽津不能咽物者，芦筒吹入喉中；齿舌病，抹患处。

寒水石　石膏　硝石　朴硝　芒硝　牙硝　青黛　甘草等分

先将甘草煎汤去渣，纳诸药再煎，以柳木棍不住手搅，却①入青黛和匀，倾入砂盆内，候凝结成霜，研细蜜收。

玉雪救苦丹

治伤寒时行瘟疫，寒热头痛，胸闷髀

---

① 却：《成药全书》本作"加"。

酸，身热不解，神昏谵语，不省人事，肝气厥逆，痰涎壅塞，一切咽喉急症，小儿痧痘时疹，急慢惊风，兼治痈疽发背，脑疽疔毒，无名肿毒等症。每服一丸，如未效，再进一丸，轻则半丸。

水安息三钱　血珀三钱　当门子三分　鹅管石三钱　犀黄三钱　真濂珠三钱　白螺壳一钱　梅片三分　川黄连一两　左秦艽八钱　桂枝八钱　细青皮八钱　川朴一两　木通八钱　赤芍八钱　寒水石一两　枳壳八钱　陈皮八钱　大豆卷八钱　柴胡八钱　福建曲八钱　辰砂二两　连翘八钱　象贝母八钱　赤茯苓八钱　术香八钱　茯苓皮八钱　青防风八钱　前胡八钱　生军八钱　天花粉八钱　白术八钱　大力子八钱　江枳实八钱　荆芥八钱　大麦仁八钱　车前子八钱　麻黄八钱　淡豆豉八钱　炙草八钱　六曲八钱　广藿香八钱　大腹皮一两六钱　石膏八钱　玉桔梗八钱　半夏曲八钱　茅术八钱　苏合油二两

共研为末，用神曲粉四两，加炼蜜打丸，每粒潮重六分，辰砂为衣，白蜡壳护。

诸　火

三黄丸（东垣）

治丈夫妇人，三焦积热。上焦有热，攻冲，眼目赤肿，头项肿痛，口舌生疮；中焦有热，心膈烦躁，饮食不美；下焦有热，小便赤涩，大便秘结。五脏俱热，即生痈疖疮痍。每服三十丸，食后热水吞下，视脏腑虚实加减，小儿积热亦宜服。

黄连　黄芩　大黄等分

上为细末，炼蜜丸，如梧子大。

一方用冰麝为衣，如豆大，夜间嚼化一二丸，亦好。

黄连上清丸

治上焦积热，时眼咽痛，口舌生疮，心膈烦热，肺火上升，风热鼻赤等症。每服三钱，开水送下。

川黄连八两　黄芩八两　白菊花四两　粉桔梗二两　当归尾四两　姜黄六两　葛根二两　苏薄荷二两　川黄柏八两　黑山栀八两　京玄参二两　天花粉二两　连翘六两　大黄十二两　川芎二两

上药共为细末，炼白蜜为丸。

噙化上清丸

治咽喉肿痛，口舌生疮，又能爽神。每用一丸，常噙化咽之。

薄荷叶一两六钱　缩砂四钱　甘草二钱　防风　黄芩　桔梗各一钱

上为末，蜜和一两，作二十丸。

清咽太平丸

治膈上有火，早间咯血，两颊常赤，咽喉不清等症。每服一丸，开水化下。

薄荷一两　犀角二两　防风二两　甘草二两　柿霜二两　川芎二两　桔梗三两

上为细末，炼白蜜为丸，如弹子大。

当归龙荟丸（《宣明》）

治一切肝胆之火，神志不宁，惊悸搐搦，躁扰狂越，头晕目眩，耳鸣耳聋，胸膈痞塞，咽嗌不利，肠胃燥涩，两胁痛引少腹，肝移热于肺而咳嗽，亦治盗汗。每服三钱，姜汤送下。

全当归酒洗，一两　龙胆草酒洗，一两　川黄柏炒，一两　黄连炒，一两　黑山栀一两　大黄酒浸，五钱　青黛水飞，五钱　黄芩炒，一两　芦荟五钱　木香二钱　麝香五分

上药共为细末，炼蜜为丸。

凉膈散（《局方》）

治心火上盛，中焦燥实，烦躁口渴，目赤头眩，口疮唇裂，吐血衄血，大小便秘，诸风瘼疭，胃热发斑发狂，及小儿惊急，痘疮黑陷等症。每服三钱，加竹叶生蜜煎。

连翘四两　大黄酒浸　芒硝　甘草各二两　栀子炒黑　黄芩酒炒　薄荷各一两

上药共为细末。

泻青丸（钱乙）

治肝火郁热，不能安卧，多惊多怒，筋痿不起，目赤肿痛等症。每服一二钱，竹叶汤下。

大黄一两　黑山栀一两　川芎一两　防风一两　龙胆草一两　羌活一两　当归一两

上药共为细末，炼白蜜为丸。

梅苏丸（《简易方》）

治消渴膈热烦躁，生津液。每服一丸，不拘时含化咽津，行路解渴。

白梅肉　苏叶　乌梅肉各半两　百药煎三两　麦门冬去心，七钱五分　诃黎勒　人参各二钱五分　甘草炙，一两五钱

上为细末，炼黄蜡汁和为丸，如鸡头大。

暑　湿

清暑益气丸（东垣）

治长夏湿热炎蒸，四肢困倦，精神减少，胸满气促，身热心烦，口渴恶食，自汗身重，肢体疼痛，小便赤涩，大便溏黄而脉虚者。每服三四钱，开水送下。

人参二两　炙冬术一两　大麦冬一两　泽泻一两　焦苍术一两　炙升麻一两　细青皮麸炒，一两　黄柏酒炒，一两　五味子一两

葛根一两　当归酒炒，一两　炙甘草一两　炙黄芪一两　六神曲炒，一两　广皮一两

上药共为细末，姜枣煎汤泛丸。

甘露消毒丹
一名普济解疫丹（叶天士）

此治湿温时疫之主方也。凡湿温疠疫之病，而为发热倦怠，胸闷腹胀，肢痠咽肿，斑疹身黄，颐肿口渴，溺赤便闭，吐泻疟痢，淋浊疮疡等症，但看病人舌苔淡白，或厚腻，或干黄者，是暑湿热疫之邪，尚在气分，悉以此丹主之，靡不应手取效，并治水土不服诸病。每服三钱，开水调下，日两次。

飞滑石十五两　绵茵陈十一两　淡黄芩十两　石菖蒲六两　川贝母　木通各五两　藿香　射干　连翘　薄荷　白豆蔻各四两

上药晒燥，生研细末见火则药性变热。或以神曲糊丸，如弹子大。

六一散一名天水散（河间）

治伤寒中暑，表里俱热，烦躁口渴，小便不通，泻痢热疟，霍乱吐泻，下乳滑胎，解酒食毒，兼主石淋。用冷水，或灯心汤调下。

滑石飞，六两　甘草一两

上药共研细为散。

此方功用甚大，清心加辰砂少许，名益元散；清肺加薄荷少许，名鸡苏散；清肝加青黛少许，名碧玉散。

六合定中丸

治暑月畏冷，疟痢霍乱，胸闷恶心，头疼腹痛，或吐或泻，寒热如疟，及小儿发热发搐，吐乳惊悸，一切中土不和之症。每服一丸，开水送下。

藿香八两　赤苓二十四两　枳壳二十四两　苏叶八两　麦芽炒，六斤　桔梗二十四两　香

薷八两　木瓜二十四两　谷芽六斤　广皮二十四两　木香十八两　檀香十八两　焦山楂二十四两　扁豆炒，八两　厚朴二十四两　六神曲六斤　甘草二十四两

上药共研为末，水泛丸，每粒重一钱。

藿香正气丸（《局方》）

治外感风寒，内伤饮食，憎寒壮热，头痛呕逆，胸膈满闷，咳嗽气喘，及伤冷伤湿，疟疾中暑，霍乱吐泻，凡感岚瘴不正之气者，惟元气虚弱之人慎用。每服三钱，开水送下。

藿香　大腹皮　白芷　茯苓　紫苏叶各三两　广皮　冬术土炒　桔梗　半夏曲　厚朴姜制，各二两　甘草一两

上药共为细末，生姜、红枣、腹皮煎汤泛丸。

二妙丸（丹溪）

治筋骨疼痛因湿热者，如有气加气药，如血虚加血药。每服三钱，开水送下。如痛甚，以姜汤热辣①下，如表实气实者，少酒佐之。

黄柏炒　苍术炒去皮，等分
上药共为末，姜汁泛丸。

三妙丸

治湿热下流，两脚麻木，痿弱，或如火烙之热。每服五七十丸，姜盐汤下。

苍术米泔浸，六两　黄柏酒炒，四两　怀牛膝二两

上药共为细末，面糊和丸，梧子大。

五苓散（仲景）

通治诸湿腹满，水饮水肿，呕逆泄泻，水寒射肺，或喘或咳，中暑烦渴，身热头痛，膀胱积热，便秘而渴，霍乱吐泻，痰饮湿热，身痛身重等症。每服三钱，服后多饮热水，汗出而愈。伤暑者，加朱灯心煎。

猪苓　泽泻　茯苓　白术各八钱　官桂五钱

上药共研细末。

按：分量，古书与今不同，不能妄拟，抄本分量，似尚合度，从之。**编者注**

青麟丸

一治痢疾初起，里急后重不爽。赤痢，焦槐米汤下；白痢，淡姜汤下。

一治胸闷脘胀，气阻噎膈，肝胃气痛，大小便闭，香附汤送下。

一治湿热黄疸，瘴气疟疾，水肿臌胀，食积腹痛，大腹皮汤下。

一治舌麻口碎，目赤鼻疮，唇肿喉闭，齿痛，耳蒙，头痛，时疫暑热，火郁呛咳，甘桔汤送下，灯心汤下亦可。

一治吐血齿血，溺血便血，遗精淋浊，灯心汤送下。

一治肺痈肠痈，痰火昏狂，如醉如痴，灯心汤送下。

一治从高坠下，损伤蓄血于内，不思饮食，童便送下，苏木汤送下亦可。

一治妇女经痛，经事不调，产后恶露不尽，瘀血作扰，头晕气闷，呕恶发热，腹痛便秘，益母草汤送下。

一治妇女赤白带下，骨蒸发热，地骨皮汤送下。

一治小儿惊风，疳膨食积，形瘦内热，薄荷炒麦芽汤送下。

此药能去五脏湿热秽毒，如火毒甚者，俱从小便而出，或色深黄，不必疑忌。每服二三钱，开水送下。

---

① 辣：原作"辢"，据《丹溪心法》卷四改。

锦纹大黄二十斤，用米泔水浸一周时，竹刀刮开，晒干，无灰酒浸一宿，第一次，将鲜侧柏叶铺笼底，蒸三炷香，取出晒干后，仍照前法制，逐次如前法，制二十四次。

第二次　绿豆
第三次　黑豆
第四次　麦芽各三升
第五次　槐枝
第六次　桑叶
第七次　桃叶
第八次　柳叶
第九次　车前草
第十次　鲜茴香各一斤
第十一次　陈皮
第十二次　荷叶
第十三次　银花
第十四次　苏叶
第十五次　冬术
第十六次　蕲①艾
第十七次　半夏
第十八次　厚朴
第十九次　黄芩
第二十次　香附
第二十一次　砂仁
第二十二次　甘草
第二十三次　泽泻
第二十四次　猪苓各半斤

候蒸透，晒干磨粉，每斤加牛乳、苏叶、梨汁、姜汁、童便各二两，加陈酒泛丸。

痧　气

纯阳正气丸

治天行时邪，感瘴触秽，中满神昏，腹痛吐泻，霍乱转筋，绞肠痧症，并小儿急惊，泻痢鬼忤，痰迷心窍，四肢厥冷等症。每服五分，阴阳水送下。小儿减半，孕妇忌服。凡修合时，宜择良辰，净室斋戒熏沐，切忌秽亵，慎之慎之。

土藿香　广陈皮　生茅术　姜半夏
公丁香　官桂　生冬术　青木香　白茯苓各一两

上药共为极细末，用花椒五钱，煎汤泛丸，每料加红灵丹四钱为衣。

八宝红灵丹

治霍乱痧胀，肢厥脉伏，转筋昏晕，瘴疠时疫，暑毒下痢等症，并治喉痹牙舌诸病，汤火金刃诸伤，均搽患处。每服一分，凉开水送下，小儿减半，孕妇忌服。以药佩带身上，可辟疫气，牛马羊瘟，以此点其眼即愈。

朱砂　牙硝各一两　明雄黄飞　蓬砂各六钱　礞石煅②，四钱　梅片　当门子各三钱
飞真金五十页

八味，择吉日，净室中，各研极细，再研匀，瓷瓶紧贮，镕蜡封口，毋使泄气。

灵宝如意丹

治中暑眩晕，绞肠腹痛，脘闷饱胀，阴阳反错，不省人事，手足厥冷，恶心呕泻，山岚瘴气，感邪触秽，中恶头痛，一切痧气，用凉茶送下七丸，轻重酌用。并治痈疽疔毒，蛇蝎虫毒，用黄酒化敷患处，神效无比，孕妇忌服。

白粉霜一两　麝香一钱　血竭一两　硼砂一两　腰黄一两　梅片一钱　天麻一两
辰砂一两　蟾酥六钱　人参一钱

上药各取净粉，烧酒泛丸，如芥

---

① 蕲：原作"祈"，据《成药全书》本改。

② 煅：《成药全书》本作"煨"。

子大。

痧药蟾酥丸一名通灵万应丹

治暑月贪凉饮冷，食物不慎，兼吸秽恶，成痧胀腹痛，或霍乱吐泻。每服一二丸，重者二三丸，放舌底化开，少顷，阴阳水下，若研细吹鼻，亦可取嚏。

天麻焙干，三两六钱　甘草去皮，微炒，四两四钱　茅山术米泔水浸，切，焙，三两　丁香六钱　蟾酥烧酒化，九钱　麝香三钱　腰黄飞，三两六钱　麻黄去节，焙，三两六钱　大黄晒干，六两　朱砂三两六钱

上药生晒，各取净粉，以糯米粥浆和，杵丸芦菔子大，辰砂为衣，每七丸，纳舌下，少顷，阴阳水下，若研细吹鼻亦可。

又方　治法同上通灵万应丹，力较此方为峻。洄溪云：此秘方也。

杜蟾酥烧酒化　朱砂飞，各五钱　明雄黄飞　茅山苍术土炒焦，各一两　丁香　牙皂各三钱　当门子一钱

上七味各研极细，蟾酥打丸，凤仙子大，辰砂为衣。

飞龙夺命丹

专治痧胀疠痛，霍乱转筋，厥冷脉伏，神昏危急之症及受温暑瘴疫，秽恶阴晦诸邪，而眩晕痞胀，瞀乱昏狂，或卒倒身强，遗溺不语，身热瘛疭，宛如中风，或时症逆传，神迷狂谵，小儿惊痫，角弓反张，牙关紧闭等症。少许吹鼻取嚏，重者再用开水调服一分，小儿减半，孕妇忌服。

按：此丹芳香辟秽，化毒祛邪，宣气通营，全体大用，真有斩关夺隘之功，而具起死回生之力也，凡家居远出者，皆宜珍藏。

牛黄二钱　辰砂飞，二两　麻黄去节，四钱　人中白漂，煅，八钱　月石三钱　麝香三钱　腰黄一两　青黛飞，五钱　珍珠三钱　蟾

酥一钱五分　明矾五钱　银硝一钱五分　冰片四钱　牙皂三钱　灯草灰一两　赤金箔三百页

上药十六味各研极细末，装入磁瓶内，封固，毋令泄气。

太乙玉枢丹一名解毒
万病丹，又名紫金锭

治诸痧霍乱，疫疠瘴气，喉风五绝，尸疰鬼胎，惊忤颠狂，百般恶证及诸中毒，诸痈疽，水土不服，黄疸臌胀，蛇犬虫伤，内服外敷，功难殚述，洵神丹也。每服一钱，凉开水调下。孕妇忌之，又不可与甘草药同进也。

山慈菇去皮，洗净，焙　川文蛤即五倍子，捶破，洗，刮内桴　千金子即续随子，去油，取净霜，各二两　红芽大戟洗，焙，一两　当门子三钱

五味，先将慈、蛤、戟三味，研极细末，再入霜香研匀，糯米汤调和，干湿得宜，于辰日净室中，木臼内杵千余下，每料分四十锭，故亦名紫金锭。再入飞朱砂、飞雄黄各五钱，尤良。或以加味者，杵成薄片，切而用之，名紫金片。

太乙紫金丹

治霍乱痧胀，岚瘴中恶，水土不服，喉风中毒，蛇犬虫伤，五绝暴厥，颠狂痫疰，鬼胎魇魅，及暑湿温疫之邪，弥漫熏蒸，神明昏乱，危急诸症。每服钱许，凉开水下。

按：一瓢云：此丹比苏合丸而无热，较至宝丹而不凉，兼玉枢之解毒，备二方之开闭，洵为济生之仙品，立八百功之上药也。

山慈菇　川文蛤各二两　红芽大戟白檀香　安息香　苏合油各一两五钱　千金霜一两　明雄黄飞净　琥珀各五钱　梅片当门子各三钱

十一味各研极细，再合研匀，浓糯米饮，杵丸绿豆大，外以飞金为衣。

武侯行军散 一名人马平安散

治霍乱痧胀，山岚瘴疠及暑热秽恶诸邪，直干包络，头目昏晕，不省人事，危急等症，并治口疮喉痛。点目，去风热障翳；搐鼻，辟时疫之气。每服三五分，凉开水调下。此散系武侯征蛮秘方，药味贵重，修合不易，识者珍之。

西牛黄　当门子　珍珠　梅片　蓬砂 各五钱　明雄黄 飞净，八钱　火硝三分　飞金二十页

上药，各研极细如粉，再合研匀，瓷瓶蜜收，以蜡封固之。

人马平安散 一名千金丹

治霍乱痧胀，山岚瘴疠及暑热秽恶诸邪，直干包络，头目昏晕，不省人事，危急等症。每服二三分，凉开水下，或嗅少许于鼻内。洄溪云：此秘方也。

明雄黄　蓬砂　硝石各一两　朱砂五钱 梅冰　当门子各二钱　飞金一百页

上七味，各为细末，合研匀，瓷瓶紧装。此方中或加牛黄。

卧龙丹

治诸痧中恶霍乱五绝，诸般卒倒，急暴之症，以少许搐鼻取嚏，垂危重症，亦可以凉水调灌分许。并治痈疽发背，蛇蝎蜈蚣咬伤，用酒涂患处。凡暑月入城市，抹少许于鼻孔，可杜秽恶诸气。

西牛黄　飞金箔各四分　梅花冰片 荆芥　羊踯躅各二钱　当门子五分　朱砂六分　猪牙皂角一钱五分　灯心炭二钱五分

九味共研细，瓷瓶蜜收，毋使泄气。

按：冰片，近日有一种洋冰，以樟脑升提者，性热万不可用。**编者注**

辟瘟丹

夫瘟疫一证，乃天地不正之气，受染于人，为害甚烈。本堂以利济为怀，集辟瘟之药，配君臣佐使，调济阴阳，五脏六腑之有受此毒者，化服此丹，立能辟除，灵效如神，功难尽述。且此丹药味甚众，珍贵之品居多，识者宝之。引单列后。

一治时行痧疫，初起呕恶，急服一锭，重者倍服，立止恶心。

一治霍乱转筋吐泻，绞肠腹痛诸痧，及急暴恶症，急服二锭，如症重不能骤解，再加服，以胸膈宽舒为度。

一治中风中暑中痰，卒然倒地，不省人事，急服一二锭，以开口为度。

一治瘄疹初起，烂喉瘾疹，其效如神，重者倍服。

一治伤寒疟痢初起。

一治肝胃疼痛，久积哮喘呃逆，心腹胀满，周身掣①痛，二便不通。

一治妇女腹中结块，小儿惊痫，十积五痹，痘后余毒。敷患处，已有头者，圈头出毒。

一治山岚瘴疠，虫积蛊毒，各种癖块。

一治无名肿毒，醋磨敷患处。

此丹每服一锭，重者倍服，小儿减半，用开水，或陈酒调服，周岁内婴儿磨一二分，用开水灌下。如急暴恶症，不限锭数。

凡夏秋感症，服之无不应手立效，取汗吐下三者得一为度，若疑信参半，服之过少，药力不足，则自误也。

此丹攻病之力极大，并不伤元。体气虚弱之人，乘其初起，元气未漓，急服立

---

① 掣：原作"制"，据《成药全书》本改。

效。倘迟延多日，邪气入里，正气已亏，神昏自汗，则宜斟酌。

此丹香味甚重，孕妇三四个月，胎气不足忌服。如月份足，胎元实者，遇此急症，不妨酌服。

羚羊三两　朴硝三两　赤小豆四两　牙皂三两　降香四两　鬼箭四两　甘遂一两　大戟一两　广木香三两　桑皮一两　麻黄二两　千金霜一两　黄柏三两　紫菀八钱　桃仁霜一两　槟榔一两　茅术三两　当门子二两　菖蒲二两　茜草三两　水安息二两　干姜二两　黄芩三两　莪术一两　胡椒一两　菀①花五钱　姜半夏三两　文蛤三两　银花三两　葶苈子一两　川连三两　雌黄一两五钱　犀角三两　川朴三两　蒲黄二两　斑蝥三十只　西黄一两　琥珀一两五钱　蜈蚣七条　朱砂四两　川乌三两　丹参二两　天麻二两　玫瑰三两　升麻二两　大黄三两　巴豆霜一两　冰片一两五钱　细辛一两　白芍一两　柴胡二两　紫苏二两　藿香三两　毛慈菇四两　元精石三两　公丁香一两　川芎二两　草河车二两　广皮一两五钱　全当归一两　广郁金三两　檀香二两　腰黄一两五钱　桔梗二两　大枣四两　禹粮石一两　滑石一两　云苓三两　山豆根一两　白芷二两　香附三两　桂心三两　石龙子三条

上药各取净粉，糯米糊为锭，重八分，密收，勿泄气。

救急雷公散

专治霍乱吐泻，吊脚等痧。将此散纳入脐中，外贴膏药一张，无不立愈，重则膏药上加生姜一片，用艾灸②七壮，此救急神方也。每服二分，小儿减半，孕妇忌用。

土藿香二两五分　青木香二两　法半夏二两　贯众二两　细辛二两五钱　桔梗二两　防风二两　薄荷二两　陈皮二两　苏叶二两

生甘草二两　枯矾七钱五分　猪牙皂三两五钱　雄黄二两五钱　朱砂二两五钱

上药共为细末，密贮勿泄气。

杂症门

疟疾

鳖甲煎丸（仲景）

治疟疾，寒热往来，久而不愈，疟邪不衰，与气血痰饮，结为癥瘕，名曰疟母。是丸调其阴阳，化其痰瘀，攻补兼施，为治癥瘕第一良方。空心服七丸，日三服，忌生冷鸡蛋豆麦等物。

鳖甲炙，一两二钱　乌扇即射干，三钱　黄芩三钱　柴胡六钱　鼠妇熬，三钱　干姜　大黄　桂枝　石韦去毛　厚朴　紫葳即凌霄　半夏　阿胶　白芍　丹皮　䗪虫　葶苈人参各一钱　瞿麦二钱　蜂窠炙，四钱　赤硝一两二钱　蜣螂熬，六钱　桃仁二钱

上二十二味为末，取煅灶下灰一斛，清酒一斛五升，浸灰，俟酒尽，一半著鳖甲于中，煮令烂如胶漆，绞取汁，纳诸药煎为丸，如梧子大。

圣济鳖甲丸

治三阴疟疾，久发不止。每服三钱，姜汤送下，忌生冷面物鸡蛋等食。

川朴二两　草果仁二两　常山一两五钱　广皮二两　山楂二两　六神曲二两　柴胡一两五钱　青皮一两五钱　蓬莪术一两五钱　炙鳖甲四两　制首乌四两　淡黄芩二两　炒麦芽二两　姜半夏二两　山棱一两五钱

上药共为细末，水泛为丸。

---

① 菀：疑应作"芫"。

② 灸：原作"炙"，据《成药全书》本改。

疝　气

济生橘核丸

治四种癫疝，睾丸肿胀，偏有大小，或坚硬如石，痛引脐腹，甚则阴囊肿胀，或生疮出水，或成痈溃烂，凡疝症属寒湿者，俱可服之。每服二三钱，盐汤或酒下。

橘核二两　枳实五钱　海藻二两　木香五钱　玄胡五钱　昆布二两　肉桂五钱　桃仁二两　川楝肉二两　厚朴五钱　海带二两　木通五钱

上药共为细末，酒糊为丸。

三层茴香丸

治肾与膀胱俱虚，邪气搏结不散，遂成寒疝，脐腹疼痛，阴丸偏大，肤囊壅肿，搔痒不止，时出黄水，浸成疮疡，或外肾肿胀。须流通气分，温暖肾阳。凡一应寒疝，年深月久者，不过三料。每服三钱，淡盐汤下。

小茴香一两　炒食盐五钱　北沙参四两　广木香一两　川楝肉一两　白茯苓四两　荜拨一两　槟榔一两

上药共为细末，水泛为丸。

小安肾丸

治风寒袭于肾经，下体沉重，夜多小便，耳鸣歧视，牙龈动摇出血，小腹寒疝作痛。每服三钱，空心盐汤下，或临卧温酒下。

香附童便制，二两　川乌炮净，一两　怀香即茴香，青盐微焙，三两　川椒去闭口者，炒，一两　熟地黄四两　川楝子酒蒸，三钱

上药共为细末，酒糊丸，梧子大。

葫芦巴丸

专治一切疝气偏坠阴肿，小腹有形如卵，上下往来作痛，甚则呕恶，或绕腹攻痛等症。每服二钱，空心温酒下。

吴茱萸半酒半醋浸一宿，焙，二钱五分　葫芦巴炒，四钱　小茴香三钱　巴戟肉一钱五分　川楝肉蒸，去皮核，焙，四钱　黑丑二钱五分　川乌去皮核，一钱五分

上药共为细末，酒面糊为丸，如梧桐子大。

肿　胀

舟车神佑丸（河间）

治水肿水胀，形气俱实者，每服五分，开水下，大便利，三次为度，如不通利，可渐加之一钱，服后大便通利，或形气不支，止后服隔一二三日服一次，减其服三分二分俱可，以愈为度，甚者忌盐酱百日。

黑丑四钱　轻粉一钱　大戟一两　青皮炒，一两　木香五钱　芫花醋炒，一两　大黄酒浸，二两　橘红一两　甘遂面裹煨，一两　槟榔五钱

上药共为细末，水泛为丸，取虫加芜荑五钱。

禹余粮丸即大针砂丸

治脾虚肝旺，土不胜水，脚膝浮肿，上气喘急，小便不利，即三十六种肿病，皆可治之。此乃治水肿寒积之方，热胀忌服。每服温酒或开水，食前任服三十丸，至五十丸。最忌盐，一毫不可入口，否则发疾愈甚。但试服药，即于小便内旋去，不动脏腑，而能去病。日三服，兼以温和调补气血药助之，真神方也。

蛇含石即蛇黄，大者三两，以新铁铫盛入炭火

中，烧石与铫子一般红，用钳取蛇黄，倾入醋中，候冷，研极细末，听用 禹余粮三两 真针砂以水淘净炒干，入余粮一处，用米醋二升，就铫内煮醋干为度，复用铫并药入炭火中，烧红钳出，倾药净砖上，候冷研细

以上三物为主，量人虚实，入下项药

羌活 川芎 木香 茯苓 牛膝 桂心 白豆蔻 大茴香 蓬术 附子 干姜 青皮 三棱 白蒺藜 当归酒浸一宿，各五钱

为末，入前药拌匀，以汤浸蒸饼，挼去水，和药再杵为丸，梧子大。

沉香琥珀丸

治小儿脾经湿热，腰脐两足皆肿，急用利水之法，经所谓洁净腑是也。每服一钱，开水下，多寡量儿大小与之。

苦葶苈一两五钱 郁李仁去皮，一两五钱 防己七钱五分 沉香一两五钱 琥珀五钱 陈皮去白，七钱五分 杏仁去皮尖，炒，五钱 苏子五钱 赤苓五钱 泽泻五钱

共为细末，炼蜜为丸，如梧桐子大，以麝香为衣。

黄病绛矾丸

治湿热肠红脱肛①，劳伤黄病腹胀，腿足浮肿，食积痞块，疟痢等症。每服三钱，米汤下。

煅绿矾二两 川厚朴一两 广皮一两 甘草八钱

上药共为细末，水泛为丸。

血 证

十灰丸

治男妇吐血衄血血崩，一切血出不止等症，先用此遏之。每服三钱，开水送下。

大蓟 小蓟 丹皮 茅根 茜草 薄荷 侧柏 山栀 陈棕 丝绵

各等分，炒炭，藕汁泛丸。

按：《医统》有大黄，无丝绵，二方相较，以大黄为胜，盖丝绵仅能止血，大黄能止血，且能行瘀也。**编者注**

四生丸（《类方》）

治吐血衄血，血热妄行。每服三钱，开水送下，夏秋时，用鲜药一大丸，水煎去渣服，功效尤捷。

大生地 鲜柏叶 鲜荷叶 鲜艾叶

上药各等分，生晒研末，水泛为丸，夏秋时，用鲜者捣烂为丸，如鸡子大。

按：此方得力，端赖生药，如用火焙，失其生气，即与方意不合，故宜生晒。**编者注**

槐角丸

治大肠火盛，肠红下血，此丸能舒肝泻热，利气凉血。每服三钱，空心开水送下。

槐角四两 枳壳二两 当归二两 地榆二两 防风二两 黄芩二两

上药共为细末，神曲糊丸。

脏连丸（《事亲》）

治远年近日，肠风脏毒下血，每服空心米汤下八十丸，忌面蒜生冷煎炙之物，一料病痊。

大鹰爪黄连半斤 槐花米二两 枳壳一两 防风 粉甘草 槐角子 香附 猪牙皂角 木香各五钱

上用陈熟仓米三合，同香附一处为末，以上药共为细末，用猪大脏约二尺长，水洗净，装入香附、仓米，缚定口

---

① 脱肛：原作"脱力"，据《成药全书》本改。

量，用水二大碗，沙锅炭火煮干，即添水慢慢煮烂猪脏如泥，取起和药捣如糊，再入黄连等末，同捣为丸，梧桐子大。

痢　疾

黄连阿胶丸（《局方》）

治冷热不调，下痢赤白，里急后重，脐腹疼痛，口燥烦渴，小便不利等症。每服五十丸，米饮汤送下。

川黄连三两　清阿胶一两　赤苓二两

连、苓为细末，阿胶烊化为丸，如梧子大。

驻车丸（《千金方》）

治大冷洞痢，肠滑下赤白如鱼脑，日夜无节度，腹痛不可忍者。大人每服三十丸，米饮下，小儿百日以还三丸，期年者五丸，余以意加减，日三服。

黄连六两　干姜二两　当归　阿胶各三两

上四味为末，以醋八合，烊胶和之，并手丸如大豆许，候干。

香连丸（《直指》）

治下痢赤白，脓血相杂，里急后重。每服一钱，米汤送下。

川黄连吴萸二两同炒，去吴萸，用四两　广木香不见火，一两

二味为末，醋糊丸，或蜜丸。

七味豆蔻丸

治积滞已通，久痢不止，及小儿痘后，虚寒腹泻等症。每服一二钱，米汤送下。

煨肉果一两　诃子肉一两　木香一两缩砂仁一两　赤石脂一两五钱　煅龙骨一两枯矾六钱

上药共为细末，面糊为丸。

小便淋浊附

缩泉丸（《入门》）

治脬气不足，小便频数，一日百余次。每服五十丸，空心盐汤下。

乌药　益智仁各等分

二味为末，酒煮山药糊丸，如梧子大。

猪肚丸（《医门法律》）

治男妇下元虚弱，湿热郁结，强中消渴，小便频数，甚至梦遗白浊，赤白带淋等症。每服三钱，开水送下。

黄连　粟米　花粉　茯神各四两　知母　麦冬各二两

上为细末，将大猪肚一个，洗净，入末药于内，以麻线缝合口，置甑中炊极烂，取出药，别研，以猪肚为膏，再入炼蜜搜和前药，杵匀，丸如梧子大。

又方　加人参、熟地、干葛。

又方　除知母、粟米，用小麦。

萆薢分清丸（《入门》）

治肾气虚寒，不能管束，膀胱有热，清浊不分，小便频数，旋白如油，名膏淋。每服三钱，空心淡盐汤下。

甘草五钱　石菖蒲　乌药　益智仁萆薢　白茯苓各一两

上药共为细末，水泛为丸。

治浊固本丸（《正传》）

治胃中湿热流入膀胱，下浊不止。每服五七十丸，空心温酒下。

甘草炙，三两　猪苓二两五钱　白茯苓缩砂仁　益智仁　半夏姜制　黄柏炒，各一两　黄连　莲花蕊各二两

上为末，汤浸蒸饼和丸，梧子大。

苓术菟丝丸（景岳）

治脾肾虚损，不能收摄，以致梦遗精滑及困倦等症。空心滚白汤，或酒下百余丸。

茯苓　白术米泔洗，炒　莲肉去心，各四两　五味子酒蒸　山药炒，各二两　杜仲酒炒，三两　菟丝子淘净，酒浸一日，煮极烂，捣为饼，焙干，十两　炙甘草五钱

上用山药末，以陈酒煮糊为丸，梧子大。

按：此方功效较茯菟丸为胜。

增　琥珀分清泄浊丸

治肝经湿热，毒火下注，淋浊管痛，小溲不利，并治下疳肿痛腐烂而火盛者。每日空心开水服三钱，服后小便出如金黄色，三日后，火毒消而淋浊自止，疳肿亦退。

锦纹大黄十两　琥珀一两

上药研为细末，用鸡蛋清二十四个，杵为丸，朱砂为衣。

七　窍

铁笛丸

治三焦有热，肺火上炎，喉咙作痛，声出不扬，口燥咽干，兼治阴虚劳热，水火不得升降，津液难以上朝，及语言过多，或叫呼耗散，故有失音声哑等症。每服一丸，噙化或开水化下。

苏薄荷四两　诃子肉一两　甘草二两川芎二两五钱　桔梗二两　连翘二两五钱　百草煎二两　砂仁一两　大黄一两

上药共为细末，鸡蛋清和蜜为丸，每粒重一钱。

清肝保脑丸

脑为髓海，肝火挟风热客于脑，则为脑漏，鼻渊腥涕，常流鼻窍，半塞半通。此丸能清肝疏风，养阴保脑，治鼻渊脑漏，功效甚大，屡试屡应，未可忽视。每日服二钱，开水送下。

藿香叶

生晒研末，用猪胆汁和水泛丸。

附伤科

七厘散

治跌打损伤，瘀血停滞，遍身疼痛。每服一分，陈酒送下，其效如神。

血竭另研，一两　乳香去油　没药去油红花各一钱半　儿茶二钱四分　朱砂一钱二分麝香　冰片各三分

上药研为细末，瓷瓶蜜收，勿泄气。

铁布衫丸（《正宗》）

治情不由己，事出不虞，受害一身，重刑难免，当预服之，受刑不痛，亦且保命。每服三丸，白汤下。

自然铜煅红，醋浸七次　当归酒洗，捣膏无名异洗去浮土　木鳖子香油搽壳上，灰焙，用肉　没药去油　地龙　苏木　乳香去油

上八味各等分，为细末，炼蜜丸，如鸡头实大。

三黄宝蜡丸

治跌打损伤，箭伤枪伤，一切刑伤破皮，瘀血奔心，及癫狗咬伤，蛇虫毒物咬伤，坠马跌伤，瘀血凝滞，及女人产后恶露不尽，痰迷心窍，致生怪症，危在顷刻，其效如神。轻者每服一丸，若遇久有瘀血凝滞，可服数丸，须多饮黄酒几杯，盖被取汗而愈。外敷者，用香油隔滚水化

开敷之。如久病势重者，服数丸，甚能舒筋活络，去瘀生新，有起死回生之功。忌食生冷及生果发物三日。

藤黄_{四两} 天竺黄 明雄黄 红芽大戟 水粉_{即宫粉} 刘寄奴 真血竭 乳香_{去油} 儿茶_{各三两} 归尾 朴硝_{各一两二钱} 血珀 水银 麝香_{各三钱}

上药共为细末，用顶净黄蜡二十四两，将铜锅装蜡下，滚水，面浮，其铜锅待蜡融化，随下前药末，搅匀半冷，作为丸，每丸潮重四分。

妇人门

妇科养荣丸（《入门》）

治经脉参前，外潮内烦，咳嗽饮食减少，头昏目眩，带下，血风血气，久无嗣息，一切痰火不受峻补等证，服之有孕。又治胎前胎漏，常服可无小产之患。每服七八十丸，空心淡盐汤、温酒任下。忌食诸血。

当归 熟地 白术_{各二两} 白芍药 川芎 黄芩 香附_{各一两五钱} 陈皮 川贝母 茯苓 麦门冬_{各一两} 黑豆炒去皮，净，四十九粒 阿胶 甘草_{炙，各五钱}

上为末，蜜丸，梧子大。

按：《瑞竹堂方》，加人参_{一两}，归地术各多_{一两}，余同。

胜金丸_{又名不换金丸，又名女金丹}

治妇人久虚无子，及产前产后，一切病患，兼治男子下虚无力。此药能安胎催生，妊娠临月，服五七丸，产时减痛。妇人无孕子宫冷，如服二十日，男女自至。又治积年气血，手足麻痹，半身不遂，赤白带下，血如山崩，及治产后腹中结痛，吐逆心疼，子死腹中，绕脐作痛，气满闷

烦，汗不出，月水不通，四肢浮肿无力，血劳虚劳，小便不禁，中风不语口噤，产后痫疾，消渴，见鬼迷晕，败血上冲，寒热头疼，面色萎黄，淋沥诸疾，血下无度，血痢不止，饮食无味，产后伤寒，虚烦劳闷，产后血癖，产后羸瘦。凡妇人诸疾，不问年深日近，并日服之，每取七丸，空心温酒化下一丸，食干物压之，服至四十九丸为一剂，以癸水调平，受妊为度。妊中三五日服一丸，产后二三日服一丸，醋汤下尤妙。

当归_{酒洗} 芍药 川芎 人参 白术_{土炒} 茯苓 炙甘草 白薇_{酒洗} 白芷 赤石脂 牡丹皮 延胡索 桂心 藁本 没药_{各一两} 香附子_{酒浸三日，炒香，晒干为末，十五两}

上十六味，除石脂、没药另研外，共为末，炼蜜和丸，如弹子大，银器或磁器封固收贮。

女科八珍丸（《千金》）

治脾胃伤损，恶寒发热，烦躁作渴，女人经病。每服三钱，开水送下。

当归_{酒拌} 白芍药 炙甘草 川芎_{各一两} 人参 白术 茯苓_{各二两} 熟地_{三两}

上药共为细末，水泛为丸。

四物丸（《千金》）

血家要药，亦治月水不调，脐腹疼痛。每服三钱，开水送下。

熟地黄_{酒蒸，三两} 当归_{酒拌} 白芍药_炒 川芎_{各一两}

上药共为细末，水泛为丸。

八珍益母丸（《济生方》）

专治气血两虚，脾胃并弱，饮食少思，四肢无力，月经违期，或先期而至，或腰疼腹胀，缓而不至，或愆期不收，

或断或续，或赤白带下，身作寒热，服之罔不获效，一月之后，即可受胎。虚甚者，用药一斤，必能对期受孕，空心蜜汤下一丸，如不能嚼者，可服细粒七八十丸。

益母草忌铁器，只用上半节带叶者　人参　白术土炒　茯苓　当归酒洗　炙甘草　川芎　白芍药醋炒　熟地黄酒洗，各二两

上为末，炼蜜为丸，如弹子大，或丸以细粒，如小豆大。

脾胃虚寒者，加砂仁一两，姜汁炒。腹中胀闷者，加山楂一两，净肉，饭上蒸。多食者，加香附子一两，童便制。

四物益母丸（《济生方》）

治妇人经水不调，小腹有块时痛，服此愈日即孕。每服一丸，空心酒化下，如不喜化吞，服小丸亦可。

川当归酒洗　熟地黄制，各四两　制香附一斤　川芎　白芍药炒，各一两　益母草忌铁器，半斤　吴茱萸酒泡，二两

上为末，炼蜜丸，如弹子大，或作小丸。

四制香附丸（《种杏》）

治妇人气血凝滞，经水不调。是丸能引气活血，调和经脉，每服五七十丸，随症作汤，使吞下，气虚加四君，血虚加四物。

香附米一斤，分作四制：一用盐汁煮，略炒，主降痰；一用米醋煮，略炒，主补血；一用山栀仁四两，同炒去栀，主散郁；一用童便洗，不炒，主降火　川芎　当归各二两

上同为末，酒面糊和丸，梧子大。

七制香附丸（《入门》）

治月候不调，结成癥瘕，或骨蒸发热。每服八十丸，临卧温酒下。

香附米十四两，分七包：一包同当归二两，酒浸；二包同蓬术二两，童便浸；三包牡丹皮、艾叶各一两，米泔浸；四包同乌药二两，米泔浸；五包同川芎、延胡索各一两，水浸；六包同三棱、柴胡各一两，醋浸；七包同红花、乌梅各一两，盐水浸

上各浸，春五，夏三，秋七，冬十日，晒干，只取香附为末，以浸药水打糊和丸，梧子大。

益母丸（《入门》）

治妇人经水不调，腹有癥瘕，久不受孕，服是丸百日即可有孕。每服百丸，白汤下。

益母草半斤　当归　赤芍药　木香各二两

上为末，蜜丸，梧子大。

按：是丸即大颗益母丸也，今查古方并无大颗之说，故照方改为小丸。**编者注**

宁坤丸

治妇人经水不调，诸虚百损，胎前产后，一切百病，屡经屡验，有起死回生之功。每服一丸，随症用引，照引化服，立可见效。如用引一味与三四味者，共用六分，水一茶钟，煎至六七分，外加童便二三分，将此丸化开，隔水炖热服之。切忌大荤、气恼、生冷等。

一血衰血败，经水不调，全当归生地黄汤下。

一经水不调，桃仁红花归尾汤下。

一大便下血，川黄连生地黄汤下。

一大便结闭艰难，广陈皮汤下。

一久痢脱肛，肉果诃子肉汤下。

一小便不利，木通灯心汤下。

一气血俱虚，麦门冬白归身汤下。

一遍身虚肿，赤小豆打碎煎汤下。

一遍身胀痛，米饮汤下。

一遍乳肿痛，蒲公英金银花汤下。

一嗽喘，白杏仁敲碎，炙桑皮汤下。

一咳嗽，款冬花川贝母去心研碎，煎汤下。

一赤白痢，连翘去心，煎汤下。

一赤白带下，蕲艾黑驴皮，煎汤下。

一求孕，白归身白芍酒炒，煎汤下。

一行经时，身腰疼痛，防风羌活汤下。

一气喘咳嗽，口吐酸水，遍身虚肿，两胁疼痛，动止无力，黄酒送下。

一眼昏血晕，口渴烦躁，狂言乱语，不省人事，二便不通，或童便、或薄荷汤下。

一不思饮食，身体羸瘦，手足厥冷，骨节疼痛，用开水送下。

一气喘急，苏子汤下。呕吐，淡姜汤下。

一两胁痛，艾叶汤下。气疼，木香汤下。

一泄泻，米饮汤下。黄肿，灯心木通汤下。

一胎前脐腹刺痛，胎动不安，下血，糯米汤化服。

一胎前，一切诸病，陈酒、童便任服。

一胎动，下血不止，黑驴皮胶煎汤服，

一临产数日前，服三四丸，以免产后诸疾，酒化服。

一横逆难产，葵子汤下。胞衣不下，童便化服。

一横生，或子死腹中，炒盐汤化服。

一产后恶血未尽，脐腹刺痛，或童便、陈酒任服。

一产后饮食不进，炒黑山楂、炒麦芽汤化服。

一产后大便闭结，郁李仁肉打碎，煎汤服。

一产后调理，去瘀生新，木香归身香附汤服。

一产后血晕，不省人事，当归汤加童便服。

一产后中风，牙关紧闭，半身不遂，失音不语，陈酒加童便服。

一产后恶血上冲，血块腹痛，或发寒热，薄荷苏叶汤加童便服，如自汗不止，忌用苏叶、薄荷。

一产后血崩，或用糯米汤，或黑荆芥、蒲黄汤任服。

人参四钱　大熟地一两　制香附一两　紫苏叶五钱　大生地一两　清阿胶五钱　全当归一两　薄橘红一两　川牛膝四钱　冬术一两　上沉香一钱　大川芎一两　台乌药一两　西砂仁五钱　淡黄芩五钱　琥珀五钱　云茯苓一两　广木香五钱　炙甘草三钱　白芍药一两　益母草六两

上为末，炼白蜜为丸，每粒重三钱，外护蜡壳。

毓麟珠（景岳）

治妇人气血俱虚，经脉不调，或断续，或带浊，或腹痛，或腰痠，或饮食不甘，瘦弱不孕，服一二斤，即可受胎。凡种子诸方，无以加此。每空心嚼服一二丸，酒汤送下；或为小丸，吞服亦可。

人参　白术土炒　茯苓　芍药酒炒，各二两　川芎　甘草各一两　当归　熟地蒸，捣　菟丝子制，各四两　杜仲酒炒，断丝　鹿角霜　川椒各二两

上为末，蜜丸，弹子大，或作为小丸亦可。如子宫寒甚，或泄或痛，加制附子、炮姜随宜。陈修园云：菟丝子可用八两。

白凤丸又名大乌鸡丸

治妇人羸瘦，血虚有热，经水不调，崩漏带下，不能成胎，骨蒸等症。每服五六十丸至七八十丸，温酒或米饮下。忌煎炒苋菜。

四制香附一斤　熟地四两　生地　当归　白芍药　黄芪　牛膝　柴胡　牡丹皮　知母　川贝母去心，各二两　黄连　地骨皮　干姜　延胡索各一两　茯苓二两五钱　秦艽一两五钱　白毛乌骨鸡闭死，去毛肠，净，一只　艾叶　青蒿各四两。一半入鸡腹内，将鸡并余艾蒿同入坛内，以童便和水，浸过二寸许，煮烂取出，去骨焙干

上药及鸡共研为末，用鸡汁打糊为丸，梧子大。

按：乌鸡，如得白丝毛、乌骨崇冠者尤妙，须另养一处，以黄芪炒末饲之，不可近雌鸡。**编者注**

四乌鲗骨一藘茹丸
一名乌鲗①骨丸（《素问》）

治气竭肝伤，脱血，血枯，妇人血枯经闭，丈夫阴痿精伤。每服二钱，空心鲍鱼汤送下，以饭压之。

乌鲗骨即乌贼骨，四两　藘茹即茜草，一两
上为末，丸以雀卵，大如小豆，如无雀卵，以鸡卵代亦可。

按：此方出于《内经》，丸名四乌鲗一藘茹，亦《内经》所载，今人改为乌贼骨丸，似非尊经之道，故仍其旧。**编者注**

固经丸（《妇人良方》）

治血虚有热，经水过多。每服三钱，开水送下。

黄芩　白芍　龟板各一两　椿根白皮七钱　香附童便浸，焙，二钱五分

上为末，酒糊丸，梧子大。
一方有白术，无白芍，一方是樗根皮，无椿根白皮。

按：固经丸方甚多，有温有凉，此特凉之一耳，故阳虚阴崩忌之。

调经种子丸

治妇人血虚气滞，腰疼腹痛，经水不调，赤白带下，子宫寒冷，不能受孕者。久久服之，气血温和，毓麟可卜矣。每服三钱，温酒送下。

熟地八两　厚杜仲四两　黄芩二两　川芎三两　全当归三两　川续断三两　蕲艾三两　金香附制，四两　清阿胶二两　炒白芍二两

上药共为细末，益母膏和炼蜜为丸。

调经止带丸

妇女十二带症，必由七情内伤，气血乖乱，致带脉失守，伤及冲任；或经水不调，而致崩漏之累；或湿热怫郁，酿成赤白之色，孕育之难，靡不由此。此丸专疗带病之全备者，功效如神。

大熟地四两　制香附四两　远志肉二两　大川芎二两　海螵蛸二两　赤石脂三两　全当归四两　炒白芍二两　椿根皮一两②　煅牡蛎三两　川黄柏二两

上药共为细末，炼白蜜为丸。

固下丸（《准绳》）

治妇女血虚阴亏，湿热不清，赤白带下，不能受孕。每服三五十丸，空心米饮吞下。

白芍药五钱　良姜烧炭，三钱　黄柏炒成炭，二钱　椿根皮一两五钱

---

① 鲗：原作"侧"，据文义改。
② 一两：《成药全书》本作"二两"。

上药共为末，粥为丸，梧子大。

威喜丸

治元阳虚惫，精滑白浊，遗尿，及妇人血海久冷，淫带梦泄等症。每服一丸，空心细嚼，满口生津，徐徐咽服，以小便清利为效。忌米醋，尤忌气怒动情。

白茯苓四两，去皮切块，用猪苓二钱五分，入瓷器内，煮二十余沸，去猪苓，取出晒干为末　黄蜡四两

将蜡熔化，和入茯苓末为丸，如弹子大。

艾附暖宫丸

治妇人子宫虚寒，不能受孕，及经候失期，行经腹痛，胸膈胀闷，腰痠带下，此血虚气滞所致。此丸能通气补血，温暖子宫。每服五七十丸，淡醋汤，食远下。

香附六两，用醋五升，以瓦罐煮一昼夜，捣烂，勿作饼，慢火焙干　艾叶　当归各三两　续断一两五钱　吴茱萸　川芎　白芍炒　黄芪各二两　生地一两　官桂五钱

上共为细末，上好米醋糊丸，梧子大。

启宫丸

治妇人体肥力弱，湿重气滞，子宫脂满，不能受孕。每服三钱，温酒送下。

制半夏　苍术　香附童便浸，炒，各四两　六神曲炒　茯苓生研　陈皮盐水炒，各二两　川芎酒炒，三两

上药共研末，蒸饼为丸。

又一方　苍术作白术。

千金保孕丸

孙真人云：此方治孕妇腰背痠痛，善于小产者，服之可免坠胎之患。每服三钱，空心米饮汤送下。忌酒醋、恼怒。

厚杜仲八两　川续断四两

上药共为细末，淮药糊为丸。

保胎无忧散

妇人临产先服一二剂，自然易生。或遇横生倒产，甚至连日不生，速服一二剂，应手取效。可救孕妇产难之灾，常保母子安全之吉。每用四五钱，水二盏，姜三分，煎至八分，空腹温服。

当归酒洗，一钱五分　川贝一钱　黄芪八分　荆芥穗八分　厚朴姜汁炒，七分　艾叶七分　菟丝子一钱四分　川芎一钱三分　羌活五分　枳壳麸炒，六分　甘草炙，六分　白芍酒洗，炒，一钱二分，冬月用一钱

上药共研为散。

兔脑丸

治妊娠难产，催生第一良方。待临盆腰痛，儿不能下，用白汤，囫囵下一丸。

麝香当门子，一钱　明乳香二钱五分　母丁香二钱

上为细末，拣腊月天医日修合，活劈兔脑为丸，若芡实大，朱砂为衣，蜡护收藏。

回生丹

治妇人产后诸疾，污秽未净，及一切实邪疼痛，死胎，瘀血冲逆等症。每服一丸，不拘时，随症择用，汤引送下。

一产母染热，致使子死腹中，用车前子一钱煎汤，送服一丸或二丸，甚至三丸，无不下者。若下血太早，以致子死，用台党三钱（有力家用人参更妙），和车前子一钱，煎服，或用陈酒和车前子服立下。

一胎衣不下，用炒盐少许，泡汤服一丸，或二三丸立下。

一产下血晕，用薄荷汤送服一丸

即愈。

以上乃临产紧要关头，一时即有名医，措手不及，此丹起死回生，必须预备。

一产后三日，血气未定，还走五脏，奔入肝经，血晕起止不得，眼目昏花，以滚水送服即愈。

一产后败血，走注五脏，转满四肢，停留化为浮肿，渴而四肢觉冷，乃血肿非虚肿也，服此即愈。

一产后败血热极，中心烦躁，言语癫狂，如见鬼神，非风邪也，滚水送服即愈。

一产后败血流入心孔，失音不语，用甘菊花三钱，桔梗三①分，煎汤送服即愈。

一产后未满月，误食酸寒坚硬等物，与物相搏，流入大肠，不得克化，泄痢脓血，山楂煎汤服。

一产后百节开胀，血入经络，停留日久，虚胀酸痛，非湿症也，用苏梗三分，煎汤送服即愈。

一产后未满月，饮食不得应时，兼致怒气，余血流入小肠，闭塞水道，小便涩结，溺血如鸡肝者，用木通四分，煎汤送服；或流入大肠，闭塞肛门，大便涩结，有瘀成块，如鸡肝者，用广皮三分，煎汤送服。

一产后恶露未尽，饮食寒热不调，以致崩漏，形如肝色，潮热往来，臂膊②拘急，用白术三分，广皮二分，煎汤送服。

一产后败血入脏腑，并走肌肤四肢，面黄口干，鼻中流血，遍身斑点，危症也，陈酒化服即愈。

一产后小便涩，大便闭，乍寒乍热，如醉如痴，滚水送服。

以上各条，皆产后败血为害也，此丹最有奇功。大凡产后一切异症，投以此丸，无不立效。凡经水不通，行经腹痛，以及处女闭经等症，其效捷如影响。

锦纹大黄为末，一斤　苏木三两，打碎用河水五碗，煎汁三碗，听用　大黑豆三升，水浸取壳用绢袋盛，壳同豆煮熟，去豆不用，将壳晒干，其汁留用　红花三两，炒黄色，入好酒四碗，煎三五滚，去渣取汁听用　米醋九斤，陈者佳

将大黄末一斤，入净锅，下米醋三斤，文火熬之，以长木筋不住手搅之成膏，再入醋三斤，熬之，又加醋三斤，第加毕，然后下黑豆汁三碗，再熬，次下苏木汁，次下红花汁，熬成大黄膏，取入瓦盆盛之，大黄锅耙亦铲下，入后药同磨。

人参　当归酒洗　川芎　香附略炒　延胡索酒洗　苍术米泔浸，炒　蒲黄隔纸炒　茯苓　桃仁去皮尖油，各一两　川牛膝酒洗，五钱　甘草炙　地榆酒洗　川羌活　广橘红　白芍酒炒，各五钱　木瓜　青皮去穰，炒，各三钱　乳香　没药各一钱　益母草三两　木香四钱　白术米泔浸，炒，三钱　乌药去皮，二两五钱　良姜四钱　马鞭草五钱　秋葵子三钱　熟地一两，酒浸，九次蒸晒，如法制就　三棱五钱，醋浸透，纸裹煨　五灵脂五钱，醋煮化，焙干，研细　山萸肉五钱，酒浸，蒸捣

上三十味并前黑豆壳，共晒为末，入石臼内，下大黄膏拌匀，再下炼熟蜜一斤，共捣千杵，取起为丸，每丸重二钱七八分，静室阴干，须二十余日，不可日晒，不可火烘，干后只重一钱有零，金箔为衣，镕蜡护之。

----

① 三：原作"多"，《成药全书》本同，据《万氏妇人科》卷三改。

② 膊：原作"搏"，《成药全书》本同，据文义改。

乌金丸

治妇人七情悒郁，气血①滞凝，饮食减少，面黄肌瘦，胸胁刺痛，口苦咽干，五心烦热，崩中带下，及产后恶露上攻，败血不止等症。每服三钱，温酒送下。

制香附四两　木香五钱　五灵脂一两　全当归三两　桃仁一两　炙乳香五钱　没药五钱　元胡索一两　台乌药一两　益母草二两　蚕茧二两　蓬莪术一两　川大黄四两　官桂五钱

用黑豆洗净，一升，煮汁去渣，加红花二两，酒五碗，煎四五沸，去渣用汁，苏木三两，水煎去渣用汁，将三汁和蜜为丸。

失笑散（经验）

治产后心腹绞欲死，或血迷心窍，不省人事。每服三钱，酒煎服。

五灵脂一两　蒲黄一两

上二味共研为散。

抵当丸（仲景）

治伤寒有热，少腹满，应小便不利，今反利者，为有血也，当下之，不可余药。宜以此丸，以水一升，煮一丸，取七合服之，晬时当下血，若不下者，更服。

水蛭猪油熬黑，二十个　虻虫去翅足，熬，二十五个　桃仁去皮尖，二十个　大黄酒浸，三两

上四味杵分为四丸，或以面糊，或以炼蜜为丸均可。

代抵当丸

治法同上。

大黄四两　生地　归尾　桃仁　穿山甲　玄明粉各一两　肉桂三钱

上药为末，炼白蜜为丸。

按：抵当丸，药味甚为险峻，后人制是方颇佳。**编者注**

大黄䗪虫丸（仲景）

五劳虚极羸瘦，腹满不能饮食，食伤，忧伤，饮伤，房室伤，饥伤，劳伤，经络荣卫气伤，内有干血，肌肤甲错，两目黯黑，缓中补虚，为治干血劳之良方。每服五丸，日三服，酒下。

大生地十两　䗪虫去头足，炒，一两　制大黄酒蒸，十两　淡黄芩二两　杏仁去皮尖，炒，四两　干漆炒，一两　蛴螬去头足，炒，一两五钱　虻虫去翅足，炒，一两五钱　炒白芍四两　甘草三两　桃仁去皮尖，炒，四两　水蛭猪油熬黑，一百粒

上十二味末之，炼蜜为丸，小豆大。

玉液金丹

胎前产后，经事淋带，一切妇人病，无不治之。神效异常，幸勿轻视，引单列后。

—初孕疑似之间，腹胀呕吐，用蔻仁三分，煎汤下。

—跌扑损胎，用白术五分，当归一钱，煎汤下。

—胎动不安，艾绒五分，子芩一钱，煎汤下。

—感冒疟疾，苏梗四分，荆芥五分，煎汤下。

—咳嗽，杏仁一钱二分，桑白皮五分，煎汤下。

—小便不通，用冬葵子八分，煎汤下。

—发潮热，用知母一钱五分，煎汤下。

—头眩，用炒银花一钱五分，煎汤下。

---

① 血：原脱，据《成药全书》本补。

一头晕，用防风八分，煎汤下。

一子悬，如物之悬于虚中，似难把住，神昏身狂，用赤茯苓八分，葱白一个，煎汤下。

一子冒，危于子悬，血热火盛，胎气上冲于心胸，心烦，面赤，牙关紧闭，气绝欲死。用麦冬一钱，羚羊角五分，煎汤下。

一娠妇常有咳嗽，胎热冲动肺金，是谓子呛。用桑白皮五分，煎汤下。

一娠妇心烦闷乱，懊㤰不安，是谓子烦。用淡竹叶七片，煎汤下。

一娠妇常有面目腿足肿胀，是谓子肿。用五茄皮一钱，赤①茯苓一钱，煎汤下。

一娠妇肾热，小便淋漓，心烦闷乱，是子淋也。用车前子一钱，煎汤下。

一漏胎，用原生地二钱，煎汤下。

一尿血，用粳米煎汤下。

一半产，用益母草二钱，煎汤下。

一临产，交骨不开，用龟腹版三钱，煎汤下。

一横逆难产，数日不下及胎死腹中。用川芎一钱，当归二钱，煎汤下。

一胞衣不下，用牛膝二钱，檀香一钱，煎汤下。

一恶露不行，用五灵脂五分，桃仁五分，蒲黄五分，煎汤下。

一产后喘，或藕汁半杯，或姜汁三匙，当审症用之。

一虚脱，用人参五分，煎汤下。

一胎前产后痢，用米仁三钱，煎汤下。

一产后肿胀，用茯苓皮一钱五分，当归一钱，煎汤下。

一褥劳，用官燕三钱，煎汤下。

一倒经吐血，用藕汁送下。

一崩漏，用淡白鲞三钱，煎汤下。

一经期或前或后不定，以致艰于受孕，每逢天癸到服三丸，能调经受孕，用开水下。

人参二两　山楂肉八钱四分　上沉香一两六钱　甘草三两二钱　阿胶二两六钱　建莲六两四钱　大腹皮八钱四分　淮山药四两三钱　川芎二两四钱　枳壳一两二钱　麦冬二两五钱　缩砂仁二两九钱　苏叶二两五钱　蕲艾六钱四分　大生地一两二钱　香附二两六钱　黄芪一两三钱　琥珀八钱四分　黄芩一两五钱　益母草六钱四分　羌活八钱四分　丹参四两二钱　橘红一两六钱　木香八钱四分　白芍一两六钱　川断六钱四分　厚朴一两五钱　归身二两二钱　川贝二两二钱　苁蓉一两二钱　茯苓六两四钱　杜仲二两六钱　菟丝子三两二钱　白术八钱四分　血余八钱四分　沙苑子二两二钱

上药共为细末，加炼蜜并酒，化阿胶，杵为丸，每丸二钱，潮重二钱四分，辰砂为衣，蜡壳外护。

---

① 赤：原作"亦"，据《成药全书》本改。

卷 之 三

小儿门

抱龙丸（《卫生宝鉴》）

治伤风温疫，身热昏睡，风热痰实，壅嗽，又治惊风潮搐，及虫毒中暑。沐浴后并可服，壮实小儿，宜时与服之，每服一丸。咳嗽，滚白汤化下；潮热，灯心汤下；惊风，薄荷汤下。

雄黄五分　辰砂另研，一钱　天竺黄二钱　牛胆南星八钱　麝香另研，一分

上药共为末，甘草汤泛丸，如黄豆大，金箔为衣。

牛黄抱龙丸

治男妇中风，痰迷心窍，神昏谵语，手足拘挛，疯癫狂乱等症，并治小儿急惊风。每服一二丸，钩藤泡汤送下。

真西黄五分　胆星一两　腰黄二钱五分　赤茯苓五钱　全蝎一钱五分　僵蚕三钱　天竺黄三钱五分　辰砂一钱五分　琥珀二钱五分　麝香二分

上药各取净粉，胆星烊化打丸，每丸潮重四分，金箔为衣。

琥珀抱龙丸（《万氏育婴家秘》）

理小儿诸惊，四时感冒风寒，温疫邪热，至烦躁不宁，痰嗽气急，及疮疹欲出，发搐，并宜服之，每服一二丸。百日内婴儿，每丸作三次化服，用薄荷汤下；痰壅嗽甚者，淡姜汤下；痘疮见形有惊，温净汤下；心悸不安，灯草汤下；暑天闷迷，麦门冬熟水①下。

真琥珀　天竺黄　檀香细剉　人参去芦　白茯苓去皮，各一两五钱　生粉草去节，三两　枳壳麸炒　枳实俱水浸，去穣，炒微黄，各一两　山药去黑皮，一斤，剉作小块，慢火炒，令热透冷用　南星一两，剉碎用，腊月雄黄牛胆酿，经一宿　朱砂五两，先以磁石引去铁屑，次用水乳钵内细杵，取浮者飞过，净器内澄清，去上余水，如此法一般精制，见朱砂净尽，晒干，用取见成药末，一两　金箔同朱砂另研，一百片

上药，除朱砂、金箔另研外，共研为细末，再入朱砂、金箔极细末，和匀，取新汲井水为丸，如豌豆样大粒，阴干。

按：此丸内有补益之药，人皆喜而用之。然有枳壳、枳实二味，能散滞气，无滞气者，能损胸中至高之气。如慢惊及元气弱者，减去此二味，可用当归、川芎各二两以代之。然琥珀、天竺黄二味，须择真者。**编者注**

朱衣滚痰丸（《金鉴》）

治小儿平素痰盛，或偶因惊恐，遂致成痫，发时痰涎壅塞喉间，气促昏倒，口吐痰沫等症。多寡量儿大小与之，开水化服。

礞石煅，一两　沉香五钱　黄芩七钱　大黄一两

上为细末，水泛为丸，朱砂为衣。

---

① 熟水：《成药全书》本作"煎水"。

安神镇惊丸（《金鉴》）

治小儿急惊风，因目触异物，耳听异声，神散气乱，证多暴发，壮热烦急，面红唇赤，痰壅气促，牙关噤急，二便秘涩等症。服丸多寡，量儿大小加减，淡姜汤化下。

天竺黄　茯神各五钱　胆星　枣仁炒①麦冬去心　赤芍　当归各三钱　薄荷叶　黄连　辰砂　牛黄　栀子　木通　龙骨煅，各三钱　青黛一钱

上为细末，炼蜜丸，如绿豆大，赤金箔为衣。

使君子丸（《集解》）

治蛊胀腹痛及食劳发黄，喜食茶米炭土等物。每晨砂糖水下三钱。

使君子去壳，二两　南星姜制　槟榔各一两

上药共研为末，蜜丸。

增：化虫丸（《集解》）

治小儿胃经热蒸，令虫不安，扰乱胃中作吐，其证唇色或红或白，胃口时痛时止，频呕清涎等症。服丸多寡，量儿大小与之，一岁儿可服五分。

芜荑五钱　鹤虱　苦楝根皮　胡粉　使君子肉　槟榔各一两　枯矾二钱五分

上药共为细末，面糊为丸。

九味芦荟丸（《中藏经》）

治小儿肝脾疳积，体瘦热渴，大便不利，或瘰疬结核，耳内生疮等症。每服一二钱，空心白汤下。

芦荟　胡黄连　木香　芜荑炒　青皮　白雷丸　鹤虱草各一两　麝香三钱

上药共研为末，蒸饼糊丸，如麻子大。

珍珠丸（《金鉴》）

治小儿心疳，面红目脉赤，壮热有汗，时时惊烦，咬牙弄舌，口舌干燥，渴饮，生疮，小便红赤，胸膈满闷，睡喜伏卧，懒食干瘦，或吐或利，甚则热盛并惊者。每服五分，茵陈汤下。

珍珠三钱　麦冬去心，五钱　天竺黄三钱　金箔二十五片　牛黄一钱　胡黄连三钱　生甘草二钱　羚羊角　大黄　当归各三钱　朱砂二钱　雄黄一钱　茯神五钱　犀角三钱

上为细末，面糊打为丸，如莱菔子大，朱砂为衣。

肥儿丸（《金鉴》）

治小儿脾疳面黄，肌肉消瘦，身体发热，困倦喜睡，心下痞硬，乳食懒进，睡卧喜冷，好食泥土，肚腹坚硬疼痛，头大颈细，有时吐泻，口干烦渴，大便腥黏等证，宜先攻其积，此丸主之。每服二三十丸，米汤化下。

人参二钱五分　白术土炒，五钱　茯苓三钱　黄连二钱　胡黄连五钱　使君子肉四钱　神曲炒　麦芽炒　山楂肉各三钱五分　甘草炙　芦荟各一钱五分

上为末，黄米糊丸，如黍米大。

金蟾丸（刘氏）

治小儿五疳羸瘦，合面卧地，筋青脑热，吐泻无度，浑身壮热，口舌生疮，痢下脓血，心腹胀满，喘促气急，乳食少进，多啼，呕逆，饮食不化，或时增寒，多涕咳嗽，鼻下赤烂，十指皆痒，蚀于唇齿，生疮出血，肛门不收，毛发焦黄，但是疳疾，神效。每服十五丸，米饮下。

① 炒：原作"抄"，据《成药全书》本改。

干蛤蟆煨，五个　胡黄连　黄连各三钱
鹤虱二钱　肉豆蔻煨　苦楝根白皮　雷丸
芦荟生　芜荑各三钱

上药共研为末，面糊为丸，绿豆大，雄黄为衣。

五色兑金丸

治小儿五疳积滞，腹膨泄泻，小便如泔，头疼身热，好食泥炭生物，面黄痞块等症。一岁一丸，按岁加增，痛愈即止，不宜多服。忌油腻鱼腥生冷面豆等食物。

黑丑二两　飞滑石一两　胡黄连五钱
雄黄为衣，二两　白丑二两　青黛为衣，二两
六神曲五钱　胆星五钱　川大黄为衣，二两
石膏为衣，一两　川黄连三钱　干蟾一只

上药共为细末，水泛为丸，五色为衣。

五福化毒丹（《金鉴》）

治小儿赤游丹毒，身热啼叫，惊搐不宁，烦躁，唇焦面赤者。每服一丸，薄荷灯心汤化下。

人参　赤茯苓　桔梗各二两　牙硝
青黛　黄连　龙胆草各一两　生甘草五钱
黑参　朱砂各三钱　冰片五分

上药共研细末，炼蜜为丸，如芡实大，金箔为衣。

犀角解毒丸（《金鉴》）

治小儿赤游风，发于头面四肢，皮肤赤热而肿，色若涂朱，游走不定者。此症良由胎中热毒，或生后过于温暖，毒热蒸发所致。毒入于腹则危急，以此丸治之。每服一丸，灯心汤化下。

牛蒡子炒　犀角　荆芥穗　防风　连翘去心　金银花　赤芍　生草　黄连　生地各等分

上药共为细末，炼蜜为丸，每粒重五分。

鸡肝散

治小儿饮食不节，脾胃受伤而生疳积，腹大泄泻，面黄肌瘦，肝火上攻，目珠生翳等症。此散能平肝火，健脾土，止泻进食，明目去障。轻者一二服，重者三四服，每服五分。用未落水公鸡肝一具，竹刀破开，将药末放入，煮熟服之。

制甘石六钱　赤石脂五钱　辰砂四钱
青黛三钱　飞滑石五钱　胡黄连五钱　石决明煅，一两

上药共为极细末。

鸬鹚涎丸

小儿鸬鹚咳者，连声咳嗽，甚则呛血音哑，面目浮肿，初因感冒风寒，或冷热时气，以至常嗽不已。此丸能化痰止咳，驱逐时气，则百病自消。每用灯心竹叶汤，化服一丸。

光杏仁二两　大力子三两　黑山栀二两
生甘草四钱[1]　石膏二两　麻黄八钱　青黛一两　蛤粉二两　天花粉二两　射干一两
细辛五钱

上药共为细末，用鸬鹚涎三两，加蜜打丸，如弹子大。

五疳保童丸（《证治准绳》）

治小儿乳食，不择冷热，好餐肥腻，恣食甘咸，脏腑不和，而生疳症者。一岁儿服三丸，不拘时米饮下，日三服。忌猪肉。

青黛　苦楝根皮　夜明砂　五倍子
芦荟　黄连　胆草　芜荑　干蟾各一分
麝香少许　蝉壳去嘴爪，一分　大猪肚拌诸药，焙，五枚

---

① 四钱：《成药全书》本作"四两"。

五分。

上药共研细末，粟米煮糊，丸如麻子大。

按：分量一分，非一分也，乃等分也，不可有误。**编者注**

小儿万病回春丹（广东方）

治小儿万病，一切异症，医所不识，人所未经者，但服此丹，无不立效，病深倍服。今将病症大略书下，以备病家查考服用①。如急惊慢惊，发搐瘛疭，内外天吊，伤寒邪热，斑疹烦躁，痰喘气急，五痫痰厥，大便不通，小便溺血，俱用钩藤薄荷汤任下，如昏夜用开水化服，或乳汁化服亦可，服后即可饮乳，或此丹化开搽乳头，令儿吮之亦可，凡一二岁，每服二粒，三四岁三粒，至十余岁服五粒。

川贝母一两　制白附三钱　雄黄三钱　天竺黄一两　青防风三钱　冰片一钱五分　胆星二两　制姜虫三钱　西黄一钱　羌活三钱　全虫酒洗，三钱　麝香一钱五分　天麻三钱　蛇含石煅，八钱　朱砂三钱

上药共为细末，加甘草一两，钩藤二两，二味煎汤，和炼蜜打丸，如花椒大，外蜡壳封固，每匣五粒。

肥儿八珍糕

治小儿脾胃薄弱，饮食不化，形瘦色萎，腹膨便溏等症。久服此糕，能健脾开胃，进食生肌。气血充足，百病悉除。即大人脾胃虚弱者，亦可常服之。

潞党参三两　白术二两　茯苓六两　陈皮一两五钱　淮山药六两　建莲肉六两　薏苡仁六两　扁豆六两　芡实六两　糯米五升　粳米五升

共磨细末，用白糖十两，和匀印糕。

万应保赤丹

治小儿急慢惊风，痫症疳疾，寒热泻痢，痰涎壅滞，腹痛胃呆，大便酸臭，并治男妇痰热积聚，痰饮，气急等症。此丹下痰化滞，开窍安神，不损脏腑，不伤元气，小儿服之，实有起死回生之效。每服二三粒，开水化服，可略加白糖，或吞服亦可。

巴豆霜三钱　胆星一两　六神曲一两五钱　朱砂为衣，一两

上药共末之，用神曲打糊为丸，如小绿豆大，朱砂为衣。

外科门

六神丸（雷氏）

治时邪疠毒，烂喉丹痧，喉风喉痈，双单乳蛾诸症，茶汤不能进者。每用十粒，开水化开，徐徐咽下，无不立效。重者再进一服。并治疔疮对口，痈疽发背，肠痈腹疽，乳痈乳岩，一切无名肿毒等症，其效如神，功难尽述。

真犀黄一钱五分　腰黄一钱　珠粉一钱五分　元寸香一钱　梅花片一钱　杜蟾酥烧酒化，一钱

上药共为极细末，酒化蟾酥为衣，如芥子大，百草霜为衣。

醒消丸（《局方》）

专治一切大痈，红肿焮痛，症属阳者。每服三钱，热陈酒送下，醉盖取汗，酒醒痈消痛息。

乳香去油，一两　没药去油，一两　麝香一钱五分　雄精五钱

上乳、没、雄三味，各研秤准，再合和麝香共研，用烂煮黄米饭一两，入末捣

---

① 用：原作"丸"，据《成药全书》本改。

和为丸，如莱菔子大。如嫌饭干，量加开水可也。晒干，忌烘。

西黄醒消丸
即外科西黄丸（《全生集》）

凡乳岩瘰疬，痰核横痃，流注肺痈，小肠痈等毒，每服三钱，热陈酒送下。患生上部者，临卧服；下部者，空心服。此丸红痈亦可用。

真西黄三分　乳香去油，一两　没药去油，一两　麝香一钱五分

上药先将乳、没各研秤准，再合黄、香共研，用黄米饭一两，如前法为丸，饭嫌干酌加开水。晒干，忌烘。

嵾峒丸（《全生集》）

治跌打损伤，肿毒危重之症，内服外敷皆效。每服一丸，陈酒送服。

牛黄　冰片各二钱五分　阿魏　雄黄各一两　生军　乳香去油　没药去油　儿茶　天竺黄　血竭　参三七各二两

各研细末，以山羊血五钱，拌晒干透，再磨为粉，加藤黄二两，隔水煮透，去净浮腻，丸如芡实大，晒干，忌火烘，以黄蜡为壳包裹。

梅花点舌丹（《全生集》）

治疔疮，脑疽，发背，红肿痈疖，无名肿毒，一切疡科杂症，初起服之可消。每服一丸，以葱白包裹打碎，陈酒送下，醉盖取汗。

熊胆　冰片　腰黄　硼砂　血竭　葶苈　沉香　乳香去油　没药去油，各一钱　破大珠子三钱　牛黄　麝香　蟾酥人乳化　朱砂各二钱

各研细末，为丸，如胖绿豆大，金箔为衣。

保安万灵丹（《正宗》）

治痈疽疔毒，对口发颐，风寒湿痹，湿痰流注，附骨阴疽，鹤膝风，及左瘫右痪，口眼歪斜，半身不遂，气血凝滞，遍身走痛，步履艰辛，偏坠疝气，偏正头痛，破伤风，牙关紧闭，截解风寒，无不应效。每服一丸，用葱豉汤，或温酒空心调服，服后以稀粥助令作汗，避风寒，忌生冷，戒房室，孕妇禁用。

茅术八两　全蝎　石斛　当归　甘草炙　明天麻　川芎　羌活　荆芥　防风　麻黄　北细辛　川乌汤泡，去皮　草乌汤泡，去皮尖　何首乌各一两　明雄黄六钱

上药共为细末，炼蜜丸，每药以一两作四丸，一两作六丸，一两作九丸，分三等，以备年岁老壮，病势缓急取用，朱砂六钱，研细为衣，瓷罐收贮。

小金丹（《全生集》）

治一应流注，痰核瘰疬，乳岩横痃，贴骨疽，蟮顶头等。每服一丸，陈酒送下，醉盖取汗，如流注将溃及溃久者，以十丸，均作五日服完，以杜流走不定。

白胶香　草乌　五灵脂　地龙　木鳖各一两五钱，俱为细末　乳香去油　没药去油　归身各七钱五分，俱净末　麝香三钱　黑炭一钱二分，各研细末

用糯米粉一两二钱，同上药末，糊厚千捶打融为丸，如芡实大，每料约二百五十粒。

一笔消（《全生集》）

治痈疽发背，诸疗恶疮，一切无名肿毒等症。用米醋磨敷患处，立即消散，白疽忌用。

大黄二两　藤黄一两　明矾　蟾酥各五钱　麝香　没药去油　乳香去油，各二钱

用蜗牛打烂，作锭晒干，每锭潮重二分半。

一粒珠

治一切无名肿毒，痈疽发背等症，每服一丸，用人乳化开，陈酒冲服，睡卧避风。兼治小儿惊风，减半，用钩藤、橘红泡汤化服。此丹药味贵重，峻利非凡，外科要症，必须用之。

川山甲一具，约重十六两，分四股片，用麻油、米醋、苏合香、松萝茶四样各制一次　犀黄三钱　珍珠二钱　梅花片四钱　麝香二钱　朱砂四钱　雄黄四钱，以上各取净粉

上药共为细末，用人乳拌米糊打浆作丸，每丸潮重四分半，外用蜡壳封固。

琥珀蜡矾丸（《正宗》）

治痈疽发背，已成未脓之际，恐毒气不能外出，必致内攻，预服此丸，护膜护心，亦且散血解毒。每服二三钱，开水下。

白矾一两二钱　黄蜡一两　雄黄一钱二分　琥珀另研极细，一钱　朱砂一钱二分　蜂蜜二钱

五味为末，将黄蜡烊化为丸，小绿豆大，朱砂为衣。

外科蟾酥丸（《正宗》）

治疔疮发背，脑疽乳痈，附骨臀腿等疽，一切恶症不痛，或麻木，或呕吐，病重者必多昏愦，此药服之，不起发者即发，不痛者即痛，痛甚者即止，昏愦者即苏，呕吐者即解，未成者即消，已成者即溃，真有回生之功，乃恶症中之至宝丹也。每服三丸，用葱白五寸，患者自嚼烂，吐于手心，男左女右，包药在内，用无灰热酒一茶盅送下，被盖，约人行五六里许，出汗为效，甚者再进一服。

蟾酥酒化，二钱　轻粉五分　枯矾　寒水石煅　铜绿　乳香去油　没药去油　胆矾　麝香各一钱　雄黄二钱　蜗牛二十一个　朱砂三钱

以上各为末，秤准，于端午日午时，在净室中，先将蜗牛研烂，再同蟾酥和研稠黏，方入各药，共捣极匀，丸如绿豆大。

飞龙丹即蟾酥丸（《全生集》）

治一切疔疮，脑疽发背等，初起红肿疼痛，及无名肿毒。每服一丸，用葱白包，陈酒送下，醉盖取汗。白疽忌用。

寒水石　蟾酥酒化　蜈蚣去足，各三钱　血竭　乳香去油　没药去油　雄精　胆矾　铜青　僵蚕　全蝎酒炒　穿山甲各一钱　红砒　枯矾　朱砂　冰片　角刺　轻粉各三分　蜗牛二十一个

各研细末，以酒化蟾酥为丸，金箔为衣，大如绿豆。

按：上二方，治法略同，药味稍有出入，后方较前方峻利，功用亦胜，轻症宜前方，重症宜后方，故两存之。**编者注**

立马回疔丹（《正宗》）

治疔疮初起，已用针刺后，又或误灸失治，以致疔毒走散不住，乃走黄险恶症也。急以针挑破，用此丹插入孔内，以膏盖之，追出脓血疔根，无不神效。

轻粉　蟾酥酒化　白丁香　硇砂各一钱　乳香去油，六分　雄黄　朱砂　麝香各三分　蜈蚣炙，一条　金顶砒五分

共为细末，面糊搓如麦子大。

离宫锭子（《正宗》）

此锭子，治疗毒肿毒，一切皮肉不变，漫肿无头，搽之立效，凉水磨浓涂之。

血竭三钱　朱砂二钱　胆矾三钱　京墨一两　蟾酥三钱　麝香一钱五分

上六味为末，凉水调成锭。

坎宫锭子（《正宗》）

此锭子，治热毒肿痛焮赤诸疮，并搽痔疮最效。用凉水磨浓汁，以笔蘸涂之。

京墨一两　胡黄连二钱　熊胆三钱　麝香五分　儿茶二钱　冰片七分　牛黄三分

上七味为末，用猪胆汁为君，加生姜汁、大黄水浸取汁，陈醋各少许，和药杵为锭。

如意金黄散（《金鉴》）

此散治痈疽发背，诸般疔肿，跌扑损伤，湿痰流毒，大头时肿，漆疮火丹，风热天泡，肌肤赤肿，干湿脚气，妇人乳痈，小儿丹毒。凡一切顽恶肿毒，用此敷之，无不应效，诚疮科中之要药也。调药引单列后。

一治红赤肿痛，发热，未成脓者，及夏时火令，俱用茶汤，同蜜调敷。

一治微热微肿，及大疮已成，欲作脓者，俱用葱汤，同蜜调敷。

一治漫肿无头，皮色不变，湿痰流毒，附骨痈疽，鹤膝风等症，俱用葱酒煎调。

一治风热恶毒，皮肤亢热，红色光亮，游走不定者，俱用蜜水调敷。

一治天泡火丹，赤游丹，黄水漆疮，恶血攻注等症，俱用大蓝根叶捣汁，调敷，加蜜亦可。

一治汤泼火烧，皮肤破烂，麻油调敷。

以上诸引调法，乃寒热温凉之治法也。

上白天花粉十斤　大黄　姜黄　白芷各五斤　厚朴　陈皮　甘草　苍术　天南星各二斤　黄柏色重者，五钱

上十味共为咀片，晒干，磨三次，用细绢罗筛，贮磁罐，勿泄气。

金箍散（马氏）

治一切痈疽发背，脑疽疔毒，痰毒，无名肿毒，未成者即消，已成者即溃，已溃者敷于膏药四围，能束住疮根，不致散漫，尤妙在不论阴症阳症，半阴半阳症，用之无不灵效，诚围药中之上品也。未溃时用葱汁蜜糖调敷；将溃及已溃者，用陈醋蜜糖调敷；如皮破碎者，用红茶蜜糖调敷。

五倍子炒黄，四两　川草乌各二两　天南星　生半夏　川黄柏各二两　白芷四两甘草二两　狼毒二两　陈小粉炒黄，一斤

上药各研细末，和匀，用细绢罗筛，贮磁罐，勿气泄。

五行冲和膏（《正宗》）

治痈疽发背，脑疽阴痰，阴阳不和，冷热不明者。此膏能行气疏风，活血定痛，散瘀消肿，化冷软坚，诚良药也。其中五行相配，用者无不立效，又流毒骨疽冷证尤效。此方古本皆有之，俱极推重，外科不可少也。惟阳症忌用。葱汤热酒俱可调敷。

紫荆皮炒，五两　独活炒，三两　赤芍炒，二两　白芷一两　石菖蒲一两五钱

上药研为细末，用细绢罗筛，贮磁器，勿泄气。

玉露散（马氏）

治流火丹毒，疮痈疡疖诸毒，焮红腐烂，一切热毒之证。未破者，用菊花露，或茶露加白蜜调敷；皮破者，用麻油或蜜水调敷。

芙蓉叶不拘多少

上药晒干磨末。

皮脂散（马氏）

治一切浸淫疮，黄水湿毒，皮肤浸淫作痒，或蔓延成片，久而不愈。用麻油调敷，灵效异常，或治湿疮之良药也。

青黛飞，二钱　黄柏二钱　熟石膏二两　烟膏二两四钱

上药研细末。

阳毒内消散（《正宗》）

治一切痈疽发背，脑疽热毒，乳痈，无名肿毒等，红肿疼痛，症之属阳者，初起掺膏上贴之，未成即消，已成即溃，极为应效。其功专于消散，已破者勿掺，阴疽忌用。

麝香二钱　冰片二钱　白及四钱　南星四钱　姜黄四钱　甲片四钱　樟冰四钱　轻粉三钱　胆矾三钱　铜绿四钱　漂青黛二钱

上各研极细末，再秤准，共研极匀，瓷瓶收贮，勿令泄气。

阴毒内消散（《正宗》）

治背疽脑疽，乳疽瘰疬，寒湿流注，鹤膝风等。不肿高，不焮[1]痛，不发热，不作脓，一切皮色不变，漫肿无头，诸阴毒，初起掺膏上，贴之即消，已成即溃，极为灵验。其功专于消散，已破者勿掺，惟疔毒癣疮等毒及孕妇忌贴。

麝香二钱　轻粉三钱　丁香一钱　牙皂二钱　樟冰四钱　腰黄三钱　良姜二钱　肉桂一钱　川乌三钱　甲片三钱　白胡椒一钱　乳香去油，二钱　没药去油，二钱　阿魏瓦炒，去油，三钱

上各研极细末，再秤准，共研匀，瓷瓶收贮，勿令泄气。

白降丹（《金鉴》）

此丹治痈疽发背，一切疔毒，用少许，疮大者用五六厘，疮小者用一二厘，水调敷疮头上，初起者立刻起疱消散，成脓者即溃，腐者即脱消肿，诚夺命之灵丹也。

朱砂　雄黄各二钱　水银一两　硼砂五钱　火硝　食盐　白矾　皂矾各一两五钱

先将朱、雄、硼三味研细，入盐、矾、硝、皂、水银共研匀，以水银不见星为度，用阳城罐一个，放微炭火上，徐徐起药，入罐，化尽，微火逼令干，取起，如火大太干，则汞走，如不干，则药倒下无用，其难处在此。再用一阳城罐合上，用棉纸截半寸宽，将罐子泥、草鞋灰、光粉三样研细，以盐滴卤汁调极湿，一层泥，一层纸，糊合口，四五重，及糊有药罐上二三重，地下挖一小潭，用饭碗盛水放潭底，将无药罐放于碗内，以瓦挨潭口，四边齐地，恐炭火落碗内也，有药罐上以生炭火盖之，不可有空处，约三炷香，去火冷定开看，约一两外药矣。炼时罐上如有绿烟起，急用笔蘸罐子，盐泥固之。

红升丹（《金鉴》）

此丹治一切疮疡溃后，拔毒去腐，生肌长肉，疮口坚硬，肉黯紫黑。用丹少许，鸡翎扫上，立刻红活。疡科若无红白二丹，决难立刻取效。

朱砂五钱　雄黄五钱　水银二两　火硝四两　白矾一两　皂矾六钱

先将二矾、火硝研碎，入大铜杓内，加火硝一小杯炖化，一干即起，研细，另将汞、朱、雄研细，至不见星为度，再入硝、矾末研匀，先将阳城罐用纸筋泥搪一纸厚，阴干，常轻轻扑之，不使生裂纹，搪泥罐子泥亦可用，如有裂纹以罐子泥补

---

① 焮：原作"掀"，据文义改。

之，极干再晒，无裂纹方入前药在内，罐口以铁油盏盖定，加铁梁盏，上下用铁鑻铁丝扎紧，用棉纸捻条蘸蜜，周围塞罐口缝间，外用熟石膏细末，醋调封固，盏上加炭火二块，使盏热罐口封固易干也。用大针三根钉地下，将罐子放钉上，罐底下置坚大炭火一块，外砌百眼炉，升三炷香，第一柱香用底火，如火大则汞先飞上，二柱香用大半罐火，以笔蘸水擦盏，第三柱香火平罐口，用扇煽之，频频擦盏，勿令干，干则汞先飞上。三香完，去火冷定开看，方气足，盏上约有六七钱，刮下研极细，磁罐盛用，再预以盐卤汁调罐子稀泥，用笔蘸泥水扫罐口周围，勿令泄气。盖恐有绿烟起汞走也，缘烟一起即无用矣。

九一丹（《正宗》）

一治肿疡结核，将丹薄薄匀糁膏上，数个即消，不可太多，多则有伤皮肤。

一治溃疡，糁膏上贴之，提脓拔毒，毒尽生肌，比升丹功效数倍。惟臁骨正面及踝骨与凡肌薄无肉之处，不能化脓，仅有稠水者忌用。此丹缘提拔甚猛，误用反疼，甚则流血。

一此丹用绵纸捻作药线，润以面糊，将丹拌上，插入脓管，能退管收功。

生石膏九分　白降丹一分

上共研极细末，听用，降丹须年久者，烈性方退，八二、七三攒和均可。

又方　治法同上。

熟石膏九钱　陈升丹一钱

研细听用。

万灵黑虎丹（经验秘方）

专治一切外症，无论初起已成，将此丹糁膏药上贴之，均能消肿拔毒，收功甚速，屡试如神。

益母草五两，炒成炭，退火，研用，三两　轻粉四钱　血竭另研，五钱　青黛六钱　乳香炒去油，五钱　没药炒去油，五钱　麝香二分五厘　梅片二分五厘　蜈蚣炒研，七条

上药共研极细末，收入小口瓶内，勿令泄气，临症听用，立见功效。

万灵黑虎丹[①]（马氏）

专治痈疽发背对口，提毒拔脓，消肿止痛，功效甚捷。

蜈蚣烘，七条　全蝎烘，七只　僵蚕炙，七条　甲片炙，七片　磁石飞，一钱　公丁香炒，一钱　母丁香炒，一钱　元寸一钱　冰片一钱

上药共研极细末，密贮，勿泄气。

按：前方药力和平，而后方较为峻厉，毒之轻者宜前方，毒之重者须后方，各有所长，俱可合用，故并录之。**编者注**

海浮散（《心悟》）

治一切外症溃后，腐肉已化，新肉渐生，或溃久不敛，气血凝滞者。此散药性和平，调气活血。不论阴阳各症，俱能去腐定痛，生肌收口，灵效异常，洵外科中之良药也。

乳香去净油　没药去净油，各等分

上药研极细末，密贮，勿受湿气，合时须择天气晴明为要。

桃花散（马氏）

治一切痈疽疮疡，溃后脓水淋漓，不得收口者，以此散撒疮口，外用膏贴，能提脓拔毒，生肌收口。兼治外皮破碎，用此散干糁，即能结皮。

石膏煅，二两　轻粉一两　桃丹五钱

---

① 万灵黑虎丹：原作"又方马氏"，据《成药全书》本统一体例。

冰片五分

上药研极细末，密贮。

八宝生肌丹①（马氏）

治诸肿疮毒，溃久不愈，因而成漏，或已用他药拔去漏管，仍不生肌，或毒尽而新肉不生，用此丹掺上，外用膏盖，立可收功。

熟石膏一两　赤石脂一两　轻粉一两
黄丹三钱　龙骨三钱　血竭三钱　乳香去油，三钱　没药去油，三钱

上药研极细末，如飞面，方可用。

珍珠生肌散（徐氏）

治一切外症，脓毒已尽，用此掺上，即能生肌结皮，平口收功。此散制法精良，药品贵重，故能收效如神也。

珍珠一钱，人乳浸三日，夏天须每日换乳，珠质最坚，尤宜研极细，如飞面　血竭五分　儿茶五分　石膏煅，一钱　炉甘石一钱，以黄连五分，煎汁煅淬，研极细，水飞净　赤石脂煅，一钱　陈丝吐头煅，存性，五分　冰片一分二厘

上各研极细，再称准，共研极匀，瓷瓶收贮，勿泄气。

月白珍珠散（《正宗》）

此散治诸疮，新肉已满，不能生皮，及汤火伤痛，并下疳腐痛等症。下疳用猪脊髓调搽。

青黛飞净，五分　轻粉一两　珍珠照上治法，一钱

上药研极细末，方可用。

冰硼散（《正宗》）

专治喉蛾喉痛喉风，一切风火虚火诸喉症，肿红焮痛。吹之即清热止痛，消肿化痰，神效异常。兼治牙龈牙齿肿痛，将此散搽于患处，无不应手而愈。

月石　玄明粉各五钱　朱砂六分　梅片五分

上药研极细末，密贮，勿泄气。

柳花散（马氏）

治一切口舌破碎作痛，用此搽之，无不应效。如唇外肿痛，须用麻油调搽亦佳。

黄柏一两　青黛飞净，二钱　冰片二分

上药研极细末，密贮，勿泄气。

珠黄散（《局方》）

治一切咽喉肿痛腐烂，牙疳口疳，梅毒上攻，蒂丁腐去，及小儿痘瘄后，余毒未消，口舌破碎等症。用此散吹入患处，立能化毒去腐，清热生肌，神效异常，诚吹药中之上品也。

西黄一钱　珍珠豆腐制，三钱

上药研为极细末，以无声为度，密贮，勿泄气。

锡类散（《温热经纬》）

专治烂喉时症及乳蛾、牙疳、口舌腐烂。凡属外淫为患，诸药不效者。吹入患处，濒死可活。王孟英先生谓此方尤鹤年附载于《金匮翼》，云张瑞符传此，救人而得子，故名之曰锡类，功效甚著，不能殚述。

象牙屑焙　珍珠制，各三分　青黛飞，六分　梅花片三厘　壁钱俗名喜儿窠，廿个，用泥壁上者，木板上者勿用　西牛黄　人指甲男病用女，女病用男，分别合配用，各五厘

上药研极细粉，密装瓷瓶内，勿使泄气。

口疳中白散（马氏）

治一切口疳牙疳，龈肉肿腐及梅毒喉

---

① 丹：《成药全书》本作"散"。

疳等症。每日吹搽五六次，即可奏效。

人中白_{焙，二两}　儿茶_{一两}　黄柏　青黛_{各三钱}　薄荷_{二钱}　冰片_{五分}

上药研极细末，密贮，勿泄气。

一粒笑（徐氏）

专治一切牙痛浮肿，将药嵌于患处立止。如虚火牙痛，止后接服知柏八味丸，老人服还少丹。

五灵脂_{一钱}　蟾酥_{二钱}　麝香_{一钱}

上药先将二味研末，蟾酥烊化作粒，如麦子大。

走马牙疳药—名赤霜散（《全生集》）

治走马牙疳，延烂穿腮，不堪危险者，吹之即效。久烂之孔，生肌亦速。

红枣_{一枚，去核入，如黄豆大，红砒一粒，丝线扎好，放瓦上炙，烟尽为度，取以闷熄，冷透，研细加入}　冰片_{一分}

再研极细，密贮听用。多合分量照方加。

吹耳麝陈散（马氏）

治耳疳脓水不清，时或作痛，久久不愈，有失聪者，急以此散吹之甚效。

新会皮_{煅炭，二两}　胭脂炭_{四钱}　海螵蛸_{一两}　梅片_{五分}　麝香_{四分}

上药研极细末，密贮，勿泄气。

瘰疬疏肝丸

缪仲淳治忧由郁起，气积于肝胃两经，而成瘰疬乳岩等症。是丸能开郁结，清肺热，涤痰火，消肿毒。每服二三钱，开水或雪羹汤任下。

川贝母　茜草　生甘草　蒲公英　漏芦　瓜蒌仁　软柴胡　橘叶　茅菇　陈广皮　茄蒂　连翘　鼠妇　银花　制首乌　白菊花　地丁草_{各一两}

上药共为细末，夏枯草_{二两}，煎汤泛丸。

内消瘰疬丸（《心悟》）

治阴虚火盛，颈项瘰疬，痰串初起能消，久远可使内消，一切痰疡，无不治之，其功效难以尽述。每二三钱，用雪羹汤或开水任下。

土贝母_{二两}　京玄参_{二两}　左牡蛎_{四两}

上药共为细末，用夏枯草煎汤泛丸。

芋艿丸（验方）

专治一切瘰疬，不论已溃未溃，均可常常服之。此丸能消痰软坚，化毒生肌，极为灵效。每服三钱，用陈海蜇皮，荸荠煎汤送下。

香梗芋艿_{拣大者，不拘多少}

上药切片晒干，研细末，用陈海蜇漂淡，大荸荠煎汤，泛丸。

圣灵解毒丸（验方）

治杨梅结毒，横痃下疳，沿途坑毒，一切花柳毒，上攻五官，内陷五脏，偏身斑点，四肢结毒，或发于头面咽喉，或形如脓窠癞癣等症。每服二三钱，用土茯苓露四两，炖温送下。其功效与五宝丹并称，初起邪火方盛者，以此方为主，久病气血已虚者，而五宝为宜。

上川连_{一两}　腰黄_{一两}　小生地_{四两}　川黄柏_{二两}　全虫_{二两}　天花粉_{三两}　滴乳石_{四钱}　黄芩_{二两}　大黄_{三两}　西牛黄_{一钱}　珍珠_{三钱}　防风_{二两}　赤芍_{三两}　犀角_{一两}

上药各取净粉，用鲜土茯苓_{五斤}，煎膏打丸。

九龙丹（《正宗》）

治鱼口便毒，骑马痈，横痃初起，未成脓者。每服九丸，空心热酒一杯送下，行四五次，方吃稀粥，肿甚者间日再用一丸。

服，自消。

儿茶　血竭另研　没药去油　木香　巴豆去尽油　乳香去油

上各等分为末，生蜜调成一块，瓷盒盛之，旋丸寒豆大。

按：原方巴豆不去油，徐洄溪云：巴豆必当去油，亦不宜轻用。今从徐氏之说，去油用。**编者注**

五宝丹（《正宗》）

治杨梅结毒，下疳腐烂，毒火上攻，鼻柱肿痛，喉疳白腐，久而不愈者，服之无不应效。每服五分或一钱，用土茯苓煎汤送下。如毒在上者，用辛夷三钱，同土茯苓煎汤下，引药上行。忌食海腥煎炒及房事。

滴乳石如乳头下垂，敲破易碎，亮似蜻蜓翅者方真，四钱　琥珀　珍珠制　朱砂各二钱　冰片一钱，徐洄溪曰：冰片五分足矣

上各研极细，称准，共为一处，再研数百转，瓷罐密收，用药二钱，加飞罗面八钱，再研和匀。

圣灵丹①（《全生集》）

珍珠　西黄　冰片各一钱　滴乳石二钱　琥珀四钱　劈砂三钱

研粉和飞面四两，各研极细，匀和。

按：此方较前方多西黄一味，分量略有出入，俱可合用，药中去飞面，可糁一切梅毒外症，腐烂臭秽，久而不愈者，立能化毒去腐，生肌收口，神效异常，诚毒门中之良药也。**编者注**

治疳清热黑灵丹（马氏）

治下疳腐烂，肿红作痛，梅毒内蕴，邪火正盛者，用麻油调敷，如出水者，干糁之。此丹能清火化毒，去腐生肌，极为应效。

橄榄核煅，存性，一两　冰片二分

上药研极细末，密贮，勿泄气。

治疳化毒凤衣散（《大全》）

治下疳腐烂，四围肿痛作痒，脓水淋漓者，破烂处干糁之，肿痛处用鸡蛋清调敷，一日四五次，极为神效。

凤凰衣焙，一钱　黄丹飞，一钱　扫盆四分　冰片二分

上药研极细末，密贮，勿泄气。

下疳珍珠散（《大全》）

专治下疳，腐肉已去，新肉渐生，一时不能收功者。用此糁之，能生肌收口，清热解毒，神效异常。

珍珠制　黄连　黄柏　五倍子　象牙屑　儿茶　定粉　轻粉　没药去油　乳香去油

上药各等分，研极细末，至无声为度。

一扫光（《正宗》）

专治一切疥疮湿毒，风燥皮痒，久而不愈者。将此药用夏布或洋纱包裹，开水内略浸，药从布眼内溢出，即擦患处。

苦参　黄柏各一斤　烟胶一升　木鳖肉　蛇床子　点红椒　明矾　枯矾　硫黄　枫子肉　樟冰　水银　轻粉各三两　白砒五钱

上药共为细末，用熟猪油二斤四两，化开入药，搅匀作丸，如龙眼大。

按：马氏方，多②寒水石、杏仁、雄黄、吴萸、火硝、升药底六味，少明矾，余同。

----

① 圣灵丹：原作"全生集名圣灵丹方录下"，据《成药全书》本统一体例。

② 多：原作"冬"，据《成药全书》本及文义改。

肥疮药（马氏）

治肥疮浸淫作痒，蔓延成片，久而不愈者。先将患处用药水洗净，再取此药，用麻油调敷，每日二三次。此疮不可多洗，隔数日洗一次，药须勤勤搽敷，不可间断。

轻粉三钱　雄黄四钱　制松香六钱　韦丹三钱　生军四钱　铜绿二钱　蜜陀僧一两　枯矾六钱　川黄柏四钱

上药共为极细末，密贮听用。

洗药方附后

甘草　银花　豨莶草等分

煎汤洗之。

愈癣药酒

治一切癣疮，不论干湿新久，但皮肤顽厚，浸淫作痒，串走不定者。将此酒用笔蘸拂，一日两次，至愈为度。药性甚烈，不可误拂好肉上。

苦参子　土荆皮　花椒　洋樟　木通　白及　申姜　百部　方八　槟榔以上各一两

上药用高粱酒①浸之。

---

① 酒：原脱，据《成药全书》本补。

卷 之 四

眼科门

磁朱丸（《千金》）

治神水宽大，渐昏如雾露中，观空中有黑花，或观物成二体，久则光不收敛，及生内障，神水淡绿色、淡白色，并治耳鸣及耳聋。每服十丸，加至三十丸，空心米汤下。柯韵伯谓此丸治聋癫狂痫如神。

磁石水飞，能吸铁者良，二两　朱砂水飞，一两　神曲四两

上先以磁石置巨火中煅，醋淬七次，晒干，另研极细二两，辰砂另研极细一两，生神曲末三两，与前药和匀，更以神曲末一两，水和作饼，煮浮为度，搜入前药，炼蜜为丸，如梧子大。

石斛夜光丸（《良方》）

治阳衰阴弱，不能生精于目，以致神水宽大渐散，昏如雾露，空中有黑花，及观物成二，神水淡绿淡白色者。每服三五十丸，温酒盐汤任下。

天门冬焙　人参　茯苓各二两　石斛　山药　枸杞　菟丝子酒浸　甘菊花各七钱　麦门冬　熟地各一两　杏仁去皮尖　牛膝浸，各七钱半　生地黄一两　蒺藜　肉苁蓉　川芎　炙甘草　枳壳麸炒　青葙子　防风　黄连　乌犀角镑　五味子炒　羚羊角　草决明各八钱

上为细末，炼蜜丸，桐子大。

定志丸（《局方》）

治目不能远视，能近视者。王海藏曰：不能远视，责其无火，法宜补心。常服益心强志，能疗健忘。每服三钱，龙眼汤送下。

人参一两　茯苓一两　远志肉二两　石菖蒲二两

上药共为细末，炼白蜜为丸，朱砂为衣。

地芝丸（东垣）

治目能远视，不能近视者。王海藏曰：目能远视，责之有火，不能近视，责之无水，法当补肾。此丸培养金水，熄风潜阳。每服三钱，茶清①或酒送下。

生地黄焙　天门冬各四两　枳壳炒　甘菊花去蒂，各二两

上药共为细末，炼白蜜为丸。

杞菊地黄丸

治目赤肿痛，久视昏暗，迎风流泪，怕日羞明，肾阴不足，虚火上炎之症。此丸能滋补真水，涵养肝木。王冰所谓"壮水之主，以制阳光"是也。凡水亏火旺，头晕目眩等证，均可治之。每服三钱，淡盐汤送下。

枸杞子　甘菊花各一两　熟地四两　山萸肉　淮山药各二两　茯苓　丹皮　泽泻

---

① 茶清：原作青茶，据《东垣试效方》改。

各一两五钱

上药共研细末，水泛为丸。（或用炼蜜为丸亦可。）

明目地黄丸又名益阴肾气丸（东垣）

专治肝肾两虚，目失血养，两眼昏花，或瞳神散大，视物不清，流泪羞明，内生障翳等症。每服二三钱，淡盐汤下。

熟地二两　山药　山萸肉　丹皮　当归尾　五味子　柴胡各五钱　茯神　泽泻各二钱五分

上药共为细末，炼蜜丸，朱砂飞衣。

滋阴地黄丸一名熟地黄丸（东垣）

治血弱阴虚，不能养心，心火旺盛，肝木自实，瞳子散大，视物不清，法当养血凉血，收火散火，而除风热，则愈矣。每早晚各服二钱，茶清下。忌辛热之物助火，寒冷之物损胃，使药不上行。

熟地黄一两　柴胡去苗，八钱　当归身酒洗　黄芩酒炒，各五钱　生地黄半酒浸，焙，七钱　五味子　天门冬去心，焙　地骨皮黄连酒炒，各三钱①　人参　枳壳炒　甘草炙，各二钱

上为末，炼蜜丸，如绿豆大。

济阴地黄丸

治足三阴亏损，虚火上炎，致目睛散大，视物不明，或昏花涩紧作痛，畏明，或卒见非常之处等症。其功效与六味还少丹相似，每服七八十丸，空心白汤下。

五味子　麦门冬　枸杞子　熟地黄　肉苁蓉　山萸肉　山药　当归　甘菊花　巴戟各等分

上为末，炼蜜丸，桐子大。

桑麻丸一名扶桑丸（胡僧）

除风湿，起羸尫，驻容颜，乌髭发，益肾补肝，凉血去风。久久服之，却病延年，岂徒除目疾而已。每服三钱，早盐汤下，晚酒下。

嫩桑叶去蒂，洗净，曝干，一斤，为末　巨胜子即黑脂麻，淘净，四两　白蜜一斤

将脂麻擂碎熬浓汁，和蜜，炼至滴水成珠，入桑叶末为丸。

一方　桑叶为末，脂麻蒸捣，等分，蜜丸。

羊肝丸（《类苑》）

目为肝窍，瞳神属肾，肾水亏损，肝木不平，内挟心火，火炎不制，神水受伤，上为目疾内障，故内障皆以阴弱不能配阳也。是丸能养肝去障，散热退翳，兼去目中恶血，所以取效极速也。每服三钱，开水送下。

夜明砂淘净　蝉蜕　木贼去节　当归酒洗，各一两　羊肝煮或生用，四两

上药共为细末，将羊肝去筋膜，水煮捣烂为丸。

金鉴羊肝丸

治患病后，两目初则赤烂，日久渐生云翳，遮蔽瞳仁，视无所见，当细看翳心，若不黄赤，犹能通三光者，宜常服是丸，可愈。每服五六十丸，空心薄荷汤下。

雄羊肝一具　白蒺藜炒，去刺，一两　菊花去梗叶，一两　川芎三钱　石决明一两　生地黄一两　楮实子五钱　槐角炒，五钱　黄连五钱　五味子五钱　荆芥穗二钱五分　当归尾五钱　甘草五钱　蕤仁去壳油，七钱　防风二钱

上为细末，羊肝滚水沸过，和前药捣

---

① 三钱：原作"二钱"，据《成药全书》本及《东垣十书》改。

为丸，如桐子大。

按：羊肝丸，方甚多，今采二方，前方取其药不多而用意深，后方取其用药不偏，色色俱备，一去内障，一去外翳，皆应效之方也。**编者注**

拨云退翳丸（《良方》）

治阳跷受邪，内眦即生赤脉，缕缕根生瘀肉，瘀肉生黄赤脂，脂横侵黑睛，渐蚀神水，锐眦亦然，俗名攀睛。每服一丸，食后临睡细嚼，茶清下。

川椒皮七钱　地骨皮　荆芥穗　菊花各一两　木贼草去节　密蒙花　蔓荆子各二两　黄连　薄荷叶　楮桃仁即楮实子　蝉蜕各五钱　川芎　当归　白蒺藜去刺，炒，各一两五钱　甘草炙　蛇蜕炙，各三钱　天花粉六钱

上为细末，炼蜜成剂，每两作八丸。

固本还睛丸（《准绳》）

治远年一切目疾，内外翳膜遮睛，风弦烂眼，及老弱人目眵多糊，迎风冷泪，视物昏花等症。每服五十丸，盐汤下。

天门冬　麦门冬　生地黄　熟地黄各三两　白茯苓　枸杞子　人参　山药各一两五钱　川牛膝　钗石斛　草决明　杏仁　白菊花　菟丝子酒煮，焙　枳壳炒，各一两　羚角屑　乌犀角屑　青葙子　防风各八钱　五味子　炙甘草　白蒺藜　川芎　黄连各七钱

上为末，炼蜜丸，梧子大。

八宝眼药

治一切新久风火，畏日怕风，胬翳遮睛。无论七十二症目疾，均可治之，为眼科中之至宝丹也。清水调点，点后合目静坐。

西牛黄三分　珊瑚五分　黄连二钱　上冰片一钱五分　玛瑙五分　蕤仁霜一钱　制甘石五钱　熊胆六分　海螵蛸七分　珍珠人乳制，一钱　青鱼胆二个　麝香三分　荸荠粉二钱五分

上药共研极细，令无声，至千万余下，磁器密收。

干眼药

治肝肾亏损，眼目昏花，星障云翳，及一切新久目疾。每取少些，点入眼角，合眼静坐片时，无不神效。

制甘石四两　地栗粉四两　上冰片八钱

上药研极细末，磁器密收。

水眼药（京方）

专治风火时眼，赤肿作痛，迎风流泪，畏日羞明，翳障胬肉，风沿烂眼等症。临卧时，点于大眼角内，神效。

制甘石五钱　地栗粉五钱　朱砂五钱　上冰片一钱五分　蕤仁霜二钱　海螵蛸九钱　煅月石四钱　麝香九分

上药共研极细末，黄连膏和白蜜调。

赛空青眼药

治精神烦乱，风火上攻，眼目昏花，云翳遮障，一切久近眼症。早晚用清水化药，点于眼内，仰合片时，大有奇效。

制甘石一两五钱　冰片一钱五分　麝香二分半　煅月石一钱五分　熊胆五分　珠粉五分　西琥珀五分

上药共研为极细末，将后膏滋打作成条。

附膏滋方

川大黄　桔梗　谷精草　夜明砂　黄芩　前胡　木贼草　蝉衣　黄连　天门冬　桑叶　天花粉　黑山栀　麦冬　菊花　玄参　连翘　荆芥　龙胆草　粉甘草　薄荷　防风　蚕砂　金银花　黄柏　杏仁　川贝

枳壳

上药共煎浓汁，去渣滤清，收老，打眼药用。

眼癣药

治眼眶红赤，作痒多泪，涩痛难忍，历久不愈者，将药敷眼眶上神效。

真胆矾一钱　川郁金二钱　煅月石一钱　制甘石一两　铅粉一钱

上药共为细末，用鸡子油调匀。

诸胶、膏门

虎骨胶

虎属金而制木，故啸则风生，追风健骨，定痛辟邪。治风痹拘挛疼痛，惊悸癫痫，犬咬骨哽等症，为治风病之要药。熬之为胶，则补益气血，壮健筋骨之力尤胜。

阿胶

此胶性味甘平，清肺养肝，滋肾补阴，止血去瘀，除风化痰，润燥定喘，利大小肠。治虚劳咳嗽，肺痿吐脓，吐血衄血，血淋血痔，肠风下痢，腰疼骨痛，血痛血枯，经水不调，崩带胎动及一切风病，为滋补阴血之妙品。

黑驴皮，用阿井水煎成，以黑光带绿色，炖之易化，清而不腻并不臭者良。

鹿角胶

鹿乃仙兽，纯阳多寿，能通督脉。其角，两月间可长至二十余斤，凡骨之长，无速于此。头为诸阳之会，其精华钟于茸角，补养之力，岂凡血可比，故东坡云：补阳以鹿角为胜。煎熬成膏，功专滋补肾阴，温养命火，生精血，强筋骨，壮腰膝，黑须发。久久服之，螽斯衍庆，益寿延年。

取新角寸截，河水浸七日刮净，桑柴火煮七日，用其汁加无灰酒熬成膏。角，另制霜用。

毛角胶

鹿之一身，俱有益于人，而毛角与茸为尤胜。通督脉，补命门，故能补精益髓，添血壮阳。凡男子一切虚损，女子崩中漏血，带淋赤白者，空心酒服，功效甚著。

鹿肾胶

鹿为阳兽，而其肾乃至阴，气味甘平，能安五脏，壮元阳。凡肾虚耳聋者，即此胶煮粥煮羹，食之颇佳。兼治妇人血虚淋带，腰膝疫痛，不能受孕者，与阿胶撺入，服之尤妙。

麋角胶

《熊氏礼记疏》云：麋为泽兽属阴，情①淫而游泽，冬至得阳气而解，角从阴退之象。东坡曰：补阴以麋角为胜。时珍谓，麋能补左肾血液，功用与鹿相仿，而温性差减。凡一切肝肾阴血不足，腰膝不仁，筋骨疫疼者，皆可补益，久服长生，其功甚伟。

龟鹿二仙胶

天下最灵多寿而得仙者，惟龟与鹿耳。龟属阴，其首常向腹，通任脉，故补心补肾补血，皆以养阴也。鹿属阳，其鼻常向尾，通督脉，故补命补精补气，皆以养阳也。龟鹿乃双补气血之妙品，培养阴阳之上药也，凡诸虚百损，悉主治之。常

---

① 情：《成药全书》本作"性"。

服延年益寿，功难尽述。

龟版胶

时珍曰：龟为灵物而多寿，首常藏向腹，能通任脉，其性至阴，属金与水，故能补心资智，益肾滋阴。治阴血不足，劳热骨蒸，腰脚痠痛，久嗽痎疟，癥瘕崩漏，五痔产难等症。此胶为大补阴血之专药，丹溪最喜用之。

霞天胶

此方为西域异人所制。治五味伤中，停痰积血，发为瘫痪劳瘵，蛊胀诸症①等。是胶安中益气，养胃健脾，除消渴，止吐涎，补腰膝，化积聚，润泽枯槁，开爽精神。补土养荣之药，自当以此为上乘。

夏月三伏中，拣肥嫩黄牛肉，切作小片，去筋膜，入砂锅中，长流水煮烂，绞取汁三次，去滓以汁入锅内，漫②火熬至琥珀色，收老成胶。

黄明胶又名牛皮胶

时珍曰：此胶性味平补，宜于虚热之人。其功用专于补阴，治诸血证，润燥通大便及一切痈疽，功效甚大。其制作须精，市中胶物之胶，不堪用。

鳖甲胶

鳖甲色青，属介类，善补肝阴，而清肝热，故能治劳瘦骨蒸，往来寒热，温疟疟母，腰痛胁坚，血瘕痔核，经阻产难，肠痈疮肿，惊痫斑痘等症，皆厥阴血分病也。凡一切肝阴不足，肝经有热之症，皆可服之。乃滋补肝木不可少之药也。

按：诸胶之制法，大致相同，故略去，有数胶，虽载其制法，亦简而不详。**编者注**

琼玉膏（申先生）

治肺金阴虚有火，干咳无痰，渐成虚劳。是膏滋阴生水，培土生金，凉而不寒，滋而不腻，为吐血后咳呛第一良方。徐洄溪极称道之。每服三四钱，白汤调服。

生地黄四斤，若取鲜生地汁须用十斤　白茯苓十二两　白蜜二斤　人参六两

上以地黄汁，同蜜熬沸，用绢滤过，将参苓为细末，入前汁和匀，以磁瓶用绵纸十数层，加箬叶封瓶口，入砂锅内，以长流水没瓶颈，桑柴火煮三昼夜取出，换纸扎口，以蜡封固，悬井中一日取起，仍煮半日，磁罐密贮。此徐氏制法也。

臞仙于原方中，加沉香、琥珀各五钱，研末，同参苓末和入膏内徐氏改沉香、琥珀为一钱五分，名臞仙琼玉膏。

按：干淮生地四斤，浸透可取自然汁一斤，若浙地则十斤只取自然汁一斤，须三十斤，方可配诸药，故修合之法，当随时随地变通也。**编者注**

两仪膏（景岳）

治精气大虚，诸药不应，或以克伐太过，耗损真气，凡虚在阳分，而气不化精者，宜参术膏。若虚在阴分，而精不化气者，莫妙于此。其有未至大病，而素觉阴虚者，用以调元，尤称神妙。不拘时服。

人参半斤　大熟地一斤

以河水熬膏，加冰糖收老为度。

代参膏

此膏颇有代人参之功能，补中气，生津液，润肺健脾，开胃进食。常常服之，

---

① 症：原脱，据《成药全书》本补。

② 漫：通"慢"。

补诸虚，除百病，有阳生阴长之功。得敷布精微之妙，其功甚伟。

潞党参　绵黄芪　於潜术　桂圆肉

上四味各等分，熬膏，加白冰糖收膏①。

二冬膏

张隐庵曰：天麦门冬，皆禀少阴水精之气，麦冬禀水精而上通于阳明，天冬禀水精而上通于太阳。夫冬主闭藏，门主开转，咸名门冬者，咸能开转，闭藏而上达也。今合二冬制熬成膏，消痰润肺，生脉②清心，真妙剂也。久久服之，则肾固气平，体健轻身，不老不饥。《神农本草》列之于上品中，宜哉。

麦门冬　天门冬等分

二味煎浓汁，去滓滤清，加白蜜收膏。

桑椹膏又名文武膏

桑乃箕星之精，其精英尽在于椹。其味甘酸，其色赤黑，入肝肾而滋养阴血，润五脏，利关节，安魂魄，定神志，聪耳明目，生津止渴，利水消肿，解酒乌须。亦治瘰疬，其功甚大，诚补药中之良药也。每日开水化服，和酒服亦妙。

新鲜桑椹极熟者

上药不拘多少，打取汁，熬膏，加白蜜炼稠。

益母膏

益母，又名茺蔚，其气微温，其味甘辛，功能活血行气，厥阴经药也。凡妇人经脉不调，一切胎产气血诸病，服之最效。并治折伤内损，瘀血积滞，天阴则痛等症。每服一匙，枣汤调下，如有瘀者，黄酒下。

益母草端午日，采紫花方茎者，连根洗净

上于石臼内捣烂，以布滤取浓汁，入砂锅内文武火熬成膏，如砂糖色为度。

一方用益母草阴干，忌铁，为末，蜜丸弹子大，每服一丸，枣汤下。

夏枯草膏（《金鉴》）

治男妇小儿忧思气郁，瘰疬坚硬，肝旺血燥。用迅烈之剂恐伤脾气，以此膏常服消之。每用一二匙，滚水冲服，兼戒气怒鱼腥。亦可用薄纸摊贴，瘰疬自消。

夏枯草一斤半　当归　白芍酒炒　黑参　乌药　浙贝母去心　僵蚕炒，各五钱　昆布　桔梗　陈皮　抚芎　甘草各三钱　香附酒炒，一两　红花二钱

上药共入砂锅内，水煎浓汁，布滤去渣，将汁复入砂锅内，漫火熬浓，加白蜜八两，再熬成膏。

枇杷叶膏

枇杷叶，气味苦平，清肺和胃而降气，气下则火降痰消，治热咳呕逆口渴等症。熬炼成膏，不仅止咳，且能润肺。凡肺中有热，久嗽不止，热嗽顿嗽，服之俱效。

鲜枇杷叶不拘多少，刷净毛

上味煎浓汁，去渣滤清，加冰糖收成膏。

雪梨膏

丹溪曰：梨者利也，流利下行之谓也。其味甘寒微酸，凉心润肺，利大小肠，止嗽消痰，清喉降火，除烦渴，润燥消风，醒酒解毒。治热嗽痰喘，中风失音，熬之为膏，变生为熟，滋五脏，平一切虚火，为清养肺胃之妙品。

---

① 膏：原脱，据《成药全书》本补。
② 生脉：《成药全书》本作"生液"。

雪梨不拘多少，去皮核，切片

上味煎浓汁，去渣滤清，加冰糖熬膏。

药酒、油门

史国公药酒

治左瘫右痪，四肢顽麻，骨节痠疼，诸般寒湿风气。每日饮酒，不可间断，忌食发风动气之物。

虎胫骨酒浸一日，焙干，酥炙　当归
鳖甲炙　羌活　防风　萆薢　秦艽　牛膝
晚蚕砂　松节各二两　干茄根蒸熟，八两
枸杞子五两

上药为粗末，绢袋盛之，浸高粱酒十斤，封十日，滤清加冰糖一斤。取饮时不可面向坛口，恐药气冲人头面。

虎骨木瓜酒

专治男妇远年近日风寒湿气，流入经络，筋脉拘挛，骨节痠痛，四肢麻木，口眼歪斜，山岚瘴气，历节风痛，湿痰流注，腿膝肿痛。此酒追风定痛，除湿驱寒，壮筋强骨，调和气血。

虎骨炙酥，一两　川芎一两　川牛膝一两
木瓜三两　当归一两　天麻一两　肥玉竹二两　五加皮一两　红花一两　川续断一两
左秦艽五钱　防风五钱　白茄根一两　桑枝四两

上药为粗末，绢袋盛，浸高粱酒二十斤，浸七日，滤清，加冰糖二斤。

五加皮酒（《圣惠方》）

凡男子肾水虚寒，小便余沥，妇人阴气不足，腰膝常痛，故有瘫痪拘挛等症，皆由五劳七伤，有以致之。此酒能调和营卫，大补心神。每温饮一大杯，空心及晚食前饮，量小者减之。

五加皮　熟地黄　丹参　杜仲去粗皮，
炙微黄　蛇麻子　干姜各三两　天冬一两
钟乳四两　枸杞子二两

上细剉，以生绢袋盛，浸高粱酒十五斤，渍二宿后，滤清，加冰糖一斤半。

一方用地骨皮，无枸杞子。

百益长春酒

凡人虚损劳伤，筋骨疼痛，或半身不遂，或左瘫右痪，皆由气血两亏，营卫失常，有以致之。久服此酒，则气血充足，百体受益，长春可保矣。

党参三两　於术二两　茯苓三两　生地三两　白芍二两　当归二两　川芎一两　木樨花一斤　桂圆肉八两　福红曲二两

上药共为粗末，绢袋盛，用高粱酒三十斤，浸数日约四五日，滤清，加冰糖三斤。

秘制白玫瑰露酒

此酒芳香扑鼻，舒肝郁而止腹痛，悦脾胃而进饮食，理滞气，宽中宫，功难尽述。治诸般风痛，犹其余事。

代代花二两　玫瑰花一两　玫瑰精少许
原高粱十斤　冰糖一斤

共入坛内，封固一月余，取出装瓶。

万应愈风酒（越人氏）

专治气血虚损，感受风湿，以致手足痠麻，腰膝百节疼痛，甚至半身不遂，口眼㖞斜，无论男女大小，一切远近风症，服之无不神效。如患轻者，每服二三斤即愈，重者不过六七斤断根。药料俱用上品，所以屡试屡验也。

金毛狗脊炙，去毛　川牛膝　海风藤
广木香　川桂枝　左秦艽　大熟地　补骨脂　川杜仲　千年健　追地风　散红花
枸杞子　肥玉竹　西羌活　独活　生川乌

官桂　黄芪　党参　肉桂　明天麻　广皮
女贞子　淡附子各一两　威灵仙　全当归
油松节　野桑枝切，各四两　红曲五钱　大
枣一斤　桂圆肉二两　白蜜糖八两　赤砂糖
一斤　鹿角胶炖，二两

上药装入夏布袋内，先用陈酒五斤，将药袋炖透，再合好烧酒二十五斤，共装入坛内，加香味封固，待半月后取用。

周公百岁酒

此酒善治气弱阳衰，亡血失精，并诸风瘫痪，不能屈伸，及一切五劳七伤，诸虚百损等症。此塞上周公家传神方，本堂遵法以制，不亦寿世寿人之一术乎？

黄芪二两　肉桂六钱　全当归一两二钱
生地一两二钱　白茯神二两　熟地一两二钱
西党参一两　白术一两　苋麦冬一两　茯苓
一两　五味子八钱　陈皮一两　净萸肉一两
杞子一两　川芎一两　防风一两　龟板胶一
两　羌活八钱

上药共为粗末，装入夏布袋，浸高粱酒二十斤。

西洋参酒

西洋参苦寒微甘，味厚气薄，以之制酒，有火水①既济之象，阴阳调和之功。常时服之，能补肺阴，降虚火，生精液，除烦倦，养血益气，功效甚伟。

补益杞圆酒

杞子、龙眼，皆补益心神之君药也。凡有五脏邪气，七情劳伤，势必至心痛烦渴，神志不宁，以二味制酒服之，则补虚长智，开胃益脾，而肾自滋，而肺自润，功效乃见。

檀香油

热肿能消，温之功也；噎膈能止，辛

之力也。若除腰肾痛，止心腹疼，涂擦患处，此香最良。

丁香油

寒气凝结，辛能解之；风痹疼痛，温能化之。若杀虫疗臭，避恶去邪，此香摩擦，其效如神。

肉桂油

芳香能散，疗结气壅痹；辛热能温，除沉寒痼冷。凡脘腹疼痛，阴疽麻木，用此搽擦，宜通气血，功效立见。

薄荷油

辛能散风，凉能清热，头风目赤，能消散之，咽痛牙疼，能清解之。凡一切风热诸症，摩擦患处，即时取效。

花露门

鲜生地露

此露气味甘寒，补肾阴，泻心火，清燥金，平血逆，止吐衄崩中，清热毒，痢疾瘟疫痘毒，大热大渴，凡诸实火，服之俱效。有养阴泻火之力，无腻膈碍胃之弊。

干生地露

此露气味甘寒，性颇和平，养阴血，退浮阳，疗血虚，发热，除嘈杂烦闷，止吐衄，调经事，一切阴液已伤，余火未清者，用以代茶，最为相宜，取其清余热，平虚火，其功用与鲜者不同。

---

① 火水：《成药全书》本作"水火"。

鲜石斛露

此露性味甘淡咸寒，养胃阴，平胃逆，除虚热，安神志。凡温热痧痘之后，津液伤残，虚火内炽，及真阴素亏，胃热不清者，用以代饮，为清养胃阴之妙品。

地骨皮露

此露性味甘淡而寒，降肺中伏火，除肝肾虚热，能凉血而解骨蒸，退肌热而止虚汗。时珍云：地骨甘寒平补，使精气充足，而邪火自退。非若苦寒，有伤正之弊，所以用之，屡建殊功也。

金银花露

此露甘平可贵，除热解毒，养血止渴，疗温热痧痘，治痈疽梅毒，除血痢，制汞毒。此花禀春气以生，性极中和，用以代饮，为清解热毒之要药也。

甘菊花露

此露性味甘苦微寒，祛头风，除目翳，消痰宽胸，耐老延年。此花禀秋冬之气，得金水之精，故能平肝息风，降火除热，为治目疾之要药也。

土茯苓露又名清热解毒露

此露甘淡而平，去湿热，利筋骨，治杨梅毒疮，筋骨拘挛等症。每温饮三四两，用此送五宝丹、八宝丹，均极灵应，有清热解毒之功，为治梅毒之专药。

香青蒿露

此露气味芬芳，得春气最早，为少阳厥阴经药，宜于血虚有热之人。治劳瘦骨蒸，蓐劳虚热，久疟久痢，虚烦盗汗，其功用能明目退热，清暑辟秽，苦寒而不伤胃，所以为佳品也。

薄荷叶露

此露辛能散，凉能清，疏逆和中，宣滞解郁，消散风热，清利头目。治头痛热嗽，皮肤痧疹，耳目咽喉，口齿诸病，为轻清宣散之味。惟素有鼻衄者忌之。

枇杷叶露

此露性味苦平，清肺和胃，下气降火，消痰止嗽。凡肺有伏热，久嗽不止，呕逆口渴者，服之极效。

鲜荷叶露

此露气清性凉，升阳散瘀，宣解暑热，疏理滞气，调和脾胃，兼止吐衄，功用颇大，常服极佳。

鲜白荷花露

此露气香性凉，可清心脾，解暑热，消痰止血，除烦渴，爽精神，为暑月常服之妙品。

鲜藿香露

此露气味芳香，清热解暑，快气和中，开胃止恶，去恶气，进饮食，其功善于辟秽，为夏令不可少之物也。

鲜佛手露

此露气味芳香，悦脾舒肝，去烦热，除骨蒸，宽胸理气，开胃进食，为消痞之要药，亦平肝之妙品。

陈香橼露

此露清香扑人，理上焦之气而止呕，进中州之食而健脾，除痰水，治咳嗽，为理气开胃之良药也。

玫瑰花露

此露味酸能敛肝，气香能悦脾，止脘痛，解郁结，活血和营，开胃进食，调和肝脾，为治九种心痛之要药。

木樨花露

此露气香味清，理气宽胸，平肝化痰，止牙痛，解风热，为醒脾开胃，平肝理气之妙品。

香谷芽露

此露气味甘淡，为补土之正药，能消食健脾，开胃和中，生津液，益元气。凡病后脾土不健者，用以代茶极妙。

夏枯草露

此露味辛苦，性微寒，能清肝火，解内热，散结气。治一切瘰疬痰核，乳痈乳岩，目珠入夜作痛。凡肝家有郁火者，服之最宜。

鲜橄榄露

此露清肺开胃，下气除烦，生津解酒，利咽喉，解诸毒及河豚毒，功用甚大。凡患喉症，用此代茶极佳。

野蔷薇露

此露散风邪，利湿热，疗痈疽疮癣，生肌杀虫，定惊悸，止消渴。凡牙痛口疳口糜，用此代饮，或频频漱口，均极应效。

秘制肺露（马培之）

此露善疗吐血衄血，干咳无痰，久咳而成肺痿等症，补而不腻，凉而不寒，为润肺清金之妙品，化痰止咳之要药也。惟肺中有风热风燥及外邪未解者，忌之。每服一二两，隔水炖温，逐日服一二次。

孩儿参[①]二钱　天冬二钱　麦冬二钱　玉竹三钱　川百合二钱　白茯苓三钱　川贝母二钱　炙桑皮一钱五分　丝瓜络二钱　知母一钱五分　葶苈子一钱　北沙参三钱　款冬花一钱五分　阿胶珠二钱　丹皮一钱五分　地骨皮一钱五分　黛蛤散三钱　炙兜铃一钱　冬瓜子三钱

上药为末，用雄猪肺一具，去心血，灌白洁净，药末[②]一半灌入肺中，一半撒在肺上，蒸露，再将蜜炙枇杷叶十二两，嫩芦根十两，二味另蒸露和入。

陈金汁

此汁清痰火，消食积，大解五脏实热。治阳毒热狂，痘疮血热，黑陷不起等症。须清若泉水，全无秽气，年久者弥佳。

膏药门

参茸养元膏

此膏助阳补髓，养气凝神，调营和卫，固本保元。治男女忧思抑郁，劳倦色欲，诸虚百损，阳痿阴弱等症。贴脐上或腰眼，一月再换。常常贴之，不仅却病，且能延年。

天门冬　紫霄花　甘草　川续断　大熟地　牛膝　菟丝子　远志　虎骨　淡苁蓉　杏仁　番鳖　谷精草　麦门冬　蛇床子　大附子　生地　官桂各三钱

上药，用花油二斤四两，熬枯去渣听用，入后药末。

---

① 孩儿参：《成药全书》本及秦伯未《常用丸散膏丹手册》作"孩儿茶"。

② 药末：原脱，据《成药全书》本补。

人参　鹿茸　麝香再后入　母丁香
雌黄　雄黄　阳起石　没药　乳香　鸦片
灰　木香　蟾①酥　上沉香　赤石脂　花
龙骨各三钱　蛤蚧一对　制松香四两　黄丹
八两

上药十八味，研细末，收入成膏，每
张摊三钱重。

万应宝珍膏又名保元膏、专治内伤膏

此膏治五劳七伤，中风瘫痪，气痛痰
嗽，疝气遗精，妇人经事淋带，一切跌扑
损伤，风湿风寒，积聚痞块，流注瘰疬等
症，功效之大，难以尽述，各症须按穴
贴之。

五劳七伤，筋骨疼痛，负重伤力，腰
膝痠软，贴两膏肓穴、两肾俞穴。

左瘫右痪，手足麻木，挛急偏枯，满
肩疼痛，贴两肩井穴、两曲池穴、两手腕
穴、两膝眼穴。

心胃气痛，肚腹饱胀，贴膻中穴、中
脘穴。

鼻塞脑漏，偏正头风，贴太阳穴、风
门穴。

冷哮咳嗽，痰鸣气急，贴肺俞穴、膻
中穴。

遗精白浊，淋滑不固，贴丹田穴、俞
门穴②。

经月不调，赤白带下，贴关元穴、尾
闾穴。

满身走气，闪挫疼痛，贴章门穴。

寒湿脚气，鹤膝痠软，贴膝眼穴。

小肠疝气，偏坠木子，贴气海穴。

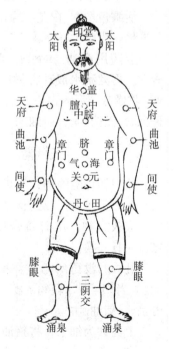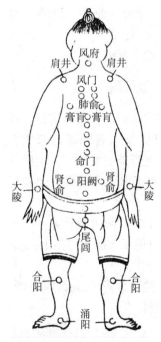

反正穴道图

① 蟾：原作"蝉"，《成药全书》本同，
据文义改。

② 俞门穴：指肾俞、命门穴。

脾虚泄泻，久泻痢疾，受寒腹痛，贴腹脐穴。

一切损伤、风湿、积聚、流注等，不必按穴，各贴患处。

生地　茅术　枳壳　五加皮　莪术　桃仁　山柰　当归　川乌　陈皮　乌药　三棱　川军　首乌　草乌　柴胡　防风　刘寄奴　牙皂　川芎　官桂　羌活　威灵仙　赤芍　南星　香附　荆芥　白芷　海风藤　藁本　川续断　良姜　独活　麻黄去节　甘松　连翘各三钱

用麻油四斤，入药煎枯，去渣，下净血余二两，熔化，再下伟丹三十两，熬成膏，再下细料药搅匀，退火摊用。

附细料方

肉桂　麝香后入，各一钱　附子片　木香各二钱　冰片　洋樟　茴香　乳香　没药　阿魏　细辛各三钱

共研细末，搅入膏内。

硇砂膏

治一切痈疽发背对口，痰毒痰核，瘰疬乳疬，流注流痰及无名肿毒，未成者消，已成者溃。此膏能去瘀软坚，消肿止痛，真神方也。惟疔疮切不可贴，恐毒走散，宜辨之。

麻油十斤　槐杏桑柳桃嫩枝各三尺，浸三日，再入后药　山栀子六百个　穿山甲六两　童子发盐水洗，四两

煎枯去渣，纳飞黄丹一百两，收成膏，候微温，入后细料。

沉香身上护燥，不能见火　儿茶各二两　血竭三两　琥珀　象皮切片，微炒，各一两　梅片　麝香各五钱　硇砂四两

共研极细末，和入膏内搅匀，临用时隔水炖化。忌火，因硇砂见火则力薄也。

大红千捶膏（验方）

专治一切痈疽发背，对口疔疮，及小儿热疖，蟮顿头等症。此膏提毒呼脓，去腐止痛，极为神效。

蓖麻肉去壳，五两　嫩松香制，研细，十两　杏仁霜研细，二两　银朱二两　广丹飞，二两　扫盆飞，一两　茶油二两

先将蓖麻打烂，松香杏仁缓缓加入打匀，再缓缓入银朱、黄丹、扫盆，打极透，再缓缓入茶油打成膏，须打数千捶之数，愈多成膏愈佳，临用隔水炖化，摊。

白玉膏一名鲫鱼膏

专治一切疮疡热疖等症。此膏能拔毒提脓，生肌收口，极为应效，阴疽忌用。

活鲫鱼六两　白芷　穿山甲　木鳖子　象贝母　当归各一两五钱

上药用麻油二斤四两，煎枯去渣，滤清后，再熬滴水成珠，候冷，加铅粉十二两，收嫩膏，后入白占二两，扫盆三钱，乳香一两，没药一两，研细末，一同收入。

夹纸膏

治一切烂腿臁疮，腐烂臭秽，或痒或痛，久而不愈者，以此膏贴之，即毒化肌生，应效如神。用时将膏以针刺密孔扎之，一日一换。

乳香　没药各六钱　洋樟四钱　制甘石二钱　当归一两　轻粉五钱　白占六两　黄占五两　猪油四斤

上药共为细末，将猪油、二占同烊化后，和入前药末，搅匀。用白皮纸拖之，阴干。

消痞狗皮膏

专治痞块血块，癥瘕积聚，腹胀疼痛等症。须将此膏在滚茶壶上烘至极热，贴

于患处，再用暖手揉百余转后，能自作寒热腹痛下秽，其疾自愈。百日内忌酒色气恼，劳役发物。

阿魏一两　肉桂　公丁香各五钱　麝香一钱　木香四钱　乳香去油　没药去油，各六钱

上药共为细末，用万应膏药肉一斤半，隔水炖化，将药末搅入摊膏。

按：万应膏药肉，即万应宝珍膏之不加细料者。

牙痛玉带膏

专治风火虫牙，肾虚齿痛，牙床出血等症。临卧贴在患处，次早取出，轻者色黄，重者色黑，屡试屡验。

黄连一钱　黄芩　黄柏各五钱　山栀仁三钱

将四味煎汁，入后末药

龙骨末　铅粉各五钱　冰片研，一钱　麝香研，五分　黄占三两

共隔水炖化，搅匀，用桃花纸拖膏。

暖脐膏

治寒邪入里，太阴受病，脘胀腹痛，大便泄泻等症。将膏贴于脐上，即寒化气和，痛愈泻止，极为应效。

母丁香二钱　白胡椒二钱　倭硫黄三钱　绿豆粉三钱　淡吴萸一钱

上为细末，用太乙膏即无药膏药肉，四两，隔水炖化，将末药搅入和匀。

头风膏

此膏治风热头痛及酒后吹风头痛，贴之俱有神效，且永不再发。

北细辛　白芷　薄荷油

上各等分，研细末，调入膏药肉内，大约一分药，用四分膏。

疔疮立效膏

治疔疮初起，顶如粟，四围肿硬，或麻痒，或疼痛。将此膏一丸，呵软捻扁贴患处，患处外以膏药盖之，顷刻止痛，次日肿消即愈。已走黄者贴之，亦无不霍然，神效之至，可谓疔疮之至宝也。活人甚多，切勿轻视。

制松香四两　黄占二两　没药去油　乳香去油，各六两　百草霜　铜绿各一两　白占四钱　蟾酥隔水炖，研和入　麻油各二两　麝香研细，后入，三钱

修合此膏，当异常郑重，选吉日斋戒、焚香于净室中，将药各研为细末，用桑柴火，先将麻油入锅煎滚，次下松香，候稍滚，三下白占，候滚再下黄占，候滚再下乳香，稍滚下没药，滚即下铜绿，再滚将百草霜下于锅内，滚数次，再后搅下蟾酥、麝香，即息火冷透，搓成条子作丸，如桂圆核大，藏净磁器内，勿泄气。

摩风膏①

治一切肌肤燥裂，游风白屑等症，此膏去风润肌，极为应效。

麻黄四钱　羌活一钱　防风二钱　白及二钱　升麻二钱　当归三钱

用香油十两，入药煎枯，去渣，下净黄占一两，烊化，倾入盆中，候冷用之。

冻疮膏

治冬令肌肉寒凝，气血不行，初起紫斑，继则变黑，腐烂作脓者，将此膏，摊纸上贴之，极效。

麻油三两　松香一钱　黄占一两五钱

共烊化搅匀。

---

① 摩风膏：除麻黄外，余药原无剂量，据《青囊秘传》补。

三阴疟疾膏

此膏专治三阴疟疾，寒热不止。无论老幼新久，俱于发日五更未发未食之时，烘热贴于脐上，手揉百转，睡去片时，方可食物，本日切勿多饮汤水。忌生冷油腻蛋面菱芋鱼腥发物，并忌房欲，孕妇勿用。

原麝香一分五厘　冰片一钱　生附子漂，晒干，二钱　白胡椒一钱五分　肉桂一钱五分　公丁香一钱

上药共为极细末，临用小伤膏一张，上药末一分。

余方门

疯狗咬药（经验方）

人被疯狗咬者，急用紫铜雍正钱一枚（如无即紫铜乾隆钱亦可）煎汤调药服之，服后即睡，宜汗。毒从大便下，重者再进一二剂，俟血筋泻净即愈。伤处用苦杏仁捣烂，口涎调涂，忌生冷牛马犬肉、房事等为要。

木鳖子一个　明雄黄一钱　锦纹大黄三钱　黑丑一钱　白丑一钱

上药共为细末。

狐气臭药（经验方）

狐气一名狐腋，因父母有所传染而得，腋下多有稷纹数孔，出此气味，用此药日日搽之。

密陀僧　朱砂　滑石　升药各一钱

上药共为细末。流水者多加升药。

汗斑药（《正宗》）

人患汗斑者，可将此药，用黄瓜蒂蘸药末，擦患处，其斑自灭，或用醋调搽

亦可。

石黄一钱　轻粉五分　硫黄　雄黄　蛇床子各二钱　密陀僧一钱

上药共研细末。

补遗门

补益心肾门①

参燕百补膏（丸）

功能益髓添精，壮水制火，补气养血，宁心滋肾，或病后，或戒烟后，身体羸弱，诸虚百损，以及男子阳萎，妇人带下，劳伤咳嗽，腰膝痠软，心悸不寐，头晕耳鸣等症。每服三四钱，开水下。春夏宜服丸，秋冬宜服膏。

吉林参须一钱，膏另煎，丸另研　燕窝膏另煎，丸另研　明党参　潞党参　大麦冬　肥玉竹　茯苓　女贞子　厚杜仲　象贝母　使君子各二钱　桑椹子　煅牡蛎各三钱　罂粟壳　炙甘草各四钱　广皮　鹤虱各一钱半　沉香后入，五分　红枣为丸煎汤，一两　文冰二两，丸化水，膏收入

如为丸，将上药研细末，红枣煎汤，冰糖化水泛丸，如绿豆大。

为膏将药煎浓汁，去渣，入参燕汁，再入冰糖收成膏。

附　参燕百补戒烟膏（丸）

嗜烟之人，气阴必亏，精神萎顿，此气虚也，形瘦口燥，此阴虚也，平日所以能振作者，惟赖烟力。欲戒绝烟瘾，必先养其气，阴气旺则精神振，阴血②足则形

---

①　补益心肾门：原标题在每方之后，今为统一格式律齐。下同。

②　血：原脱，据《成药全书》本及文义补。

体充，而烟始可除。此膏丸益正气，滋阴血，除百疾，补诸虚，乃为戒烟膏丸中最王道之方。服是膏丸者，照常作事，并无戒烟之苦，戒除后，精神焕发，壮健逾恒。凡戒烟者，极称道之。如烟瘾一钱，服膏丸亦一钱，一日吸烟几次，服膏丸亦几次。瘾前服，每七日减去一成，逐次减除，以戒尽为度，再常服参燕百补丸，以善其后。

如欲合膏，可将熬成之参燕百补膏，秤见若干，加清烟膏一成，搅入和匀。

如合丸，即用参燕百补方药料，共研细末，秤见若干。红枣冰糖另煎汤，泛丸用，不在内。用清烟膏一成，枣糖汤内化开泛丸。

附　林文忠公戒烟膏（丸）

此戒烟膏丸，无论老少，年深日久之大瘾，亦能断绝，世人切勿轻视，此方屡试屡效，并不另生他病，诚戒烟之第一良方也。瘾一钱，服膏丸亦一钱，每日吸烟几次，服膏丸亦几次。瘾前服，服七日减去一成，逐次减去，以减尽为度。体丰阳虚者，服此方极佳，形瘦阴虚者，以参燕百补方为宜。

明党参　云茯苓　炙黄芪　潞党参　炙玉竹　炮姜炭　罂粟花　炒杜仲　橘红　枸杞各四钱　旋覆花绢包　炙甘草　法半夏　益智仁各二钱四分　枣仁二钱　红枣合丸，另煎汁，四钱　赤砂糖合丸，另化水，二两

如肚腹下坠者，加沉香二钱，无者不必加。

上药，煎取浓汁，去渣，收成膏，秤见若干，加清烟膏一成，搅入和匀。

如合丸，除红枣砂糖煎汤外，上药共研细末，秤见若干，用清烟膏一成，在枣糖水内化开泛丸。

杂症痢疾门

通痢散

专治脾土不健，或湿热内阻，或寒滞中伤，而成赤白痢疾，服之神效。每服四分，小儿减半，炒苡仁汤或陈莱菔英汤下。

炒茅术米泔浸，三两　杏仁霜二两　炒羌活　炙甘草各一两五钱　酒川军二两

上药共研末，为散。

饮食气滞门

建神曲

治风寒袭表，食滞阻中，寒热头痛，胸脘痞闷，呕恶吞酸，腹痛便泄，及一切感受暑湿，触冒秽浊等症，并宜服之。家居出行，必备之药。每用一块，约三四钱，河水煎服。

川厚朴　广木香　冬术　青皮　槟榔　葛根　苓皮　柴胡　桔梗　荆芥　前胡　金香附　西羌活　紫苏　苏薄荷　茅术　独活　猪苓　防风　乌药　枳实　大腹皮　藿香　木通　香薷　泽泻　白芥子各二两　丁香　白豆蔻　甘草　麻黄　川芎　木瓜　上沉香　白苏子　肉果　檀香　缩砂仁　左秦艽　果仁　白芷各一两　广皮　半夏制　莱菔子　光杏仁各三两　麦芽炒　谷芽炒　楂肉炒，各四两

上药共为粗末，和姜汁，用神曲糊曲。

沉香曲

治肝胃不和，中脘积滞，气不宣通，胸闷脘胀，腹中作痛，呕吐吞酸等症。此曲疏表化滞，舒肝和胃，功用甚大，为家居出外之要药。每用一块，约二三钱，河

水煎服。

上沉香二两　柴胡一两　厚朴一两　江枳壳四两　郁金一两　白豆蔻一两　麦芽四两　藿香三两　细青皮四两　檀香三两　防风四两　降香三两　葛根四两　甘草一两五钱　乌药四两　前胡四两　广皮四两　羌活三两　桔梗四两　砂仁一两　广木香二两　槟榔四两　白芷四两　谷芽四两

上药生晒研末，用面糊作块。

暑湿门

万应午时茶

专治男妇老幼，内伤饮食，外感风寒暑湿，以致寒热交作，霍乱吐泻，胸膈膨胀，头疼骨痛，腹痛便泻，或酒湿伤脾，倦怠恶食，及一切山岚瘴气，时疫传染，疟疾痢疾，不服水土等症。每用一块或二块，水煎温服。若风寒太甚，鼻流清涕，发热不休，加生姜二片、生葱二根，同煎热服，盖被取汗立效。此茶性味和平，不寒不燥，居家出门，必备之药。夏中煎服，可以代茶，能避暑止渴，开胃进食，识者珍之。

川朴制　砂仁　桔梗　羌活　干葛　香薷　茵陈　白芍　枳壳　黄芩酒炒　木瓜　防风　陈皮　苏叶　白芷　大腹皮　青蒿　茯苓各一两　麦芽炒焦　苍术米泔浸　扁豆　藿香　山楂炒焦　滑石飞，各二两　薄荷　甘草　川连酒炒，各五钱　陈红茶八两

上药生晒，共研为末，面糊为块。

天中茶

治病功用，与午时茶同。每服二三钱，开水泡服。

厚朴三两　茅术二两　莱菔子三两　冬术二两　猪苓二两　草果一两　广皮三两　白芥子二两　槟榔二两　藿香二两　神曲四两　苏子二两　车前子二两　光杏仁三两　荆芥二两　藁本二两　山楂四两　大腹皮二两　柴胡二两　泽泻二两　羌活二两　木通二两　姜半夏三两　独活二两　茯苓四两　苏叶二两　前胡二两　甘草一两　枳实二两　青皮二两　麦芽四两　白芍二两　秦艽一两　生姜二两　香薷二两　川芎一两　防风二两　薄荷二两　白芷一两　桔梗二两

天中节[1]，将前药煎汁，拌武夷茶六斤，晒干密收。

外科门

秘制走马牙疳药

治一切痧后牙疳及走马牙疳，腐烂肿痛，臭秽不堪，甚至穿腮落齿者，将此药用桐油调搽，极为灵效。

红枣八枚，去核，每枣纳白信[2]三分，火煅存性，须退火气　西黄四分　铜绿一钱　中白煅，四钱　胆矾一钱　青黛二钱　冰片八分

上药共为细末，磁瓶密收。

按：走马牙疳药，前已采《全生集》一方，今见此方，即赤霜散加味者，奏效尤神，故录出以为世用。

八珍丸

治一切久病病后气血并亏，神疲肢倦，面色萎黄，纳少内热，及外科溃脓，久而不敛等症。每服三钱，开水或米饮下。

人参　白芷土炒　茯苓各二钱　甘草炙，一钱　当归酒洗　地黄各三钱　白芍二钱　川芎一钱五分

上药研为末，姜枣煎汤泛丸，或蜜丸亦可。

---

① 天中节：即端午节。
② 白信：砒霜。

钱存济堂丸散膏丹续集

钱存济堂丸散膏丹续集序

吾师丁甘仁先生辑丸散全集既成，已付梓矣。钱君庠元，意犹未惬，曰：全集之编辑，选方求简，重复者删之，用药取平，峻厉者去之，几费经营，始告厥成，诚尽美矣。然丸散品繁，有医家所习用，有社会所流行，而全集中未曾采入者，窃恐无以应病者之求。吾师曰：善。命余为采应用各方，稍加查考，而补入之，分门别类，一仍前编，名曰续编，以示别于全集云。

民国三年岁次甲寅仲秋之月继鸿余振元谨识

补益心肾门

彭祖补阳固蒂
长生延寿丹（《入门》）

扁鹊用此二十味，浮沉升降，君臣佐使，治劳嗽之疾，无不痊愈。不惟劳疾，凡一年四季各熏一次，元气坚固，百病不生，及久嗽久喘，吐血寒劳，遗精白浊，阳事不举，下元极弱，精神失常，痰膈等疾，妇人赤白带下，久无生育，子宫极冷，凡用此灸，则百病顿除，益气延年。

人参　附子　胡椒各七钱　夜明砂　五灵脂　没药　虎骨　蛇骨　龙骨　白附子　朱砂　麝香各五钱　青盐　茴香各四钱　丁香　雄黄　乳香　木香各三钱

上为末，另用白面作条，圈于脐上。将前药一料，分为三分，内取一分，先填麝香末五分，入脐孔内，乃将一分药入面圈内，按药令紧，中插数孔，外用槐皮一片，盖于药上，以艾火灸之，无时损易，壮其热气，或自上而下，自下而上，一身热透，患人必倦沉如醉，灸至五六十壮，遍身大汗，上至泥丸，下至涌泉穴，如此则骨髓风寒暑湿，五劳七伤，尽皆拔除。苟不汗则病未除，再于三五日后，又灸至汗出为度。学者须用小心，灸至百二十壮，则疾必痊。灸时要慎风寒，戒生冷油腻，保养一月，以后愈加精神健旺。妇人灸脐，去麝香，加韶脑①一钱。

延龄固本丹（《回春》）

治诸虚百损，中年阳事不举，未至五十，须发先白。服至半月，阳事雄壮，至一月，颜如童子，目视十里，服至三月，白发还黑，久服神气不衰，身体轻健，可升仙位。空心温酒下八十丸，忌食萝卜、葱蒜、牛肉、醋酸物、饴糖、羊肉。

菟丝子酒制　肉苁蓉酒洗，各四两　天门冬　麦门冬　生地黄　熟地黄并酒制　山药　牛膝酒洗　杜仲姜汁炒　巴戟酒浸，去心　枸杞子　山萸肉酒蒸　人参　白茯苓　五味子　木香　柏子仁各二两　覆盆子　车前子　地骨皮各一两五钱　石菖蒲　川椒　远志肉甘草水浸，姜汁炒　泽泻各一两

上为细末，酒煮，稀面糊丸，梧子大。

打老儿丸（华佗）

此丸药性平和，阴阳并补，服五日便觉身轻，十日精神爽快，二十日语言响亮，一年白发转黑，行步如飞，功效之大，难以尽述。每服二十丸，空心温酒下。

石菖蒲铜刀刮去皮，用嫩桑枝相拌，蒸晒干，去桑枝不用，不可犯铁器，令人吐逆　山药蒸，晒干　牛膝去芦，用黄精自然汁浸，捞出，换酒浸一宿，若无黄精，酒浸三日，捞出焙干　山萸肉慢火焙干　远志用甘草水浸一宿，捞起晒干，又浸，晒　巴戟用枸杞子汤浸一宿，去心，酒浸一宿，捞起用菊花同包，炭火焙，令黄色，去菊花不用　续断酒浸，去内里筋，文火炒半干，晒　五味子蜜汤浸去子，再以浆水浸一宿，焙干　茯苓去皮筋，捣细，于水中搅去浮者　楮实子水浸三日，搅去浮者不用，捞起晒干，酒浸一宿，滤出，蒸，从晨至午，焙干　枸杞子去蒂　熟地黄蒸，取出放冷，又以酒蒸，取出令干，又拌蒸三四次，勿犯铁器　小茴香酒浸一宿，炒干　肉苁蓉洗，酒浸一宿，刷去沙、皮毛，劈破中心，去白膜一重如竹丝，饭上蒸，从寅至未，再用酥炙黄　杜仲去皮，酥炙，炒无丝

上为细末，各等分，酒糊为丸，桐子大。

---

① 韶脑：樟脑。

不老丹（《体仁汇编》）

此药千益百补，延年益寿，服之十日或一月，自知为另等人也，常服功效难言，得此药者，不可以药易而轻传也。每服三五十丸，用酒送下，清晨服之。

生地黄酒浸一宿，晒干　熟地黄酒洗净，晒干　人参　天门冬酒浸三时，取出晒干，去心皮　麦门冬制法同天冬，去心，各三两　茯苓去皮，切，酒洗，晒干　地骨皮各五两　何首乌半斤，鲜者用竹刀刮去皮，切片，干者用米泔水浸软，刮去皮，切片，入砂锅内，先以乌羊肉一斤，乌豆三合，量著水悬药于上，覆盖蒸一二时，取出晒干

上为末，炼蜜为丸，如梧桐子大。

老奴丸一名苍龙丸（《良方》）

凡年高气衰虚耗，风湿腰脚疼痛，并宜服之。有诗曰：此药最灵验，添精补肾伤，去冷除风湿，扶经更起阳，老成好修和，秘密莫传扬，假之保元气，延寿得安康。每服三十丸，空心用温酒送下，七日见效。无妇人者，勿服此药，专兴阳事。如善解者，饮凉水三口。

木香五钱　灯心二钱　大蜘蛛七个　荜澄茄　胡桃肉另研　车前子炒　马兰花酒浸　萆薢　牡蛎火煅　韭子　木通各一两　全蝎去毒　山茱萸去核　破故纸酒浸　桑螵蛸酒浸　龙骨各一两五钱　母丁香　紫梢花　蛇床子　肉苁蓉酒浸　菟丝子酒蒸　白茯苓去皮　仙灵脾　八角茴香　巴戟去心　远志去心　当归各二两　沉香七钱　干漆炒去烟，三两　熟地黄五两

上为细末，炼蜜和丸，如梧桐子大。

按：此方，成都府崔磨去无子，欲服此药，修合未服，而崔已卒。有老奴七十之上，腰脚疼痛，曲脊而行，褚氏与此药服之。其老奴语褚氏曰：自服此药，甚有灵验，诸病悉痊，房事如少壮之人。于是

与褚氏通，后有孕。一日褚氏事显，其家母视之，切究其由，得其实道，打死此老奴。因折其腿，骨髓皆满如金色，多试有效，故名老奴丸。

一方无桑螵蛸、当归、沉香。

肉苁蓉丸（《良方》）

久服驻容颜，乌髭发，益精神，生气血。每服三①十丸，空心用温酒送下。

肉苁蓉酒浸一宿，刮去皱皮，炙干　菟丝子酒浸三日，曝干，别碾，为末，各二两　熟地黄　钟乳粉　天雄炮去皮脐　五味子　桂心　人参去芦　干姜炮　白术　远志去心　杜仲去粗皮，炙黄　巴戟去心　牛膝去苗　山茱萸去核　覆盆子　川椒去目并合口者，炒出汗，各一两　炙草五钱　天门冬去心，焙，一两五钱

上为细末，炼蜜和捣三五百杵，丸如梧子大。

正元丹（《秘旨》）

治命门火衰，不能生土，吐利厥冷，有时阴火上冲，则头面赤热，眩晕恶心，浊气逆满，则胸胁刺痛，脐肚胀急等症。每服三钱，水一盏，姜三片，红枣一枚，擘，煎数沸，入盐一捻，和滓调服，服后饮热酒一杯，以助药力。

人参三两，用附子一两煮汁，收入去附子　黄芪一两五钱，用川芎一两酒煮，收入去川芎　山药一两，用干姜三钱煎汁，收入去干姜　白术二两，用陈皮五钱煮汁，收入去陈皮　甘草一两五钱，用乌药一两煮汁，收入去乌药　茯苓二两，用肉桂六钱酒煎汁，收入晒干，勿见火，去桂

上六味，除茯苓文武火缓缓焙干，勿炒伤药性，杵为散。

---

① 三：《成药全书》本作"二"。

茯菟丹（《局方》）

治心火妄动，肾精不藏，水火不能既济，成遗精白浊，及强中消渴等症。每服三钱，漏精，盐汤下；赤浊，灯心汤下；白浊，茯苓汤下；消渴，米饮下。

菟丝子十两　五味子八两　石莲肉　白茯苓各三两　山药六两

将菟丝用酒浸，浸过余酒，煮山药，糊为丸。

既济丹（《宝鉴》）

治水火不济，心有所感，白浊遗精，虚败不禁，肾虚不摄精髓，久而不治，若更多服热药，遂致日增其病，腰脚无力，日渐羸弱。每服三十丸，空心用灯心、枣汤吞下，日二三服。

天门冬去心，焙　桑螵蛸蜜炙　黄连去须　鸡肶胵[①]炒　麦门冬去心，焙　海螵蛸蜜炙　远志　牡蛎煅　五色龙骨　泽泻各一两

上为细末，炼蜜丸，如梧子大，朱砂为衣。

补火丸（《集解》）

治冷劳气血枯竭，肉瘠齿落，肢倦言微。每服十丸，日渐加之。

石硫黄一斤　猪大肠二尺

将硫黄为末，实肠中烂煮三时，取出去皮，蒸饼为丸，如梧子大。

滋补大力丸

治五劳虚衰，诸虚百损，七情内伤。此丸久服健脾胃，进饮食，长肌肉，填髓益精，遍身筋骨坚强，膂力过人。每服三钱，空心白滚汤下。

大熟地四两　酸枣仁二两　菟丝饼二两　冬术炒，二两　萸肉二两　全当归七两　覆

盆子一两　地龙酒洗，五钱　炙龟板二两　虎骨炙，三两　人乳苓二两　甘杞子二两　白芍一两　川杜仲二两　地鳖虫炙，二十只　没药三钱　自然铜煅，一两　淡苁蓉一两　破故纸一两　人乳淮药二两　青盐三钱　乳香三钱

大鳝鱼一条，约重一斤之则，酒水各半，煮烂去骨，加炼白蜜为丸。

夺天造化丸

专治五劳七伤，九种心痛，诸般饱胀，胸膈肚痛，虚浮肿胀，内伤脱力，四肢倦怠，行步气喘，遍身疼痛，精滑阳痿，肠红痞塞，面黄腰痛，及男妇沙淋，白浊白带，经水不调，行经腹痛，产后劳伤，恶露未净，二便不利等症。每服一钱，开水送下。

大生地二两　红花一两　粉丹皮一两　川贝母四两　大麦冬一两　焦神曲一两五钱　酒当归一两五钱　针砂一两五钱　赤芍一两五钱　五茄皮一两五钱　橘红一两　秦艽一两五钱　广木香二两　青皮一两　乌药一两　怀牛膝酒炒，一两五钱　木通一两　川芎一两　杜苏子一两　地骨皮一两　香附制，一两　陈皮一两　泽泻一两　焦山楂一两　炒枳壳一两

上药共为细末，水泛丸。

真人萃仙丸

治肾水亏损，元气不足，精液耗损，神思恍惚，夜梦遗泄，腰腿痠软，精流不收，水火不济等症。每服三钱，淡盐汤送下。

炒蒺藜八两　茯苓二两　牡蛎二两　花龙骨一两　莲须二两　枣仁二两　山萸肉四两　芡实二两　菟丝子二两　人乳怀药二两

---

① 鸡肶胵：鸡内金。

上药共为细末，金樱膏四两，和炼蜜为丸。

茸桂百补丸

此丸大补气血不足，诸虚百损，五劳七伤，脾胃虚弱，神困体倦，腰膝痠软，筋骨不舒，元阳衰败，壮水培元，添精补髓。久服益寿延年，功难尽述。

鹿茸二两　菟丝子二两　肉桂三两　大熟地五两　山萸肉三两　杞子二两　川杜仲二两　焦冬术三两　当归二两　抱茯神三两　巴戟肉二两　人参四两①　牛膝三两　东白芍二两　淡苁蓉二两　炙草一两

上药酒拌晒干为末，炼蜜丸。

小菟丝子丸

治肾气虚损，目眩耳鸣，四肢倦怠，夜梦遗泄等症。

菟丝子十两　五味子十两　怀山药四两　石莲肉四两　白茯苓四两

上药共为细末，怀药打糊为丸。

洞天毓真膏

凡五劳七伤，淋浊痞结，以及元虚气喘瘫痪等症，将此膏烘热，贴于脐上或命门，能通十二经血脉，则固本益阳，黑发乌须，返老还童。贴七十天一换，则身健体轻，益寿延年。

鹿茸　别直参　远志　虎骨　炙黄芪　甜杏仁　当归　黑头发　制香附　天冬　熟地　生地　蛇床子　杜仲　紫梢花　山甲　五味子　土木鳖　川断　菟丝子　怀牛②膝　谷精草各五钱　蛤蚧二只　麻油二斤四两，煎

入铜锅，用柴火熬，泛渣再熬，滴水成珠，候热烟净后，入香料。

蟾酥一钱　阳起石一钱　广木香一钱　大土烟一钱

共研细末，用桑梗柳条，均盛磁罐，内井中二天，在水缸中七日七夜，出净火气，再用红缎摊膏，计重四钱。

附　镇邪獭肝丸

鬼疰传尸劳瘵，亦五疰之一也。此症使人寒热，沉沉默默，夜梦邪祟，目昏面艳，久则更甚，人众亦不畏惧，男妇皆有之，此阴恶症也。今制此丸，以獭之为物，昼伏夜行，取其肝而制丸，是以能治邪祟也。每服二钱，日进三次立愈。

獭肝一具

研末，糊为丸。

脾胃泄泻门

仲景吴茱萸丸

治阳明证，食谷欲呕。若得汤反剧者，则属上焦少阴证。吐利手足厥冷，烦躁欲死，厥阴证干呕吐涎头痛等症。

吴茱萸片，一升　人参三两　大枣十二枚　生姜六两

上药研为末，水泛为丸。

按：此等大症，非煎剂不可，改汤为丸，失立方之本旨矣，此丸似在可删之例。**编者注**

人参健脾丸

治脾虚气弱，饮食不消。夫脾胃受伤，则须补益，饮食难化，则宜消导，合斯二者，所以健脾也。每服三钱，米饮下。

人参　白术土炒，各二两　陈皮　麦芽炒，各二两　山楂去核，一两五钱　枳实三两

① 四两：原脱，据《成药全书》本补。
② 牛：原脱，据《成药全书》本补。

上药为末，神曲糊丸。

五味异功丸（钱氏）

治面色萎白，言语轻微，四肢无力，饮食难化，此丸健脾进食，为病后调补之良方。每服二三钱，开水送下。

人参　茯苓　白术各二钱　炙甘草一钱　陈皮一钱

上药研为末，用姜枣煎汤泛丸。

寿脾煎丸（景岳）

治脾虚不能摄血等症。凡忧思郁怒积劳及误用克伐等药，犯损脾阴，以致中气亏陷，神魂不宁，大便脱血不止，或妇人无火崩淋等症，凡兼呕恶，尤为危候，速宜用此。煎救脾气，则统摄固而血自归源，此归脾汤之变方，其效如神。若患此症，而再用寒凉，则胃气必脱，无不即毙者。每服三钱，开水送下。

白术二三钱　当归二钱　山药二钱　甘草一钱　干姜炮，二三钱　莲肉去心，炒，二十粒　人参随宜一二钱，急者用一两

上药各为细末，蜜丸。

按：方药之分量有加减者，系照原方所录。今拟改术二钱，姜二钱，参二钱，余照旧，庶合丸时，可无眩惑。**编者注**

虔制霞天曲

脾胃为仓廪之官，滋生营卫，以养五脏六腑，乃后天生人之大会。脾胃虚惫，饮食不运，清浊难分，壅积成痰，真所谓痰之阴疾也。本堂虔制霞天曲，候八神置会之期，集七神司生之物，敷布化育，济弱扶倾，运送枢机，宣五谷味，使中黄生物之气，充乎四体，则痰饮自消，脾胃健运。或加辛温以除寒饮，或佐①甘寒以祛热疾，随病酌议，功效立见。

霞天胶四两　川贝母八两

将胶烊化，和川贝粉成饼。

饮食气滞门

遇仙丹（《良方》）

追虫逐积，消癖利痰，万病可除。每服四五十丸，以强弱加减，五更茶清下，如未通，再温茶饮助之，下虫积恶物尽了，白粥补之。

黑丑头末　槟榔各四两　大黄二两　三棱　莪术醋炙，各一两　木香五钱

上为末，用大皂角去子打碎，煎浓汤去滓，煮面糊为丸，桐子大。

香砂枳术丸

治胸膈胀满，痰滞停留，呕恶便泄，饮食少进等症。此丸破滞气，消饮食，健脾胃，攻补兼施，诚良方也。每服三钱，开水送下。

白术土蒸，三两　枳实麸炒，一两　木香　砂仁各一两

上药研为末，荷叶包陈米，煎汤泛丸，桐子大。

按：此方载《全集》中橘半枳术丸下，未另立方名，兹特补之。**编者注**

戊己丸（《局方》）

治脾胃受湿，下痢赤白，腹痛，米谷不化。每服二三十丸，米饮下。

吴茱萸　黄连　白芍药各一两

上同炒，研为末，蒸饼丸，梧子大。

三丰伐木丸

此丸出张三丰《仙传方》，云上清金

---

① 佐：此上原衍"除"字，据《成药全书》本删。

蓬头祖师所传，专治脾土衰弱，肝木气盛，心腹中满，黄肿如土，其效如神。每服三钱，好酒或米汤送下。

苍术十六两，米泔浸一宿　绿矾八两，醋拌，煅

二味为细末，水泛丸。

神仙不醉丹

大凡困于酒食者，胸膈多不快利，自晨至夕，尝在醉乡，外而皮肤皆热，内而肝肺不清，甚至时作呕恶，时作痰逆。嗜酒之辈，或皆有之，此丹随身备带，遇饮即嚼一丸，随饮随解，能令终日不醉，再饮再服，并使经年不醉。调中消渴，滋肾降火，岂徒治宿酒未醒已哉？功效诚神矣！

潞党参四两　泽泻二两　杞子二两　葛花二两　白茯苓二两　食盐二两　小豆花二两　淡天冬二两　甘草二两　砂仁一两五钱　粉丹皮二两　葛根二两　官桂一两二钱　陈皮二两

研末蜜丸，每重二钱。

痰饮咳嗽门

小胃丹（《本事方》）即导痰小胃丸

治老痰顽痰，壅塞胸膈，喘急气粗，大便闭结，变端丛生，唯此丸药，力甚猛壮。实人痰饮最宜，老年及虚弱者，均忌之。每服五六分，白汤下，或临卧津液吞下，取膈上湿痰热积，以意消息之，欲利空心服。

芫花醋拌匀一宿，瓦器内不住手搅，炒黑不可焦　甘遂水调面裹煨，长流水中浸半月，煮，晒干　大黄湿纸裹煨勿焦，切，焙干，酒润炒熟，焙干，一两半　大戟长流水煮一时，再用水洗，晒干，各半两　黄柏炒，三两

上为末，以白术膏丸，如萝卜子大。一方加木香、槟榔各半两。

百合固金丸（赵蕺庵）

治肺伤咽痛，喘嗽痰血。肺为水母，肺伤则阴无以生，虚火上炎，金受其刑，而咽痛痰血诸症见矣。此丸补肺滋肾，金水相生，乙癸同治，水足则浮火自潜，尤妙在味皆甘寒，培元清本，不欲以苦寒伤生发之气也。每服三钱，空心白滚汤下。

生地黄二钱　熟地黄三钱　麦冬一钱五分　百合　芍药炒　当归　贝母　生甘草各一钱　玄参　桔梗各八分

上药研为末，炼蜜为丸，桐子大。

滋阴顺哮丸

哮为痼疾，有与喘相似，其实有不同者，呀呼不已，喘息有音，此表寒而内热秘之，致成斯疾，男妇大小皆有之，此症总不外寒痰为患。此丸调和五脏，定喘化痰，久久服之，自能见效。每用开水送服四五钱。

大熟地四两　炙甘草一两　淮山药四两　白果二两五钱　泽泻三两　麻黄二两　丹皮三两　附子五两　萸肉四两　茯苓三两

研细末，白炼蜜和丸。

六气门

易老天麻丸（《集解》）

治诸风筋脉牵挛，遍身疼痛，手足麻木，口眼㖞斜，半身不遂，以及寒痰相搏，俱可服此。每用三钱，冬日温酒下，夏日开水下。

天麻酒浸　牛膝酒浸　草薢　玄参各六两　杜仲炒，去丝，七两　当归炒，十两　生地一斤　羌活十两　附子炮去脐皮，一两

上为细末，炼蜜和捣三五百下，如桐子大。

一方有独活五两。

换骨丹（《千金方》）

治一切卒中，手足顽麻，腰膝沉重，左瘫右痪，四时伤寒，妇人血刺，胎前产后。每一粒，酒一盏，捶碎，至夜，温动化散，临睡和滓服，每服一丸。

桑白皮　何首乌　白术　紫河车　威灵仙　蔓荆子　人参　川芎　防风　地骨皮各二两　五味子　木香　苦参各一两　犀角屑五钱　麝香　龙脑各五分

上为细末，用后膏和。

膏方

地黄三斤，去根，不去节，剉细　苍术　槐角各半斤

上用水一斗八升，同熬至三四升，密绢滤去渣，留清者，再熬成膏，和前药，每两作八丸，朱砂为衣。

愈风丹（子和）

治诸痹症，寒热交作，筋骨疼痛，手足拘牵，麻木不仁，并治诸风瘫痪，口眼歪斜，半身不遂，风湿等症。每服一丸，细嚼茶酒吞下。

甘草三钱　芍药　川芎　白僵蚕炒　桔梗　细辛　羌活各五钱　白芷　麻黄去节　防风　天麻　全蝎炙，各一两　南星生姜制用，五钱　朱砂为衣，五钱

上为末，蜜丸，弹子大。

青州白丸子（《集解》）

治风痰涌盛，呕吐涎沫，口眼㖞斜，手足瘫痪，小儿惊风，及痰盛泄泻。每服二十丸，姜汤下；瘫痪，酒下；惊风，薄荷汤下三五丸。

白附子生用　南星生用，各二两　半夏水浸去衣，生用，七两　川乌去脐皮，生用，五钱

为末，绢袋盛之，水摆出粉，未尽再摇再摆，以尽为度，贮磁盆，日曝夜露。春五日，夏三，秋七，冬十日，晒干，糯米糊丸，如绿豆大。

按：此方，与三生丸大致相同。

二圣救苦丹

体强者，风寒不受，体虚者，风寒易感，乃生平气体本亏，因动行贪凉，感冒风寒，或静倦失慎，致伤风寒。其初则乍热乍寒，呕吐发热，继则腰痠项强，肢节疼痛，头晕鼻塞，大便闭结，热甚发斑，谵语佯狂。制此丹以救苦，非二味圣药，不为功也。每一二钱，用绿豆汤送服之。

紫苏叶四两　陈皮二两　茅山术二两　粉甘葛四两　白当归三两　青防风三两　甘草一两　香白芷三两　川羌活四两　淡黄芩三两　川芎二两　细辛一两　香附三两

共研细末，水泛为丸。

消暑丸（《和济》《海藏》）

治伏暑引饮，脾胃不利，夏月常服，止渴利小便，虽饮水多，亦不为害，应时暑药，皆不及此。入夏之后，不可缺此药也。每服五十丸，不拘热汤送下。中暑为患，药下即苏，伤暑发热头痛，服之尤妙。

半夏一斤，醋五升，煮干　生甘草　茯苓各半斤

上为末，姜汁煮糊丸，无见生水，如桐子大。

香薷丸（《和济》）

治大人小儿，伤暑伏热，烦渴瞀闷，头目昏眩，胸膈烦满，呕哕恶心，口苦舌干，肢体困倦，不思饮食，或发霍乱吐利转筋等症。每服一丸至二丸，细嚼温汤下。

香薷一两　紫苏　木瓜　藿香　茯神各五钱　甘草炙赤色　檀香剉　丁香各二钱半

上为细末，炼蜜和丸，每两作三十丸。

水壶芦丸（东垣）

此丸为武侯所制，五月征蛮，深入不毛，因军士冒暑烦渴，特授是丸。是丸能清解暑毒，除烦止渴，夏月出行，随身佩之，嚼化咽下，即津液生而不渴矣。每服一丸，可度一日。

百药煎三两　人参二钱　麦门冬　乌梅肉　白梅肉　干葛　甘草各半两

上为细末，面糊为丸，如鸡头实大。

黄连解毒丸（《集解》）

治一切火热，表里俱盛，狂躁烦心，口燥咽干，大热干呕，错语不眠，吐血衄血，热甚发斑等症。

黄连　黄芩　黄柏　栀子等分

上药共为细末，水泛为丸，

九制大黄丸

治湿热下痢，伤寒热结，及癥瘕积聚，留饮宿食等症。此丸能推陈致新，荡涤肠胃，诚要药也。每服三钱，开水送下。

锦纹大黄不拘多少

酒浸一日，九蒸九晒，用黄酒泛丸。

万应锭

此方京都广盛流传，按症敷服，诚有"万应"之称。本堂觅置是方，虔合试用，极验无比。凡中风中痰，中寒中暑，半身不遂，口眼歪斜，喉闭乳蛾牙疳，霍乱瘟疫，疟痢，血热便血，斑疹伤寒，黄病，小儿痘症惊风，以及疔毒攻心，俱用开水化服四五分，小儿减半。兼疗外症，

无名肿毒，臁疮伤水疮等，用醋研敷患处。并治骡马水结粪结，黄病孤眼，狗生风毒，每用无根水化服，对症用之，立效如神。孕妇忌服。

京墨二两　儿茶一两　冰片六分　当门子五分　胡连一两　犀黄五分　熊胆二钱　川连一两

以上各取净粉，再用人乳合糊丸，金箔为衣。

神效搐鼻散一名开关散（《霍乱论》）

治番痧臭毒，腹痛如绞，气闭神昏，欲绝之证。每少许，吹鼻得嚏则生。

灯心灰一两　羊踯躅三钱　北细辛　杜蟾酥　牙皂各二钱　牛黄　梅片　当门子各一钱

上八味共研细，瓷瓶紧装，毋令泄气。

神效济生散

长夏炎蒸，湿土司令，故暑必兼湿，悉由脾胃受湿，以致发为急痧，如霍乱吐泻，形寒发热，胸痞腹痛等症。此散能理气辟秽，调和阴阳，诚定危顷刻之良方也。用清茶送服五分，老幼及虚人减半服之，重则加倍。

北细辛二斤　西香薷三斤　广郁金八两　降香八两　广木香二斤

共研极细粉。

太乙救苦丹

治男妇老幼，中风中寒中暑，口眼㖞斜，牙关紧闭，不省人事，四时感冒，恶寒发热，头疼腹痛，胸膈胀闷，霍乱吐泻，赤白痢疾，一切天行时疫，疟痢，五疔恶毒，蝎螫虫咬，狂妄昏愦，鬼胎鬼气等症。凡遇天行时疫，用绛囊盛一锭，悬之当胸，或系左肘，虽与疫病之人连床共

处，总无缠染。有患疫症者，取一锭，用薄荷汤磨服即安。救人间之苦厄，补时令之缺陷，灵验非常，真神方也。

麻黄去根节，一两五钱　苏叶一两五钱　山豆根十五两　广藿香三十两　桔梗三十两　川五倍二十两　升麻　广皮　雄黄　大黄各三十两　雌黄十二两　苍术十五两　山慈菇二十两　香附二十两　半夏十五两　广木香十五两　赤豆六十两　丹参六十两　鬼箭羽六十两　劈砂十两　千金霜十二两　北细辛十二两　红芽大戟十二两　川乌十二两　金银花三十两　滑石十四两　麝香三两

以上二十七味俱磨细末，逐样另自包好，择天德月德黄道龙虎吉日，虔设香案，将药末逐样兑准分两，不可以己意增减改换，拌匀再研极细，和置石臼中，以糯米粉糊和之，杵千下。勿令妇人孝服及一切鸡犬等物见之。印成锭，每锭一钱。

秘授霹雳丸

疟之一症，《内经》论之最详，其寒热往来，起自少阳。张仲景有曰：疟病脉多弦，弦数者多热，弦迟者多寒，要不外少阳求治耳。此丸半表半里，调荣卫之偏，和阴阳之逆，寒热退而津液生矣。用开水，每服三钱。

常山三两　当归三两　槟榔二两　瑶桂心一两　秦艽一两五钱　炙甘草八钱①　炙甲片一两五钱　厚朴一两五钱　枸杞子五两②　陈皮一两五钱　羌活一两五钱

共研细末，用姜枣汤泛丸，玉桂盖面。

冰梅上清丸

口舌为饮食之门，声音呼吸皆出于此，一身之性命关系为甚大也，乃肝热心热，发而生疮，以致咽喉皆肿，或劳役过甚，或房欲无度，或费心忧愁，俱发于口

舌，急宜清音祛火为主。此丸乃顺气消热，清顺上焦之上剂也。临卧时，噙化一丸。

玄明粉一两　西砂仁一两　诃子肉二两　百药煎八两　薄荷一两　月石二两　生草粉一两　梅冰片一钱　净柿霜二两　白桔梗一两

各生研净粉，炼蜜丸，重五分，阴干为度。

白龙丸

治淋浊初起，小便涩痛，湿热下注。每服二钱，开水送下，不宜多服。

川大黄四两　穿山甲四两　乳香三两　雄黄四两　姜虫四两　没药三两

共为细末，酒泛丸，滑石六两为衣。

妇人门

千金吉祥丸

凡妇人久不生育者，或由子宫寒冷，或由瘀积胞门，任脉不荣，冲脉少藏，以致经事不调，积年不孕也。此丸温养冲任，去瘀生新，春夏之气，勃然而生，诚宜男之良方也。每服五丸，空心醋汤下，日中一服，晚一服。

覆盆子一斗　天麻　柳絮　丹皮　干地黄　茯苓　桂心各一两　五味子　桃花　白术　川芎各二两　桃仁去皮尖，一百枚　菟丝子　楮实子各一升

上为末，蜜丸，如豆大。

济阴丸（《瑞竹堂方》）

治妇人血虚挟火，子宫干涩，不能摄

---

① 八钱：《成药全书》本作"八两"。
② 五两：《成药全书》本作"五钱"。

精，久无子嗣，服此滋阴养血，有孕极妙。食前米汤，或温酒送下，五十丸。

当归　熟地黄　生地黄　川芎　芍药各二两　香附米八两　人参八钱　肉桂七钱　黄芩一两

上为末，炼蜜为丸，如梧桐子大。

调经养血丸（《回春》）

调经之法，在于补血，如气血虚损，则有凝滞之病，以致经脉不调，久不受孕。此丸能养血调气，和协阴阳，诚宜男之妙剂也。空心白汤，或温酒下百丸。有孕勿服。

香附子十二两，酒、醋、盐汤、童便各浸三日，焙　当归身酒洗　白芍药酒炒　生地黄酒洗　丹皮酒洗，各二两　川芎　茯苓　白芷　干姜炒　肉桂　红花　没药　半夏姜汁制　桃仁　阿胶珠各一两　延胡索六钱　甘草炙　蓬术煨，醋炒，各五钱　茴香炒，二钱

上为末，醋糊和丸，梧子大。

葱白丸（《全录》）

治妊娠七月，忽惊恐摇动腹痛，卒有所下，手足厥冷，脉若微寒，烦热腹满短气，常若颈项及腰背强。每用三四钱，加陈酒煎温服，卧取汗，日三夜一。若秋后勿强溃汗。

葱白长三四寸，十四茎　半夏　麦门冬各一升　旋覆花二合　黄芩一两　人参一两半　甘草　当归　黄芪各三两　阿胶四两　生姜八两

上十一味末之，水泛为丸。

按：此方，宜汤而不宜丸，取其发表，今虽改为丸，用水煎服，庶与方意不背。**编者注**

补元调经丸

冲任为经脉之海，若无损伤，则血充经调，精元常足矣，乃劳动过甚，心肾两亏，冲任之气俱虚，安能约制经血。故元愈虚，而经愈不调，或经来涩少，一二日而即止者，或经来紫赤，宫寒而难成孕者。此丸安神补水，则元自足，益血养气，则经自调，诚补元调经之妙剂也。每服三钱。

紫丹参三两　全当归三两　香附四两　净卷柏一两五钱　柏子仁一两五钱　泽兰叶四两　台乌药三两

共研细末，炼蜜为丸。

当归养血丸

治妇女经水不调，赤白带下，子宫寒冷，不能受孕等症。每服三钱，开水送下。

大生地八两　丹皮二两　炙黄芪三两　炒白术四两　茯苓三两　制香附三两　川杜仲四两　炒白芍三两　全当归三两　清阿胶三两

上药共为细末，炼蜜为丸。

胎产金丹

此丹专治妇人胎前产后，诸恙百病，及子宫寒冷，艰于受孕，并治红白淋带，经事不调，脐腹作痛，腰疲无力，皆宜服此，无不奏效。

乳香三两　丹皮二两　制香附十两　玄胡三两　白薇二两　没药一两　赤石脂四两　炙草二两　肉桂一两　白芍四两　焦术二两　藁本二两　白芷二两　当归八两

上药共为细末，炼蜜为丸，每粒二钱，外护蜡壳。

四红丸

治妇人崩漏，下血不止，或经事淋沥，面黄肌瘦，饮食不思，骨节疲痛，凡诸血症，无不神效。

清阿胶 蒲黄 全当归 建泽泻各一两

上药共研末，炼蜜为丸。

毓麟保胎膏

妇人之血，无孕时行经，受娠则聚以养胎，既生则上输之为乳汁。若有胎时下血，名曰漏胎，血尽则胎不能保矣。夫保胎以养血为主，养血当兼之调气，气顺血和，春夏之气勃然，胎有不日长者乎？今于受胎两月时，用此膏贴于脐下一寸丹田穴，半月一换，贴至八个月而止，则胎可保而麟可毓矣，其灵效有如此者。

淮山 春砂 当归 杜仲 苏叶 川芎 川断 白芍 荆芥 川贝 枳壳 艾叶 条芩 木香 川朴 生地 生草 丹参

以上各二两，用麻油十斤，煎广丹六十两，成膏。

小儿门

神效保命丸[①]（《婴童百问》）

治小儿胎惊内钓，腹肚紧硬，眠睡不安，夜多啼哭，及治急慢惊风，眼目上视，手足抽掣，不省人事，悉皆主之，冷证用此。常服镇心安神化痰，除一切惊风诸症，汤临时换。

按：太乙保生丹，即此方少天麻一味，故删去。

全蝎去毒，十四个 防风 僵蚕炒，去丝嘴 天麻各二钱 南星炮，一钱[②] 白附子一钱[③] 麝香五分 金箔十片 蝉蜕 朱砂各一钱

上为末，粳米糊丸，每两作四十丸。一方加人参、白茯苓二钱，一方加琥珀二钱，有热证加牛黄、片脑、硼砂。

消食丸（《婴童百问》）

此丸常服，宽中快气，消乳食，正颜色。每服二十丸或三十丸，食后紫苏汤下。

缩砂炒 陈皮炒 三棱煨 蓬术煨 神曲炒 麦芽炒 香附米泔浸一宿，炒 枳壳 槟榔 乌梅各半两 丁香二钱半

上为末，面糊丸，如绿豆大。

珠黄琥珀丸

幼儿骤然牙关紧闭，痰嗽上壅，气喘甚急，急惊风及胎痫脐风等症，宜服此丸，用金银花汤送下，并治男妇风痰癫痫诸症，宜用薄荷汤化服。

西琥珀七钱 珠粉一钱五分 生甘草一两 天竺黄五钱 江枳壳一两 淡全虫六钱 上腰黄三钱 犀黄八分 飞朱砂一两 麝香五分 贡沉香五钱 牛胆星一两 明硼砂一两 白茯苓一两 淮山药二两

以上生晒研末，炼蜜为丸，每重五分，朱砂金箔为衣，蜡封。

育婴化痰丸

吴鹤皋曰：治痰先理气，老幼皆然，乃小儿时作咳嗽，外感风寒，痰涎壅塞，鼻涕头痛等症。此丸行气为君，除痰为臣，消食为使，然后气行火降，而痰化矣。每用滚水送服一丸。

桑叶五两 紫苏叶十两 莱菔子十两 杜橘白十两 干蟾五只 淡僵蚕五两 粉丹皮二两五钱

共为细末，白蜜丸，每重一钱。

---

① 神效保命丸：《婴童百问》卷二又作"至圣保命丹"。

② 一钱：原脱，据《婴童百问》卷二补。

③ 一钱：原脱，据《婴童百问》卷二补。

眼科门

明目上清丸

凡患目疾，每有挟痰挟湿，咳嗽喉癣，其原由于阴虚，肝火内动，则上升于目，风热上障，翳膜不清，昏如云雾，头晕目眩，多泪作痛，倒睫拳毛，一切目疾，俱可服此。是丸升阳散风，和肝养血，洗心清火，气自补而肾自润也。忌烟酒发食等件，而目疾愈矣。

川黄连二两　粉甘草二两　冬术二两川独活二两　桔梗二两　黄芩二两　连翘二两　草决明三两　防风三两　大生地四两大黄三两　川羌活二两　当归三两　龙胆草二两　川芎二两　桑白皮三两　蔓荆子三两木贼草三两　白菊花三两　软柴胡二两　荆芥三两

生晒，共研末细粉，水泛为丸。

明目蒺藜丸

治肝肾不足，虚劳腰痛，内外瘴①翳，视物昏花，迎风流泪，羞明怕日，青盲雀目，暴发赤肿，云翳障膜，天行时眼，一切疑难眼症，无论远年近日，常服补肾还睛，平肝明目，清肝降火，通利上焦。每服三钱，滚水送下。

白蒺藜一斤　鸡子清十个

将鸡子清拌蒺藜一宿，晒干为末，水泛为丸。

圆明膏（东垣）

治内障生翳及瞳子散大，因劳心过度，饮食失节所致，将此膏频频点之。

柴胡　麻黄　黄连　生地各五钱　归身三钱　甘草　诃子皮湿纸裹煨，二钱

以水二碗，先煮麻黄至一碗，去沫入后药同熬，至滴水不散，去渣入蜜少许，再熬成膏。

外科门

结毒紫金丹即治毒紫霞丹　（《正宗》）

治远年近日，杨梅结毒，筋骨疼痛，日久腐烂，臭败不堪闻者，或咽喉唇鼻破坏，诸药不效者。每服一钱，量病上下，食前后，筋骨疼痛，酒下；腐烂者，土茯苓汤下；至重者四十日而愈，此功力胜于五宝丹。

龟板放炭火上炙焦，用新安酒浆，浓笔蘸浆涂上，反复炙涂三次，俟焦黄为末，二两　石决明用九孔大者，煅红，童便内渍之一次　朱砂明亮者，各末二钱

共再碾极细烂，米饭为丸，麻子大。

救苦胜灵丹

治马刀瘰疬颊瘿，从耳下或耳后，下颈至肩，或入缺盆中，乃手足少阳经；其瘰疬在颈下，或至颊车者，乃足阳明经，兼受心脾之邪而作也。每服三钱，开水送下。

人参三钱　生地三钱　熟地三钱　黄芪一两　厚朴一两五钱　肉桂二钱　川连三钱黄柏三钱　当归三钱　白芍三钱　升麻一两柴胡八钱　丹皮三钱　葛根五钱　羌活一两防风五钱　益智二钱　昆布二钱　独活一两鼠粘三钱　三棱二钱　蓬术三钱　连翘一两漏芦一两　麦芽一两　炙草五钱

蒸饼为丸。

---

① 瘴：据文义似应作"障"。

痔漏肠红丸

治大肠下血，及妇女崩漏不止，血败带淋，面黄肌瘦，饮食不思，骨节痠痛等症。每服三钱，开水送下。

川黄连　百草霜　乌梅肉各一两

将乌梅肉，蒸烂为丸。

秦艽白术丸

专治痔疮痔漏，有脓有血，大便燥结，痛不可忍。每服三四钱，白滚汤送下。

秦艽一两　白术四两　归尾一两　桃仁一两　枳实五钱　泽泻五钱　皂角烧存性，五钱　地榆三钱

细末，面糊为丸。

千金不易丹

夫痔名有牝牡虫血之意，其实由大肠积热所致，然论其始，半由醉饱入房，厚味发热，以致湿热风燥，流注肛门，为肿为疮。此丹以凉血为主，行气宽肠，清热利湿，则三虫五痔可治矣。或形如鸡管，时痛时痒者，用田螺水调敷患处，无不立效。

海螵蛸二两　文蛤三钱　黄连二钱　猪苦胆二个

将胆汁拌海螵蛸研末，加冰片一钱，和匀。

观音救苦膏

观音大士悯世人之苦难也，赐良方以救之，应三十六天罡，攻之于外，又以菩提水一杯，应之于内，则万病皆除矣。倘遇危病急症，则将膏内之药，细蜜为丸，如绿豆大，每服七粒，滚水送下，单弱者不宜服。

大生地一两六钱　槟榔一两四钱　番鳖一两六钱　生甲片八钱　桃仁一两四钱　草乌二两四钱　白杏仁一两　文蛤一两四钱　全当归三两　麻黄一两六钱　玄参一两四钱　天花粉一两五钱　猪牙皂一两八钱　甘遂一两四钱　黄柏一两四钱　巴豆肉一两四钱　净芫花一两四钱　莪术二两　大戟一两六钱　三棱二两　净龙衣一两六钱　羌活一两六钱　白芷一两六钱　细辛一两四钱　净蝉衣一两四钱　红花一两六钱　黄连一两　生香附一两四钱　独活一两六钱　大黄二两　蜈蚣二十条　生川乌二两　枳实一两六钱　全虫一两五钱　厚朴一两六钱　蓖麻子四两

用麻油十四斤，将前药浸入油内，煎至黑色，去渣澄清，熬至滴水成珠，再加东丹二十四两，铅粉四斤收之。待冷再入后药。

肉桂心一两五钱　广木香五钱　密陀僧八两　没药五钱　乳香五钱　苏合油二两

共研细末，入前油内，搅匀为度。

龙虎化毒丹

此丹专治疯狗毒蛇咬伤，并伤寒中风，外科疡科儿科，诸般危急之症，即点眼舌，或调敷，或吞服，无不立效，正济世之至宝，救急之仙丹也，主治列后。

一凡疯狗嗷者，头顶上必有红发，宜即拔净，将此丹点两眼角，连点七日，可保无虞。惟百二十日，忌闻锣声。如伤至十四日后者，毒深宜舌尖上添点一粒，如芥子大，其药水咽下不妨。

一凡毒蛇咬者，不论何种，先用油头绳，扎住伤处两头，取地浆水，或盐水，和烧酒洗伤处，拨净蛇牙，将丹速点两眼角七日。倘伤在腰胁肚腹肾囊等处，亦应加点舌尖上一粒，以保心包，药水咽下无妨。若伤边傍手足，但用点眼之法。

一凡伤寒蒙症，小儿急惊，老人中风，卒然厥死，及如痰火风热，关隔不

通，诸般危症，皆用点舌法，或四肢发冷，目睛上视者，令服五厘。

一凡外科阳症，疡疮落在忌穴，将此丹涂于穴上，即可移毒化攻穴外。或逢痈疽疔疮等症，火攻心包，身热神倦昏迷，即点舌尖一粒，药水令其咽下。

一凡危急痧症时感，用此丹吹鼻管少许，男左女右，神效异常。孕妇酌用，不宜吞服。

犀黄一两六钱五分 当门子一两八钱五分 珠粉一两六钱五分 冰片二两四钱一分 银硝四两五钱 腰黄十一两七钱 月石四两六钱三分 制甘石五两六钱

合法，雄精须用斑蝥二十四个，去头足，童便十四两，和匀浸三日，取出斑蝥，将雄精浸以七日，然后风干，先研雄精，次和甘石，研三千六百环，翻拌三次，共计一万另八百环。三下牙硝研环，翻拌如上。四下月石，研式如上。四物研好，平铺大磁盆，令诚心洁身，人朝北，用杨枝虚写𪛖，顺写九圈符，三千六百道，亦用翻拌。再用桃枝，虚写虎，五圈逆写符，三千六百道，俱虚写。药上念准提咒五万四千遍，白衣咒五万四千遍，将经功用黄纸朱点记数，此纸化灰入药内，再研五百环，下犀黄珠粉，再研三千六百环，择洁地，令高僧念《金刚经》一百零八卷，礼《大悲忏》八部，将经忏功德水一滴拌各药上，用纱罩晒燥，入坛再研三百六十五翻终，加冰麝合研二百四十翻，一拌再研二百四十翻，再翻拌之后，缓研一百环，一拌如是百环，一拌者十次，封紧慎之。

万应喉症散 一名石钟鸣

专治咽喉危症，喉痹喉风，单双乳蛾之类。初发为潮热，口渴舌干，则水火不得升降，津液难以下咽，顷刻之间，症有危险万分者，一时令人无从措手。今本堂觅置是方，虔修选用珍宝等品，能清热气上冲，善去痰涎。凡患者，将药吹入喉内，则风火自消，痰能渐化，肿退病愈，立见音响如钟，试验喉症之圣药也。

西瓜霜一两 飞辰砂二钱 冰片五分 犀角尖二钱 西牛黄一两 朱粉二钱 明雄黄二钱 人中白二钱 元寸五分

上药九味，共为细末，吹入喉内，立见功效。

并列 除温化毒散

粉葛根二钱 生地二钱 淡黄芩二钱 姜虫二钱 浙贝母三钱 蝉蜕一钱 山豆根二钱 甘草五分

此方喉症初起可服，如单双乳蛾等喉症，加冬桑叶三钱煎服。

擦牙益笑散

专治心肝肾诸火牙痛，每日早晨擦之，其功神效，如能久擦，令人固齿杀虫。

桂圆一斤 食盐四两

两共火煅，研细粉，冰片随加。

冰梅丸（验方）

治一切喉蛾喉风，喉痹白喉等症。肿红焮痛，痰涎上涌，甚至不能咽饮汤水，情形危险，可将此丸，二枚掉换含之，清水洗净再含。能化痰散火，消肿止痛，极为应效。

生南星 生半夏各三十五个 牙皂 明矾 食盐 青防风 朴硝 生草各一两 桔梗二两

拣七分熟大梅子百枚，先以硝盐水浸一周时，然后将各药研碎，入水拌匀，将梅子置于水中，其水罩过梅子七日后，取出晒干，又浸以药水，收干为度。

大枫子油

李时珍曰：大枫子治疮，有杀虫劫毒之功。治癞疥脓窠，坐板眉癣，杨梅恶疮诸风，手足开裂，涂此油，去腐生新，肌肤润泽，洵治疮之妙药也。

花露门

茉莉花露

此露气味芳香，健脾舒肝，理气开胃，可以煮茗，可以取液，诚妙品也。

霜桑叶露

此露气清凉，味甘苦，去风明目，清热润燥，治咳嗽，疗头痛，除消渴，止盗汗，经霜者得金气之全，故清燥救肺之功为尤多。

鲜稻叶露

此露气味甘淡，健脾醒胃，养中气，清余热，为病后养胃代饮之妙品。

马兰根露

此露气味辛凉，辛能散结，凉能清热，入阳明血分，破宿血，疗痔疮，有和营清化之功。

佩兰叶露

此露气味芳香，理气宽中，消痰辟秽，健脾土，醒胃气，治霍乱，利水湿，为夏令代饮之要品。

鲜金柑露

此露气芳香，味甘苦，香能舒肝，甘能和中，理肝气，解郁结，和脾胃，进饮食，止呕吐，除痰水，诚调畅中州之上品。

鲜橘叶露

此露专入厥阴，行肝气，消肿胀，散结毒，治乳痈胁痛肺痈等症，味虽平淡，功用甚大。

功劳叶露

此露气味辛苦而平，散风通络，利筋骨皮毛，逐诸风，疗风痹及脚弱，为去风通利之品。

诸膏门

潞南上党参膏

党参以上党潞州产者为最胜，今之潞党，即古之人参也。本堂选真潞党参，炼熬成膏。

按：党参补元气，泻阴火，生津止渴，开胃健中，安精神，定魂魄，诸虚百损，莫不治之，功效之伟，笔难尽述。

真绵黄芪膏

黄芪以形如箭竿，绵软而嫩，无丫①枝者，最佳。本堂选真绵芪，炼熬为膏。

按：黄芪性甘温，温分肉实腠理，补肺气，泻阴火，固表止汗，治痘症，保元托浆，疗外伤，排脓止痛，一切表虚气虚诸症，莫不治之，诚补剂之上品也。

金钗石斛膏

石斛以光泽，如股短中实，味甘者良。其味甘淡，微咸微寒，平胃气，除虚

---

① 丫：原作"了"，据《成药全书》本改。

热，安神魂，疗风痹等症。病后胃阴已伤，虚热未清，及阴虚火旺者，最为相宜，熬之为膏，服之尤为便利。

金樱子膏

金樱子气味酸涩，补肾益肝，固精塞肠，治滑精泄痢便数等症，极为应效，今熬之为膏，化涩为甘，其补益之功尤胜。

豨莶膏

豨莶气味苦辛，生用则寒，熟用则温，治缠绵风气，四肢麻痹，筋骨冷痛，腰膝无力，风湿疮疡等症。此膏虽于理风湿，究嫌其燥血，今膏中再加入养血之品，斯有利无弊，诚中风症不可少之药也。

豨莶草鲜者捣汁熬膏，以生地甘草煎膏，炼蜜，三味收之，酒润尤妙

桑枝膏

桑枝气味苦平，通关节，行津液，祛风利水，治风寒湿痹诸痛，水气脚气，痹在手足者，尤效，以其入四肢也。今熬之为膏，服之尤便。

膏药门

阳和解凝膏（《外科全生集》）

治一应阴疽流注，溃烂不堪，及冻疮毒根等症，未溃者一夜全消，已溃者三张全愈，疟疾贴膏背心立愈。

鲜大力子梗叶根三斤　活白凤仙梗四两　大麻油十斤

先煎至枯，去渣，次日用：

川附　桂枝　大黄　当归　肉桂　官桂　草乌　川乌　地龙　僵蚕　赤芍　白芷　白蔹　白及各二两　川芎　续断　防风　荆芥　五灵脂　木香　香橼　陈皮各一两

再煎药枯，沥渣，隔宿油冷，见过斤两，每油一斤，用炒透桃丹七两，搅和，明日文火再熬，至滴水成珠，不黏指为度，以湿草纸罨火，移锅放冷处，将：

乳香　没药末各二两　苏合油四两　麝香一两

研细入膏，搅合极匀，出火气，半月后摊贴。

附方（妇人门）

蔡松汀难产神效方

产以气血为主，气足则易于助生，血足则易于下胎。若忍痛久，则气萎，下水多，则血伤，斯难产矣。此方大补气血，于临产危急之时，无论产妇平素气质强弱，胞衣已破未破，急以此方连进四五贴，只服头煎，二煎力薄不用，则痛可立减，而胎自顺下，或竟熟睡片时，而生产如不觉者。若因试痛，误认产痛，服药后可以止痛安产，良由此药补益气血，以还其本原，自能安于无事也。或疑产妇先感外邪，补之恐邪锢，不知痛甚且久，则腠理齐开，邪从表解矣，产水迸下，邪从下解矣。此时有虚无实，自然之理，切勿迟疑也，试验已久，万无一失。惟经产后，此药一滴不可入口，切勿误服。

熟地一两　归身四钱　真成芪蜜[①]炙，一两　白茯神三钱　西党参四钱　净龟板醋炙，四钱　川芎一钱　白芍药酒炒，一钱　枸杞子四钱

产不能下，每有用催生丹及一切下胎诸药，又有外用藏香，并一切香窜之物，

---

① 蜜：原作"密"，据文义改。

熏触催生者，此真生擒活剥，与蠢恶稳婆妄用刀割钩摘无异，其当时之祸，与日后之患，有不可胜言者，切戒切忌。

案：此为孟河丁禄生先生秘藏良方，屡经试验，灵效无比。本堂主人，耳食已久，特向情恳，始允传抄。夫难产为妇人最苦事，亦最险事。自有此方，不难抱宁馨儿矣，特加采录，殿诸本集者，以其不同于九散也。**本堂主人附识**

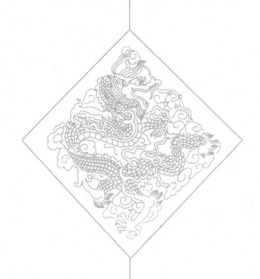

丁甘仁医学学术思想研究

丁甘仁作为近代中医学的一代宗师，集医疗实践与中医教育于一体，与费伯雄、马培之、巢崇山并称"孟河四家"。其学纵古今，兼采诸家，穷研至理；创寒温统一，倡和缓归醇，主中西汇通；用药轻灵平正，内外兼善，经方与时方并施；又精通脉学，深研药理。作为临床大家，能将理论与实践紧密结合，于内、外、妇、儿、喉等科形成"丁派"特有的辨证思路及临证方案。其学术思想及辨证思路，体现了孟河医派博综会通的大家气象。

一、熟谙经典，捭阖百家

丁氏之学，上宗《内经》《伤寒》，中推刘、李、朱、张，下及天士、孟英，近涉孟河名家，学融古今，萃精撷华，纵横捭阖，自成一家之说。

丁甘仁勤勉幼学，博览群籍，理论与实践相结合，融合百家之长，形成"丁派"独特的理论及辨证思路。丁氏熟谙《内经》，常将《内经》理论援入临证方案，理论与实践相结合。推崇仲景《伤寒论》，谓医有二大法门，一为《伤寒》之六经病，一为《金匮》之杂病，皆学理之精要，治疗之准则；受业师汪莲石的影响，特别注重钻研舒驰远的《伤寒集注》《六经定法》，舒氏伤寒突出六经主病主症及治法，删去不常见证候，提纲挈领，切于临证，丁甘仁在六经辨证方面颇得其长。对金元医家刘、李、朱、张的理论及经验，取正纠偏，兼收并蓄。更能吸收温病学派之长，熟读吴又可的《温疫论》、叶天士的《温热论》、薛雪的《湿热条辨》、吴鞠通的《温病条辨》、王孟英的《温热经纬》，融会伤寒、温病两家之说，打破历来寒温对峙的格局，与何廉臣一起成为寒温融合学派的先期代表。除此之外，丁甘仁还研习《医门法律》《张氏医通》等书，重视《医宗金鉴》对各科病的论治。

丁甘仁勤味道腴，追摹古人，遍求名师，学术思想又受近代名医特别是孟河医家的多重影响。丁甘仁早年受业于孟河圩塘马仲清，同时受业于堂兄丁松溪，因丁松溪师从费伯雄，故丁甘仁间接受费伯雄思想的影响。费伯雄是孟河医派奠基者，其以平正归醇、纠错正偏的学术特点，奠定了孟河医派的学术基石。继此二家之后，丁甘仁师从于孟河又一名医马培之，勤学善悟，尽得马氏内外两科及喉科之长。丁甘仁在苏州行医期间，与温病派叶桂、薛雪之门人常相往来，受吴门温病学派的影响，兼得温病治法"轻、灵、巧"之妙宗。后至沪上，于伤寒学派大家汪莲石处得伤寒学之师传心法。作为孟河四家之一，丁甘仁直接或间接师承于费伯雄、马培之，与巢崇山交善，故其学术思想带有浓重的孟河医派的特点。悬壶沪上之际，受汪莲石伤寒学说影响最深，又与恽铁樵、余听鸿、唐容川、张聿青揣摩医道，故其学术兼收并蓄，融会诸家，伤寒与温病合纵，形成融会博综的气象，乃如空谷之音，黄钟大吕。正如陶可箴曰："师上追轩岐之奥旨，中发仲景之原理，晚得叶、王之治法，实昏夜之烛，空谷之音也。"秦伯未亦言："师于黄帝、岐伯、越人、元化之书，既多心得，而尤致力于仲景古训……更旁及刘、李、朱、张、天士、孟英辈，历代专集，比拟考求，发明其奥。盖不以术豪，而独以积学自高。"

丁甘仁还精通易学，以之辨阴阳消长之机，使人得悟附子理中及承气之理，如曹家达所说："（丁甘仁）尝语予曰：夏至一阴生，易象为姤，嗣是阴气渐长，中阳渐虚，阳散于外，阴守于内，设持循而不乱，足以抵御天阳，当无暑热之病；设或过于饮冷，中阳不支，乃有洞泄寒中及寒霍乱诸证，予因是悟附子理中及通脉四逆方治。冬至一阳生，易象为复，嗣是阳气渐长，里阴渐薄，阴寒在外，伏阳在内，设固闭而不耗，足以抵御寒气，则必无伤寒重证；惟妄为作劳，阴液散亡，阴不胜阳，乃有冬温之病，予是以悟少阴有大承气及黄连阿胶方治。"（《丁甘仁先生别传》）

丁甘仁学赅古今，"发皇古义，融会新知"，且能将理论贯注实践，于内、外、妇、儿及喉科等形成"丁派"独特的辨证思路及临证方案，正所谓道之与术兼善焉。

二、六经为纲，辨治伤寒

在外感病的辨治方面，丁氏打破伤寒与温病历来对立的局面，将二家之说融会贯通，伤寒六经辨证与温病卫气营血辨证相结合，经方与时方并用，形成寒温统一的融合趋势。尝言："读《素问·热论》之后，必须熟悉深入领会《伤寒论》与《温热经纬》等方书，这对全面地学习外感病的基本理论并且联系实际，颇有启迪。"即在掌握《素问·热论》理论的前提下，更将《伤寒论》与《温疫论》《温病条辨》《温热经纬》等书同研合参，并在实践中融合伤寒与温病二家之说。他认为伤寒与温病同属外感病，之所以不同，是由于"人之禀赋各异，病之虚实寒热不一，伤寒可以化热，温病亦能化寒，皆随六经之气化而定"。又曰："《太阳篇》云，本发汗而复下之，此为逆也；若先发汗，治不为逆。本先下之，而复汗之，为逆；若先下之，治不为逆。由前之说，则

伤寒之治法也；由后之说，则温热之治法也。"外感病总的治疗原则，是"每当诊治，规定六经纲要"，分经而治。丁氏的六经辨证思路，受舒驰远的《伤寒集注》《六经定法》的影响。

《丁甘仁医案》所载外感病案，包括伤寒、风温、暑温、湿温、痉症五类。从具体病案分析可见，丁氏对伤寒的辨治，全部采用六经辨证，用经方加减。温病治法，则是六经辨证与卫气营血辨证合参，经方与时方并用。外感病的初期，无论伤寒亦或温病，多用散、透之法。

伤寒案共16例，皆按六经辨证，以经方加减。其中三阳证用麻黄汤、桂枝汤、阳旦汤、大小青龙汤、栀子豉汤、承气汤、增液汤、小柴胡汤，三阴证用麻黄附子细辛汤、四逆汤。三阳证中，若太阳病表寒重而无汗者，当重用表药，用麻黄汤加减；有汗恶风及房劳、经后外感者，用桂枝汤；表寒里热者，用大青龙汤及桂枝白虎汤。阳明病则宗白虎汤及承气汤、增液汤意。但16例伤寒案中的阳明病，多是太阳阳明同病。如伤寒两候，太阳之邪未罢，阳明之热已炽，发热谵语，口渴欲饮，脊背微寒，则用桂枝白虎汤，一解太阳，一清阳明；若太阳之邪未罢，阳明之热熏蒸，五六日不更衣，有胃实当下，则在桂枝白虎汤的基础上更加承气汤，疏太阳，清阳明，助以通腑，即加玄明粉、川军；若无形之邪与痰滞互阻阳明，阳明经邪不能外达，当疏达伏邪，而化痰滞，栀子豉汤加薄荷叶、荆芥穗、蝉蜕，轻清透散；阳明热转厥阴，壮热，燥矢不下，阴液已伤，则当生津清热，下以存阴，用麻子仁丸及增液汤意。少阳病用小柴胡汤加减，如妇人经水适来，热入血室，邪在少阳，恐入厥阴，以小柴胡汤加清热通瘀之品，和解枢机，且引瘀热下行。三阴

证，少阴表证多见太阳少阴两感。如太阳少阴同病，发热微寒，用阳旦汤疏达表邪；太阳少阴两感，挟滞交阻，发热恶寒无汗，腹痛洞泄，当温经达邪，和中消滞，麻黄附子细辛汤；少阴精亏阳越之戴阳证，可用小青龙合二加龙骨汤，一以温散寒邪，一以收摄浮阳。邪陷太阴，四肢逆冷，大便不实，则用四逆汤加减，通达阳气，和胃降浊。

如伤寒"封左"案：病起于夺精之后，寒邪由皮毛而入于肺，乘虚直入少阴之经，逼其水中之火飞越于上，而致"戴阳重症"。其脉浮紧而弦，说明仍有表闭不解；两颧赤色，乃浮阳上越之象；咳嗽气逆，十四昼夜不能平卧，乃饮邪上逆冲肺所致；兼见身热不扬，微有恶寒，咽痛，淡红不肿等，舌苔干白而腻。其治当温解寒邪，收摄浮阳，以小青龙合二加龙骨汤。方用：蜜炙麻黄五分，川桂枝八分，大白芍三钱，生甘草八分，熟附片一钱五分，牡蛎四钱（煅），花龙骨四钱，五味子一钱（干姜三分拌捣），光杏仁三钱，仙半夏三钱，水炙桑皮二钱，远志八分。后服平淡之剂调理而愈。

由上可见，丁氏辨治伤寒，遵仲景之法，突出六经辨证。同时也可发现，丁氏辨治伤寒亦有自己独特之处，16案中两感证较多，如太阳阳明两感，太阳少阴两感；两感证中，以太阳阳明为多。太阳阳明病有二个机转，一是阳明经热或腑实，一是湿阻中焦。实质上，丁氏医案痰湿内阻中焦的证情较多，故其治法中常提"汗解化滞""化滞畅中""化痰滞""蠲除痰饮"，而其用药也多茯苓、淡豆豉、炒谷麦芽、半夏、炒枳壳、白蔻仁、大腹皮等祛痰湿之药，或用温胆汤蠲除痰饮。除湿药中芳香轻清之品亦多见，如藿香梗、干荷叶。在化湿滞药中常配伍通瘀之

药，如炒赤芍、桃仁、五灵脂。由于外感病肺最先受邪，故肺失清肃、痰饮内阻的证情亦多见，丁氏方中常用半夏、贝母、旋覆花、杏仁等止咳化痰药。丁甘仁运用表药，除经方中的药以外，亦常用淡豆豉、薄荷叶、荆芥穗、紫苏、藿苏梗等轻清透散药。其他方面，如用药平缓，少用攻伐，大黄用量少等，都体现了孟河医派的用药特点。

三、寒温统一，论治温病

温病的治疗，采用伤寒六经辨证与温病卫气营血、三焦辨证相结合，经方与时方并用的辨治方法。一般情况下，邪在卫分、气分，则按三阳经辨治，而以阳明经辨治者多；邪入厥阴，则按热入营血或逆传心包辨治。湿温病若湿胜阳微，则按三阴经辨治。

温病初起，邪犯肺胃，病在卫分、气分，多用辛散透解法。温病的治疗与伤寒不相同，温邪属阳，最易化热伤津，徒用汗法则易伤津，使津愈伤而热愈炽；若不用汗法，则邪无出路；若初病即用寒凉滋阴，恐邪遏难出，故其治当辛散与生津二者兼顾。可见，同是表病初期用辛散药，温病要顾及伤津的一面。温病所用辛散药多为辛凉轻疏之品，但若邪闭较甚，亦可少加辛温而不燥烈之药如荆芥穗，助其透发。伏温郁久化火入营，或病势急剧，初病迅速转入营分，或入营血，或逆传心包，其治不能单纯地凉血滋阴，宜加轻疏之品，由营转气，由里出表。温病的辨治分为风温、暑温、湿温。

（一）风温

风温案在《丁甘仁医案》中共有19例。风温初起，邪在肺卫，多用辛散轻疏之品透散郁邪，同时选用清热生津、清燥

化痰之品，方用《温病条辨》的银翘散、桑菊饮加减。热在气分，多按阳明论治。若阳明之邪不达，或阳郁不伸，肢冷溏薄，恐有瘀疹内伏，或"伏邪郁于阳明，不得外达，虑其化火入营"，其治"亟拟疏透"，"清解伏温"；若阳明热炽，发热抽搐，喉中痰鸣，"由无形之风温，与有形之痰热，互阻肺胃，肃降之令不行，阳明之热内炽，太阴之温不解……即马脾风之重症"，当清泄阳明，用麻杏石甘汤加减；若壮热有汗不解，口渴烦躁，夜则谵语，"伏温化热，蕴蒸阳明气分"，"热势炎炎，虑其入营劫津"，当用白虎汤加味，甘寒生津，专清阳明；若"风温伏邪，挟滞交阻，邪不外达，移入大肠"，出现大便溏泄之阳明协热利，则以葛根芩连汤加减；若温邪挟滞，阳明为病，发热口渴，谵语妄言，六七日未更衣，"浊垢不得下达"，法宜生津清温，仿承气汤意，急下存阴。邪入少阳，"风温伏邪，夹痰交阻，肺胃不宣，少阳不和，寒热往来"，即当和解枢机，宣肺化痰，以小柴胡汤加减。

温邪陷入少阴，有二方面机转，或伤阴，或伤阳。若热邪耗阴伤液，灼津为痰，痰热弥漫心包，当以黄连阿胶汤合清燥救肺汤加减，滋化源以清温，清神明而涤痰。若邪陷少阴，真阳外越，神不守舍，阴阳脱离，则当回阳敛阳，安定神志，用参、附、龙、牡加减。温病一般伤阴化热，若真阳素亏，伏邪陷入少阴，真阳外越，或因初起风温，发汗及清泄过甚，损伤真阳，"叠投辛凉清解、润肺化痰之剂……然汗多不忌豆豉，泄泻不忌山栀，汗多伤阳，泻多伤脾，其邪不得从阳明而解，而反陷入少阴"，"当此危急存亡之秋，阴阳脱离即在目前矣"，此种情况，为温病之变证，而其治回阳敛阳，乃

为权变之宜，正如丁氏所言："风温冬温，用参、附、龙、牡等，是治其变症，非常法也。盖人之禀赋各异，病之虚实寒热不一，伤寒可以化热，温病亦能化寒，皆随六经之气化而定。是证初在肺胃，继传少阴，真阳素亏，阳热变为阴寒，迨阳既回，而真阴又伤，故先后方法两殊，如此之重症，得以挽回。若犹拘执温邪化热，不投温剂，仍用辛凉清解如连翘、芩、连、竺黄、菖蒲、至宝、紫雪等类，必当不起矣。"风温案中有2例属于这种情况。如"祁左"案："冬温伏邪，身热十七天，有汗不解，咳嗽胁痛，甚则痰内带红，渴喜热饮，大便溏泄。前投疏表消滞，荆防败毒、小柴胡及葛根芩连等汤，均无一效。今忽汗多神糊，谵语郑声，汗愈多则神识愈糊，甚则如见鬼状，苔干腻，脉濡细。是伏邪不得从阳分而解，而反陷入少阴，真阳外越，神不守舍，阴阳脱离，不能相抱。脉证参合，危在旦夕间矣。急拟回阳敛阳，安定神志，冀望一幸：吉林参须一钱，熟附片一钱，煅牡蛎四钱，花龙骨三钱，朱茯神三钱，炙远志二钱，仙半夏二钱，生白术一钱五分，浮小麦四钱，焦楂炭二钱，干荷叶一角，炒苡仁、谷芽各三钱。两剂后即汗敛神清，去参、附、龙、牡，加炒淮药三钱，川贝二钱，又服二剂。泻亦止，去楂炭，加炒扁豆衣三钱，藕节三枚，即渐渐而痊。"患者病后虽然身热有汗，但"渴喜热饮，大便溏泄"，说明证属阳虚，又过用凉遏之药，致邪陷少阴，真阳受损，阴阳离绝，故急用回阳敛阳、安定神志之参、附、龙、牡等剂。

邪入营分，或在营血，或逆传心包，其治不能单纯清营凉血、涤痰开窍，而用辛凉清解之品，清透疏达，使邪由营转气而解，此为丁甘仁治邪入营分之妙法。如

"孙女"案：初起身热形寒，温邪迅疾入营，逼血妄行，至鼻衄如涌，吐血盈碗，口干不多饮，入夜烦躁不安。其治不用滋阴凉血，"大忌骤用滋阴，恐温邪不得从阳明而解也"，而用清疏之法，"辛凉清解，以泄其温"。方用：黑荆芥一钱五分，轻马勃八分，连翘一钱五分，白茅花根三钱（两札），冬桑叶三钱，淡豆豉三钱，象贝母三钱，侧柏炭一钱五分，粉丹皮一钱五分，竹茹一钱五分，黑山栀一钱五分，薄荷叶八分。其中冬桑叶、淡豆豉、薄荷叶乃辛凉清疏之品，而荆芥乃辛温发散之剂，辛凉稍佐辛温是助其发散。荆芥炒黑，有入营止血之效，更加白茅花根、侧柏炭、粉丹皮凉血止血之品，则辛凉轻疏与清热凉血共行。投药两剂后，吐衄均止，身热转盛，乃"伏温之邪，由营及气，由里达表，佳象也"。仍与辛凉清解，以泄其温。方用：薄荷八分，淡豆豉三钱，象贝三钱，连翘一钱五分，朱茯神三钱，赤芍一钱五分，桑叶三钱，黑山栀一钱五分，竹叶三十张，竹茹一钱五分，茅根一两（去节）。此次不用黑荆芥，因邪已透转，不需辛温。

又如"汪左"热蒙心包案：其证表热不扬而里热甚炽，神识昏糊，谵语妄言，甚则逾垣上屋，角弓反张，乃因"温邪伏营，逆传膻中"，温郁化火，火灼津液为痰，"痰随火升，蒙蔽心包"，欲发生厥闭危证。亟当清温息风，清神涤痰，用紫雪丹等。服药后里热轻而表热重，说明邪由里出表，则去紫雪等，加芩、豉，重用银、翘轻疏透达之品，使"伏温由营达气而解"。

（二）暑温

暑温案9例。暑温病的特点是暑必挟湿，伤津耗气，高热神昏。暑温病从六经辨证的角度，最常见的是阳明经和厥阴经。暑热蕴蒸阳明，致壮热口渴烦躁；易逆犯厥阴，蒙蔽心包，出现神昏痉厥。丁氏治暑温，主要采用清疏宣化、清暑滋阴、涤痰开窍，及清营凉气、清营透气等法，用药亦多轻清疏透，方如竹叶石膏汤、白虎加人参汤、牛黄清心丸、益元散、清营增液汤、苏合香丸及理中丸等。

暑温可出现表闭证，当加用辛散轻疏之剂。如暑温"谢右"案，因秋凉引动伏暑，夹湿滞内阻，证属太阳阳明为病。太阳表闭则寒热无汗，头胀且痛；暑湿内阻阳明，胃气不得下降，则胸痞泛恶，治当表里兼顾，疏透伏邪而化湿滞，用豆豉、前胡、薄荷疏透之剂，加香薷、鲜藿香、鲜佩兰、荷叶芳香化湿之品等。若外受风凉，风蕴伏暑相兼为病，及暑湿阻滞阳明，见发热恶寒表证不解，头胀且痛，胸痞泛恶，舌苔腻布，当清暑化湿，用黄连香薷饮加减。暑湿蕴蒸阳明，漫布三焦，虑其逆传厥阴，治当清暑除湿，清心开窍，用清水豆卷、牛黄清心丸、益元散等；若出现"暑湿化热，蕴蒸阳明之里"，则用竹叶石膏汤加味。暑病危急，如酷热中暑，痰浊蒙蔽心包，忽然跌仆，不省人事，牙关紧闭，肢冷脉伏，为中暑重症，急当清暑开窍，宣气涤痰。暑温亦兼见太阴脾虚证，如温邪夹湿证，因早进白虎汤，致邪陷太阴，清气不升，大便溏薄，同时暑热不减，小溲短赤，心烦少寐，当表里兼顾，仿《伤寒论》表里同病、里重于表当先治里之旨，以理中汤加减，先健脾土，脾健后则解肌疏邪。

暑温邪在营分，迫血妄行，或逆传厥阴，出现神识病变，病势较重，多用清营凉气，或清营转气之法。如暑温"何女"案：暑病在营未解，少阴阴液已伤，阳明伏暑化热，灼津为痰，痰阻肺络，用人参白虎汤合清营增液汤加减，清营凉气，肃肺化痰。"荣左"案：伏暑化热，蕴蒸阳明之里，营分有热，逼血妄行，致阴液暗伤，邪热猖獗，欲传厥阴，致神昏痉厥，急宜甘寒生津，清解伏暑，冀营分之热，能得从气分而解。此病反复诊治四次，经过生津清温、解肌发汗后，汗泄溱溱，白痦密布，暑热已得外达于阳明气分；后用竹叶石膏汤清解阳明余邪而解。此例即用清营转气法。

暑温用药有其特点，暑温常用寒凉药，而寒凉药有苦寒、甘寒之不同。苦寒药如黄连、山栀，主要用于清暑化湿，其证在气分。如暑温"钱右"案胸闷泛恶、舌苔腻布及"陈左"白痦案，皆湿热恋滞阳明，均用黄连清气除湿。甘寒药有天花粉、粉葛根等，主要用于津伤较重，或邪在营分。因暑必挟湿，故暑温病多用宣化祛湿药，鲜藿香、鲜佩兰、荷叶、香薷等芳香化湿药在常用之列。暑温辨证多在阳明，竹叶石膏汤、人参白虎汤较常用；因暑温耗气伤津，白虎汤反倒少用。

（三）湿温

湿温案 24 例。丁师辨治湿温病，病在卫分、气分，多按三阳经辨治；湿胜阳微，多按三阴经辨治。湿温病多热在阳明，湿在太阴，病势弥漫，蕴蒸气分，湿热黏腻，病势缠绵。湿温病的转变，有从阳化热、从阴变寒二个方面。湿温亦可出现津伤情况，多发生在邪入营分之际。

若太阳太阴为病，太阳表邪郁遏，太阴里湿弥漫，伏温夹湿夹滞，互阻中焦，清不升浊不降，以五苓散合平胃散加减。太阴阳明为病，暑湿蕴蒸阳明，湿滞郁于肠间，为湿温兼痢重症，当泄气分伏邪，化阳明垢浊，表里双解，通因通用，用炒香豉、银花炭、炒竹茹、鲜藿香及枳实导滞丸等。太阴阳明为病，热在阳明，湿在太阴，热搏注泄，大便溏薄，以葛根芩连汤加味，解肌清温，苦化湿热。秋温伏暑，蕴蒸阳明，身热甚壮，有汗不解，口干欲饮，两足逆冷，为热在阳明，湿在太阴，以加味苍术白虎汤，清温燥湿。少阳阳明为病，伏邪蕴湿，逗留膜原，以柴葛解肌汤加味。阳明之温甚炽，太阴之湿不化，蕴蒸气分，漫布三焦，有温化热、湿化燥之势，苍术白虎汤加减。又伏匿之邪，移于少阳，蕴湿留恋中焦，胃失降和，当和解枢机，芳香淡渗，以小柴胡汤加减。伏邪蕴湿化热，由气及营，由经入腑，腑中宿垢不得下达，当导滞通腑为主，清温凉营佐之。热入营分，红疹布于胸膺之间，温已化热，湿已化燥，燥火入营，伤阴劫津，有风动痉厥之险，当生津凉营；若少阴之阴已伤，水不济火，营分之热尚炽，七八日未更衣，当生津泄热，佐通腑气缓下，寓下则存阴之意。温邪化火，由气入营，热邪内炽，扰犯包宫，伤津劫液，化源欲竭，当养阴救液，清火开窍。

湿温病湿胜阳微，邪入三阴，治疗当温阳祛湿。如间日疟转成湿温，因过用芩、连、益元散、竹叶、白茅根等凉药，变为泄泻无度，邪入三阴，太阴清气不升，阴盛格阳，真寒假热，以附子理中汤合小柴胡汤意，温运太阴，和解枢机。如太阳之阳不行，少阴之阳亦伤，少火不能生土，中央乾健无权，水湿泛滥，阴盛格阳，当温少阴，开太阳，运中阳，逐水湿，五苓散合真武汤。邪始在太阴阳明，因叠进苦寒，致邪陷少阴厥阴，烦躁似阳，实为阴躁，阴盛于下，格阳于上，以吴茱萸汤加味，温经逐湿，理气祛瘀。邪陷少阴，肾阳湮没，龙雷之火，飞越于上，为戴阳证，治当温经扶正而潜浮阳，药用潞党参、龙骨、煨益智、熟附块、牡蛎、鹿角霜等。湿邪久困太阴，陷入少阴，少阴阳虚，浮阳外越，身热汗出，神识昏糊，阴阳脱离，十余日未更衣，证属阴结，当以参附回阳，龙牡潜阳，扶正助阳，温通腑气，外用蜜煎导法，属温通法。小儿湿温，三阳之邪传入三阴，在太阴则大腹胀痛，在少阴则泄泻体肿，在厥阴则腹痛肢冷，证属阴盛格阳，真寒假热，以真武、理中、小柴胡复方图治。湿温亦可化燥伤阴，若湿热郁久不化，耗气伤阴，急宜存阴清宣。素体阴亏，肝火内炽，伏温挟湿，陷入厥阴，见神识昏糊，牙关紧闭，四肢逆冷，属热厥证，以四逆散加减，使陷入之邪从阳明而解；又进养阴清热之剂，使内陷之邪，由脏转腑，由里达表。

湿温病除湿是关键，而丁氏的祛湿法较多，有宣气淡渗、芳香化湿、健脾淡渗、逐湿下行等法。如伏邪湿热，漫布三焦，气机不宣，痰浊交阻，胃失降和，治宜宣气淡渗，用三仁汤加减，方中杏仁、白蔻仁、薏苡仁上下分消，寓有分消走泄之意。湿温脚气，两足痿软不能步履，湿邪自下及上，自外入内，当逐湿下行，用清水豆卷、陈广皮、制苍术、制川朴、赤茯苓、大腹皮、木防己、陈木瓜、生苡仁等。由于湿温证的主要特点是热在阳明，湿在太阴，而湿困太阴，易使脾土受损，故丁氏十分注重健脾助运，常常攻补兼施。另外，湿温病芳香化湿药如藿香、佩兰，轻清疏达之品如清水豆卷、荷梗、荷叶、青蒿等，皆在常用之列。

总之，温病千变万化，湿、温与燥邪往往兼挟互化，故其治疗亦灵活多变，丁甘仁常常以清温化湿与生津润燥等相兼互用。另外，丁师常以红疹、白疹辨病在营分、气分，白疹常在气分，红疹常在血分。

四、治疗杂症，法准《金匮》

丁甘仁在内科杂病辨治方面，善用《金匮》之方及法，如治"胸痹，用瓜蒌薤白；水气，用麻黄附子甘草；血证见黑色，则用附子理中；寒湿下利，则用桃花汤；湿热，则用白头翁汤；阳明腑气不实，则用白虎汤；胃家实，则用调胃承气。"（《丁甘仁医案》曹颖甫序）

如痰饮病的治疗，常遵《金匮》"病痰饮者，当以温药和之"的治疗原则，方用《金匮》之苓桂术甘汤、金匮肾气丸、真武汤。《丁甘仁医案》痰饮案中有3例用《金匮》方。如"朱左"案：病由新寒引动痰饮，渍之于肺，证见咳嗽气急，形寒怯冷，苔薄腻，脉弦滑，仿《金匮》痰饮病宜以温药和之之法，以苓桂术甘汤加止咳化痰药，温阳化气利水，止咳化痰，方用：川桂枝八分，云苓三钱，生白术五钱，清炙草五分，姜半夏二钱，橘红一钱，光杏仁三钱，炙远志一钱，炙白苏子五钱，旋覆花五钱（包），莱菔子二钱（炒研），鹅管石一钱（煅）。若肾阳虚不能气化，痰饮上泛，肾虚失于摄纳，动则气喘，当温肾纳气，用金匮肾气丸。如"童左"案：因脾肾两虚，下虚无以制上，中虚易于生饮，致饮泛咳呛，动则气喘，脉沉弦。弦为饮，当温肾健脾，早服肾气丸三钱，摄纳下焦，以治水泛之饮，午服外台茯苓饮，斡旋中焦，如此脾肾得健，水饮从中下分消，咳喘得止。若脾肺肾俱虚，不能温煦气化，当温运脾肾，温化水饮，可用苓桂术甘汤合真武汤加减。如"孙左"案：病由肺虚不能降气，肾虚不能纳气，致咳嗽气急，难于平卧，苔白腻，脉弦紧而滑，口干不欲饮。治以苓桂术甘合真武汤意，温肾运脾，降气纳气。方用：云茯苓三钱，生甘草八分，橘红八分，光杏仁三钱，川桂枝三分，熟附块一钱，旋覆花一钱五分（包），补骨脂一钱五分，生白术二钱，制半夏二钱，炙白苏子一钱五分，核桃肉二枚，五味子三分，淡干姜二分（同捣）。

咳嗽用《金匮》方者4例。丁甘仁对咳嗽辨治甚细，分析咳嗽的病因有外感六淫、内伤七情，外感所受之邪有风寒、风温、风燥及外风内湿；咳嗽多与痰相关，而嗜酒、嗜茶皆能生湿聚痰，食积、乳滞亦能生痰；他如胎火迫肺、五志化火刑肺，皆可致咳；若劳伤、产后血虚、卫阳不固以及脾土不健，多致阴虚或阳亏的虚咳。故咳嗽见证有实有虚，有寒有热，其病变产物有痰、火、食、积、湿等，治疗方法多样，兼及解表、化痰、祛湿、清肺、止咳、滋阴、固卫、健脾、生金、敛咳等方面。其对《金匮》方的应用也体现了咳嗽的多方面治疗。如风寒外束、肺热内郁之表闭热郁证，见恶寒发热无汗，咳呛气急，喉痛音哑，痰声辘辘，烦躁不安，脉象滑数，舌边红，苔薄腻黄，急以麻杏石甘汤加味，开痹达邪，清肺化痰，表开肺宣后，用轻疏化痰之品，见"程右"案。若劳力伤阳，卫阳不固，表虚外感，见恶风多汗，咳嗽痰多，用玉屏风散合桂枝汤加减，如"林左"案。虚劳咳嗽，卫阳不固，中土不健，当建中固卫，以黄芪建中汤加减，见"程右"案。若产后阴阳俱损，亦当建中补虚。如"朱右"案：产后两月，百脉俱虚，虚寒虚热，咳嗽痰多，自汗盗汗，脉象虚细，舌淡苔白，他医用养阴润肺法，证不减而反致纳少便泄，即肺伤及脾，脾土亦伤，用黄芪建中汤合二加龙骨汤出入，建中补虚，收敛固涩。方用：炙黄芪三钱，清炙草八分，米炒於术三钱，炒怀药三钱，熟附片一钱，煅牡蛎四钱，煅龙骨三钱，御米壳三钱（炒），广橘白一钱五分，浮小麦四钱，红枣五枚。

血证的治疗，丁甘仁亦善用《金匮》方。《丁甘仁医案》中吐血案2例，便血案3例，调经案1例，分别用《金匮》方。如"戚左"吐血案：患者吐血四天，盈盏成盆，色不鲜红，脉象芤数无力，舌苔淡白。曾用凉血清营未效，其病乃属虚寒，即阴分本亏，阳气亦虚，不能导血归经，而反上溢妄行。治当温中止血，仿《金匮》侧柏叶汤加味，方用：蛤粉炒阿胶三钱，侧柏叶三钱，炮姜炭六分，丹参二钱，茜草根二钱，怀牛膝二钱，茯神三钱，川贝二钱，竹茹二钱，藕节炭三枚，清童便一酒杯（冲服）。若吐血过多，致血虚色萎，当健土补中，培补后天，用薯蓣丸。如"黄左"吐血案：吐血后，咳嗽吐涎沫，形瘦色萎，乃"阴损及阳，土不生金"。治当"理胃健脾，顺气化痰，取虚则补母之意，金匮薯蓣丸加减"。方用：淮山药三钱，炙甘草五分，仙半夏一钱五分，旋覆花一钱五分（包），潞党参二钱，云茯苓三钱，炙苏子一钱五分，川贝母三钱，野於术一钱，薄橘红五分，甜光杏三钱，炙远志五分，核桃肉二个。治虚寒便血，用《金匮》中黄土汤。如"丁左"便血案，证见便血色紫，腑行不实，纳谷衰少，为虚寒远血。因脾胃虚寒不能统摄，肝虚生热，逼血妄行。其治"寒者温之，热者清之，肝虚者柔润之，脾虚者温运之，一方而擅刚柔温清之长"。即用金匮黄土汤：土炒於术一钱五分，阿胶珠二钱，炒条芩一钱五分，灶心黄土四钱（荷叶包煎），陈广皮一钱，炙甘草五分，炒白芍一钱五分，抱茯神三钱，炮姜炭五分，炙远志一钱。

又"孙右"案：脾寒肝热，血渗大肠，而致便血，同时兼见经事不调，用黄土汤两和肝脾，而化湿浊。若便血属热，当用白头翁汤。如"施左"案：便血由于伏邪蕴蒸气分，湿热化热入营，肠络损伤。治当清解伏邪，苦化湿热，用白头翁汤加味：白头翁三钱，炒黄芩一钱五分，地榆炭一钱五分，杜赤豆五钱，北秦皮一钱五分，炒赤芍一钱五分，焦楂炭三钱，淡豆豉三钱，川雅连四分，炒当归二钱，炙甘草五分。血寒经闭，丁氏用《金匮》中温经汤加味治疗。如"翁右"调经案：患者经停九月，胃纳不旺，以温经汤加味：全当归二钱，阿胶珠二钱，紫丹参二钱，赤白芍各一钱五分，川桂枝四分，吴茱萸四分，仙半夏二钱，炙甘草五分，茺蔚子三钱，大川芎八分，粉丹皮一钱五分，生姜二片，红枣二枚。

肺痈，寒饮郁肺，痰浊壅阻，用《金匮》中射干麻黄汤、皂荚丸。如"闻左"肺痈案：外感风寒，袭于肺胃，膏粱厚味，酿成痰浊，血瘀凝滞，壅结肺叶之间，致成肺痈。证见咳嗽气粗，痰秽如脓，胁痛难于转侧，振寒发热，舌苔白厚而腻，脉象浮紧而滑。"急仿金匮射干麻黄汤合金匮皂荚丸，一以散发表邪，一以荡涤痰浊"。

胸痹证，痰浊积于胸中，痹阻胸阳，胸痛彻背，用《金匮》中瓜蒌薤白半夏汤。如"沈左"痿痹案：患者胸痛彻背，夜寐不安，脉滑而有力，舌苔薄腻。乃痰浊积于胸中，致成胸痹。用《金匮》之瓜蒌薤白半夏汤加味，辛开苦降，滑利气机：瓜蒌皮四钱，仙半夏二钱，云茯苓三钱，薤白头一钱五分（酒炒），江枳壳一钱，广陈皮一钱，潼蒺藜三钱，广郁金一钱五分。

霍乱证，用《金匮》方3例，皆属于寒湿阻滞之阴霍乱，重甚格阳，病势急重，急以仲景白通、四逆、通脉及附子理中汤，通阳散寒。如"陈左"案：因夏月阳外阴内，偏嗜生冷，骤触疫疠不正之气，由口鼻而直入中道，以致寒暑湿滞，互阻中焦，清浊混淆，乱于肠胃，胃失降和，脾乏升运，而大吐大泻，挥霍撩乱。证见汗多烦躁，欲坐井中，口渴不欲饮，阴盛于下，格阳于上，是为阴躁。用白通四逆加人尿猪胆汁汤意，急回欲散之阳，驱内胜之阴。"罗左"案：触受寒疫不正之气，夹湿滞交阻，属太阴阳明为病。清浊相干，升降失常，猝然吐泻交作，脉伏肢冷，目陷肉削，汗出如雨。为虚中挟实，阴霍乱之重症，用白通四逆汤合附子理中汤加减。"赵右"案：因寒疫不正之气，挟湿滞互阻，属太阴阳明为病。清浊相干，升降失常，忽然吐泻交作，脉伏肢冷，目陷肉削，汗出如冰，为阴霍乱之重症。用通脉四逆汤加味，驱内胜之阴，复外散之阳。

泄泻案用《金匮》方2例。泄泻脾虚，健运无权，用理中汤；若脾阳式微，清气下陷，卫气不能卫外，汗大泄而有亡阳之虑，用附子理中合二加龙骨牡蛎汤，温阳固涩。如泄泻案"王孩"及"吴左"案。

痢疾用《金匮》方者亦多见，约有6例。痢疾多由湿热挟滞，证多偏热，亦有久痢脾虚，其证属寒。丁甘仁以《金匮》中白头翁汤作为治痢常选之方，他如理中丸、黄土汤、葛根芩连汤、黄连阿胶汤亦被采用。如"宣童"案：发热下痢至重，为时疫伏温蕴蒸阳明，手足阳明为病。急当表里双解，通因通用，仿葛根芩连汤意，加轻宣及通滞之品。"洪左"案：血痢伏温化热，阳明传于厥、少二阴，由气入营，证属少阴水亏火旺，厥阴热盛，迫血妄行，急以黄连阿胶汤滋少阴之阴，白头翁汤清厥阴之火。湿热入营，痢下纯红，里急后重，宜清热导滞，调气行血，用白头翁汤加当归、赤白芍、桃仁、红花、银花炭等，如"靳左""黄左"案。若脾寒肠湿，血痢色紫，纳少神疲，用黄土汤加味，温运中阳，而清泄湿热，如"王右"案。若久痢不止，纳谷衰少，证属脾寒湿滞，当温运太阴，而化湿浊，仿附子理中丸意加减，如"陶左"案。

疟疾用《金匮》方者2例。邪在少阳，正虚邪伏募原，以小柴胡汤加减，如"钱左"案。若太阳表不解，又兼阳明里热，疟证偏热，用桂枝白虎汤，解太阳之表，清阳明之里。如"陆左"案：间日疟，先战寒而后壮热，烦躁胸闷谵语，自午后至夜半得汗而解，已发七八次，纳少神疲，脉弦滑而数，苔薄腻而黄，证属"伏邪痰湿，互阻阳明为病，营卫循序失司"。用桂枝白虎汤加味，疏解肌邪，而清阳明：川桂枝八分，陈皮一钱，熟石膏四钱（打），生甘草一钱，炒谷芽四钱，仙半夏三钱，川象贝各二钱，煨草果八分，肥知母一钱五分，佩兰一钱五分，生姜二片，红枣四枚，甘露消毒丹四钱（荷叶包煎）。桂枝加白虎汤，《金匮》用治"身无寒但热"的温疟，丁氏于此加减，治邪阻阳明、营卫不和之疟，当是在《金匮》基础上的化裁应用。

脘痛用《金匮》方者2例。若脘痛喜按，得食则减，证属中虚受寒，肝脾气滞，用小建中汤加味，见"朱童"脘痛案。若肝郁脾虚，脘腹作痛，可以小建中加小柴胡，及合妙香散；若郁怒伤肝，肝气横逆犯胃致脘痛，痛极而厥，四肢逆冷，当疏泄厥阴，而畅中都，用四逆散加减。

黄疸病亦用《金匮》方。黄疸表郁不解，湿热内蒸，用麻黄连翘赤小豆汤加减。如"褚左"案：患者田间耕作之时，曝于烈日，复受淋雨，又夹食滞，湿着于外，热郁于内，湿热蕴蒸，表闭不解，遂致遍体发黄，目黄溲赤，寒热骨楚，胸闷脘胀，苔腻布，脉浮紧而数。急仿麻黄连翘赤小豆汤意：净麻黄四分，赤茯苓三钱，六神曲三钱，连翘壳三钱，枳实炭一钱，福泽泻一钱五分，淡豆豉三钱，苦桔梗一钱，炒谷麦芽各三钱，西茵陈一钱五分，杜赤豆一两。

五、辨治中风，中脏中经，缓急有法

中风有中脏中腑、中经中络之说，一般认为中脏腑发生神识失常病变，如猝然仆倒，人事不省，舌强不语等，病证为重，尤以中脏之闭证、脱证为危急。中经络一般是邪滞经络，出现半身不遂、口眼㖞斜等，不出现神识病变，病证为轻。其病因由唐宋以前的外风说发展到内风说，多风痰阻滞、肝风内动，同时又有阴阳气血不足的内在机制。丁氏治中风，辨其中脏中经，虚实寒热，标本缓急，治疗多方面兼顾，善用小续命汤、河间地黄饮子、人参再造丸、指迷茯苓丸等。具体如下。

（一）中脏腑

阳虚邪中，风痰上扰：治宜助阳祛风，涤痰通络。如"罗左"案：年老阳虚，贼风入中经腧，营卫痹塞，又风痰上扰，阻于廉泉，堵塞神明。陡然跌仆成中，舌强不语，神识似明似昧，嗜卧不醒，右手足不用。"拟仲圣小续命汤加减，助阳祛风，开其痹塞，运中涤痰而通络道"，方用：净麻黄四分，熟附片一钱，川桂枝八分，生甘草六分，全当归三钱，川芎八分，姜半夏三钱，光杏仁三钱，生姜汁一钱（冲服），竹沥一两（冲服），再造丸一粒（去壳，研细末化服）。其中麻黄、杏仁、生姜祛风开痹，附子、桂枝、再造丸温阳通经，当归、川芎和血通脉，竹沥化痰开窍，共成温阳扶正、通络涤痰之方。服数剂后，神识较清，而腑气不通，其治"助阳益气，以驱邪风，通胃涤痰，而下浊垢，腑气以下行为顺"，去麻黄，加益气之黄芪，通腑之风化硝、瓜蒌、枳实炭及温阳通下之半硫丸；神清腑通，但右手足仍不用，仍用助阳通络法，更加西秦艽、怀牛膝及化痰之指迷茯苓丸、化瘀之大活络丹。共服六十余剂，病人舌能言，手能握，足能行；后服膏滋方，效果颇佳。此案病情变化较为复杂，其治循序渐进，终获良效。

气虚湿胜，中脏脱证：治宜益气助阳，涤痰固脱。如"廖左"案：患者体质偏胖而气虚，湿胜痰多。气虚痰阻，陡然跌仆成中，不省人事，小溲自遗，喉中痰声辘辘，汗多脉伏，身热肢冷。此证真阳飞越，气血涣散，为中脏暴脱危证。急宜益气助阳，涤痰固脱，其方：别直参三钱，熟附块三钱，淡竹沥二两，生姜汁一钱（同冲）。别直参、熟附块益气助阳固脱，淡竹沥、生姜汁涤痰，共成扶正固脱涤痰之方。

阴虚内风上扰，痰热蔽窍：治宜育阴息风，涤痰开窍。如"沈左"案：年逾古稀，气阴早衰，旧有头痛目疾，今日陡然跌仆成中，舌强不语，人事不省，左手足不用，舌质灰红，脉象尺部沉弱，寸关弦滑而数，按之而劲。病由水亏不能涵木，内风上旋，挟素蕴之痰热蒙蔽清窍，致不省人事；痰热阻于廉泉，致舌强不语；风邪横窜经腧，则左手足不用，为中经兼中腑之重症。"急拟育阴息风，开窍涤痰"，用麦冬、玄参、西洋参、大生地滋阴，羚羊片、至宝丹，清热开窍，仙半夏、川贝、天竺黄、陈胆星、竹茹、竹沥、生姜汁涤痰，明天麻、嫩钩钩息风，枳实、瓜蒌通腑，及仿河间地黄饮子加味，滋阴血以息内风，化痰热而清神明。

"李妪"案：旧有头痛眩晕，今忽舌强不能言语，神识似明似昧，手足弛纵，小溲不固，脉象尺部细小，左寸关弦小而数，右寸关虚滑，舌光红。乃阴血大亏，内风上扰，痰热阻络，灵窍堵塞，为中风重症。"急拟滋液息风，清神涤痰，甘凉濡润"，方用大麦冬、大生地、川石斛滋阴，左牡蛎、生石决明、煨天麻、嫩钩钩熄风，川贝、天竺黄、竹沥半夏、鲜竹茹、淡竹沥，清热涤痰，珍珠粉、炙远志，清神开窍；后加滋阴药西洋参、阿胶珠。

"钟左"案：患者偏胖，气虚多痰体质，又气阴两耗，病类中舌强，不能言语，神识时明时昧，苔薄腻，脉弦小而滑，尺部无神。证乃气阴两耗，虚风鼓其湿痰，上阻廉泉。当息风潜阳，清神涤痰，用白芍滋阴，云茯苓、陈胆星、川象贝、蛇胆陈皮、竹沥半夏、淡竹沥、生姜汁涤痰，滁菊花、煨天麻、生石决明，潜阳息风，九节石菖蒲、炙远志，清神开窍。

气阴本虚，外风引动内风，湿痰阻滞：治宜息风潜阳，清神涤痰。如"金左"案：气阴本亏，外风引动内风，挟湿痰上阻廉泉，横窜络道。陡然右手足不用，舌强不能言语，神识时明时昧，口干欲饮，舌质红，苔薄腻，脉虚弦而滑。宜息风潜阳，清神涤痰，方用西洋参、大麦冬、川石斛滋阴，煨天麻、石决明、嫩钩钩息风潜阳，竹沥半夏、川贝母、淡竹沥、真猴枣粉涤痰，朱茯神、炙远志肉、鲜石菖蒲开窍醒神，共成滋阴潜阳、涤痰开窍之剂。

（二）中经络

体肥气虚，邪风阻络：治宜益气去风，涤痰通络。如"黎左"案：患者体丰气虚，痰湿体质。二年前右拇指麻木，今忽舌强，语言塞涩，右手足麻木无力，脉象虚弦而滑，舌苔薄腻。此乃体肥气虚，邪风入络，痰阻舌根，神气不灵，为中风初步之重症。"急拟益气去风，涤痰通络"，方用：生黄芪五钱，青防风一钱，防己二钱，生白术二钱，全当归二钱，大川芎八分，西秦艽一钱五分，竹沥半夏二钱，枳实炭一钱，炒竹茹一钱五分，炙僵蚕三钱，陈胆星八分，嫩桑枝三钱，再造丸一粒（去壳，研细末化服），及用指迷茯苓丸。方中生黄芪、生白术及再造丸，益气固表健脾，青防风祛风，黄芪、白术、青防风三药相合，有玉屏散意；防己、竹沥半夏、炒竹茹、陈胆星及指迷茯苓丸涤痰，西秦艽、嫩桑枝祛风通络，炙僵蚕搜风通络，全当归、大川芎养血和脉，诸药合用，共成益气祛风、涤痰通络之剂。

阴虚肝风内动，痰热阻络：育阴息风，化痰通络。如"钱左"案：类中偏左，半身不用，神识虽清，舌强言塞，咬牙嚼齿，牙缝渗血，呃逆频仍，舌绛，脉弦小而数。证因阴分大伤，肝阳化风上扰，肝风鼓火内燔，痰热阻于廉泉，肺胃肃降之令不行。以地黄饮子合竹沥饮化裁：鲜生地四钱，川石斛三钱，瓜蒌皮二钱，柿蒂十枚，大麦冬二钱，抱茯神三钱，生蛤壳六钱，老枇杷叶四张，西洋参一钱五分，川贝母二钱，鲜竹茹三钱，嫩钩钩三钱，活芦根一尺，淡竹沥一两，真珍珠粉一分，真猴枣粉一分。方中鲜生地、川石斛、大麦冬、西洋参、活芦根，滋养肺胃肾之阴，瓜蒌皮、生蛤壳、老枇杷叶、川贝母、鲜竹茹、淡竹沥、真猴枣粉，清肺化痰，嫩钩钩熄风，真珍珠粉清热安神，柿蒂止呃。

气血两亏，邪风中经：治宜益气养血，化痰通络。如"祁妪"案：年逾七旬，中风延今一年，左手不能招举，左足不能步履，舌根似强，言语塞涩，脉象尺部沉细，寸关濡滑，舌边光，苔薄腻。证因高年气血两亏，邪风入中经腧，营卫痹塞不行，痰阻舌根而言语塞涩。其治宜"益气养血，助阳化痰，兼通络道。冀望阳生阴长，气旺血行，则邪风可去，而湿痰自化"。其方：潞党参三钱，生黄芪五钱，生於术二钱，生甘草六分，熟附片八分，川桂枝五分，全当归三钱，大白芍二钱，大川芎八分，怀牛膝二钱，厚杜仲三钱，嫩桑枝四钱，红枣十枚，指迷茯苓丸四钱。方中潞党参、生黄芪、生於术益气补虚，熟附片、川桂枝、厚杜仲助阳温经，当归、大白芍、大川芎、红枣养血和脉，怀牛膝、嫩桑枝强筋通络，指迷茯苓丸涤痰祛湿。此方有黄芪桂枝五物汤意。

气阴本亏，虚风内动：治宜益气息风，化痰通络。如"严左"案：右手足素患麻木，昨日陡然舌强，不能言语，诊脉左细弱、右弦滑，苔前光后腻。病因气阴本亏，虚风内动，挟痰浊上阻廉泉，横窜络道，营卫痹塞不通。拟"益气息风，化痰通络"，方用：吉林参须一钱，云茯苓三钱，炙僵蚕三钱，陈广皮一钱，生白术一钱五分，竹节白附子一钱，炙远志肉一钱，黑稆豆衣三钱，竹沥半夏二钱，陈胆星八分，九节菖蒲八分，姜水炒竹茹一钱五分，嫩钩钩三钱。二诊后，舌强塞于语言，肢麻艰于举动，口干不多饮，舌光绛，中后干腻，脉象右细弱、左弦滑。病因心肾阴亏，虚风内动，挟痰浊上阻廉泉。再仿地黄饮子意出入：大生地三钱，云茯苓三钱，陈胆星八分，九节菖蒲一钱，川石斛三钱，竹沥半夏二钱，川象贝各二钱，炙远志一钱，南沙参三钱，煨天麻八分，炙僵蚕三钱，嫩钩钩三钱。三诊以后，再拟涤痰通络为主，而以养正育阴佐之。本证气阴两亏，虚风内动，挟痰阻闭络道，本虚标实，其治当标本兼顾，先益气息风，化痰通络，后补阴涤痰开窍。三诊后，因痰仍未去，故以涤痰通络为主，养正育阴佐之。

中风病的辨治，无论是阴虚阳虚、血虚气虚，无论是内风外风，祛痰药在常用之列，如贝母、半夏、竹沥、瓜蒌、天竺黄、陈胆星、真猴枣粉及指迷茯苓丸等，熄风药如嫩钩钩、石决明、天麻，活血和血药如川芎、当归、赤芍等亦常用。

六、外科治疗，善用补托，内外兼施

丁氏深得其师马培之外科之长，擅治外科而精通内科，常按内科辨证论治，内施汤药，外敷膏散；同时，善用补托之法，常按六经辨证。其外科方药，剂型多样，方施简便。

（一）按六经辨治

丁氏辨治外科，常按六经辨治，"由是凡遇杂证，辄先规定六经，然后施治。尝谓脑疽属少阴，发背属太阳，皆不当误投寒凉，此其大较也。"（《丁甘仁先生别传》）

如脑疽"柯左"案按太阳经辨析，"脑旁属太阳，为寒水之府，其体冷，其质沉，其脉上贯巅顶，两旁顺流而下"。骨槽风"周左"案按少阳经辨析，"骨槽风肿硬不痛，牙关拘紧，缠绵二月余，此阴症也。位在少阳，少阳少血多气之脏，脉络空虚，风寒乘隙而入，痰瘀凝结，徒恃清凉无益也"。牙疳按阳明经辨治，如"谢左"案，"肾主骨，齿为骨余，牙龈属胃。痘疹后，热毒内蕴肾胃两经，以致牙疳腐烂……姑拟芦荟消疳饮加味，清阳明而解热毒"。

大头瘟的辨证多与少阳、阳明有关。如大头瘟"沈右"案：病发不同阶段的病机皆与阳明有关，"伏温时气客于少阳、阳明之络，温从内发"；"余温留恋少阳、阳明之络，引动厥阴升腾，所有之痰湿阻于中焦，阳明通降失司，纳谷减少，小溲短赤，职是故也"；"余湿留恋阳明之络，厥阴易于升腾，痰湿互阻中焦，脾胃运输无权"。大头瘟"陈左"案：头面肿红焮痛，壮热，口渴欲饮，头痛如劈，入夜谵语，舌灰糙，脉洪数。因疫邪化火，转入阳明，"时气疫疠客于上焦，疫邪化火，传入阳明之里，津液已伤，厥阳独亢，颇虑昏厥"。大头瘟"杜左"案：头面焮红肿痛，壮热口干，溲赤便结，苔薄腻，脉郁滑而数。因热蕴阳明，腑气不通，用普济消毒饮，"清彻风邪，而通腑气"。大头瘟"朱左"案："三阳俱病"，用普济消毒饮。大头瘟"陶右"案：头面漫肿焮红，寒热日夜交作，病在少阳，"外感风温之邪，引动少阳胆火上升，充斥清窍，清阳之地遂如云雾之乡"。医按阳明论治，用承气汤而病象不减，乃因邪在少阳，用承气不对证，丁氏转用普济消毒饮。丁氏治大头瘟，邪在三阳，用李东垣普济消毒饮，《医方集解》谓此方乃"手太阴少阴、足少阳阳明药也"，其中"升麻、柴胡苦平，行少阳、阳明二经之阳气不得伸"。

瘰疬的辨证多在少阳经。瘰疬多有痰，而其病因与少阳胆火郁结有关。丁氏引朱丹溪之说，"瘰疬皆起于少阳胆经"，认为少阳为风火之脏，内寄相火，风气通肝，而少阳属木易郁，少阳木郁，肝胆火旺，"郁火与相火交煽，胆汁被其消烁，炼液成痰"，痰火交郁，引起瘰疬的发作，"痰即有形之火，火即无形之痰，痰火相聚为患，成为瘰疬"。如"高右"案、"翟左"案，瘰疬的发作皆与少阳胆火挟痰结相关。痰核亦与少阳相关，如"黄右"案，乃少阳胆火挟痰上升所致。血瘤"汪左"案，"肝火逼血上行，凝结少阳之分"，致右耳根血瘤有年，骤然胀大，坚肿色红。

发背按太阳经辨治。如"宋左"案：中发背腐溃，得脓不多，大似覆碗，肉坚肿，疮顶深陷，临晚寒热，纳谷减少。丁氏析其病机，"背脊属督脉所主，脊旁为太阳之经，督阳已衰，太阳主寒水之化，痰湿蕴结，营血凝塞"，证属阴疽。"痰湿蕴结太阳之络"贯穿于病程发展的几个阶段，其治"助督阳以托毒，和营卫而化湿"。

乳岩辨在肝胃两经，即"乳房属胃，乳头属肝，肝胃两经之络，被阻遏而不得宣通，乳部结块"。痰瘤"钱左"案，其病发作与阳明经有关，"阳明痰气，循经上升，结于上腭，发为痰瘤"。鼻痔乃"阳明湿浊上升"。

（二）重用补托

丁氏对外科常用的消、托、补法运用自如，尤其注重补托之法。对于阴阳气血不足、疮久不溃不收者，常用生黄芪、全当归、党参、大川芎、鹿角霜等益气补阳补血之品，以托毒外出。

如"张左"脑疽案：疮口大而深陷不起，根盘散漫不收，色红疼痛，舌质光红，脉濡缓。乃是因为"气虚血亏，不能托毒外出，痰湿蕴结，营卫不从，症势重险"。其治"益气托毒，和营化湿"，方用：生黄芪八钱，全当归三钱，抱茯神三钱，生首乌四钱，生潞党参三钱，京赤芍二钱，炙远志肉一钱，白茄蒂一钱，生草节八分，紫丹参三钱，鹿角霜三钱，陈广皮一钱，大贝母三钱，外用阳和膏、黑虎丹、九黄丹、补天丹。方中生黄芪、全当归、生潞党参、鹿角霜，益气温阳补血，托毒外出。

又如"柯左"脑疽案，辨证属太阳寒水之经。患者年老体虚，气血已亏，又体丰多湿生痰。病因"风寒侵于外，七情动于中，与痰湿互阻于太阳之络，营卫不从，疽遂成矣"。其治提托疏散，祛痰和营，方用：生黄芪三钱，青防风一钱，生草节八分，苦桔梗一钱，陈广皮一钱，仙半夏二钱，大川芎八分，大贝母三钱，炙僵蚕三钱，羌活一钱，小金丹一粒，外用金箍散、金黄散、冲和膏，陈醋、白蜜调，炖温，敷。方中大黄芪益气，大川芎补血和营，青防风、苦桔梗、羌活疏散开结，陈广皮、仙半夏、大贝母祛痰，炙僵蚕解毒散结，生草节清热解毒。二诊后，气血得补，根盘略收，疮顶高突，有溃脓之势。仍用"消托兼施法"，在前方的基础上，加京赤芍清热凉血，更加炙甲片、皂角针、笋尖攻溃之剂，并用外敷药；三诊"叠进提托之剂，得脓甚畅，四围根盘渐收"，仍遵前法取效。

天疽"何右"案：天疽1个月，色黑平塌，神糊脉细，汗多气急。乃阴阳两损，肝肾俱败，所谓"疡症中之七恶已见"，为阴阳气血亏损天疽重证。以大剂补气养血，滋阴助阳之品补托，方用：吉林参二钱，生黄芪六钱，血鹿片八分，生於术二钱，清炙草八分，云茯苓三钱，炮姜炭五分，川贝母三钱，大熟地四钱，五味子六分，左牡蛎四钱，半夏曲三钱。其中吉林参、生黄芪、生於术、云茯苓益气，血鹿片、炮姜炭助阳，大熟地、五味子大补肾阴，左牡蛎收敛止汗，半夏曲祛痰。二诊后，更加熟附片温阳。

"吴左"痔疮案：外痔焮痛已止，脱肛未收。因气虚不能收摄，阴虚湿热下注，大肠不清，传导无力，用补中益气、育阴清化之法。

（三）内外科兼通，内外方兼施

丁甘仁外科独得马培之之精要，精于外科而长于内科，即治疗外科病而采用内科辨治方法。一般擅于外科者或疏于内科，多拘用成药而辨证用汤药者少。丁甘仁则内外兼善，治外科病按内科辨证论治，其辨治法有疏散、消解、化痰、化湿、清络、清肝、清解、养阴、凉血、调营、顺气、益气、提托及消补兼施等。丁氏依据辨证情况化裁汤药，虽用成药而不依赖拘执，常将外科常用成药如蟾酥丸、消醒丸、小金丹、万灵丹等，随病情加在汤药中。其用药内外兼施，在化裁汤药的同时用外敷药。如《丁甘仁医案》外科案例，大多在辨证施用汤药的同时，外用黑虎丹、九黄丹、补天丹、阳和膏、金箍散、冲和膏、海浮散等外敷药。此外，丁氏还结合艾灸之法，如骨槽风（"周左"案）属于气血虚、久病不愈的阴证，在辨证用温化之阳和汤的同时，外用生姜切片，以艾绒灸之，再覆以阳和膏，内外兼用，获效甚捷。又常用外洗方，如治疗发背，在内服外敷的同时，外用洗方。如"宋左"案，指出发背发病属于太阳寒水之经，督阳阳衰，痰湿蕴结，营血凝塞，病属阴疽。在助阳托毒、和营化湿，内服汤药的同时，外敷阳和膏、九黄丹、海浮散，结合洗方：全当归二钱，生草节六分，独活二钱，大川芎二钱，石菖蒲二钱，鲜猪脚爪一枚。《丁甘仁晚年出诊医案》载"宋先生案"中发背案，出现口舌糜烂，用龙脑薄荷一支，剪碎泡汤洗口。

丁甘仁外科用药，还常随地取宜，采用简便单方、验方，取效快捷，"其论疗毒曰：热毒暴发，头面为重，甚有朝发而夕死者，乡村求药，去城市辽远，一时不及措手，惟有速取野菊叶捣汁饮之，渣涂患处，消肿最速。予向者于吴姓验之。"（曹家达《丁甘仁先生别传》）

丁甘仁在外科手术方面，也有自己独特之处，常用中医传统手法，如用古法"火针"穿刺排脓，优点是创口小而深，排脓通畅，收口快，愈合后皮肤表面无疤痕。

七、辨治喉痧，发汗透痧为第一要义

在喉痧的论治方面，丁甘仁得其师马培之喉科证治精要，又吸取邵琴夫、金保三及叶天士的喉痧论治经验，形成自己独特的论治思想。上海为喉痧多发之地，"是症多发于北省，旋蔓延南方，尤以沪上为甚。机厂林立，烟煤熏蒸，实足酝酿喉症，症发难治"（李钟珏《喉痧症治概要》序）。丁甘仁悬壶沪上，治疗喉痧，获效甚丰，自述"余行道数十年，诊治烂喉痧麻之症，不下万余人"。其所撰《喉痧症治概要》一书，对喉痧的发病机制、辨治方法进行系统阐述，明辨喉痧与白喉之不同，集中体现了丁甘仁论治喉痧的理论及经验。大要如下。

（一）辨时疫喉痧与正痧、风痧、红痧、白喉之不同

在《喉痧症治概要》"时疫烂喉、痧麻、正痧、风痧、红痧、白喉总论"篇中，丁甘仁详细辨析了烂喉痧与正痧、风痧、红痧、白喉的不同。谓痧麻有正痧、风痧、红痧，幼时初次出痧谓正痧，因胎中有伏热，感时气而发。夏秋时为红痧、

风痧,由夏受暑湿,秋感凉邪,郁于太阴阳明,邪留皮毛肌肤之间所致。治正痧、风痧、红痧法,凡痧子初发时,必有寒热咳嗽,胸闷泛恶骨痛等证,乃因外邪郁于肌腠,遏于阳明,肺气不得宣通,胃气不得泄越所致,必用疏散之剂,疏表解郁,得汗则痧麻透,而诸症俱解。时疫喉痧,其证最重,发病快,多发于冬春季节,其治重发汗透痧。

丁甘仁特别强调白喉与时疫喉痧的不同。对于白喉与时疫喉痧的鉴别,丁甘仁吸取了慈溪邵琴夫、元和金保三及叶天士的理论及经验,并加以阐发。在《喉痧症治概要》"录慈溪邵琴夫先生喉痧有烂喉白喉之异论""录元和金保三先生烂喉丹痧辑要说""叶天士先生烂喉痧医案"诸篇中,采录诸家之言进行发挥。如邵琴夫指出,烂喉痧"多发于冬春之间,良由冬不藏阳,无冰少雪,温邪为寒所束","宜乘势表散,取火郁发之之义";白喉"乃阴虚之体,适值燥气流行,或多食辛辣,过食煎炒,热伏于胃。胃失降令,上逼于肺。初起脉象浮紧,发热恶寒,头疼背胀,神疲骨楚,喉中或极痛,或微痛,或不痛,而觉介介如梗状,有随发而白随现者,有至二三日而始现者,或白点、白条、白块,渐至满喉皆白,如粉皮样者(丁甘仁注:乃肺虚见本象也)。此症多见于小儿,想雏年纯阳,阴气未足,肺更娇嫩也"。其治"宜以滋清为主"。丁甘仁对邵琴夫的喉痧应表、白喉忌表的说法非常赞同,说:"琴夫先生论喉痧应表,有汗则生,白喉忌表,误表则危之说,确切病情,洵医家不易良箴。"

丁甘仁从叶天士治案中,悟得喉痧与白喉治法的不同。"叶天士先生烂喉痧医案"载:"雍正癸丑年间以来,有烂喉痧一症,发于冬春之际,不分老幼,遍相传染,发则壮热烦渴,丹密肌红,宛如锦纹,咽喉疼痛肿烂,一团火热内炽。医家见其热火甚也,投以犀、羚、芩、连、栀、膏之类,辄至隐伏昏闭,或喉烂废食,延挨不治,或便泻内陷,转倏凶危,医者束手,病家委之于命。孰知初起之时,频进解肌散表,温毒外达,多有生者。《内经》所谓微者逆之,甚者从之。火热之甚,寒凉强遏,多致不救,良可慨也。"叶氏治烂喉痧,因他医过用寒凉之剂,致热邪深陷,转为危殆,提出"频进解肌散表"的治法,使"温毒外达"。以此法治疗多有取效者,丁甘仁乃悟曰:"喉痧应表,如不透表,必致变端,读此案可知。凡遇烂喉丹痧,以得畅汗为第一要义。"

丁甘仁从诸家理论及临证经验中,悟得白喉与喉痧辨治的不同,白喉多属阴虚,当用滋阴清肺法,喉痧重在发汗透痧,"其治法与白喉迥然不同,白喉忌表一书,立滋阴清肺汤,原宗仲圣猪肤汤之遗意,由少阴伏热升腾,吸受疫疬之气,与内蕴伏热相应为患,若至音哑气喘,肺炎叶腐,危在旦夕间矣。滋阴清肺,尚恐不及,宜加珠黄、金汁,或救十中一二。苟与表散,引动伏火,增其炎焰之势,多致夭枉。此时疫喉痧当与白喉分别清楚,不容稍混也。"

(二)辨治喉痧,发汗透痧为要

丁氏十分重视辨治烂喉痧,对其病因病机、发病特点、辨治方法进行系统阐述。丁甘仁指出时疫喉痧发病特点,其病最重,传染迅速,沿门阖境,竟有朝发而夕毙,夕发而朝亡者,暴厉夭札。烂喉丹痧发于夏秋者少,冬春者多。尝谓壬寅春起之时,因天时不正,寒暖无常,屡见盛行。指出时疫喉痧的病变机制,乃冬不藏精,冬应寒而反温,春犹寒禁,春应温而反冷，即《经》所谓非其时而有其气，酿成疫疠之邪也。邪从口鼻入于肺胃，咽喉为肺胃之门户，暴寒束于外，疫毒郁于内，蒸腾肺胃两经，厥少之火，乘势上亢，于是发为烂喉丹痧。丹与痧略有分别，丹则成片，痧则成颗。

丁甘仁辨治烂喉痧，按温病卫气营血辨证，分初、中、末三期，施表、清、下诸法，说："时疫喉痧初起，则不可不速表，故先用汗法，次用清法，或用下法。须分初、中、末三层，在气在营，或气分多，或营分多。脉象无定，辨之宜确，一有不慎，毫厘千里"，"当表则表之，当清则清之，或用釜底抽薪法，亦急下存阴之意。"丁氏特别强调此病初期当用汗法，"以得畅汗为第一要义"。

初期，寒热烦躁呕恶，咽喉肿痛腐烂，舌苔或白如积粉，或薄腻而黄，脉或浮数，或郁数，甚则脉沉似伏。此时邪郁于气分，速当表散，轻则荆防败毒，清咽利膈汤去硝黄，重则麻杏石甘汤，又自订解肌透痧汤。病势发展，壮热口渴烦躁，咽喉肿痛腐烂，舌边尖红绛，中有黄苔，丹痧密布，甚则神昏谵语。此时疫邪化火，渐由气入营，亟当生津清营解毒，佐使疏透，仍望邪从气分而解。轻则用黑膏汤，鲜石斛、豆豉之类，重则犀豉汤、犀角地黄汤、自订凉营清气汤。若舌色光红或焦糙，痧子布齐，气分之邪已透，当用大剂清营凉解，不可再行表散。末期用加减清肺汤。

丁甘仁特别指出治疗喉痧，切忌早用寒凉。若早用寒凉，则邪遏在内，必至内陷神昏，或泄泻等症，致成不救。又忌表散太过，若表散太过，则火炎愈炽，伤津劫液，引动肝风，发为痉厥等险象，仍当大剂清营凉解，或可挽回。

如"陈右"案：患者年三十余岁，患喉痧六天，痧布隐隐，壮热，汗泄不多，口渴，咽喉腐烂，汤饮难进。数医诊治不效，邀丁氏诊治。丁氏诊其脉洪数，舌色前半红绛，中后薄腻而黄，谓此证为温疫之邪化热，半以入营伤津，半以蕴蒸气分。治以清营解毒，清气达邪。以犀角地黄汤合竹叶石膏汤，加荆芥、薄荷复方治之，数剂而愈。犀角地黄汤清营凉血，清其营分之邪；竹叶石膏汤清解阳明之热，治热在气分；又加荆芥、薄荷轻疏之品，使邪外达。数剂后，营分之热清，气分之热疏，邪外达而解。

（三）治疗喉痧，多法并用，剂型多样

丁氏治喉痧，常内服外用，多法并施。在内服药物的同时，常选用特效药，或吹喉，或外贴，或外敷，此外还有漱喉法、探吐法、刺法等。如吹药方有玉钥匙、金不换、加味珠黄散、锡类散；外贴药有贴喉异功散（太乙膏贴）；敷药有三黄二香散、冲和膏、紫金锭。又如申字漱喉散，用以漱喉或吐去老痰；辰字探吐方，用治牙关紧闭；一字散，用于吹鼻吐痰。还可用香菜煎水揩肌，去外束之寒。刺法出血，常用于开闭泄火，如喉闭重证，刺少商出血，开闭泄火，亦可刺委中穴。又有"急治法"，"凡喉症初起一日内，头顶有红点一粒，急将银针挑破，挤出毒血，用姜水蘸桐油擦之。若过一周时，此点即隐"。可见丁甘仁治喉痧，方法多样，经验丰富。

八、擅治妇科，产后以去瘀为第一要义

丁甘仁论治妇科病，多从肝脾肾、冲任带入手。因为肝藏血，脾统血，肾藏精，冲为血海，任主胞胎，带脉有固护胞

胎及主带下的作用。《丁甘仁医案》中妇产科病案包括调经、崩漏、带下、胎前、产后五方面。

（一）调经

丁师调经多从肝脾、冲任论治。肝藏血而主疏泄，脾统血而为后天气血生化之本，若肝失疏泄，肝气郁滞，肝阳上亢，都能导致月经失常；若肝气横逆犯胃，则胃气不和；脾胃不和，或脾虚不能运化，血不足则经不行。具体治法：

1. 调和肝胃：因肝郁化火，横逆冲胃，木克土虚，中焦失运，致月经愆期，行而不多，并见呕吐时发，口干内热，夜不安寐，舌质红，苔薄黄，脉象左弦右涩。弦为肝旺，涩为血少。治当养血柔肝，和胃通经，方用：生白芍二钱，朱茯神三钱，仙半夏一钱五分，川石斛二钱，炒枣仁三钱，代赭石二钱（煅），旋覆花一钱五分（包），银柴胡一钱，青龙齿三钱，广橘白一钱，茺蔚子三钱，丹参二钱，鲜竹茹一钱五分，生熟谷芽各三钱，左金丸七分（包）。再用逍遥散合覆赭二陈汤加减。见"沈右"案。

2. 清肝降火：气滞血瘀，肝火载血，不能顺注冲任，而反冲激妄行，上溢清窍，致倒经。症见月经初潮，经行不多，腹痛隐隐，鼻红甚剧。其治顺气祛瘀，清肝降火。见"李右"案。

3. 疏肝理气：血室有寒，肝脾气滞，致经事愆期，临行腹痛。治宜疏肝理气，温中通经。以严氏抑气散，复入温通之品。见"吴右"案。

4. 疏肝泄热：因肝热瘀阻，气滞不畅，阴伤津少上承，肺虚痰热留恋，致少腹痛阵作，痛甚有汗，持续1月，形寒纳少，咳嗽泛恶，胸闷不舒，口干引饮，舌质红绛，脉细如丝。治当清肝热，解肝郁，清肺化痰，理气和血止痛，方用：金铃子二钱，旋覆花一钱五分（包），朱茯神三钱，赤白芍各一钱五分，全瓜蒌四钱（切），光杏仁三钱，真新绛八分，川象贝各二钱，焦楂炭三钱，银柴胡八分，失笑散三钱（包），青橘叶一钱五分，炒山栀一钱五分。若热深厥深及汗多有厥脱之险，加花龙骨、乌梅炭、浮小麦收敛之品。见"徐右"案。

5. 疏肝理气：新寒外束，宿瘀内阻，肝失疏泄，气滞不通，不通则痛，经行色紫黑，少腹胀痛拒按，痛甚有晕厥之状，形寒怯冷，口干不多饮，苔黄腻，脉濡涩。治当疏肝解郁，温经散寒止痛，方用：肉桂心五分，金铃子二钱，春砂壳八分，青橘叶一钱五分，小茴香八分，延胡索一钱，失笑散三钱（包），细青皮一钱，茺蔚子三钱，焦楂炭三钱，制香附一钱五分（酒炒），白芍二钱，两头尖一钱五分（酒浸，包）。另用食盐末二两、香附末四两，酒、醋炒，熨腹痛处。见"王右"案。

6. 温中调经：阳明中虚，不能化生精血，致经停九月，胃纳不旺，治当温中调经，用《金匮》中温经汤加味。

（二）崩漏

崩漏与肝脾相系，因肝藏血，脾统血，此病与脾统血关系最密，故崩漏主要调脾肝，特别是从脾论治。

1. 扶土运中：肝脾两亏，藏统失司。久病崩漏，阴液已伤，面浮足肿，纳少便溏，脉细，舌绛。治当益气生阴，扶土运中，方用：炒潞党参二钱，炙甘草五分，连皮苓四钱，生熟谷芽各三钱，米炒於术一钱五分，扁豆衣三钱，陈广皮一钱，炒淮药三钱，干荷叶一角，炒苡仁四钱，炒补骨脂一钱五分。方用大队扶土益气、温中固涩之品。见"丁右"案。

2. 调治心脾：肝脾两亏，藏血统血

两脏失司。证见经漏如崩，面色萎黄，按脉细小，腰骨痠楚。治当调治心脾，脾能统则漏止，用归脾汤加味。如"李右"案。

3. 补中益气，调摄奇经：气虚不能摄血，血亏肝阳上升，漏红带下，时轻时重，便后脱肛，肛门坠胀，腑行燥结，腰腿痠楚，脉象虚弦。治当补中益气，调摄奇经。

（三）带下

带下治疗多从肝脾论治，因肝郁化火，脾虚生湿，湿热下注，则为带下。治宜清热化湿，清营泄火。

1. 清火养营，扶土渗湿：营虚肝旺，肝郁化火，脾虚生湿，湿郁生热，湿热郁火流入带脉，带无约束之权，以致内热溲赤，腰痠带下，湿热下迫大肠，肛门坠胀。治宜清火养营，扶土运湿。

2. 益气升清，滋阴化湿：三阴不足，湿热下注，带下频频，阴挺坠胀，泄泻，里急后重。其治郁火宜清，清火必佐养营；蕴湿宜渗，渗湿必兼扶土。

3. 养血清肝，化湿束带：营血亏，肝火旺，挟湿热入扰带脉，带下赤白，头眩腰痠。治宜养血清肝，化湿束带。

（四）胎前

胎前病多肾阴不足及血虚血热为患，丁氏辨治，多养血清热，补肾固胎。

1. 养血保胎：肾阴不足，冲任亦亏。妊娠四月，忽然腹痛坠胀，腰痠漏红，脉细小而弦。用胶艾四物汤，养血保胎。如"唐右"案。

2. 养血清热，而固胎元：血虚有热，冲任不固。怀孕足月，漏红迭见，血溢妄行，胎萎不长，不能依时而产。治用养血清热，而固胎元。如"朱右"案。

3. 养营泄热以保胎，滋水清肝而润肺：太阴原有燥邪，引动肝火，由气入营，血得热而妄行。见怀麟七月，咳嗽较减之后，忽然漏红甚多，舌质淡红，脉弦小而数。当养营泄热以保胎，佐滋水清肝而润肺。如"严右"案。

4. 益气养血，清营保胎：冲任亏损，肝火入营，血热妄行，不得养胎，胎萎不长。如怀麟二十月，漏红五六次，腹已大，乳不胀，脉弦小而滑。治当益气养血，清营保胎。见"戴右"案。

5. 辛凉清解，而清胎热：怀麟足月，胎火内炽，胃火循经上升，风热之邪未楚。左颧面肿红已退，右颧面漫肿又起，内热口干，心中嘈杂，舌质淡红，脉象滑数。治当辛凉清解，而清胎热。

6. 培养中土，而化湿浊：见脾虚湿浊下注，妊娠九月，便溏旬余，漏红色紫，腰不痠，腹不坠者。

若风温疫疠之邪，蕴袭肺胃二经，当辛凉汗解，宣肺化痰。若受寒停滞，脾胃为病，清浊混淆，腹痛泄泻，似痢不爽，有坠胀之状，当和中化浊，佐保胎元。

由此可见，胎动不安多见于血虚有热者，故古训有产前宜凉之说，方中多有黄芩、白术。黄芩、白术，古人谓为安胎圣药。

（五）产后

《金匮要略》指出妇人新产后有三病："一者病痉，二者病郁冒，三者大便难"，颇合产后病的特点。妇人产后亡血失津，气血亏虚，不能濡养筋脉，加之体虚易中风，故易出现痉厥之证。丁甘仁医案中，产后体虚、风邪外袭的病案较多见，亦有产后痉厥的案例。产后病的另一特点，是产后瘀血不除，恶露不尽，宿瘀内停，故丁甘仁特别强调"产后以去瘀为第一要义"。产后气血虚便秘亦常见。产后常用方有八珍汤、人参生化汤、清魂散等。

1. 产后体虚，风邪外袭。此种情况在《丁甘仁医案》中较多见。

（1）和营祛风，清神化痰：产后痉厥。产后气血亏耗，腠理不固，外风引动内风，入于经络，挟宿痰上蒙清窍。证见新产五日，陡然痉厥不语，神识时明时昧，脉郁滑，苔薄腻。治当和营祛风，清神化痰。采用清魂散加减：吉林参须五分，炙甘草五分，琥珀屑六分（冲），嫩钩钩三钱（后入），紫丹参二钱，朱茯神三钱，鲜石菖蒲八分，泽兰叶一钱五分，炒黑荆芥炭八分，炙远志一钱，童便一酒盅（炖冲服）。清魂散乃《严氏济生方》中方，专治产后气血虚弱又感风邪所致神昏证，方中人参大补元气，泽兰叶活血通经，荆芥祛风，炒黑入血分，甘草调和诸药，原方中有川芎和血行气，此则无川芎，加紫丹参活血养血。又加嫩钩钩息风止痉，朱茯神、鲜石菖蒲、炙远志、琥珀屑醒神开窍。见"赵右"案。

（2）调和营卫，扶土和中：营卫不和，脾虚不运。产后寒热，汗多不解，大便溏泄。用桂枝汤加健脾运中之品。见"金右"案。

（3）益气托浆，和营祛瘀：产后恶露未尽，又发天痘。方用：生黄芪三钱，全当归二钱，杜红花八分，生甘草四分，京赤芍一钱五分，益母草三钱，桃仁泥一钱五分（包），紫丹参二钱，净蝉衣八分，鲜笋尖二钱，生姜一片，红枣二枚。方中黄芪益气托浆，蝉衣透邪外出，其他多为和营祛瘀之用。见"张右"案。

（4）养正达邪，去瘀生新：气血已亏，宿瘀留恋，伏邪不达，邪与虚热相搏。胎前发热咳嗽，产后更甚，恶露未净，苔黄脉数。人参生化汤加宣肺化痰之品。见"庄右"案。

（5）养血祛风，去瘀通络：产后阴血已亏，邪风入络，络有宿瘀，不通则痛。证见手不能举，足不能履，肢节痹痛，脉细涩。方用：全当归二钱，大川芎八分，青防风八分，大白芍一钱五分，木防己二钱，西秦艽二钱，陈木瓜二钱，茺蔚子三钱，紫丹参二钱，淮牛膝二钱，嫩桑枝四钱（酒炒）。方中青防风、木防己、西秦艽、淮牛膝、嫩桑枝，皆有祛风通痹之功，更加大队养血祛瘀药，如全当归、大白芍等。见"于右"案。

（6）疏邪消滞，和中祛瘀：产后新感，内停积滞。形寒身热，有汗不解，脘痞作痛，纳少泛恶，且又咳嗽，经行色紫，舌苔白腻，脉象左弦右濡。治当疏邪消滞，和中祛瘀，使外邪得解，积滞得除，邪得祛而虚自复。如"张右"案。

（7）益气养血，清退虚热：产后蓐痨。营血虚，胃虚纳减，脾弱痰多。见产后80天，寒热一个月，痰多纳减，脉象虚弦而数。八珍汤加减。方中嫩白薇、银柴胡清虚热。如"朱右"案。

2. 产后肝肾气血亏虚，当益气养血，调补肝肾。

（1）培养肝脾，调摄冲任：产后肝肾两亏，气不固摄。用八珍汤加减。见"严右"案。

（2）益气养血固脱：产后郁冒，为血脱重症。产后去血过多，头眩眼花，神昏气喘，自汗肢冷，脉细如丝。"仿经旨血脱益气之义"，方用：吉林参须一钱，全当归三钱，养正丹二钱（包煎）。见"沈右"案。

3. 产后宿瘀未除，腹痛，恶露未尽，当以去瘀为第一要义。

（1）和营去瘀：产后血瘀腹痛。"去瘀为第一要义"，去瘀则能止痛。方用：全当归二钱，五灵脂三钱，延胡索一钱，杜红花八分，大川芎八分，陈广皮一钱，台乌药八分，桃仁泥一钱五分，益母草三钱，紫丹参二钱，炙没药一钱，制香附一钱五分，炮姜炭四分。方中大队活血和营之品，更加香附行气止痛，台乌药、炮姜炭温中行气止痛。如"陈右"案。

（2）和营生新，扶土和中：新产后营阴亏耗，恶露未净，旧患便溏，脾土薄弱，胃呆纳少，舌苔薄腻，脉象濡缓。治当和营生新，扶土和中，使宿瘀去则新血生，脾胃健则生化有权。如"张右"案。

（3）养营祛瘀，和胃润肠：营血已虚，恶露未净，腹痛隐隐，纳谷减少，畏风怯冷，有汗不解，10日未大便，舌无苔，脉濡细。用傅青主人参生化汤。如"李右"案。

（4）祛瘀生新，开胃化痰：风寒包热于肺，宿瘀留恋下焦。新产11天，恶露不止，少腹作痛，咳嗽音声不扬。治当祛瘀生新，开胃化痰。方用：全当归二钱，抱茯神三钱，光杏仁三钱，嫩射干五分，紫丹参二钱，金铃子二钱，象贝母三钱，春砂壳八分，净蝉衣八分，延胡索一钱，藏红花八分，冬瓜子三钱。见"张右"案。

4. 产后湿滞痰阻，当祛湿化痰。

（1）肃运分消，顺气化痰：肺脾两亏，肃运无权，痰湿内阻。证见遍体浮肿，咳嗽气逆，难以平卧，脉象濡软而滑。用五苓、五皮合苏子降气汤。如"虞右"案。

（2）和营祛瘀，通利州都：营血已亏，宿瘀未除，挟湿下注膀胱。其证产后腹痛，小溲淋漓，脉左弦紧、右濡细。治当和营祛瘀，清利湿热。方用：全当归二钱，朱茯神三钱，泽兰叶一钱五分，荸荠梗一钱五分，紫丹参二钱，生草梢八分，益母草三钱，大川芎八分，绛通草八分，琥珀屑六分（冲）。方中当归、泽兰叶、

紫丹参、益母草、大川芎，和营祛瘀，荸荠梗即通天草，清热通淋。如"邹右"案。

九、和缓醇正，轻灵见长

丁甘仁施治用药，以和缓醇正、用药轻灵而见长。其和缓醇正的思想，是受孟河医派大家费伯雄影响。费氏博采众家之长，而不执一家之偏，著《医醇賸义》一书，旨在归醇纠偏，"庶几后学一归醇正，不惑殊趋"，"吾之所谓醇者，在义理之的当，而不在药味之新奇。"和缓，有和法缓治之意，"疾病虽多，不越内伤、外感。不足者补之，以复其正；有余者去之，以归于平，是即和法也，缓治也。毒药治病去其五，良药治病去其七，亦即和法也，缓治也。"和缓的实质，即循疾病的自然规律辨证施治，用平淡求实之法，缓和以治，而不标奇求异以求速效，即所谓平淡中出神奇，"天下无神奇之法，只有平淡之法。平淡之极，乃为神奇；否则眩异标新，用违其度，欲求近效，反速危亡，不和不缓故也。"

丁氏施治用药，以和缓醇正为法，即使危难之症，亦于平淡中出神奇，体现了孟河医派的特点。正如丁甘仁所说："闻古之善医者，曰和曰缓，和则无猛峻之剂，缓则无急切之功。凡所以免人疑畏而坚人信心者，于是乎在，此和缓之所以名，即和缓之所以为术乎！"故丁氏所谓和缓，即用药平正缓和之意，少用攻伐猛峻之剂。观丁氏用药，大毒猛烈之药确在少用之列，即使病急宜攻，则大黄类用之亦少，剂量轻，中病即止。一般是用药平正，剂量轻，循序渐进，正如曹颖甫所言："虽剂量过轻，于重症间有不应，甚或连进五六剂才得小效。然此即先生之道

与术,所以免人疑畏者也。"如"哈右"湿温案:经过反复施治,至四诊时病症减轻,诸恙十减七八,小溲亦利,惟纳谷衰少,神疲肢倦,唇干,口干不多饮,苔转淡黄,脉现濡缓。此时证属脾胃两伤,运化失常,其治醒脾和胃,而宣余湿,服药方法由一日一剂,变成"隔一日服一剂"的隔日服药法,以缓图取效。自言"仿经旨大毒治病,十去其六,小毒治病,十去其八,毋使过之,伤其正也之意"。隔日服药,体现了丁氏和缓图治、不急于求功的治疗思想。

丁甘仁又洞彻温病学派"轻、灵、巧"之法门,用药以轻灵见长,擅用"轻可去实"之法。丁氏多用轻清疏透之品,如薄荷、淡豆豉、荆芥穗、藿苏梗、荷叶、荷梗、银花、连翘、蝉衣、冬桑叶、粉葛根、青蒿梗、清水豆卷,治湿常用芳香化湿之香薷、藿香、佩兰等。如"吴右"风温案:风温秋燥之邪,蕴袭肺胃两经,证见无汗而肌热不退十余天,咳嗽痰多,胁肋牵痛,口渴唇燥,谷食无味,便秘十余日,至夜半咳尤甚,不能安卧,像似迷睡,起病至今未曾得汗,一因邪郁气闭,一因阴液亏耗,无蒸汗之源。其治当生津达邪,清肺化痰,方用:天花粉三钱,光杏仁三钱,金银花三钱,冬桑叶三钱,生甘草八分,川象贝各二钱,连翘壳二钱,淡豆豉三钱,嫩前胡二钱,薄荷叶一钱,冬瓜子三钱,黑山栀一钱五分,广郁金一钱,活芦根一两(去节),枇杷叶露二两(冲)。方中金银花、冬桑叶、连翘壳、淡豆豉、嫩前胡、薄荷叶,轻清疏透,天花粉、活芦根,养阴生津,光杏仁、川象贝、枇杷叶露,宣肺止咳。连进清解伏温、清燥化痰之剂,五诊后,身热已去七八,咳嗽亦减五六,咳时喉有燥痒,鼻孔烘热,口干唇燥,舌苔化而未

净。"仍守轻可去实、去疾务尽之义。若早进滋润,恐有留邪之弊",其方:净蝉衣八分,光杏仁三钱,金银花三钱,花粉三钱,炙兜铃一钱五分,轻马勃八分,川象贝各一钱五分,连翘一钱五分,生草五分,枇杷叶三张(去毛,包),冬桑叶三钱,瓜蒌皮三钱,黑山栀一钱五分,竹茹一钱五分,芦根一尺(去节)。至六诊后而愈。此病前后诊治共6次,基本治法是清解伏温,清燥化痰,药用量轻,药味起伏不大,方中反复用轻清疏散之品,即为"轻可去实"之意。又四诊后,温热已去其七,咳嗽气逆亦去其半,仍有便秘,但不用下法,因患者多日未食,胃中空虚,肠中干燥,"虽有燥屎,勿亟亟于下也"。虽有燥屎而不妄用下法,正体现了丁甘仁慎用攻伐、和缓求稳的思想。

十、经方、时方并用,剂型复杂

丁甘仁用方,选方宏富,剂型复杂,内服外治,方法多样;既有经方,又有时方,同时亦有其临床自订方及经验简便方,从其方用体现了其作为孟河医派融合诸家的特点。

丁师在处方用药时,对方中的每一味药,详细标明其产地、剂量、炮制、煎服法度,如川雅连、川贝母、象贝母、霍山石斛、川石斛、广橘白、怀山药、吉林参、於术、川军、京赤芍、京玄参等,皆详明产地;赤茯苓朱砂拌、竹茹姜炒、酒炒黄芩、清炙枇杷叶去毛包、嫩钩钩后下等,皆详明炮制及用法。其在《沐树德堂丸散集》自序中说:"仆悬壶海上,临证二十余年,所取古方、时方之必需者及仆之所经验各方,一并虔诚修合,亲临调度,如法精制,务合乎三方、四制、十剂

之用。又深明其方之中矩，法之中规，刚柔有变，制约有道；君臣有佐使之宜，铢两分多寡之数。而选药也又审乎各地生产之宜、四时采取之当，真假之辨、炮制之工，务必慎之又慎，精益求精，冀望投剂辄效，立起沉疴，此仆创设沐树德药号之本心也。"自序所言主要针对修合丸散剂，但也反映了丁甘仁总体用药的思想。郑兆兰言："（丁甘仁）而尤心存济世，手检成方，翻阅古书，更加考正之功，出传秘制，以示大公之意。配味于君、臣、佐、使，选材于川、广、浙、闽。凡夫铢、两、毫、厘之称衡，参、桂、术、苓之炮炼，莫不审之又审，精益求精。盖深恐鱼目混真，非专为蝇头觅利也！"（《沐树德堂丸散集》序）丁甘仁用方选药精细入微，与其精于药性密切相关。丁氏在临证处方的同时，亦精研药性，在其编撰的《药性辑要》一书中，将药物按草部、木部、果部、谷部、菜部、金石部、土部、人部、兽部、禽部、虫鱼部11部进行分类，参合诸家本草之说，详述370余种药物的性味归经、功效主治、有毒无毒、配伍宜忌、道地产地、炮制加工、使用禁忌。

丁甘仁在具体处方时，汤药与成药合用，常将成药作为汤药处方的一部分，合入汤剂中，体现了丁甘仁用方灵活，既能辨证用药，又不偏废成药的特点。如柴葛解肌汤治湿温，在处方中加六一散、甘露消毒丹；葛根芩连汤治湿温，处方中加鸡苏散，与汤药并煎。凡此类者举不胜举。

丁氏选用药物的剂型亦是复杂多样，单论内服药，除了汤剂外，还有丸、散、膏、丹、胶、露、酒剂、油剂、茶剂等。丁氏亲自编撰《沐树德堂丸散集》一书，详述沐树德堂所制丸散膏丹药的使用方法、适应证，并针对国人吸大烟之弊，在

林则徐戒烟补正丸的基础上，加减创制"仁、义、礼、智、信"五种戒烟膏丸。丁氏还为当时上海的钱存济堂编订《钱存济堂丸散膏丹全集》，此书所涉及的药物剂型颇多。

丁师常选用一些民间单验方，这些药一般可以就地取用，简便可靠，亦可见其采方之广。

十一、善用膏方，滋腻缓图

丁甘仁善用膏方。膏方一般用于久病虚损的情况，取久服缓图、渐奏补虚之功。《丁甘仁医案》3则膏方案为病久正虚，而膏方组成皆为益气养阴补虚之品。

"徐先生"案：患者气阴两亏，坎离失济，久患梦遗，治疗补精为重。递进膏滋后，遗泄渐减，但因久遗肾精已亏，脊痛腰痠，头眩耳鸣。再立新方，在补气安神、育阴固泄的基础上，复加血肉有情之品，增强填益精髓的功用。后方用：台参须一两五钱，潞党参三两，大熟地六两（砂仁拌），炙绵芪四两，炒淮药二两，朱茯神三两，酸枣仁三两，炙远志肉一两，清炙草六钱，明天冬二两，大麦冬二两，厚杜仲三两（盐水炒），甘杞子二两，川断肉二两（盐水炒），桑椹子三两，制首乌四两，陈广皮一两，仙半夏二两，北秫米三两（炒），宁子淡四两，煅牡蛎四两，紫贝齿四两，紫石英三两，胡桃肉二十枚（盐水炒，去紫衣），五味子六钱，金樱子一两，剪芡实三两，川黄柏一两，熟女贞二两，猪脊髓二十条（酒洗），红枣四两，鳔胶二两（溶化收膏）。上药煎四次，取浓汁，加龟版胶四两，清阿胶四两，均用陈酒炖烊，再将鳔胶和入，白文冰半斤，溶化收成膏。本证肾虚精亏，心肾不交，致成梦遗等证，方用大

队益气补血、添精补髓、益肝补肾之品，又用金樱子、剪芡实涩精止遗。病久体虚，以膏剂滋腻补虚，缓图补益之功。

"罗先生"案：始患痔漏，继则不寐。病由"痔漏伤阴，阴伤及气，气阴不足，气不能配阳，阴虚及阳，故为不寐"。丁甘仁细辨不寐之因有三：肾阴不足，水不济火，阴阳不交，此不寐之本；肾阴亏耗，水不涵木，肝不能藏其阳魂，胆不能秘其相火，神惊火浮，亦为不寐，此不寐之兼见；胃不和则卧不安，胃不和者，不寐之标也。可见，不寐之因与肾阴不足、水火不济、水不涵木、神魂不宁，及脾胃升降失和有关，故其治当益气，育阴，和中，即"益气以吸阳根，育阴以滋水母，升戊降己，取坎填离，益气即所以安神，育阴亦兼能涵木，标本同治"，用补益膏方，缓图其功。

"张先生"案：每冬必咳，气急不平，天暖则轻，遇寒则甚，此阳虚留饮为患。其治当"温肾纳气，温肾则所以强脾，和胃降逆，和胃功兼肃肺"。其膏方为大队温肾健脾、暖土益气之品。

丁甘仁在所编的《钱存济堂丸散膏丹全集》中，收载了历代常用膏方，这些膏方多为久病滋腻补虚之品。如琼玉膏以生地黄、白茯苓、白蜜、人参收膏，滋阴生水，培土生金，为吐血后咳呛良方，治肺阴虚有火，干咳无痰，渐成虚劳之证。景岳两仪膏以人参、大熟地为膏，益气补元。桑椹膏补肝肾，滋阴血。益母膏活血行气，为厥阴经药，治妇人经脉不调，一切胎产气血诸病，并治折伤内损，瘀血积滞，天阴则痛等症。有些膏药并不为补，取膏者，或去其迅烈之性，或增加

滋腻之性，可长期服用，缓奏其功。如夏枯草膏治男妇小儿忧思气郁，瘰疬坚硬，肝旺血燥，因迅烈之剂，恐伤脾气，故以膏常服。枇杷叶膏治热咳呕逆口渴，"熬炼成膏，不仅止咳，且能润肺"，可治肺中有热之久嗽及热嗽顿咳。雪梨膏将雪梨熬膏，变生为熟，"滋五脏，平一切虚火，为清养肺胃之妙品"。

丁甘仁在脉学方面亦有高深造诣，编撰《脉学辑要》一书，反映了其在脉学方面的重要成就。《脉学辑要》一书，为丁甘仁在蒋趾真《脉诀》抄本基础上厘订校正，加入李时珍、陈修园两家脉法，合编而成。此书虽然引述前贤，但丁甘仁本人对各家脉说皆有精到发挥。

丁甘仁之学，纵横古今，捭阖百家，其学术思想及学术传承，完全是一种开放的模式，他上采《内经》《伤寒》，下及晚清近代诸家；为求医道，从孟河至苏州，乃至上海，不辞辛劳，遍访名师，故其学术思想真正是融会百家。而其对近代乃至现代中医的影响，不仅仅是学术思想及临证思路，更重要的是开创了一种开放性的教育模式，其与夏应堂、谢观等共同创办了第一所中医学校——"上海中医专门学校"，而这第一所中医学校乃可谓中医现代教育模式之嚆矢。这种学院式的教育模式，打破了以往单纯的以师带徒，几乎是封闭式的、各立门户的私人带教方式，为广泛培养中医人才，推动中医事业的发展，做出了重要贡献，近代许多著名医家如许半农、程门雪、黄文东、秦伯未等，皆出自上海中医专门学校，亲炙丁氏之学，所谓"桃李不言，下自成蹊"，丁甘仁不愧为近代中医史上的一代宗师。

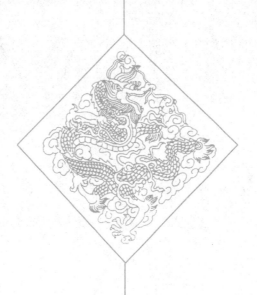

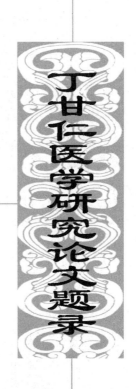

丁甘仁医学研究论文题录

1. 潘国贤. 丁甘仁先生经验方药辑案. 医学导报, 1945, 创刊号: 33 - 38.

2. 杨树千. 介绍丁甘仁先生治疗喉症经验. 中医杂志, 1961 (6): 4 - 8.

3. 李复光. 丁甘仁遗著"用药一百一十三法"(一). 哈尔滨中医, 1964 (2): 44 - 51.

4. 李复光. 丁甘仁遗著"用药一百一十三法"(续一). 哈尔滨中医, 1964 (3): 41 - 52.

5. 李复光. 丁甘仁遗著"用药一百一十三法"(续二). 哈尔滨中医, 1964 (4): 46 - 57.

6. 林济青. 丁甘仁先生临床经验拾遗. 江苏中医, 1966 (2): 34 - 35.

7. 李重人, 黄觉汉. 孟河丁甘仁遗方歌括(摘选). 新中医杂志, 1979 (5): 44 - 46.

8. 陈元勋. 丁甘仁先生外用药物修治秘法介绍——海浮散. 浙江中医杂志, 1980 (1): 37.

9. 陈元勋. 西瓜霜——丁甘仁先生喉科外用吹药修治秘法介绍. 浙江中医杂志, 1980 (1 - 12): 327.

10. 杨宇. 试述丁甘仁温病透法运用特点. 浙江中医杂志, 1982, 17 (7): 309 - 310.

11. 王義明. 丁甘仁治疗急性热病的经验. 浙江中医杂志, 1983, 18 (6): 272 - 273.

12. 张伯臾. 桃李无言, 下自成蹊——缅怀业师丁甘仁先生. 上海中医药杂志, 1985 (9): 3 - 4.

13. 方凡, 张明权. 丁甘仁急症救治特点举要. 上海中医药杂志, 1986 (12): 33 - 34.

14. 马健, 樊巧玲. 丁甘仁治温病运用辛散药的经验. 浙江中医杂志, 1986 (1 - 12): 385 - 386.

15. 靳士华. 论丁甘仁中风篇治疗思想. 山东中医杂志, 1987(2): 13 - 14.

16. 贾美华. 丁甘仁治咳十六法述要. 中医函授通讯, 1988 (5): 25 - 26.

17. 周佩青. 近代中医巨擘丁甘仁——记其治疫烂喉痧. 上海中医药杂志, 1989 (9): 28.

18. 颜德馨, 刘庆云. 丁甘仁治疗内伤杂病经验. 重庆中医药杂志, 1989 (1): 2 - 3.

19. 申之公. 丁甘仁家传秘方选萃. 天津中医, 1990 (2): 47 - 48.

20. 侯美玉. 近代名医丁甘仁治疗中风九法. 天津中医, 1991(1): 36 - 39.

21. 党聚义. 丁甘仁治血证案探析. 浙江中医杂志, 1991 (1): 4 - 5.

22. 杜胜滨, 庞有军, 卢滨, 等. 丁甘仁组方用药规律探颐. 中医药学报, 1991 (6): 5 - 6.

23. 张剑宇, 刘冬岩, 陈亮, 等. 丁甘仁学术思想和用药规律浅析. 山西中医, 1991, 7 (2): 4 - 6.

24. 孔庆洪. 从丁甘仁治咳经验中得到启迪——读《丁甘仁医案》拾贝. 内蒙古中医药, 1993 (1): 1.

25. 职延广. 丁甘仁治疗中风方法的研究. 中医杂志, 1993, 34 (8): 460 - 462.

26. 徐云健. 丁甘仁治肿三法浅析. 江苏中医, 1995, 16 (5): 37 - 38.

27. 陶昔安, 陶晓萍. 丁甘仁调经三法. 四川中医, 1995 (8): 10.

28. 侯美玉, 职延广. 丁甘仁治疗崩漏立法用药要览. 江苏中医, 1996, 17 (5): 40 - 42.

29. 陶昔安. 丁甘仁治咯血三法. 四川中医, 1996, 14 (3): 8.

30. 沙宝瑜. 丁甘仁治疗泄泻七证浅析. 四川中医, 1997, 15 (7): 7-8.

31. 刘桂珍. 丁甘仁温病透法六种. 河北中医, 1998, 20 (2): 97-98.

32. 汪幼一, 项长生. 丁甘仁膏方对化疗后脱发等症的应用. 中国民间疗法, 1998 (5): 5.

33. 贾富明. 丁甘仁治痢5法述要. 浙江中医杂志, 1998 (1-12): 116.

34. 陆静静. 丁甘仁治疗血症浅析. 上海中医杂志, 2000 (10): 34-35.

35. 郑培基. 丁甘仁诊治湿温病医案探要. 浙江中医学院学报, 2000, 24 (3): 67-68.

36. 唐建君. 丁甘仁先生在伤寒与风温案中的用药特点浅析. 中国微循环, 2001, 5 (4): 311-312.

37. 职延广. 丁甘仁先生治疗失眠证经验. 中国中医基础医学杂志, 2002, 8 (1): 74-75.

38. 王津慧. 谈丁甘仁妙用祛湿法. 江苏中医药, 2003, 24 (5): 43-44.

39. 李笑然, 郝丽莉, 阎忠红. 试析丁甘仁对时疫喉痧病的治疗. 中医药信息, 2004, 21 (1): 43-44.

40. 王琳, 李成文. 丁甘仁治疗中风经验. 河南中医, 2004, 24 (12): 14-15.

41. 李夏亭. 浅析丁甘仁对近代中医药发展的学术影响——纪念丁甘仁先生逝世80周年. 江苏中医药, 2006, 27 (6): 16-17.

42. 康欣欣, 潘朝曦. 丁甘仁膏方举隅. 上海中医药杂志, 2006, 40 (11): 8-9.

43. 许泽君. 丁甘仁治血证心法探析. 陕西中医, 2007, 28 (9): 1246.

44. 舒莹. 丁甘仁治疗外感热病的临床经验和学术思想探讨. 江苏中医药, 2008, 40 (5): 18-20.

45. 徐左北. 浅述丁甘仁学术传承. 中医研究, 2008, 21 (1): 61-62.

46. 李成文, 杜正浩. 丁甘仁治疗中风医案特色. 辽宁中医杂志, 2009, 36 (12): 2169-2170.

47. 成向进, 张会哲, 田虎. 丁甘仁治疗湿温病新法探析. 天津中医药大学学报, 2009, 28 (2): 101-102.

48. 吕军伟. 丁甘仁教育思想及形成背景. 河南中医, 2009, 29 (6): 549-550.

49. 刘耀崇, 杨逸淦, 张峰. 浅谈《丁甘仁医案》远志的运用. 江西中医药, 2010, 41 (1): 13-14.

50. 迮侃. 丁甘仁外科病辨治经验探析. 辽宁中医药大学学报, 2010, 12 (3): 162-163.

51. 冯堃, 吕军伟. 丁甘仁治疗外感病经验. 中医药学报, 2010, 38 (3): 11-12.

52. 孙斯凡, 王旭. 丁甘仁养阴润燥法治疗消渴探析. 辽宁中医药大学学报, 2010, 12 (4): 73-76.

53. 李应峰. 刍议《孟河丁甘仁医案》中风门案一. 甘肃中医, 2010, 23 (8): 70-71.